中国近现代中医药期刊续编

第一辑

幸福报（二）

王咪咪◎主编

2019年度北京市古籍整理出版资助项目

北京科学技术出版社

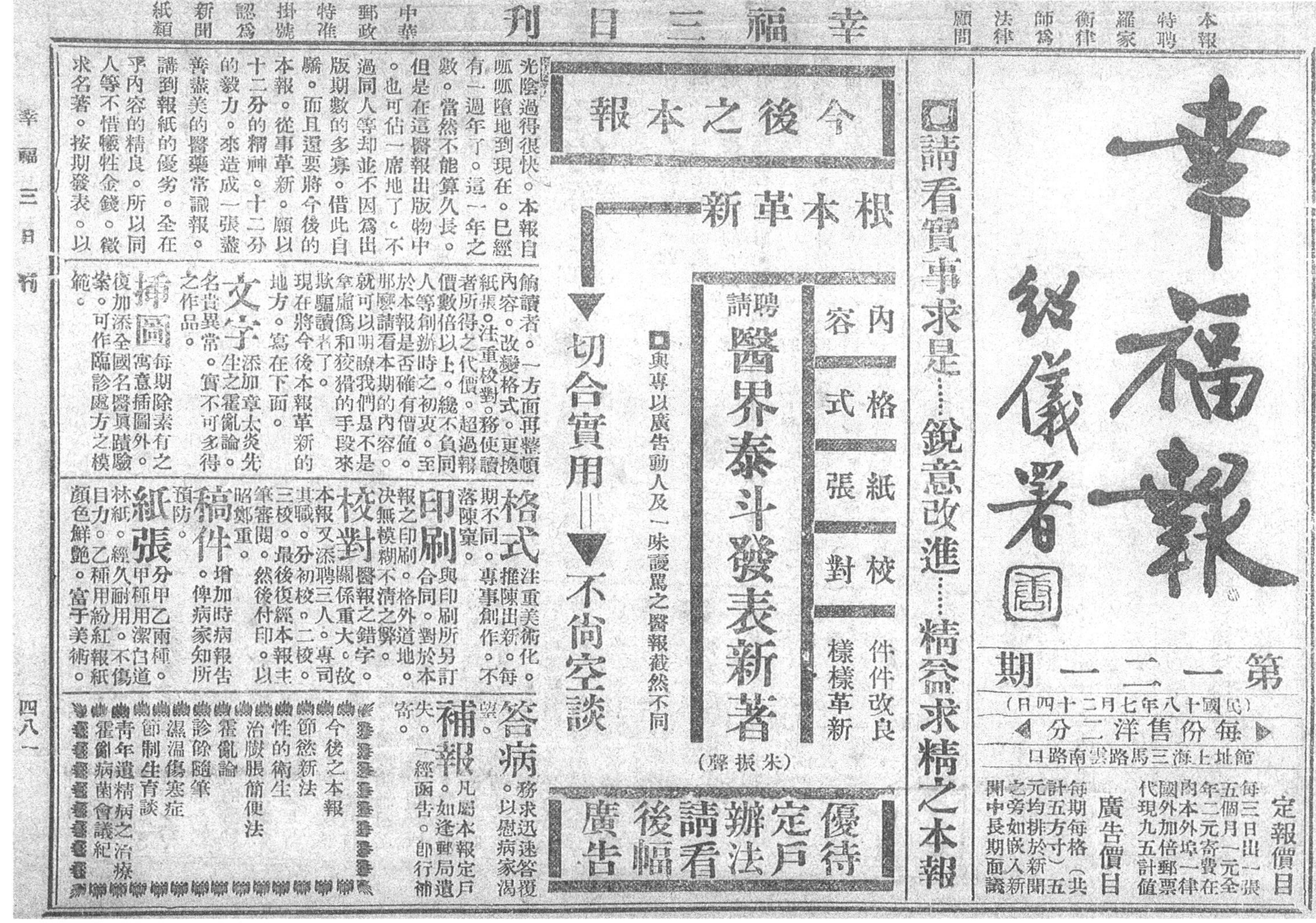

本報特聘羅家衛律師為法律顧問

幸福三日刊

中華郵政特准掛號認為新聞紙類

幸福報

銘儀署

第一二一期

（民國十八年七月二十四日）

每份售洋二分

館址上海三馬路雲南路口

□請看實事求是……銳意改進……精益求精之本報

今後之本報

根本革新

內容　件件改良

格式　樣樣革新

紙張

校對

聘請醫界泰斗發表新著

□與專以廣告動人及一味謾罵之醫報截然不同

切合實用　‖　不尚空談

（朱振聲）

光陰過得很快。本報自呱呱墮地到現在。已經有一週年了。這一年之數。當然不能算久長。但是在這醫報出版物中。也可佔一席地了。不過同人等却並不因為出版期數的多寡。借此自驕。今後本報。從事革新。願以十二分的精神。十二分的毅力。來造成一張盡善盡美的醫藥常識報。講到報紙的優劣。全在乎內容的精良。所以同人等不惜犧牲金錢。徵求名著。按期發表。以餉讀者。一方面再整頓內容。改變格式。更換紙張。注重校對。務使讀者所得之代價。超過報價數倍以上。總不負同人等創辦時之初衷。至於本報是否確有價值。那麼請看本期的內容。就可以明瞭我們是不是拿虛偽和狡猾的手段來欺騙讀者了。現在將今後本報革新的地方。寫在下面。

文字　添加章太炎先生之霍亂論。實不可多得。名貴異常之作品。

插圖　每期除素有之寓意插圖外。復加添全國名醫真蹟之醫案。可作臨診處方之模範。

格式　注重美術化。每期不同。推陳出新。事事創作。不落陳窠。

印刷　與印刷所另訂合同。對於本報之印刷。格外道地。決無模糊不清之弊。

校對　醫報之錯字。關係重大。故本報又添聘校對三人。專司其職。校對分初校二校三校。最後復經本報主筆審閱。以昭鄭重。然後付印。

稿件　增加時病報告。俾病家知所預防。

紙張　分甲乙兩種。甲種用潔白道林紙。乙種用耐久不傷目力紅紛美術報紙。顏色鮮艷。富于美術。

答病　務求迅速答覆。以慰病家渴望。

補報　凡屬本報定戶。如逢郵局遺失。一經函告。即行補寄。

今後之本報

節慾新法

性的衛生

治臌脹簡便法

霍亂論

診餘隨筆

濕溫傷寒症

節制生育談

青年遺精病之治療

霍亂病菌會議紀

節慾新法（一）

青年必讀

（丁福保）

男子自十四五歲至十七歲。為身體長成之期。自十八歲至二十五歲。為腦力發達之期。此一定之公例也。自十四五歲後。腎囊中之睪丸製出之內分泌與精液。為人體中最重要之一部份。流入血內。輸到身體各處。能使各處之肌肉長大堅強。又能使腦髓發達。心思活潑。意氣高大。恆思立身於此世。以成非常之事業。此身體長成腦力發達之大根原也。若精液耗費過多。則全體中所需之內分泌物。大為缺乏。由是肌肉消瘦。柔軟如綿。肩背傴曲。胸膛偏窄。腦力日益遲鈍。志氣日益薄弱。氣息奄奄。頹然若一老翁。生存尚不能保。遑言學問與事業乎。

（未完）

性的衛生

性病指南

（庚王）

遺精的原因

（一）生理上遺精的原因。就是上面所說的生理上自然的遺精。這種遺精。是沒有害處的。但是為什麼緣故要有這回事。這是應當知道的。人類是性的動物。到了青春期。則兩性的觀念。時念於懷。這時候又發生蛋白質之精液。色情發動極濃的時候。即乘夜間熟睡的時候。射出精液少許。既夢遺之後。則覺心神甯恬。色情平淡。精神非但不覺疲勞。且有愉快之感。這是生理上自然節制色慾的方法。並無害處。試觀醫學博士吳爾氏的名言。『生殖器的內部。有二個小袋形的精囊。囊壁是球形小腺。時時分泌一種膠性之蛋白質。做精虫的養料。此蛋白質不是像元液的為營養身體的原質。常貯於精囊之中。待其飽漲。則天然自能使之甯洩於體外。此宣洩之事。恆於夜眠之間。故曰夢遺。凡十六七歲的少年男子。（也有不及此年齡者。）就起始發生。少年當知此為天然合理之事。不傷精神。無庸憂慮。反足消釋色情的衝動。因精囊澎漲。即起有激刺也。初則二三月中夢遺一次。其後則漸近。至每三四週一次。其後或可每週或旬日一次。如每次遺洩之後。精神並無困乏之狀。則可不必介意。精囊所貯之液。其滿有定期。當其滿時。即激刺腦系。而使色情旺盛。此少年男子色情的盛衰。所以有定期也。這種精液。洩出者純為精囊所貯的蛋白質及幾個精虫。無妨元神』（未完）

全國名醫真蹟驗案

上海名醫夏應堂之脈案

孫姑太太　六月初五日　新閘路

衛為血海隸於肝肝生於左左味為酸其主筋其藏魂其脈抵於小腹而佈於脇肋血去既多肝陰無有不虛木火因之偏熾胃受其侮失其通降之常所以左脇之下難過莫名氣升作噯時欲作嘔甚至頭眩耳鳴寐則驚惕支節不舒口中覺酸也脈細弦數舌苔薄膩病久正虛自當培補惟黃梅時節濕熱鬱蒸恐反礙胃耳爰擬益肝陰以濟肝陽疏厥氣而悅胃氣

霍亂論

名貴作品

（章太炎著）

霍亂吐利四逆之證。多起夏秋間。依大論●熱多欲飲水者用五苓散。寒多不用水者用理中丸。四肢拘急手足厥冷者用四逆湯。脈不出者用通脈四逆湯。兼煩躁欲死者用吳茱萸湯。並見霍亂少陰二篇。（未完）

治臌脹簡便法

簡效丹方

乾鴿屎若干。煎沸水澄清。飛去面上污衣。除渣以清水當茶飲。飲後遍身毛孔出水甚多。再以大蒜肉煮渣粥當餐。食數日即愈云。（一仙投稿）

公開古今秘方　社會定期刊　造成百病自療

【經驗之談】

診餘隨筆

（楊志一）

吾國醫學常識不普及。民間每有杜撰之病名。令人發笑。例如脘部作痛。病家每謂之心氣痛。是。實則非心氣痛。乃胃脘痛也。心果痛。頃刻則死。何能待醫者之施治乎。顧胃痛胡爲而痛●蓋肝氣尅之也。以肝爲剛藏。內經稱爲將軍之官。性喜調達。而惡抑鬱。鬱則傷肝。肝旺犯胃。女子善鬱。故患胃氣痛者尤多。然投柔肝理氣之品。雖收效于一時。每不能斷其根株。余於柔肝理氣隊中。加入煅瓦榜一味。輒奏斷根之效。肺名嬌藏。以其質嫩也，久咳肺燥。津液失潤。往往有釀成肺痿之患。余對此症輒用葛可久先生之潤肺膏。無論肺痿已成未成。均見奇效。良方也。（其藥品製法俱詳于拙著吐血與肺癆書中）

【心得發表】

濕溫傷寒症

吳蓮洲

濕溫傷寒症。爲疾病中之最纏綿者。茲以一得之愚。摘述數則。藉供病家之採擇。近時之患濕溫傷寒症。由於今春氣候較寒。入夏霉雨連綿。人在氣交之中。感受風溫之邪。積停飲食之滯。互相薰蒸。化爲溼濁。阻留腸胃之間。一旦觸發。而病成矣。濕溫初起。飲食少思。四肢痠軟。微有惡寒。或祇身熱。熱來之時。每在午後。三四日似覺稍輕。六七日反盛。尤有天天如此。不稍高低。必須二三個星期。調治得當。熱始漸淡。由淡而退。濕溫之熱。不能即退。良因風溫與濕濁。交蒸在裏。漫延三焦。不若他種熱在表分。一經清透。其熱旋解。此則有十與清透。未能稍減者。且熱在七八日得退則已。如熱至十餘日。更難速解也。又述濕溫熱度。低者一百度左右。高者有達一百零四五度。（未完）

節制生育談

吳稚暉

今之人談國事者。輒蹙額曰。中國人口太多。實則人口未嘗過多。第過貧耳。不觀乎列強方力求其民族之繁殖乎。由以知國家固永無患人口之衆多者也。我國貧甚。遂於生活上感人滿之痛苦。補救之道。富國實屬急務。致若節制生育。不過爲貧困之民衆。闢一線生路。殊非國家之福利也。然所謂節制生育者。要亦有分寸。首先當自審己身之經濟狀況。是否有育兒之力。如無餘錢足供嬰兒之牧用。則固宜夫妻戒嚴。實行節制生育。以免己身嬰孩。兩受其困。如性慾衝動時。可冥想育兒後之負擔不勝。必能遏止。或先於寢室中。遍懸挺大「窮」字。及各種標語。如「兒子的衣食解決了沒有」「兒子將吃你的肉」等警何。則一入疑處。驚心動魄。慾念更安得而勵哉。一方面當力事居積。待有的款。然後解嚴。如此之節制生育。庶乎可矣。

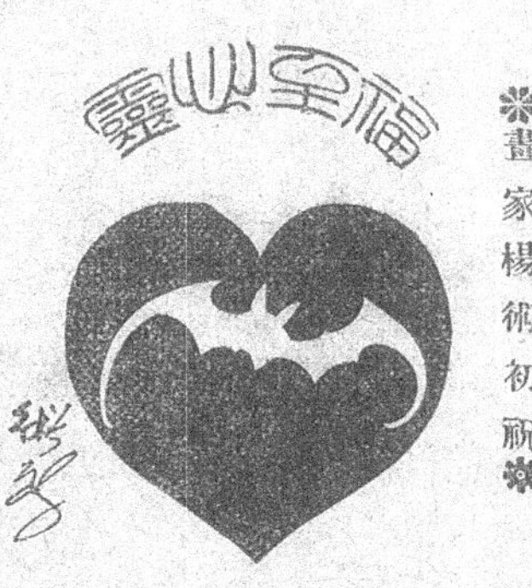

※畫家楊術初祝※

聲明

倪壽常君因事冗無暇握筆。而楊術初君却寄來祝畫一頁。亟鑄版刊入。以補其缺。並誌歉忱。

【中西合璧】

青年遺精病之治療

沈仲圭

遺精一症。患者至夥。吾友尤學周充某醫報編輯。嘗草回首可怕之十年遺精一文。諸刊該報。投函詢問治法者。達二百餘起。亦可見吾國青年罹是病之衆矣。遺精之原因、有由傷寒愈後而起者。有由神經衰弱而起者。有由白濁痔瘡肺結核糖尿病而起者。種種不一。然其最大之病原。不外意淫手淫房勞過度之三端。而引誘青年犯此三種惡習者。實由描寫肉感之戲劇小說圖畫等物。爲其厲階。故欲弭此病。提倡高尚娛樂。整頓社會風化。實爲急不容緩之圖。蓋本病雖乏傳染性。若一調查患者之人數。恐不亞於傳染病之滋蔓也。本病初起。僅於夢中泄出少量精液。初無病狀可言。但遷延日久。則頭暈腰痠。體瘦胃呆。記憶不佳。作事易倦。陰莖不易勃起。交搆輒致早泄。種種虛象。紛至沓來。非唯生育無望。抑且身心日弱未完

出版務求信用切實保證　**又名社會醫學常識報**　主持者有學識經驗及人格

（廣時小說）
霍亂病菌會議紀
余不平

丁零零……。丁零零……。原來是霍氏合族。開家庭會議了。其時會場上佈置。業已妥當。雖然齷齪一點。倘有點排場。像一個開會的樣子。於是大家一聞鈴聲。隨卽前走後跟。魚貫而入。一個個都很靜默的坐了下來不一刻。有一位站起來高聲說道。『現在天已不早了。人數已到十分之八。就請主席報告開會宗旨罷。』話才說完。一個鬚髮皆白的老者。彎着背走上臺去。霎時間。一陣鼓掌。簡直聲聞於外。衆人一看。原來是霍氏族中的族長。名叫霍亂。所以合族不論大小。全稱他叫「亂爹爹」。其人容貌醜惡。臉嘴尖瘦。鼻梁高聳。眼球下陷。再加年紀又大。猛然一看。好像同猴子一樣。他老夫婦在壯年的時候。曾渡過大西洋。到歐洲各國。居住多年。那時歐洲人都很畏懼他。如同「黃禍」一般。送他一個外號。叫「虎列拉。」於是中外聞名了。後來他便實行他的「殖民政策。」把他的子孫。分住在歐洲各國。他回國以後。也嘗嘗念着國外的子孫。所以不時還去走走呢。今天開的是家庭會議。合族中的資格。當然沒有比他再老的。故而推他做主席。而老先生也毫不推卻。他便登臺報告。但是他聲音斷啞。說話欠力。坐在遠方的。就有點聽不清楚了。別人見老先生這樣。也很靜悄悄的。話都不響。細聽他的報告。（未完）

◻附告　夏應堂先生之處方准在下期發表

本館自本期起擴充營業遷移新址舉行一週紀念優待新老定戶

贈閱
未定本報者……全年一份
已定本報者……退回現金兩元

本報自出版以來。倏已一載。信用之誠實可靠。內容之切合實用。久爲社會人士所稱道。是以銷路之廣。爲任何醫報所不及。致原有舊址。不敷辦公。故特遷移至三馬路雲南路口。擴充營業。舉行一週紀念。優待新老定戶。其辦法如下。

（一）本報內容包括內外婦幼咽喉花柳各科。以及生理學。心理學，藥物學。衛生學。傳染病。四季時病。一切性病等等。均有精詳論列。至於家庭醫藥常識。一切急救自療方法。莫不應有盡有。

（二）凡定閱本報全年者。（計一百二十期）連郵祇收大洋二元。（國外加倍。郵票九五計算）

（三）凡未定本報者。能介紹親友五人。同時定閱本報者。得贈閱本報全年一份。

（四）凡已經定閱本報。而亦能介紹親友五人。同時定閱者。得退現金二元。

附告凡贈送本報。及退回現金者。其所享之權利。與定戶同。既得白看全年報紙。又得一切意外贈品。此種機會，千載難逢。幸勿交臂失之。

館址上海三馬路雲南路口

上海幸福報館啓

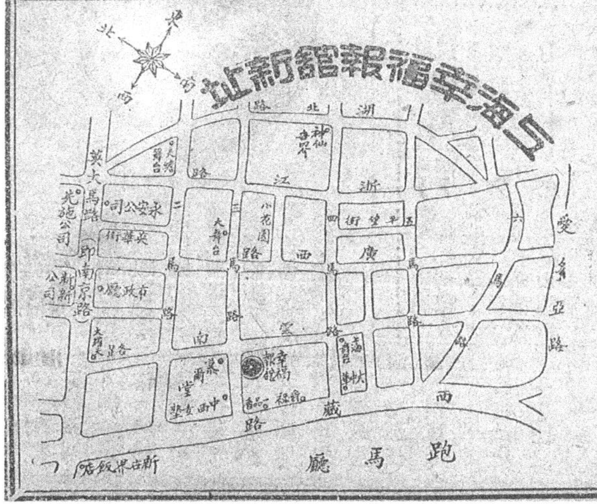

上海幸福報館新址

北　東　南　西
湖北路
浙江路
廣西路
雲南路
西藏路
愛多亞路
英大馬路（卽南京路）
永安公司
先施公司
新新公司
市政廳
英華街
大舞台
小花園
神仙世界
平望街
幸福報館
跑馬廳

本報特聘羅家衡律師爲法律顧問

幸福三日刊

中華郵政特准掛號認爲新聞紙類

幸福報

紹儀署

第一二二期
（民國十八年七月二十七日）
◀每份售洋二分▶
館址上海三馬路雲南路口

定報價目
每三日出一張五個月一元全年二元寄費在內本外埠一律國外加倍郵票代現九五計值

廣告價目
每期每格（共計五方寸）五元均排於新聞之旁如嵌入新聞中長期面議

本期要目

□夏令衛生之要條

□熟讀此篇

□可免危險

（王庚）

（1）飲水的來源。要先研究。若來源不潔。則不可取以當做飲水。

（2）無論來源何等清潔的水。必煮沸之。然後才可當作飲料。

（3）最好備一個沙濾缸。因爲好的沙濾缸。孔隙很細很細。除了淨水以外。旁的細菌等都不能濾過。好的沙濾缸。最好向藥房中購買。比較自己做的來得精密。

（4）腐敗可疑的食物。切不可食。

（5）有蒼蠅在上面吃過的東西甯死不入口。

（6）吃果實要用刀的時候。請先注意刀之清潔。

（7）蔬菜必先洗滌清潔。然後煮熟。煮熟後再吃。

（8）留心婢僕的手。是否清潔。並請他時常洗手。

（9）刷牙齒的水。要用沙濾缸濾過的水。或用沸過的水。

（01）脂肪多的東西。最好少吃些。以防胃腸的消化。發生障碍。

（11）無論那一種果實。可去皮者必去其皮然後食。

（21）靠不住的荷蘭水。飲之危險殊甚。切不可飲之。

（31）冰淇淋太冷對於胃腸不相宜。能勿食最好。

（41）勿用他人的碗箸。以防傳染。

□徵求全國名醫真蹟驗案

本報自刊登上海名醫真蹟驗案以來。備受讀者歡迎。惟思名醫未必限於上海一隅。而上海未必盡屬名醫。於是有全國名醫真蹟驗案之徵求。（現定一百廿一期起按期發表）凡外埠名醫而願將真蹟驗案發表於本報者。無不亟誠歡迎。惟普通方案而無研究之價值者。恕不刊佈。各地名醫幸注意及之。

附告本報刊登名醫驗案。並不取費。惟每期收鑄版費一元。作代鑄鋅版之用。此版將來可以奉還。

■『喉痧』『白喉』新著（二十六）（朱愛人）

■小兒害喉痧為父母者應注意之要點

致小兒當喉痧流行時之攝養。似較成人為易。蓋小兒無七情六慾之故也。然而兼有未然者。小兒雖無情慾。而臟腑肌體之柔脆則過之。然則何如而可。曰慣其寒煖。節其飲食。使表邪不爲感。臟滯不爲積。為父母者似可盡其能事矣。然而尤有進焉。為其父母者苟能節慾葆真於種子之前。慣勞倦寡嗜慾於種子之後。則小兒之先天必強。而尤為小兒之幸。蓋小兒之多病白喉。非小兒自取其咎。小兒無嗜慾。小兒之喜笑歌哭。純出於天真。則小兒何致於陰虛。何致於陰虛而患白喉。豈知小兒之陰虛者。父母之陰虛也。小兒之患白喉而或遭不測者。父母害之殺之也。生之於前。害之殺之於後。諒非父母所欲為。然而何不以節慾為愛其子女乎。世有爲幼兒造福者。請以此為殷鑑。（未完）

中西合璧 青年遺精病之治療（續）　沈仲圭

壯志盡消。是誠青年之大敵。不可不加意防範也。茲將經驗有效之治療衛生方法。分條列左。以供患是病者之采擇焉、

（甲）治療　初病鎮靜神經。久病收斂精管。體弱者補血健胃。此治遺精之不二法門也。今本斯旨。選錄中西數方如下。

■中方

封髓丹　治夢遺初起

川柏（酒炒三兩）砂仁（一兩）甘草（炙七錢）麵糊丸。梧子大。每服一錢。鹽湯下。日二次。

金鎖固精丸　治遺精日久

潼蒺藜（四兩）牡蠣（四兩）龍骨（二兩）蓮子（四兩）芡實（二兩）蓮鬚（二兩）蜜丸。每服三錢。淡鹽湯下。日二次。

■西方

一，治夢遺初起

臭化鉀　每服一克。溫水送下。日服三次。

二，治遺精日久

枸櫞酸鐵規尼涅　製成含量十分之二克之丸劑。每飯后服二粒。溫水送下。（未完）

青年必讀 節慾新法（二）　（丁福保）

所以衛生家當以窒慾為第一事。在身體未長成時為尤要。凡情慾發動時。宜竭力窒塞之。克制之。不可使之稍縱。避女色如烈火。如毒蛇猛獸。即老子所謂不見可欲使心不亂者也。學者苟能終日熱心於某種學問。或盡力于某項事業。則慾心自淡。若飽食煖衣。逸居無教。言不及義。則情慾之念熾矣。故吾人當以全副精神。專注於正當之學業。朝夕樂此不疲。慾既不生。不必言窒。不必言克制矣。

茲舉宋儒窒慾事二則如下以為法。

劉元城先生云。安世尋常未嘗服藥。方還謫時。年四十有七。先妣必欲與俱。百端懇罷。不許。安世念不幸使老親入於炎瘴之地。已是不孝。若非義固不敢為。父母惟其疾之憂。如何得無疾。祇有絕慾一事。遂舉意絕之。自是迄今。未嘗有一日之疾。亦無宵寐之變。陳瓘曰。公平生學術以誠入。無往而非誠。凡絕欲。是真絕欲。心不動故。公曰然。安世自絕欲來三十年。氣血意思。只如當時。終日接士友劇談。雖夜不寐。翼朝。精神如故。（未完）

■全國名醫真蹟驗案■

（上海名醫夏應堂之處方）

孫姑太太　六月初五日　新閘橋

葉苔黃

西洋參　煅龍齒　洗腹皮

大白芍　旋覆花　炒竹茹

辰茯神　橘葉絡　抹芸曲

佛手花

夜交藤

生谷芽

續 斷筋必效方

（張錫純）

人身之筋骨原相着也。然骨以剛而易折，筋以韌而難斷。是以方書中所載接骨之方甚夥。而接筋之方甚鮮也。邑治東北曲河莊韓姓。有世傳接筋之方。恆小試其術。用之以治牛馬。無不効者。蓋當耕地之時。牛馬恆至拉犂駭奔。致犂頭劃斷其脛後之筋。若不為接上。卽成廢物。其方原祕而不傳。因愚嘗為其家治病。曾詢得之。試之確有効驗。方用旋覆花細末五六錢。加白蔗糖一兩。和水半茶杯同熬成膏。候冷加麝香少許。（無麝香亦可）攤布上。纏傷處。至旬日揭下。筋之兩端。皆長一小疙瘩。再換新藥一帖。其兩小疙瘩。卽連為一。而筋之斷者續矣。若其筋斷在關節之處。又必設法閉住。勿令屈伸。筋方能續。

性的衛生（十四）

指導性病

（王　庚）

又觀日本藤根常吉所說的如左。

『未婚的男子。其身體已達於成人。夜間恆刺激於不自覺。而有精液的射出。世所謂遺精是也。其屢遺者固為害於身神甚巨。然間一遺之。而適以劑精液之平。為自然代償的機能。概論之。每十日或十四日一次尚不為過。』

觀兩氏之言，夢遺為削平色情的工具。不足憂慮。

（二）病理上遺精的原因。病理上的遺精，就是前面所說的次數過多。不夢而遺等。引起本病的原因很多。述其最要者如次。

（甲）神經衰弱症。有神經衰弱症的人。易患遺精。患神經衰•的原因。有的是遺傳性。卽子孫相傳。成為一系。在普通人看來。無甚疾病。在醫師則一望而知其為本病者的系統。遺傳性的發病。大抵不在幼稚時代。而在成童以後。正是青春發動期。遺精的時期。有的是因為精神使用過度。如貧家學子。希望早日成名。於是勤學異常。不運動其身體。勞心和勞力。不得平均。遂患本症。有的是因為志行卑劣。如患手淫等。也易患本症。遺傳性的謂之先天性神經衰弱。使用精神過度等所得的病。謂之後天性神經衰弱。凡有神經病的人。一舉一動。都易受感觸。易患手淫。而成『重症生殖器性神經衰弱症』。其神經系統興奮。其勃起中樞射精中樞。常常有感動性。所以雖有極微的刺激。也足以促射精液的發生。（未完）

霍亂論（續）

名貴作品

（章太炎著）

余十六歲時。嘗見一方數百里中。病者吐利厥冷。四肢攣急。脈微欲絕。老醫以四逆湯與之十活九八。三十歲後。又見是證。老醫舉四逆湯吳茱萸湯與之。亦十活八九。此皆目擊。非虛言也。而五苓證則絕少見。理中證亦其不亟者耳。夏時得此。何也。大凡心藏動搏。藉酸素輸致之力。夏時空氣稀薄。酸素寡而心藏弱。（千金以五味酸藥為生脈之劑卽此義）冬卽反是。是故冬日氣寒。則血脈之行疾。夏日氣熱。則血脈之行遲。加以汗出陽虛。心轉無力鼓舞。血脈憊且懈矣。觀夫傷寒脈緊。而暑病則多弦細芤遲之脈。所謂脈盛身寒。得之傷寒。脈虛身熱。得之傷暑。非獨病時為然。血脈流行。冬夏亦自有張弛也。夫知此。則可以知霍亂之原矣。歲暮嚴寒。冰雪凜凜。而人之處其中者。脈勁血駃。戒備亦嚴。是以乍得傷寒。多為陽證。其得少陰證者。必平時心藏特弱之人也（未完）

濕溫傷寒症

發表心得

（吳蓮洲）

均不可以高為凶。以低為吉。高是溫盛。表乃濕重。惟宜視其熱已透表。熱未外達。更於症情中詳審有無惡候。是為至要。熱過十數日之後。胸項間有佈發一種水晶小粒。名曰白痦。細微赤黍。名曰紅疹。屢聞病家見之。頓起恐惶。未知有此種透露。乃是溫濕之邪。得有外化之機。熱有漸退之望。在一月後始現者。較當注意。小兒為濕溫。亦與大人同。惟小兒易於積食。食釀為痰。每多神志昏迷四肢抽動。此時未能認為驚風。一味涼降。又頭痛甚者。未能認為腦膜炎。抽水注射。誤於診治。難以挽救也。（未完）

應時小說

霍亂病菌會議記（二）

（余不平）

霍亂先生說。『今天我們開的這家庭會議。沒有別的意思。是請大家報告我們本族的勢力。現在發展如何。並本月內的成績如何。請大家報告一二。』說罷。走了下去。那一邊走上一個人來。向大家鞠了一躬說。『鄙人自充虎字隊隊長以來。自信勢力和成績。還算小有可觀。今天對大家報告一下。我自月初率隊出去後。經過的地方很多。有一天。天已黃昏。我們到了一鄉間。見有許多鄉人。在屋旁吃晚飯。旁邊有幾處坑厠。他們也不以為污穢。一頭吃着。一頭談着。覺得很寫意的。我們看看機不可失。就將全隊分開。在旁邊伺候。他們吃過晚飯。各人散開。有的睡在地上，有的坐在樹下。其實那天並很涼快。他們異常貪涼。我們怎不以為很好的機會呢。沒有一刻。他們說是天熱。取了幾個很大的西瓜來。切了開來。各人取了一塊。開口便吃。（未完）

幸福之門

五更泄瀉

（四馬路中和里袁志深君問）

無夢而遺。已有一載。五更泄瀉。亦已數月。面黃肌瘦。精神疲乏。時有耳鳴頭眩。曾服四神丸暫效。繼而依然復發。煎服不便。乞開丸方。

答袁志深君問（朱振聲）

據述症屬腎水不足。命火式微。水虧則不能涵木。龐陽上升。故頭眩耳鳴。火微則不能生土。脾乏健運。清氣下陷。故五更泄瀉。煎服不便。以丸代之。擬桂附地黃丸主治。方中以附子肉桂。壯命門之火。熟地山萸。益腎中之精。茯苓懷藥能健脾。丹皮澤瀉能滲濕。元陽壯而精氣充則腎強。脾土健而腸濕去，則泄止。桂附地黃丸每服三十丸分二次服。附告。服時宜在空腹。用淡鹽湯送下。

幸福園

水鼠變鯽魚之奇聞

（清癯）

昨聞毛君伯賢。談及水鼠可變為鯽魚。其事甚奇。爰濡筆記之。以供研究博物學者一攷焉。據云每當四五月間。梅雨連綿。河水暴漲。有一稱水鼠忽變為魚類。而其狀極似鯽魚。前星期曾目睹一尾。詫為奇觀。蓋其首與胸腹已變化完全。驟視之，莫不知其為鯽魚之形。鱗色潤滑有光。固儼然鯽已。乃觀其下半身。不特無魚形。且一如鼠之原狀。絕無稍異。而後足與尾仍依然在也。并云當在變化之際。此水鼠必經劇烈之痛苦。[illegible]類由高下墜。變為龜鼈。非受此重創。則必不成。故鼠將變鯽之頃。使被漁者所獲，於是首尾異形。成斯怪事矣。毛君言之歷歷。固非無所見而云然。顧余終不能無疑也。昨晨。遇一漁婦。適以鯽魚數尾。置之筐中，而沽於市者。余乃以毛君所述詢之。該婦亦曰斯時淫雨多水。溪沿河濱。恆或見之。未足異也。余謂何以市中竟不一見。如此怪物。又安有購之者。乃告以後儻有獲。可勿棄之。且可入博物院。以求善價焉。婦乃唯唯。余致水鼠之名。見諸載集極少。惟雲仙雜志。有云穴水旁岸隙。似鼠而小。食菱芡魚蝦。其他嘗閱諸鄉人。或船家舟子。則有呼水老鼠者，其殆是物。然能述此變象者。亦不易得也。世之博鴻君子其有以詔我乎。

海外珍聞

雷菲爾遺畫值巨萬

意大利畫家雷菲爾。從小到成人。作事周密無遺。所以他的繪畫。非常神妙。不幸在三十七歲便死了。國中人士。聞耗莫不沮喪。敎王黎謳第十世。甚至為之隕涕。雷菲爾雖然壯年下世。但是他的遺製甚富。凡檢得有名畫二百八十七巨[illegible]，每幅的價值。都在數萬[illegible]上呢。

本報特聘羅家衡律師爲法律顧問　　幸福三日刊　　中華郵政特准掛號認爲新聞紙類

幸福報

紹儀署

第一二三期

（民國十八年八月九日）

每份售洋二分

館址上海三馬路雲南路口

定報價目

每三日出一張。五個月一元。年二元寄費在內。本外埠一律。國外加倍郵票代現九五計值。

廣告價目

每期每格（共計五方寸）五元。均排於新聞之旁。如欲排入新聞中。長期面議。

本期要目

勤業印務局鄭重聲明

敝局自承印幸福報以來。將近一載。除前次因工人罷工。以致延期數日外。從未脫期。想讀者諸君。諒所共鑒。近幸福報適在二週紀念開始之期。早與敝局言明。以後不得再行延期。豈知近日又因機器損壞。不克付印。直至昨日修竣。以致又延數日。不勝抱歉之至。今已與幸福報主編情商。將出版日期。重行改正。以後按日出版。決不再悞。特此鄭重聲明。

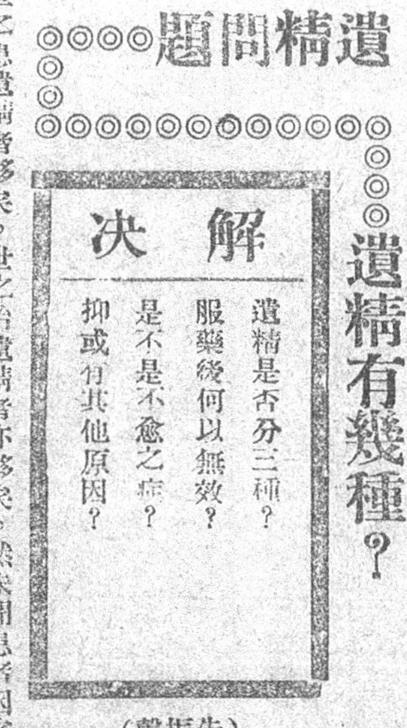

遺精問題　遺精有幾種？

解决

遺精是否分三種？服藥後何以無效？是不是不愈之症？抑或有其他原因？

（朱振聲）

世之患遺精者夥矣。世之治遺精者亦夥矣。然未聞患者因之而[illegible]或。亦未聞治者因之而奏效。何哉。豈遺精爲不愈之症耶。曰。此皆藥之不能中其病也。蓋今之爲醫者。其心目中莫不以爲遺精有三種。曰生理的遺精。（指滿而溢言。不治自愈）曰有夢的遺精。（指相火旺言。治宜瀉肝）曰無夢的遺精。（指腎水虧言。治宜益腎）而不知此三者之外，其能造成遺精者。原因甚多。醫者當探其原而治之。則病未有不愈者。否則。一聞遺精。便以治遺精之套藥與之。而欲求病之愈也。其可得乎。今不揣譾陋。謹將遺精之病原。一一分述於後。想亦讀者所樂聞歟。

（一）因用心過度。心不攝腎而遺精者。宜交心腎。遠志丸主之。

（二）因思慮積勞。鬱損脾氣而遺精者。宜舒養脾營。歸脾湯主之。

（三）因脾虛下陷而遺精者。宜補中益氣湯加減。

（四）因腎虛不固而遺精者。宜益腎固精。六味丸加減。本館代售之遺精散。尤爲對症良藥。

（五）因積想不遂而遺精者。宜安神固氣。解鬱疏[illegible]妙香散主之。

（六）因精關久滑。不夢而泄者。宜固攝止脫。桑螵蛸散金鎖玉關丸主之

（七）因房勞過度。下元虛憊，寐則陽陷。而精遺不禁者。宜升固八脉之氣。固精丸加鹿茸。兔絲。五味。龍齒。蓯蓉之類。

（八）因壯年久曠。精滿而溢者。宜清火安神之品。

幸福三日刊　四九〇

『喉痧』『白喉』新著（二十七）（宋愛人）

第六章　喉痧之原因

今欲推究喉痧之原因。當先明瞭痧痧之何以欲透而不得透達。痧之欲透而不得透達。其原因雖不一致。而病毒之熾盛。證情之可險。則可斷言焉。病毒何繇而感染。即歐醫謂之得之於「細菌」。而吾國則爲天氣之不當其令。寒煖無常。淫氣所感。而此淫氣者。則有寒水太過。燥火不及。或燥火太過。寒水不及。（此不過就題約略言之）有其時而非其氣。如此則謂之淫氣。氣者不宜於人類的生理。而獨能繁殖菌類之勢燄。蓋菌類非能自爲繁植。菌類之毒素。亦非菌類所固有。亦爲此淫氣而生長。適爲人類之大敵耳。然淫氣固能生植菌類。而空氣則又能殺滅菌類。空氣者何。不獨爲清潔曠野之空氣而言。對於自然界空氣之變化。繇太過不及之氣。而以勝復之功用。仍得轉爲天地之正氣。以爲之生長萬物而言。至此。則氣候適合於時令。既無非時之邪寒。又無非時之酷暑。而此時之菌類自然消滅。人類的生理。亦自然得以安康。此亦自然界固有之變化。而流行病所以有盛有衰也。如謂無徵不信。吾即以歐說證之。（未完）

遺精問題（續第一版）

（九）因陰虛不攝。濕熱下注而遺精者。宜泄熱導濕之品。

（十）因心陽旺熾。腎陰內爍而遺精者。宜涼心攝腎之品。

（十一）因腎精素虧。相火易動遺精者。宜苦味填精。介類潛陽、佐以養陰固攝之品。

（十二）因龍相交熾。陰精走泄者。宜峻補真陰。承制相火之品。

（十三）因醇酒厚味。釀成脾胃濕熱。留伏陰中。而爲夢泄者。宜清痰火。

（十四）因經絡熱注。夜則春心熱而遺精者。宜猪苓丸或清心飲加減。

以上種種。不過略舉一二。以告讀者。總之遺精原因甚多。決不能以一二套藥所能治。亦不能以一二丸散所能愈。想明達如讀者。決不河漢斯言。

青年遺精病之治療（沈仲圭）

（乙）衛生　諺有之曰。七分調養三分藥。言凡百病症。不能專恃藥餌。忽略衛生也。矧遺精本是心病。尤當[illegible]房事。絕妄想。方克收桴鼓之效。將東西醫家公認之攝生法。撮要列左。

（一）正心修身。使慾念無發生之機會。性史爲造成遺精之利器。青年宜懸爲厲禁。

（二）寢具宜硬。下部勿使過於溫暖。

（三）能在冷水浴最佳。如或不能。以冷水摩擦脊柱。洗滌陰部。日一二次，

（四）臥宜側身屈膝。不可中夜改變姿勢。

（五）晚餐勿飽啖。睡前毋飲茶湯。中夜倘有尿。務須起而排泄。

（六）醒即興起。切勿戀衾。如嫌睡眠不足。不妨午睡以補充之。

（七）禁食助陽之食品。（如鱔，鯉，貝類，葱，蒜，姜，椒，葵，芥，濃茶，醇酒，之屬。）（完）

節慾新法（三）（丁福保）

〔青年必讀〕

伊川先生曰。吾受氣甚薄。三十而浸盛。四十五十而後完。今年七十二年矣。校其精骨。與盛年無損也。又曰、人待老而求保生。是猶貧者蓄積。雖勤亦無補矣。張思叔曰。先生豈以受氣之薄。而厚爲保生耶。先生默然曰。吾以忘生狗欲爲深恥。

青年方有知識。尚未婚娶時。此數年間。自治尤宜嚴密。時時防閑。恐其情竇一開。潰決難遏。不特有損品行。且性命可危。交友宜擇端嚴方正之人。若爲狡童引誘。則遺害有不忍言者。少年人凡淫邪小說。宜視之如毒藥。均不可看。亦不宜留置案頭。蓋端嚴方正之人。若見我案頭有此種淫邪小說。必爲彼所輕賤矣。子弟少不[illegible]色。誤入花柳場中。貪戀片刻歡娛。淋病梅毒。遺害終身。累及妻子。傳染。一朝失足。百悔奚及。

全國名醫眞蹟[illegible]驗

（上海名醫殷受田之處方）

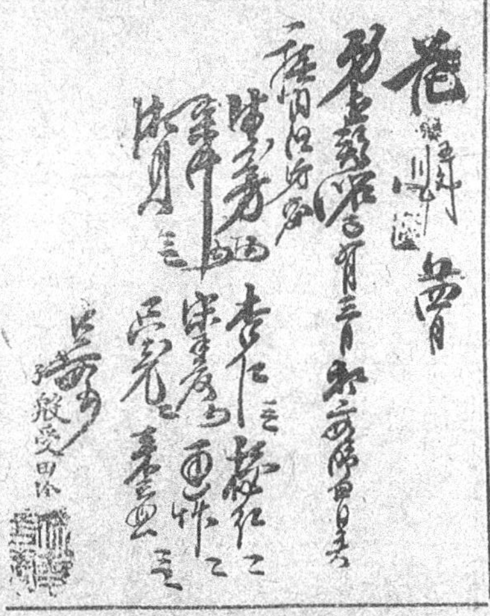

幸福三日刊

介紹衛生方法　　指導健康徑途

濕溫傷寒症

（發表心得）（吳蓮洲）

再其人素有吐血便血。咳嗽氣喘。脘腹氣痛等而患濕溫者。但須治其新感。舊恙即除。倘見血即止血。見咳即止咳。見痛即止痛。反致新者不去。舊者轉甚。此層極宜注重者。總之病濕溫者。寒暖固宜當心。而飲食尤要謹慎。俗有餓不死傷寒之言。蓋以能食病輕。不能食病重。凡經醫生斷為濕溫病。宜以飯焦粥湯炒米湯薄藕粉代食。白開水佛手露等代飲。如雞蛋牛乳雞汁葷菜水菓等。均宜禁忌。我親曾見有熱已淡胃已開。稍與食熱即增。

性的衛生（十五）

（性病指南）（王庚）

（乙）受了刺激　身體或精神上。受了不正當的刺激　也易患遺精。使受刺激的種類很多。述其最易犯者如次；

（一）陰部的刺激　關於陰部的刺激。又有幾種；第一是包皮中積滯分泌的穢質太多。容易刺激神經。起慾念而患遺精。這是由於包皮太長，所以宜行周截法。以免此患。否則必洗滌盡淨。以免受刺激。第二是被褥太重。壓於陰部。陰部受其刺激。即患遺精。或被褥過厚。睡時過暖。致患遺精。第三是臥的方法。仰臥覆臥。陰部最受刺激。因之患遺精。第四種是裏衣過於緊窄。終日的刺激生殖器並使他起摩擦作用。最易患遺精。日間之遺精。由於裏衣緊小者很多。第五種原因。是因為日間小便時。玩弄生殖器。也能致患遺精。

（二）腹部中的刺激　腸部內的各器官。都和生殖器分泌器有連帶密切的關係。如大便閉結。則糞便積聚在大腸裏。就生出一種壓力。使生殖器的溫度加增。則性慾因之興起。而患遺精。又如小便不解。則膀胱膨脹。輸精管受其影響。即患遺精。所以夜間思小便而力忍之。最易引起遺精之患。患遺精者在睡眠前不可飲開水。很有意思。

霍亂論（二續）

（名貴作品）（章太炎著）

夏秋間氣或稍涼。較之冬時。不逮遠甚也。然以久處炎蒸。心力弛懈。脈行甚遲。猝遇寒邪中之，營衛雖欲抵拒而素不設備。遇敵退撓。則唯任其直入。寒入而厥。血脈不能收攝水分。上下出于腸胃而為吐利。旁出於膚而為魄汗。水分盡泄。則血如枯竭。脈欲停止。於是死矣。冬時寒雖盛而易制。夏時寒雖微而莫當。守備有殊。而勇怯之勢異也。徐靈胎不解此義。以為大論所謂霍亂者。因於傷寒而今吐利出於夏時。則非霍亂。四逆湯服之必死。不悟大論所說者屬傷寒而今之發於夏秋間者為寒疫。叔和序例云。從春分以後。至秋分節前。大有暴寒者皆為時行寒疫。夫以陽盛氣柔。脈素惰緩。為寒所薄。則病更亟于傷寒。是以發熱頭痛之霍亂。夏秋間不可得見。而死期猝至。亦無有過經者。則以傷寒尚緩。寒疫彌暴也。徐氏所謂服四逆湯必死者。此乃夏時偶傷飲食使然。本非霍亂。（未完）

故斯症第一須飲食清淡為止。熱甚時不食無妨。食之反助濕熱。即十餘日飲食不進。亦無大碍。有病則病當之。世人如以余言為然。庶幾輕症即痊。重症即減。險症或有挽回之希冀焉。濕溫症由來匪伊朝夕。其去豈能數日。故診治之法。宜取緩和主義。未可因循。未可操急。倘病家存欲速之心。見五日不痊。即易一醫。七日不愈。再換一醫。甚有一日數醫。中西混雜。不獨於病無益。每易鑄成大錯。（完）

口喉內破爛驗方

李健頤

用硃砂。硼砂。腦片。青黛。瓜蔞霜。川連各等分。共研細末。用筆管吹入喉內。再用元參知母黃柏射干馬勃牛蒡各味。煎湯冷服。即愈。

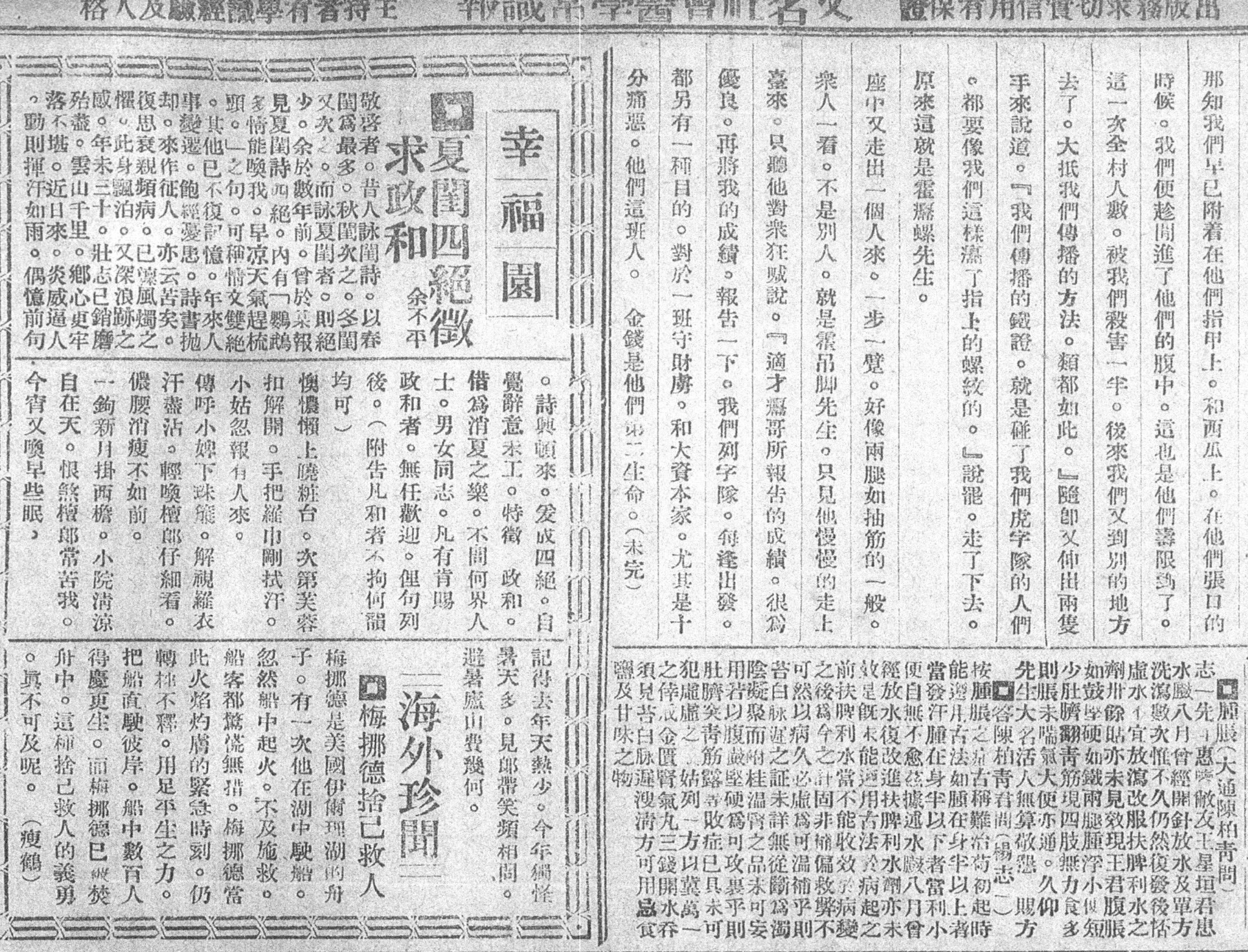

出版務求切實信用有保證　又名社會醫學常識報　主持者有學識經驗及人格

幸福三日刊

霍亂病菌會議記（三）

應時小說　（余不平）

那知我們早已附着在他們指甲上。和西瓜上。在他們張口的時候。我們便趁閒進了他們的腹中。這也是他們壽限到了。這一次全村人數。被我們殺害一半。後來我們又到別的地方去了。大抵我們傳播的方法。類都如此。』隨即又伸出兩隻手來說道。『我們傳播的鐵證。就是碰了我們虎字隊的人們。都要像我們這樣癟了指上的螺紋的。』說罷。走了下去。原來這就是霍癟螺先生。

座中又走出一個人來。一步一蹩。好像兩腿如抽筋的一般。衆人一看。不是別人。就是霍吊脚先生。只見他慢慢的走上臺來。只聽他對衆狂賊說。『適才癟哥所報告的成績。很爲優良。再將我的成績。報告一下。我們列字隊。每逢出發。都另有一種目的。對於一班守財虜。和大資本家。尤其是十分痛惡。他們這班人。金錢是他們第二生命。（未完）

幸福之門

■腫脹（大通陳柏青問）

志一先生惠鑒。敝友王星垣君患水臌八月。曾經開針放水及單方洗瀉數次。惟不久仍然復發。後恬虛水十宜放瀉。改服扶脾利水之劑卅餘貼。亦未見效。現王君腹脹如鼓。學硬如鐵。兩腿腫浮。小便短少。肚臍翻。青筋現。四肢撫力。食多則脹。未喘氣。大便亦通。久仰先生大名。活人無算。敬懇賜方。

■答陳柏青君問（楊志一）

按腫脹之症。古稱難治。苟初起時能遵用古法。如腫在身半以上者當發汗。腫在身半以下者當利小便。自無不愈。茲據述水臌八月。曾經放水。復改進扶脾利水劑。亦未效。是旣未能適用古法於病起之前。扶脾利水。當不能收效於病變之後。爲今之計。固非補偏救弊不可。然以病久。必慮爲可溫補乎。則苔白脉遲之証。未詳。無從斷爲濁陰凝聚。而附桂溫腎之品。未可妄用。若以腹鼓堅硬爲可攻。裹平則肚臍突。青筋露。等敗症已具。未可犯。處處之。姑列一方。以蓋萬一之倖。或金匱腎氣丸三錢。開水吞。須見苔白脉遲洩清方可用。忌食鹽及甘味之物。

幸福園

夏閨四絕徵求政和

余不平

敬啓者。昔人詠閨詩。以春閨爲最多。秋閨次之。冬閨又次之。而詠夏閨者。則絕少。余於數年前。會於某報見夏閨詩四絕。內有「一鶚鵲多情能喚我。早涼天氣趕梳頭。」之句。可稱情文雙絕。其他已不復記憶。年來人事變遷。飽經憂患。詩書抛却。來作征人。亦云苦矣。復思衰親頻病。已懷風燭之懼。此身飄泊。又深浪跡之感。年未三十。壯志已銷磨殆盡。雲山千里。鄉心更牢落不堪。近日來。炎威逼人。勤則揮汗如雨。偶憶前句。詩興頓來。爰成四絕。自覺辭意未工。特徵政和。借爲消夏之樂。不問何界人士。男女同志。凡有肯賜政和者。無任歡迎。但句列後。（附告凡和者不拘何韻均可）

慵懶上曉粧台。次第芙蓉扣解開。手把羅巾剛拭汗。小姑忽報有人來。

傳呼小婢下珠簾。解襯羅衣汗盡沾。輕喚檀郎仔細看。儂腰消瘦不如前。

一鉤新月掛西檐。小院清涼自在天。恨煞檀郎常苦我。今宵又喚早些眠。

記得去年天熱少。今年偏怪暑天多。見郎帶笑頻相問。避暑廬山費幾何。

海外珍聞

■梅挪德捨己救人

梅挪德是美國伊爾理湖的舟子。有一次他在湖中駛船。忽然船中起火。不及施救。船客都驚慌無措。梅挪德當此火焰灼膚的緊急時刻。仍轉柁不釋。用足平生之力。把船直駛彼岸。船中數百人得慶更生。而梅挪德已焚舟中。這種捨己救人的義勇。眞不可及呢。（瘦鶴）

四九二

本報特聘羅家衛律師為法律顧問

幸福三日刊

中華郵政特准掛號認為新聞紙類

幸福報

綏儀署

第一二四期

（民國十八年八月十二日）

每份售洋三分

館址上海三馬路雲南路口

本期要目

徵求全國名醫真蹟驗案

本報自刊登上海名醫真蹟驗案以來。備受讀者歡迎。惟思名醫未必限於上海一隅。而上海未必盡屬名醫。於是有全國名醫真蹟驗案之徵求。（現定一百廿一期起按期發表）凡外埠名醫而願將真蹟驗案發表於本報者。無不竭誠歡迎。惟普通方案而無研究是價值者。恕不刊佈。各地名醫幸注意及之。

附告本報刊登名醫驗案。並不收費。惟每期收鑄版費一元。作代鑄鋅版之用。此版將來可以奉還。

痢疾

紅 傷血分 屬熱

白 傷氣分 屬寒

發表 治痢十大訣門

（朱振聲）

痢疾古稱滯下。言其濡滯而下也。患者裏急後重。臨圊腹痛。欲便而不得爽。與泄瀉之一瀉千里者。適然不同。蓋此症由胃腑濕蒸熱壅。致氣血凝結。挾糟粕積滯。迸入大腸。傾刮脂液。化膿血下注。或紅或白。或紅白相兼，或五色雜見。病有寒熱之分。症有輕重之別。其由暑濕傷胃者。鬱熱居多。其由生冷傷脾者。寒滯為甚。初病者輕而易治。久病者重而難愈。蓋痢久傷陰。正虛邪實。攻之不足以祛邪。而適足以傷正。補之不足以養正。而適足以助邪。故痢疾初起。即當延醫服藥。以滌腸胃。切急乍用止塞。以助邪勢。至於治痢之法。當按症施治。固難膠執成方。然以余觀之。嘗通治痢訣門。決不出此十法之外。際此痢症風行之時。故敢表而出之。俾世之患斯病者。知所鑒別也。

（一）鬱熱者清之……芩連芍藥湯加減

（二）寒滯者溫之……香砂枳朮丸或香砂異功散加減

（三）濕勝者滲之……四苓散白朮改蒼朮

（四）宿食者消之……保和丸

（五）積滯者導之……枳實導滯丸

（六）腹痛者和之……芍藥湯加木香

（七）久痢而氣陷下者舉之……補中益氣湯加減

（八）久痢而虛滑者攝之……赤石脂禹餘糧丸

（九）久痢而脂液涸者潤之……猪腸湯主之

（十）久不愈者補而固之……八珍湯加減

以上十法。治痢之大要。盡於此矣。無論初起久病。以及屬熱屬寒。屬虛屬實。均不能越此而外。前之六則。指初病時之實　而言。後之四則。指久病後之虛症而言。前後之病情不同。虛實之用藥互異。幸讀者勿早投補塞。以免有邪留之弊。至於其他如『噤口痢』『水穀痢』『風痢』『休息痢』『挾熱痢』『五色痢』等等。尤當及早醫治。否則。因循坐誤。後悔莫及矣。

「喉痧」「白喉」新著（二十八）

（宋愛人）

歐醫沛登考否氏三因鼎立之說。說的極是。曰「所謂三因鼎立者。——一爲細菌濟入人體。——二爲氣候不適於人而適於病菌之發育。——三爲人體自身之抵抗力薄弱。不能抵禦疾病。——凡此三因。幾成鼎立。如缺一。卽不能成病」則吾國之言氣化。卽所以推究氣候之變化。相合於時令。爲適度與否。譬之礎潤而雨。月暈而風。固可推究而得者。本非神秘之學。亦無所謂神祕者也。沛氏之所謂「——二爲氣候不適於人體而適於病菌之發育」——與中醫之究氣化者。原可一類同推。故推究氣候。卽所以推究病菌。幷且可以推究病菌之性類。（按氣候而推究病菌之性類。另有說明確理。見第七章。）若以病菌爲必有。氣化爲必無。則不獨與沛氏之論已有矛盾。而倒果爲因。舍本逐末。正是不謂喪心病狂者。轉爲同類相殘焉。吁可悲夫。感慨言之。不覺辭之已費。再述喉痧之原因。而以中說西說。兩列之如下。（未完）

傳染病之預防

（丁福保）

傳染病分急性慢性二種。急性傳染病。如虎列拉（眞霍亂）赤痢。實扶的里。（白喉）猩紅熱。鼠疫。痘瘡。（天花）流行性感冒（春溫）等是。慢性傳染。如結核。（癆病）梅毒癩病等是。吾人研求各種新知識。當以傳染病爲最要。因吾國人既無個人之衛生知識。又無公衆之衛生機關。傳染病蔓延於各處。吾人若無防衛生命之法。必爲病原菌所殺無疑也。此文因限於篇幅。不能詳述。學者宜閱敝處印成之傳染病之警告。傳染病之研究。急性傳染病講義。以及肺病救護法。癆蟲戰爭記等書。室內有患傳染病者。或其內曾有因患傳染病新亡之人。切不可入。若育患傳染病。或患病尙未全愈。不可令他人入室問病。若病後身體衣服住室。未經完全消毒。亦不可入學堂。入游玩之所。或出外訪人。患肺結核者。於一日一夜中所咯出之痰。痰內之微生物。約有數千兆之多。痰乾後。混於空氣內之塵埃中。他人吸入之。卽爲患肺癆病之原因。吾國人不知肺病傳染之理。因咯痰猥藉滿地。往往有一家盡死於肺病者。

六畜蟲豸。亦能傳染病毒。不宜玩弄。他人之犬。犬宜加愼。凡狗貓之類。不許入住房內。以防傳染病菌。翻轉書葉。檢點鈔票。忌以口津濕指。恐古書鈔票有病菌傳入口中也。勿用指甲剔挖鼻孔。須用手巾。恐指端有病菌傳入鼻中也。他人巾冠等。不宜使用。恐他人服御之物有病菌傳入我身也。凡飲食之可疑者亦不食之。

實行深呼吸譚

（彭祖壽）

嗅之無味。觸之無形。瀰漫六合。無孔不入者。吾知其爲空氣。運行不息。化育羣生。有之則生。無之則死。其關係不綦重耶。試觀大地植物。吐養納炭。有生之倫。呼舊吸新、有如海潮之流。往來回還。造化生機之妙。新陳代謝。憑鼻息之進出。賴肺府之翕張。風箱一動。爐火薰熾。重樓氣逼。肢體洋溢。此呼吸空氣之神妙也。邇來文化日進。衛生方術。層出不窮。對於深呼吸之研究。可謂應有盡有。余不敢再行剿竊。輒刊於此。唯有將昔年實行錄出。以爲實習此道者之一佐證耳。迴沂童年負笈省垣。因家貧力學。終日埋頭几案。未一學期。卽染不消化症。大便閉結。如廁都不能出。胸腹滿脹。悶燥不堪。形容瘦削。肌膚乾枯。噯氣吞酸。時作不已。欲從事醫診。而阿堵不名。欲聽其自然。則病情日深。輾轉難安。神思鬱悒。不獲已。定於每晨及夜間。自行實習深呼吸。以冀消病魔於萬一。挽疾痛於旣往。如是實習半載。病已霍然。不謂深呼呢之神効。一至此也。作實行深呼吸譚。以告幸福讀者。

全國名醫眞蹟驗案

★上海名醫吳克潛★

中醫吳克潛方箋

蕭先生　五月廿八日方

脈案：胸腸蓄水。不時嘔吐成盆盈盂。大便閉結異常。脈弦滑。舌苔薄白。水津盡逼於上。故涎沫多而舌質不紅。陽火盛於下。故腸液爲之枯燥。治宜引水津下行。使水火兩平。水不逆行則吐止。火不上炎則便暢矣。

處方：白桔梗　麻仁　甜葶藶　大生地　郁李仁　刺蒺藜　重礞石　瓜蔞仁　陳萸肉　萊菔子

時病報告

近一週間。本埠天氣炎熱異常。以致感染時疫者。較前驟形增加。大抵眞性霍亂。尚未猖獗。而中暑昏迷以及腹痛或吐或瀉等症。實居多數。本館代售之回春水。施治獲救者。爲數不少。誠居家旅行必備之良品也。

性病指南

性的衛生（十六）

（王庚）

（三）視官的刺激　這項在病理遺精中占很重要的位置。凡青年學子的患遺精病。由於視官的刺激很多。如看極淫的小說。不正當的圖畫。卑劣的戲劇。看見極不正當的男女調戲。看見下流婦女的下部。均能使人受到深刻的影響。因之夜間患遺精。作者昔在上海求學時。有同級同學黃君。健康之有爲青年也。喜運動。身體精神。均稱健全。與余約。每晚練習拳術。從未有一日間斷也。後黃君忽借到金瓶梅小說一部。日夜閱讀。每晚患遺精。竟有一夜至二三次者。精神萎靡不振。上課亦無精神。晚間的拳術。也早已停止。其結果弄得和極利害人的病一樣。而求問於余。余曰。請你不要看那害人性命的小說。和每天夜上續做你拳術的功課。遺精病自可免了。黃君實行我的話。不到一月。疾病果然告愈。又作者時常調查這種事實。同學中有忽然精神不濟。面色蒼白等現象者。則特別注意。他的行動舉止。其結果。都是因書桌上有幾本不堪入目的小說的緣故。作者又曾問同學患遺精的日子。以那一天爲最多。其結果以星期六及星期日晚上爲最多。因星期六下午學校中沒有功課。出校玩耍，見了不正當的行爲舉止。不知凡幾。夜間因之患遺精。星期日更不必說了。（以上所述。均根據作者前年在上海求學時代的事實。）照上面的幾個例子看來。欲免除遺精。先要免除視官不正當的刺激。（未完）

發表心得

濕溫傷寒症

（吳蓮洲）

濕溫症狀。輕者有胸悶泛惡。神怠之寐。小溲短赤。惡見陽光。滴水不飲。卽欲飲亦僅熱湯。隨症而作。並無一定。重者間或嚥語神昏。乃是濕熱蒙蔽胃經。清陽之氣失宣。四肢搐搦。乃是濕熱流於經絡。與熱入心包之嚥語。煽動肝風之肢搐。完全不同。尚有大便溏泄。乃是濕熱縞蒸大陽。與熱陷有別。便秘又不可攻奪。攻則濕便深藏。難以達化。再有一種戰汗。凡熱在七八日。或十五六日。忽然四肢寒冷。身熱增加。旋卽大汗。此時不必慮及。蓋爲濕溫之邪。由內透外。邪之甚者。有　三次方得熱能退清。若作陽虛陰脫。誤奕。婦人病濕溫。與男子同。不過以經期爲異。實則經期應時而來。來血甚暢。亦毋須顧及。但治其原有之病。如熱劇而適下者。或溢少或過多。則當稍用血分之藥。世人嘗以來經爲莫大之因候。想是未明其理。又懷孕者。亦祇須治其原有之病。當表則表。當下則下。不可因孕而多疑。常見世人不治其熱。專以安胎爲事。往往遷延時日。致熱深伏。反生不測。要知熱退而胎卽安。熱不退卽胎不安。

名貴作品

霍亂論（三續）

（章太炎著）

夫嘔吐而利。其病衆多。非獨霍亂一候。嘗見霍亂起時。老醫與四逆茱萸。用之神效。改歲有偶患吐利者。新學不識。竟與四逆致斃。其識者或與半夏瀉心湯。病卽良已。則前者爲眞霍亂。後者爲尋常之吐利爾。霍亂無有不吐利。而吐利不必皆霍亂。大論太陽篇。傷寒發熱。汗出不解。心中痞鞕。嘔吐而下利者。且以大柴胡湯主之。此與亂霍乃有冰炭之殊矣。然其辨之亦易明也。大柴胡證爲太陽傷寒久未罷者。與夏秋間霍亂暴至者回殊。諸瀉心證初無手足厥冷脈微欲絕之狀。且霍亂所泄者如清米汁。而溶便甚少。非若鶩溏腸垢之殺雜者。今西人以腹中不痛者爲霍亂。痛卽非是。蓋痛則不通。其理易明。太陰爲病吐利腹痛。治雖用理中。然非霍亂。自非粗工。安有目眯黑白者也。若眞霍亂發。發於冬時。與傷寒相屬者蹈痛發熱。容有之矣。（未完）

又名社會醫學常識報　出版務求信用有切實保證　主持者有學識經驗及人格

霍亂病菌會議紀（四）

（小說時評）　佘不平

奴隸他們窮苦的同胞。但是他們自奉很好。都是鑽心挖肺。想出些吃精的方法來。到了杯盤羅列的時候。甚麼肉類呀。魚類呀。山珍海錯。奇品異味。都是他們吃。在他們舐嘴抹唇的時候。我們已經附着食品上了。他們吃了下去。還不知道呢。那知吃過之後。他們又去買些香蕉。刨冰淇淋來。大吃特吃。不到一個時辰，他們病都發了，於是吐瀉不已。吃了下去的。又使他倒了出來。這叫做「當時還賬。」那些資本家。平時出必車馬。這時也使他們[illegible]脚。拿他們受受痛苦。這一次因此而死的。很不在少數。後來有一個資本家。一息尚存，他家去請一位醫生，替他打了一針食鹽水。又服了些藥水。才慢慢好了。但是和我們爲難的那醫生。也恨他們這班有錢的人。明敲了一個竹槓。叫他拿出五百塊洋錢做酬謝。這叫做「賠去人安樂。」還算是他的福氣呢」（未完）

幸福之門

□肺癆（徵求方祕三問）

始則咳嗆胸悶痰多氣促。漸見潮熱盜汗自汗脈細以數。形瘦容枯。飲食減少。間或便溏嘔惡。乞賜良方。

□答方祕三君（楊志一）

肺虛則咳嗽。脾虛則便溏。陰虛則生熱。諸虛并見。勢已入損。宜補脾保肺。育陰斂陽。

銀州柴胡一錢。抱茯神三錢。生苡仁三錢。霜桑葉三錢。炒川貝三錢。炒白扁豆三錢。淮山藥三錢。全福花包錢半。御米殼一錢半。土炒白朮二錢。炙甘草八分。廣橘白一錢。清炙枇杷叶三錢。去毛包。糯稻根鬚四兩。煎湯代水。

幸福園

□人死復活之新發明（國新）

□極勃斯博士以貓試成功

方今科學昌明。事物日見其新。亦日見其奇。最近西歐又有人死能復活。祇須以人心。易以電心。巧奪造化之功。不特聞者疑爲齊東野語。編譯者亦疑信參半。姑迻譯之。以供談助。據潞烈發克司Halfa六月通訊。合爾莊西大學院。Palh-cusje醫科主教極勃斯OS Yifis博士。近發明一電心。雖尚未臻十分完備。但已有相當之效果。博士曾用一貓。將其心取出後。易以電心。該心係由電力伸縮。能使全身血脈周行不輟。其貓於破腹取心時。當然立斃。乃將電心置入後、不越二分鐘。登時復活。生命得藉以延長。至半日之久。據博士云。將人身作此項發明之試驗品。現尚未遇有適當機會。一俟逢有溺水淹斃之新尸。即當如法一試。至於[illegible]究否能將電心易代天然心之功用。目下雖未敢遽下斷語。然再下數十年之苦心。或可竟達目的。亦並非無望。譯者按吾國有諺云。哀莫大於心死。若極氏之發明。其能達圓滿地步。則人雖心死。而可以不死。豈不大妙。人定勝天。語實非妄矣。

海外珍聞

炸彈飛落何關草詔

當瑞典王查禮士第十二世方在那裏口授秘書官草詔，忽然有一粒炸彈，穿屋而入，大震失色，秘書官看了手戰筆落，查禮士王神色自若的問道：「你爲什麼驚慌到如此地步」？秘書官答道：「可怕的炸彈……」王大怒道：「這和你所草的詔有什麼關係？快些拿起筆來再寫下去吧！」（瘦鶴）

中華郵政特准掛號認爲新聞紙類　　刊日三福幸　　本報特聘羅家衡律師爲法律顧問

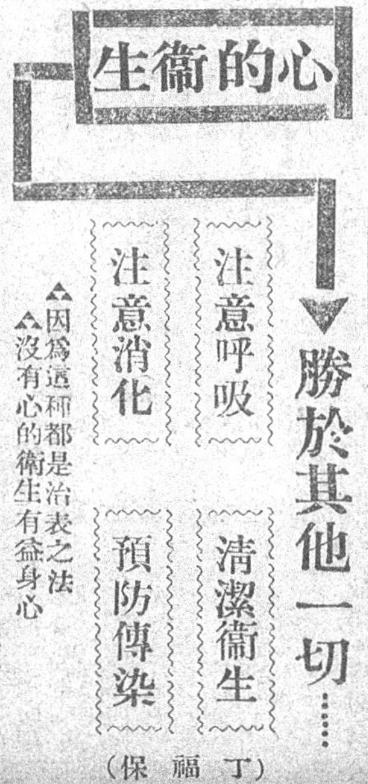

第一二五期
（民國十八年八月十五日）
每份售洋二分
館址上海三馬路雲南路口

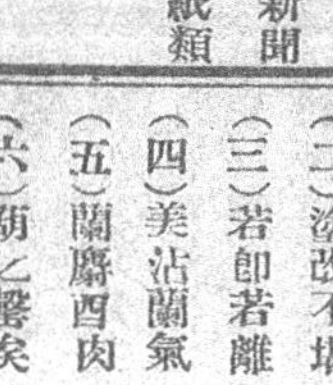

本期要目

心的衛生
『喉痧』『白喉』新著
酣睡法
花柳梅毒丸
耳內出膿方
性的衛生
中風之研究
霍亂論
孕婦受驚漏紅驗方
黃疸神方
霍亂病菌會議紀
幸福園

請猜藥謎

本報自發表猜謎以來。蒙讀者不棄。紛紛函猜。後因讀者無暇。因此中輟。茲爲引起讀者興趣起見。自本期起發表謎題六則。如能完全猜中者贈送怪病奇治年刊洋裝一厚册。不能全中者贈送怪病奇治月刊一册。•謎題如左。

（一）五月既望
（二）塗改不堪
（三）若即若離
（四）美沾蘭氣
（五）蘭麝酉肉
（六）荷乚馨矣

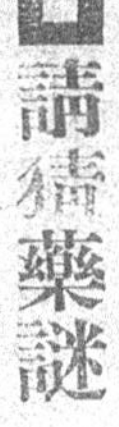

心的衛生

注意呼吸　注意消化　清潔衛生　預防傳染

△因爲這種都是治表之法
△沒有心的衛生有益身心

▼勝於其他一切……

（保福丁）

公開古今祕方　社會定期刊　造成百病自療

『喉痧』『白喉』新著(二十九)(宋愛人)

第六章　喉痧之原因

1 喉痧原因之關於中說者

中醫既以氣候之變化爲一切外感時疫之根據。然所謂氣候之變化。者有應當之變化與不應當之變化。(此理已略見於「喉痧白喉與天氣之關係」中)略如夏月應熱而反寒雨暴至。淫氣內浸則病多寒。中冬月應寒而反燥火時行。霜雪不降。則病多溫毒。此驗之極易而事亦確鑿可據者也。雖夏月亦有病暑。冬月亦有傷寒。然此則爲冒暑感寒。自不攝養且此爲四時固有之感證。並不得以疫厲目之也。惟疫厲之起因。無不繇氣候之乖和。疫厲證變不一。而喉痧厥爲疫厲中之最大一證。今再伸述秋冬溫毒結爲喉痧之故與生理病理的變化如後。

溫毒既從口鼻吸入而傳達於肺胃。『病毒繇口鼻傳達肺胃之理。當參看第三章自知。』肺爲呼吸器官。其氣同足佈臟腑而外達肌腠肺氣。度之呼吸。且肺葉有一度之弛張收縮。而各臟腑亦無不同時而隨其擴張與收縮。卽外而肌腠毛竅。其啓閉亦無不與肺呼吸如音節之相合。吾人若驗之夏月。毛竅疏洩。汗液蒸蒸微潤之時其毛竅固開。然細心察之。於肺氣吸入之際(未完)

酣睡法 (明政)

(一)臨臥宜偏體摩擦。或運動片時。

(二)並須施行熱水浴。或熱水洗足。

(三)或略進易於消化之物。則腦際血液能輸入腹部。乃不難欣然入夢矣。

(四)煙。酒。茶。咖啡。咸能奮興精神。而於臨臥時尤須屏絕。

(五)避精神過憊。深夜勿執業務。

(六)臥時以側而右脅向下者佳。仰睡覆睡皆不宜。

(七)睡未成寐。可默誦數目。或聆鐘聲。即易沈睡。

(八)睡前半句鐘內。不可多用腦力。宜令神經稍有休養。

(九)睡枕須用厚者。則臥時能減少頭部血液。

(十)再蚊子臭虫等。均有擾清夢。務須撲滅爲要。

上述十則。大都不難實施。吾人如願遵行之。何慮睡而不暢哉。

花柳梅毒丸 「杰」

此丸專治一切花柳梅毒，效驗如神，梅毒，門，每施以升提之品，非但子息堪慮，且成終身殘廢，豈不疾首痛心，小子特將是方公諸幸福，以備患在採納，綿紋生軍一兩，川黃柏一兩，飛爲丹一兩，眞川連五錢，銀花子一兩、右藥研極細末，愈細愈好，白蜜爲丸，如梧桐大，硃砂爲衣，每服一錢，知母銀花湯送下，

耳內出濃方 (杰)

青龍衣二條，自穿繭十個，黃魚腦骨一錢，上陳皮一錢，白明凡一錢，西月石一錢，大梅片三分，先用明凡月石包在繭內煅成性後，以上數味煅成性，共研細末，加梅片，貯磁瓶內，如患耳內出濃，吹之神効，

性病指南　性的衛生(十七)(王庚)

(四)聽官的刺激　聽了不正當的小曲子。卑劣的故事。或男女不正當結合的談話。其所影響於腦中者。和視官的激刺。沒有多大的分別。故其結果。也和視官激刺所得到的惡結果相同。

(丙)不良習慣　青年染了不良的習慣。也易患遺精。如吸香煙。飲酒。賭博等。均具興奮力。和極利害的刺激性。容易刺激神經。傷害身體。容易引起邪念。而患遺精於不知不覺中。還有一樁極卑劣的事情爲多數青年所易犯的。就是手淫。犯手淫的青年。沒有一個不患遺精的。手淫與遺精並進。其危害之大。言之令人可驚。

介紹衛生方法　幸福三日刊　指導健康徑途

孕婦受驚漏

紅驗方

李健頤

婦人氣血素虛。受胎之後。屢見怔忡。偶受外驚。即胎動漏紅。甚至胎兒墜落。治法用熟地黃四錢。麥冬三錢。阿膠三錢。杭白芍二錢。棗仁三錢。桑螵蛸二錢。西洋參錢半。藕片四錢。地子二錢。烏梅六粒。水煎服。此方治効多人。皆著奇功。

黃疸神方

平潭孤懸海外。海風甚烈。溼氣濃厚。農人受此種氣候。多罹一種黃疸病。即見頭暈氣急。四肢痠痛。肌肉痿黃。全身發貧血之狀。潭人常用熟地四兩。蒼朮二兩。川樸八錢。赤茯苓一兩。澤瀉一兩。大棗三兩。皂矾(同醋煅至紅色)二兩。肉桂四錢。菌陳一兩。黨參二兩。同飴糖煉爲丸。每次服三錢。米湯送下。最有靈效。鄙人親蒞試驗。功著昭彰。故特錄之。

中風之研究

（朱振聲）

中風有外因內因之分。閉脫虛實之別。外因者風自外襲。內因者風自內發。閉屬實而宜開。脫屬虛而宜固。病原不同。治法互異。余以平日臨症經驗之所得。以潛陽降逆之法。收效最大。蓋今之病中風者。皆屬肝陽化風。挾痰熱上冲於腦。腦神經失其知覺。（即西醫所謂腦充血）故猝然傾仆。即神智模糊。舌強語蹇。病家遇此。切忌荒張。須辨症明確。遂後用藥。如閉者宜開。脫者宜固。氣火之升。宜於潛降。肝陽之擾。宜其清泄。痰涎之塞。宜於滌化。陰液之耗。宜於滋塡。對症用藥。自能奏效。列方於後。以備採用。

中風要方

救急稀涎散(治閉症內服藥)

豬牙皂角(肥實不蛀者去黑皮)　晉礬(光明者)

右藥研細末。溫水調灌下。(不宜多服)涎出即醒。遂後再服他藥。

通關散(治閉症外治法)

南星　皂角　細辛　薄荷　生半夏

右藥爲末。吹鼻。有嚏可治。此二方均在初中時昏厥。藉以開通關竅。迨人事清醒。即當按症用藥調治。若無嚏者。難治。

霍亂論

（名貴作品）

(四續)

（章太炎著）

發於夏秋。與寒疫相屬者。則熱象不可得見。是以經言長夏善病洞泄寒中。徐靈胎王孟英乃云絕未見有寒霍亂者。豈當時適未遇之。抑過爲矯誣之論也。近人陸九芝善治溫熱。悉歸本於傷寒論。痛斥葉天士吳鞠通靈生地麥冬犀角牛黃之非。議論快絕。至治霍亂。則鞠通致用四逆理中。而九芝獨爲異論。乃其所謂霍亂者。實無吐利形證不知何以混稱也。按靈胎治近耕石暑熱壞證。脈微欲絕。遺尿譫語。循衣摸床。以爲陽越之候。急以人參附子與之。三服得生。然則暑熱陽越。尙爲虛寒欲絕之狀。豈暴寒所刼。而無寒疫耶。斯實一間未達矣

西人治霍亂。有以雅片制止者。此即斗門方中御米止𭖾法也。民間無醫。亦有以礬石榴皮澀止者。其用與雅片同。輕者得止。劇者仍無以愈之。獨以鹽水注射脈中。（未完）

神效刀傷藥

(杰)

生半夏　老松香　各等分

共研細末，敷傷處，功能止血免潰，屢試屢驗，方名半松散，

治胬肉法

(杰)

手指生疔，往往胬肉凸出，疼痛而不能收口，今得一法於後，烏梅肉打爛，用膏藥貼潰處，胬肉即可收縮，神効。

霍亂病菌會議紀（五）

諷時小說　余不平

剛說完了，那旁又走上一個人來。却是霍紋腸先生。他兩手按着肚子報告說。『我們拉字隊。這次出發。雖有成績。但是起先很有幾天沒有機會。我們心中着急的了不得。一天晚上。將近有十二點鐘的時候。我們無聊。也到一所游戲場裏去逛逛。迎頭碰着一對年輕的男女。從裏面出來。我們看見那位女郎。身穿一件露胸坦臂淡紅紗的衫子。其時夜深甚涼彼亦不覺。和她心愛的。低聲笑語。一路去了。我們認為時不可失，隨即尾隨下去。到了一所公園。他們倆到那綠陰深處，坐在凳子上。說說笑笑。很是寫意的。不一刻。那男子取出一個橘子來。剝了皮。一瓣瓣送到那女郎嘴裏去，我們趁此就附着在橘子上。隨他吞下。此時他們那裏知道呢。後來他們倆。臨分別的時候。很依依不捨的。偎抱着接了一個吻。我們隨即又分一支隊。到那男子嘴裏去，

幸福園

再成夏閏八絕徵求政和

余不平

敬啓者。前期本報有夏閏四絕。徵求和韻。而應者寥寥。除陸軍第二師特別黨部張祕書海容和四韻。輪送營沈副官康甫和八韻。及武昌蔡夢得君和十二韻外。他無第四人。然此三人中。兩為軍界人。一為地殆外埠人。孝無一和者。於是知結文字緣之不易也。復思前次拙作之張貼於通衢也。僅僅十張。不數日間。有為廣告蓋貼者。有為觀客扯去者。見者不多。知者自少。而和亦自少也。孝地為文勝之邦。自不少博學通儒。名媛淑秀。是以次成八絕。再徵政和。倘得諸君子。不以我軍界人。有丘八氣。而鄙之也。肯賜敎言。則幸甚矣。（未完）

幸福之門

吐血之後

茲有少年婦人身患各病謹陳如左　「最高法院劉石屏君問」

一、失聲音二三年不淸朗

二、吐血每逢吐時約一碗或連吐三四天血色鮮紅胸部緊急周身發熱吐時帶咳吐後臉變青白色飲食不進手足無力

三、吐後咳嗽吐涎帶血

四、吐後頭暈目花五衷煩悶

五、吐時經西醫生醫治雖然止血但咳嗽時帶紫黑血不似從前鮮紅色

六、現在咳不帶血也不吐血轉變成冷咳臉色青黃

以上六項均係現時病狀敬請賜方診治俾早全愈是盼

答劉石屏君問

「楊志一」

按吐血之後。陰分必傷。治療之道。首重養陰。今據述吐血之後。頭眩心煩。痰紅雖止。咳嗽未除。此乃血去陰傷。肝陽為之升騰。肺經因之失潤。而後為眩為咳也。治以養陰柔肝為主。清金保肺助之。

西洋參錢半。抱茯神三錢。甜光杏三錢。大麥冬三錢。霜桑葉三錢。川象貝三錢。白歸身三錢。粉丹皮錢半。鳳凰衣一錢。大白芍二錢。廣鬱金錢半瓊玉膏三錢開水冲。淸炙枇杷葉三錢去毛包。

本報特聘羅家衡律師為法律顧問　**幸福三日刊**　中華郵政特准掛號認為新聞紙類

幸福報

紹儀署

第一二六期

（民國十八年八月十八日）

每份售洋二分

館址上海三馬路雲南路口

定報價目

每三日出一張五個月一元全年二元寄費在內本外埠一律國外加倍郵票代現九五計值

廣告價目

每期每格（共計五方寸）五元均排於新聞之旁如嵌入新聞中長期面議

本期要目

□徵求全國名醫真蹟驗案

本報自刊登上海名醫真蹟驗案以來。備受讀者歡迎。惟思名醫未必限於上海一隅。而上海未必盡屬名醫。於是有全國名醫真蹟驗案之徵求。（現定一百廿一期起按期發表）凡外埠名醫而願將真蹟驗案發表於本報者。無不竭誠歡迎。惟普通方案而無研究之價值者。恕不刊佈。各地名醫幸注意及之。

附告本報刊登名醫驗案。並不收費。惟每期收鑄版費一元。作代鑄鋅版之用。此版將來可以奉還。

□如何能長壽？

□請看四先生的經驗談

（丁福保）

（一）吳艸廬先生主張……仁者壽
（二）薛文清先生主張……忘己者壽
（三）羅念菴先生主張……靜者壽
（四）蔣道林先生主張……清心者壽

家中宜多藏書。時時閱之。可知古今成敗得失。可檢束其身心。可陶治其性情。可尚友古人以自娛。此衛生法之最上乘也。書籍固宜多買。然近時所出之言情小說。實為害心之毒藥。傷風敗俗。莫甚於此。教習宜以此戒學生。父兄宜以此戒子弟。萬不可買。萬不可借閱。製造止種小說者。以失業之文人為最多。然寒士謀生。自有正道。此可擇其不傷義者為之耳。渴死不飲盜泉。祀親必求仁粟。何可作淫邪小說。以流毒無窮耶。

仁者壽。聖人之言也。予嘗執此以觀天下之人。凡氣之溫和者壽。質之慈良者壽。量之寬洪者壽。貌之厚重者壽。言之節默者壽。蓋溫和也。慈良也。寬洪也。厚重也。節默也。皆仁之一端。其壽之長。決非猛厲殘忍褊狹輕薄淺躁之所能及也。此吳草廬先生之言。錄之以告世之言衛生者。

人所以千病萬病。只為有己。有己故計較萬端。惟欲己富。惟欲己貴。惟欲己安。惟欲己樂。惟欲己生。惟欲己壽。而人之貧賤危苦死亡。一切不恤。由是生意不屬。天理滅絕。雖曰有人之形。其實與禽獸奚以異。若能克有己之病。廓然大公。富貴貧賤安樂生壽。皆與人共之。則生意貫澈。彼此各得分願。而天理之盛。有不可得而勝用者矣。錄薛文清語。

羅念菴先生曰。入深山僻靜。絕人往來。每日塊坐一榻。更不展卷。當極靜時。恍然覺吾此心。中虛無物。旁通無窮。有如長空。雲氣流行。無有止極。有如大海。魚龍變化。無有間隔。無內外可指。無動靜可分。上下四方。往古來今。渾成一片。所謂無在而無不在。吾之一身。乃其發竅。固非形質所能限也。故仁者渾然與物同體。

蔣道林先生抱羸疾。歲乙亥。病瘉甚。吐血幾不起。先生乃謝郤醫藥。借寓道林寺，祇以一力自隨。閉目跌足。默坐澄心。常達晝夜。一日。忽香津滿頰。一片虛白。炯炯見前。冷然有省。而沉痾已去矣。先生嘗曰。初讀論語。及關洛諸書。頗見得萬物一體。是聖學立根處。未敢自信。直達三十二三歲。因病往寺中靜坐。將怕死念頭。一齊斷郤。如此者半年。一旦忽覺此心洞然。宇宙渾屬一身。呼吸痛癢。全無間隔●乃信得明道所謂廓然大公無內外。是如此。自身與萬物平等看。是如此。

「喉痧」「白喉」新著（三十）

（宋愛人）

則毛竅亦隨之而緊張。而此時之汗液。亦以毛竅緊張之故。略減其汗量。若於肺氣呼出之時。則毛竅亦隨之以弛緩。而此時之汗液。又以毛竅之弛張。而汗量較多。此固可以自覺者。故夏月而能調勻其呼吸。則汗液之量。自可減少。反之而喘促其呼吸。則汗之出量必多。此驗之夏月可得其原理也。時至冬月。毛竅雖不若夏月之開。而體溫之調節。仍有賴乎毛竅之啓閉。者試冬日靜坐。於肺氣吸入之時。其體溫集裏。不甚顯著。惟於肺氣呼出之時。則可自覺體溫絲毛竅輕舒而出。溫煖之氣。不可言喻。此亦可驗也。夫毛竅之啓閉。既與肺氣之呼吸。息息相關。有如上述。則中醫所謂『肺主皮毛』。確有至理焉。胃司消化。官能為水穀之總會。為精血之化生。胃氣而強。則精血盛而肌肉壯。胃氣而衰。則精血不足。而肌肉消瘦。故中醫謂『胃主肌肉』。亦有至理存焉。兩種說理既明。本症之病能變化。迺得絲此而解。（未完）

牙痛靈方

（劉民叔）

用磚一方燒紅，納入淺水內，磚面置麻油一匙，投入韭菜子一撮，用酒罈罩上，濃烟循漏管上升，管口直抵痛處，俾煙薰之，一二次即愈，但牙須緊閉為要，

賴車開不能合之治方

（湯本固）

用皂莢末。于患者睡熟時。吹入鼻中。得嚏即合。

治婦人產後子腸不收方

（湯本固）

用醋三分。冷水七分。和噀產婦面。一噀一縮。三噀即收。又法用蓖麻子。十四粒。去殼搗膏。塗產婦頂心。即收。收即去之。

試胎法

（湯本固）

婦人紅潮。忽三月不至。用川芎末。熱湯調一匙。空心服。腹中微動是胎。不動者。即經閉。

子癰治法

「吳藝圃」

腎子作痛。外顯紅色。此名為子癰。遲則潰爛致命。其未成膿時。用枳橘一個。川楝秦艽陳皮赤芍甘草防風澤瀉各一錢五分。煎服即愈。

婦女陰冷治法

（吳藝圃）

婦女陰冷。多由風寒乘虛客於子臟。久之血凝氣滯。變生他症。且難生育。宜多服桂附地黃丸。外以遠志乾薑吳萸等藥。研細綿裹。納入陰中治之。

治陽物被飛絲纏繞腫痛方

（吳藝圃）

方用威靈仙二兩。煎濃汁泡洗即愈。

性的衛生（十八）

〔性病指南〕

（王庚）

（丁）泌尿生殖器及其鄰近器官的疾病　生殖器有了疾病或性生殖器鄰近的器官發生障礙。也能引起遺精。如患『慢性淋毒或後尿道炎』。其炎症若蔓延到射精管。則射精管即變為擴張或弛緩。於是在小便時即患漏精。又如患『精囊炎』。『膀胱黏膜炎』。『龜頭炎』。『直腸炎』。『膀胱腫瘍』。『前列腺炎』。『前列腺肥大』等。均能刺激輸精管而患遺精。但是患這種病而兼患遺精病者。大半都患神經衰弱。身體健全並無神經衰弱症者。雖患前列諸病。也不致兼患遺精。有人在努力脫糞之時。患『慢性尿道淋』。『前列腺炎』等病的。往往就患漏精。但此時。所漏的精液。並不是真正的精液。是前列腺的分泌物。名曰『前列腺液漏』，並未漏精也。又神經衰弱的極利害的時候，稍舉動重物或咳嗽等，也因之患漏精。

（戊）思念情人　如男子對於已定婚之未婚妻，日夜思念。神經受了很深的印象，夜間往往夢與未婚妻相敍，即患遺精。又於看見美女有情於自己，並時常相遇，時常談話，因之思念之情，不免時牽於胸懷，在睡眠中也與之談話，與之握手，夢中與之接吻，因之患遺精。又終日與婦女相處，無論其有情與否，對於自己，但也易患遺精。又日間時常與可愛美麗之小兒接吻，亦易觸動情慾，而夜間作夢，因之患遺精。（未完）

公開古今秘方　社會定期刊　造成百病自療

■治婦女月事不通新得靈効方

（鹽山張錫純）

天津英租界胡氏婦。月信半載不通。服各種藥皆無效。後因咽喉病。求爲診治。爲其喉中似有爛鬱。吐之不出。呑之不下。爲針其合谷。喉愈。血分卽通。後隔歲其月信又數月不通。服藥亦無效。繼因牙痛甚劇。針灸家爲治牙痛。亦針其合谷。其血分卽日又通下。因恍悟古法催生。原有針合骨之說。催生與通經。其事原相近。其理卽可相通也。且合谷之穴最易取。卽不善針灸者。亦不難取其穴而針之。若用於他人血閉者亦皆效。此誠爲無上之妙方。洵可輔藥餌所不逮也。

■治小兒急驚抽掣最効方

（鹽山張錫純）

小兒急驚風證。大抵皆挾有實熱。其熱循少陽上升。累及腦部。其腦髓神經。恆至失其常度。致生抽掣。此小兒急驚發搐之所由來也。患者會擬得一方。用多次皆効。茲特詳錄其方於左、以公諸醫界。

生石膏五錢　滑石五錢　全蜈蚣一大條　西藥臭剝二分五厘

右藥共四味。將前三味煎湯。融化臭剝於湯中。溫服。此方用石膏以清胃腑之熱。滑石以清肝胆之熱。蜈蚣之爲物。節節有腦，是以善理神經。以愈抽掣。臭剝能鎮靜神筋。使不妄動。且能鎮制少陽所寄之相火。使不妄升。且爲鹽之藥。與中藥無所不宜。是以可薑集爲一方也。所最宜愼者。石膏爲硫養清鈣化合、最宜生用。萬不可煆。煆之則性同鹵水。能點豆腐成塊。且洋灰原料。以石膏爲大宗。煆之又性近洋灰。實能誤人性命。且本經謂其微寒。性非猛烈。必多用始能奏效。然取此藥時。宜當面看其搗細。不然恐以煆者僞充。以煆者之細末。其所素備也。。

霍亂論（五續）

〔名貴作品〕

（章太炎著）

雖危亟亦有起者。按鹽水探吐。本千金治乾霍亂法。而今施於吐利。世多不解其故。余以鹽水能收攝血脈。周官瘍醫。稱以鹹養脈。少兪曰。鹹。入胃也。其氣走中焦。注於血脈。脈者血之所走也。與鹹相得卽血凝。嘗觀俗人有爭血統是非者。兩人各刺血注之水中。水或有鹽。則兩血相聚。是其證也。亦能收攝水分令不泄出。許叔微以禹餘糧丸治水脹。稱食鹽則水脹再作。是其證也。是以鹹能凝血。亦能調血。陰陽大論稱心欲輭。急食鹹以輭之。霍亂血結如塊。用鹽水者。非取其剛而取其柔。夫治有異法而同愈者。鹽水與四逆茱萸二湯近之矣。非溫涼相反之謂也。

問曰。別錄。香薷主霍亂腹痛吐利。唐本草。薄荷主霍亂宿食不消。陶隱居云。霍亂煑飲香薷。無不差。千金翼方治霍亂。有一味香薷方。有一味雞蘇方。恐心藏垂絕。不應更用辛散。答曰。言腹痛則非無阻拒。言宿食不消則不關血脈。此非眞霍亂。特以相似名之耳。

（未完）

■中風之研究（二）

（朱振聲）

■閉症見証　凡痰涎壅塞。神昏不能言語。口眼喎斜。不仁不用。兩手握固。牙關緊閉者是。

（按）閉症雖宜開。而不可用大香大開之藥。蓋症屬肝陽上擾。過用辛開。則氣火愈浮。未有不速其斃者。以上二方。均屬開竅習用之劑。且絕不雜入龍腦麝香等品。實爲閉症初用之要方。惟虛脫之症。不可妄試。愼之愼之。

■獨參湯（治脫症內服藥）

人參一味。濃煎頻灌。不拘時服。

若蹺冷甚者加附子，名參附湯。其力尤猛。

■地黃飲子（治脫症內服藥）

熟乾地黃　巴戟肉　山茱萸肉　石斛　肉蓯蓉（酒浸焙）　附子（炮）　五味子　官桂　白茯苓　麥門冬　菖蒲　遠志肉　右藥各等分。每服三錢。生姜五片。大棗一枚。水煎服。

■脫症見證　凡脣緩不收。痰涎流出。神昏不語。開口眼合。撒手遺尿。甚至四肢厥冷。額汗如珠。絕無喎斜偏廢者是。

時應小說

霍亂病菌會議記（六）

（余不平）

那知他們分首之後，到家沒有一個時辰，都發作了。一個個都絞腸作痛。我們因爲他們索腸掛肚的。所以格外要將他們要要。此時我們便大肆其毒。由一人而傳播多人。才能四處傳染，假使不是這一對情人，給我們一個機會。那我們還難於發展呢。後來兩家毫無停擱。去請西醫診治。我們也因爲感激他們。祇可使他們同病相憐。萬不能叫有情人不成容屬。於是我們退一步想。也就放他去了，這是我們傳播的經過，再請菌字隊長報告罷。』

菌字隊長聽得。隨卽走上臺來。正要開口講演。一陣難過。吐出許多米汁泔樣的食物來。吐了半天。覺得腹內雷鳴。又要泄瀉。他自己一想。不對，隨卽對衆人說。『我今天想報告的話很長。現在天已不早。恐怕來不及了。明天再爲報告如何。』各人此時也覺得時間大了。都有點裏急後重。心裏作擾的樣兒，這時候不約而同的齊聲說。『好。那末。請明天再來報告罷。』於是振鈴散會。

（完）

幸福園

續

嚴冬雖說寒難耐。添件輕裘便耐寒。獨有暑天無善法。袒胸也覺汗難乾。

蘭湯浴罷捲珠簾。底事檀郎坐井肩。知否小姑不解事。惹他又向別人言。

絲荷池畔晚風涼。剩個蓮蓬覺氣香。入口剛剛才一嚼。阿郎唇到要分嘗。

紅杏開時腰瘦瘦。碧荷展候腹便便。秋深待放東籬菊。累得郎君要費錢。

記得昨宵小腹疼。今朝忽地信紅侵。檀郎不解閨中事。猶說西瓜可鎮心。

恨煞檀郎太苦儂。輕衫猶教露雙峯。渠言乳腺妨生育。不許奴奴再束胸。

才褪羅褲入繡幃。檀郎蹤到不稍遲。輕狂故揭芙蓉帳。笑說今看模特兒。「兒讀若宜」

伊是新新美術家。教儂莫掛一絲紗。描來曲線渾成美。假卻含羞郎獨誇。

幸福之門

口肝氣

鍾釆芝女士問

胸中似有悶氣胸脘中有如物塞滯如上有能嚥下有屁則爽快月經每次早二天經來祇有一二滴胃有酸氣胃口頗健食物稍久則厭食物喜鹽喉中覺有熱氣冲出舌苦近來微白脈右寸似弦左寸尺關比右稍弦此病雖年久但迭次醫治似比前輕藥須鹽則快今年四月初九荷貴主筆賜方服之甚好再懇賜根治之方

口答鍾釆芝女士問

（楊志一）

症屬素體陰虧。肝氣橫逆。挾濕滯交阻。陽明通降失司。以致胸痺氣逆。嚥氣吞酸。治當疎泄肝氣爲主。肝氣平則胸痺等症自愈。而經事亦無不調。以肝爲藏血之臟。關係乎衝任也。

薤白頭酒炒錢半。冬桑葉三錢金鈴子二錢。瓜蔞皮三錢。仙半夏錢半。延胡索一錢。左金丸包七分。陳廣皮錢半。春砂殼八分。製香附錢半。大白芍錢半。佛手柑一錢。陳香櫞皮八分

本報特聘羅家衡律師為法律顧問

幸福三日刊

中華郵政特准掛號認為新聞紙類

幸福報

紹儀署

第一二七期

（民國十八年八月廿一日）

◀每份售洋二分▶

館址上海三馬路雲南路口

定報價目

每三日出一張。五個月一元。全年二元。寄費國內本外埠一律。國外加倍。代現九五計。郵票值

廣告價目

每期每格（共計五方寸）五元。均排於新聞之旁。如嵌入新聞中。長期面議

本期要目

新婦歸寧歇夏

『喉痧』與『白喉』新著

色感證治

治腹痛靈效方

性的衛生

中風之研究

霍亂論

小藥囊

醫海燃犀記

幸福園

藥謎揭曉

五月既望（半夏）

途改不堪（藁本）

若即若離（續斷）

美沾蘭氣（香附）

蘭麝西肉（乳香）

葫之馨矣（沒藥）

本報第一百念五期所載之藥謎。蒙讀者紛紛函猜。不勝榮幸。今將猜中者姓名。披露如下

章憲祥　海甯路南林里三弄念號

柴鏡　天妃宮後南成大街順徽里九百七十八號

周振市　北泥城橋長吉里二百卅五號

吳興　閘北新疆路南林里三三公司

周陞　新垃圾橋華通坊一號

其餘不全中者。計一百〇四人。所有贈品。請各蓋章來領。

新婦歸寧歇夏

是

節慾的唯一捷徑

攝生的無二法門

（乙丙秦）

中國為禮教之邦。種種事物。莫不含有極深切之意義。而新學家每襲人皮毛。目空一切。謂為守舊。為陳腐。舍本逐末。眞無稽之尤也。不佞在醫言醫。觀於舊俗新婦。每屆夏日之歸甯歇夏事。不覺悠然神往於古人制度之精且深矣。斯舉也。大小人家。莫不遵行。今此風亦稍替矣。夫夏日天氣炎熱。衣著單薄。新婚夫婦。篤愛融怡。極易發生牀笫間事。但長夏鬱溼蒸熱。困人特甚。雖流火爍金。而應事接物。究不能安坐暇閒。精神之傷。初非輕小。所以古有一夏三春之諺。端賴夜間睡眠。以償日間不足，苟晚上復多行房事。是晝傷於氣。夜傷於精。雖鐵石之軀。亦難必其無事矣。況夏令所食。生冷為多。內外交乘。能無懼乎。雖然。人非草木。孰能無情。興之所至。克制為難。明知故犯。大錯鑄成。己亦不審究為何也。惟施之以隔離。俾可望而不可即。攝生之道。庶有豸乎。由是以觀。夏日新婦之歸甯歇夏。乃實行衛生之策。豈真有暑假之意哉。謂予不信。請舉二事以徵其一。夏歷五六七三月以內。締婚之事。不較常日為少乎。其二。夏秋之間。非夾陰傷寒盛行之時乎。是可知關於此事。名雖舊俗。有識者當亦極端贊成其用意。凡屬個中有關係人。而兼妊娠者。尤宜奉行此遺俗以自愛焉。禮教之陳腐云何哉。

公開古今祕方　社會定期刊　造成百病自療

「喉痧」「白喉」新著（三十一）

（宋愛人）

第六章　喉痧之原因

夫肺主皮毛。胃主肌肉。固爲人類生理的妙用。而今溫毒既繇口鼻而傳達肺胃。則肺胃之官能。將無自主。於是溫毒陷裏浸入血絡。血液亦起有反射作用。與病毒迺互結不解。此時皮毛以肺氣之先傷。而失其調節體溫之均勢。肌肉以胃氣爲溫毒所結滯。而不獲通達於肌肉。血絡又爲溫毒之浸入而起有反射。於是爲形寒。爲發熱。爲骨痛煩渴等證。相繼而起。然要以肌膚皮毛之間。㾓痧隱約。欲透不透。而又咽塞梗痛。爲爛喉㾓痧辨證之特徵。此時而或咽喉不起腐爛。則不過爲溫毒病之兼見痲痧者。不得謂之爛喉㾓痧。若兼見咽喉腐爛。兩關起有白腐。則喉痧之勢已成燎原。凡溫毒之結成喉痧。其所感厲毒之氣。與夏月之間有寒雨暴至。民病寒中者。「寒中。卽霍亂、洞瀉之類。」絕對相反。蓋夏月寒中爲感受寒水濕氣爲病。致冬月喉痧。則無不感燥火之氣而病。何以故。吾卽驗之於喉證。與天氣之關係。設冬春之交。雨晴調勻。寒溫得宜。多無喉患。而其喉患猖獗之時。如或雪滿江干。花飛六出。則喉患無有不頓時肅清。此極爲顯著者也。惟久晴不雨。燥火流行。則喉患於是乎難免。（未完）

色感證治

鍾俊麟

色感又名陰感。俗名馬上風。乃房後感寒。直中陰經之惡症也。可分急性慢性二種。急者陽物卽時縮入腹內。疼痛難忍。陽物縮盡。性命卽不可保。一時無藥可用。卽將陽物用手握住。毋令再縮。隨用錫茶壺或酒壺（若無錫壺則瓷器亦可）內盛沸水。隔衣重按臍中。陽物卽出。（若不隔衣則用紙一二重隔住亦可。因恐壺底大熱。灼傷腹皮也。）又法用洋硫黃三錢研細末。沸黃酒沖服。陽物立出。此余家世傳之秘方也。萬試萬驗。又方用枳棋樹葉煎濃汁與服。立愈。此方亦屢試屢驗。（枳棋樹俗名碧久樹葉枝根皮皆可用）若牙關緊閉。陽物業將縮盡者。則找一未生老毛之小雞雛。活搗極爛。加童便少許。壓取濃汁。揭牙灌下。立甦。以上皆急性感症之治療也。其慢性者。則多發於色後數小時。或半日或一二日不定。初起祗覺腹痛沉沉。漸痛漸劇。繼復不覺痛。舌漸強。而致不能言心中雖醒。而周身百節。既不能如意運動。病狀至此。誠可危矣。急取小雄雞一隻。（重最須在、斤以內）活剖其肚（不去腸雜及毛血）覆臍上。少頃。腹中雷鳴。渾身汗出。卽愈。此法奏效神奇。萬試萬驗。確能起死回生。觀者幸勿輕視。若封臍時再加射香少許。於臍內。則取效更速。此皆經驗之談也。按色感一症。多發於房勞太過。腎精虧竭之人。願求幸福諸君。其早知戒懼。庶無噬臍莫及之恨也。

治腹痛靈效方

（文芳）

腹中疼痛。不論有塊無塊。但喜揉按者。可用香附子或食鹽炒熱。包於巾內。隔單袴熨之其痛可止。

性病指南　性的衛生（十九）

（王　庚）

（巳）勞力過度　勞工過度，則精神衰弱易患遺精。如運動員運動過度。往往患遺精，是其明證。

（庚）體質疾患　有病的人，往往也發生遺精。如結核病的初期。往往每夜患遺精。又如生活不良，連續食澱粉及糖質過多，飲酒過度，而患糖尿病者，也易患本症。又當急性熱性病的恢復期，也會發生遺精。

以上所述七層；爲患遺精的根本原因，今再將某君遺精筆記，凡半年，錄之以供參考；（某君乃衛生家也。）（未完）

小藥囊

歡迎投稿

本欄專載一切簡便實用良方、故用筆務求簡明、功效務求神速、為讀者增醫藥常識、為病家闢自治園地、為人類謀健康幸福、

■耳後濕瘡痛癢相兼流膿結痂色似松花者（姚夢石）

用枯礬五錢小川連三分共研細末摻之

中風之研究（三）（朱振聲）

（按）脫之與閉。一虛一實。形如冰炭。絕端相反。以上二方。是治腎藏氣衰。陰陽兩脫於下。而濁陰泛溢於上之脫症而設。故其證必四逆。支清。汗自出。其脈必沈微欲絕。其舌必滑潤淡白者。方可投之。若誤用於肝陽上冒之面赤氣粗脈弦或大者。是猶火上添油。促其死也。

■風引（湯潛降之劑）
大黃　乾姜　龍骨　桂枝　甘艸　牡蠣
滑石　石膏　寒水石　赤石脂　白石脂　紫石英

此方宜去乾姜桂枝。加開痰泄化之品。

■枕中方（化痰之劑）
鱉甲　龍骨　菖蒲　遠志

■石膏湯（清熱之劑）
石膏　龍胆　升麻　芎藭　貝齒　甘艸
鱉甲　黃芩　羚羊角　橘皮　當歸

此方宜去升麻當歸。

■集靈膏（滋養之劑）
西洋參　懷生地（九蒸九晒）　懷熟地　甘杞子　仙靈脾　壞牛膝（酒蒸）　天冬
麥冬

（按）以上四方。均為治中風之要劑。蓋中風一症。完全由於氣火挾痰熱上冲於腦。腦神經失其知覺。故治法重在鎮逆化痰。逆鎮則氣火不致上冲。痰化則神明不致蒙蔽。風引湯之鎮逆潛陽。枕中方之化痰開竅。石膏湯之泄熱救陰。均為古方中之不可多得者。至於集靈膏之滋養陰液。乃為內風已定後設法。恐病後元氣未復。真陰未充。而有復病之虞。所以本方峻補肝腎之陰。以善其後也。（完）

霍亂論（六續）

名貴作品

（章太炎著）

■其二

海甯孫　揚曰。霍亂有裏寒外熱者。此陽欲盡也。斷無頭痛發熱身疼與吐利齊作之事。正使有之。則是時行感冒而致吐利。本與霍亂異病。仲景不應混之。按本論。問曰。病發熱頭痛身疼惡寒吐利者。此屬何病。答曰。此名霍亂。霍亂自吐下。又利止。復更發熱也。即知發熱頭痛身疼在吐利斷後。非與同時。余謂斯論獨得仲景真旨。霍亂正作時。胃逆口噤。白湯茗飲皆不得入。何欲飲水不欲飲水之可言。故非獨五苓證在吐利斷後。即理中證亦然。合之桂枝證。凡為差後三法。蓋其始吐利無度。水汋將竭。愈後口渴。亟欲引水自救。飲水多則懽脹滿。故與五苓散以消之。此差後第一法也。其或寒多不用水者。雖煩渴不形。內之津液。猶自澌涸。故與理中丸。（未完）

■・坐板瘡一名風疳

用花椒二兩枯凡硫黃蛇床子減半共研末猪油調搽。先用花椒水洗淨三五日愈。或取長蒲殼煅灰以菜油調之

■・爛脚皮蛀

用烟膠三錢蜜陀僧輕粉各一錢枯礬樟腦各五分共為末如發癢者加水銀少許大楓子十粒用菜油調塗。發熱可改桐油

■・痘疱潰爛

取黃牛糞用泥封固煅一兩黃柏末（煅）五錢青黛二錢共為末摻上

■・瘑瘡疥瘡

用大楓子肉四十粒樟腦水銀各一錢枯凡花椒末各一錢共和勻加柏油七錢搗爛為丸在患處摩擦甚効（未完）

長篇小說 醫海燃犀記　一〇八（余不平）

第十九回 品香茗俠士說往事 開談判弱女爭自由

據瞎子說、要交過大寒、才能安葬呢、國英說到這裏。又流下淚來、凌雲又安慰幾句、隨又說、人死不得復生、如之奈何、說罷、兩人面面相覷了良久、後來凌雲又把他回徐州的經過情形、復述一遍、但是把李健飛的一派話、半句不提、國英聽了、也覺凌雲爲着她受此困難、一心想着她、不背初衷、心中十二分感激、便繼續計議道、你旣來到上海、你家當然料到你仍然到此、假使再派人來尋你回去、那不又是嚕囌嗎、凌雲道、我有一法、好騙我父母不來逼我、我想現在就寫一封信回去、說我很絕家庭、已往南洋、叫家中不必尋我、我却遷出校外、暫不上課、賃屋住下、準備和你結婚、但是你的家庭、現在能於通過嗎、國英楞了一楞道、我二哥和三哥、雖是不甚願意、但是總可說項、決不會像我大哥那樣橫暴的、現在我嫂子、如痴子一般、管得了我甚麼閒事、

（未完）

幸福園

奉和余不平先生夏閨四絕呈政

張鵬飛

荷香陣陣撲粧台。爲燕新雛簾半開。輕褪羅衣新試浴。心驚窗外有人來。

蘭湯浴罷捲珠簾。粉滑肌香汗不沾。怪底年來偏畏熱。兒今體胖勝從前。

幾顆螢火逗西簷。灼灼銀河橫半天。如此良宵如此月。阿儂今夜要遲眠。

莫道暑天涼日少。清涼瓜果暑天多。爲郎剖個甜三白。較妾肌膚白若何。

通訊處（本埠後馬路如意里雲成綢莊）

□聞所未聞之有尾軟殼蛋

族人仰稚。畜有家雞十數頭向產普通之雞子無異。數日前忽生了一個有尾二寸長的軟殼蛋。聞所未聞見所未見。眞可謂天下之大、無奇不有矣。惜乎距杭遙遠。否則。當送陳西湖博覽會。以供博物學家之參考也（徐祝三）

本報特聘羅家衡律師為法律顧問　幸福三日刊　中華郵政特准掛號認為新聞紙類

幸福報

鈕儀署

第一二八期
（民國十八年八月廿四日）
每份售洋二分
館址上海三馬路雲南路口

定報價目

每三日出一張五個月一元全年二元寄費在內本外埠一律國外加倍郵票代現九五計值

廣告價目

每期每格（共計五方寸）五元均排於新聞之旁如欲入新聞中長期面議

本期要目

隔離療法
喉痧白喉新著（卅）
試病法
傷風簡易治法
性的衛生
小藥囊
霍亂論
秋令時病大綱
幸福園

□編輯者言

本報第一年老定戶所得之贈品怪病奇治年刊一册。現已出版。凡已將領書券寄來者。均已發出。不日當可收到。而未將領書券寄來者。請即寄下。以便憑券發書。惟本埠請派人當面領取。以清手續。而免遺失。至於本報聘請之特約編輯。自發表後。來函竟達五百餘封之多。一時無從選擇。須稍待時日。方克審查完畢。遲遲之罪。幸諸君諒之。姓名准在下期披露。

隔離療法

是西醫預防傳染的妙法 也是慘無人道的殘酷手段

（秋勁葉）

「說眞方賣假藥」。這句話在咱們中國境內很通俗而普遍。誰都曉牠的含義是屬于欺騙。人們之所以受其欺騙。只不過因他說得流利而動聽。

現在有一部分西醫的治病。差不多就根據着這二句話做立場。什麼桿菌呀。球菌呀。鍊菌呀。多麼詳細而精明啊。什麼對症療法呀。自然療法呀。轉地療法呀。多麼講究而完善啊。可是眞能減少了幾許病者的呻吟聲和呼母聲。（窮極則呼天。痛極則呼母）以上諸法無論已。最可笑而又可憐者爲隔離療法。西方近頃因各科學之突飛猛進。醫學似乎也一日千里的跟着進趨。很傲慢地輕視一切。不過對于各種傳染病除了隔離療法之外。可曾有比較有把握的安寧救濟辦法。要知隔離療法實在不是療法。我現在來題牠一個惡謚。叫做「非法治療」或者美其名曰「無法之法」你若說不信。你若說不當。那末爲什麼在輪船裏」且遇到了傳染病就要丟在海洋裏去餧魚鱉之腹。在軍隊中或者什麼團體內遇着傳染病。就要去活埋呢。唉殘酷者。隔離療法。慘無人道者。隔離療法。

『喉痧』『白喉』新著（三十二）

（宋愛人）

且更有進者夏月體功之溫度。恆低于自然界之空氣。而冬月則反是。夫冬月體功之溫度。既高出于自然界之溫度而上之。外雖必藉衣服以禦外寒。而腹腔之溫度不為外寒之侵襲。而轉為固藏於內。臟章太炎氏曰『冬月天氣寒則血脈之行疾。夏月天氣熱則血脈之行遲』。夫血脈循環之度數。係體溫昇降為遲速。冬月之體溫昇。故脈行疾。夏月之體溫降。故脈行遲。此說亦可通會焉。故以臨證經歷而言之。則冬月燥火之證。確是不為天寒而少。今燥火之氣內外充斥。於是溫毒醞成。溫毒入於血絡。為發現病痧。病痧隱軫不透。毒係內攻。則上竄咽喉。而為喉痛。得此一段解說。則喉痧之原因已得瞭解無得。今請以西說繼之於後。

（丁）喉痧原因之關於西說者　喉痧之病理症狀。既類同于『猩紅熱』。吾即以『猩紅熱』之原因。移而為喉痧原因之關於西說者 Scarlatina『Der Scharlach』。本證據歐醫診察之經過。（未完）

試病法

皖當吳宏鼎投

諺云。試病為處方經驗之體。處方經驗為試病之用。本欄專紀一切試病方法。為醫家明診斷。為病家知病證。為讀者增知識。為人類謀幸福。並歡迎海內外醫家投稿。

（一）試流火法

凡腿上或頭面。紅赤腫熱。流散無定。以鹼水搽上。旋起白霜者。此流火也。

（二）試溼痰流注法

凡漫腫無頭。皮色不變。所發無論穴道。隨處可生。海蜇皮貼上。外以膏藥貼之。次日膏藥揭得下。海蜇皮揭不下。即是害痰。

（三）試瘋狗家狗嚙法

凡被狗咬者。一時莫知瘋狗家狗。急令被狗嚙者。靜聽銅磁鐘鼓鑼種種訇訇大聲。聞其聲而心不跳動者。此家狗嚙也。聞其聲而心跳動不安者。此瘋狗咬也。

傷風簡易治法

（文芳）

項強鼻塞而頭痛。曰傷風頭痛。可用熱手巾揩拭項後。並以熱水袋熨之。或用荆芥防風蘇葉薄荷煎水盥茶壺內。去蓋。將太陽穴側近壺口。以受上騰之熱氣。則頭痛自愈。

驗方三則

乳汁使多法

「夢幻女士」

產後之婦女。她們往往少乳。富者固可雇保母代哺。其如貧者何。以芝麻數合。炒後研。入食鹽少許。令婦女食之。乳汁即能源源不絕也。

乳生積核之治法

初起并不疼痛。日久恐成乳巖。宜用山茨菇一錢。胡桃肉三枚。共搗黃酒送服。以散為度。

小兒夜啼之治法

呱呱之聲。聒人耳鼓。使為母者不能甯睡。最為憾事。若用黑牽牛末一錢清水調敷臍上。哭即自止。

性的衛生（三十）

性病指南

（王庚）

一月十五　遺精。因夜間仰臥。翌晨精神如常。

一月念五　日間遊大世界。觀女子文明新戲。戲目為恨海。夜間遺精。翌晨精神如常。

一月念七　夢與某女談話握手。因之遺精。翌晨精神毫無。疲之異常。查此次遺精的原因。因前日曾讀愛情小說幾篇。

二月十五　遺精。寒假在家，什麼事都不做，夜間往往去觀男女合演的京戲，觀完之後，隨即睡眠。夢中見到不堪入目的戲情，即患遺精，常事也

二月二十日　遺精。夢與某女子接吻。查此次遺精的原因，乃因去年暑假，曾有某女士和我握手，至昨夜再在夢中復現。（未完）

小藥囊

歡迎投稿

本欄專載一切簡便實用良方、故用筆務求簡明、功效務求神速、爲讀者增醫藥常識、爲病家闢自治園地、爲人類謀健康幸福、

凡患瘍毒生肌後不慎房事用力勞動復出膿血者

（姚夢石）

血竭白芨檳榔黃柏川連訶子各等分爲末鷄清調敷乾即易之

秋令時病大綱

（泰丙乙）

金風颯颯。玉露沉沉。物換星移。乍呈秋象。時序既更。疾病滋生。爰寫斯篇。藉貢讀者。

（一）痢疾　生冷瓜果。爲造成痢疾之工具。因大批黏膩之物。停留腸胃。不易消化。及秋感受外邪。與伏邪相併。肺肝同病。肺主斂而肝主泄。遂成裏急後重。腹痛滯下之象。氣分受傷。則爲白痢。血分受傷。則爲赤痢。積邪過多。則成五色。津液涸竭。粒米不進。名曰噤口。火逆攻肺。氣嗆喉痛。名曰奇恆。伏邪未清。乍發乍愈。名曰休息。性最淹纏。病最痛苦。豫防之道。宜於立秋以後。少食水果。冰琪淋啫喱水。絕口不嘗。則可免釀痢。即病亦易治也。

（二）霍亂　霍亂症吐利交來。陰陽離錯。夏日伏陰在內。最多此症。然亦有遲至秋令而始發者。名曰伏暑霍亂。其危險不亞於夏日，初亦頗不在少數也。

（三）咳嗽　秋令燥金用事。肺處陰虧之人。動爲燥氣所乘。而致咳嗽。其症喉中哽哽。涕唾稠黏。咽乾便艱。遷延失治。極易入損。所關正自非淺。

（四）瘧疾　瘧疾之造成者。厥惟貪涼過度。夏日兜風露宿。取快一時。無所不用其極。乃風寒之邪。深襲肌腠。伏於營衛。秋日涼氣外束。陰陽相搏於內。遂成寒熱之狀。或一日一發。或間日一發。日發者輕。間日者重。又有三日一發。名曰三陰大瘧。症勢最重。單寒無熱。名曰牡瘧。單熱無寒名爲癉瘧。亦秋令最淹纏之病症也。

霍亂論（七續）

名貴作品

（章太炎著）

健行中焦。而助泌別。則津液自滋。此差後第二法也。若但身痛者。直以桂枝湯調其營衛。此差後第三法也。分類言之。則五苓桂枝二證爲陰病轉陽。理中證則陰病漸衰。未得轉陽者爾。肘後治霍亂差後大渴者。以黃粱五升。煑汁飲之。今人或用白虎加人參湯竹葉石膏湯。不能臥者用黃連阿膠湯豬苓湯。雖與五苓散有溫涼之殊。其存津救陰。亦無異也。若吐利初起。用理中而止者。多屬太陰傷寒吐利腹痛之候。故方下有吐多下多腹痛加減之法。爲大陰傷寒設也。霍亂則少陰陽傷寒之屬。吐利不腹痛。水液橫決。無能禁者。過在心藏。不在脾胃。雖用理中。未得止也。素問陰陽大論皆以霍亂屬太陰者。此徒據形式爲言。猶喘欬則歸之肺爾。陰陽大論又云。不遠熱則熱至身熱吐利霍亂。此亦時行吐利。必非眞霍亂也。

（未完）

瘡中黑疔

將丁挑破流出紫血用蒲公英搗塗之

疽毒潰腐

用露蜂房（煅）益母草根炭加上片射香少許共爲末摻患處

走馬牙疳

白梅（煅存姓）枯礬明礬（各二錢）人中白（煅五錢）共爲末收貯。臨用時取韭菜根老茶叶煎濃將鷄翎醮湯洗。并刷去患處腐爛惡肉。以藥敷之。一日三次。如爛至喉中。用小竹筒吹之。雖遍口牙齒落下及嘴唇穿破者可愈。但見山根發紅點難治。忌油膩雞魚發氣等物耳。

出版務求信用有切實保證　又名社會醫學常識報　主持者有學識經驗及人格

長篇小說　醫海燃犀記　一〇九（余不平）

第十九回　品香茗俠士說往事　開談判弱女爭自由

早晚我和二哥三哥開談判，他如成全我、我們兄妹、和好如初、如再來束縛我自由、我當登報聲明、和他脫離兄妹的關係、你看如何、凌雲道、你如果能做到、結婚期當愈早愈好、國英道、我決定這樣辦法、決然無所顧忌、你照你的手續辦吧、說到這裏、看看四下無人、他們倆情不自禁的、互相抱着、輕輕的接了一個足有三分鐘的大吻、方才離開、國英仍託故回家、凌雲也借故請假、離開學校、便在法租界敏體尼因路、租了一樓一底寬大房屋、搬來住下不提、再說國英回到家裏、晚間無事、便和她兩個哥哥、正式的開了談判、國剛國學、始而尙無允意、後來見他妹妹堅決、又恐怕再鬧出甚麼笑話來、反而不美、兩人商議商議、只得答應了、國英得了家庭的同意、便於第二日告知凌雲、凌雲想想、既然得偕好事、（未完）

診餘筆記　王一仁

肺病是個最慢性的病。初起之時，病人毫不知覺，一旦偶然過分用力。或操勞、那症便忽然現發，愈趨愈重了、有許多年輕的人。無故胃口不開。做事無力。或終年疲倦。不高興做事。精神過敏。或特別怕風怕寒。以及失眠。貧血消瘦。不消化。月事不調等。俗稱怯症者。都是肺病之根萌。病根已深的證象，大概久咳不止。所以古語說多年咳嗽變成撈，此等肺病咳嗽與尋常傷風咳嗽的分別。是傷風有痰肺病不過干嗆，拌且患肺病的咳嗽之外。身體消瘦非常。平常咳嗽不至如此。平常肺病初起。不過微有熱度（攝氏三十八左右）平人按之不覺。病者但感精疲力乏。此等現象。也有經年累月。毫無變化。近頃經治此項病症者甚多。初投各種藥品。效力殊緩。因介紹上海國貨公司出品之益肺片。囑其繼續常服。不意其功效竟出人意表。誠良品也。因誌之。

幸福園

談話　女子截髮談　（吳藝圃）

婦女之截髮。各地已見盛行。此舉極足使婦女前途。得莫大之幸福。從斯束縛頓解。廢止晨粧。煩悶盡釋。舉此一端。是足能與男子性並駕齊驅已。

女子之截髮。匪特清潔衛生。與便利。抑可減頭部暈悶之病徵。截髮之行。裨益於人身。豈淺鮮哉。余內地人。足跡所到。目中絕鮮剪髮女子。鄉紳村老。有負地方之責者。常竭力宣揚截髮之美點。開導一般愚夫愚婦。使其子女。盡將一縷烏絲。付諸幷州之剪。雷厲風行。跂余望之。

頭頂生角之老翁　（退廿）

日昨由鎮江乘滬甯車來滬。邂逅舊雨王君伯儒。渠自如皋來。車中話舊之餘。告我以如地老翁頭頂生角之奇聞。據云該縣西鄉李堡鎮。有老翁李姓者。年已六十有五。於五年前頭頂左端。忽生一角。今已長至四寸餘。潔自屈曲。與羊角相似。翁以不甚雅觀。數謀去之。又不敢鹵莽從事。終以無他痛苦。遂亦安之。近來該地公安分局擬擴充局址。苦於建築費無着。乃將此有角老人召至局中。任人觀看。每名小洋二角。以爲建築費用。此事已轟傳如皋全境。民衆前往參觀者頗爲擁擠。好事者且以竹箸戲擊其角。居然有聲。眞奇聞也。

本報特聘 羅家衡律師為法律顧問

幸福三日刊

中華郵政特准掛號認為新聞紙類

幸福報

鈕儀署

第一二九期

（民國十八年八月廿七日）

◀每份售洋二分▶

館址上海三馬路雲南路口

定報價目

每三日出一[illegible] 五個月一元[illegible] 年二元寄費[illegible] 內本外埠一律 國外加倍郵票 代現九五計值

廣告價目

每期每格（共計五方寸）五元均排於新聞之旁如嵌入新聞中長期面議

本期要目

醫藥界之暮鼓晨鐘

『喉痧』與『白喉』新著

新秋個人衛生

肝氣痛秘方

性的衛生

辨中風與急痧不同

霍亂論

醫海燃犀記

熱心愛國之丐者說

▣本報特約編輯之姓名披露於下

余不平先生 沈仲圭先生 朱大仁先生 李壽芝先生 王慎軒先生 謝利恆先生 胡樹藩先生 吳承忠先生 王一仁先生 葉勁秋先生

寓淮安益林市 寓杭州上華光巷 五十四號 寓本埠老閘子路 福生路太慶里八 號 寓蕪湖廣東會館 延康里二號 蘇州白塔子橋 寓本埠北浙江路 寧康里 寓大通轉太平城 南八甲屋 寓大通夥縣 寓本埠老西門內 寓本埠小西門黃 家闞路中國醫學 院內

其餘尚有朱阜山。徐祝三。李塞吻。劉桓身。林兆瑩。石夢占諸先生。均有極佳之意見貢獻。實因額名所限。滄海遺珠。實所抱歉、

醫藥界之暮鼓晨鐘

醫界處方不宜字跡潦草

藥界配方不宜敷衍了事

因爲關係人命非同兒戲

（乙丙秦）

醫者仁心仁術。壽世利民。本不可與營利之事。相提並論。即因生活日高。應診之際。不得不略規潤格。藉資限制。然分屬同胞。體恤原諒。方便之處。固隨時隨力。可儘量以開也。每見時下醫家。所處方案。往往字跡潦草。甚者幾難辨認。事雖微小。而流弊所極。關係頗大。察其原因。或則素性豪放。散漫已慣。遂不自覺下筆之粗率。或則門庭繁盛。苦於應接。爲時間所限制。不得不力求迅速。然安知夫病家得我片紙。亟配撮於藥肆。惟恐有不道地處。必仰給於著名之舖。彼夥友目不暇接。手不暇撮。終朝碌碌。頭脹目花。一紙到手。辨認不清。意會不出。遂敷衍了事。苟且塞責。煎炒之周忽。分量之輕重。儘可置之不問也。乃病勢尚輕。藥誤些許。猶無大害於事。苟勢在垂危。用藥本甚棘手。將不堪問聞矣。病家無知無識。冒昧進服。因循坐誤。覆杯而亡。病者含冤莫白。遺憾九泉。誰爲爲之。孰令令之。而一至於斯耶。然則方案潦草。其關係不綦重歟。所望醫界同人。秉有則改之。無則加勉之旨。毋貽我雖不殺伯仁。伯仁由我而死之憾也可。再如貧病不計。貴能言行一致。貫徹始終。庶足以嘉惠於人。且施診貧病。可將脈案撤消。橫書方味。則於我既省時光。於病家又有利點。良以藥肆向例。對於橫單方紙。予以折扣故也。一舉兩得。何樂而不爲。亦體恤病家惠而不費之一也。高明者以爲然否。

幸福三日刊　五一四

公開古今祕方　社會定期刊　造成百病自療

『喉痧』『白喉』新著（三十三）

（宋愛人）

第六章　喉痧之原因

諸本證與麻疹『Die Masern』。風疹『De Pok n』水痘『Ci e Wi p cken』及發疹傷寒『Da- Fleckfieler』均爲急性發疹病『Akute Exan h me』而其原因皆不明瞭。『猩紅熱』之原因據醫士 Do le 氏之報告。以爲血液中見有 Amoe la 狀運動之寄生物。即爲本病病源。然未能證實。迨 Degin ky 氏則以爲連鎖狀球菌。然今日醫界。尙難公認致該菌產生之原因。尤未證實。

本病之傳染力彌强。不必定須衣服、玩具、臥床、書藉等。動用什物。即與病者同室少時。雖未必與之談話。亦可傳染。而以熱型高沸及恢復時期中其傳染性爲最烈。其病毒膠存於組織、體液、分泌物、及排洩器中。故血液、眼淚、鼻涕、痰唾、及上皮落屑、並尿、糞等物。均有偉大之傳染力。而且排除不潔淨。又有永久之傳染性。本病毒對於外來之抵抗力甚大。所以消毒不淨。仍能傳染。（按此類毒菌其性類能耐長期之燥性。故雖經有太陽光線。亦不能殺除此項毒素。說理另詳第七章）雖此病者以二歲乃至七歲之小兒爲最多。四十歲以上則感受性甚弱。其侵襲門戶大概係咽喉之扁桃腺。其原因僅如此。於『驗菌』『消毒』而外。其餘發明尙待來日。（未完）

新秋個人衛生

（徐祝三）

梧桐葉落。已報新秋。瘧痢諸症。將次發現。夏令衛生。固屬重要。新秋衛生。豈可忽視。蚊蠅之屬。未能滅除淨盡。而天氣乍寒乍暖。疾病之發生。較他季爲多。傳染之速率。亦較他時爲甚。爰述管見。藉與閱報諸君共勉焉。

1.飲食之注意

一、隔宿之食物。非煮過或蒸過不可食。

二、生冷之食物不可食。

三、汽水冰淇淋西瓜等解暑品。勿食爲宜。

四、葷腥酸辣之食品。少食爲妙

2起居之注意

一、蚤眠蚤起。且必蓋薄被。勿使腹部受寒。

二、赤膊跳足。既礙觀瞻。又害衛生。此種惡習宜除。

三、衣服應隨天氣寒暖而增減。

四、公衆遊藝場。空氣汚濁。不去爲是。

☆　✶　✶

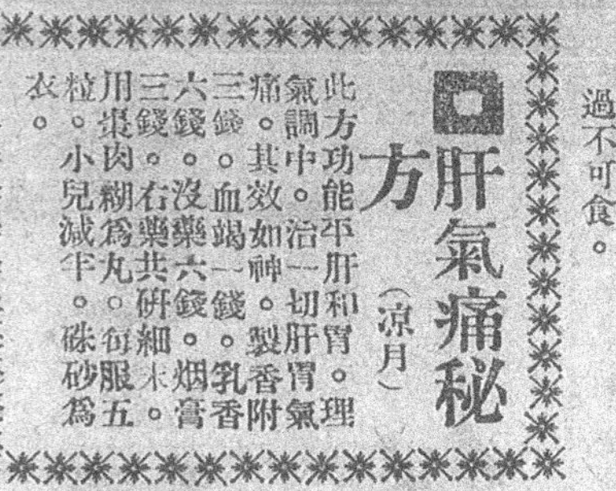

肝氣痛秘方

（涼月）

此方功能平肝和胃。理氣調中。治一切肝胃氣痛。其效如神。製香附三錢。沒藥一錢。乳香三錢。血竭六錢。烟膏六錢。右藥共研細末。用棗泥爲丸。每服五粒。小兒減半。硃砂爲衣。肉桂（按原文「肉」字下無字）。

性的衛生（廿二）

〔性病指南〕

（王庚）

三月廿五　遺精。近日以來。情慾之衝動。時念於懷。昨夜夢與某女士握手後。今日色慾平淡。精神頗爲愉快

四月八日　昨日下午練習長距離賽跑。運動稍過度。夜患遺精。並沒有做夢。翌日精神稍遜

四月廿三　遺精。因夜間覆臥。

四月三十　昨日天氣稍熱。而被褥衣服温暖異常。夜患遺精。並未有夢。翌晨精神稍欠充足。

五月二十　昨日觀戲於笑舞台。妓女往觀者頗衆。有一男子曰妓女調弄。被余看見。入於夢。變爲我與某女士接吻。因患遺精。翌晨精神如常。

六月一日　昨日參觀某校遊藝大會。內有某女士跳舞一節。姿勢頗佳。笑容可愛。夜患遺精於不知不覺間。次日精神尙可。

（未完）

介紹衛生方法　幸福三日刊　指導健康徑途

小藥囊

本欄專載一切簡便實用良方、故用筆務求簡明、功效務求神速、爲讀者增醫藥常識、爲病家闢自治園地、爲人類謀健康幸福、

歡迎投稿

簡驗良方（鍾麟俊）

血崩神效方

海螵蛸去甲研末三錢。生地一兩。煎湯調服即愈。

乳癰初起神效方

芙蓉根切碎。酒煎盡量飲。即消。

婦人陰癢生虫方

蛇床子一兩　艾葉五錢　白礬

辨中風與急痧之不同（商智）

中風一症。未發之前。毫無朕兆。非有名醫。不能知之。及其一發。如風馳電掣。猝不及防。雖有良醫。莫可如何。淺見之輩。不知其腦髓血管暴裂原因。見其四肢厥逆。面唇青紫。氣息喘促。汗出如油。類似痧症。往往認爲急痧。施以通常治痧之丸散。而又委付不知針法之人。任其東挑西刺。此誤也。夫痧之發見。必先有心煩腹痛遍身脹悶種種不適之症狀。夏秋之交。犯者不少。雖有卒然昏倒不省人事之劇烈痧症。然予以適當之治療。鮮有因之而喪命者。若中風之症。則異於是。猝然而起。昏厥無知。類乎方書所謂類中之病。然以不見口眼喎斜肢體偏廢等象爲斷。得之者大抵初生六月以內之小兒。及年過五十之男子。然皆發於春夏。而秋冬絕少見之。何則。心臟血液之循環。在吸氣而排炭。初生小孩體溫倍於常人。血液之循環甚速也。五十男子。陽氣衰竭於上。血液之循環漸緩也。速則易於壅鬱。緩則易於障碍。春夏之時。風火上騰。濕熱交蒸。稍有不慎。疾病隨之。况調護不周之小孩。憂勞過度之男子。身當其境。有不血管暴裂。猝時告殞者乎。預防之法。（一）小兒衣服不可過暖。飲食不可過飽。（二）老人血分必虛。宜進滋養之品。不宜憂鬱。俾免肝陽之爲升騰。庶乎中風一症。不致爲患矣。（完）

名貴作品　霍亂論　其三（八續）

（章太炎著）

民國十五年夏。鄞范文虎以書問曰。前此二十載。霍亂大作。非大附子一兩連三四劑不治。前此五年。霍亂又作。以紫雪和生薑汁井水冷調服亦愈。去歲霍亂又作。以酒爛黃芩一二兩治之。今歲霍亂又大作。僕用王清任解毒活血湯。進二四劑。服後化大熱得已。而進薑附者多不救。將歲時不同。不可執一乎。答曰。嚴用和云。吐利之證。傷寒伏暑皆有之。非獨霍亂。醫者當審而治之。夫常病之吐利者。自腸胃涌泄而出。是以利必有滓糞。吐必有餘食。霍亂之吐利者。自血液抽汲而出。是以溲如米汁。而滓糞餘食鮮見。且腸胃亦不與相格拒。無腹痛狀。心合于脈。脈爲血府。故血被抽汲則脈脫。脈脫而心絕矣。夫以血脈循環。內攝水汋。其凝聚之力甚固。曷爲不能相保。使如懸霤奔瀑以去哉。此土則以爲寒邪直中少陰。（未完）

杏仁各五錢　川連三錢

共煎水洗自愈

婦人陰腫極痛靈效方

馬齒莧搗爛。敷數次。即痛止腫消。

小兒肚臍濕爛出血經驗妙方

當歸燒灰爲末。摻臍上即愈。

治肚蜞方

此症生在肚臍上。狀似胡蜞。兩頭俱尖。軟如綿花。用雞卵去殼。搥石灰頭。（即石灰中之未燒化者）貼之神效。

漆毒發癢

老龍眼樹葉。（要日光常晒到的）煎水洗。極效。

足指丫癢爛方

龍眼核燒灰。摻之立效。

出版務求切實信用有保證　又名社會醫學常識報　主持醫有學識經驗及人格

長篇小說　醫海燃犀記　二〇　（余不平）

第十九回　品香茗俠士說往事　開談判弱女爭自由

萬不宜遲。假使我父親再派人到上海來纏扯。那可不行了。又一想說。好在我有信回去。說我已往南洋。或者未必有人來但是總宜將結婚手續辦了。到那時已成熟。我父親又有何辦法呢。但是手中無多錢文。非等李健飛把錢送來不可。又等了一天。這天正是李健飛約會的那一天。凌雲便准時到長樂茶樓。泡了一盞茶。專等李健飛到來。等到相近有兩個鐘頭。仍然未到。凌雲心中十二分的作急。要知健飛能否踐約。助他金錢。且看下回分解。

第二十回　偕好事凌雲得佳偶　遊異地國剛驚惡夢

話說楊凌雲正在作急。忽見樓梯響處。走上一個人來。正是李健飛。連忙招呼一聲。健飛也笑盈盈走到桌子邊。坐了下來。細細吃茶談心。健飛便問題。你的事怎麼樣了。凌雲道。事已偕了。他二哥。都已允許了。我已賃個一樓一底的房子。在敏體尼因路。準備辦喜事了。健飛道。五百塊錢。我已辦好。順便給你吧。隨從衣袋裏。

（未完）

幸福園

□熱心愛國之丐者說　李健頤

余於今年。端陽日。偶步街市。遇見一丐者。年近不惑。矮身駝背。衣服襤褸兩膝贅生二瘤。左右各一。赤腫潰爛。濃瀋潰潰。血質猩黏。臭氣薰騰。聞之令人嘔。寸步艱難。沿街叫乞。其形狀之慘。誠可憐也。有慈善者。皆施給銅板。幷乾飯等。丐者即頓首拜謝。有一林姓者。係同善社社員。素心慈悲。樂善好施。見丐者之癲連。心爲不安。給與大洋四元。幷代介紹西醫院醫治。丐者聞言之下。沛然變色。將所給之銀。置於地而去。林某以爲丐者之不爲錢所動其心。洵目中之罕見也。因之疑爲仙人降化。超度凡人。乃從容鞠躬向前以請曰。天降神仙。不吝賜敎。丐者莞爾以笑曰。余非神仙。萬勿誤認。吾以西醫之推殘國粹。取締中醫。侵奪我國之利權。殘害同胞之生命。吾以是最痛心切齒也。况吾祖中國人也。吾父中國人也。吾亦中國人也。今吾因病而瀕死者屢矣。皆受國醫之救。幸保蟻命。然得魚忘荃。吾不爇爲也。

（未完）

幸福之門

□遺精（楚濤頓君問）

鄙人身體素弱十六歲時（今年廿歲）誤犯手淫不知有害直至去年雖已解除手淫而遺精頻頻或有夢或無夢近數月則更甚覺有連夜無夢而洩者以致精神恍惚面黃肌瘦記憶力弱疲于辦事且覺腰間之力惟陰脛見色即舉辱邊時呈乾燥之狀大便日一次不甚舒暢小便瀕而帶微赤飲食如常壓服丸藥迄未見效是否係陰虛火旺乞在貴報答復并賜我丸方俾早日脫離苦溺快登幸福之途再生之德感激無涯茲隨函附呈問病費鈔洋壹元祈收納是荷

□答楚濤頓君問（朱振聲）

據述。貴恙確屬陰虛火旺。精關不固所致。其病原之在乎手淫。固不待言。要知陰愈虧則火愈旺。火愈旺則陰愈虧。爲今之計。惟有益腎水。瀉相火。助以固攝精關之劑。

川天冬三錢　金櫻子三錢　鹽水炒知母錢半　粉丹皮錢半　大熟地三錢　熟女貞三錢　鹽水炒黃柏一錢　剪芡實三錢　大砂仁八分　湋夕利三錢　福澤瀉錢半　白蓮鬚錢半　附告

如以煎藥不便。可改服知柏地黃丸。合金鎖固精丸。二味和勻。每早晚吞服三錢，淡鹽湯送下。

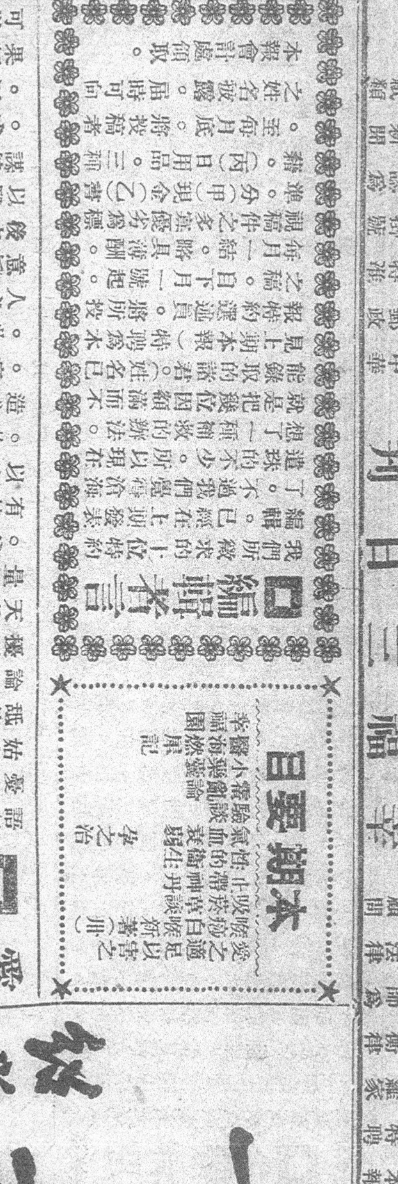

本報特聘羅家衡律師爲法律顧問　幸福三日刊　中華郵政特准掛號認爲新聞紙類

幸福報

紉儀署

第一三〇期

（民國十八年八月三十日）

每份售洋二分

館址上海三馬路雲南路口

定報價目：每三日出一張。五個月一元。全年二元。寄費在內。本外埠一律。國外加倍。郵票代現九五計值。

廣告價目：每期每格（共計五方寸）五元。均排於新聞之旁。如欲入新聞中。長期面議。

本期要目

愛之適足以害之

世之爲父母者請三復斯言

（乙丙秦）

語有之曰。姑息養奸。世間萬事萬物。一不澈底。卽貽無窮隱憂。誠所謂養癰貽患。自惹其災。觀於病家之於小兒。其種種姑息。漫不經心。詎信斯語之不誣矣。夫父母之於子女。孰無舐犢之情。乃誤於姑息。遂令愛之適所以害之。就疾病一端而論。已罄竹難書。推其原因。或則曲意憐愛。百依百從。或纏擾不勝。遂存大意。結果殊途同歸。其爲害於小兒一也。小兒天眞爛熳。無知無識。但知口不離食。以快其心。雖物已破壞。量已過飽。而伸手乞之。乞之不得。繼以吵鬧。固未嘗知所節也。父母者。一任其濫飲濫食。曾不稍加阻止。雖能活潑運動。有恃無恐。而臟腑嬌嫩。脾胃薄弱。雜食小吃。積滯極易。所以小兒之病。食滯居其泰半。一切面黃肌瘦。呆蠢無知之結果。均屬題中應有之理。小兒在無病之前。父母既假以姑息。而造成其病。及其既病。又不知盡其看護。忌口不淨。起居不愼。病少瘥已任其作爲。病方劇猶妄進飮食。由輕而重。由重而危。此病中之姑息也。其或稚體尚強。藥餌得力。病漸轉機。病人必作躁作鬧。索食索飮。父母不知利害。不任麻煩。遽遂其意旨。與以一切。而釀勞復之變。再三四次。慘遭夭札。此病後之姑息也。夫未病時之姑息。充其極造成凶危之病症。猶可以醫治使愈。但使經此變端。卽知謹愼。則來日方長。正可力謀健康。塞翁失馬。未始非福也。旣病而姑息。雖足以致危致變。或未至於萬劫不復。卽慘遭意外。亦咎由自取。獨病後之姑息。則功虧一簣。太似不值矣。雖然。天下無不是底父母。父母果何心哉。姑息養奸。養奸姑息。世有負監護人子之責者。亦可以憬然悟矣。

編輯者言

我們所徵求的十位特約編輯。已經在上期發表了。不過我們覺得滄海遺珠的不少。所以現在想了一種補救的辦法。就是把幾位因額滿而不能錄取的諸君。（姓名已見上期本報）特聘爲本報特約選述員。將所投之稿。每月一結。自下月一號起。略具薄酬。視稿件之多寡優劣爲標準。分（甲）現金（乙）書籍。（丙）日用品。三種。至每月底。將投稿者之姓名披露。屆時可向本報會計處領取。

「喉痧」「白喉」新著（三十四）（宋愛人）

本證於各大都市。四季流行不絕。而以秋冬爲尤甚。較諸痲疹流行亘長。然一次感染此病。大概可得免疫。其流行地帶。以『歐羅巴』與『北阿美利加』爲最盛。

第七章　白喉之原因

喉痧白喉。雖同屬喉症。然其原理。不是相類的。竟是絕對的。喉痧之病毒。爲感受於外來之時厲。而後吸受於口鼻。充斥於肺胃。毒結於血絡。攻竄於咽喉。而爲爛喉丹痧。此其病理爲繇外入內者也。致白喉則異。是白喉之病毒。初不成於朝夕之間。更未可專責於時疫之厲。必其人先陰虧於裏。火灼於上。（此理詳後）其內臟先形不足。而後或感亢燥之氣。或受煤炭之毒。裏既乾枯。外又燥烈。則病毒乃充斥三焦。而白喉遂成。故白喉之原因。爲繇裏而發於外者也。

（未完）

吸菸草談　彭祖壽

天下事往往利害參半。利於此者害於彼。害於此面者而利於彼方。如水火之爲物然也。玆姑舍龐雜之事物不論。專就菸草言之。菸草之爲物。誰都知含有一種尼古丁之毒質。易於刺激腦海。提起興奮。故人對於青年吸食。懸爲例禁。以傷害彼發育未全之軀體。是則菸草之害也。然其利益何在。請爲述之。吾人每見老農。田中耕耘。久而疲倦。則憩息樹陰下。不住大吸其菸。頃刻而精神弈弈。再舉其犁耙。從事工作矣。又如工廠工人。操作既能。停工以吸其菸。則煥乎形色。舒適暢快。莫可彈描者。此則因其能提起精神而然也。吾又浪跡僻壤。常見彼方土著（如苗蠻猺猓等）腰中掛着烟具。以備不時之需。偶行經彼羣邊。則香烟繚繞。如墮五里霧中。其酷嗜爲何如也。竊嘗攷之。菸草性質。能辟瘴氣。凡深居山谷之氓。無不吸此物者。誠以其利益所在也。甚矣塵上之禁吸菸草者。盍一思及乎。

止帶神丹

用活貫衆二斤。泡去花鬚。醋煮。研末。糊爲丸。空心用米飲送二三錢。卽愈。

性的衛生（三十二）（王庚）

性病指南

六月十七　同學黃君。述小說中戀愛故事一段。聽之津津有味。夜間夢與某女士結婚。因之遺精。翌日尚佳。但氣力大爲減少。

六月十八　同學黃君。繼續爲余述前日故事。卑劣不堪入耳。因遺精於不知不覺中。翌日精神不佳。大有萎靡不振之勢。

六月二十　近日因精神不濟。怠於運動。昨夜又患遺精。精神更不如前。

六月廿九　近日預備大考。用功過度。又怠於運動。精神與身體兩方面都呈不健全之態。昨日忽夢與一男同學朱某接吻。因患遺精。

七月七日　大考已完。又將回家。是何等的快樂。因與同學丁君。遊大世界。至下午九時始歸。夜患夢遺。

七月廿七　昨夜穿運動小褂而眠。因之夢與某女子相抱而接吻。患遺精。翌日精神尚佳

觀某君半年關於遺精的筆記。可以知道他的身體是極健康的。有時雖有病理上遺精的現象。但沒有繼續下去。故生理方面。在他的筆記中。都沒有害處可以尋出來。無論其爲生理或病理的遺精。我們在他的筆記中、可以得到幾種很有價值的結論；

（未完）

公開古今秘方　社會定期刊　造成百病自療

小藥囊　歡迎投稿

本欄專載一切簡便實用良方、故用寧務求簡明、功效務求神速、爲讀者增醫藥常識、爲病家闢自治園地、爲人類謀健康幸福、

喉癬

經霜紅莧菜一味煅存性研末吹患處

小兒口疳口爛

取木鱉子（去皮毛炒燥）研加四六片少許爲末吹之

耳內流膿

用番木鱉一個醋磨水滴入耳內

氣血衰弱不孕之治驗談　平潭李健頤

拙荊稟屬寒體。外觀雖見豐肥。而內實血氣衰弱。月經素來淡白如水。骨節痠痛。約六七年間。未添男女。心甚不安。几溫經湯。種子丸。歸脾湯等……徧嘗殆盡。皆無獲效。改服西藥。還元鐵。西名（Eerrum R edactum）。酒等。仍乏效果。吾以是悁悁憂。而悄悄悲也。一日俯仰焦思。細心揣摩。倘無妙術。可以療治者。觀其行動舉止。如無恙。惟其性交之時。不知感快樂之情趣。且常懷慵懶不樂之狀態。眞如此症者。誠世之罕見也。以後漸漸推究。細診其脈。乃知此症是由血氣衰弱。子宮過冷所致。蓋血衰氣羸。則月經淡如白水。月經淡白。則不成生育卵珠。故性交之時。不知感快樂也。夫婦人以月經來時。爲卵珠成熟之期。珠卵既熟。子宮溫煖。遂起一種淫慾之火。以刺戟醜㞘骨之神經。引起愛情之感動者。卽爲有子之期也。否則。病矣。按拙荊之病。旣爲血衰氣羸。卽宜用大補氣血。氣血強狀。子宮溫煖。卽易得胎。遂用黃耆四兩。當歸二兩。大棗四兩。龍眼肉四兩。鹿茸（羊油炙）四錢。好酒六磅。浸一星期。日服一次。各用一抔。炖熱。空心溫服。服至半月零。自覺心中稍有溫煖之狀。子宮亦覺有如熱氣之刺戟者。月經變爲赤色。

（未完）

〔名貴作品〕霍亂論（九續）　（章太炎著）

亦藏是。西人則以爲血中有霍亂菌。二說雖殊。要之。邪併血分亦陽撓敗。力不能抗。則無異。俗方或取明礬石榴皮銅青爲治皆有殺菌用。大方唯以通脈爲主。是猶兵法攻守之異也。王清任之爲解毒活血湯也。欲兩有之以爲功。其主藥乃在桃仁紅花紅花五錢。行血通脈之力亦不細。桃仁八錢。則入血殺菌之功偉矣。足下又以其方進三四劑。所以治有奇效。非夫徐王歧說比也。然清任自云。一兩時候。汗如水。肢如冰。是方亦無功。仍以附子乾薑大劑治之。然則始起卽厥者。必急用薑附可知也。足下謂今歲進薑附者多不救。此進薑附者何人哉，意其診斷不審。以傷署吐利爲霍亂。則宜其不救矣。夫大疫行時。非遽無常病也。長夏暴注。泊泊乎不可止者。其剽疾亦與霍亂相似。醫者狃于所見。遂一切以霍亂命之。識病先誤。

（未完）

禿瘡

松香（三錢）花椒（炒一錢）鷄豆殼灰（錢半）紅糖（四錢）共爲末麻油調塗

鼻瘡

煅石膏一兩黃連二兩辰砂五分上片二分共爲末用油紙撚粘塞入鼻孔消腫散熱止疼

鼻痔

甘遂甘草枯礬各二分雄黃三分黃柏八分茄子蒂一枚蓖麻子肉一粒氷片少許搗共爲餅塞鼻孔內自愈

鼻衄

胎髮灰烏梅炭研細末吹入鼻中

濕風瘡

白糖豬板油（各二兩）桑白皮一兩）共搗爛攤貼之

幸福三日刊　五一九

出版務求信用切實保證　又名社會醫學常識報　主持者有學識經驗及人格

□長篇小說　醫海燃犀記（二一）

（余不平）

第二十回　借好事凌雲得佳偶　遊異地國剛驚惡夢

取出鈔一票包。交給凌雲。凌雲連道聲謝。接了過來。隨又問道。李大哥代小弟這樣厚情。怎樣報答才好呢。健飛道。休要這樣說。既是朋友。那裏談得到這裏。我願你們鶼鶼蝶蝶。永偕白首。也就了却我們任俠好義的一筆債。你自己事好好辦去。我本當在此吃了你喜酒再走。無如我是迭次犯罪的人。不能久留上海。剛剛碰到朋友姚振青。他囑我快快到別處躲避。我決定仍到天津去。改日再會吧。說完。又向凌雲拱一拱手。說聲珍重珍重我去了。凌雲隨送他下樓。還要遠送。被健飛擋住。才握手而別。後來健飛到了天津。仍然做他的任俠生涯。或南或北。萍踪無定。自是俠士的本色。不在本書交代。那也不談單說楊凌雲。自得健飛金錢之助。便備辦一切。一方面擇定喜期。通知王家。王國剛兄弟二人。因事已如此。只得辦點妝奩。准備他妹妹出嫁。

（未完）

幸福園

□娘姨手底下的小孩

蘇松女士

我昨夜睡夢正濃的時候。忽然被弄內小孩劇烈的哭聲驚醒。時已兩點多鐘了。這小孩哭的晨光着實不小。到末了聲嘶氣竭還不住聲。我再也忍不住。就起身走到三樓的洋台上。向下一望。見靜悄悄的弄內。有個娘姨抱着一個兩歲左右的小孩。嘴裏哼哼的唱。小孩在她的懷裏亂滾。她一邊唱。一邊惡狠狠的使勁向小孩身上揑了一把。小孩呱的一聲哭叫。半晌回不過氣來。再看她旁邊有一隻搖床。我猜想一定是她貪涼在弄內露天睡着。把小孩帶在身旁。夜深了。小孩感受了寒氣。肚皮痛起來。她哄他不住。恨不過。就去揑他。我此時心裏十分難受。忙問她道『小弟弟為什麼哭。有什麼毛病罷。他的媽呢。』她抬起頭來向我說。『小孩愛哭。嚥啥毛病。他媽又麻雀去了。』『咳。可憐的小孩。他的母親竟捨得把好好的小寶寶託付給無知無識的傭人。自己去寫意。近來的母親。差不多都是這樣罷。我國貧苦的婦人雖不知道教育。還能撫養兒女。上中等人家。做母親的往往完全不負責任。（未完）

幸福之門

□咳嗽

（山東高等法院祝載展問）

每晨起即咳無痰　及用力再咳亦吐痰不多且有膠膩日中即時咳時吐日必咳數十次

□答祝載展君問

（楊志一）

據述咳嗽日數十次。晨起尤甚。且痰性粘膩。良由燥邪挾痰熱戀肺。肅降之令失司。宜清燥救肺法。

水炙桑葉皮各三錢　赤茯苓三錢
光杏仁三錢　瓜蔞皮三錢
江枳壳一錢　川象貝各二錢
嫩前胡錢半　苦桔梗一錢
廣鬱金錢半　絲瓜絡二錢
冬瓜子三錢　生苡仁三錢
清炙枇杷葉三錢去毛包

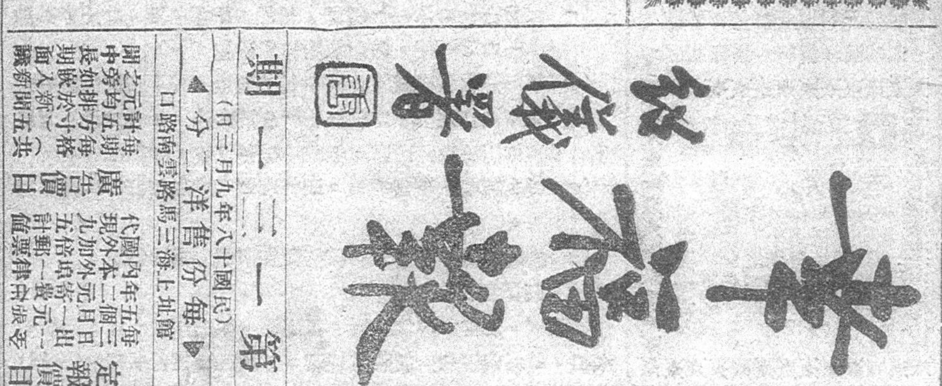

本報特聘羅家衡律師爲法律顧問　中華郵政特准掛號認爲新聞紙類

幸福三日刊

幸福報　紹儀署

第一三一期

（民國十八年九月三日）

每份售洋二分

館址上海三馬路雲南路口

定報價目

每三日出一張五個月一元年二元寄費在內本外埠一律國外加倍郵票代現九五計值

廣告價目

每期每格（共計五方寸）五元均排於新聞之旁如嵌入新聞中長期面議

本期要目

一個患腸癰的病者
續銀海新編
女子月經開始終止來遲早之原理
痔瘡奇癢神方
性的衛生
氣血衰弱不孕之治驗談
霍亂論
醫海燃犀記
小藥囊
幸福園

現金徵求古時名醫眞蹟驗案

□自一元起至一百元止

□以年代之遠近爲標準

本報自本期起。徵求古時名醫眞蹟驗案。不論頁數之多寡。（如能聯貫則更佳）方案之長短。均所歡迎。惟須註明該醫之履歷。如『姓名』『年代』『本』著作等等。掛號寄下。經本報編輯部審查。如確屬眞蹟。當卽酬以代價。每一名醫。是一元起至一百元止。以年代之遠近。聲譽之大小爲標準。（如將來欲原方寄還者亦可照辦。惟須預先聲明）幸各界人士。注意及之。

一個患腸癰的病者

▼將試驗中西醫的經過報告於讀者

□西醫說非剖割不得痊

□中醫說服藥可已

結果　中醫服藥痊愈　西醫詫爲神奇

（葉勁秋）

近頃海上有某名人。病腹痛殊劇。就甲西醫診斷爲腸癰。叩其治。曰非剖割不得痊。繼就西醫乙丙診斷。治法一如甲西醫所謂無稍異。某名人意不欲。轉就某中醫。中醫曰。君病腸癰。服藥可已。某名人欣諾。三數劑後。痛稍瘥。某名人不自信病勢之輕減。再赴甲乙丙西醫乞診。一攷其究竟。各西醫診之曰。較前減差。並問其所以漸減之道。某名人詭曰。不過注意攝養。並素食與深呼吸而已。各西醫籌思有頃曰。理或然歟。某名人一方仍續服中藥。至再至三。病良已。再詣各西醫處以求確診。各西醫驗之確已。並堅訊其已病之法。某名人曰。實告君。日服中藥已耳。前所謂素食與深呼吸者。諱言也。各西醫莫不嗒然若喪。無語者久之。

記者曰。剖割之法。固有勝處。惟須不得已而用之。否則濫施刀圭。終究凶多吉少。中醫之日趨簡陋。因廢剖割而不談。良可慨也。

幸福三日刊　五二一

續銀海新編

外障翳膜總論　姚夢石

翳膜者。風熱重則有之。或斑入眼。此肝氣盛而發在表。翳膜乃生。在表明矣。宜發散而去之。若用疏利。則邪氣內搐。爲翳益深。邪氣未定。謂之熱翳而浮。邪氣已定。謂之水翳而沉。邪氣牢而深者。謂之陷翳。當以掀發之物。使其邪氣再動。翳膜乃浮。佐之以退翳之藥。而能自去也。病久者不能速效。宜以歲月漸除之。凡初翳從上而下者屬太陽。以太陽主表。其病必連眉稜骨痛。或腦巔痛。或半邊頭腫痛是也。治宜溫之散之。翳從下而上者。或從內眥出外者。皆屬陽明。以陽明主裏其症多熱。或便實也。治宜下之寒之。翳從外眥入內者爲少陽。其症主半表半裏。治宜和之解之。若陰虛有熱者。治法在人消息耳。至於時作時止。變成紅瘴白膜。須隨症辨治。無有不靈。

黃膜上衝

黃膜上衝病最眞。風雲膏內起黃雲。白際黑雲深處裏。直上坎位灌瞳神。只因大便結。最惡是頭疼。經脈多壅滯。火燥滋炎蒸。錯認溯波醫。空令目不明。狀見坎位之間。神膏之內。初起色黃如指甲根。點藥不能及者失治。珠必破。凸獗之患成矣。急服通脾瀉胃湯——黃膜上冲瀉胃湯。二冬茺蔚熟大黃。知母石膏車前子。防風玄參黃芩當。須定脈之虛實。隨因施藥。莫執一方可療。

女子月經開始終止遲早之原

月經者。乃子宮之排泄(物)也。一月一臨。故謂之月經。普通之人。其開始期與終止期。有一定之年限。故內經論月經以二七至七七止也。雖然。此乃言其生理之常耳。而往往有或遲或早者。其故何歟。以余之觀察。其理約有數種。有關於地理者。居於熱帶之人。較寒帶者爲早。蓋熱帶氣候溫暖。得其溫和之氣。無論花草樹木。皆易開花結實。寒帶則反是。人體生理。何獨不然。故月經之至。熱帶比寒帶爲早。此關於地理者也。有關於人事者。聰穎之人。比愚魯者爲早。蓋聰穎之人。心思靈敏。臟腑生理機能。易於發育。愚魯之人。腦力遲鈍。臟腑生理機能。難於發達。故月經之至。聰穎之人。比愚魯者爲早。此關於人事者也。有關於體質者。如先天充足之人。氣血旺盛。臟腑易於發達。若先天不足之人。氣血衰弱。臟腑發育緩慢。故體弱之人。較體強之人爲遲。此關於體質者也。有關於風俗者。如鄉曲鄙塞之人。較城市繁華者爲遲。蓋鄉曲之人。天眞爛漫。不若城市之人。耳染目濡。易解綠意紅情。情竇早開。青春腺易於發達。故鄉曲之人。較城市者爲遲。此關於風俗者也。綜上數說。月經或早或遲之理。大都不外是矣。

(柳劍南)

痔瘡奇癢神方

(王華生)

方用馬齒莧。薄荷。棉花子。車前子、各等分。用水煎湯薰洗。每次一兩。即愈。此方是余同學馬君洗生所傳也。因彼親患此。曾用此方治愈。

性病指南　性的衞生(廿三)

(王庚)

(1)凡相距十日以上才遺精一次的。精神方面。並不受影響。十日以下的。都受到惡劣的影響。

(2)做了不好的舉動。(看卑劣小說等(不一定當晚就患遺精。有時隔了一月或半年年才復現於夢。也未可知。故讀者有犯不好的舉動。而謂不犯遺精者。可勿自信。

(3)怠於運動，運動過度。用功過度。易患遺精。眞是不錯。

(4)遊遊戲場。觀戲等。刺激精神太過。易患遺精。

遺精的症候

遺精的人。沒有什麼特別症。在病理上久患遺精的人。面色必蒼白。且缺乏氣力。但旁的毛病。有這種症候的也很多(未完)

介紹衛生方法　幸福三日刊　指導康健徑途

小藥囊

本欄專載一切簡便實用良方、故用筆務求簡明、功效務求神速、爲讀者增醫藥常識、爲病家闢自治園地、爲人類謀健康幸福、

歡迎投稿

氣血衰弱不孕之治驗談（續）

（李健頤）

精神清爽。四肢靈動。經淨之後。竟懷六甲。至十一月間。添一男。愛如掌上明珠。後因勞碌過度。舊恙復萌。將及七載。又未添弟妹。旋思前年所服之藥。雖經試驗有效。然余尚在懷疑中。不如再試一次。以證實驗與否。用原藥投之。果如前效。又添一女。以後連試三四次。皆驗、由此觀之。婦人患血氣衰弱子宮過冷。不能生育者。此方爲最。鄙人屢次試驗。以確證者。玆以世界醫學公開研究之時。如有經驗良方。不吝發表於各醫報。以廣流傳。以救民病、區區之忱。用表寸衷。海內諸君。勿以余言爲狂也。

（完）

霍亂論（十續）

名貴作品

（章太炎著）

其藥焉得有效耶。去歲用黃芩而愈者。亦必腸胃常病也。凡諸吐利。輕者進六和湯亦得止。甚者以半夏瀉心湯與之。什愈八九。及霍亂作。而半夏瀉心湯不足任者。以其所吐利者出自血液。而非腸胃水穀之餘。故合芩連乾薑半夏之力而不足以遏之也。若夫腸胃常病。則黃芩自擅長矣。僕以爲霍亂初起。腹不作痛利如米汁。其可斷爲霍亂已明。唯厥逆未見。或不敢遽與四逆。而理中平緩。不足以戡亂禁暴。專任黃芩。又有不辨陰陽之過。無已。可取聖濟附子丸爲湯。以附子強心。以乾薑黃連止吐利。以烏梅殺菌。每服六錢。生附子一錢。乾薑黃連各一錢五分。烏梅一錢。是亦與淸任第一方同功。賢于專任黃芩萬萬也。紫雪生薑汁治法。僕記前五年霍亂作時。亦多賴附子得起。此仍四逆流亞。不知服紫雪生薑汁者果何證狀。恐腸胃不調吐利之候。必非眞霍亂也。讀者以爲何如。

（完）

驚急驟不能言

（姚夢石）

因驚則氣亂。氣入心絡。痰滯不能言。以蜜陀僧一錢研末。淸茶調飲。遂愈。其性重墜沉。直走下焦。能墜痰。去怯平肝也。

慢皮驚久瀉不止

用細茶葉赤沙糖二味。放鑊子內。炒焦。加水滾服之。

腹生螞蟥

此証以農村兒童爲多。春夏之交。飲田中水。誤食螞蟥子。在腹中生生不已。如不早治。將人血蛀盡而死。方用菜油二斤。白蜜約三角之數。共和入甑內。調勻食之。其蠱在腹內發動。必吐。再服再吐。以盡爲度。預備溫粥飲湯。以接其力

愛食泥土炭及生米茶葉

以雄黃末二分拌。炒芝蔴一錢。白開水送下。久服自癒。

小孩未開乳前服此方者可免驚風而痧痘亦輕微

用生甘草二分。辰砂一分。生大黃三分。共研細末。加黑沙糖錢半。將開水化調。作二次徐溫灌之。

出版務求切實信用有保證　又名社會醫學常識報　主持者有學識經驗及人格

長篇小說 醫海燃犀記（一一二）

（余不平）

第二十回 偕好事凌雲得佳偶 遊異地國剛驚惡夢

同美醫學校裏。有十幾個同學。和楊凌雲交情較厚的。知道他們喜期。也狠爲艷羨。有時候也到凌雲那裏。替他佈置佈置。照料照料。不覺光陰似箭。一天一天的過去。那天已到喜期。同美中的同學。有的送他鏡屏。有的送他對聯。內中有一付對聯。是用同美同學會的名義贈送的。對辭較爲新鮮。上聯是「合歡床上談生理。」下聯是「安樂窩中試體操。」凌雲見了。也不禁好笑。暗道。他們尋開心。太利害了。到了傍晚。衆客正在門前盼望。忽見遠處飛來了一輛掛綵的汽車。後跟一輛沒有掛綵的汽車。轉瞬間已到。原來綵車內。便是新人王國英女士。後邊汽車。便是她二哥王國剛。特來送親的。當即有男女賓迎接入室。不一刻。便行了結婚儀式。雖未過事舖張。也還十分熱鬧。晚飯後。國剛辭別回去。衆客也就鬧了一陣洞房。才各自散去。這時他們倆。才同入羅幃。卿卿我我。正所謂指滑香柔情萬種。傳來心話彙雙眉。那溫柔鄉中的滋味。小說家一枝禿筆。

幸福之門

□黃疸病

（浙江屠鼎芳問）

四肢無力　舌不知味　胃口不開　遍身皮膚　及眼白　均發黃色　小便色赤　大便數日一次且右腿痠麻請示治方

答屠鼎芳君問

（楊志一）

據述病象。乃屬黃疸。由於三焦水道不利。膀胱氣化失司。濕熱無路可去。膽汁爲濕所阻。漬之於脾。浸淫肌肉，溢於皮膚。遂致身目均黃。小溲色赤。其腿痠且麻者。濕流筋絡也。宜清利濕熱。而通絡道。

西茵蔯錢半　建猪苓一錢
連翹殼二錢　連皮苓五錢　福
澤瀉一錢　杜赤豆一兩　膽汁
炒山梔一錢　生苡仁四錢　全
瓜蔞切四錢　飛滑石二錢　嫩
桑枝四錢　絲瓜絡四錢

幸福園

□熱心愛國之丐者說

李健頤

且國醫傳數千年之歷史。有名賢發表。治案之豐。垂爲訓典。我國四萬萬之同胞。皆受其賜。今西醫欲消滅國醫。即所以消滅我國之利源。故吾身雖爲賤丐。甯死于癩瘤之慘。不願求治於西人。且西醫如華扁之能。治病亦未有起死回生之功。林某見丐者有愛國之熱心。心爲之動。汪然而哭。曰誠。我輩之不如丐者矣。遂轉爲介紹某中醫外科療治。丐者欣然領謝。隨之而去。嗚呼。當此醫界有壘卵之危。人民有到懸之險。急宜喚醒民衆。努力革命。闡揚國粹、保存中醫。則不爲丐者之譏笑也。

□娘姨手底下的小孩

蘇松女士

以致小孩們的舉動。都隨着娘姨。這樣向那裏去尋好根性的國民呢。除此不說。單就傭婦撫育小孩的飲食起居一層。就難保沒有重大的危險。我常常聽見人家說。有一個小孩。正在哭的時候。個傭婦把一顆大的硬糖。向他嘴裏一塞。登時就氣閉了。多麼可怕啊。況且今夜可怖的情形。是我親目所見的。不知做慈愛的母親聽了心裏怎樣。現在把我的感想寫出來。以爲有愛兒的同性們般警。有愛兒的同性們——把做慈母的責任負起來吧——不要苦了你的愛兒。犧牲你和愛兒前途的幸福。。（完）

本報特聘羅家衡律師為法律顧問

幸福三日刊

中華郵政特准掛號認為新聞紙類

幸福報

紉儀署

第一三二期

（民國十八年九月六日）

每份售洋二分

館址上海三馬路雲南路口

本期要目

徵求現代名醫眞蹟驗案

本報自刊登上海名醫眞蹟驗案以來。備受讀者歡迎。惟思名醫未必限於上海一隅。而上海未必盡屬名醫。於是有現代名醫眞蹟驗案之徵求。凡現代名醫而願將眞蹟驗案發表於本報者。無不亟誠歡迎。惟普通方案而無研究之價值者。恕不刊佈。各地名醫幸注意及之。

附告本報刊登名醫驗案。並不取費。惟每期收鑄版費一元。作代鑄鋅版之用。此版將來可以奉還。

半月美容法

（幸福社員吳藝圃）

少女懷春——術士授法
芳容慘淡——顏改桃紅

有女楊姓。年屆摽梅。雖已許字。而出閣尚未有期。女芳心蕩漾。每感春深。眠思餐想。愁無止境。因之容顏慘淡。不復有昔日之皎艷風采。潤澤消失。漸呈暗黯之色。自念於茲旣往。安有不失愛於未婚之阿郎乎。搔首踟躕。百思莫可。請醫服藥。無毫髮效。狂瀾莫挽。女更愁眉不展。父母溫慰。亦不能釋玆愛美一念。某日。有江湖術士者。叩其門。自道能治婦女面容慘暗之病。女延入。則以番餅兩枚貽之。術士示以單方。爲輕粉滑石杏仁三味。屬研細，絹篩過。坩堝上微蒸。卽取下。入龍腦麝香少許。混合。每當晨雞唱曉。東方放白時。則取少許。用雞蛋清調勻。搽面部。片刻後滌去。連搽十日。或半月。臉色立能轉變。紅若桃花。艷其無匹。美可必矣。旋術士出。女如是配藥依法。搽之半月。果如其言。一株久暗光沉之花朵。竟能與豐滿堂皇之牡丹相輝映。殊不讓錢塘西子之專美如前矣。（藝按此藥搽後。手指及掌心等處。均須隨時洗淨。因恐輕粉誤入口內。此不可不愼者。斯爲皮膚美容術。願愛美諸婦女。效法以行也。余以法簡而易爲。故樂而寄刊本報。爲面色暗淡無光之婦女們告。其亦有所問津焉。

續銀海新編

（姚夢石）

3 赤脉下垂

赤脉下垂腦蘊熱。珠若痛時有滯血。覆求變症不生時。上胞瘀血須開決。

狀見初起甚微。次後漸大。赤脉從白睛貫下。再後黑睛上邊。從白睛起薄瘴。障上仍有紅絲牽拌。皂角丸主之—赤脉諸下垂。八珍減地廿。谷胆翹賊菊。皂甲玄精石。並服滋陰地黃湯（見內瘴門）

4 凝脂翳症

若問凝脂翳。世人皆不識。此是禍[illegible]論。變症不可測。血滯神膏傷。氣壅經絡澀。熱向腦中催。膿攻如風急。有或無翳。嫩而帶黃色，長大不多時。盲瞖定可必。緩則膏俱傷。非枯應是凸。若不急早醫。當作終身疾。

狀　見風輪初生如星。色中有翳。如針刺傷。後漸漸長大。變爲黃色。翳亦漸大爲窩。有色白無翳。後漸漸變黃色。始變出翳。或鵝黃。或初起。便成一片。色白而嫩。又障內變出黃脂。所變不一。治法同。四順清涼飲主之—四順清涼凝脂症。柴甘木賊連防芩。龍胆四物車前殼。生地羌活桑皮飲。

5 花翳白陷

凝脂四邊起。膏傷白壞矣。風輪變白膏。低陷知沉翳。雖是見障神。也知難料理。

狀　見初小後大。其細條如絲。或細顆如星。四散而生。長大牽連混合。此是木火之禍。速效而光不全。蘇紅洗肝散主之—花翳白陷液膏傷。四物洗肝卜羌防。蘇紅夕蟬甘菊艸。開導病重有何妨。（未完）

乳癌當以理氣爲先解

董志祥

婦人患乳癌者。治不得法。每難獲效。甚至深潰穿腐。見筋露骨。以致內膜腐破。膿毒攻心。因此而死亡者。不啻千萬。奚可救哉。余謂不然。此豈屬膏肓之疾。無藥可救哉。余謂不然。乃由醫者不知治此之法耳。夫乳頭屬肝。乳房屬胃。古人先我言之。蓋乳頭之分泌乳汁。全賴肝經之疎泄。乳房之貯藏乳汁。稟於胃中之水穀。然余又謂乳房內之乳腺。亦屬於肝。乳癌之病。實由於肝氣之抑鬱。蓋肝主風木。其性條達。令鬱而不舒。屈其挺然之質。其氣與腺管之汁。鬱積爲痰。榮衛之氣不能運行。如此烏得不患乳癌之症乎。其症初起。肉色如故。不赤不痛。內有隱核。堅硬不移。積之歲月。塊核漸大。氣血因而虧損。形肉因而羸瘦。久則內潰日深。危險甚矣。若能投解鬱理氣佐以和榮化痰之劑。用香附、鬱金、合歡、橘絡、橘叶、川貝、瓜蔞、歸鬚、赤芍、柴胡、薄荷之類。多服久服。則病自愈。若醫者不知病之所因。妄投發散攻消之劑。誅伐太過。禍不旋踵。豈可不憤哉。

白濁預防法

（吳蘊圖）

一昨之夕。於案首披誦某集。偶見有杜防白濁傳染法一篇。亟援毫錄登本刊。以告嗜漁色而欲防傳染白濁者。得有預防之法也。（方列如次）

法取玉蜀黍俗稱珍珠米又名玉米不拘多少。晒乾。磨成粉末。每日空心時。白糖調和。一日三次。每服一杯。服至一年。即或宿娼。亦終身不染白濁也。

性的衛生

性病指南

（二十四）

（王庚）

惟包莖之人。凡久患遺精的人。其包皮囊內。多有精液滋留其中。其質乾厚。和豆腐渣一樣。可說是遺精的確證。至於尿道有炎症者。大致是淋疾。蓋遺精或漏精。決不致起尿炎症。

有人在小便時，尿之外觀呈乳汁樣者，不可不疑及於漏精。此時欲藉顯微鏡之力才可知道，若汁中含有活的精虫，可斷定他是精漏，宜求醫診治。

健康人的精液中，一滴精液，含有活的精虫無數，患病理上遺精的人，則睪丸固有的分泌物，往往減少，精虫的數目也大爲減少，至病漸重時，精液變爲極稀薄，常有發育未成熟及衰弱的精虫發現，竟有精虫缺乏而至絕無者，此之謂『精虫缺乏症』有時尿道中存有少許精液，乘小便的時候，卻同時分泌於體外。此時有人誤爲漏精，而實係射精後之剩餘物，此之謂『假性漏精』

遺精的治療及預防

健康人的遺精，是因爲精囊裏蛋白質充滿且膨脹的緣故。也是肉體上一種新陳代謝的作用成了規則的慣例，（未完）

公開古今秘方　社會定期刊　造成百病自療

小藥囊

歡迎投稿

本欄專載一切簡便實用良方、故用筆務求簡明、功效務求神速、為讀者增醫藥常識、為病家闢自治園地、為人類謀健康幸福、

腹膨痞積痢下如痰

（夢石）

白蕪荑一錢厚朴豬苓澤瀉白朮肉桂茯苓各五分共為末用雞肫肝一隻打碎去筋和藥拌勻蒸熟為丸滚湯送下。

追虫取積臍疼肚痛

黑丑茵陳牙皂木香各一兩焦山查二兩生軍檳榔各四兩共為末紅糖冲空心服大人每次二錢小兒減半姜湯下。

咯血服牙牌草喪生記

張鵬飛

徽商陳某。販木為生。嘗往來徽杭間。獲利無算。每游杭。輒以江干某木號為其寄寓之所。號中夥友莫不相稔也戊辰春。重又至杭。度其客商生活。一日晨起。忽吐血盈甕。心甚驚恐。偶憶故老傳說。牙牌草止咯血。頗有神效牙牌草者。葉長而狹。面有星點。酷似牙牌。故名。陳因思某船妓家後園植有此草。亟往攝取。揉而吞之。江干船妓。在杭頗有名。往者胥處舟中今茲咸列屋市廛。不復艤舟江浜矣陳固常涉足其間。欲攝取此草。不難一索即得也惟陳自吞服牙牌草後。血果立止。而胸中頓覺鬱塞異常。馴至呼吸皆促。急就杭地名醫潘某診視。診畢歸來。日已將晡。號中夥友見陳自外來。而面色大異往昔。因詢曰。潘醫云何。陳悽然曰。余疾不可為矣。行當決別。祇在早晚間耳。友有金姓者曰。惡是何言也。陳曰。潘醫謂余惡血為牙牌草所阻。鬱于胸中。不能宣洩。當發為狂易。是為不治之疾。嗚呼。余惟聽之而已。言已捫胸頓足。憤恨無似。即怱怱歸其寓室。衆見陳去後。乃竊竊私議曰。苟潘醫之言果驗。則將奈何。金姓者曰。吾觀陳客面雖有異。殆為潘醫恐嚇所致。其體格之健全。固為衆所目覩。萬不致變在頃刻。否則明日送[illegible]回籍。未為晚也。（未完）

性交不脫記

（怪病奇治）

（余學愚）

四月十二號八時許。宋大仁先生住所。忽聞叩門聲甚急。予適在廳前披閱皇漢醫界。啓戶視之。問其故。據云何姓。寓寶山路頤福里言時即出。其隣居陸君介紹名片。請宋先生速往診病。問其何病。莞爾而笑。促之。則曰急症……臥床不能起……予轉告先生。因相識者介紹。遂即同往。見其門前張燈結綵家人惶急異常。主人告先生曰。舍姪昨夕娶親。今晨不知何故。夫婦兩人。膠結不開。（在座者無不捧腹）繼曰。素仰先生既神中醫。復精西法。請先生設法救治。既……在旁者議論紛紛。或謂性器管大長。或謂男女兩性生有異稟或謂犬之性交。往往不能解脫。以冷水淋其背即開。如能如法泡製。定能解脫。……宋先生視畢曰。此無他。膣痙耳。我亦曾聞一人。為某君云。以冷水醍醐而下。然而男女經此一淋，雖則能開。但因此而病遂致不起。殊為危險。不可妄試。惟此症極罕中土醫案良方。俱無紀載。西醫對於一時救治之法。亦未見及。然按之學理。非活用西法及手術不可。乃使新婦吸引Chloroformin少許及注射以鎮靜其神經。1% Argentumn itrieum。塗布。並施手術等。片刻而愈。亦臨床中之趣聞也。及歸聞宋先生言。我行國性教育缺乏。尤其是舊教下之婦女（未完）

胎毒濕爛蔓延無休身如脫皮者

（姚夢石）

用薔薇花梗連皮去葉炙研細末菜油調搽即効

耳邊濕瘡膿血淋漓延及面部

用煅石膏蛤粉各八錢生黃柏四錢輕粉一錢共研細末冬日以蔴油調敷夏天更清水

頭部濕毒黃水浸淫并癩禿癤瘡

用松香二兩。為末入葱管內。用線扎好。水煮溶化去葱。候乾。加黃丹一兩。（水飛）炒無名異一錢。炒官粉一錢。輕粉三分。共研細末香油調敷。如神。

出版務求信用切實保證 又名社會醫學常識報 主持者有學識經驗及人格

長篇小說 醫海燃犀記 一二三（余不平）

第二十回 偕好事凌雲得佳偶 遊異地國剛驚惡夢

難于形容。不必多贅。到後來凌雲的父親。知道凌雲好事已成。也無可如何。經了好幾番的波折。才將原定的婚姻退却。這總算是楊凌雲情場幸運。得遇俠士。助其家庭革命。得告成功。知道這回事的。那個不豔羨他是幸運兒呢。那也不提。再說西醫學會。原是歐羅主持。後來歐羅死了。便是王國化主持現在王國化又死了。直正是蛇無頭而不行了。有一天。開了一次會議。計到會者。有王國剛。王國學。華文棋。黃式微。王大祿等二十餘人。當由王國剛報告他哥哥死的經過。現在會務無人主持。請大家公推一人。主持會務。繼續進行工作。當下互相推諉。一個不肯負責。有的見兩位過去的主宰。都死于非命。覺得這會內主宰。是個凶缺。視為畏途。有的是鑑于中醫和西醫界的一部份。有了大聯合。一致和他們反抗。覺得這個會內的主宰。也不容易幹下去。所以大家你推我。我推你。（未完）

幸福之門

胎漏（陳克溶代問）

舍妹性善憂鬱自去年十一月結婚至今春三月卽月事不來嗣後乳頭一擠稍有一種白色乳汁流出近則精神不振手瘦足軟面帶黃色胃口不開一日不食亦不為飢腹有硬塊動則微痛後月經又來色淡不多請問是否乾血痨抑屬有孕並希示以治法

答陳克溶君問（朱振聲）

據述症屬胎漏非乾血痨也要知乾血痨決無月經又來之理且此症並無肌膚甲錯兩自黯黑潮熱盜汗等症故敢斷其決非乾血痨也至於腹塊作痛者乃變鬱傷肝肝氣橫逆阻而不通不通則痛也為今之計先宜養血保胎以救其急否則胎必難保

白歸身三錢
厚杜仲三錢
炒白朮二錢
阿膠珠三錢
桑寄生三錢
春砂殼八分
藕節炭四枚
赤茯苓三錢
大白芍二錢
川斷肉三錢
酒炒黃芩一錢
製香附一錢
佩蘭叶一錢
佛手八分

幸福園

續武余不平先生原韻四絕（叶鵬飛）

解暑全憑新小說。電風涼爽水晶寒。深閨畢竟多情淚。看到纏綿淚不乾。

暖風蕩蕩漾珠簾。簾內雙雙笑並肩。說道今宵分睡也。含情微慍轉無言。

蘭閨結伴去招涼。水院風來菡萏香。剎得新蓮盈一握。歸來嬌憨要郎嘗。

茶飯懶思非病暑。但看衣窄腹便便。重陽未到君須記。準備孩衣要費錢。

海外珍聞 勇大佐中彈不死

英國大將惠靈吞麾下有一個大佐。聞得拿破崙從愛耳巴島逃歸巴黎。便去詢問醫生。他還可活在世上多少時。醫說他的肺結核症。現在已達極點。倘使能夠善為珍攝。還可多活幾月。大佐聽了呼道。「大丈夫與其呻吟牀褥。病死牖下。到不如效死戰場。馬革裹尸的爽快了。」於是入營隨征。在「滑鐵盧」一役。大佐的胸部受了重傷。槍彈恰中肺核。腐毒盡去。竟因此得以延命數年了。

本報特聘羅家衡律師爲法律顧問

幸福三日刊

中華郵政特准掛號認爲新聞紙類

幸福報

紹儀署

第一三二期

（民國十八年九月九日）

每份售洋二分

館址上海三馬路雲南路口

見色不動心之秘訣

（彭祖壽）

□看她是同胞姊妹行

□看她是胭脂老虎

飲食男女，人之大欲存焉。此古今中外不易之確論。亦生人所必不可缺也。以飲食而言。一日不食則飢。三日不食則疾。五日不食則病。七日不食則死。是飲食之於人大矣。何謂男女亦人之大欲耶。古來女以男爲家。男以女爲室。是男女之相需爲用也如此。因其相需爲用。故其相求也必愈切。求之不得。夢寐思存。精神恍惚。形色憔悴。肢體瘦減。春病纏綿，雖盧扁再世。難診相思。仲景復生。莫由施治。倘伊人在前。情哥到來。則支離瘦骨。昂然立起。鬱鬱深鎖。頓然大開。儼若電氣相感。一觸即通。又如枯艸逢春。靈芽蔚茁。其作用之不可思議。奇妙難解。誠不能想象得之也。夷致其所以致此。要皆一色字使然。女愛男色。不過存之於心。甚少發之於外。以爲種種之迷惑引誘。蓋女性羞恥之本能較盛。且亦乏撩動鈎惹之手段耳。男子則反是。男愛女色。固不但時記諸心。抑且發諸行爲。試觀報載並習見習聞之和姦案捉姦案幽會密約等事。即可概見。彼等冒大危險置死生於度外。想盡種種方法。以求一時性欲之衝動。不惜犧牲一切。甘犯大不韙。因以身敗名裂。遺辱宗親者。在在皆是也。吁。色之於人大矣哉。爲免除如上害處。見色而不動心。其法維何。曰。不外（一）看她是同胞姊妹行——設有人焉。麗若天仙。美絕人寰。倩影驚鴻。斌媚婀娜。雖爲男子亦爲躍躍心動者。當即消滅此種觀念。興起一種愛敬之意。視若本己姊妹班輩。則萬斛熱情。必能滅煞於無形。一絲欲線。當可斬絕於既萌。（二）看她是。脂老虎——又有人焉。有閉月羞花之容。沉魚落雁之態。傾國傾城之貌。出水芙蓉之姿。雖明遵坐懷不亂。亦爲之驚心動魄者。可視彼若換身之野獸能吮人之精神若塗粉之老虎。能食人之血如是必邪念不生。悚惶却走矣。寄語青年。三復白圭可也。否則後日噬臍。已恨不及奈何。

現金徵求古時名醫眞蹟驗案

□自一元起至一百元止

□以年代之遠近爲標準

本報自本期起。徵求古時名醫眞蹟驗案。不論頁數之多寡。（如能聯貫則更佳）方案之長短。均所歡迎。惟須註明該醫之履歷。如『姓名』『年代』『著作』等等。掛號寄下。經本報編輯部審查。如確屬眞蹟。當即酬以代價。每一名醫。是一元起至一百元止。以年代之遠近。聲譽之大小爲標準。（如將來欲原方寄還者亦可照辦。。惟須預先聲明）幸各界人士。注意及之。

續銀海新編

（三）　姚夢石

6蟹睛珠症

胬出風輪破欲流。蟹睛形狀吐珠眸。急時醫治猶遲緩。瞳子傾危不可收。莫待青黃俱凸出。清光今世好難求。

狀見精膏損破。綻出黑顆。小如蟹睛。大如黑豆。甚則杏仁棗核之狀。與黑翳如珠向別。伊以膏內生起。此症因破而出。急治難免瘢痕之患。實者堅痛。難去來速。虛者軟而不疼。來遲可去。

防風瀉肝散——瀉肝散治膏出輪。羚羊遠志芎人參。防風細辛黃芩甘。煎藥上升白桔梗。

實熱瀉肝散——蟹睛瀉肝最相宜。茺蔚硝黃地骨皮。元參知母車前子。急急醫治亦是遲。

12木疳之症

木疳十有九風輪。碧綠青藍似荳形。如是昏沉應不痛。若然淚澁目多疼。莫教變症侵眸子。不散瞳神便破睛。

狀見色綠青碧。有虛實二症。虛則大而昏花。實者小而痛澁。非比蟹睛。因而破出。此乃自然生出者也。

平疳清火湯——木疳非虛分散火湯。車前柴胡生地黃。連翹枸杞夏枯草。白芍同煎石歸當。

羚羊角飲子——木疳青驚似荳形。五行疳症認分明。細辛知母五味子。硝黃防風羚羊飲

天癸與內分泌

（汪秋元）

內經曰。女子七歲腎氣盛。齒更髮長。二七而天癸至。……丈夫八歲腎氣實。髮長齒更。二八腎氣盛。天癸至。……是則男女均有天癸也。今人謂女子月經與男子之精為天癸。似未合乎內經之旨也。然則天癸既非月經與精。究為何物乎。苟以西國生理學衡之。則可得答案曰、天癸乃一種無管腺所分泌之液體也。何以言之。蓋人體有有管腺及無管腺。有管腺所分泌者可見。如汗唾淚等。無管腺分泌者不可見。然有之則肢體長養。臟腑充盛。無之則肢體萎縮。臟腑虛弱。其所分泌者。名之曰合而孟。無管線有多種。天癸乃指生殖腺之分泌而言。蓋至一定之年齡。腺發育。而有生殖機能。則生殖。即所謂成年期之時。內經之所謂二七與二八天癸至。女子則月事以時下。故有子。男子則精氣溢瀉。陰陽和。故能有子。蓋天癸至。而後有精與月經。非天癸即精與月經也。以是推測。則知天癸必指生殖腺之內分泌。且內經又曰。七七任脈虛。太衝脈衰少。天癸竭。地道不通。故形壞而無子也。及七八……天癸竭。腎臟衰。形體皆極。蓋至此時期。則生殖器萎縮。而失生殖機能。形體亦均呈衰老現象。曾盛行之返老還童術。即為割換生殖腺。割換後能恢復少壯形態。可知生殖腺萎縮。與衰老有極大關係。與內經之言相符合也。然則天癸即指生殖腺之內分泌。無疑義矣。不謂西國最近發明者。乃內經早已言之耳。

性的衛生

性病指南　（廿五）　（王庚）

這是生理上的遺精。伯林弗爾不林開兒教授。他把這種作用。叫做『尋常遺精的自己調節機關』。這種遺精。對於身體沒有害處。也無從去設法治療。但是一個人。若是平生從來沒有過這回事。也不必奇異。一個有名的醫學家曾說過。有許多人簡直沒有遺過一次精。和爾博士也曾說過、因那人的物質的狀態。衛生及習慣的調和與否。兩三個月間有無一回遺精的事。這不是什麼重大的事情、照這樣看來。時日相距很遠的遺精。十日以上。——是不必加以治療。今所述者。是指病理的遺精而說的。略述如左。

（一）睡眠、小時前勿飲開水睡眠前多飲開水。最易患遺精。在遺精頻發的普通原因當中。除了疾病之外。

（未完）

小藥囊

歡迎投稿

本欄專載一切簡便實用良方、故用筆務求簡明、功效務求神速、爲讀者增醫藥常識、爲病家闢自治園地、爲人類謀健康幸福、

咯血服牙牌草喪生記（續）

（張鵬飛）

及昏。衆方譁畢。忽聞陳客室內。擲物聲。搗椅聲。玻璃碎裂聲。磁碗着地聲。雜然並作。衆急趨視。但見陳面紅頰赤。如着風魔。見衆至。亦若視非素識。而兩目耽耽。尤覺怖人。東西竄走。身無甯時。衆投被制。咸却步不敢前。急遣小使棄白號主。未幾。號主來視。目覩斯狀。亦縮手無策。惟有召有力者數人。監視其行動而已。迨次日黎明。陳某狂態不覺盡斂。衆以陳客疾已大瘳。而陳已倦極。若有所悟。乃歷向號主。陳述人欠欠人。各有若干。兼以家務瑣事。諉爲轉達。尤以身後相累。重抱不安。頗致歉詞。號主度其所述。均爲臨命之言。頗深訝怪。然不逾刻。陳果撒手而長逝矣。嗚呼。使陳不聞故老傳說牙牌草可治咯血者。雖爲咯血重症。決不致喪生命于頃刻也　孰意一草之微。爲禍之烈至於此哉。世之盲從者可以鑒矣。

（完）

痘入眼睛陡起膜翳

（姚夢石）

使小孩仰臥。用手將眼撑開。取黃鱔一條。離尾尖約四五寸。用剪刀剪斷。其血滴入眼內。仰臥片時。每日二次。行之半月白膜自脫。再服望月散。方用眞兔屎一兩。炒米粉九兩。拌勻。飢時開水冲服。

走馬牙疳

用白椿臘花根數斤。搗爛敷牙齦出血處。即能流出毒水。衄自止而愈。

〔怪病奇治〕性交不脫記（續）

（余學愚）

初次性交。難免害羞畏懼。英醫孔格美氏所謂由眞性的。（心理的）亦能致假性的。（生理的）或因出嫁太遲。處女膜韌。適當仡獨良宵。殊難孤負。於是瞻小如　之佳人。勇猛若虎之郎君。銳矛堅盾。對壘爭鋒。嬌羞答答者。能不畏懼耶。此際知覺過敏之處女膜。引起劇烈之疼痛。同時廣相依之膣括約筋。肛門舉筋。及會陰諸筋。急爲觫悔。引起反射作用。盡力收縮而成膣部痙攣。爲消極之抵制。遂致深入不毛之孤軍。被困於八陣圖之巧計。英雄無用武之地。不能自拔矣。至於膣痙平時療法。德國婦科學教授溫開氏著 Lehrbuch (e Gynak logie 有云。輕症則指教交接方法。（即陰莖塗搽脂肪。插入時注意婦人臀擡高）即能奏效。若處女膜知覺過敏。則先塗布古加因 Cocain 溶液5%。插入管狀膣鏡。先用小者。漸次至用大者。反覆數次。若尙不能達其目的。則除去知覺過敏之處女膜。可收良效。即先施麻醉。而以剪刀截斷處女膜之基庭。至尿道口而止。其基庭瘡面。以二三縫合結合之。否則。處膜之單純切開。常無效也云。此奇異之性病。不特爲醫者所當研究。亦爲青年者所不可不知也。

（完）

繡球風治法

幸福社社員李寒吻

患繡球風者。極爲討厭。患者用建旗紅茶二兩。用水煎成濃湯。而後洗患處。數次即愈。惟洗後須以乾布揩乾爲妥。

吞螞蝗急救法

（幸福社社員李寒吻）

夏日不愼。偶將螞蝗吞食者。速用桂圓肉少許。再包以烟管中之烟油食下。螞蝗立可從大便中而出也。諸君幸留意焉

走馬牙疳治法

幸福社社員李寒吻

患此症者易有性命危險。用生大黃三錢。丁香十粒。再加蓖豆二錢。共研細末。調以上好熱醋。然後調敷于兩脚心。以油紙包裹。以免遺失。

出版務求切實　信用有保證　　又名社會醫學常識報　　主持者有學識經驗及人格

幸福三日刊　　五三

長篇小說　醫海燃犀記

第二十回　借好事淩雲得佳偶　遊異地國劇驚惡夢

一四

（余不平）

一個不肯存認。一直鬧了有三個鐘頭。已過開會時間。華文祺說。今天既不能決定。只好下次再議吧。取得大家同意。才各自散去。從此以後。這轟動一時。名振遐邇的。西醫學會。無形中暫告停頓。大同醫學會。如張大篪。張景岐。和杜氏笙他們一班人。見他們無形停頓。不禁暗暗好笑。當然落得休息休息。不和他去搗筆墨官司。那知光陰如流水一般快。已到了五月天氣。那時黨軍已克復江浙贛皖。大軍已進攻至徐州一帶。中央政府。已遷至南京。有一天。杜氏笙來訪張大篪。細談一切。民笙道。現在中央政府。已告成立。我們趕快要速遞呈文。請政府加以援助。取銷先前教育廳的亂命。才好呀。大篪道。對的。打人不如先下手。就請足下撰一呈文稿子吧。（未完）

幸福園

給血四十二夸脫之壯士

美人標因爲四十一歲之壯男子。在某船塢爲水手。有子女三人。生平輸血以救病人之事。達八十六次之多。故其臂上疤痕纍纍。多不勝數。按人體共有血液六夸脫(Quart)斯人所給之血。竟達四十二夸脫。即七倍於人體之血液。然儅因自言必要時仍能供給血液。以救他人之生命。專以供給血液爲業者。不祇儅因一人。隨地有之。當能應召而至。凡患血虧。肺炎。傷寒等重症之人。藉外科手術。得若輩血液之灌注。其病輒能霍然而愈。惟所需之血不特須質佳。且須與病者之血同類。血液凡分四類。苟或誤用。足制病者之死命。母與子或兄弟與姊妹之血。不盡相同。故以供給血液者。皆受檢驗。其血液母品且保存於各醫院中。以備古者。最奇者儅因之血液特佳。且會於十日間出血三品脫。而照當繼續其苦工。若無其事。其脈搏及呼吸俱無異態。面色亦不若其他給血人之灰白。或謂彼所以具此特殊能力者。實由於其有規律之生活及合於衛生之戶外工作。不僅其體質優良己也。習此業者每次給血可獲二十至五十元不等。然儅因調貧苦之病人往往不取分文。其慈善之心有足多矣。（政）

陰腫

（衛志卿代問）

內人於本年四月間懷姙。迄今將三月餘矣。而不知如何忽患奇症。於下部（即右面陰唇上）忽然腫起。疼痛難忍。並無寒熱。當疼痛之時。甚至痛極狂呼。幾乎發去。自懷姙以來。己發過四次。其發時隔一月有之。或一二十天有之。最近祇隔離五六大。須痛至一晝夜而止。在鄉間曾請醫診治。不能斷定是何症狀至於飲食極少。在月前一日須嘔吐數次。至今稍減。隔一二日一次。服藥亦不見效。祈惠賜以良方。俾得早脫苦海。快登幸福之途。再造之功。感激無涯。茲隨函附呈問病費鈔洋一元。祈收納爲荷。

答衛志卿君問

（朱振聲）

據述症屬肝火內熾。上下鴟張。挾濕阻上冲。則爲嘔吐。挾濕熱下注。則爲陰腫、治宜內外並顧。內服逍遙散合導赤散加減。外用黃連膏調敷。應能收事半功倍之效也。

內服方

銀州柴胡五分　鹽水炒黃柏一錢
全當歸二錢　黑山梔錢半
生白芍二錢　益元散包三錢
淡黃芩二錢　炒竹茹錢半
細生地三錢　左金丸二分吞服
潼木通五分

外敷方（即黃連膏）

黃連錢半　當歸尾二錢半
黃柏一錢　細生地五分
姜黃一錢
用麻油五兩煎枯去渣入黃臘一兩收膏候冷敷腫處

本報特聘羅家衡律師爲法律顧問　幸福三日刊　中華郵政特准掛號認爲新聞紙類

幸福報

錢儀署

第一三四期

（民國十八年九月十二日）

◀每份售洋二分▶

館址上海三馬路雲南路口

定報價目

每三日出一張五個月一元全年二元寄費在內本外埠一律國外加倍郵票代現九五計值

廣告價目

每期每格（共五方寸）計五元均排於新聞之旁如欲嵌入新聞中長期面議

本期要目

徵求現代名醫眞蹟驗案

本報自刊登上海名醫眞蹟驗案以來。備受讀者歡迎。惟思名醫未必限於上海一隅。而上海未必盡屬名醫。於是有現代名醫眞蹟驗案之徵求凡現代名醫而願將眞蹟驗案發表於本報者。無不極誠歡迎。惟普通方案而無研究之價值者。恕不刊佈。各地名醫幸注意及之。

附告本報刊登名醫驗案。並不取費。惟每期收鑄版費一元。作代鑄鋅版之用。此版將來可以奉還。

鬼交之研究

▲打破數千年陳怪之學理

▲說明所以能結胎之原因

（朱振馨）

世界上有種女子。在睡夢中與男子交媾。後來她的肚子。也能夠漸漸的長大起來。不過產出來的。並不像人形罷了。從前古書上對於這種胎孕。無以名之。一律稱爲鬼胎。以爲這是與鬼交媾而得到的。並不是男女搆精合成的。所以他不能夠成形。更有一般略爲開通的人。以爲這種胎的所以成功。完全由於室女或者是尼師。以及生性淫蕩的婦人。他們因爲所欲不遂。以致肝腎相火。不時興動。而當時的淫液。假使流到子宮裏面。就要結成鬼胎。並且還拿什麼水屬陰。火屬陽淫液屬陰相火屬陽。陰陽相合。也能成胎等似通非通的學說來證明。但是我終不能十二分的明瞭。因爲第一種學說。我是絕端反對的。鬼神是無形的。他那裏能夠與女子交媾呢。造成這種學說的人。完全是理想。講到胎的成功。完全由於男女搆精。相合而成。就是西醫所謂精蟲卵子。況且獨陽不生。獨陰不長。斷無女子自己的精。能夠成胎的道理。所以第二種學說。也可以不攻自而破了。那麼這種胎。究竟從那裏來呢。我以爲無論什麼事的成功。一定有一種原因。女子既不與男子交媾。而她的肚子能漸漸長大。也有一種原因在裏面。據我的淺見而論。所以能夠結成這種胎的原因。不外乎氣痰癥血等等。鬱結而成。因爲胞宮是氣血生原的地方（男子以藏精。女子主月水）有靈機所以有化機。不可以有一物留在裏面。否則那源源的血就要隨收而裹。天天這樣的去供養。因此經也閉了。腹也大了。而過這種痰氣癥血等等。必定要在經行胞淨的時候。方能乘虛而入。大概多怒者成氣胎。多痰者成痰胎就是靈樞上所謂右胎這種胎純是女子本氣而結。與鬼並沒有絲毫關係的。但是世俗上都稱之爲鬼胎。一則他們不能明瞭所以能夠結胎的原因。二則因爲羞辱關係。不得不推在鬼的身上。其實都是誤解呢。至於還有一種異乎尋常的胎。我時常在新聞報快活林裏面看見。什麼蛇虫豕犬。樣樣都有。這種胎我以爲都是感受他種精氣而生。否則決計不致如此的。因爲生理上面。對於卵子都有遺傳性。所以牛決計不能生虎。虎決計不能生犬。再觀馬與驢交。生出來的。就成了一只非驢非馬的騾。騾與馬交就成驢。可見遺傳性是很有關係的。古人說子血能滲父骨。這句話一些不錯。所以這種奇生怪產。是不是受人精而產生的。也可想而知了。

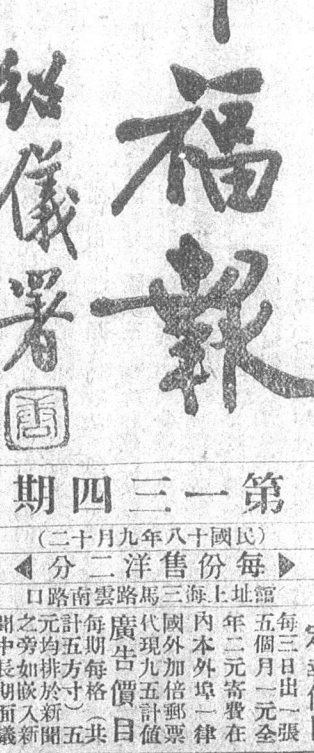

□續銀海新編

（四）（姚夢石）

8 火疳之症

火疳生如紅荳形。熱毒應知患不輕。脾皆生來潮可緩。氣輪犯剋目多疼。重則破爛成血漏。輕時亦有十分疼。清涼調治無疑惑。免致終身目不明。狀見脾皆氣輪。初如椒瘡榴子。或圓或長。狀如紅豆。此則從內而生。非因瘀積於外易消之比。

火疳洗心散——火疳形紅宜洗心。大黃黃連與黃芩。荊防歸芍知母桔。散血須用黑元參。

9 金疳之症

金疳起如玉粒。胞生必礙睛疼。沙擦澁緊翳障生。生在白珠氣輪。疼痛淚流不爽。陽分最苦氣升。時交陰降略清當。目少澁而堅硬。狀見玉粒相似。至大變出禍患。此症午前陽氣旺時。病甚。午後陰分。病略清寧。

金疳治金煎——治金煎治白睛脹。葶藶黃芩枳殼麴。桑菊黃連旋覆杏。防風引藥最高強。

10 水疳之症

水疳眼忽一珠生。或在胞中或在睛。或是痛如針株刺。連眶帶腦亦烘疼。或然不疼形多大。不散瞳神便漏晴。狀見形如黑豆。或圓或橫長。有虛實二症。實則小而痛甚。虛則大而痛綏。（未完）

□月經非有用之血

顧秋霞

嘗考女子之病。多起于月經不調。月經不調。則百病叢生。蓋月經一月一行。爲衝脈之血。及任脈之液化合而成。衝爲血海。任主胞宮。任脈屬于太陰。爲陰脈之總司。衝脈麗于陽明。爲陽經之總脈。任脈之陰液。稟于太陰水津之灌溉。衝脈之血液。稟于陽明水穀之精微。陰液得陽氣之化。血液得天之合。會於胞宮。出於陰道。按月而下。是爲月經。故經云任通衝盛。則月事時下。任虛衝衰。則地道不通。可知月經爲衝任之津液及血其至與不至。胥由於衝任之虛實也。我國婦女之經病。每不注重。以至婦女之患經病者。十有其九。是以生育不繁。甚至年老而無子。良可嘆也。若至經閉不行。勢必成勞。蓋月經之血。是廢棄無用之惡物。爲胞宮之排泄物。即子宮腺分泌之粘液。及洄血管滲漏外出之靜血。混合而成。故宜按月而下。不下則反病矣。昧者不察。以爲月經是純粹之精血。豈不知月經無用之物乎。若誤爲純粹之血。則一瀉巳不堪支。矧一月一行乎。然月經雖非有用之血。若超前與落後。即爲卵巢及子宮有病之徵。或停閉而不瀉。即爲積瘀。瘀血留戀。釀成血癥石瘕之患。非但不能受孕。且患終身之病。由此觀之。月經爲婦女之要素。月經不調即爲卵珠不健之兆。卵珠不健。雖能受孕。亦必不強。即國民不強。則國家烏能強哉。可見月經對於家庭之盛衰。國家之強弱。實有至密至切之關係也。欲求強國。先必強民。欲求民強。必先調經。經調而後種子繁殖。人人如斯。則家庭興盛。國家無有不強者矣。

性病指南　性的衛生（二十六）

（王　庚）

就是在睡眠前多飲液體。因爲膀胱裏的水分充滿。遂使在膀胱與直腸之間的精囊。受非常的壓迫。而精囊中的精液。遂被他們壓出了。據克也斯博士說。成人膀胱的平均容量有八盎斯。所以在夜晚。就是水也不可多飲。要是口裏覺得渴。飲兩三口就夠了。——在晝裏當然可以多飲。保護身體之健康。——阿克頓博士在他所著的生殖機關裏說。六點或七點鐘剛吃了晚飯的時候。不可飲茶水。在眠前常常規則的排除膀胱中水分的事情。及夜裏持忍耐心的事情。與前述之晚飯後不飲開水的事情。這都是預防遺精頻發的妙法。阿克頓博士更勸人不要在夜間吃東西。拜丰張斷茶。咖啡和烟草。特也爾博士也說。眠前的什麼宵夜飯。就惹起不安與夢遺之點上說。是很不適當的。在美國東部某都會有一個青年。常患遺精。頗引以爲苦。可是他有在將及睡眠以前往館子飲多量的湯物的習慣。知道這個事實的醫生。就勸他取消這個習慣。說是遺精就可告愈。他就遵照醫生的話。不多幾時。遺精的頻發。果然好了。看了以上的各種事實。患遺精的人。在睡眠前切忌飲水。（未完）

小藥囊

歡迎投稿

本欄專載一切簡便實用良方、故用筆務求簡明、功效務求神速、爲讀者增醫藥常識、爲病家闢自治園地、爲人類謀健康幸福、

小兒眠睡之研究（一）

（育兒須知）（懺盦）

（甲）母子同寢與異寢之研究。小兒睡眠。應與母同衾乎。抑直與異寢乎。世之研究育兒法者主張各異。甲說主母子異寢者之理由有五。（一）母子同衾。則易養成夜間飲乳無度之弊。（二）酣睡之際。乳頭含於小兒口中。往往有令小兒窒息而死者。（三）母之貪睡者睡夢中轉側時。往往將其子壓斃。此例時有所聞。尤以對於月內嬰兒爲多。若母子異衾則其弊可免。（四）母子同衾。因溫度太高。夏季天熱固屬不宜。春秋二季亦易致汗感冒。（五）母子同衾。母之身軀厚。兒之身軀薄。因之不能密貼覆蓋兒身。易致受寒。（六）母子同衾則母呼吸強。兒之呼吸弱。養氣每爲母之呼吸所奪。乙說主張母子同寢者之理由有五（一）母子同寢則爲母者對於兒之睡眠監察易週。身體可免受寒（二）母子同寢。則夜間有大便小便及哺乳等事。無起床往返之不便。（三）繁盛城市。屋租奇昂。中人以下之家。房屋狹小。有子女數人。如必一一異寢。安得許如餘地以容小床。是亦能言而不能行。故以同寢爲便。（四）母子同寢則夜間小兒眠睡之狀況。易於觀察。如有疾病。亦易發覺。得以及早留意調治。（未完）

◘治頭痛法

（徐清和）

吾人傷風頭痛時。可向藥店內購紫蘇及桑葉共五十文。置於藥罐內煮沸後。再將紫蘇桑葉倒於面盆內。然後再以一塊極厚之大布。覆於頭上。勿使洩氣。並將雙目緊閉。蒸薰約一刻鐘。頭內自覺不痛而舒暢矣。隔一小時後再以此紫蘇桑葉煮熱。仍以老法薰之。一日連薰數次。頭痛自愈矣。

一個三年腹痛之妓女

（怪病奇治）（李健頤）

民國十四年。平潭后團鄉。某妓女。（隱其名）年二十一歲。患腹痛三載。延醫服藥。不特無效。且日痛日深。輾轉床第。呻吟不安。有黃姓者。與某妓暖昧情深。深知余醫術頗精。力爲介紹。幷代邀余診治。余將至彼家。遙聞病者呼痛哀慘。聲達里許。家人遙覩余至。旋入通告。病者遂忍痛不呼。故隱病狀。試之以脉。余先審形色。纔診其脉。即曰此症是係腹痛。病者驟然曰。先生脉理甚明。一診即知余之腹痛。吁吾病三年。延醫診脉。皆能知是腹痛。奈何服藥無效。豈腹痛一症。世無良藥乎。但望先生細心研究。賜惠良方。救我蟻命。則載生之德。惟當啣環圖報。余沉思良久。坦然曰。汝之腹痛究屬痛在何處。詳細指明。俾我有所方針。不然。諱疾忌醫。卒滅其身。某妓曰。某之腹痛。在於小腹下。陰戶上。環繞腰間。急急作痛。痛時小便澀閉不通。余即斷爲濕熱內伏於子宮。濕蒸爲帶。淋漓不絕。日久日深。內傷帶脉。帶脈繞腰循小腹。痛引小腹。彷彿腹痛。究非眞腹痛也。某妓憬然悟曰。先生眞神醫也。吾之病帶。殆五年矣。自去年六月間。帶下加劇。甚至轉爲血淋。小便刺痛。腹痛增重。如先生所言病原。誠有至理。余曰汝之病（接第四版）

◘男子腎癰婦人乳珠及陰中毒瘡

鮮蜂房一個。煅存性。研末。用三錢。葱白頭五寸。同搗成膏。空心溫黃酒冲服。男用左手握玉莖。女用右手蓋陰戶。臥而取汗。如無汗再進一服。

◘繡毬風一名胃藏風

（姚夢石）

用蟛蟹殼煅一錢。明凡一分爲末。撤患處。或以炒五倍子。松蘿。茶叶。各等分。搽調亦可。

留連至今而不愈者。是由於故意隱病狀。以脉試醫。醫非神仙。何能詳悉病情。無如略爲敷衍塞責。旹數味行氣止痛之藥而已。夫行氣止痛之藥。與治帶病。如風馬牛之不相及。誠自悞之也。遂爲處方。用小薊飲子合萆薢分清飲一次連投二劑。症減大半。照方再服三劑。霍然而愈。後用知柏八味丸加車前子牛膝乳香而收功。然此症綿延三載。諸藥罔效。今僅治半月間。沉疴立瘳。可見藥能對證。著效最靈。豈腹痛真無良方耶。嗚呼。某妓者。如肯早告病情。而用治帶之藥。則不至受三年之苦楚也夫。

（完）

長篇小說　醫海燃犀記

一一五（余不平）

第二十回　借好事凌雲得佳偶　遊異地國剛驚惡夢

民笙說。也好。我撰就。請你和張景老改正吧。于是由杜民笙起了一稿。送給大寵和景歧父子看後。才繕好掛號。寄至南京第二天。上海日報本埠新聞上。登出一種新聞來。大略說。大同醫學會。呈請中央政府的事由。如何如何。當天王國剛和華文祺等。看到這種新聞。不由得作急起來。互相抱怨道。人家團體這樣堅固。沒有我們這樣散漫。究竟你們奮鬥不奮鬥。大家被他一激。才振作精神。商定用選舉法選舉會長。結果。黃式微得了十一票。王國剛得了九票。

（未完）

愛情之障碍

愛香惡臭……人之恆情

鼻流濁涕……腥臭異常

愛情破產……理所必然

挽救之策……其惟保腦

程君青心爲本埠著名之小說家。平日用腦過度。致患腦漏。終日流涕。腥臭異常。其夫人惜春。深痛惡之。結婚未久。愛情破產。程君心竊憂之。遍求中西名醫。均無效驗。後無意中在友人處見幸福報上載有保腦丸可治腦漏。購服二盒。試之果效。不數日而宿疾頓愈。夫妻愛好如初云。

保腦丸專治腦漏有意想不到之效每盒大洋五角不折不扣

幸福園

祝幸福報

幸福報于訓政時期出世。旨在整理醫藥。以保國粹。而挽利權。爲民生謀幸福。轉眼間已逾週年矣。今復銳意改進。精益求精。無論農工商學及黨政軍各界。稍有過目者。無不增長常識。獲多利益。近可營養身軀。以達衛生之目的。遠可指導種族。以向康強之途徑。此皆當歸功于幸福報者也。吾願名賢輩出。保我民生之健康。行見幸福報萬歲。醫藥界萬歲。

（陳乙蓮）

海外珍聞　名畫師筆有點金術

（瘦鶴）

意大利畫師露平士。一天在路上遇見一個術士。躡跡他學點金術。並且說懂了此術。可以立致巨富。露平士謝那術士道。「你現在太遲了。何不在二十年前來教我」說着。指着他的畫筆道「這就是我的點金術。此筆所觸。無不化爲黃金啊」

幸福三日刊

中華郵政特准掛號認為新聞紙類

幸福報

紹儀署

第一三五期
（民國十八年九月十五日）
◀每份售洋二分▶
館址上海三馬路雲南路口

定報價目
每三日出一張 五個月一元 全年二元 寄費在內 本埠一律 國外加倍 郵票代現 九五計值

本期要目

現金徵求古時名醫眞蹟驗案

□自一元起至一百元止

□以年代之遠近為標準

本報自本期起。徵求古時名醫眞蹟驗案。不論頁數之多寡。（如能聯貫則更佳）方案之長短。均所歡迎。惟須註明該醫之履歷。如『姓名』『年代』『著作』等等。掛號寄下。經本報編輯部審查。如確屬眞蹟。當卽酬以代價。每一名醫。是一元起至一百元止。以年代之遠近。聲譽之大小為標準。（如將來欲原方寄還者亦可照辦。惟須預先聲明）幸各界人士。注及意之。

□嗜好與疾病之關係

陳澤江

醫家病家。皆宜注意。

▲醫家診病。須調查病人之嗜好。
▲病家求治。須告明自己之嗜好。

嗜酒之人。多患濕熱。嗜茶之人、多患痰飲。嗜鴉片之人。多患便艱。此嗜好與疾病確有密切之關係也。蓋人身之中。恆有偏盛偏虛之處。偏盛之處。邪固難留。而偏虛之處。邪最易着。故夫嗜好之人。其所嗜之物。每能將人身氣體。潛移默化。而偏虛之處。最易為其所留着。留着既久。病迺生焉。且有嗜好者之疾病。每難刈其根株。以其根株甚深。若木之有本。水之有源也。嗜酒之人。常將脾胃之陽和乘逆。積水為溼。鬱溼為熱。又兼酒中慓悍之氣。作其媒介。此嗜酒者所以多患濕熱也。嗜茶之人。每易困脾。脾困不能輸佈水津。則生痰生飲。此嗜茶者所以多患痰飲也。嗜鴉片之人。津液暗損。腸中失其濡潤。此嗜鴉片者。所以多患便難也。此外如小兒患疳嗜泥。中消證之嗜甘等等。又是由疾病所引起之嗜好。所致之疾病不同。凡此皆嗜好與症病有關係者也。

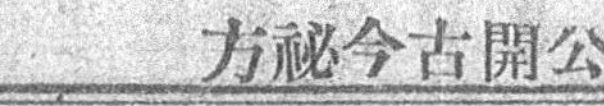

公開古今祕方　社會定期刊　造成百病自療

性的衛生（廿七）

〔性病指南〕　（王庚）

（2）飲食物的講求　遺精的人。對於飲食有兩件最要注意的事情。

（甲）肉類萬勿多食。我們全身所需要的養料。不外蛋白。脂肪。小粉等質。肉類的蛋白質固然很多。於補養肌肉方面。是很有效力。但是肉類有酸化作用。若所食分量。過於血液所能吸收的。就積滯在小腸裏而變成毒質。於是直接刺激腦筋。間接是引起性慾而患遺精。俗語說得好。『膏粱子弟多淫慾』很有些學理在內呢。

（乙）刺激品勿入口　煙酒。咖啡。等都含有極利害的毒質。使人的腦筋。變爲昏亂。且具有興奮性的作用。使人起強烈的性慾衝動。因之夜間卽患遺精。

（3）排泄的注意　大便閉結。要小便時而力忍之。均能引起遺精。其原因已述於前了。所以患遺精的人。排泄須有定時。每天如厠。須至少一次。若二次亦不爲過多。據調查所得。含有丹甯Tannin質的食品。多能阻礙排泄。濃茶是極能阻礙排泄的。務使不入口爲要。夜間思小便時立卽排去。切不可忍之。致患遺精。（未完）

續銀海新編（五）

（姚夢石）

調毒飲主之——實症水疳青芍甘。連翹防風牛蒡煎。痛緩或去防蒡翹。熟四物分用炙甘。

11 冰瑕翳症

冰瑕翳如水冰凊。瞳神在內見分明。年月雖多終不去。世人盡道一圓星。反有恐人不治。兩目總難朗照。光滑凊薄又無多。陽看大分陰看小。金水滯氣最難醫。點藥緊年猶未好。

狀見既卜卜。生於風輪。其色光白。此症新患。攻久方退。沉者難以盡去。

開明丸主之——合備。大凡此症湯方。主以補煖活血之劑。故方不錄。

12 陰陽翳症

一片如圓翳。相連有數圈。一圈虛。一圈實。兩兩貫相連。名號陽陰翳。心堅始肯痊。一（未完）

全國名醫眞蹟驗案

——江陰名醫曾家達——

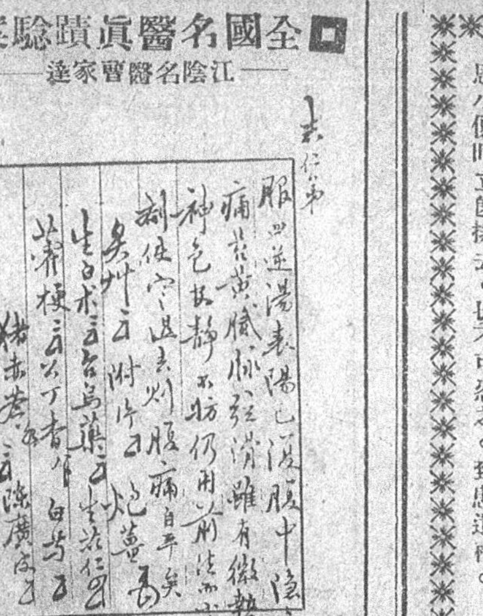

痔瘡奇囊

路秉鈞

一三一期。王葦生君大作。雖靈效。未免手續麻煩。今則在下之殊方。神教而經多人試驗。得效殊夥。且倘簡便。特錄於后。以供同好。以苦參子。購五六十文。卽外用桂圓肉包裹。作三次服。可服時。須開水吞之。苦參子外裏桂圓肉。故必用桂圓肉盡一。其味甚苦。以免苦味矣。有同病者。試之。

小藥囊

歡迎投稿

本欄專載一切簡便實用良方、故用字務求簡明、功效務求神速、爲讀者增醫藥常識、爲病家闢自治園地、爲人類謀健康幸福、

蠟燭卸爛不堪而臂管存者用此尤能復原 （姚夢石）

燈草炭四分。血竭白占乳香（去油）各五分。文蛤（炒焦研）二錢。眞大紅縐紗五寸燒灰。共爲末。再用甘草銀花槐花各五錢。煎水洗淨，將藥糝上，再洗再糝至愈

楊梅結毒不論頭面手足 （姚夢石）

土茯苓八兩。鮮姜三條。米仁二錢。皂核（打碎）一個。用水兩大碗。投鮮猪肉半斤。煎濃去渣。每日照此服過二十日。濕他結毒無害也。

寒風生瘡癢痛不可忍者此濕熱也

蒼朮四兩。皮硝二兩。五倍子。花椒。食鹽。各一兩。用水二十碗。煎熱。傾盆內。洗薰。留存再煮再洗。三四次而愈

腎囊生虱俗呼八脚子

此症良由交媾不潔所致。或肝腎濕熱。久則難以除根。用百部一味。同燒酒燉熱抹之。

小兒睡眠之研究（二）

育兒須知

（懺盧）

上述甲乙兩說。雖主張各別。各有其理由。然折衷而行則可。去其弊而存其利。折衷之法爲何。（一）冬日母子同床而異衾。（二）母與兒之間。宜用軟枕等物。稍稍隔隔之。則甲說之弊可免。乙說之便利可得。（三）夏日則用小床實行分牀而寢。（四）小兒滿兩週歲後。卽無論冬夏。均以母子分床爲便。蓋此時多子之母。當又有第二嬰兒。

（乙）小兒夜啼之注意及矯正。

小兒夜啼之原因。殆不外下列數種。（一）由於日間過睡。夜間不能成眠。欲起不得。因而啼哭。習慣既久。遂成惡癖。（二）小兒晝間飲食過多。或食後卽睡。胃腸不適。（三）日間受有驚嚇。或見可怕之事物。致魂夢不適。中夜起恐怖之心。（四）小兒身體有障礙。除了身體有障礙。須延醫療治外。矯正之法（一）日間勿令過睡。如日間過睡。則夜間勿令就睡過早。（二）夜間授乳不可過多。（三）日間勿令感受驚嚇。或見怪異之事物。

（丙）小兒睡眠當注意之要項（一）小兒之寢室擇幽靜無譁而通風涼爽者。窗牖宜大開。（二）睡時勿使寒風直射小兒之身。（三）睡時直將窗戶之離模下垂。使室中光線薄弱。易於入睡。（四）小兒睡時不宜震搖其身。亦勿使其啣乳或含物而睡。（五）小兒未思眠時。勿過於強其就睡。更勿以欲其速眠。致養成種種惡習。（六）每日睡眠宜有定時。以養成其每日依時入睡之習慣。（七）小兒之被勿過薄。亦勿過厚。蓋過薄固易受寒。卽過厚亦能易致感冒。（八）冬季嚴寒之際。寒衾如鐵。小兒入睡甚難。中夜亦易驚醒。宜入有包中綿布之湯壺以暖之。無棉布所包之湯壺。有邊足之弊（十）小兒以側臥爲宜。或左右。宜常變其位置。以免其頭部。漸成不正之形。（十一）睡眠務須用中實木棉之柔軟之枕。（若實以杭菊燈芯。尤於目有益）不宜過高。（十二）夏季宜設帳以防蚊蠅。但帳以空氣易於通流之羅紋布爲宜。（十三）入夜以後。到應睡時刻。卽宜使之安寢。世人每喜於夜份攜抱小兒往宴會觀劇游玩。（此風以上海爲最甚。）致誤小兒睡眠時刻。殊屬不宜。（十四）小兒睡眠時刻。宜在晚餐兩小時以後。切勿食畢卽任令就睡。致傷害腹胃。（未完）

一個嘔糞的婦人

怪病奇治

（謝子文）

余昔從師邗江。家師常敬仁。曾治一病。離城三十餘里之大橋鎮。有蔡某婦者。年三十餘歲。初病嘔吐症。食後卽吐。飲水亦吐。延醫診治。服藥亦吐。始則僅吐食物。繼則大小便。亦從口出矣。臭氣不堪。鎮中諸醫。均束手無策。適家師赴鎮掃墓。乃邀診治。進房則屎糞滿地。臭氣惡人。先令灑掃。然後乃診。診畢曰翻胃病也。氣逆上行。二便閉塞。通之卽愈。乃書與四苓湯加生大黃。令煎徐徐服之。一劑後。二便通而嘔逆除。再爲調理而愈。于是病者感其恩。特贈送遍額、方以謝焉。

長篇小說　醫海燃犀記　一一六　（余不平）

第二十回　偕好事凌雲得佳偶　遊異地國剛驚惡夢

于是才決定黃為正會長。王為副會長。第二步便商議起稿。也呈請中央政府。將中醫消滅。便將歐羅從前的呈文稿。略加修改。繕寄南京不提。當天王國剛回到家裏。便覺不舒。淅淅惡寒。而且頭重腦昏。便早點上床去睡。不一刻。朦朧之際。忽然來了一人。說獨偷兒歐，科老博士。派我請你去開會。國剛問道。那位科博士呢。來人笑道，你去了自知。國剛無奈。只得隨了那人。一路走去。走了好幾里路。都是未曾走過的生路走了半天。才到了一個所在。好像是一個大商埠。都是洋式樓房。街道寬闊。道旁綠樹成蔭。市面繁盛。遊人車馬。往來如織。比較上海。強過十倍。轉過幾個灣曲。便又到了一處極高的洋樓。計有十三層。高入雲際。（未完）

幸福園

恭和余不平先生夏閨四絕原韻呈政　（徐桂馨）

荷風陣陣透樓台。曉起凝粧意自開。粧罷低聲相問婿。那知簾外有人來。

夕陽嬌嬌照疎簾。汗滴羅衫盡濕沾。試問郎君曾注意。而今暑氣勝從前。

流螢幾點繞西檐。嘯雨吟風詩意天。愛煞月明如畫稿。惹儂深夜未曾眠。

推窗四顧涼風少。怪底今朝暑氣多。笑問檀郎可投熱。納涼池畔意如何。

口解水毒法　彭祖壽

每逢夏雨滂沱。河水暴漲。上流屑雜沿岸之毒質。狹泥沙以俱下。混濁污穢。難以入口。縱有濾水缸之設置。經過淘溶。使水清澈。但水中合有之毒質。不能濾水之放而去蠱。吾人飲水衛生。獨有缺憾焉。故於設置濾水缸外。尤宜於水中常澄紅黃臭黃等之礦質粢物。以去水之毒質性。又能[illegible]飲用時。將獨蒜質參加入內。自能解除水毒。避免危害。然後於飲水衛生。始可稱完備也。一得之恐。敢作獻曝之貢。海內衛生專家。以為然乎。

幸福之門

口梅毒　（憐花閣主問）

初起小便時甚痛。後于不知覺間即好。五月間又復與一妓交合。時歷一月。每晚必交合一次。且嫖賭煙酒俱到。如此一月後。因事下鄉。步行二百里。在途受濕。致龜頭上發生痛瘰。繼而包皮肉即爛矣。身上梅毒點亦出現。曾打過六〇六。又在法國醫院打二針。均未甚見效。先後亦服過中藥數方。西藥水二瓶。直至今春閱醫報云。服鹽水能除毒。故每早起均服一碗。近日已見好多矣。惟兩腿上尚有形跡。時而發瘰。不識梅毒已清否。有無毒性遺傳子女。敬求明方。

答憐花閣主問　（楊志一）

症屬餘毒未清。慮其深入臟腑。急擬二子消毒飲合五寶丹加減進治。幸勿等閒視之。

土茯苓五錢　生甘草八分　細木通錢半　皂莢子三錢　金銀花四錢　黑山梔錢半　白鮮皮三錢　連翹殼三錢　生苡仁三錢　肥皂子四錢　姜蠶三錢　馬鞭草錢半　五寶丹五分吞服

本報特聘羅家衡律師爲法律顧問

幸福三日刊

中華郵政特准掛號認爲新聞紙類

幸福報

銘儀署

第一三六期

（民國十八年九月十八日）

◀每份售洋二分▶

館址上海三馬路雲南路口

定報價目

每三日出一張。五個月一元。全年二元。寄費在內。本外埠一律。國外加倍。郵票代現。九五計值。

廣告價目

每期每格（共五元）計五方寸。均排於新聞之旁。如嵌入新聞中。長期面議。

本期要目

徵求現代名醫眞蹟驗案

本報自刊登上海名醫眞蹟驗案以來。備受讀者歡迎。惟思名醫未必限於上海一隅。而上海未必盡屬名醫。於是有現代名醫眞蹟驗案之徵求。凡現代名醫而願將眞蹟驗案發表於本報者。無不極誠歡迎。惟普通方案而無研究之價値者。恕不刊佈。各地名醫幸注意及之。

附告本報刊登名醫驗案。並不取費。惟每期收鑄版費一元。作代鑄鋅版之用。此版將來可以奉還。

細菌之研究

中醫不殺菌而能治愈有菌之病

今日之西醫。賴科學之昌明。機械之發達。遂知人身一切疾病。多由於微菌。西醫頗多研究。故其於預防診斷治療之際。每以殺菌爲第一要務。於是一般具有衛生學識者。亦皆以微菌。爲絕對病源。深信無疑焉。迴顧吾國古今名醫論病。不重細菌。而臨症處方。不在殺菌。然其治病之成績。每彰彰在人耳目。此又何哉。（查中醫不殺菌而能愈病。確係事實。非特華人不能加以否認。即英法德日等醫士。每嘆中醫不殺菌而愈病爲絕技也。）蓋病之原因。雖由於微菌之作祟。然微菌祇爲疾病之誘因。尚有生病之素因在也。然則疾病之素因何自來乎。曰木必先腐而後生蛀。人必先虛而後生菌。此內經所以曰邪之所湊。其氣必虛。又曰勇者氣行則已。怯者著而爲病也。然而中醫不言細菌者。以其疾病之原因。由氣化而得者也。而注重細菌者。以其重剖解而得也。然中醫雖無微菌之說。亦頗知微菌之理。如其所稱虛邪。賊風。鬱火。病毒。以及疫癘瘴氣等。實皆爲微菌之代名詞耳。試以近日流行之腦膜炎言之。西言稱爲一種雙球菌作祟。中醫認定爲温毒煽動肝風。循督脈而上犯於腦。引起神經系之病理變態。西醫曰病菌。中醫曰病毒。議論雖異。但是皆指一物耳。又如白喉之症。西醫爲白喉菌。二端純圓。寄生咽喉氣管。產生毒質。由血液運送全體。因而全身中毒。又能於痰唾呼吸。排出體外。故極易傳染。中醫謂白喉爲疫癘之氣。與內蘊伏熱相應爲患。乃致發作。於[illegible]知西醫所稱之白喉菌。即中醫所稱之疫癘之氣。及內蘊伏熱也。他如淋病一症。西醫斷爲重球菌作祟。中醫則謂溼熱下注。肺癆症。西醫斷爲桿狀菌所犯、中醫曰邪客肺金。由是更可知西醫所稱重球菌。與桿狀菌。亦即中醫所謂溼熱與虛邪耳。總之疾病原因。在西醫不外細菌。在中醫不外六淫七情。然而中西醫宗脈不同。議論之所以各異。固無足怪耳。惟今人每持是己非人之見。以相攻擊者。余所不取也。

性病指南　性的衛生（二十八）

（王 庚）

(4)實行運動　運動的人。肉體上疲勞。精神上十分愉快。夜間定能酣眠而睡。不易入夢。故也不易遺精。且每日實行運動的人。身體必十分健康。身體健康的人。是不易患遺精的。再進而論之。運動的目的。不僅在身體健康。對於個人道德上。還有很大的幫助。道德高尚的人。性慾的衝動。是不易發生的。所以遺精頻發的人。對於運動。宜勉力實行。今試舉一普通青年。其運動時間及種類應如左。

一、早晨起牀後赴空氣新鮮的曠野場所。行七分鐘的柔輭運動。（如跑步。徒手操等。）然後再行三分鐘的深呼吸操練法。然後再回家盥洗早膳。

二、下午。課畢或工作完畢後。可赴附近運動場練習球類。及其他適宜的運動。這時候的運動。可盡自己的力量。能做多激烈就做多激烈。運動量可盡力放大。

三、夜間　夜間的運動量。不能過大。宜擇輕微的。活潑的姿術。可在夜間行之。其時間應在睡眠前半小時或一小時。這時候的運動。不但可以減少性慾的衝動。並可防失眠症。（未完）

全國名醫真蹟驗案

（上海名醫朱振聲）

上海中醫合組診所方箋

趙太太　六月十八日　一診　一劑

肝為剛藏。體陰而用陽。全賴腎水以涵之。血液以濡之。肺金下降之令以平之。中宮敦阜之氣以培之。則剛勁之質。得為柔和之體。據述營血素虧。肝風易動。今晚陡然痙厥。不省人事。抽搐拘緊。脈沉數而滑。症屬內風挾痰熱上擾。顯然無疑。今擬緩肝之急。以熄內風。養肝之體。以清內熱。佐入化痰開竅之品。以望轉機。

羚羊尖（另煎沖）六分　天竺黃一錢　遠志肉一錢　炒竹茹一錢半

生石決明一兩　蛇膽陳皮一錢　川貝母一錢半　枳實炭一錢

生白芍一錢半　石菖蒲八分　黑山梔一錢　嫩鈎鈎（後下）一錢半

診時每日上午十時至下午四時止　上海中醫合組診所　朱振聲診

診所上海雲南路會樂里第十一弄第一家

養生之道

（沈仲圭）

願體集曰。人之所以生者。唯精氣神。謂之三寶。人能寡慾以養精。寡思以養神。寡言以養氣。再能去暴怒以養性。節飲食以和脾胃。避風寒以防感冒。常勞動以堅筋骨。即可延年矣。

續銀海新編（六）

（姚夢石）

狀見黑睛生翳。一中虛一中實。若中帶焦黃。或有赤絲絆者。尤退遲。非堅心耐久。不能得效。

羌活退翳散——羌活散退陰陽翳。煅蒸龍膽升柴芪。芩連赤芍歸黃柏。羌防炙艸及五味。加酒少許。臨臥服忌言語。

13 瑪瑙內傷

一障薄而不厚。偏斜略帶焦黃。此翳最難除盡。名為瑪瑙內傷。膏損睛傷之症。定知有耗神光。若要除根盡絕。必須衝勝青囊。

狀見薄而圓缺不一。或色白帶黃。或帶微紅。雖生輪外。實是內傷。肝膽津液。結成此翳。

十珍湯——見赤痛如邪症

補肝丸主之。瑪瑙內傷帶焦黃。補肝絕根須青囊。熟地歸芎車蟬退。明砂膽艸菊羌蒼。

14 聚星障症

此症異他翳。團圓不放開。明星數點。怕熱眼多災。四圍有瘀滯。變出聚星來。（未完）

公開古今秘方　社會定期刊　造成百病自療

幸福三日刊　五四三

小藥囊

歡迎投稿

本欄專載一切簡便實用良方、故用筆務求簡明、功效務求神速、為讀者增醫藥常識、為病家闢自治園地、為人類謀健康幸福、

婦人吊下膀胱塞了人門即名天茄

（姚夢石）

活羊角刮下三錢。瓦上焙焦黃色。研末。牛酒送下。以醉為度。即收上不發。

孩提泄瀉方驚風忌之

赤茯澤瀉各七錢半。川朴法半夏焦山査谷芽神曲各六錢半。藿香甘草各二錢半。廣皮豬苓各五錢。焦蒼朮一兩二錢。共細末磁瓶收貯。每服一錢至二錢。酌量用之。用開水泡燉。以藥汁喂之。百發百中。

治瘧三驗方

楊志一

（一）久瘧不愈

久瘧不愈。用蛇蛻塞鼻孔中。約半時許拔去。旋出黃水一滴。即不復發。屢試良驗。

（二）姜棗愈瘧

患瘧服藥無效。可日以生姜紅棗煎湯食之。可以生愈。取其有調和營衛之功也，

（三）小兒患瘧

小兒久瘧。可購大甲魚（即鱉魚）一只。傲入陳酒。不加鹽醬。清熟與食。能止寒熱。洵良方也。（此方見驗方新編）

小兒睡眠之研究（三）

育兒須知　（懺廬）

（丁）小兒睡眠之時度　小兒之發育，除飲食外，殆以睡眠為最有關係。觀其能否安眠，即可斷其健康與否也，玆將初生兒至十六歲之兒童應有之睡眠時數，列表如下

（一）初生兒三日中，幾全在睡眠中。

（二）生後數星期後之嬰兒，每日宜有二十至二十二小時。

（三）一月至六月之兒，每日宜有十六小時至十八小時。

（四）週歲後之小兒，每日宜有十四小時。

（五）兩週歲以後每日宜有十三小時。

（六）四五歲之小兒每日宜有十二小時。

（七）六歲至十歲宜有十時至十一時。

（八）十歲至十三四歲，每日宜有十小時。

（九）滿十四歲至十六歲之小兒，每日至少須有九時。苟睡眠不足，殊難望其能健全發育也。

（完）

一隻舊草鞋之功效

怪病奇治　（謝子文）

城內有張姓婦者。合肥人。年少色美。不安于室。其夫出外經商。乃與同鄉某發生戀愛，思暗度陳倉。然苦于家中翁姑防閑甚嚴。一夕。乃假外出買物為由。私宿于某家中一度後。夜已半。乃急行回家。豈料行房之後。感觸寒涼。翌日。即小腹疼痛而脹。延醫治之。羞澁不敢明言。是以服藥少效。對面有皮匠婦周氏者。拉皮條之老手。三姑六婆之一也。乃告伊取工人棄廢之草鞋。洗滌淨。用真酸醋一斤。燒沸之。以草鞋置醋中浸透。熨煨腹部。數次即愈。後果然。此亦奇矣。特刊之以告病者。

出版務求信用有切實保證　又名社會醫學常識報　主持者有學識經驗及人格

長篇小說 醫海燃犀記

一一七（余不平）

第二十回 借好事凌雲得佳偶 遊異地國剛驚惡夢

那來人指着道。我們科老博士。便在此洋房最高樓上。你同我乘電梯上去吧。于是入門。走到電梯旁邊。跨進電梯中。呼呼而上。一層一層。連過十二層。只聽得格蹬一聲。電梯停了。二人出來。那人便指左首道。請從此門進去。國剛立即進內。再一看。只見許多人。有的是古代裝束。有的是清代裝束。一個個被繩索牢牢縛住。倒在地上。大約有七八百人。裏邊台子上。坐着一位西裝的外國人。背後立着三四十個人。內中外國人居十分之八。中國人有十分之二。再仔細一看。認得內中有他哥哥王國化和歐羅。國化見國剛來了。點一點頭。國剛便從旁邊走上台去。立在國化旁邊。他心中一度量。這外國人。大概就是科老博士。沒有一刻。只聽那老博士厲聲說道。剛才我講的一番話。你們聽見沒有。你們知罪不知罪。當在這科學時代。

（未完）

幸福園

醫海燃犀記序

中國醫學。發明於四千年前。神農嘗百草。黃帝岐伯從之。至伊尹而始詳。迄漢張仲景。稱爲『醫聖』。嗣後醫道之傳。而歐西醫學之後起者。挾其理化器械。浸入中國。於是中西醫學。互爭雄長。從此醫海風波。掀然大作矣

夫醫學深奥。藝有專長。故非讀破萬卷書者。不可以爲醫。非行遍萬里路者。不可以爲醫。非聰明機巧。口出秦蘇田駢之談。筆參鬼神造化之聲者。亦不可以爲醫也。否則人盡可醫。行見茫茫醫海。橫決泛濫。至於不可收拾而後已。

余君不平。著『醫學燃犀記』一書。以嘔心瀝血之椽筆。作振聵發聾之棒喝。挽橫流。振頹風。一出版後。料必不脛而走。風行一時。行將庸醫斂跡。醫海風靜。立中西醫學之基礎。未可知也。因樂爲之序。

陳瘦鶴序於上海。

本報特聘羅家衡律師為法律顧問

幸福三日刊

中華郵政特准掛號認為新聞紙類

幸福報

紹儀署（印）

第一三七期

（民國十八年九月念一日）

◀每份售洋二分▶

館址上海三馬路雲南路口

本期要目

現金徵求古時名醫眞蹟驗案

□自一元起至一百元止

□以年代之遠近為標準

本報自本期起。徵求古時名醫眞蹟驗案。不論頁數之多寡。（如能聯貫則更佳）方案之長短。均所歡迎。惟須註明該醫之履歷』。如『姓名』『年代』『著作』等等。掛號寄下。經本報編輯部審查。如確屬眞蹟。當即酬以代價。每一名醫。是一元起至一百元止。以年代之遠近。醫學之大小為標準。（如將來欲原方寄還者亦可照辦。惟須預先聲明）幸各界人士注及意之。

□女子生殖器之中西合解

子宮？青春腺？卵巢？輸卵管？

黎煥增

內經云。女子二七而天癸至。任脈通。太衝脈盛。月事以事下。故有子。蓋以女子十四歲。先天癸水所化生之卵珠。已成熟而至於子宮。任脈之輸卵管已通。衝脈之血液已盛。注於胞宮。則月經按月而下。當月經下時。卽卵珠成熟之期。所謂天癸至者。卽青春腺發育也。此時與男子交合。則卵珠與精蟲會合。卽能成胎而生育子女矣。故中醫則注意衝脈。因衝脈起於胞中。麗於陽明。陽明胃中之飲食。奉心化赤而爲血。血液有餘。則由衝脈循行而下。以入胞宮。與天癸之水會合以養卵珠而化月經。古人謂女子屬陰而主血。血勝於氣。不爲精而爲經。此實大誤也。故經曰。兩精相搏。易曰。男女構精。豈非女子亦有精乎。女子之精。卽卵巢中之卵子也。內經曰。胞者藏於陰而象於地。卽謂子宮居於陰部。而象乎地之生化萬物也。任脈通者。卽謂輸卵管已通。太衝脈盛者。卽謂靜脈管之血液已盛也。西醫之說。與中醫之說。名詞雖異。其理實相符焉。

性的衛生（廿九）

（性病指南）

（王庚）

(5)戒絕手淫　犯手淫的人。沒有一個不患病理的遺精。為遺精中重要原因者。手淫可稱其中之一。德國教育界。對於這點。很為注意。凡少年學生之褲。都不用插手袋。教室內桌之構造。都必使教師能看見學生的下身。以防學生玩弄生殖器。而患手淫。若有學業成績不良。面色蒼白。行為不正的學生。概受校醫的詳細檢查，其有疑犯手淫。則告其家屬。一方面學校中再嚴加訓戒。關於本問題。下一節當詳細另論。茲不多贅。

(6)治神經衰弱　神經衰弱者。易患遺精。前面已說過了。所以要治愈遺精、先要治愈神經衰弱。治神經衰弱。依賴藥品。是沒有效果的。必在體育上生活上着想。述其大要如左。

一、規則的生活　什麼時候起身。什麼時候早膳。大便、午膳。等宜自定一表。照表實行。無論如何。都不能有所改變。

二、勿過於用功　用腦過度。則精神十分疲勞。故患本病者。務必修養得法。萬勿過於用腦。

三、當愛天然之美　所謂天然之美者、如山水草木等。因這種美能使人精神向上。卑鄙之念。不易發生。

四、適當的工作　適當的工作。能安慰他的精神。且又實行運動。使他的肉體疲勞。精神愉快。疾病因之可告痊愈。

（未完）

續銀海新編（七）

（姚夢石）

狀見黑睛上有細顆。或有白微黃。或閉聚。或散漫。或齊起。病由痰火水虧。海藏地黃丸｜心肝積熱赤腫翳。製軍玄參酒連犀〻通蟬防甘羌谷賊。歸身二地二蒺藜。併治翳遮黑睛及痘瘡入目之症。

15 垂簾障症

垂簾明逆瘴。其瘴從上生。流延年月久。混瘴始漫睛。有犯遭瘀滯。方總變赤睛。數般相似症。辦別自分明。卅見離宮。白瘴漫漫。生下來。而為混瘴。掩及瞳神間。有紅赤。因其觸犯。摶動其火。天麻退翳散天麻退翳石決明。荊防芷羌菊蔓荊。蟬蠶四物賊蒙芎。麥冬枳殼炒黃苓。

16 順逆障症

有瘴名順逆。泪出且睛疼。上下圍將至。中間未掩睛。若不乘時治。遮滿失光明。狀見風輪際處。由白睛而來。粗細不等。赤脉週圍圈圓而來。侵入黑睛。上瘴起。昏澀者是。修肝活血湯｜赤瘴順逆得風輪。赤脉貫睛縱橫存、二角知玄苓艸決。車防黃蔚桔甘靈。羚羊角飲可用

女子乳部發育勝于男子之研究

女子乳部發育。勝于男子。其理有兩點。生理上之關係一也。天演進化之公理二也。生理有異。則軀體組織必綢特徵。故禽生羽而獸生毛。此關生理者也。至於生物之官能。用之則其發育必旺盛。不用則必退化。故禽類善飛。則其兩翼大。獸類善走。故其四足健。此進化之說也。女子以育兒為職。育兒以乳汁為本。乳汁由乳腺之發達分泌而來。女子乳腺。必盛于男子。男子不必乳腺分泌乳汁。故乳腺退化。而乳部發育。自當遜于女子。且男女生理。既有差異、則軀體組織。自有不同。故男子外腎發育。為睪丸而藏精子。女子則化為卵巢而產卵珠。此生殖官能組織不同。而發育亦有差別。故知女子之乳部。其組織亦必有異于男子。男子居退化地位。其發育必不完備。女子係演進者。其發育必較男子複雜。且其中所藏多液體。又富於脂肪。宜其膨大柔潤。優勝於男子。今之女子。緊束其胸。而不讓乳部發育者。蓋自制其天然之發育也。

介紹衛生方法　**幸福三日刊**　指導健康徑途

小藥囊

歡迎投稿

本欄專載一切簡便實用良方、故用筆務求簡明、功效務求神速、爲讀者增醫藥常識、爲病家闢自治園地、爲人類謀健康幸福、

口瘡治法（李寒吻）

患口瘡者。用硼砂焰硝含口中。再以天南星爲末。和醋調貼足心。立奏奇効。

盜汗治法（李寒吻）

有盜汗者。用浮小麥五錢。大紅棗五枚。煎湯服之。數次後卽止。

腰痛治法（李寒吻）

年老患腰痛者。十之八九。今書一六法于下。用鱉甲炙研末。每日酒沖一茶匙。飲二次。立可止痛矣。

瘧疾驗方（李寒吻）

患瘧疾者。恆以金雞納霜以止之。今特研究一法。最爲有効。法以老姜搗爛。裹於兩膝蓋上。經二日夜後取下。卽可愈。並保永久不復發也。

頭風治法（李寒吻）

頭風病治法如下。大豆三升炒熟至烟出。置入瓶中。以酒五升灌之。固封七日後。溫服有奇効。

風濕治法（李寒吻）

患風濕用黑雌雞肉作羹。有效。

痢疾淺說（一）

沈仲圭

痢疾古名腸澼。（猶言腸病）言其病灶在腸也。又名滯下。言細菌留滯腸部。因而作病也。定名之當。含義之深。可謂無出其右。後人改稱痢疾。卽覺欠妥。考古無痢字。乃利加疒而成。仍是通利之義。今病源既屬積滯。病狀又非暴注。而反以痢字爲名。詎非自相矛盾哉。

本病原因。爲植物性之赤痢菌與動物性之阿米巴原虫。竄入大腸。以致腸膜發炎紅腫。馴至腐爛成膿。而呈裏急後重。欲使不爽。腹部作痛。排洩少量之粘液或膠狀血液。一日十數次至數十次。其由赤痢菌所致者。除上述症外。並有高熱口渴。頭痛煩躁。胃閉嘔吐之象。劇者三日卽致不救。老幼患此。尤爲棘手。所幸此種赤痢。臨床上尚不多見。否則。人類生命之危險。殊堪駭也。由阿米巴原虫所致者。病勢雖無如是之凶。然經久不治。或治不得法。輒經年不已。延成慢性。體羸神疲。血薄面黃。若更不知調養。能將壯健之勇士。變成怯弱之病夫焉。

治療之法。初宜木香檳榔丸。攻逐腸中之原虫。原虫盡除。乃用血炭粉護腸止痢。痢止元虛。又當強壯劑以調補之。

木香檳榔丸載於衛生寶鑑。係木香。檳榔。枳殼。青皮。陳皮。蓬莪朮。黃連。各一兩。黃柏。香附。大黃。各三兩。黑牽牛四兩。朴硝泡水爲丸。此方不唯用大黃牽牛朴硝。掃除原虫。並有檳榔（擯榔不但瀉氣。且能殺虫。）積殼以調氣。氣調則後重除。莪朮青皮以行血。血行則便膿愈。二香（香附木香）以止腹痛。二黃（黃連黃柏）以消腸炎。陳皮以健胃臟。面面周到之複方。固與單純之下劑有別也。民十二秋。余主筆政於上海大亞週報。偶以飲食不慎。（未完）

三家磨刀水可治癇風（張錫純）

〔奇病怪治〕

壬寅之歲。愚訓蒙於邑之北境仁村外祖家。表弟劉瑞卿。有幼女森姐。年六歲。自三歲時。即患癇風。初數月一發。繼所發漸密。後竟至一日數發。精神昏昏不醒。時愚治此病猶未有確實把握。爲開治癇風藥數味。俾用三家磨刀水煎藥。蓋三家磨刀水。可以洗搶風。方書原載有斯方。因思三爲木數。鐵爲金屬。三家磨刀水。應可引藥入肝。且可藉金氣以制肝木之恣横也。乃磨水者將水磨好入礶中。而煎藥者誤以爲藥亦在內。遂但煎其水。歷多時始煎成一茶杯。徐徐灌下。移時癇風熄止。精神漸復。翌晨見所取之藥。猶在几上。始知昨所飲者但磨刀銹水。遂向愚告明。且問藥還服否。此誠意外之事。愚聞之不勝欣喜。遂俾其每日但煎磨刀水飲之。約飲旬日。而癇風永除根矣。

長篇小說　醫海燃犀記　一一八（余不平）

第二十回　借好事凌雲得佳偶　遊異地國剛驚惡夢

你們那不科學的醫學。還想存在。那有這個道理，數千年來。不知你們害了多少性命。這都是岐伯。仲景。這班孽障。造孽于先。朱丹溪。王叔和。他們相繼于後。徐靈胎。葉天士。他們又承繼起來。這還了得。假使不把你們這班人殺了。還不知遺害到那一天呢。今天我奉上帝的命。把你們一一處死。以免後患。隨叫把他們一干人。通通趕到荒地的上槍斃了。話剛說完。只見那邊走來許多的外國兵。如狼似虎的。將被縛的這七八百人。一一吆起。內中有一外國人。好像是個甚麼官的樣兒。手中拿一本册子。一一點名。第一名犯人。便是黃帝。第二名便是神農。其次則是歧伯。倉公。扁鵲。張仲景。華佗。王叔和等人。以及陳修園。葉天士。皆在其內。最後一名却是王伯舫。王國剛見他父親。也在犯人之內。不禁心驚胆裂。在那許多犯人中。也看不到誰是他父親。直急得手足無指。只聽那班外國兵。大聲吆喝。將數百人。擁下樓去。這時只聽一片哭聲。慘不忍聞。似乎那千百笑聲中。隱約有他父親王伯舫的聲音。直急得王國剛。忍不住大叫一聲。我的父呀。這一聲剛叫出口。忽然背後有人。向他腦後。豁達一個巴掌道。你叫甚麼。直打得他渾身大汗。驚醒過來。原來是一場大夢。（完）

幸福園

世界最大之學校（徐祝三）

美國紐約地方。設一小學校。其學生之多。房屋之大。可爲世界冠。此小學校有一百七十餘間。可收學生六千八百餘人。其中最大之教室。可容學生二千餘人。其房屋高六層。有十七座之昇降機。膳堂浴室裁縫室各有百餘間。而貧民子弟之來學者。膳食皆得免費云。

幸福之門

梅毒未清（袁則餘問）

確系梅毒傳染血液不淨民國十一年冬因感風寒致兩腿抽痛（西醫云即骨膜炎）經中醫陳素卿（住北平）未用土茯苓作丸藥治愈後曾犯弓起皮經西醫韓珍山云系梅毒未淨用藥水治過幾次（大概有灰碘，）亦未治清楚今年夏右腿掖起三四筋路噎後變成一個腫起情形即爲魚口後用碘酒擦居然消化現在身上手上膀上常起小路噎作癢似疥非疥總是血不清所致常此以往恐必生別症（現拜生有騷猴子在陽物曲內）請賜一常服藥方

答袁則餘君問（楊志一）

症屬楊梅結毒。極爲纏綿。幸未見潰爛。尚有可治之機。

金蟾脫殼酒常服

按金蟾脫殼酒。即用醇酒五斤。將大蝦蟆一個。土茯苓五兩。浸酒內一週時。將酒隔水燉溫服之。以醉爲度。並須蓋被出汗。餘存之酒。次日隨量服之則愈。如大蝦蟆不易覓。用乾蟾皮一張代之亦可。

本報特聘羅家衡律師爲法律顧問

幸福三日刊

中華郵政特准掛號認爲新聞紙類

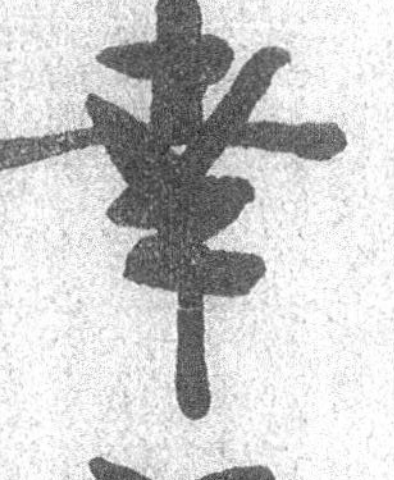

第一三八期

（民國十八年九月念四日）

◀每份售洋二分▶

館址上海三馬路雲南路口

定報價目

每三日出一張。五個月一元。全年二元。寄費在內。本外埠一律。國外加倍。郵票代現九五計值。

廣告價目

每期每格（共計五方寸）五元。均排於新聞之旁。如嵌入新聞中。長期面議。

本期要目

用藥如用兵

性的衛生

白濁良方

談談守貞

小藥囊

痢疾淺說

產後舌強

花柳病學

幸福園

◻徵求現代名醫真蹟驗案

本報自刊登上海名醫真蹟驗案以來。備受讀者歡迎。惟思名醫未必限於上海一隅。而上海未必盡屬名醫。於是有現代名醫真蹟驗案之徵求。凡現代名醫而願將真蹟驗案發表於本報者。無不極誠歡迎。惟普通方案而無研究之價值者。恕不刊佈。各地名醫幸注意及之。附告本報刊登名醫驗案。並不取費。惟每期收鑄版費一元。作代鑄鋅版之用。此版將來可以奉還。

◻用藥如用兵

▲當注重實驗及特效▼

徐錫懿

夫醫家之用藥。猶將帥之用兵。藥所以治病。兵所以禦敵。其事雖異。而其理實相同也。然用兵之法。不外隨機應變。觀天時。察地理。在乎神而明之。爲將帥者。得相機指揮。則所向必勝。而用藥之法。尤當重乎實驗。爲醫者。須審察病情。參考藥性。酌量輕重。固不在奇品異術也明矣。觀夫古聖賢之製方必先推藥理之本源。究藥性之專能。察氣味之從逆。是以神農徧嘗百艸。黃帝著爲素問。俾後人知苦酸辛鹹甘淡之味。升降浮沉之性。厚薄輕重之用。青黃五色之分。或氣一而味殊。或味同而氣異。合而言之。不可混用。分而言之。各有所能。本乎天者親上。本乎地者親下。輕清成象。重濁成形。淸陽發腠理。濁陰走五藏。推理窮源。不脫五行生尅。故太昊首畫八卦。坎水離火。有既濟之功。神農始嘗百艸。浮沉燥濕。定君臣之別。有佐使。有惡反。及吉凶利害補瀉之說。總之用藥之法。當先究其藥之特效。與夫病者老小。受病之深舊。稟賦之厚薄。居養之貴賤。地氣天時之寒暑。愼重精詳。庶幾藥無不中。治無不愈矣。雖或有不治而死者。則其病之所當然。而非醫之過也。

性的衛生（三十）

性病指南

（王庚）

五、改良其體質　病者的體質。若為多血液性的肥胖人。則不能再吃滋養品。宜使他勞動。而變為瘦小者。若病者為貧血性瘦小之人。則宜與以滋養品。和適當的運動。使他的體質。一變而為胖肥者。體質既改變。其精神必愉快異常。因之疾病告愈者甚多。

（7）正自己的思想　朱子云『見色而起淫心。報在妻女。』見女子卽起淫心。我們不敢斷定多數青年都存這種卑鄙的心理。但是與女子相處而促進性慾。這是我們十分相信的。所以人人都應尊重女子的人格。當婦女是神聖的。不可侵犯的。如此則自己的思想。入於高尚方面。邪念自不易發生了。其外不必時常和婦女相處。關於此點。有幾項宜特別注意。

一、在外求學的青年。不可借屋於青年婦女之家。以我所知道的同學中發生性慾上的罪惡行為者。都是因為居於少女之家。因之發生不正當之戀愛。而患重症的遺精。

二、關於批評男女不正當的戀愛故事等。以不加入為是。

三、男女混雜的遊戲場等。可不必進。

四、卑劣的女子裸體跳舞。以不觀為妙。

（未完）

談守貞

（黃良安）

讀七十五期貴報。載石煦甫君瑣談。顧鳴盛先生講一個女子奇怪的隱病。茲特續其說。以資研究。前閱志怪某書。載有守貞一則。驗治之法。係用豕肉削作陽莖狀。置鈎其中以餌之（施公案云女貞。似撫拾而易其名。蓋說部無稽之談。前者並嗤以為妄。不復記其書名。今因兩先生提論及此。

距有離敝鄉廿餘里。馬江下游高安鄉。施金鎔者。素充某艦軍士。亦少在家。娶隣江君竹村某氏女。云有陰鼠疾。其夫與合。輒被嚙傷。致病數日。此女妍好無異常人。現年三十。絕未生育。西醫欲施剖割。不果行。余族姪忠與。與施某為友。言之如此。惜未見其人。就所謂守貞。女貞。陰鼠。名稱雖異。而論者謂為慾情久鬱。氣火煎熬濁血而成。與邪念所感之鬼胎。理有同焉。查施某所娶之女。係原有斯疾。但於生理上之變化。當別有研究。苟用鈎餌攏出之法。未知有害否。且不知此物有無根株於臟脯否。附誌報未。以博參致之一助云。

讌會中所得之白濁良方

沈仲圭

疇昔之夕。山西中醫改進研究會理事陳賓卿先生來杭攷察醫學。敝處中醫界公讌陳氏於新慶園。僕亦與焉。席次或談學理。或道經驗。大都精當翔實。足資研究。僕以記憶薄弱。未克悉儲腦府。僅憶裴吉生先生所述治急性白濁一方。爰錄如下。以資公開。

方用杜牛膝一兩。煎濃。（用鮮者兩搗汁尤佳）入麝香末少許。數服卽愈。屢試不爽。按杜牛膝卽天名精之根。因其形類牛膝而短。故有此名。味甘寒。性下達。善利溲。麝香性降而通竅。相合為劑。蓋藉其行水之力。以排除盤踞尿道之雙球菌耳。（西醫治療本病。輒洗滌尿道。蓋亦沖刷病菌之法。）且牛膝之寒。足消黏膜之炎。麝香之辛。堪止溺管之痛。本標兼顧。用意至善。惟祇宜於初病。若經年老濁。當側重殺菌。纖以收斂。非僅僅通利。所能奏功也。

公開古今秘方　社會定期刊　造成百病自療

小藥囊

歡迎投稿

本欄專載一切簡便實用良方、故用筆務求簡明、功效務求神速、爲讀者增醫藥常識、爲病家闢自治園地、爲人類謀健康幸福、

種子奇方（克家）

大熟地　酒製五錢　大茴香　酒炒三錢　遠志肉　三錢　澄茄　三錢　母丁香　三錢　炒車前　三錢　廣木香　二錢　乾漆　三錢　粉歸身　二錢　山萸肉　三錢　蛇床子　二錢　全蝎　去尾一錢半　菟絲子　二錢　巴戟肉　二錢　淡蓯蓉　二錢　萆薢　二錢　馬蘭花　五分陰乾研　花龍骨　二錢　威靈仙　二錢，沉香　五分　桑螵蛸　一錢　牡蠣粉　三錢　廣木通　三錢　燈草　三分　雲茯苓　三錢　大蜘蛛　陰乾研十四只

右藥共二十六味研細末蜜丸如萘荳每日清晨開水送下

又煎藥方

焦白芍　三錢　桂枝　去皮三錢　姜皮　二錢　炙草　二錢　白飴糖　二錢　紅棗　三枚

右藥輪經服一貼

除虱方

水銀　一錢　銀硃　一錢　黑棗　三個

共搗爛布包隨時帶於身邊

痢疾淺說（二）

沈仲圭

爲變形虫所侵襲。余一方斷食。一方吞服此丸。旋即霍然。客夏在新開路福康路。爲裘吉生醫士代理診務。渠家傭婦之子。患痢甚重。因僻居鄉下。未能親來診察。請爲擬方。余書木香檳榔丸與之。并囑病中只宜米仁湯以代茶、藕粉羹以充飢。切勿濫食堅硬難化之物。亦數日而瘳。觀此二例。可見本方對於初痢。確有偉効。不僅理論圓滿而已

血炭粉係用動物之血。焙製而成。有滅菌止血之功。用於瀉劑之後。殊勝於其他收斂劑萬萬也。

病後服強壯劑、所以彌氣血之消耗促體力之恢復。其適用於本病者。（爲兩儀膏。方用黨參健胃。地黃補血。且屬流膏。吸收最易。）爲山藥粥。以生山藥去皮切塊。和米煮成稀粥。或鹹或甜。各從所好。山藥富含蛋白質爲食補之上品。惟病後胃力薄弱。宜守少食多頓之訓耳。

上所述者。概指阿米巴赤痢而言。若細菌性赤痢。莫妙於張仲景之白頭翁湯。以清熱涼血也。（按白頭翁湯爲白頭翁三錢。秦皮三錢。黃柏一錢。黃連五分。水煎服。）

俗謂餓不死傷寒。吃不煞痢疾。世人恪守此語。對於本病。素不忌口。肥膩生冷。饑啖如常。不知傷寒痢疾。同爲腸病。腸病則消化力微。食物難於吸收。徒爲病菌之培養料耳。故斷食節飲。爲本病最要之攝生。他如糞便之消毒。身心之安靜。（病人排便。宜在床上行之。）爲看護者。亦宜十分注意也。

怪病奇治　產後舌垂

（俞修源）

陰曆三月初九日上海新聞報快活林。載有奇症一欄。謂蘇州平門內小王家巷。開設朱隆昌紗緞莊之朱仁甫。其子德梁。於前三年。娶杭氏女爲室。至去年七月。得有身孕。迄今計有九月餘。前日忽腹痛如絞。異於尋常生產。其舌忽突然垂於唇外。約有二三寸長。並能向左右撩動。其家大起恐慌，初以爲將臨盆。及延志華醫院女醫生診察。則云腹中胎兒。尚未至十分圓熟。而孕婦則疼痛益甚。家人即將產婦送至天賜莊博習醫院。用手術將胎兒設法取出。但產婦舌垂如故。不言不語。亦不飲食。且淫流不止。遍體浮腫。蘇州中西醫生。均不知其病名。爰誌之以請全國中西醫學家之研究云云。（未完）

出版務求信用切實保證　又名社會醫學常識報　主持者有學識經驗及人格

花柳病治療學

葉勁秋編

一　總論

現在世界以顯微鏡研究花柳病之原菌凡三。1梅毒。系螺旋菌。——其形極細。狀若螺旋。兩端皆尖。——一九〇五年爲希姚丁霍夫孟兩氏所發現。2.軟性下疳。系桿菌。——形短而闊。兩端純圓。——一八八九年爲斐克雷氏所發現。3.淋病。系雙球菌。——比桿菌益短而廣。形圓而中央微凹。——一八七九年爲尼塞爾所發現。三者病菌各不相同。有感染此菌後。而又感染彼菌者。無一人因一種菌而併發數種者。更無以一種藥丸。藥粉。或藥水。而能統治花柳病者。

當十五世紀之末。黴菌流行。蔓于全歐。病勢之猛。傳播之烈。從來未有。如此者約四十年。自此一逞。歐人甚爲恐怖。當時醫學知識淺薄。細菌學尙在萌芽。故對於花柳毒之原因。多屬臆測而不可憑信。略舉其說于左。以供參攷。

一、花柳病爲淫蕩之結果。由天譴而起者。

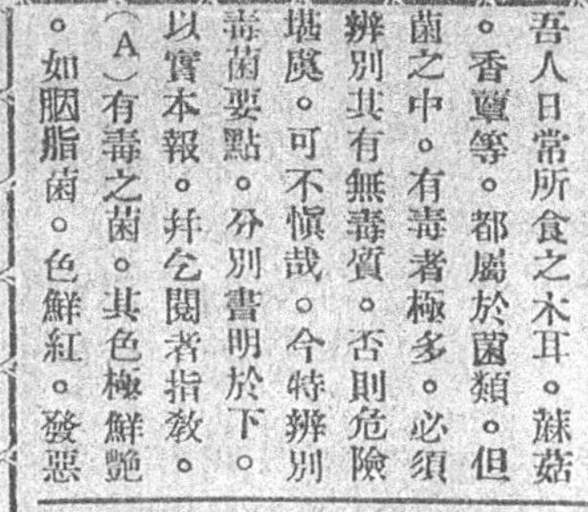

幸福園

辨別毒菌法

（李寒吻）

吾人日常所食之木耳。蘇菇。香蕈等。都屬於菌類。但菌之中。有毒者極多。必須辨別其有無毒質。否則危險堪虞。可不慎哉。今特辨別毒菌要點。分別書明於下。以實本報。并乞閱者指教。

（A）有毒之菌。其色極鮮艷。如胭脂菌。色鮮紅。發惡臭。間亦無臭者。其柄富於黏性。不易分離。遇此慎勿食之。

（B）取菌和銀器。置水中煮之。銀器無黑色者。卽係無毒菌。有黑色者。係毒菌。

（C）毒菌亦有能發光者。如有有夜蕈之菌褶。

（C）菌之生於有毒樹上。卽有毒。并有生於無毒樹上而有毒者。例厚朴本爲無毒樹。而所附之菌。皆有毒。上述數種。望食菌者隨時注意。以免意外也可。（作者附註）

黃帶

（顏公才代問）

曾氏婦去歲初帶下。蟹黃水，及今春又重。少腹墜脹。大小便不利。帶淡紅而有腥味。且腰痠不已。到九月病更篤。穀納少。日夜不甯。而兩脈弦細。惟兩尺脈顯微。苔邊紅。中薄膩。乞賜良方

答顏公才君問

（楊志一）

症屬三陰不足。濕熱入於帶脈。帶脈無約束之權。以致帶下黃赤。腰痠納少。治宜滋陰清化濕束帶。

白歸身三錢　赤茯苓三錢　青陳皮各一錢　生苡仁三錢　生白芍錢半　福澤瀉錢半　炒黃柏錢半　製蒼朮錢半　厚杜仲三錢　粉丹皮錢半　炒黃芩錢半　川續斷三錢　震靈丹三錢包煎

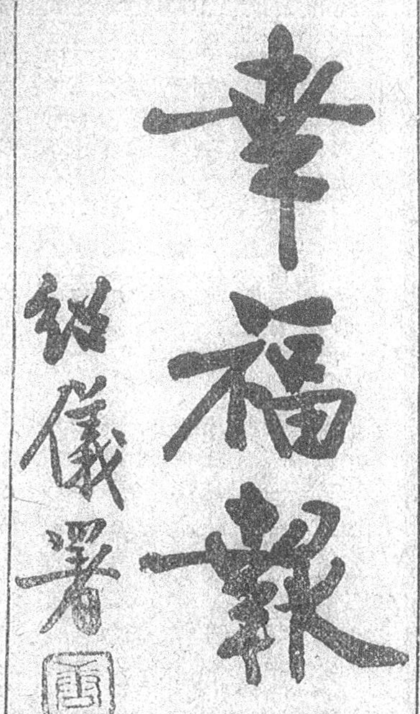

幸福報

紉儀署

第一三九期

民國十八年九月念七日

每份售洋二分

館址上海三馬路雲南路口

定報價目：每三日出一張　五個月一元　全年二元　寄費在內　本外埠一律　國外加倍　郵票代現九五計值

廣告價目：每期每格（共計五方寸）五元　均排於新聞之旁　如欲入新聞中　長期面議

本報特聘羅家衡律師為法律顧問

幸福三日刊

中華郵政特准掛號認為新聞紙類

本期要目

實驗得來之避孕術
性的衛生
婦女何以多肝鬱
小兒飲食之研究
花柳病治療學
小藥囊
產後舌垂
喉閉方
小兒天泡瘡方

徵求現代名醫真蹟驗案

本報自刊登上海名醫真蹟驗案以來。備受讀者歡迎。惟思名醫未必限於上海一隅。而上海未必盡屬名醫。於是有現代名醫真蹟驗案之徵求。凡現代名醫而願將真蹟驗案發表於本報者。無不極誠歡迎。惟普通方案而無研究之價值者。恕不刊佈。各地名醫幸注意及之。

附告本報刊登名醫驗案。並不取費。惟每期收鑄版費一元。作代鑄鋅版之用。此版將來可以奉還。

實驗得來之避孕術

（吳藝圃）

今錄避孕之實驗法數則。以供生產過密欲避孕育之婦女們有所採取。不佞不敢利用報紙以宣傳避孕。此不過為本報幸福宗旨計。庶不致使愚蠢婦女之盲從。而有喪身之禍。

婦人生育過密。因而身體虛弱。或子女過多。因而生計困難。凡此皆期望絕孕也。世俗絕孕之法。雖亦頗夥。然非有危險。即毫無影響。遍考中外醫籍。得靈驗之方三則。特錄出之。

（一）故蠶紙方圓尺許。燒為末。酒調飲下。終身不孕。（按此法不可輕用。免貽後悔。）

（二）交合時用象皮膏上麝香少許。貼于臍上。即無結胎之可能性。

（三）用紫檳榔仁二三枚。嚼爛和水嚥下。即交合亦不受孕。

（事實）王氏婦。新安北鄉人。向傭於近處某姓。三十五歲時。已有三子二女。寶其季子也。寶生時。血運幾死。延醫診視。言係產生過多所致。再孕必死。王婦大懼。即問有絕孕方否。答云。雖有然非三十金不致也。遂止。厥後逢人便求絕孕之方。傭嚢中嘗戲之曰。只須永不與爾夫同枕。包不生育。何方之有。王婦面為之赤。會某戚使其老嫗攜物來我家。聞其事。而授以故蠶紙方。服之果不復受孕。而身體轉健。傭余戚家又數載。方去。古方之驗如此。殆非常人所可及料也。

幸福三日刊　五五三

性的衛生（三十二）

性病指南

（王庚）

現在社會上罪惡的出版物可謂多極了。百之九十。都是描寫男女的消事。青年一經寓目。心中的慾念。便不能不發生起來。因之患遺精的。不知凡幾。青年人當修養自重自信的精神。當以大成功。抱無窮的大希望。如此則大夢初醒。遺精也不致為患了。

（8）亞克鄧氏的遺精治法　亞氏為醫學博士。其所述遺精治法。頗有參考的價值。亞氏云。『遺精多因於手淫無節。房事過度及淋症等而起漫性尿道後部炎。其養生之法。在每晚餐後。節制烟。與茶。酒。咖啡。寢時宜硬蓐。宜着合度的寢衣。晚飯後。禁飲料。就寢前。宜溲溺。夜半驚醒。必起旋溲。夜中務必乾渴。以為常度。如此者。即所以治其液體也。遺精之人。常以貪睡者為多。欲防貪睡之道。則在夜間不使各種不消化之食品。重壓胃口。一朝警覺。急離寢席。不復睡眠。蓋遺精者多出於此復睡之中。可無疑也。當晨起時。其初每不甚暢適。是亦恆情。然久而久之。漸成習慣。必有轉以晏起為不樂者。至離寢處後。倘覺疲勞，則為睡眠時間未足的確證。計唯夜早就寢。或實行午睡。對於衛生。亦毫無妨礙。總之清晨尿液滿於膀胱。器械的刺激及於生殖器。則陽莖勃然興起。以致遺精。乃理所固然。故嚴禁晏起且夜間必時起溲溺。使膀胱自然空虛。斯得之矣。』按亞氏所述早起一層。確有至理。患遺精者。應勉力實行。

（未完）

□婦女何以多肝鬱

（李煊慶）

▲寒素之婦女固多肝鬱之病

▲富貴之婦女亦多肝鬱之病

大凡人之能蓋其天年者。必情志快樂。境遇順適。則心若泰然，肝木舒暢。自然百病不生矣。第拂意之事。人所難免、至若婦女之性。偏於陰盛。陰主沉靜。鬱而不揚。是以肝鬱尤甚也。在寒素之家。生活日高。生計日促。迫而為肝病者有之。或孤寡之人。枯菀日深。怨尤日甚。鬱而致肝病亦有之。總之不過神經受刺激而已。若富貴之門。其婦女未嘗不樂。而亦有患肝鬱者。抑有何耶。殊不知富貴婦女。嬌養太過。略不稱意。便起鬱怒。況斲傷太過。脾腎兩虛。脾虛則血無生化之源。而肝失涵養。腎虛則肝無滋養之力。而木失柔順。故富貴婦女。亦多憂鬱之病也。

小兒飲食之研究

梁鴻莊女醫士

養育小兒以飲食為關係最大。蓋小兒之健康與否。幾全與飲食有關。不可不重視也。爰據我研究之膚見，不憚辭費。略述如左。以供養兒女者之參考

□甲天然榮養之益

母乳天然榮養也。給與牛乳及種種食品人工營養也。世每有婦人舍其子不哺而以牛乳足以替代。實大誤也。小兒吸食母乳之益有八

（一）牛乳自牛體榨取盛小瓶後。復自牧場送至家中。再轉盛杯碗乳瓶之屬。轉折既多。經時亦久。難免有污穢之物。與及有害之微生物混入。母乳則由小兒直接吸入。不須與外界空氣器物接觸。無微生物混入之機會。

（二）母乳中有一種釀酵素可以助消化。而牛乳缺少。

（未完）

代郵

宋愛人先生鑒中醫世界及清代名醫醫話已付郵續稿請即付下

姚夢石先生鑒續稿請下寄為盼

公開古今秘方　社會定期刊　造成百病自療

花柳病治療學（二）

葉勁秋編

二、天氣不良。空氣不潔。或饑饉等。恆足發生本症。

三、由種種疾病相結合。因發生本症。

我國向無此病。明末葡萄牙人始由印度傳入廣東。厥後自南而北。遂遍海內。吳人不識。呼爲廣瘡。當時一六三二年醫家海甯陳司成嘗謂。「嶺南之地。卑濕而暖。霜雪不加。蛇虫不蟄。諸凡汗穢蓄積于地。遇一陽來復。濕毒與瘴氣相蒸。物感之則黴爛易毀。人感之則瘡瘍易侵。」

日本之有梅毒。與我國同時。名醫本間玄調解梅瘡曰。「此病何以古少而今多。攷其病原，決在娼婦。古者妓寮少。故梅毒少。今也青樓多。故梅毒多。此自然之勢也。」黑佛鮑氏說。「梅瘡是文化最時髦的輸運。至各方的商品。到現時尚未曾被染的地方。祇有世界上幾處偏僻小地如非洲和巴西的二個中部而已」

無辜被毒的約有下列的四種人。1.嬰孩從父母遺傳到的。2.爲職業上之任務。如醫生。僕役。及乳母。屢與梅毒患者接觸因而成染者。3.偶從杯。椅。等日用器皿上所感染到者

小藥囊

歡迎投稿

本欄專載。切簡便實用良方、故用筆務求簡明、功效務求神速、爲讀者增醫藥常識、爲病家闢自治園地、爲人類謀健康幸福、

□喉閉方（克家）

眞麝香一錢　明雄黃三錢　巴豆霜三分

三味共研細末爲丸如芥菜子大每服十二丸滾水送下卽開遲則難救

□小兒大泡瘡方

用蠶豆殼燒灰塗上卽愈

怪病奇治　產後舌垂（續）

（俞修源）

源按舌爲心苗。心爲火臟。心火上亢。則舌垂出而擦動。主火狀也。腹膜受劇烈之熱衝。遂覺疼痛異常。但胎兒之所以須賴手術而使落地。且不言不語。涎流不止。遍體浮腫者。則以子宮故安然無恙。胎兒仍根深蒂固也。舌本連心。心主言。心病及舌。自不能言語也。涎流不止者。火炎上則涎自流也。至遍體浮腫。在不知者。必謂夾有別因。抑知心火旣熾。血液之流行愈速。血管中之水分。遂滲出壁外而呈浮腫之象。胥火之患也。意者朱婦之成此病。或稟體多火。或有特殊嗜好而致此歟。嘗考夏子益奇方。載有婦人產後。舌出不收。百治不效方。用硃砂點其舌。令作產兒之狀。用人扶住。一人悄悄在產室外將大瓦器擲地打碎。婦聞響聲而驚。舌卽收入。按此方硃砂味甘微寒。色赤入心。直折心火。鎭逆炎威。又擲大瓦器令響。必使婦聞而驚。驚則氣下。則舌本收而涎流止。言語亦能出矣。此法足備一格。還乞海內明達。有以敎之。（完）

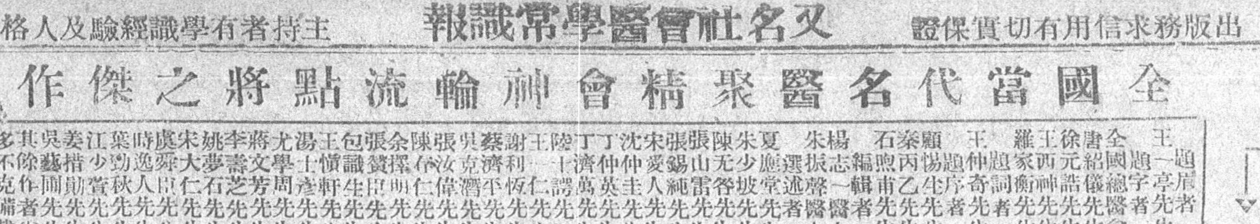

出版務求信用有切實保證　又名社會醫學常識報　主持者有學識經驗及人格

全國當代名醫聚精會神輪流點將之傑作

題扉者　王一亭先生　題字者　全國總醫會　唐紹儀先生　徐元誥先生　王西神先生　羅家衡先生　題詞者　王仲奇先生　題序者　顧惕生先生　秦丙乙先生　石煦甫先生　編輯者　楊志一醫士　朱振聲醫士　選述者　夏應堂先生　朱少坡先生　陳无咎先生　張山雷先生　張錫純先生　宋愛人先生　沈仲圭先生　丁仲英先生　丁濟萬先生　陸士諤先生　王一仁先生　謝利恆先生　蔡濟平先生　吳克潛先生　張汝偉先生　陳存仁先生　余擇明先生　張贊臣先生　包識生先生　王慎軒先生　湯士彥先生　尤學周先生　蔣文芳先生　李壽芝先生　姚夢石先生　宋大仁先生　虞舜臣先生　時逸人先生　葉勁秋先生　江少賞先生　姜措勛先生　吳藝圃先生　其餘作者尚多不克備載

中國醫學界空前未有之巨著

「怪病奇治」

本書根據生理學……病理學……心理學……

□敘述一切奇趣橫生之怪病□施用種種妙想天開之奇治

把世界上光怪陸離形形色色的病情如………

女子不可告人之隱病—男子鮮見罕聞之性病以及古今來秘不傳人千金難的特效奇方

莫不澈底研究。盡量披露。況內容完全根據事實。無論

★一病一治均係名醫畢生之心得。★一字一句皆屬病家實在之口供

費二載之光陰。經數度之審查。方克出版。

加以宗旨純正。文字簡潔。大有雅俗共賞。引人入勝之妙。與

沉悶之醫案——傷風敗俗之小說截然不同

蓋本書所載各篇。均運用生動靈活之筆。將

開所未聞之怪病道人未道之奇治曲曲寫出彷彿

✽✽儼窺牛渚十色五光✽✽

✽✽仰矚蜃樓千變萬化✽✽

諸君閱後定能滿意否則

✽✽外埠可以退書還洋✽✽

✽✽本埠可以先看後買✽✽

△怪病奇治要目一斑▽

本書子目凡百數十篇。不克備載。今略舉一斑。以告讀者。如頭上生頭之用天靈蓋。蛇胎之用磨刀竹根水。舌縮之用解暈草。蜘蛛毒之用鮮羊乳。毒療癧之用生壁虎。面上窟窿之用陳車軸泥以及天閹之用首烏汁和入乳。吐白血之用八仙長壽丸。藤黃能愈走馬牙疳。濇雞矢能治慢驚，鵝血能消癥塊蟋蟀能愈損傷。大蒜能療肺結核。濕泥營能愈傷寒症之類。更有色情狂。龍陽青。人面瘡。翻喉。香暈。夢交。陰挺。奔豚。臟燥。蟲款。單腹脹。脫殼囊癱。男子陰吹。臭虱入腦。手臂出蜂。乳長過腹。前陰出大便。陰莖長出八九寸等怪病。用柿柿奇治而愈。及蟀牛蛋。老鴉睛。活蝌蚪。白頸曲蠵。野栗漿。活壁鹼。芥栗瀏笭奇治。能療一切怪病。眞所謂無病不怪。有治皆奇。至於運用心理治療。臨時急救方法。尤爲難能可貴。如妻咬夫唇能救脫陽，魘梗咽喉吞劍而愈。妻子患守宮男陰失蹤。交夫患蠱毒難爲了嬌妻。新娘患夜行症嚇煞新郎。少婦生接食獅猻好像男子。遺精家使用橡皮閨勝於藥石。小姐患[illegible]驥醜男可治。少年患相思結婚乃愈。兒子在腹中說話俯拾銅元即愈之類。不勝枚舉。總之。其病之怪。其治之奇。令人匪夷所思。誠不可不讀之奇書也。

★★本書洋裝一大厚冊硬面燙金瑞典紙精印直十一英寸半橫七英寸半

實售大洋一元　外埠函購寄費加一郵票代洋九五計算

❀幸福報爲發行怪病奇治啟事❀

敬啟者。本報第一年所刊之「怪病奇治」凡一百期。膾炙人口。久享盛名。當時竟有出一元之代價。以徵求本報一期者。其內容之動人。歡迎之熱烈。於此可見。今應讀者要求。特將本報百期內所列之「怪病奇治」。重行整理。復加入未經披露之名醫創作。材料增至一倍以上。包羅萬象。蔚爲大觀。讀之可以廣見聞。益智。至於紙張之考究。印刷之精良。猶其餘事也。讀者諸君欲謀家庭幸福人生健康乎？請讀實事求是造福人羣之幸福報

▲幸福報之內容及定報辦法

（一）幸福報之內容。包括內，外，婦，幼，咽喉，花柳各科。以及生理學，病理學，心理學，藥物學，衛生學，傳染病學。四季時病，一切性病等等。均有精詳實用之論列。至於家庭醫藥常識。一切急救自療方法。莫不應有盡有。

（二）凡定閱幸福報全年者。計一百二十期。連郵僅收大洋兩元。（國外加倍。郵票九五計算）且有贈送價值一元之問病紙一張。可得免費問病之權利。

（三）幸福報現已出至第二年第念期。（即一百四十期）第一年各期。均已再版。彙訂成册。分上下兩大集。售洋兩元。凡欲補全第一年全份者。亦可照辦。

總發行所　上海三馬路雲南路轉角　幸福報館

贈送　凡同時合購「怪病奇治」及預定「幸福報」全年者計洋三元當即贈送極精美極名貴之上海名醫氣蹟驗案一冊

幸福三日刊　五五六

本報特聘羅衡律師爲法律顧問　幸福二日刊　中華郵政特准掛號認爲新聞紙類

幸福報

紹儀署

第一四〇期

（民國十八年九月三十日）

每份售洋二分

館址上海三馬路雲南路口

定報價目

每三日出一全張。五個月一元。年二元。寄費在內。本外埠一律。國外加倍。郵票代現九五計值。

廣告價目

每期每格（共計五方寸）五元。均排於新聞之旁。如欲入新聞中。長期面議。

本期要目

現金徵求古時名醫眞蹟驗案

□自一元起至一百元止

□以年代之遠近爲標準

本報自本期起。徵求古時名醫眞蹟驗案。不論頁數之多寡。方案之長短（如能聯貫則更佳）。均所歡迎。惟須註明該醫之『姓名』『年代』『籍貫』『經歷』『著作』等等。掛號寄下。經本報編輯部審查。如確屬眞蹟。當即酬以代價。每一名醫。自一元起至一百元止。以年代之遠近。聲譽之大小爲標準。（如欲求原方寄還者亦可照辦。惟須預先聲明）幸各界人士。注意及之。

□傷寒溫病治療之不同（王壽喬）

傷寒所傷在陽急於救陽

溫病所傷在陰急於救陰

病類衆多。故非博覽經籍。參考古今。研究有把握者。不可以言醫。甚哉爲醫之難也。尤其是莫難於業內科者。必須洞澈臟腑之病理。氣候之診斷。同一病也。其寒熱虛實。表裏陰陽。適隔霄壤。顧病之最混淆最危險者。莫如寒溫二症也。病情又屬相似難分。而其實際，絕對相反。差之毫釐。謬以千里。寒熱誤治。生死立判。數千年誤死於此者。以恒河沙計。在此金針度人處。値爲吾醫界之注意者。分辨如下。夫傷寒溫病。恍惚難分者。無非以均有寒熱頭痛渴飲等症也。抑知其受病之原。各有不同。傷寒是由太陽先受病。自外而內。風寒鬱遏。營衛不和。熱少而寒多。渴必喜熱而飲少。頭痛恒在兩少陽經。不若溫病是由肺胃先受病。自內而外。或微寒。或全不惡寒。熱候常致十一二小時不退。熱度高。至晡時雖退。而額與胸部。仍退不盡。日晡復重。頭痛多在額部。渴喜冷而多。幷飲不解渴。傷寒人靜常畏風。面色黯白。舌苔白潤。不若溫病煩燥顏赤。目畏陽光。舌苔絳而黃。枯燥無津液。或起芒刺與焦黑。傷寒脈沉濇。溲淸亮。不若溫病之脈洪數。右大於左。溲赤而數。大便祕結。病旣辨明。還須論治。其治法。總括之。傷寒所傷在陽。急於救陽。溫病所傷在陰。急於救陰。寒者溫之。溫者涼之。庶不致誤。否則動輒便錯。無怪每送人入枉死城中。至若風溫濕溫。夾雜其中。難免模糊。只須認淸此風溫濕溫四字。分別辛涼淸解與淸涼滲淡二法施治。亦甚容易。又有陽極似陰。陰極似陽之症。其何以辨。果若是。則審病前之狀況。再參之以現象。方寸間。自明眞相。此辨別寒溫二症疑似扼要之處如此。世之明瞭而起死肉骨者固多。然昧於此。只知傷寒症之診治者。亦復不少。余敢放膽大聲而喚於世曰。現在人多病溫。百個之中。難逢一二眞傷寒。願吾醫界注意及此。爲人民求生路而謀幸福云。

性病指南 性的衛生（三十二）

（王庚）

(9)房事過度　房事過度。則往往罹『生殖器性神經衰弱。』人之精神。有消磨殆盡之勢。這時候最易患遺精。而更加重其病。故已婚之青年。對於此事。宜嚴厲加以節制。最好分牀而眠。既患『生殖器性神經衰弱』及重症遺精。則必遷居到野間山明水淨之區。修養身心。肉體及精神之過勞。均宜設法避去。並設法遵守規則的生活。待病完全復原後。再回家。

(10)冷水療法　患遺精的人。用冷水治。很有功效。故特一略述之。其法當每晚就寢前。用冷水摩擦生殖器周圍。其初宜徐徐進行。至病人覺得極冷時。則酌減其度。卽加以微溫浴。也無不可。

(11)原因療法　視遺精之原因何在。而施以適當的療法。如泌尿器及其鄰近的器官有病。因之患遺精。那麼根本的治療。先要治愈泌尿器及其鄰近的機官的疾病。然後遺精。卽可自然告愈。又如由於『尿道狹窄。』『龜頭炎。』『膀胱結石。』等病而遺精者。則必先行外科手術。器官上的病告愈。遺精也因之而愈了。

(12)器械療法　遺精的初步。生殖器大致都先勃起。然後射精。所以我們可以用器械的刺激法。而治愈本病。其法向藥房內買皮套子一。套內壁都是象皮的尖刺。在就寢前套於生殖器上。因套時生殖器爲常態。故毫不覺痛苦。待睡夢中生殖器勃起。預備射精時。則尖刺刺痛生殖器。而大夢因之不成。早已醒了。此法很有效果。

食蟹之常識

（徐祝三）

節屆中秋。橫行之無腸公子。乃爲應時之美味食品。然食時。不得其法。強壯者。倘無大碍。體弱者。極易致疾。故食時，頗有可注意之點。述之於後。

一　蟹性極寒。食時宜多加薑末以禦之。

二　蟹臍更寒。食則易致病。

三　凡有宿疾之人。多食之。能使舊疾復發。尤以風疾者爲甚。

四　不可與柿子及荊芥同食。否則致病。

五　妊婦不可食。食則令子橫生。最宜戒之。

六　食蟹後。能以紫蘇代茶。蟹毒可祛。

以上數則。雖似無關緊要。然正不可以其事小而忽之也。

石淋極效方

石淋者。小便淋出之物。如砂如石。痛苦異常也。方用車前子一兩。水煎服之。頓服之。須通。當下如砂如石之物。痛苦自除。

小兒飲食之研究（續）

染鴻莊女醫士

(三)小兒漸長。乳汁亦隨之而漸變其品質。天然能適合小兒各期發育之需要。若羊牛乳所含資料。適於牛羊之發育。而不適小兒之發育。且濃淡如何。亦難切合小兒之需要。

(四)牛羊乳自榨取至入小兒口中。所經時間過長。難免有腐敗之虞。母乳則無免患。

(五)母乳中有一種抗毒質。有預防白喉傷風等傳染病之功能。牛羊乳缺少此質。

(六)牛乳之蛋白質。飲至胃中。與胃液混和卽凝爲大塊之硬體。消化極難。人乳遇胃液則凝成極細之小塊。消化較易。

(七)人工營養難得適當之溫度。母乳則溫度適宜（未完）

介紹衛生方法　　幸福三日刊　　指導健康徑途

小藥囊

歡迎投稿

本欄專載一切簡便實用良方、故用藥務求簡明、功效務求神速、為讀者增醫藥常識、為病家闢自治園地、為人類謀健康幸福、

救觸電方（王壽喬）

觸電之人。如未即死。速將臥好地上。以泥屑蓋其身。則電化去。生命可救。

霍亂救活驗方（王壽喬）

武漢現在此症流行。死生頃刻。倘未氣絕。寒熱未分。不及延醫者。即以回生散（藿香陳皮）服之。每可回生。（按）霍亂為夏令大症。有乾濕兩種。最宜審治。此不過臨時急救而已。

瘰癧初起治方（王壽喬）

芙蓉花根搗汁。用毛羽蘸塗患處。不令間斷。二三日即可愈。

痰厥救急方（王壽喬）

發時喉中轆轆作聲。面赤而厥。人事不省。以竹瀝不斷灌下。病自霍然。屢治屢效。（按）竹瀝中如再滴入姜汁少許。以治痰厥閉症。尤妙。

發明產後三衝之病理及治法（王愼軒）

產後疾病之最急者。莫如三衝每致朝發夕死。夕發朝死。甚致頃刻即死者。豈不深可駭哉。三衝者何。一曰衝胃。胸脘痞滿。噯氣嘔吐潮熱自汗。二曰衝肺、氣喘鼻掀。寒熱頭疼。面浮肢腫。一曰衝心。煩躁神昏。譫語妄言。寢不成寐。此即產後三衝之症狀也。

惟古人對於三衝之病原。從無明白之解釋。或謂惡露上衝。或謂敗血上逆。然惡露敗血。在於子宮。何致上衝心肺胃腑耶。且何故衝胃。何故衝肺。何故衝心。皆無明說。而其治療之法。僅有祛瘀破血。夫病至氣喘嘔吐神昏。一味祛瘀。烏能有效乎。蓋由未明病理之眞相。未知治療之良法。宜乎婦人之患此者。多致不救。甚可憫焉。故特發明其病理。研究其治法。以與同志一商榷之。

余謂三衝之病原。實由於產後元氣不足。子宮弛緩不收。不能擠迫惡露。使其排泄於體外。反致壓迫脈管。阻其新血之流行。以致子宮之內膜。因血液停留而起炎腫。瘀遏循環。因滯肺血。加以子宮之惡露。因鬱蘊釀腐爛而成毒菌。散佈經脈。侵犯臟腑。於是變端蠭起。遂為三衝之症矣。蓋子宮本體。素有脹縮之性質。在妊娠之期。則逐漸脹大。在分娩之後。則常即縮小。故產後之腹部。須按之空虛鬆軟。方為佳象。若少腹脹實。痛而拒按。惡露不下。二便澀少。便是子宮弛緩。惡露停留之徵。久則子宮炎腫。毒菌滋生。身熱而青。陰液臭穢。狀若膿血。若其人胃氣本虛。產後復傷飲食。則毒菌乘勢而犯胃。即為衝胃之症矣。若其人肺氣本虛。產後復感風寒。則毒菌乘機而干肺。即為衝肺之症矣。若其人心氣本虛。產後復受驚恐。則毒菌乘隙而侵心。即為衝心之症矣。

至其治療之法。治衝胃宜和胃消滯而祛瘀。治衝肺宜肅肺疏風而祛瘀。治衝心宜養心安神而祛瘀。各宜分別施治。自能治而有效也。此余多年經驗之心得。屢試屢驗者也。苟能依此治療。何患三衝無救哉。

胡萊菔英能解砒石毒（張純錫）

怪病奇治

邑東境褚王莊褚姓。因夫妻反目。其妻怒吞砒石。其夫出門賭博未歸。夜間砒毒發作。覺心中熱渴異常。其鍋中有泡乾胡萊菔英之水若干。猶微溫。遂盡量飲之。熱渴頓止。迨其夫歸。猶未知也。隔旬日其夫之妹在婆家。亦吞砒石。急遣人來送信。其夫倉猝將往視。其妻謂將乾胡萊菔英。携一筐去。開水浸透。多飲其水必愈。萬無一失。其夫問何以知之。其妻始明言前事。其夫果亦用此方將其妹救愈。然所用者是秋末所晒之乾胡萊菔英。在房頂疊次經霜。其能解砒毒。或亦藉嚴霜之力歟。至鮮胡萊菔英。亦能解砒毒否。則猶未知也。

出版務求切實信用有保證　又名社會醫學常識報　主持者有學識經驗及人格

花柳病治療學 (三)

葉勁秋編

4° 妻孥爲丈夫所染傳者。近有美國花柳調查會之統計。謂梅毒一症。自治游而得者。百分中佔六十。其不自知而得者。竟佔百分之四十云。

歐戰爲世界史中之大戰。傷之者甚衆。然以傷于花柳病者之數比較之。則知戰傷者之數。猶亞于花柳。英籍之兵。在大戰中受傷者爲七十、萬人。在英國每年新染花柳者。竟達八十五萬人之數。花柳之害人。誠無出其右矣。而戰事乃歷數年。或數百年而一見。兵凶戰危。舉世皆知。今傷人之事。更有出于干戈。爲世所未察。奈何世之人但知求免戰禍。而不事抵抗較大之禍害哉。據調查所得。患梅毒者。每五人中有一人。患淋病者。猶過于此數。我國雖無統計。其數諒亦可驚。

花柳毒的重要所以必須討論者。因其結果不僅限于個人自身也。非僅傳染及於對方的人。牠能遺傳於後嗣而且能減少生育力。而牠且能致男女於重傷。以生產說。牠能使絕嗣或流產或使生育的子女不能健壯。故花柳毒實爲使人種衰弱的一大原因。

隱毒無有過於花柳病者。此疾不是如傷寒等病。凡病傷寒者。如身體健壯。即不受治。

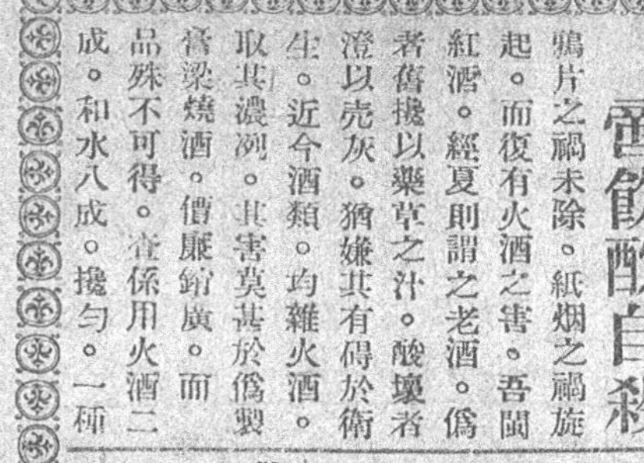

幸福園

□今之飲酒不啻飲酖自殺

鴉片之禍未除。紙烟之禍旋起。而復有火酒之害。吾國紅酒。經夏則謂之老酒。僞者舊攙以藥草之汁。酸壞者澄以亮灰。猶嫌其有碍於衛生。近今酒類。均雜火酒。取其濃冽。其害莫甚於僞製膏粱燒酒。價廉銷廣。而品殊不可得。查係用火酒二成。和水八成。攙勻。一砽霸烈之性。殊少香馥之氣。火性上浮劇猛。飲之令人胸燒。口燥如焚。水質下凝脾胃發冷。易致霍亂。當炎暑之際。飲者受外熱內灼兩攻。其於壞肺腐腸。尤甚於冬寒之時也(黃良安)

□段祺瑞病痢情形

▲天津　□醫方頗新奇

段祺瑞日前病痢極不效。日數十次。賴一中國偏方治愈。係用紅白扁豆花紅白糖煎飲。并以鞋底烘熱熨腹部。現已脫險。

婦女福音

□難產急救法

(吳藝圃)

婦女難產。往往不幸致死。此以困悶太甚。或體力虛脫故也。余嘗放醫方。有兩法可救治之。

(一)冬葵子炒黃爲末。清酒冲服二錢。神效。

(二)燒炭令紅。淬酸醋中。酸氣立即騰起。速移該器產婦鼻前。令嗅入。頃即蘇。

本報特聘羅家衡律師爲法律顧問　幸福三日刊　中華郵政特准掛號認爲新聞紙類

幸福報

鈕儀署

第一四一期
（民國十八年十月三日）
每份售洋二分
館址上海三馬路雲南路口

本期要目

養成辨別毒質智識之必要

丁保福

現今之世界。乃毒質之世界也。吾人之周圍。環繞無數之毒物。飲用之酒中。有酒精之毒質。常吸之煙草中。有宜哥顛之毒質。化粧用之白粉中有鉛毒。寫娑之鏡中有水銀毒。玩具之色彩中有色素毒。其他食品中。有毒者甚多。故苟無辨別毒質之智識。於不知不覺中。與毒物相接觸。或服用毒物。因是而喪失生命者。往往有之。此等之危險。因衛生上之不注意而起。即日常所用之砂糖食鹽茶醋等。用之亦有害健康者。蓋因用法錯誤而變爲毒質也。由是而論。種種之毒質。實隱於各種之藥品及食物中也。

縱觀東西古今之歷史。拔山蓋世之英傑。服一碗之茶羹。一杯之毒酒。而喪失萬金之身軀者。往往有之。且有出征之偉人。因感染毒蛇毒氣而挫其志者。不勝枚舉。由是而論。辨別毒質之智識。關係於吾人之處世實大。不待智者而知之矣。夫辨別毒質智識。既若是其重。則對於普通之人。非一一解釋之不可。毒之所在。以天然界爲多。動植物礦物。即產毒之源。三界之中。以植物之產毒爲最多。此外由人工製出者。亦復不少。近今之世。不良之食料品。發明頗多。不測之災禍。即寓於其中。飲料及罐頭食物等。舉凡市上所販賣者。含毒之品。不勝枚舉。購用者不可不注意。腐敗之鳥獸魚肉尤甚。此等食品含天然界（即動植礦三界）之毒質已極繁多。加以人工毒。其危險當何如耶。彼快刃一舉。毒蛇可斬。毒草可除。至於人爲之毒。不易除之。但世界愈文明。毒之種類愈多。毒之性質愈劇烈。乃東西一致之現象。此教育上養成辨別毒質智識之所以刻不容緩者也。

徵求現代名醫真蹟驗案

本報自刊登上海名醫真蹟驗案以來。備受讀者歡迎。惟思名醫未必限於上海一隅。而上海未必盡屬名醫。於是有現代名醫真蹟驗案之徵求。凡現代名醫而願將真蹟驗案發表於本報者。無不極誠歡迎。惟普通方案而無研究之價值者。恕不刊佈。各地名醫幸注意及之。

附告本報刊登名醫驗案。並不取費。惟每期收鋅版費一元。作代鑄鋅版之用。此版將來可以奉還。

介紹衛生方法　幸福三日刊　指導健康途徑

性的衛生（三十三）

性病指南

（王庚）

(13)電氣療法。用以上各法。均沒有效果。可實行電氣療法。往往因之告愈。但是遺精的病人。知覺過敏。又兼思神經衰弱者。則通電的時候。電流必減弱。時間也必減短。所用的電流。或用平流。或用感傳。可任醫生或施術者之便。普通的治療法是用『積極導子』放於腰部。『消極導子』貼於生殖器或會陰部。遺精症的頑固的。則於尿道內通以平流電氣，使射精及勃起中樞的弛緩。得以恢復。疾病因之告痊。此種療法。宜請有經驗之醫生爲之。自己不能妄動。

遺精的原因。症候。療法。已詳述於前了。遺精一事。既爲人人所不能免。故人人該須具有遺精方面的常識。此作所以不嫌辭之煩言之複。而與讀者大談而特談也。今再有一事。欲告讀者諸君的。就是精液既排泄時。不可有愛惜之意而力忍之使精液不出。致精虫要進不能。要退不得。於是盡死於中途。釀成睪丸病的很多。不可不愼。蓋預防之道。要防於未然。防於既發後。非特無用。並有危害。

（本節完）

補眼羊肝汁

（方公溥）

五臟六腑之精。皆上注於目。精血虧耗。而失明昏花乾溢流淚。瞳神散大。眼球凹陷諸症。乃相繼而生。補眼之藥雖多。大率空言無補。求一功效極大。確切不磨者。當首推羊肝。據本艸所載。方書所傳、羊肝治眼之法固多。而羊肝汁方。乃余之前聞。殊爲缺憾。玆詳述如下。法取羊肝一具。（青羊爲佳連胆取下不可見水）置沙鍋中。加入淸水滿鍋。文火緩緩燉之。汁極濃取服。不可加入鹽醬五味。是湯味極甘香。毫無腥氣。較之鷄精肉汁。味尤可口。冬令常服最佳。有病可以却病。無病可以補明目至老不花。此法傳自西藏。試之多獲奇效。惟羊肝宜整個。胆宜連帶。（胆能明目）不可刀切開。不可用銅鐵器煮燉。忌之則無效。蓋肝膽屬木。金尅之。則氣洩不全也。傳者之言如是。並附誌之。（按）諳獸臨殺之時。忿氣聚於肝。故凡獸肝。皆不利於目。惟羊肝則否。蓋羊肝明目。其性然也。

小兒飲食之研究（續）

梁鴻莊女醫士

(八)小兒吸母乳則膨大之子宮容易收縮。而復原。否則復原較難。且易罹子宮病。

□母在授乳中攝生之注意

母在授乳期中。一人之食。須給兩人之需要。故食品不可十分不注意。

(一)難消化之食品及脂肪。不宜多食。魚肉蔬菜均宜養爛食之。并多食牛乳鷄卵。蓋食難消化之食物及養料缺少之品。所得營養份少。乳汁亦必因之而減少。不獨有礙小兒之發育。且於母體亦有所損也。

(二)每日宜爲適中之運動。使母體氣血筋肉舒暢。精神煥發。則乳汁亦因而良好。

(三)勿過於憂慮悲傷。蓋憂傷能損人。常人已然。乳母尤甚。不獨乳質因而有變惡之虞。且分泌亦因之而減少也。

(四)乳房與子宮有相通之關係。故姙孕期中乳房即漸漸漲大。哺乳期中。而月經不至。以手觸乳房而子宮發生感覺。是其例證也。（未完）

公開古今秘方　社會定期刊　造成百病自療

小藥囊

歡迎投稿

本欄專載一切簡便實用良方、故用筆務求簡明、功效務求神速、為讀者增醫藥常識、為病家闢自治園地、為人類謀健康幸福、

□流火方

番木鼈子數个。用清涼水磨敷患處卽愈。

□治腰痛方

雄猪腰子一枚。加厚杜仲二錢。煑食卽愈。

□治小腸氣方

蒲公英五錢。劉寄奴五錢。二味酒煎。儘量飲之。出汗卽愈。

□咳嗽神方

苦桔梗五分。川貝母一錢。白菊花七朵。水梨肉連皮五錢。日泡湯服卽愈。

□湯火燙傷方

地榆炭研末。用麻油浸。調敷患處卽愈。

□跌打損傷煎藥方

內傷亦可

當歸尾二錢。大川芎二錢。杜紅花五分。苦杏仁十粒。細生地一錢。蘇枋木一錢。苦木通一錢。福澤瀉一錢。炙乳香五分。炙沒藥五分。生甘草五分。用水兩碗煎至一碗。加陳酒一杯臨睡服。

□洗目方

每年九月二十三日。採桑葉煎水洗之。永絕昏暗目痛等病。

□寫在楊志一醫士陽痿研究篇後

（方公溥）

□硫黃鷄治陽痿之秘法

讀本報第四十六期楊志一醫士「陽痿症之研究」。關于腎臟與陽痿之關係。及其原因治療。幷闢服壯陽熱藥之害。論列極為精詳。玆者不佞亦有硫黃治陽痿秘法一則。錄之以補其後。想亦讀者所樂聞歟。

邑人吳君。素患陽虛中冷。玉莖易縮。遍延名醫。疊進桂附薑椒參芪諸藥不效。後遇北地徐某。授以食硫黃雞法。其病遂愈。又有人患陽萎寒疝二症。亦試服硫黃鷄得效。聞硫黃鷄對於補火助陽。有特異功能云。製法用正眞石硫黃（色黃如石舶來者為佳）研細末。和飯揑成小團。飼與肥壯雄鷄食之。食畢故意令人逐雞。鷄被逐必四走。待躍有頃。硫黃飯已化。蓋藥氣滲入血肉中。然後宰殺食之。蒸食或炒食均可。（按）石硫黃大熱純陽。補命門眞火不足。惟燥烈有毒。必間接於鷄。其性始純。且雞為大補氣血妙品。以血肉有情之雞。與大熱補陽獨一無二之石硫黃合。相得益彰。宜乎奏效神異也。但燥症陰虧者。萬不可試。

怪病奇治　麥苗善治黃疸

（張錫純）

內子王氏。生平不能服藥。卽分毫無味之藥。亦不能服。於乙丑季秋得疸證。為開好服之藥數味。煎湯強令服之。下咽卽嘔吐大作。將藥盡行吐出。友人張瀛浦。謂可用鮮麥苗煎湯服之。遂採鮮麥苗一握。又背之為加滑石三錢。病卽輕減。後又服一次全愈。蓋以麥苗之性。能疏通肝胆。兼能清肝胆之熱。故能導引胆汁歸小腸也。因悟得此理。後凡遇黃疸證。必加生麥芽數錢於藥中。亦奏效頗著。然藥舖中麥芽皆乾者。若能得鮮麥芽。且長至寸餘。用之當更佳。或當有麥苗時。於服藥之外。以麥苗湯當茶亦可。

幸福三日刊　五六四

主持者有學識經驗及人格　又名社會醫學常識報　出版務求信用有切實保證

花柳病治療學（四）

葉勁秋編

亦能自愈。而愈後杳無蹤蹟之遺跡。至於梅毒之爲患甚烈。牠使入體內日漸日深。時作新的表現。體內無一部份能安者。牠的隱毒有這般的劇烈。雖外表因久治而似告愈。但其內毒能否消滅則無人能敢判定。

梅毒能使各部組織的機能。尤其在胸部與神經系統變成衰弱與反常。病者自身與其後裔均然。據研究此病的名家摩脫所說：梅毒之影響于腦及神經系統者蓋有四種。（一）因受毒而血虛。因而損及營養。（二）腦組織與腦膜上引起紅腫炎症。（三）動脈羸弱因而發生腦衰麻痺症和瘋病（四）成脊髓病的主因

現在許多國中有了一種輿論。乃贊成男女於花柳知識上接受同等的教導的。德國弗拉西說：「女學生須教以性病危險的知識。」法國亞克羅克稱：「女子必須要教以此種知識。單藉醫生治療。女子常苦於不知其源。現在必須女子自已獲有此種知識。以保守其自己的安樂」。美國提安說：「知識卽康健。在精神與肉體女子與男子相同都有得到性知識的必要」。

幸福園

破除衛生四大障礙詩

（陳乙蓮）

一

鴉片中央實禁除。稱售與吸盡犂鋤。黃魂喚醒強人種。黑籍取消復本初。老大形骸還壯健。病夫體質轉安舒。衛生行政收嘉果。富國強民自有餘。

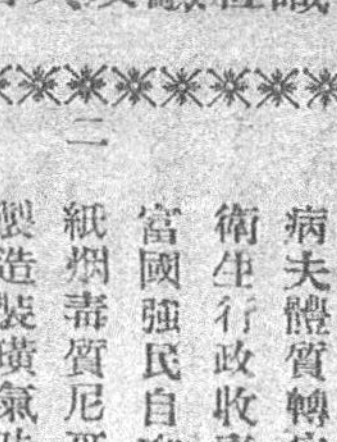

二

紙烟毒質尼哥丁。製造裝璜氣味馨。原料舶來眞有色。利權危漏最無形。癮深血燥滋腸病。吸久津枯損肺經。纖續美容增肆虐。摧殘我國大生靈。

三

酒亂神經亦喪儀。禹王惡旨是先知。名稱補腦實傷腦。質屬調脾反損脾。外國增來消耗品。中原永在酩酊時。金錢溢出捐生命。英美懸爲厲禁規。

四

影劇多排戀愛情。傷風敗俗啓淫行。狂男癡女社交讀。倒鳳顛鸞野合盟。引起青年與性慾。沉迷芳譜亂心旌。新奇世界入時眼。脂粉殺人利甲兵。

本報特聘羅家衡律師為法律顧問　　幸福三日刊　　中華郵政特准掛號認為新聞紙類

幸福報

鈕儀署

第一四二期

（民國十八年六月十日）

每份售洋二分

館址上海三馬路雲南路口

定報價目　每三日出一張。五個月一元。全年二元。寄費在內。本外埠一律。國外加倍。郵票代現。九五計值

廣告價目　每期每格（共計五方寸）五元。均排於新聞之旁。如嵌入新聞中。長期面議

本期要目

現金徵求古時名醫真蹟驗案

自一元起至一百元止

以年代之遠近為標準

本報自本期起。徵求古時名醫真蹟驗案。不論頁數之多寡。（如能聯貫則更佳）方案之長短。均所歡迎。惟須註明該醫之履歷。如「姓名」「年代」「著作」等等。掛號寄下。經本報編輯部審查。如確屬真蹟。當即酬以代價。每一名醫。是一元起至一百元止。以年代之遠近。聲譽之大小為標準。（如將來欲原方寄還者亦可照辦。惟須預先聲明）幸各界人士。注意及之。

人身體溫之研究

柳劍南

人身體溫。有一定之常變。通常在華氏熱度表九十八度六分。謂之無病。誠為我人立命之要素也。我國內經素無體溫之名詞。蓋即陽氣也。但經文雖屢言陰陽勝復。盈虛消長。獨無陽氣從何而來之明文。當茲中醫勇猛改進。關於此種問題。誠不可不研究者也。夫體溫既即陽氣。則其內而五藏六府。外而四肢百骸。靡不周流貫注。以便溫煦。然其體溫之始生也。竊以為必從先我身以俱來。蓋即舊醫所謂一陽居於二陰之間。乃胥中之真陽也。經不云乎人始生。先成精乎。我以為當精之成也。而其一點真陽。已早寓於二陰之間矣。苟不然焉。則呱呱墮地之後。有陰無陽。何以維持其生命耶，雖然。體溫之始生。果屬先天。然其平時之消耗者頗多。如脾之健運。胃之消化。皮毛之捍衛。膀胱之氣化，以及臟腑百骸之工作。何一非源源取給於體溫。然何以能取之不盡用之不竭耶。此中理由。非參攷西說。恐不足以說明之。夫我人日常所食之物。多含炭素。空中吸入之氣。多含養氣。養氣與炭素化合。則起輕微之燃燒。故西人譬我人之身體。猶之機器。日常之食物。猶之煤炭。機器非時加煤炭。不能生熱。人身非日進食物。不生體溫。洵確論也。由是觀之。體溫始生。根於先天真陽。體溫日常之來源。乃根於後天日常之食物也。質之國醫界改進諸公。以為何如。

性的衛生(三十四)

性病指南

(王庚)

□手淫與生理遺精問題。在前節已說得很詳細了。編者以爲情慾的利害。愈明白則愈加投擺。投擺則有所謹愼而加以預防。此乃當然的道理。愈不明白則愈加犯得利害而入於斵喪。因斵喪而致夭折。此亦必然的道理。所以與其諱言而使暗中夭折。不如大言而特言而使之謹愼預防。俗語云。『誨之正所以止之』。很有至理。此編者所以有『手淫與生理』一節之續也。

手淫的原因

引起手淫的原因。總括言之。可以分爲三類。分述於左。

(甲)摩擦和受刺激　兒童到了青春發動期以後。睪丸中早已充滿了精液。故時常有遺精的事情發生。當這個時候。生殖器受了過分的刺激和摩擦。則患遺精。日間也是如此。兒童不識不知。當精液排洩時。有一些快感。遂日日爲之。終致犯手淫的惡習。這種例子是很多很多。昔北美虎里克氏博士。曾著一書。說曾診一個十三歲的童子。其病在神經衰弱。而並沒有旁的原因。後來虎氏漸漸詳細質問。才知道那兒童因攀柿子樹採柿子生殖器與樹受長久之摩擦。覺有一種說不出的愉快。那兒童覺得奇怪極了。以後就每天當功課去做了。後竟以手代之。直至現在。始終沒有間斷。而成今日衰弱的身體。後來這個兒童。病卒不起。朋友胡君。昔年於暑假回里。與編者相遇。編者見其面色不佳。即老實不客氣的對他說。君近有患手淫的嫌疑呢？胡君果以實告。編者問他犯本病的起點從那裏來的。胡君說在十四歲時。在家沐浴。以肥皂摩擦全身。及至生殖器。忽有少量精液。排出。很以爲有快感發生。以後遂常當爲之。至今已六七年矣。此種犯手淫的原因。都是出諸天然。決非人力所能預防。不過因爲環境。機會的不同。有的遇到了遲。有的遇到了早有的終身沒有遇到。也未可知。(未完)

□痞與噎之鑑別及療法

(李健頤)

痞與噎之病因不同。治法有千里之謬。痞由飲食積聚。脾胃受傷。脾失健運之機。胃乏消化之能。因之食物積聚於胸中。阻塞氣道。氣不宣通。而與痰食血相搏。遂結而成塊。伏於皮裏膜外。是爲有形之積。其在左者。爲血積。宜丹皮。紅麯。香附。降眞。紅花。蘇木。山查。麥芽。童便之屬。甚者。加大黃。韮子。桃仁。在右者。爲食積。宜平胃散。加鬱金。山查。神麯。梹榔。沉香之屬。或小陷胸湯合木香梹榔丸。(未完)

□腋臭驗方

腋臭小恙。極難治愈。玆有一方。頗爲簡效。方即用鐵屑一撮。炒使熱。以布裹熨腋部。屢試極驗。(冰)

小兒飲食之研究(續)

梁鴻莊女醫士

此外例證尚不堪枚舉。故每回房事之後。母體經劇烈之感動。子宮經劇烈之動作。乳汁不獨因之有稀少之影響。且蒙有毒之影響。故當哺乳時期。當切忌房事。又當房事之際。房事畢後之一二小時內。以乳與小兒吮吸。小兒即有色癆疾之險。「俗名童子傷」。是又不可不知也。

□授乳當注意之要項

(一)小兒鼻塞。須時時引出乳頭。使其呼吸。

(二)授乳前後以濕布拭淨乳頭。以潔絨布包之。

(三)幾小時授乳一次。宜有一定。授乳時間。每次需幾分鐘。亦須有標準。萬勿兒啼即以乳爲止啼仙丹。每次授乳。任其長含口中。當爲玩物。致養成飲食無度。發生腸胃之病。(未完)

幸福三日刊

介紹衛生方法　　指導健康徑途

小藥囊

歡迎投稿

本欄專載一切簡便實用良方、故用筆務求簡明、功效務求神速、爲讀者增醫藥常識、爲病家闢自治園地、爲人類謀健康幸福、

□腦疽神方

用陳燭油溶化。銅綠研細末。調勻敷患處。中空一頭。數次即愈。

□疰疳仙方

治一切肚大黃瘦。腹痛蟲積。神效。雄黃三錢。射香五分。胆星二錢。全蝎一錢。硃砂水飛二錢。姜蠶一錢。巴豆五錢（用紙包好打去油）。共研末。神麴糊丸。如菜子大。每服一丸。白湯送下。

□耳痛治法（李寒吻）

苟患耳痛者。用田螺去其尖。以其水滴入耳內。有效。

□吐血良方（李寒吻）

患吐血時。用京墨磨汁、和以生地黃汁。同飲即効。

□大便不通方（李寒吻）

大便不通時。用枳實皂莢等分爲末。製爲丸。和米湯吞下。靈効無比。

□失寐治法（李寒吻）

如患失寐症。於睡後默計數目。由一至百。即可入睡矣。

□治痢疾良方（李寒吻）

痢疾盛行于此時。今此時十之七八皆患此症。今特將各種痢疾治法錄下。以供參攷。

（白痢）……用訶子二個。一煨。一生。同研爲末。以沸湯調服。如係水瀉。則霜加甘艸末一錢。

（赤痢）……用紅麴炭槐米炭。合併煎汁。和以砂糖空心食下。即愈。

（赤白痢）……用雞冠花煎酒服。如赤則用紅。白則用白。

肺勞實驗談（上）

（顧惕生）

本報第八十四期發表楊志一醫「肺癆食養問題」一篇。實覺中醫尙有救濟方法。而西醫則殊多恐慌。以余所見。如前東南高等師範學生張某。以勤學咯血。延南京第一醫院醫治半載無效。肺癆免病法著者謝某。以咯血至廬山肺病療養院調養。亦無效。蓋西醫治肺病。非特二三期無治法。即第一期亦無治法。彼輩之所恃爲治法者。僅依賴于天然療養。如吾國廬山莫干山等處。多設幾所療養院已耳。攷其所以依賴天然者。又不外因人處地上。溫氣甚重。恐易腐爛肺臟。山上較山下。氣候寒冷。冷則肺部易於收斂。至于眞正治法。固未之見也。凡肺病吐血止後。痰沫不除。仍屬可慮。攷內經謂血與津液同類。亦即西醫所稱之白血球赤血球二種。故血後痰沫。實與吐血無異。同屬危險之候。

余友謝某江西人面腴體瘦。欬嗽吐痰不吐血。請法國某醫生施注射。未幾即死。可以引證。因此懷及吐血症而浪進寒涼之劑。其結果皆足殺人。陳修園謂吐血症皆出寒涼藥所誤。實含至理。同鄉沈氏子人謂童子勞。曾吐血兩次。第三次又大吐。醫立方。多屬寒涼。乃囑服溫補藥。不從。反進紫雪丹。吐益劇。據此吾人於吐血症可得一教訓、一西醫不足恃。二寒藥不宜服。十藥神書中儘多效方。（其方詳載楊志一醫士著吐血與肺癆書中）。總宜參酌施用。欲免肺病。祇有多服葱蒜。以葱蒜治肺病有特效。徐州無肺病。正以該地人常食葱蒜耳。人或以葱蒜多臭氣。可和糖煮之。即免。此法見日本皇漢醫界。又日人於食前輒用淡鹽湯下六味地黃丸。或早晚啖何首烏。謂不特肺病可食。（未完）

玉莖癢痛

（怪病奇治）

（墨徒）

某氏子年可十二三。每溺後尿管中若有小核。自下上升。痛甚汗出淋漓。便前一無痛楚。小便清且長。劇發時。玉莖作痒。其痛尤烈。藥石罔效。某西醫使用黃牛陽物。以重醋煎服。服後果效。豈知三日後。痛又依然。嗣遇江湖貧者。乞治。江湖云。向有此病。但識者少耳。使食白邊萬年青根。但不能多食。多食將亡精。搗爛蒸熟。佐以陳酒。每服二三錢。食三次果愈。

花柳病治療學（五）

葉勁秋編

實施性的教育之地方。推一九〇四年德國紐尼倍耳克市爲最早。其市有學校衛生會議。專討論青年性的問題。其次爲一九〇七年馬哈市有性欲衛生會議。當時德國教育總長出席演說。其辭曰：「生殖器病最爲人類之大敵。而多蔓延于中等以上之學生。今後理科。醫科。哲學科。諸教員。宜對于學生。不時演解其危險與預防。且導之趨道德的方面。俾自悟色欲之可怕」。該會討論之結果。須先明瞭生物學。心理學。人類學。社會學。等種種關係。而後說明色欲之關係。始有良效。我邦教育家大可取以爲法也。

花柳病不但人種美的發育底仇敵。而其淫威所及。且很阻碍我們性關係的完滿。到了現在一般人方才明白。應以光明痛快的方法來打倒他這疾病。攻倒花柳病的保壘。約有三種方法：

（一）須明瞭花柳病是一種疾病。和別種疾病初無異樣。並非是種羞恥的犯罪。不然。隱瞞其情。終不免擾亂人類的安樂。

（二）使個人負有道德上的責任。使知傳病于人。不啻與持刀殺人同般的罪惡。

幸福園

微生蟲自述錄

（李健頤）

吾名微生蟲別號梅菌。生藏於環球世界。棲止於濊濁溝壑。由蒼蠅引於人身軀體。遊泳血中。吃食血液。逍遙自如。世外桃源。無人知我名字。見我微體。數百年之安樂。眞神仙不如我也。自赫氏在印度。將我輩細加考察苗。知我身有毒。爲害甚劇。乃用消毒殺菌藥水。滅殘我輩。雖然。受彼剿除之慘。吾猶不慮。但我之身體極渺。人之眼力不能視也。避之有處。除之無方。縱加研究。無奈我何。以後又發明一種顯微鏡。將我輩檢查細察。則吾之微體。竟畢露於鏡中。且知我之存及棲止之地。遂用消水灌於溝壑。直接殺我種類。或清潔池濟。滅除蚊蠅。使我無由傳到人體。與我絕交。視我如冠仇。想將來我之種族。必無形消滅奈。今之所幸者。尙存殘種。是因鄉村愚民。不知清潔。食物又無研究。青果鹹飼。不知收存。任蒼蠅往來。故我輩得有逃生之步。若鄉人再知我獲之利害。照用前法。剷除我種。則我必無容身之地也。

愛情之障碍

愛香惡臭……人之恆情
鼻流濁涕……腥臭異常
愛情破產……理所必然
換救之策……其惟保腦

程君青心爲本埠著名之小說家。平日用腦過度。致患腦漏。終日流涕。腥臭異常。其夫人惜春。深痛惡之。結婚未久。愛情破產。程君心竊憂之。遍求中西名醫。均無效驗。後無意中在友人處見幸福報上載有保腦丸可治腦漏。購服二盒。試之果效。不數日而宿疾頓愈。夫妻愛好如初云。

保腦丸專治腦漏有意想不到之效每盒大洋五角不折不扣

本報特聘家衛律師爲法律顧問　幸福三日刊　中華郵政特准掛號認爲新聞紙類

幸福報

紐儀署

第一四三期
（民國十八年十月九日）
◀每份售洋二分▶
館址上海三馬路雲南路口

定報價目
每三日出一全張五個月一元二元在年本埠外埠寄費一律國內國外加倍郵票代現九五計值

廣告價目
每期每格（共計五方寸）五元均排於新聞之旁如欲登入新聞中長期面議

本期要目

現金徵求古時名醫眞蹟驗案

□自一元起至一百元止

□以年代之遠近爲標準

本報自本期起。徵求古時名醫眞蹟驗案。不論頁數之多寡。（如能聯貫則更佳）方案之長短。均所歡迎。惟須註明該醫之履歷。如『姓名』『年代』『著作』等等。掛號寄下。經本報編輯部審查。如確屬眞蹟。當卽酬以代價。每一名醫。是一元起至一百元止。以年代之遠近。醫學之大小爲標準。（如將來欲原方寄還者亦可照辦。惟須預先聲明）幸各界人士。注意及之。

一幅清涼劑

（彭祖壽寄自廣西）

解渴之妙品　茅根之功效

每值夏末秋初。餘熱猶烈。稍事操作或勞動。則汗流浹背。涔涔然濕透薄羅。口渴肺燥。悶悶然大不舒適。此時滿灌開水。鯨吸佳茗。亦不能解煩暑於萬一。或雖狂飲沙示。恣吞冰淇淋。縱覺取快一時，而病根之潛伏。又往往失之不察。此所以三伏蘊藏。西風爲厲矣。何若象一幅清涼劑。既可滌盛暑於無形。解熱渴於目前。而又無遺害將來。爲疾癘之階。茲誠妙品也。掘取野生茅根數握。洗淨後入器烹之。久而愈佳。則茅根所有之糖質。受熬煮而出盡。初水色之清者。變爲淡紅色。再變而爲茶色。取以飲食之。其味清甜如糖水。飲過後涼浸心脾。藏府爲之清快。而香留齒頰。猶其餘事也。多飲之而不害。誠夏末秋初中一幅絕妙清涼劑也。

性病指南

性的衛生（三十五）

（王庚）

（乙）生理的關係；　生殖器頭上包皮之下生出分泌物。起了局部的搔癢。因搔癢而生殖器充血勃起。因之精液在無意中射出。而覺得有一種快感。遂得着不良的習慣。這是醫學博士和爾氏所常說的。更有因受蚊虫等之刺吮。而發生奇癢。因搔之摩擦之。也和上面可得同一的結果。此種犯手淫的原因。也可說是出諸天然。也決不是人力所能預防的。

（丙）受引誘和環境的影響；　第三種犯手淫的原因。比較前兩種要多得多了。十五六歲的青年。差不多以這個原因爲難關。能夠逃過去。不愧是一個有爲的青年了。關於本知的事情很多。第一是看淫卑的小說；小說中所說的。盡是什麼男女相愛的卑史。看的人意志被他所奪。到極無可忍極無聊的時候。遂玩弄生殖器而思手淫。第二。是朋友的不良。壞的朋友。告訴他種種的不堪入耳的話。並告訴他自己患本病的經過。聽者不知。好奇心驟發。遂犯本病。每見學校寄宿舍中。一個寢室內。祇要有一個不良分子。每夜談論此事。不久卽傳染於全寢室。而都犯此病。第三。是和無恥之婦女相近。言笑令有淫態。而又無處發洩其情慾。遂得本病。第四。是一人獨居。青年當十五六歲的時候。最忌是一人獨居。（所謂獨居者。乃指一屋內。僅居一人。請讀者勿誤會。）因一人獨居。則容易起不正當的思想。卽行種種卑陋不堪入目的動作。也無人覺察。因之日夜爲之。以爲愉快。故患本病者。不喜與人多談。喜居暗室。蓋終日思行其祕密工作。第五。是將婚之前。也易犯本病。以上所說的五種原因。都不是由於自然。

（未完）

□痞與噎之鑑別及療法

（李健頤）

在中者。爲痰飲。宜二陳湯。加枳實縮砂仁木香菖蒲竹瀝薑汁之屬。或來復丹。滌痰飲。然痞爲實症，故宜化氣消積。以治有形之物。庶獲奏效。若噎膈者。其治法則反是。夫噎由憂思悲恚。氣血虧損。血液枯槁。氣鬱生痰。痰塞而不通。氣上而不下，阻礙道路。飲食難進。治法頗艱。如欲健脾理痰。則燥劑有防於津液。欲養血生津。則潤劑有碍於中州。惟以養血生津。化痰理氣爲主。人參地黃麥冬人乳當歸米糠。補胃陰養血液。韭汁童便半夏化痰。鬱金桃仁枇杷葉蘆根汁。理氣。或啓膈飲。大半夏湯。膈噎五汁飲之屬。均可酌用。由此觀之。痞與噎。病因懸殊。療法不同。痞用消耗爲主。噎用養胃爲要。若治痞之藥。以治噎。則胃陰愈傷。而病愈殆矣。治噎之藥。以治痞。則痞滿加甚。而病加篤矣。觀世之治痞誤作噎醫。治噎誤服痞藥。比比皆是。鄙人因鑑於茲。特作此篇。以登本報。望海內之君子。有患同症者。知所遵循也。（完）

小兒飲食之研究（續）

梁鴻莊女醫士

□僱用乳母之注意

僱用乳母。以哺嬰兒。實不及生母自哺之適當。但遇生母因有神經病，及梅毒。肺癆。心臟病。腎臟病。傷寒。白喉。赤痢。等傳染病。或乳汁極少。不足供小兒之營養時。不得已而僱乳母。則選擇不可不謹慎。選擇乳母。宜注意之要件有十。

（一）乳母之年宜在二十至三十歲。不得大于生母過多。

（二）勿過肥過瘦。須體格強健。皮色紅潤。

（三）非患精神病。梅毒。肺癆。喘哮。腳氣。癩病。白帶。皮膚病。重聽。痧眼。近視。等病。「前患諸病已愈者。亦不用宜」

（四）乳房須大。乳嘴須突出。

（五）乳汁宜濃厚。

（六）性情須溫和精細。無粗暴浮薄陰險好飲酒等劣性惡習者。

（七）產期宜相近。若與嬰兒之出生相差過久者。不宜。

（八）須查乳母所產之兒健康與否。若已死者。須注意其症候。

（九）以曾產二胎以至三胎者爲最合宜。蓋初產者無哺育嬰兒經驗。生產過多者乳汁恐有不足也。

（十）檢查乳母能夠延醫生診察檢查更爲相宜。若發現有惡疾。雖已僱亦當辭去　完

介紹衛生方法　幸福三日刊　指導康健捷逕

小藥囊

歡迎投稿

本欄專載一切簡便實用良方、故用筆務求簡明、功效務求神速、爲識者增醫藥常識、爲病家闢自治園地、爲人類謀健康幸福、

▣足泡治法

丁友文

素不行遠路者。偶然多走。必致足底起泡。不便步履。當初起時。可用表心紙數張。摺搓成條。以火燃之。將其煙對泡薰之。卽能消散。次日步履如常矣。

▣小兒食積簡易療法

（何嘉濟）

每見故鄉習慣。小兒偶傷食滯。腹部脹硬。不思飲食。用鷄肶皮一個。（卽雞內金）燒炭存性。加以白糖。少少與服。立見功效。按鷄肶皮。乃鷄之脾也。善消水穀。且兼除煩退熱之能。用之頗稱合宜。故特記之。

食蛋者注意

（知心）

各種禽類之蛋。均係滋補之品。但藏之日久。則內害腐敗。食之有害于衛生。宜先將蛋入水中。觀其尖端向下者佳。反是者不良。

肺勞實驗談（下）

（顧惕生）

卽高粱之人。合宜長餌。雖上下山岡。不覺疲憊。至此余又不得不懷及吾子矣。當吾子初病。囑進地黃丸。詎知非不從命。反目余爲神經病。堅欲赴廬山養病。入院後書來謂面部現華色。余心知不祥。不意果成最後之通信。夫余欲導之生路。而彼乃反尋絕徑。思之眞堪痛恨也。

人謂中醫當科學化。然究竟如何是科學化。若西醫余某之誑中醫。眞日人所謂馬鹿野郎耳。夫肺病在西醫無治法。在中醫初二期之治法。散見傷寒金匱。其三期則亦殊乏良藥。意者惟道家修養能致之。攷巢氏病源千金方外臺祕要等多載養生法。巢氏謂肺發白光。脾發黃光。心發紅光。蓋病人自思五臟中如有毫光發放。殲滅一切。而病以退却。猶生理學上之內分泌也。至其所以發光者。天地間本多電氣。若能聚蓄於身。自能光明朗潤。徵之醫者意也。意卽神。神字從申。申鐘鼎作ㄔ。卽光也。又道者盜也。盜取天地之精氣。以出吾用也。此理可完全歸之佛經法相宗唯識論中所謂凡物質皆有意識。余自問能長壽。卽在能聚電。曾於秋間至郊外。晨風微動。宿露凝珠。自覺光長數十里。迷空蓋野。不可一世。因此而知肺病三期。舍此信仰療法。殊難爲力。天下有必死之人。無必死之病。此法而效驗。不特肺病之良藥。抑亦長壽之神方也。（完）

毒蛇治癲癇之新紀錄

（張鐵雲）

怪病奇治

法醫士謂大蜘蛛能治麻瘋。

本埠字林西報巴黎訪員訊云。由下月起。法人將由阿非利加洲。以籃籠等裝運挑選之各種眼鏡蛇。毒蜘蛛。毒蝿等。至紐約城某醫之化驗室。某醫謂爲毒物能治癲癇。蒙納勒薩醫士曾赴非洲。與蛇人及捕蜘蛛者妥商。源源供給所獲之品。頃已抵美、。醫士并云。余等不得不先妥籌供給毒蛇之來源。余所用之毒。係取之黑頸。卽吐涎之眼鏡蛇。所用之蛇。經漸乖巧。俟置之於玻璃箱內而撩撥之。竟不噴唾其毒涎。該蛇已有四歲。或職是之故耳。余與狄摩醫士已同意。決定欲定足量之毒液。以爲試驗。非赴非洲籌備供給不可。該醫士又云。余雖未敢決此法必療斯疾。然以是施治屢經奏效。減少病人之發癇次數。幾不可信。有每月發四五次者。就治後僅月發一二次。有一人則十九個月并不復發。

出版務求切實信用有保證　又名社會醫學常識報　主持者有學識經驗及人格

花柳病治療學（六）

葉勁秋編

(三)廣布以衛生知識。令青年男女知所以避免的方法。而且令他們知道此病是最危險的一種傳染病。

馮尼遜說：「文明先進的國家。應具慧眼。鼓勇氣。引進和實行這些性衛生的實際運動。此項運動。非但對於我們後嗣有莫大的意義。便對於普通人類也有無限之利益啊」。

歐美各國。以花柳病與結核及酗酒三者為國民三大敵。自一八九九年比國開萬國花柳病預防會議。法國。德國。丹麥。意大利。日本。等國皆接踵而起。研究此問題。又在法律上規定。染花柳病者不能結婚。結婚後罹花柳病者。亦可離婚。謂其罪與毆打創傷同。曾染花柳病不經醫生之診斷。而自信其病愈。傳染於他人者。與誤殺罪同科。我國以廣東上海為最。英美各國來遊內地之醫生。每于施診時見花柳病之多。無不驚訝。蓋我國素無娼妓檢查之律。娼妓中染花柳毒者。十居其九。

凡罹花柳病。多於酩酊狀態時，是一因飲酒則易罹斯病。一因飲酒則興動多妄。普通所當注意之事，亦不注意故也。昔有就酒與花柳病以調查其多少。如于印度就英國軍隊調

幸福園

□扑蛇散自製法

彭祖萬寄自廣西

扑蛇。又一名鹹蛇。形如蛤蚧而小。色素有黑白兩種。白色者。功力較勝。身有四足。棲息於牆壁穴中或簷底。每逢夏季晚間。則盤旋於有燈光所照及之牆壁上。伸首開口。以候蚊虫之飛過而捕食之。製之之法。以瓦片置烈火上。取扑蛇於瓦上炕焦之。使存性。已足。然後研為粉末。加入與扑蛇粉同量之蠶風散。即成扑蛇散。自製之分量及功效。較之藥肆所出售者遠矣。能自製以備不時之需。則小兒之幸福。無形中自添一重保障也。

□機械人

（奇云）

美人溫斯來氏(R.J.wensley)現發明一機械人。能聽人指揮而作事。命令一下。此機即為人啓門。開電扇。或運使電力灑掃器。美國某著作家曾云。不久主婦將能在鄰家玩牌。而由電話囑其家中之機械僕人生火。炊飯。搖睡孩。並作其他雜事。著名物理學家及發明家達爾佩氏對於上述之事。曾作有趣之解釋。彼曰機械之能服從人聲。實不足奇也。蓋此種機械不過將波長不同之音調改為電流耳，人聲約有三十二種不同之音調。每種音調皆可使之控制各種機械。

□愛情之障碍

愛香惡臭……人之恆情
鼻流濁涕……腥臭異常
愛情破產……理所必然
換救之策……其惟保腦

程君青心為本埠著名之小說家。平日用腦過度。致患腦漏。終日流涕。腥臭異常。其夫人惜春。深痛惡之。結婚未久。愛情破產。程君心竊憂之。遍求中西名醫。均無效驗。後無意中在友人處見幸福報上載有保腦丸可治腦漏。購服二盒。試之果效。不數日而宿疾頓愈。夫妻愛好如初云。

保腦丸專治腦漏有意想不到之效每盒大洋五角不折不扣

本報特聘繼家衛律師為法律顧問 幸福三日刊 中華郵政特准掛號認為新聞紙類

幸福報

鈕儀署

第一四四期
民國十八年十月二十日
每份售洋二分
館址上海三馬路雲南路口

本期要目

徵求現代名醫眞蹟驗案

本報自刊登上海名醫眞蹟驗案以來。備受讀者歡迎。惟思名醫未必限於上海一隅。而上海未必盡屬名醫。於是有現代名醫眞蹟驗案之徵求。凡現代名醫而願將眞蹟驗案發表於本報者。無不極誠歡迎。惟普通方案而無研究之價值者。恕不刊佈。各地名醫幸注意及之。

附告本報刊登名醫驗案。並不取費。惟每期收鑄版費一元。作代鑄鋅版之用。此版將來可以奉還。

憂鬱有傷身之危險

人類之公敵 促命之妖魔

（張樹米）

丹溪曰。氣血冲和。百病不生。一有抑鬱。諸症生焉。是以百病多起於憂鬱。而憂鬱最足以傷身者也。蓋憂則傷肺。鬱則傷肝。夫憂之所以傷肺者。肺爲主氣之臟。憂則氣斂而不舒。肺氣不舒。則肺失呼炭吸養之職。不能使靜脈之紫血。而變爲動脈之紅血。以助心臟之循環。而輔心君之神明。於是血液不得清潔。百脈不得暢行。心臟搏動。爲之阻滯。百病由此而起矣。且肺與大腸爲表裏。肺病必累於大腸。肺氣既受憂鬱而閉塞不通。不通則不降。然大腸爲傳導之官。變化出焉。須賴肺氣之下降而助其傳導之方。大腸既失肺氣之作用。勢必傳導遲鈍。而生便阻等症。又膀胱依肺氣而宣化。肺氣閉塞不通。則膀胱不能盡其化氣之責。則內不能分佈水津以灌溉臟腑。外不能宣通氣化以排泄溲溺。此憂傷肺之害也。鬱之所以傷肝者。肝主迴血以入心。鬱結則迴血中止。不克上歸於心。遂起循環之障礙。阻神明之靈敏。且肝爲風木之臟。相火內寄。鬱則迴血止而腺體變硬。肝陰虧而肝陽鴟張。肝木生風。風從火化。遂成肝風。肝氣肝火等症。此鬱傷肝之害也。由此觀之。則憂鬱之有損無益。傷害人身。豈不昭然若揭哉。誠足爲人類之公敵。促命之妖魔。吾人可不遠避乎。常見世人一遇失意之事。遂起憂鬱之念。憂形於色。鬱結於衷。不易解釋。遂成疾病。甚至因是而成癆瘵。由癆瘵而至死亡。良可悲也。余特作此以勸世人。萬事務須達觀。勿介於懷。常帶三分喜笑。莫存半點憂鬱。庶能享人生之幸福。而得盡天年之快樂。幸勿自棄也可。

性病指南

性的衛生

（三十六）

（王庚）

□手淫的後患

牧師和兒氏說；『一滴的精液。是一十滴純粹的血液』。這話很可以代表手淫的禍患。我們體內。偶然放去了一杯血、身體上並沒有什麼多大影響。但是去了一杯精液。那就呈出不堪的現象來了。所以論手淫的禍患。第一個問題。仍是在精液上着想。

有人要問。我了。天然的遺精。沒有害於身體。為什麼手淫有害於身體。不是同一一排除精液麼？我的回答是；其中有一個不同之點；天然夢遺所排洩的精液。大都分是精囊內所貯的蛋白質。和幾個精蟲能了。手淫則不是這樣。除了少量的蛋白質外。還有幾千百萬新鮮的精蟲。還有其他重要的液質。同蛋白質洩出。手淫與夢遺。是大不相同的。從前有許多醫學家。只知道精液中所含的精虫。祇有分體繁殖的作用。到了近世紀以來。醫學的進步。大有一日千里之勢。經多數醫學家的研究。知道精液內的精虫。其作用還不止此。除了分體繁殖的作用外。關於營養方面。極有關係。一方面可以幫助身體內的養化作用。一方面能保持神經興奮的效用、挨克斯那氏博士說得好；『具有男性的人。身體及精神之諸性質的如何發達。實係於睪丸所製造的內分泌物。為情慾的空想和滿足不自然的性慾而時常的浪費精液、這於身體上有兩大妨害；就是；血液中失去製造內分泌物必要的營養分。而神經的活動力也繼續耗喪了』。由此以觀。精液是生命上絕對根本的部分。是青年們所必須知道的事情；和附博士說；『精子是人類生命之所有者。精子——卽精虫——縱然沒有營養物。還能夠在幾天裏頭慢慢蠕動；只要有人身上自然出來的普通營養物——從精囊出來的蛋白質和由攝護繫出來的類似蛋白質。就可以不減他的強力。繼續的活動八天』。可見精虫是一種極活潑極有力量的東西。但是他有極易受惡影響的性質。要是遇到性交過度。病的遺精。手淫的惡習等。他就很容易死了。（未完）

黃溪醫話（無名醫家）

（引）他人醫話皆誇治病之成績。而不慧醫話。則記吾人之失敗。此惟黃溪居士斗胆。所以敢說。且除却黃溪外。（亦無人能說且說且說。

閱報載某婦病濕溫。請有名西博士治之。見其發熱汗出也。乃以氷罨其頭。熱果入腹。但汗出不止。遂開電風扇以收之。治熱用氷。收汗用電。非科學醫烏能行斯手術哉。

先總理之病。四位西博士斷定為肝癌。時鄙人隨其莫像北上。根據西博報告。決定為胆沙。言諸侍疾諸公。卒不見聽。乃逝世後。解剖遺體。果發見胆沙。然肝癌之僞證。迄今猶流傳人口。殆以吾人眸子。不如愛克司光也。

登報求醫。通訊問病。最敗人意。猶憶數年前。有人登報徵治乳癌。其言甚哀。不佞致書。（未完）

肺病淺說（一）

（趙景遠）

肺病就是我們素來所說的肺癆。也有地方稱他癆病。這個病很是利害；生這病的人倘若不乘早醫治。往往弄到後來醫不好。將一個好好性命白白送掉。這實在是一樁最傷心的事啊！生肺病的人非但自己向死的一條路走。而且要連累別人。為什麼呢？因為這個病最容易傳染。所以我們時常聽某人家一個人生肺病死了。到後來他家裏別的人也有時因肺病而死；這就是因為肺病能傳染的緣故。

現在我將肺病生起後進行狀況和預防的方法略為揀重要的說一說。我想對於讀者也不無小補罷。

（一）肺病進行的狀況。　肺病不是憑空而生的。他是因為一種結核菌侵到我們的肺裏。這菌侵入肺裏以後。於是乎我們就生肺病。大凡生這個病的人。他的病狀都可以分成三期。其三期各有不同的病象。我們根據下面所說的。我們就可曉得這人有無肺病。以及他的肺病的程度•

（未完）

公開古今秘方　社會定期刊　造成百病目療

小藥囊

歡迎投稿

本欄專載一切簡便實用良方、故用筆務求簡明、功效務求神速、爲讀者增醫藥常識、爲病家闢自治園地、爲人類謀健康幸福、

蜈蚣螫傷方

（庸灶留）

偶被蜈蚣咬傷。不必驚惶。可用下列各法。簡便而神效。眞奇方也。共十法列後。(1)用大蜘蛛放傷處吸去其毒。即愈。隨投蜘蛛於水。俾吐出毒氣。以全其命。(2)竹瀝塗之。(3)頭垢塗之。(4)薄荷叶研末塗。(5)蟾酥丸水磨塗。(6)白礬化汁滴之。(7)木梳炙油塗之。(8)香附嚼爛塗之。(9)獨頭蒜擦之。(10)十指甲磨水敷之。

牛乳鑑別法

（振民）

牛乳爲補益之良品。惟賣乳者。每混以清水或米泔粉汁之類。當鑑別之。用金屬之針。炙於火中。以布拭淨。入牛乳中，若混他物者。則乳質即粘附於針上。無者則否。

續銀海新編

（八）　（姚夢石）

17 涸睛障症

混瘖却分紅白。有餘不足之災。紅速白遲皆退。久而點服開方。紅怕紫筋爬定。白嫌光滑如苦。帶此二般症候。必然難退易來。

狀見漫珠一色之障。赤白二證。

脩肝活血湯——見上

犀角地黃散——混障紅白兩分災。患多虛實漫珠來。玄參犀黃歸二地。涌蟬谷賊芍羌連。

18 胬肉扳睛

胬肉之病。肺實肝虛。其胬如肉。或赤如朱。經絡瘀滯。氣血難舒。嗜酒恣慾。暴怒多之。先生上匝。後癢神珠。必須峻伐。久治方除。

狀見氣輪有障如肉。或如黃油。至後漸漸長厚。赤瘀胬起如肉。治宜鉤割。白睛尙露者不必割。此症與奇經客邪同。故不另立。

梔枝勝奇散——胬肉扳睛勝奇散。焦枝荆防蒺蔾蔓。谷精木賊羌芩菊。芎決甘蟬治睛攀。

玉竹湯——胬肉扳睛心酒傷。羚羊玉竹決明湯。車連芎殼甘箱子。却藝胬翳還歸光。

黑參湯——黑參湯治大眥痒。內生胬肉實火成。苦參梔菊黃連壳。艸菊車防大黃升。（未完）

三味生津藥之研究

（郁祖怡）

人參？石斛？烏梅？

爲人有君子小人之分。處事有王道霸道之異。吾曰用藥亦有似焉。試觀人參之補脾肺。增津液。係人參甘溫。含有糖質。能直接補益膵臟之甜汁。甜汁充足。則脾得以化其精微。上輸於肺。於是水津四布。以營百體。且糖質能助氣化而增體溫。故人參性溫而升。有生陽之氣。人病至虛。非參莫救。此乃王道之治也。然邪實氣滯。用參則禍不旋踵。有君子之概焉。石斛則不然。石斛味甘而性寒。其生津也。不過能助腺體分泌。保留胃腎陰液而已。殊少生化之力也。用於久病液涸而無邪濕者。亦有特效。若施於初病壯熱口渴。或燥濕不能互化。而未刼津之時。則甘涼遏邪助濕。病日變矣。但其變也漸。不若誤用人參而禍立見。故今之醫家病家。畏參而喜石斛•以致病勢纏綿不救。而不悔悟者。時有聞也。有如任用小人敗事。猶稱心腹者。正相同也，至於烏梅酸斂成性。能入肝而斂肝氣。逼其津液上升。以止口渴。此乃挹彼注此。與吸煙以提神相同。非若人參有生化之力。而使津液源源而來也。僅可以權用以救一時。非可久服以戕生氣。吾謂此乃霸道之生津品也。

出版物求信用有切實保證　又名社會醫學常識報　主持者有學識經驗及人格

花柳病治療學（七）

葉勁秋編

者之。則知飲酒兵士與不飲酒兵士，其中患花柳病之數甚不同。在飲酒者多罹花柳病。某學者謂青年學生。患黴毒多飲酒。不飲酒者少。又醫師斯民曾于一八九一年報告。言此一二年前花柳病在軍隊間日減。其減之原因。歐洲以酒為害物。盛行禁制。故日減。德國醫師烏爾培謂亞非利加土人之患花柳病者甚少。卽罹此而其症極輕。偶有重黴毒症狀。則概為飲酒者。觀此可見飲酒者不獨易罹此病。其經過常不善而且多重者。

予臨診以來。經治此病者亦已不在少數。其最險惡者。一為口鼻耳孔流紅。舌本腫硬青紫。亦流鮮血。卒以大劑清解藥得以挽救。一者吐血若湧泉。不及救治。一者連舉七子女每在三四歲時。必發遺傳毒而殤。又一少年病淋。始終羞澀未曾吐實。雖屢屢受治。皆諱言少腹痛脹。乃輾轉求治于傷科。傷科投以溫運氣血之品。于是津液被刼。病日以增。臨危時召予往。予細察之。始廉得其情。然亦無及矣。

夫花柳病之毒害。有如此者。可不駭懼。其遍體潰瘍。鼻準塌陷僅保生命者。亦云幸矣。

予是篇之作。一以使未涉險途者。知所戒懼。勿蹈危機。一以使已抱是患者。知所按禁。勿

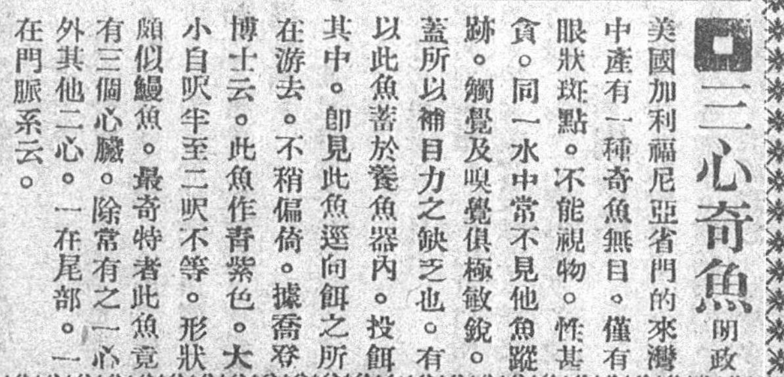

幸福園

去除污跡法

（幸福社社員李寒吻）

衣服着污。深為可惜。苟無去除之法。則衣服卽不能應用。今將衣服所着之污跡。分別書于去除法于下。以備採取焉。

（A）衣着車油。——可用猪油先塗污處。後以溫水和肥皂洗之。

（B）衣着酒跡。——若衣着酒跡。則以井水洗。立去。

（C）衣着血跡。——以生牢夏洗擦。或用冷水洗之。亦可去。

（D）衣着藥跡。——着藥者先用冷水洗。再以熱水濯之。

（E）衣着墨跡。——用飯塗污處。後以清水洗之。卽去。

三心奇魚

明政

美國加利福尼亞省門的來灣中產有一種奇魚無目。僅有眼狀斑點。不能視物。性甚貪。同一水中常不見他魚蹤跡。觸覺及嗅覺俱極敏銳。蓋所以補目力之缺乏也。有以此魚畜於養魚器內。投餌其中。卽見此魚逕向餌之所在游去。不稍偏倚。據喬登博士云。此魚作青紫色。大小自呎半至二呎不等。形狀頗似鰻魚。最奇特者此魚竟有三個心臟。除常有之一心外其他二心。一在尾部。一在門脈系云。

本報特聘羅家衡律師為法律顧問　幸福三日刊　中華郵政特準掛號認為新聞紙類

幸福報

紹儀署

第一四五期

民國十八年十月十七日

每份售洋二分

館址上海三馬路雲南路口

定報價目

每三日出一張　五個月一元　全年二元　寄費在內　本外埠一律　國外加倍　郵票代現九五計值

廣告價目

每期每格（共計五方寸）五元　均排於新聞之旁　如嵌入新聞中　長期面議

本期要目

血崩之急救法

（朱振聲）

婦女病內容之一

根據平日臨症之心得　公開切合實用之良方

血崩一症。恆起於倉猝。鄉僻之處。或夜半更深。每致延醫不及。坐以待斃。傷心慘目。無過於斯。爰將平日經驗所得之急救良方。亟為之披露於後。俾病家按法施治。以救其急。然後再延醫服藥。庶可得慶更生。而不致有骨肉分離之慘也

（一）血崩甚。而腹不疼痛者。可用黃絹炭。貫衆炭。京墨屑。荷葉炭。各五分。棕櫚炭一錢。水煎服之。其血即止。

（二）血崩甚多。驟然暈厥者。急宜握住頂心髮。令人扶起。不得平臥。外用鐵秤錘燒紅。放入盌內。以醋沃之。令氣薰鼻。可望立甦。

按上述之方。皆屬臨時救急之法。至於急救之後。仍宜延請可靠之醫生診治。因病原各不相同。決不可輕於嘗試。否則。設有誤投危害立至。可不慎乎。（節錄婦女病全書之一）

振聲按　余作婦女病一書。不在乎謀利。不在乎求名。而在乎發表平日臨症之心得。為普天下婦女求幸福也。故用筆極顯明。治方極簡便。且方方非靈效不載。事非確實不談。故讀者苟能按症施治。無不挽生命於頃刻。起沉疴於旦夕者。

性的衛生（三十七）

〔性病指南〕（王庚）

我國人關於這種性的智識方面的事情。都抱了守祕密而不講的主義。因之就有無數的青年，無形中不知吃了多少苦。若是乘早和他們詳細講。使他們知道耗費精液的危險。他們决不肯去做那極無謂的事。在外國學校和家庭內。雖不像我國守秘密主義。但是講授給他們的時期。仍是很晚。仍不免使青年們早已受過幾年禍患。挨克斯那氏博士曾研究過這個問題。他嘗將問題表格送交九百個大學生請他們答覆，他的結果是。

(1)百分之七十九。曾犯手淫而得惡結果

(2)百分之八十五。這知識是從比他們年歲略長的朋友們得來的。

(3)性的自覺——關於性的生活而初受知識。印象的時候。——的平均年齡。是九歲到十歲之間。

他又從西部諸大學得來四百四十個答案。他的結果是。

(1)百分之十九。在十二歲以前。發生性的自覺。

(2)百分之六十二。在十五歲以前。發生性的自覺

(3)百分之三十二。在十五歲至十七歲之間。發生性的自覺。

(4)只有百分之二。是在十七歲以後。發生性的自覺。

(5)平均年齡。在十三四歲。

（未完）

續銀海新編（九）

（姚夢石）

19 雞冠蜆肉

鷄冠與蜆肉。形容總一般。先生于胞內。後及氣輪間。禍因火上燥。瘀滯血行難。久則睛珠漫。無光病漸添。

狀見色紫如肉。形類相同者是。治宜早劆。病久徒費藥力。即劆無益矣。

涼膈清脾飲——雞冠蜆肉病最眞。涼膈清脾羌防苓。生地荊芥梔翹芍。薄荷甘草剪許明。

20 魚子石榴

魚子石榴之症。世人罕見斯災。魚子一宗而起。石榴四角而來。俱是脾肺積毒。必須剪劆方開。

狀見外面纍顆。聚萃而生。或淡紅。或淡白。色如榴之子。綻纍於房紅肉顆。或四五六七八。四角而來。

抽風湯主之——魚子石榴患者奇。抽風湯用桔防細。硝黃柴芩車前子。必須剪劆通靈機。

肺病淺說（二）

（趙景遠）

第一期 肺病在第一期的時候。患的人大半自己不大覺得。但是給醫生檢查的。或自己有醫學常識的人。就可以曉得。患第一期肺病的人。身體都漸漸瘦弱起來。而且覺得疲倦怠惰；同時身體上紅血球缺少。成貧血症；時常咳嗽飲食減了。這時期的病叫做肺尖加答兒。就是肺病的第一期。

第二期 患肺病的人到了第二期。就覺得病進步了。病象顯明了。患這期肺病的人。他的呼吸短促。痰裏夾血。（大半作絲狀）盜汗（就是睡時出汗。到覺時就止。）每到了午後就發熱的人。倘若是生第二期肺病的人。日裏多做些吃力事。到了晚上就覺得格外吃力。疲乏。而且痰裏的血加多。

第三期 肺病到了這期。可算說病已成眞了。患的人到了這期。時常咯血。呼吸困難。（未完）

公開古今秘方　社會定期刊　造成百病目療

小藥囊

歡迎投稿

本欄專載一切簡便實用良方、故用筆務求簡明、功效務求神速、爲讀者增醫藥常識、爲病家闢自治園地、爲人類謀健康幸福、

小兒便溏簡便方

（何嘉濟）

小兒大便溏瀉。久而不愈。有一簡便方法。用陳鹹豬骨髓少許，炭火煅枯。研爲細末。開水沖服。立可見效。屢試屢驗。請勿忽而棄之。

陰癬神方

川槿皮三錢。白鮮皮一錢五分。白芷一錢五分。白芨一錢五分。蓽撥一錢五分。明雄黃一錢。斑毛五分。百部一錢五分。用好燒酒半斤浸。

瘋犬蛇咬丹方

細辛一錢。白芷二錢。雄黃二錢。共爲末。陳酒沙糖調服。如傷加元寸二分。

衛生銘

仿陋室銘　繆憤齋

食不在肥。有益則進。衣不在華。清潔則珍。斯是衛生。惟智獨明。飯後散步。可以助脾運。遊花興問柳。足以戕我身。睡前宜濯足。以清心。毋忘想。以勞神。毋多言以傷津。曠野可久處。三場宜勿臨。孝經云。不致毀傷。

黃溪醫話（二）

（無名醫家）

願以家藏石甘露相贈。其人似仕仁記路。次日來晤。竟却不需。本歲亦有人求治唇瘡。不佞更欲與之。亦如前狀。以不佞薄得微名。慨出良藥相餉。倘打回票。戴元禮曰。白手開方。餓死吾輩。願同道中慣之。（石甘露須壽三百年以上乃可用。治惡疽如神。未成卽消。已成卽瘍。家藏此物。自三百年至五百年。雖重金無可覓。卽明教方中所處一物石籐飲也。）不佞診例除去掛號。處方不欲多言。因切脈寫方。至爲明白簡單。在海上以醫自娛。非友朋介紹。大半謝絕。不欲以他人生命爲嘗試也。乃日昨有一白姓者。左手患痛風。不知聽誰說。忽登門求診。看其衣冠楚楚。頸項吊綳帶。痛苦可憐。亦姑應之。彼首先問余姓名。旣告之矣。嗣絮絮述病狀。亦擇要相答。余處方竟。離坐他去。彼亦置方不顧。謂門人曰。我不相信吃。遂出。懸壺十年。遇此識相。眞難得矣。但不知此白潔。何所聞而來。何所見而去耳。

石斛以生者爲最上。用枯宜取豐肥。若乾癟者不屑用也。用亦無功。因石斛能生津液涼脂肪。在肺炎之病。實爲聖藥。此由德國國家醫院。根據余方。會經化驗證明者也。乃余治鄒姥之喝癖。下利如魚腸。重用肥石斛天花粉以彌腸孔。參用張仲景白頭翁烏梅劉河間黃連解毒以殺菌。乃他醫不敢議仲景河間。而獨議余石斛。謂石斛補陰。試問石斛補陰。出於何經。驗於何劑。卽就亦痢而論。生津補陰。何得爲過。病家因衆議紛紜。遂專任西醫。蓋專任西醫。而中醫不能議其後矣。（未完）

狂笑不止之心理療法

怪病奇治

（記者）

明末。高郵有袁體菴者。神醫也。有舉子舉於鄉。喜極。發狂笑不止。求體菴診之。驚曰。疾不可爲矣。不以旬數矣。子宜急歸。遲恐不及也。若道過鎮江。必更求何氏診之。遂以一書寄何。其人至鎮江。而疾已愈。以書致何。何以書示其人曰。某公喜極而狂。喜則心竅開張。而不可復合。非藥石之所能治也。故動以危苦之心。懼之以死。令其憂愁抑鬱。則心竅閉。至鎮江當已愈矣。其人見之。北面拜而去。吁亦神矣。

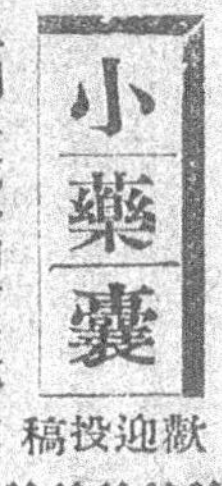

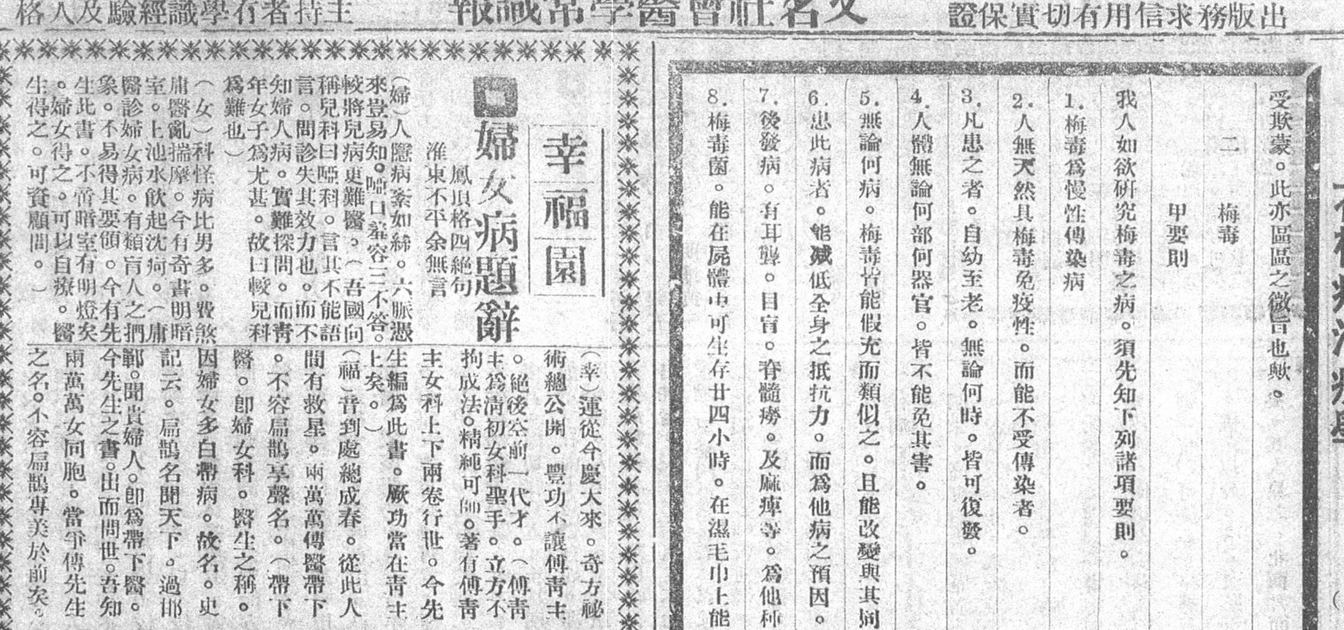

出版務求信用有切實保證　又名社會醫學常識報　主持者有學識經驗及人格

花柳病治療學 (八)

葉勁秋編

受欺蒙。此亦區區之微旨也歟。

二　梅毒

甲　要則

我人如欲研究梅毒之病。須先知下列諸項要則。

1. 梅毒爲慢性傳染病
2. 人無天然具梅毒免疫性。而能不受傳染者。
3. 凡患之者。自幼至老。無論何時。皆可復發。
4. 人體無論何部何器官。皆不能免其害。
5. 無論何病。梅毒皆能假充而類似之。且能改變與其同發之病之症狀。
6. 患此病者。能減低全身之抵抗力。而爲他病之預因。
7. 後發病。有耳聾。目盲。脊髓癆。及麻痺等。爲他種傳染病所無者。
8. 梅毒菌。能在屍體中可生存廿四小時。在濕毛巾上能生存十二小時半。惟乾燥可以殺

幸福園

婦女病題辭

鳳貝格四絕句

淮東不平余無言

(婦)人隱病紊如絲。六脈憑來豈易知。嗟口羞容三不答。較將兒病更難醫。(吾國向稱兒科曰啞科。言其不能語言。問診失其效力也。而不知婦人病。實難探問。而青年女子爲尤甚。故曰較兒科爲難也)

(女)科怪病比男多。費煞庸醫亂揣摩。今有奇書明暗室。上池水飲起沈痾。一庸醫診婦女病。有類盲人之捫象。不易得其要領。令有先生此書。不嘗暗室有明燈矣。婦女得之。可以自擦。醫生得之。可資顧問。)

(幸)運從今慶大來。奇方祕術總公開。豐功不讓傅青主。絕後空前一代才。(傅青主爲清初女科聖手。立方不拘成法。精純可師。著有傅青主女科上下兩卷行世。今先生編爲此書。厥功當在青主上矣。)

(福)音到處總成春。從此人間有救星。兩萬萬傳醫帶下。不容扁鵲享聲名。(帶下醫。即婦女科。醫生之稱。因婦女多白帶病。故名。史記云。扁鵲名聞天下。過邯鄲。聞貴婦人。即爲帶下醫。今先生之書。出而問世。吾知兩萬萬女同胞。當爭傳先生之名。不容扁鵲專美於前矣。)

幸福之門

痔母

(徽州程詠和問)

小兒於八月初二日起四肢先厥。神昏思睡。移時壯熱。用和解三劑不效。嗣即按日酉時而作。延至廿餘日。左脇下結有癥塊。如銀洋大。腹部脹滿。平臥稍鬆。立則如鼓。服鱉甲飲子加減芳香利氣兩劑。厥逆壯熱均除，唯癥塊腹脹如故。二便均利。飲食頗強。因哭則咳嗆不已。而有痰涎。舌色光滑。乞　示治法。

答按見本報第一四七期

本報特聘羅家衛律師爲法律顧問

幸福三日刊

中華郵政特准掛號認爲新聞紙類

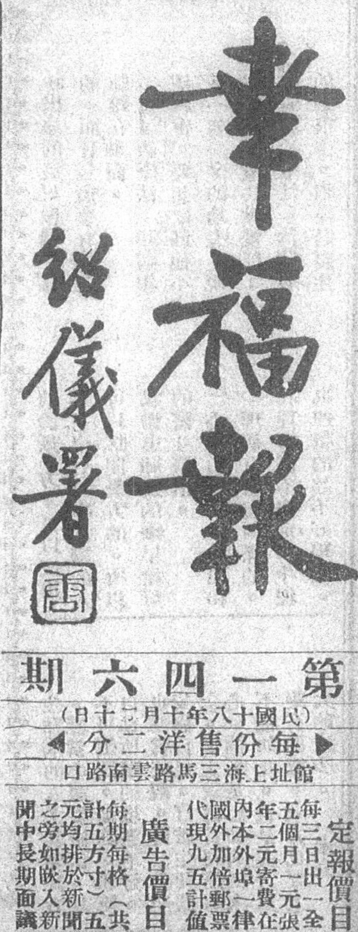

第一四六期
（民國十八年十二月十日）
每份售洋二分
館址上海三馬路雲南路口

定報價目
每三日出一張全年五元半年二元五角……

定報價目

每三日出一張。全年一元。五個月一元。本埠在內。國外加倍寄費一律。代現九五計值郵票。

廣告價目

每期每格（共計五方寸）五元。均排於新聞之中。如欲入新聞旁長期。面議。

現金徵求古時名醫眞蹟驗案

□自一元起至一百元止

□以年代之遠近爲標準

本報自本期起。徵求古時名醫眞蹟驗案。不論頁數之多寡。（如能聯貫則更佳）方案之長短。均所歡迎。惟須註明該醫之履歷。如『姓名』『年代』『著作』等等。掛號寄下。經本報編輯部審查。如確屬眞蹟。當即酬以代價。每一名醫。是一元起至一百元止。以年代之遠近。聲譽之大小爲標準。（如將來欲原方寄還者。亦可照辦。惟須預先聲明）幸各界人士。注意及之。

□病家應具之常識

（盧耀民）

僕忝居醫界。自愧無生花妙筆。惟思月之光輝。不能常圓無缺。則人類存於世界上。不能脫免二豎之侵犯也明矣。然人既罹疾病。端賴醫者之治療。而病者之家人。亦應具相當之常識。方易奏效。謹具所知。貢獻一二。詞之工拙。所不計也。

（一）擇醫　醫者有賢愚不肖。無論中西。均難劃一。此誠無可諱言。有學問者。非皆有道德。倘學問道德。均告破產。委爲司命。危險非常。故病者家人。必具有鑑別能力。延醫之前。必須先訪查該醫之道德。再考其平日之學問。既有信可徵。方可延其診治。切勿道聽途說。以魚目作珠而致貽害也。

（二）信醫　病家既將醫者之道德學問。查訪明確。乃延其診治。必須具一種信仰心。惟該醫之命是從。其所擬之方。如不信任。當棄而勿服。切勿妄加刪改。倘既服其藥。必平心靜氣。以觀後效。倘無大變。切勿日易數醫。中西咸集。涼熱雜投。以腹內爲藥物試驗場。以病室作醫士研究所。受之適足以貽害之而已。

（三）檢藥　延西醫而服西藥。欲分辨而無從。倘延中醫。則檢藥不容忽視。蓋藥須道地。更須鮮明。誤配劣藥。貽誤匪輕。故沽藥囘家。必須察明。是良好與否。如遇天時不正。藥肆應接不暇。多行易蹶。勢所常有。必須核對該藥。是否盡照醫者所開之方。免有升麻誤作麻黃。白芍誤作白朮。車前白前。膽草膽星之誤。且其分量亦須略加留心顧及。假如一錢誤作一兩。三分誤作三錢。藥雖中病。而令儒夫舉烏獲之鼎。亦無幸也。

（四）煎藥　藥有相負水量多少之分。並藥有文火武火之別。大抵普通平均而論。每藥一兩。納水六兩之譜。其不受納水如石質之藥。約略減少之。吐下汗等用之藥。宜于武火。和解之藥。宜半文半武之火。補益溫中之劑。宜于文火。必以雜柴瓦[illegible]、勿以瓜藤銅鐺。攻伐之藥。宜溫服。止瀉之劑。勿熱飲。此不過就其大概而言。但須遵醫者之指導爲佳。

性的衛生（三十八）

（性病指南）

（王庚）

看上面的結果。對於從甚麼時候起才受了正當的性的敎訓的一個問題。我們可以得到一個參考。若是我們從十五歲起。但是離開他們性的自覺的最初印象已有五六年了。這不是先使學牛吃了五六年悶葫蘆的虧麼。現在閒話不講。且待編者把他的後患一一講來。

手淫之患。雖沒有什麼特別徵候。但終有發露的一日。自非名醫。固不知爲手淫。然犯是病者。狀貌舉止。有確徵而不容疑者。如目光短視。面色蒼白。終日憂慮。情慾易起。故生殖器時常勃起。這都是一望而知的。玆述其害之最大。顯而易見者如左：

（1）身體營養不足。青年正在生長之時。忽犯手淫。則發育必不能完全。蓋精液是營養上主要的成分。萬不能缺少的。

（2）手淫過度爲患精神病之一大原因。精神病是可怕的一種病症。雖任何名醫。也致束手無策。爲什麼要患本病。主要的原因。是由於用腦力過度。但腦力與精液是有直接關係的。精液排泄過度。則腦力受損。——這話和爾博士已說過了。於此可見精液排泄過度。爲患精神病的間接原因。試觀英國和瑞典兩國的統計報告●（未完）

肺病淺說（三）

（趙景遠）

吐出來的痰好像膿一樣的。而且這痰裏有壞的肺雜在裏面。

（二）肺病治療法　肺病很是利害。要想治好他不是一朝一夕的功夫。現在略將治療法說幾種：

（甲）藥石治療法。治肺病的藥很多。須經過醫生的診斷。方才可以使用。不是沒有醫學常識的人可以瞎開藥方的。所以我勸患肺病的乘早給好的醫生醫治。

（乙）心理治療法　心理和生理是有密切關係的。心理方面不安定。生理也連帶的起不好現象。生肺病的人尤其要注意。應當心裏要愉快。切不可煩悶。憂急。即使自己所處的境遇不好。也應當達觀。自己設法安慰自己。打破生死觀念。棄去求富貴利達的心。倘若是患肺病的人不能如此。就是盡力用藥石治療。效力也要大大的減少。（未完）

續銀海新編（十）

（桃夢石）

21 臉硬睛疼

臉硬睛疼似擦沙。血瘀脾經阮肝家。睛疼頭痛臉堅硬。泪澁昏蒙症變他。

狀見兩臉堅硬。白睛赤痛。不論有障無障。因火而緊。若頭痛猶急。乃風熱在肝。肝虛血少也。

二朮散主之——臉硬睛疼及瞳翳。龍胆二朮地骨皮。荊蟬丹連枸杞子。難翻開導敷藥宜。外敷協腫膏。

22 倒睫拳毛

倒睫拳毛症。皆緣酒色傷。風霜俱不避。弦緊外皮鬆。致令毛倒入。掃翳漸侵瞳。既成用藥。夾敷稍安寧。調理如少。必定失光明。

狀見睫毛倒入。貧苦粗蠻之輩。不得已而夾之。夾後已緊。皮膏敷。俟夾落。夾即敷其痕。可保十全。不然復舊。其功苦廢矣。初起者須照內急外馳之法。石膏羌活散——睫毛兼疼風熱攻。蒼朮白芷藁本芎。羌活牛蒡石膏芥。細辛連甘賊菊蒙。風熱上攻及久痛患目者最宜。流氣飲——明目睫毛流氣飲。蒺藜牛蒡賊蔓荊。苓防菊芎細辛蒼。梔枝甘玄草決明。

介紹衛生方法　幸福三日刊　指導康健途徑

幸福三日刊　五八三

小藥囊

歡迎投稿

本欄專載一切簡便實用良方、故用筆務求簡明、功效務求神速、爲讀者增醫藥常識、爲病家闢自治園地、爲人類謀健康幸福、

痔瘡祕方

（楊雋夫）

蒼耳（俗名晚娘拳頭）。（雋按）此藥爲醫治痔瘡祕方。凡痔瘡發作時。用蒼耳加水煎滾。注入洗淨便桶內。坐薰其上。能耐久薰。除根不發。

退翳良方

黃占半兩。香油二匙。蛇退半寸焙研。檳榔一錢五分研末。新雞子一個去殼。共合一處。煎熟食之。宜嫩勿太焦。每日定心。早晚二次用之。

又方

壁蟢蛛三個再收新雞子一個。打一孔。收三蛛投入。攪勻。糊口燒食。退厚翳蓋子極效。

代針開口方

凡癰疽膿成。用已出蛾之繭一個。焙炭存性。研末。黃占三點。俱拈成麥粒大。黃酒下勿嚼

消氣塊法

因氣鬱成塊。攻撐脹痛者。用白芥子三錢。搗爲細末。以溫開水送服。其塊即能漸消。所費無幾。功效甚大。惟初起時服之最妙。

（趙芝馨）

黃溪醫話（三）

（無名醫家）

肋膜炎以天花粉爲要藥，肺炎以桑白皮爲要藥，然均可以金石斛爲佐。蓋已有監制矣。即如濕溫用石斛。何嘗無功。因濕溫固傷寒類也。若昇燥濕不能互化。不妨用蓮花鬚絲瓜絡蘆根輩。以調劑之。處方貴在主從導引。即先哲所謂君臣佐使也。若記方數味之學。非不佞所敢聞。以其未堪與於醫家得失之林也。近醫之議余後。吾無間焉。

溫病遇雨。乃爲濕溫。不曾遇雨。是溫熱也。薛生白葉天士之治溫。論病處方。循證下藥。世醫奉爲圭臬也審矣。然對於濕溫二字。卻未教人如是分是。天士謂溫病必挾濕。生白則直稱爲濕熱病。蓋都祇就三吳而言也。即朱丹溪陰有餘陽不足之論。何嘗不就八婺而言哉。喻嘉言根據丹溪之說。出論溫三篇。又安知不就贛西而立說耶。章虛谷本薛葉之原理。而著醫門棒喝。王孟英復拾章氏唾餘。而投溫熱經緯。故吳醫論溫。以薛爲高。王爲劣。余民五在臨平。治同鄉何童濕溫。以黨參入劑。至爲名醫許君所詆。然許醫不詆余爲不知治浙西之溫病。乃詆余爲不知濕溫。未讀溫熱經緯此余對於王氏之學。發見千創百孔者，實許醫背後一詆之力也。古人制方每入人參。不祇取其生津以和營衛也。實利賴人參之吸收脈管力量。以增抵抗毒素也。不佞治夏孫二君。風病未愈。復中外感。一則人參與柴葫同方。一則人參與羌防共劑

死後身長數尺的男子

（怪病奇治）一個

（藝圃）

廣陵白小街。有曹姓其人者，平日頗嗜杯中牧。日前買醉於某酒肆。飲之過量。或鬮發他病。致暴死開。家人開耗。羣相駭極。嗣以膝下尙虛。闔家愈爲哀悼。惡耗傳來。家人亟飭婦備趨向菜材舖購置棺具。以備就近入殮。草草從事而已。不料該棺搬到。忽屍身伸長。棺不能置。家人初亦不爲怪異。速命該傭婦仍詣該肆。將此棺易一較長大者。弁屍重殮。不意屍體又復伸長數尺。家屬爭與驚異。相顧倉皇。乃請某西醫將屍體週身察視。灼灼顧盼。所以莫名。叩之理由。殊似婦女之顯怔恍態度。兩類若能變現五色者。良久不能咨。後詢之再四。方云此稱怪變。世誠罕見。詩恐世界諸醫家。殊雖推測其故。言竟。顏汗低首而去。家人無何。方另製棺殮。事播里巷。聞者閏不捧腹驚異道怪云。若彼棺肆者。營業凡四十年。亦未開有如此之突奇怪誕。此事見十月一日新開快活林。不鬆居揚有年。茲事略曉概況。姑復誌之。藉供中醫學家窮究其原理歟。

花柳病治療學（九）

葉勁秋編

此。濃肥皂水亦能迅速毀滅之。

9.與他病特異之點。卽損害後裔。致胎兒死亡率爲可駭之增加。並剝奪嬰孩之健康。梅毒之症狀。與他病異。其經過各症狀。漸次變遷。其病毒蔓延全身之後。諸症狀或有或無。隱顯出沒。千變萬化。是爲梅毒之特異性。至於侵害我人之器官。則更由諸器官之性質而發各異之症狀。身體中不論何部。梅毒菌咸能侵入之。雖人身中最堅硬之骨與齒牙。不能避其毒害。梅毒菌勢力之猛大。非筆墨所能盡述也。

乙　三期之症狀

梅毒病原之入我人體也。以陰部皮膚粘膜間之微傷爲最多。其病毒消長來去。大別之爲三個時期。病勢初起爲第一期。病狀大顯爲第二期。病毒深入藏府爲第三期。

一　第一期之症狀

自傳染後。一星期或四星期之久。其間謂之第一潛伏期。局部——陰莖陰唇——發生硬結。約如蓮子大不痛。不出血。此卽硬性下疳。倘不卽治療。則表面破潰。嗣後病毒。

幸福園

和余不平君夏閨四絕呈政

（裘桐）

恰如春睡還貪睡。星眼微睇倦不開。深夜忘將簾幌下。竿頭偷照枕邊來。

朱門日日下重簾。獸鼎香殘傾自添。悄倚涼床情脈脈。新愁舊緒上眉尖。

雨洒風斜漏滴連。深山絲雨翠連天。硯田盛得花間露。學寫晴窗午不眠。

轉語梁間雛燕小。邱園茂樹綠陰多。問郎新自杭城返。曲院風荷近若何。

象救巨火

印度特剌凡科爾地方曾發生一象救火之趣事。先是其地有一大樹橫於路中。土人因掃除爲難。乃縱火焚之。及暮。土人他去。任其燃燒。未幾。延燒之鄰樹。時野象首領聞煙氣而縱至。見火將延燒至森林。乃大吼以集其同伴。數分鐘後。卽見有四十餘巨象。以鼻吸取附近河中之水。向烈火噴射。卒使巨大之森林得免於災云。（明政）

幸福之門

耳鳴

（無錫倪金記問）

鄙人患右耳朵日夜鳴。鳴之聲常常不絕。每晚十一時睡至二三時或四五六時醒來。口內與嘴唇乾燥之不堪。請賜丸方

答倪金記問

（楊志一）

症屬腎水不足。肝陽上擾。耳爲之鳴。治擬壯水之主。以制陽光。

知柏八味丸一兩　每服三錢

磁砂丸六錢　每服二錢

右二丸相間服。早晚空腹時。用鹽湯送下。

本報特聘羅家衡律師為法律顧問

幸福三日刊

中華郵政特准掛號認為新聞紙類

幸福報

紹儀署

第一四七期

（民國十八年十月念三日）

◀每份售洋二分▶

館址上海三馬路雲南路口

定報價目

每三日出一張。五個月一元。全年二元。寄費在內。本外埠一律。國外加倍。郵票代現九五計值。

廣告價目

每期每格（共計五方寸）五元。均排於新聞之旁。如嵌入新聞中。長期面議。

本期要目

瘧之種種

性的衛生

肺病淺說

續銀海新編

小藥囊

暍三衛之病理及治法

黃溪醫話

花柳病治療學

幸福園

婦女病

朱振聲著　今日出版

本書將婦女各病。一一說明其病源。病象。及自療方法。故婦女讀之。小病可以自行治療。大病不致藥石亂投。至於患有下列各病之婦女。尤不可不讀。

（一）月經不調之婦女

（二）經行腹痛之婦女

（三）經閉不通之婦女

（四）白帶淋漓之婦女

（五）肝胃氣痛之婦女

（六）年久不孕之婦女

（七）乳汁細少之婦女

（八）面患缺斑之婦女

本書對於上述各節。均有逕驗之談。及神效方法。

▣定價五角　▣特價四角

上海三馬路雲南路幸福報館售

『瘧之種種』

秦丙乙

（一）日日瘧　（證狀）寒熱往來。有定時而無失。（原因）邪正互搏。隨衛氣以爲出入。故一日一作。（治法）二陳平胃。參用。熱甚加芩連。寒甚加桂姜。

（一）間日瘧　（證狀）寒熱循環。間日一作。（原因）邪氣深伏於內。陽氣獨發於外。（治法）桂枝石膏湯加減。

（一）三陰瘧　（證象）三日一發。淹纏難愈。（原因）受邪過深。病侵三陰。（治法）理中湯。

（一）癉瘧　（證象）瘧發時但熱無寒。體若燔炭。令人消爍肌肉。（原因）肺素有熱。重感暑邪。陰微陽盛故也。（治法）白虎桂枝湯。益元散。

（一）溫瘧　（證象）或先熱後寒。或但熱不寒。骨節煩痛。頻作嘔。（原因）此症乃伏氣爲病。冬時受非時之邪。伏蘊於內。至春夏感濕熱而發。（治法）春宜小柴胡湯。夏宜白虎加桂枝湯。

（一）牡瘧　（證象）但寒無熱。或寒多於熱。（原因）邪伏於腎。陽氣不越。外寒積聚。津液成痰。（治法）蜀漆散主之。

（一）胎瘧　（證象）初次患作。彌覺痛苦。乍寒乍熱。纏綿不已。（原因）起居不慎。傷冷感寒。（治法）小柴胡湯。

（一）小兒瘧　（證象）寒熱起伏。氣逆不定。神昏讝語。（原因）小兒純陽之體。最易感暑。雖風寒痰食。並能致瘧。要以暑邪居多。（治法）桂枝白虎湯。

（一）風瘧　（證狀）惡寒發熱。煩躁頭痛。（原因）夏日汗出當風。邪閉毛竅。（治法）桂枝羌活湯。

（一）類瘧　（證狀）發熱惜寒。一似眞瘧。惟發無定期。脈多不弦。（原因）邪感尚淺。故發作無定時。（治法）二陳湯。柴胡湯。

〔性病指南〕

性的衛生（三十九）

（王庚）

年歷	瑞典病院患精神病者之數	其內原因於手淫者之數
一八八三年	六百四十三	二十五
一八八四年	七百〇四	十九
一八八五年	七百四十四	二十二
合計	三萬六千二十三人	一百三十八

年歷	英國病院之患精神病者之數	其內原因於手淫者之數
一八八五年	一萬三千二百五十八	一百六十
一八八六年	一萬三千六百二十四	一百六十二
一八八七年	一萬三千三百三十六	二百四十三

照前二表看來，精神病和犯手淫。大有關係。有以為患精神病者有無限的痛苦。請勿患手淫。

（3）腦力變弱；腦力與精液排洩過度的關係，前面已說過了。一個人所以能立足於社會上，全賴有健全的腦力。腦力不健全，則一事都不能做，怎樣還能在社會上算一個人呢？

（4）時患遺精；凡患手淫的人，夜間易患遺精。卽日聞見所謂美麗的女子，卽不免有遺精之患。

（5）釀成睪丸病；有人因情慾不能克制，但又明知手淫之有害於生理，而竟患之，於是當精液排洩的時候，有愛惜的意思，極力忍住，不使他洩出，致精蟲死腐其中，而成睪丸病，不能生殖。（未完）

肺病淺說（四）

（趙景遠）

（丙）日光治療法　日光能幫助植物生長。而且能殺細菌。所以患肺病的人當多見日光。每天行日光浴一二次。

（丁）空氣治療法　空氣裏面有養氣。是極有益於人的。患肺病的人應當時時呼吸新鮮空氣。這法子極有益。（至於呼吸應當用鼻呼吸）

（戊）滋養品調補法　生肺病的人。大半營養不足。身體虛弱。加之肺病消耗甚大。所以患這病的人應當多取些滋養品。好像牛乳。鷄蛋。魚肝油。豆汁等東西。總之。一方面要滋養。一方面又要容易消化。

上面的治療法不過舉大的。重要的而言。至於其他還要注意的就是。

（一）睡眠充足

（二）運動。（不可急烈）

（三）節止情慾。（生肺病的人不可結婚。倘若已經結婚的人。（未完）

續銀海新編（十一）

（姚夢石）

23 內急外馳

內急外馳兩不和。小腸心肝受邪火。肺經被剋則必衰。以致拳毛倒睫多。

狀見睫毛內刺睛損。生翳羞明。沙澁。畏日怕風。泪爛痛癢。生眵流淚。俱見。治宜扳內瞼向外。以三稜針撥出血。以指甲迎其針鋒。

決明益陰丸——見飢飽勞役之症。

菊花決明散——見心火乘金水衰之症。

黃芪防風散——黃芪防風治睫毛。蔓荊葛根炙甘草。再加細辛與黃芩。犯者莫遲須圖早。

無比蔓荊湯——內急外馳無比飲。防風歸葛和蔓荊。川連柴胡細辛廿。參芪同煎復光明。（未完）

公開古今秘方　社會定期刊　造成百病自療

小藥囊

歡迎投稿

本欄專載一切簡便實用良方、故用筆務求簡明、功效務求神速、爲讀者增醫藥常識、爲病家闢自治園地、爲人類謀健康幸福、

□治瘰癧奇方（劉雅亭）

天葵子（卽洛葵子滑利之品可作面脂）一兩。和猪肉半斤。炖食之。數次全愈。

□治小兒驚風奇方

蟾蜍（卽癩蝦蟆）溺。與治驚方冲服。神效。　取溺法。燃香薰其鼻。其溺自出。

□四乳散　陳景虞

專治一切濕毒痒爛。滋水淫淫。不論黃水瘡皮蛀等。一經搽上。立能全愈。眞神方也。黃柏三兩。白芷三兩。銅綠二匡。蛇床子三兩。苦參三兩。東丹二兩。烟綠一兩。川椒三兩。石羔四兩。松香二兩。枯礬二兩。雄黃三兩。右藥共十二味。研爲細末。用熱菜油調用。

□立愈齒痛方　宮曙園

樟腦一錢。元明粉二錢。上藥用清水一盞燉好。候冷含之卽愈。

□頭痛外治方

蘇荷一錢。白芷八分。細辛八分。川芎八分。共研末。以灰麵米醋和勻。作餅〻枚。炕熱。熨太陽穴。冷則換之。

醫學辨駁大會

研求眞理　歡迎辨駁

□駁王愼軒君發明產後三衝之病理及治法（續）（黃昭光）

讀本報第一百四十期王愼軒君所發明產後三衝之病理及治法一篇。其意以產後三衝之病原。由於毒菌之傳染。余竊有疑焉。夫三衝者。衝肺衝心衝胃也。其名創自張石頑。度其定名之旨。似根據惡露上衝之說而來。蓋必先有惡露上衝之理想。而後始有三衝之定名也。則請先研究惡露上衝之究竟。夫產後經陰道流出之血。俗稱惡露。醫亦附之。豈知產後因胎盤與子宮剝離。而血管破裂。其血漸經陰道而流出體外。此血也卽小兒在子宮內時賴其生長之血。間雖有陰道血管破裂所出之血相混合。究非瘡瘍之血可比。此凡稍具新知識者。類能知之。能道之。然則何惡之有。謂之爲惡。已屬不妥。而醫者竟更創上衝之說。制上衝之方。甚至與之分門別類曰衝胃衝心衝肺。是何怪於無識者流。有分娩後不許產婦平臥之惡習。試問血在子宮。上有子宮肌腹膜胸膜等阻隔。如何衝法。且上衝之路徑若何。能明言之否。在古人之爲此說。因未明生理解剖。純由臆測。原不足怪。而王君猶以此爲言。且以毒菌解釋其病理。未免根本錯誤。如云毒菌循經脈而上亦可謂之上衝。然古人未必能知微菌。若謂中醫固不講究定名。此症之病理確如是。試更辨之如下。（未完）

□黃溪醫話（四）（無名醫家）

。惟其信任也。故不以爲過。若易他人。未有不置方再議者。蓋俗醫不知監制之理。每曰人參補邪。遂使病家畏參如虎治病十年。吃此苦李。屢矣。千金本草稱白茅根能正腸胃。不佞近歲對病家誤服石膏。而心藏微弱不能言者。嘗重用白茅根以拯之。較諸三五年前。專賴絲瓜絡炒扁豆者。實爲上功。不期客冬處一方。因入白茅根六錢。爲前醫所疑。謂彼既誤下石羔矣。今黃溪復大使白茅。是一誤再誤也。余微聞之。笑不與辨。

鄭姥之病。因他醫議余後。遂專任西醫。遷延月餘。卒至成爲噤口。其終於絕望。可預卜矣。是可援關民生先生一案證云。茲將關君贈余銀盾頌詞錄出。以資比例。其詞曰。（未完）

出版務求切實信用有保證　又名社會醫學常識報　主持者有學識經驗及人格

花柳病治療學（十）

葉勁秋編

即蔓延全身。各處淋巴腺腫大。最普通者如無痛性橫痃。自是以後、約六七週間。其經過毫無變狀。此時謂之第二期潛伏期。

二　第二期之症狀

若在第一期中治不合法與充分。則病勢漸移入第二期。其傳染力與遺傳力。漸趨於強盛。初覺周身疲倦。頭痛。喉痛。惡寒。發熱。骨節痠疼。均甚于夜間。男子則于龜頭。頸圍近部。女子則于陰唇陰核等處。生灰白色。或微紅色之扁平贅肉。漸至顏面四肢。亦發大如豌豆之紅疹。又或爲水泡及膿泡之疹。即俗所謂楊梅瘡是也。頸部生瘰癧。陰門肛門等處潰爛。爪甲及齒牙變形。毛髮脫落。侵及神經發生神經痛或麻痺。志氣消失。生機遲鈍。其間反復發作。約經三年。幸而不死。則必陷于最危險之第三期。

三　第三期之症狀

經第二期後。病勢再增進。病毒漸漸破壞全體諸器官。于是全身皆生瘰癧。前額及腿頸骨橡皮腫。不能屈伸。更進則疼痛化膿。或成瘻孔。眼瞎耳聾鼻梁陷沒。聲音嘶啞。全身

幸福園

環行世界之奇聞

英國某富翁與其友約。倘彼能環行世界。歸時當以英金二萬鎊爲壽。惟須履行以下之條件。彼須載一鐵製面具。以真名姓告人。途中須得一妻。起程時所攜之用費不得逾一金鎊。沿途須自尋生計。每日之進行須記載於日記簿中。並須請其所經過地方之市長簽名於簿內以爲證據。且行經之鎮須購郵票一枚。其友幸履行條件。安然返英。獲得其獎金。

又美人名先令者。離紐約時祇穿一套紙製之衣褲。無帽。無外衣。囊無分文。與其友相賭。謂五年內環行地球。不求乞。不借貸。不偷盜。手推小兒之坐車而行。不干磅爲壽。回美時並攜現金一千磅。倘能踐約而行。其友願以五千磅爲壽。後先令步行世界。歷程三萬三千七百英里。沿途藉演講以糊口。嘗爲墨西哥人所扣留。幾見殺於印度。亦云險矣。（奇云）

幸福之門

答程詠和君問

（楊志一）

症屬瘧邪未清。痰瘀留戀。凝滯絡道。發爲癥瘕。方書謂之瘧母。近世所謂脾藏腫大也。宜消解法。

柴胡梢八分　金鈴子二錢　青陳皮各一錢　當歸尾三錢　延胡索一錢　春砂殼八分　赤白芍各一錢半　煅瓦楞四錢　炒枳殼一錢　炙鱉甲三錢　青橘葉一錢半

幸福報

鈕儀署

第一四八期

（民國十八年十月念六日）

每份售洋二分

館址上海三馬路雲南路口

定報價目

每三日出一張全年五個月一元二元在本埠內外加寄費一律國外加倍郵票代現九五計值

廣告價目

每期每格（共計五方寸）五元均排於新聞之旁如嵌入新聞中長期面議

本期要目

金雞納霜截瘧之利弊

性的衛生

肺病淺說

續銀海新編

醫學辨駁大會

黃溪醫話

小藥囊

花柳病治療學

幸福園

金雞納霜截瘧之利弊

（秦丙乙）

過早截之則閉門捕盜

過遲截之則投鼠忌器

涼秋新至。痢症已成過去陳跡。瘧疾方興未艾。昧者不察。恆以金鷄納霜一物爲治瘧聖劑。不論新瘧老瘧。初瘧久瘧。坦然服之而不疑。結果或觸機倖中，或貽禍無窮。我不禁有所感焉。瘧之爲病。雖不外寒熱循環，然有日作者。有間日作者。有三日作者。卽此已足見邪之有淺深。再如但熱不寒。但寒不熱。多寒少熱。多熱少寒。先寒後熱。先熱後寒。病情之離奇變化。有如此。豈一味金鷄納霜所能概治。是雖三尺之童。亦莫之能信矣，不甯唯是。嘗考金雞納霜性質慓悍。截瘧特長。故凡身體壯實者。經三四發之後。不兼雜感。用之誠靈驗如響，苟症在初起。或病久元虛。則增病有餘。却病不足。流毒身體。後患無窮。眞至危險之事也。夫截瘧一法。在中醫亦未嘗無之。而反佐從治。稱稱方法。以視彼徒恃一味。專制進行者。相去奚啻天壤。特截之之道。其事綦難。稍有不愼。效未見而害已隨之。因過早固不可。過遲亦非宜。過早截之。則閉門捕盜。直類自殺。截之過遲。則投鼠忌器。其弊正同。是以金雞納霜一味。非善用者決不能獲其利也。

女科醫士王愼軒先生著述

前清御醫曹滄洲先生題字

女科醫學實驗錄第一集出版

全書四集定價實洋一元正

蘇州吳趨坊王愼軒醫室印

探購處　蘇州城吳趨坊女科醫社

杭州沈仲圭先生編述

養生瑣言

一名中國衛生格言

精訂一册實洋八分

發行所杭州上華光巷五十四號

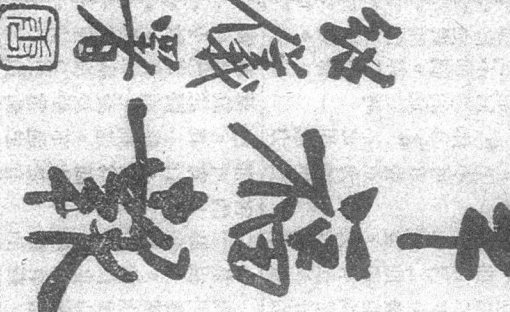

性的衛生（四十）

性病指南

（王庚）

(6)身體衰弱。患手淫的人。身體極爲虛弱。易染各種疾病。如肺病。神經衰弱。風寒症等。並稍事工作。卽發生耳鳴頭眩諸病。其結果往往以致夭折。

(7)結婚後之痛苦。犯手淫旣久。則生殖器之正當功用。卽失其常度。有的發生陰萎症。不能與女性交媾。有的變爲精液早洩症。其痛苦與陰萎症相等。有許多人當這個時候。就自殺了。豈不可痛喝。

(8)所生子女不強。因犯手淫身體衰弱。其後代已無強壯的希望。而因其斲喪過甚。精蟲變爲很弱很小。種子弱小。所結出來的果。當然是弱小的了。

以上所述八端。乃舉其犖犖大者而言。其餘因犯手淫而間接受影響者。是舉不勝舉。玆更不嫌煩複。有論手淫之害而足以驚動青年者。再錄於左。

少年進德錄中。論手淫之害。極爲詳細。其言曰：『手淫之害。較大於交接。犯此惡習者。多在少年。往往且伐之。以短促其生命。其發現之病狀。爲腦神經衰弱。記憶缺乏。作事易倦。屢呼頭痛。動輒忿怒悲泣。陰莖軟弱無力。精液中無精蟲。或全失交接之力。而成陰萎症。夢中漏泄精液。或時有精液之漏泄而成滑精症；四肢乏力。軀體跟蹌。不良於行。立足不穩。不能支持其軀體。手指震顫。眼中無光。視力衰弱。（未完）

續銀海新編（十二）

（姚夢石）

24 皮急緊小

皮急緊小。膏血損了。筋脈不舒。瞻視亦渺。

狀見眼皮緊小。此因誤治之故。或倒睫外夾則旋復。復倒復夾。遂精脈致損。而脈不舒。皮內壞而血不足。

神效黃芪湯——皮急緊小瘀難開。參芪蔓荊陳芍甘。小便淋澀澤瀉加。大熱黃柏理應該。

東垣撥雲湯——皮急緊小撥雲湯，細辛知柏和荊防。川芎黃芪羌歸葛。藁本升柴甘草霜。

25 玉翳浮睛

玉翳浮睛風入腦。熱積肝膈木不條。發歇無時兼疼痛。白翳遮睛病難了。無紅無難退。靈丹也不效。

狀見紅腫。赤脈穿睛。漸漸生白翳膜。初起如碎米。久則成片。遮滿烏睛。凝積玉色。名曰玉翳。

（未完）

肺病淺說（五）

（趙景遠）

應當絕對的節止情慾。倘若不節制。弄得送命。這是何等的危險啊！）

(四)多休息。（不多用腦力。尤不可重費重力的事情。）

照現在醫學的程度。大致肺病在第一期和第二期還有法治療。一到第二期以後能夠醫好的實在少數。處這種情形之下。我們應當在肺病沒有到第三期就設法醫治。至於平常衛生方法。我不能細述。不過患的人都可實行。因爲衛生是有益無害的！

(三)肺病預防法　肺病的種類是很多。治法也各有些不同我們雖然生起肺病來。可以醫治。但是終不如預先預備的好。預防法很多。現我將要緊的說一說。

(甲)呼吸新鮮空氣　最好每天淸晨到空曠地方或有樹木的地方做深呼吸。這可以使血液淸爽而且循環得暢快。（未完）

小藥囊

歡迎投稿

本欄專載一切簡便實用良方、故用筆務求簡明、功效務求神速、爲讀者增醫藥常識、爲病家闢自治園地、爲人類謀健康幸福、

咢丸腫痛方

蘇葉五錢。明雄二錢。明礬二錢。樟腦一錢。共研末。以醋調敷有奇效。

關節疼痛方

番木鼈五錢去壳。桂枝四錢。甘松二錢。山奈二錢。樟腦四錢。先將樟腦以上之四味。煎汁約一盞。乘熱加樟腦。和以高粱半斤。貯於瓶中。蠟封其口。凡關節疼痛者。搽之有效。

治中菌毒腹痛欲死方

魏樂生

吾邑成蘭孫孝廉。患腹痛欲死。口吐鮮血。羣醫治之不效。後延予叔蔭塘往診。詢其致痛之因。係由食木菌而起。其爲中菌毒無疑。當令服地漿水以解菌毒。下咽而腹痛節除。

治吞紅洋火頭方

南鄉農民某因與妻口角。吞食紅洋火頭甚多。胸中煩熱欲死。用論方治之不效。後服陳金汁而愈。

治瘰癧方

用貓兒不食草。（本草名澤漆）井水熬膏。搽數次。即消。

醫學辨駁大會

研求眞理　歡迎辨駁

駁王慎軒君發明產後三衝之病理及治法（續）

黃昭光

王君於其篇中病理節云。（略）『產後元氣不足。子宮弛緩不收。不能迫出惡露。久則惡露腐爛生菌。散佈經脈。若其人胃氣本虛。或心氣本虛肺氣本虛。則毒菌乘之。遂爲三衝之症。』夫謂子宮弛緩不收。不能迫出惡露。猶可言也、惟謂菌能傳心肺胃而成三衝之危症。則未之前聞。或此即爲王君之發明。既云發明。必有詳確之證明。則先問毒菌爲何狀。又試問毒菌既能乘虛而發。何以不脣虛乘脣。脾虛乘脾。肝虛乘肝。以至全身百骸。皆乘虛傳染。何故必限於肺心胃。而爲此三衝哉。審此則王君所發明三衝之病理。亦不可信矣。

王君云三衝之病。每致朝發夕死。又斥專用祛瘀爲不當。査王君之治法。爲『衝胃宜和胃消滯而祛瘀。衝肺宜疏風而祛瘀。衝心宜養心安神而祛瘀。』其法乃於祛瘀之外。另加每症之調和藥。何者爲主。何者爲副。王君亦未言及。今姑置此。夫古人以一味祛瘀而無效。王君之治法。竟能屢試屢驗。以區區調和藥之加。竟能挽回朝發夕死之急症。於理論所不可通。則王君之言。亦難遽信已。

吾敢正告王君。君之所謂三衝者。皆似是而非。今姑告君以眞相。君所謂氣喘鼻掀寒熱頭疼之衝肺症。乃由產後感冒所致。即西說之肺炎症。可用解表法以治之。所謂胸脘痞滿。噫氣嘔吐。潮熱自汗之衝胃症。乃由產後胃弱食滯所致。宜用健胃劑治之。以上二症。無朝發夕死之危。王君之治法固爲不得要領。而其理論。則尤根本錯誤。其所謂煩躁神昏譫語之衝心症。即爲胸脅未清。化膿入血之症。此症甚爲危險。凡舊式產婆接生。多釀此患。王君之治法必不效。吾嘗得治法。但不暇爲發明家之王君告也。（完）

黃溪醫話（五）

（無名醫家）

己巳端午。民患瘖痍。由西醫治之而愈。轉成爲泄。既而泄止。旋下紅白痢。呻吟床席。痛不欲生。遍延中西名醫。羣斷爲痢。投以痢藥。膜然無效。纏綿月餘。竟成僵臥。四肢身體。俱失效用。只口能飲水而已。際斯時也。家人戚友咸以爲危。旁皇無措。幸得黃詠台同志介紹於黃溪先生。先生一診。即斷爲傷寒濕溫變而下利。藥石一施。若精兵之福弱卒。所向披靡。病魔悉除。而精神煥發。不遇先生。吾其與世長辭矣。是則先生之術。可謂神於盧扁。先生之功。可云肉我骷髏。因鑄『活我民生』四字。以當素絲之繡。

花柳病治療學（十一）

葉勁秋編

組織悉被破壞。生命于以危殆。其持續之久暫。各各不一。

梅毒三期之經過。每期各有特別之症候。但其間亦有不依普通之經過。如第一期症尚未終止。已發第二期症。第二期症甫經發見。已續發第三期症。接踵而至。或所謂奔馬性梅毒者

丙、奔馬性梅毒

奔馬性梅毒者。亦稱惡性梅毒—以其經過疾速若迅馬馳之奔。其症狀最爲險惡也。其第二期爲時至短。或竟無有。傳染僅僅數月。而第三期之潰瘍。已繼續而至。此其徵也。其因非由于病菌毒性猛烈。卽因病人之體質羸弱。亦有因兩者相待而來者。此項梅毒。以老人妊婦酒客爲多見。

丁、普通症狀

當梅毒之潛伏期。或初期。大抵不發現主觀的症狀。但有少數于下疳未發現之前　卽覺全身不舒。並呈消瘦。軟弱及疲倦諸狀。

一體溫、當下疳期。及早期淋巴腺炎之際。除所患下疳之爲崩蝕性類。及受混合傳染。

幸福園

婦女病題辭二

倚無言先生『婦人隱疾棼如絲如句』爲轆轤體

射湖式菴陶學已

婦人隱疾棼如絲。療治恆嗟得效遲。最是金人緘默默。醫生問診怎從施。

不特經期與產期。婦人隱疾棼如絲。若非運用存神妙。底蘊層層那得知。

十年然費慧心思。寫出連篇救世辭。從此醫林當不虛。婦人隱疾棼如絲。

醫林捧腹談

（沈子）

一醫之子。背校中規則。校長怒斥之曰。使若更犯校規。余必請若父至此。痛訓之不貸也。醫子曰。若請吾父至此。當付診金四羊。不若就吾門。則可省二羊也。

幸福之門

早泄

（沈培蕃君問）

（上略）因吾本來是先天不足故身體向來薄弱於十七歲那年不幸得了手淫的惡習不過不很厲害又於今年（十九歲）三月中結婚那時纔知道生理上有了缺感因在性交時不到幾分鐘就要出精了又覺得陽物很短小市上所售之聖藥又不敢嘗試請先生賜示良方幸甚又內子身體亦很虛弱而且經期無定或前或後可能一并賜示否（下略）

答函見下期本報

本報特聘羅家衡律師為法律顧問　幸福三日刊　中華郵政特准掛號認為新聞紙類

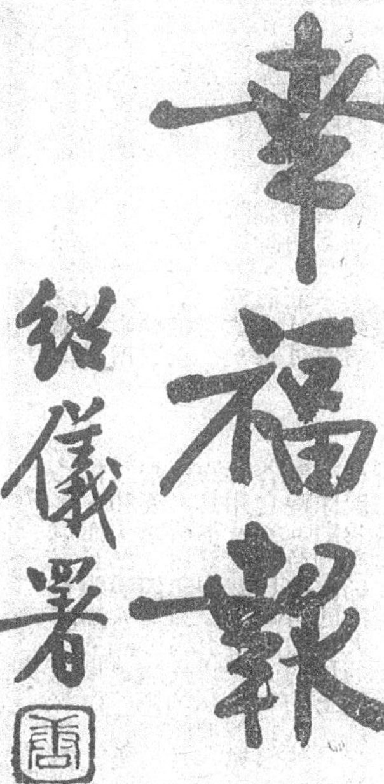

幸福報

鈕儀署（印）

第一四九期
（民國十八年十月念九日）
每份售洋二分
館址上海三馬路雲南路口

定報價目
每三日出一張 五個月一元 全年二元 寄費在內 本外埠一律 國外加倍 郵票代現九五計值

廣告價目
每期每格（共五方寸）計五元 均排於新聞之旁 如嵌入新聞中 長期面議

本期要目
黃疸病證治
性的衛生
肺病淺說
續銀海新編
小藥囊
遺精治療法
黃溪醫話
花柳病治療學
幸福園

▣黃疸病證治

秦丙乙

黃疸之病。從何得之。得之風溼合而變熱。溼熱交鬱於脾。脾以所瘀血熱外行於四肢面目。故其脈浮而緩也。黃疸爲溼熱之鬱蒸。若疸而渴者。其疸難治。否則易治。疸發於陰。其人必嘔。發於陽。則寒熱交作。黃疸將成。必渴欲飲水。小便不利。躁不得臥。腹滿舌痿黃。脈則沈。

▣發汗利小便
▣爲二大治法

治疸之道。但當利小便。假令脈浮。此屬表。發之以汗。桂枝加耆湯主之。小便短赤。腹滿自汗。此屬裏。法當下之。大黃硝石湯主之。若欲表裏兩解。茵陳五苓散主之。若男子小便自利。乃脾虛。小建中湯主之。

黃疸不止一種。有穀疸。有酒疸。有女勞疸。有黑疸。今請分言其因與治。

（一）穀疸　趺陽脈緊而數。胃熱脾寒。尺脈浮。趺陽脈緊。腎熱脾寒。熱寒相搏。食穀即眩。穀氣不消。胃中苦濁。小便不利。熱流膀胱。一身盡黃。名曰穀疸。茵陳蒿湯主之。

（一）女勞疸　女勞疸得之房勞過度。熱從腎出。故其見證。額上黑。微汗出。手足心熱。薄暮即發。小便自利。名曰女勞疸。治以硝石礬石散。腹滿如水。不治。

（一）酒疸　酒本多溼。嗜飲之人。溼積生熱。氣歸脾胃。而作黃。心中懊憹。熱不能耐。納食欲吐。梔子大黃湯主之。

（一）黑疸　黑疸即女勞疸。因額黑便黑。故名。

附註　此篇節自拙著讀書劄要金匱類。

〔性病指南〕

性的衛生（四十一）

（王庚）

眼窩陷沒。耳鳴重聽。頭重。時發眩暈：面如土色。皮膚蒼白。全呈病態。筋肉弛緩無力。睡眠終夜不安。心跳驚悸。腰部痠痛。身體及精神。均起障害。終日昏懵。如在五里霧中。思考力漸漸減退。而歸於消滅。關節疼痛。消化力障礙。胃腑痙攣。血液衰減。胸部充塞。皮膚腫潰。全身枯槁羸憊。神氣黯然。如蠟人院之偶像。毫無生氣。或成癡愚。或成肺痨癲癇。或致自殺。或卒倒夭死。或幸免早殞。而長為病夫以終身焉。夫無論何事。皆可防患於未然。獨至手淫之惡習。暗室虧心負漸衰影。為父兄不及知：為師長不及覺：欲防之而不勝其防。故其為害有如是之劇烈也』。

新德爾氏博士論手淫之害。亦至為痛切。再引用一段如下：他說手淫於身體上受直接的影響的。為神經系統。凡陰部在身體諸部之內。其神經之分布。最為周密。故手淫一次者。神經系統。即受一次之劇烈震盪。且因其反覆不常。輒不免生痙攣之作用。以其感覺之過敏。純非出之自然的。更由此消耗而衰弱之。其種種之健康。必且同受損害。其目無光。其皮膚蒼白。其筋肉弛緩而薄弱。偶有動作。即復疲痨。不耐勞苦。視世事。無意趣。脊髓時覺痛楚。頭腦昏沈。四肢冷厥。不能為活潑之運動。而食慾不振。心悸神搖。狀甚憂鬱。凡少年男女所特有的強壯氣力。喪失無存。如活潑之遊戲。愉快之觀覽。淡泊之交際。皆不任受。無復有優美。樸質。溫厚之德。喜怒易入於悲涕。厭接賓客。喜一人獨居。一個人到了這個地步。也可謂『難矣哉』了。（未完）

肺病淺說（六）

（趙景遠）

（乙）鍛練皮膚　鍛練皮膚的方法很多。不過最好的是冷水摩擦。能夠時時拿冷水擦皮膚。可以免掉感冒。而且能增加皮膚抵抗力。

（丙）多運動　運動的好處。毋庸我再來細說。他的益處非但防生肺病。而且可以預防別的病。（不過運動時候。應當注意姿勢的正確。並且不可在灰塵飛揚的地方行呼吸。）

（丁）多取滋養品　吃容易消化。而且滋補的東西•

（戊）和生肺病人隔絕　這是最要緊。因為肺病極會傳染。所以患肺病人的飲食器具。不好同沒有肺病的人合用•尤其不好在一塊兒合食。而且談話時應當離開些。免掉有肺病的人的涎沫噴到自已嘴唇上。（因為有肺病人的涎沫裏有結核菌。）

我已經大約將肺病的進行狀況。治療法。和預防法大略說過。我想中國人生肺病的極多。死於肺病的也不在少數。我希望患肺病的和非患肺病的人。照我的法子實行一下。（最好每年給醫生檢查體格。看那部分有病。然後診治。）或且生肺病的可以容易復原。沒有患的可以免掉結核菌的侵入。（完）

續銀海新編（十三）

（姚夢石）

玉翳瀉肝散——玉翳浮睛風入腦。瀉肝歸芎梔芩翹。知母薄梗防羌蔚。秘結車前加黃硝。初起尺脈浮數者用。否則減去硝黃。

明目菊花散——明目花菊治玉翳。熟地甘芎車蒺藜。荆防薄翹賊蒙菊。久病常發補腎宜。

通明補腎丸——通明補腎最多功。參地歸夕菟絲蓉。知柏杞菊五味子，楮實青鹽効無窮。

26 膜入水輪

膜入水輪。白睛瘡生。肝木虛弱。金邪氣勝。可後又發。漸入水輪。瀉肺者先。次脩肝經。

狀見白珠生瘡。愈而又發。翳膜漸漸入於水輪者是。

白芷瀉肺散——膜入水輪瀉肺經。梗當麻黃殼地葶。桑苓旋骨防甘艸。山梔白芷菊元參。

脩肝活血湯——見下（未完）

公開古今秘方　社會定期刊　造成百病自療

小藥囊

歡迎投稿

本欄專載一切簡便實用良方、故用筆務求簡明、功效務求神速、爲讀者增醫藥常識、爲病家闢自治園地、爲人類謀健康幸福、

□治腳氣方

凡腳氣兩足發麻甚者。麻至腿腹。用小團魚一隻。置瓦缽內。浸以紹興酒。隔水煮熟。每日服一隻。約服三四日。即愈。

□治兩目生翳方

凡兩目生翳。視物不清者。用鵝兒不食草。塞兩鼻內。如左目生翳。則塞右鼻。右目生翳。則塞左鼻。約月餘。翳即全消。目亦復明如故。

□治痔瘡方

用冰片包於水仙花之葉內。納入穀道。即痊。

□史君子爲小兒治蟲之良劑

社員林兆鎣

據日本醫界。稱治小兒腸之寄生蟲。以史君子爲最良。按史君子治蟲。我國古時已用之者。特國人厭舊喜新。故雖有極佳之單方。或被人祕而不傳。或爲人棄而不用。殊可嘆也。最近德人研究我醫藥。盛稱我國單方。可與新發明之西藥。並駕齊驅。故治病之效。捷如影響。唯國人知其然不知其所以然。所以中古以降醫藥進步甚緩也。

遺精病治療法

（林兆鎣）

□緒言

精在吾身。滋養百骸。澤潤五臟。目之能視。耳之能聽。思想所出。而精之力居多。吾人世世相傳而無替者。亦由於此。西醫以燐在吾身。爲第一重要元素。而精含燐質獨多。元精一漏。燐隨而去。孩童精氣相依。故終日怡怡。鳥語猫號。雀噪鷄鳴。無非可樂。故身體發育之速。無逾此期。中年以後。百慾繁興。耳之所聞。目之所見。口之所嘗。過與不及。均足以損吾人之真。而百病從此生矣。受病最普。爲害最烈。醫治最難者。莫如遺精。此病之原因不一。有因色慾過度。有因操勞過度。而多數之人。則實受不良社會之引誘。我國近來。淫穢小說。日出日多。政府不加取締。其禍之烈。實駕鴉片嗎啡而上之。此病遂爲今日少年之流行病矣。嗟呼風雨飄搖之中國。聚四萬萬同胞之精力而合作。猶虞不給。乃病夫日多。國焉成國。此誠痛哭流涕長太息之秋也。精爲吾人生生之本。精生氣。氣生神。道家以濇精爲入道之基。儒家以治心寡慾爲學聖之基。然其性善走。故道家比之爲汞。（水銀）每當念慮合理之時。吾身百機調遂。精氣相會。沂水春風。孔顏之樂。於斯是矣。當放心逐利之時。思想紊亂。晝則神昏。夜必神狂。神經衰弱。遺精咯血。均其病魔。昔人謂爲惡之人。或報在兒孫。而不知實斲喪其軀於目前也。故欲全吾真。須保吾真精。欲保吾精。須將念慮均納於理。斯則精神愉快。身體康健。仰而無愧。俯而不怍。其樂有不可言喻者矣。（未完）

□黃溪醫話（六）

（無名醫家）

在關君只能粗述病情如此。其實關君之病。有進於是。因關君嘆曰已一星期。盲腸風動。有如電扇。此時若不急息盲腸之風。則脾與其橫葉。（膵）必至脫離。豈特腸孔出血而已哉。故余不治其痾。而先厚腸以保析。（俗呼脾葉名析）每劑用陳萸肉金石斛天花粉自一兩。以至二兩。每日二劑。仍煎金石斛代茶。計四十診而病痊。獨金石斛一味。每日以三兩計。綜百二十兩矣。其津液之枯竭。脂肪之消爍。至斯而極。倘惑時下謬言。謂石斛補陰。謂燥濕合化。屏石斛而不用。或用而輕重失量。豈能生死人而肉白骨耶。千金本草。載『石斛』味甘平無毒。主傷中。除痹。下氣。

出版務求切實信用有保證 又名社會醫學常識報 主持著有學識經驗及人格

花柳病治療學（十二）

葉勁秋編

（雜染他菌）者。或見熱外。每不發熱。或於早期之晚程發現之。此症狀亦不常有。但於體弱及營養不良之病人往往見之。其熱有兩類。一稽留熱。常於皮膚發生病象之前發現之。罕有高至華氏表、一百〇一度者。二弛張熱。常於梅毒之晚期發現之。後者類似日發瘧。每起於薄暮時。先覺惡寒。隨即升高體溫至華氏表一百〇二至一百〇五度。

二、脈搏 除發熱時外。脈搏卒無改變。

三、呼吸 呼吸僅於脈搏率增加時。隨之增速。

四、煩渴 僅於有梅毒性熱時見之。

戊、原發症

潛伏期過後。方於該侵入部。首先發現之症狀。爲（一）丘疹。（二）糜爛。（三）硬性下疳。（四）無痛性橫痃。（五）硬結。分述如次：

一、丘疹 傳染約二十五日後。該侵入部之龜頭（卽陰莖）及上肢軀幹等處。先後發生乾燥之丘疹。始大如粟。痿徵隆起。與健好部界限分明。漸次加大。直徑約可三分。觸

幸福園

一片笑語

有一位某校的教習。對學生講解五官的功用道。天賦我們以五官。不可辜負了。應該盡量去用的。但是言雖如此。有時也要分別。不可大意。譬如一張嘴。祂的功用是專司說吃兩項。然而處今之世。應該多吃少說。這就是禍從口出的意思。此外目是應盡量去看的。耳該盡量去多聽的。講到這裏。忽然有一個學生立起來問道。先生旣講口要多吃少說。又道耳要多聽。那末。口旣少說。卻叫這耳到那裏去多聽呢。口要多吃。於學生的衛生上沒有妨礙的嗎。

又是一位教師向學生說道。一個人生在世界上。少而壯。壯而老。老而死。一霎時是很快的。因爲我們過一天光陰。便少一天生存。同死亡日近一天了。所以無論何人。都要寶貴光陰。研究學問。莫被他糊裏糊塗的過去。變成少小不努力。老大徒傷悲才是。一個學生起來問道。先生你說我們過一天。少一天生存。不知我自今天起。還有幾天好活。（未完）

幸福之門

答沈增藩君問

（朱振聲）

貴恙由於腎陰虧耗。腎陽衰微。陰虧則精易泄。陽衰則勢不強。此早泄陽短之病原也。惟養陰之品。不能助陽。興陽之劑。勢必耗陰。市上所售之聖藥。不但無益。抑且有害。蓋其雖能見效於一時。終必貽害於無窮。良以藥性峻烈。有刦陰消髓之虞也故此症之用藥。第一須有如響斯應之功。第二須無刦陰消髓之害。庶爲萬全之策。敢將一得之愚。公諸世之患斯病者。（未完）

本報特聘[illegible]家[illegible]律師為法律顧問　幸福三日刊　中華郵政特准掛號認為新聞紙類

幸福報

鄧儀署

第一五〇期
（民國十八年一月一日）
◀每份售洋二分▶
館址上海三馬路雲南路口

定報價目：每三日出一張　五個月一元　全年二元　寄費在內　本外埠一律　國外加倍　郵票代現九五計值
廣告價目：每期每格（共計五方寸）五元　均排於新聞之旁　如嵌入新聞中　長期面議

本期要目

□尊夫人何以不孕？

（秦丙乙）

欲知此中原理——務須三復斯文

本篇將女子不孕之所以然——和盤托出

本篇將女子不孕之治療法——盡情披露

能使月經不調之女子調其月經

能使身體肥盛之女子化其痰濕

能使身體虛寒之女子煖其子宮

讀此文後

婦人之所以無子。其故有三。

一為經水之不調。無論超前落後。血枯血滯。或多或少。或痛或熱。均為受孕之障礙。但使經候通調。不愆不失。則自有子。

一為肥盛之過度。婦人有經候尚準。而仍難懷孕者。此必稟體之素盛也。凡素盛之人。必多溼痰。溼痰過多。則子宮中充滿厚脂。而男精無由輸入矣。若夫療治。最宜消痰理溼。啓宮丸主之。（半夏、蒼朮、香附、陳皮、茯苓、川芎、六神麯、）

一為體瘦而虛寒。身體衰弱。月事尚調。惟因下焦虛寒、子宮無血。致男精不聚。不能成孕。其人必面色㿠白。腰膝痠冷。治宜溫煖子宮。佐以補血。育麟珠主之。（鹿角霜、川芎、白芍、白朮、茯苓，人參、杜仲、川椒、甘艸、當歸、菟絲、地黃。）

以上三項。為婦女不孕之大綱。外此有相火之過熾。淫念之太張。有男精之不足。液質之稀薄。胥足以造成不孕。

拙著婦女病中。論之甚詳。讀者可參閱之。　振聲附註

性病指南　性的衛生（四十二）

（王庚）

凡患手淫的人。其人格一定是很低下的。故手淫與道德。有密切之關係。蓋道德與健康。又有密切之關係；健康與衛生法則。又有密切之關係。手淫是極不合乎衛生法則的一件事。其結果遂影響個人之道德。

巴巴氏在他所著的在你們青年裏頭一書內說；肺結核或別種使身體疲困的疾病。倘若追求他的根源。多半都與手淫有關係。一九一四年。美國國勢調查局之死亡統計。死於肺病的男子。比女子多得很多；從二十五歲起。漸次增加比率。從四十歲到五十歲之死亡率。簡直成了兩倍。巴巴氏指出這個問題。說是比較的少數的婦女在幼年的時候。沒有行過手淫的緣故。

女子的犯手淫。其結果完全與男子相同。害處相等。有一個女子。在室內遊戲。忽聞其母呼召之聲。亟趨視之。因一不留心跌下。觸動生殖器。覺有一種愉快。遂溺於手淫。其後嫁于人。亦時犯此病。以致身體大衰。沒有生殖。豈不可痛而可悲嗎?

凡十五六歲的女子。身體異常衰弱。而並沒有其他疾病。大致是犯手淫。爲父母師長的。宜特別加以訓戒。免入危險之途。

（未完）

續銀海新編（十四）

（姚夢石）

27 血翳包睛

血翳包兩睛。發熱在心經。肝虛邪熱受。赤脉漸通睛。常時舉發久。筋結滿烏睛。泪多並澁腫。赤肉類相形。

狀見赤澁腫痛。淚出。漸有赤脉通睛。常時舉發。久則發筋結厚烏睛。如赤肉之狀。

血翳瀉心湯——血翳包睛屬心經。大黃薄荷車連芩。連翹赤芍荊芥菊。活血脩肝次第行。

修肝活血湯——脩肝活血芎當芎。黃連黃芩羌防風。連喬薄荷芨藜菊。地桑竹葉須酌用。

當歸龍胆湯——見下

28 黑翳如珠

黑翳如珠。鬱結不疎。肝腎虛勞。風毒攻珠。針鋒橫穿過。惡水流出露。不諳此法療。睛珠定難保。

（未完）

「癆疾感言」

（秦丙乙）

素問上古天眞論云。今時之人。以酒爲漿。以妄爲常。醉以入房。以欲竭其精。以耗散其眞。不知持滿不時御神。務快其心。逆於生樂。起居無節。故半百而衰也。晚近以來。癆疾特甚。傳染之速。直堪驚人。病勢之危。醫家棘手。患者惟望速死。談者色變於容。噫。何其烈也。世風不古。人欲橫流。荊棘遍地以生。陷阱隨在而是。環境愈艱迫。智識愈淺卑。物質愈文明。人心愈偸薄。相爲因果。遂至於斯。轉輾蔓延。何怪之有。是以患癆之人。少年多於老幼。患癆之地。鄉壤鮮於通都。卽其例也。有志青年。宜如何清潔其心地。純正其意志。庶白璧無瑕。守身自好。而不爲外誘所徵服。以自戕其身體也。（完）

介紹衛生方法　幸福三日刊　指導健康途徑

婦科雜詩

（蘭臺石室主）

寒後有餘地芍芎，斷胡北桂味能融，歸膠加入和參用，不足營寒此可通。

（註）經後至來多，係血寒而有餘，又後至來少，是血寒而不足也。

後前斷續定經湯，肝氣先舒絕妙方，白芍兔絲子熟地，茯苓荊芥藥胡當。

（註）經水斷續，前後無定，此肝氣鬱結也。

□奇病何名請醫家研究

□頗似腦漏

北平　姜措勛

□用夏枯草苦丁茶治愈

同事張企侯君。精歧黃術。爲不名之中醫，間爲人治病。多奇驗。秋初余偶患寒熱。雖未成疾。而發熱後大傷其風者。兩星期。在傷風之時期中。濃痰清涕。吐流不息。固不待言。所可怪者。痰止涕歇而後。繼以青綠色之濃濁物。常自右面鼻腔上端，咄嗟而下。作奇臭。身熱雖退。而頭之右半部。微微覺有酸痛、夜間更甚。連上下牙床亦微有腫痛。其一種酸痛之狀。若患瘡瘍部分潰膿時之景況。余初不在意。疑爲傷風後必經之過程。不料爲日已久。而吐猶未竭。始倩西醫劉少文君診治。其認爲傷風後當遇之現象。乃用藥水洗滌鼻腔深處。而給以二日量之藥末。正在此時。適與張君談及。余謂恐係腦漏。彼謂並非腦漏。但爲肺胃之熱上衝。而釀成者。可用夏枯草。苦丁茶二味代茶。當有奇效。余如法試之。果數日而漸痊可。今已霍然。余深感[illegible]用藥之簡便得當。但不知[illegible]病[illegible]何名耳。用特書其梗概。以請醫界之研究。並以供同病者之治療。惟病中飲食如常。精神略欠。經口吐時。發奇臭。他無所苦。先後飲此茶。大約有八天。附告

（按）此症即方書所謂鼻淵症。幷非奇病。用夏枯草苦丁茶。尚有效有不效。若本館代售之保腦丸。萬試萬驗。患者曷一試之。

遺精病治療法

（林兆鑾）

第一章

□遺精病之原病

（1）手淫
（2）房勞過度
（3）受不良教育之引誘如閱淫書小說等
（4）生殖器病
（5）花柳病
（6）勞瘵病之初期
（7）重病以後身體衰弱

□遺精病之病狀

（1）夜夢交接或竟無夢甚者晝睡亦遺
（2）精神萎靡終日昏昏
（3）手足酸痛作事無耐久力
（4）記憶力衰弱前以聰明稱於人者一罹本病殆如痴愚
（5）盜汗或咯血
（6）頭部如有物壓
（7）心臟鼓動劇烈
（8）耳鳴目昏
（9）腰痛小便短赤
（10）夜睡多惡夢或譫語

生命之前途甚爲危險。常引起肺癆病。胃病等。本病初起之時。數日或一星期一次。夢後始失。迨病甚之時。不夢亦遺。人以腎虛不能存精。實心腎不交。精不能滋潤心臟肝臟。心火不能下降。醫以滋補之劑。病雖能少減。

（未完）

□黃溪醫話（七）

（無名醫家）

補五藏虛勞羸瘦。強陰益精。『補內絕』不足。平胃氣。長肌肉。逐皮膚邪熱。痱氣。腳膝冷痛痺弱。久服『厚腸胃』。輕身延年。定志除驚。七月八月採莖陰乾』。云云。余之專用石斛。初從厚腸胃補內絕六字悟出。試之屢收殊功。乃敢著書立說。（傷寒論說。）其近日藥舖仿單所載金石斛性寒。完全後醫胡說。至時下稱爲補陰。益復滾同亂語。如謂本草有強陰二字。故說他補陰亦可。不知時下所謂補陰者。乃指性寒而言。等石斛於知柏。

（未完）

花柳病治療學（十三）

葉勁秋編

之徵似硬核不破而漸自愈。然近處之淋巴腺則誘起硬結矣。終至延及全身。發生症狀。

——相聚成羣。其原因與斑同。經一定時間。雖不治療。亦可漸歸於消失。有時亦遺留色斑。在毒性更重之病人。此丘疹或可延長數月。或時愈時發。纏綿多年。

二、糜爛　本皮膚之丘疹。或紅斑。迨後漸加大。表皮剝脫而後呈稀淺之糜爛面。或結薄痂。形圓或腰圓。不隆起亦不凹陷。漸波及健好之皮膚。觸之亦不覺硬。經三星期至六星期。自然治愈。但遺深褐色之點而已。此症多見之於陰莖之皮膚。包皮內面。小陰唇。子宮頸部及眼瞼等。

三、硬性下疳。最常發見之部。爲男子之包皮。婦人之大陰唇與子宮頸。惟婦人之硬性下疳。往往柔軟。外觀宛如扁平贅肉。故診斷頗難。或發於尿道前部。排泄膿汁。又往往與淋病誤診。本病除發生於陰部外。要以口唇口腔爲最多。

有染梅毒而不發生下疳者。但罕見。

四、既發硬性下疳。則其鄰接之淋巴腺。必現無痛性橫痃。手指之硬性下疳。其最近之

本報特聘維家衛律師爲法律顧問

幸福三日刊

中華郵政特准掛號認爲新聞紙類

幸福報

鈕儀署

第一五一期

（民國十八年十一月四日）

◀每份售洋二分▶

館址上海三馬路雲南路口

定報價目

每三日出一張五個月一元全年二元寄費在內本外埠一律國外加倍郵票代現九五計值

廣告價目

每期每格（共計五方寸）五元均排於新聞之旁如嵌入新聞中長期面議

本期要目

□女子不孕原因談片

（吳靄周）

□男子色慾過度精薄易泄
□女子子宮不正白帶經病
□均爲影響生育之總原因

女子之得孕。純由男子之灌溉精液與夫女子之有健全卵子。得而瀾合以成化人形。是故經之有云。獨陽則不長。獨陰則不生。此概道其陰陽兩具相接。精液溶合。女子乃能成孕。觀乎此。且見男女於孕娠。固非單方面之能力所及矣。雖然。男女既具各備之功能。可知身體健全與否。於孕娠關係頗大。世人每興伯道之嘆者。多以不明生理作用。或將不能成孕之因。輒每加之於女子身。狂妄無識。如此輩者。實繁有徒。要知女子之成孕。本報已詳言矣。蓋各有專司。豈獨力所能乎。總之孕育爲女子之天職。質言之。亦當賴雙方身體〻健全。是故女子對孕育。非特可博夫婿之憐。抑能慰翁姑含飴喁皐之心。若夫身體之如何得可健全。固匪養生不爲功也。養生之法。絕慾爲要著。居恆夫婦不宜同宿。清心養精爲主。二十歲以下年齡。夫婦必於一星期之後。同宿一次。年齡較長者。則宜在兩星期後。按人身本有電流。若男女之日久同居。肉體相接。摩肩觸踵。最易勃發慾念。慾念動。揣於情理。而未有不急於交合者。日諸月諸。精薄液盡。大有淪亡軀體之慮。豈能望女子之生育耶。顧男子色慾旺。每多精薄易洩之弊。間有體氣虛弱。射精無力者。此皆爲不孕之原因。但男子既有健全身體。又當視女子之健全與否。以言孕育。斯可矣。如女子卵子之不健全。子宮歪偏不正。月經日久不調。白帶涎流不愈。此爲女子不孕之證。且生育。以實際論。男女須互有健全之身體。始可以言妊娠也。

性的衛生（四十三）

〔性病指南〕

（王庚）

女子也有所謂陰萎症。和男子相同。此種陰萎。有不孕性及不能交接兩種。前者是生殖器官失其功能。卵珠不孕被製造。每當適當的時期。其喇叭管不降而升。後者是由於癔之癡變而起。其遠因大都是由手淫而來。有因此而離婚。因離婚而變爲瘋狂。因瘋狂而入瘋人院。卒因之而死者。凡不知有幾千百人！手淫之爲患。誰敢講一句不利害！

運動家朱某。前年加入遠東運動會。大有優勝之希望。那知道朱某在運動前一夜。犯了手淫明日比賽。大大的失敗。朋友們爲他這件事。都大大的發怒。但是也沒有方法對付他。

挨克斯克博士。舉了一個在高等學校做競技選手。得有很有名的記錄的青年的實例；這青年到大學一年級時。在足球隊裏受過許多獎品。但第二年他的技能。就非常退步。第三年完全失敗；無論怎樣奮鬥。終至脫隊而去。他的失敗原因在那裏？就是進了大學以後。他常犯手淫。

挨博士又說了一個例子。『有一個入高等學校很漂亮而快樂的青年。他的名譽。是很高尚的；他的學問。是很優美的；教師和同學們都很看重他。但是到了一二年之後。教師忽然看見他失了從前高尚優美的地位。很是奇怪。後來才知道他犯了手淫。（未完）

續銀海新編（十五）

（姚夢石）

狀見熱極疼痛。寢食不安。淚出難開。運動不來。甚至水輪突起黑翳如荳如珠。大小不定。

撥雲湯——見皮急緊小症

明目細辛湯——兼用見怕日羞明症

當歸龍膽湯——當歸龍膽升柴艸。柴胡赤芍五味藥。石膏羌活同。黃芩。黃柏黃連酒炒好

內障根源總論

不疼不痛漸漸昏蒙。薄霧輕煙漸漸濃。或見花飛蠅亂舞。或如絲絮在虛空。此般狀樣因何得。肝臟停留熱與風。大叫大啼驚和恐。腦脂流入黑睛中。初時一眼先昏暗。次第相牽兩目同。苦口何須陳逆耳。只緣肝氣不相通。彼時服藥宜消去。將息若乖即沒功。日久既應全黑暗。因名內障障雙瞳。名字隨形分十六。龍木禪師早推窮。靈藥千般難得效。金鍼一撥日當空。或慎將息依前說。如違法則枉勞工。（未完）

濕泥草果可治傷寒乎（七）

（陸淵雷）

讀怪病奇治七六頁異哉濕泥艸可治傷寒症一篇。可以廣異聞。若謂冷罨法可以治肌表壯熱。恐未必然。特申鄙見如左。沈君係同至好。學理上之切磋。或不以爲忤也。傷寒論有冷水潠灌之法。華陀治婦人寒熱注。用冷水汲灌。千金外臺治石發。有冷水洗漬及冷地臥之法。此皆冷罨法之濫觴。然今人無服石者。千金外臺之法。已不適用。且傷寒論云。「病在陽。應以汗解之。反以冷水潠之。若灌之。其熱被刦不得去。彌更益煩。肉上粟起。」華陀別傳云。「將八十灌。熱氣乃蒸出囂囂。高二三尺。滿百灌。陀乃燃火。溫床厚覆。良久汗洽。」由此觀之。肌表壯熱之陽證。仲景禁用冷水灌潠。華陀之法。乃利用人體反應之力。激勵溫度中樞。增病人生熱之力。知其病本非肌表壯熱者也。沈君引五常政大論謂「熱病當浸其身於冷水中。則壯熱一除。病可立愈。」按五常政大論云。「病在中而不實不虛。且聚且散。奈何。岐伯曰。無積者求其藏。虛則補之。藥以袪之。食以隨之。行水漬之。和其中外。可使畢已。」則水漬乃治病在中而不實不虛者。非治熱病之法。其上文又有一節云。「氣寒氣涼。冷以寒涼。行水漬之。」則水漬本治寒涼病之法。（未完）

介紹衛生方法　幸福三日刊　指導健康途徑

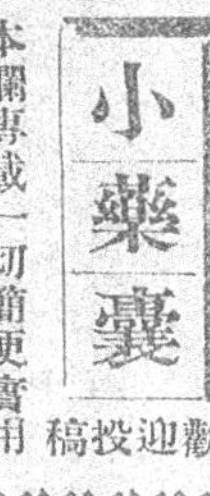

小藥囊

歡迎投稿

本欄專載一切簡便實用良方、故用筆務求簡明、功效務求神速、爲讀者增醫藥常識、爲病家闢自治園地、爲人類謀健康幸福、

寒熱似瘧方　沈嘉泉

寒熱往來。或間日。或三日。似瘧非瘧等症。用旱蓮草頭七個。（其草。花形似蓮蓬。葉狹尖。浦東土人。俗稱寒蓼草）。打爛爲度。加入生老薑七片。葱白頭七個。共打和勻。扎在病人手腕之間。男扎左手關脈處。女扎右手關脈處。由發病前約二點鐘即扎。扎一週時爲限。扎時口誦捉定二字。且不通四眼。此方余屢試屢驗。

蟲積腹痛方

用青葱汁生菜油各半。冲和灌下。蟲化爲水而愈。

血淋白濁方

用生白菓去衣心。河藕同打汁。加血餘炭三錢。研細和勻。每日冲服。數日可除根。

胞衣不下方

用無名異二錢研末。以鴨蛋白調勻。米醋一杯。煎濃冲服。以上四則。屢有經驗。故敢錄呈。

治風寒齒痛驗方　楊孕靈

華撥　細辛　草烏　白芷　良薑　上各等分。共研爲細末。擦患處。須臾。流涎吐之。如是數次。即愈。

遺精病治療法（三）（林兆瑩）

而終不能離。制以平肝收濇之品。而精管終不能以收濇之故而病愈。市上補腎之藥。包愈之品。不過應病者之要求。究非能治療也。本病最忌食物。爲刺激神經之品。如煙酒辣椒均當禁食。而卑鄙之事。淫猥小說。尤然禁絕寓目。患本病之人。身體常瘦。因血化精大速。肝火常旺。目昏而濇。因肝之精滋養。志量迫窄。煩惱時多。愉快時少。胃力消化薄弱。四肢疲倦。於是求醫之心愈急。肝火愈旺。而病亦愈甚。雖施以電氣治療。而氣治療。究不能收本病之全功。蓋精神之病。須精神醫之也。

第二章

遺精病之治療

本病因精神而影響於肉體。故欲本病脫離肉體。須於精神方面。三致意焉。此病積漸而來。亦積漸而去。非如感冒瘧病。一藥可愈。而愈後易於復來。非如霍亂鼠疫等。愈後白血球反增抗毒素之能力也。本病因身體衰弱而來。必俟身體強健始愈，羅本病者。滋養之品。均其所宜。而牛乳麥精。尤宜常服。（倘服牛乳致夜間不甚寗睡可以沸湯冲稀之藥石等）。初服雖覺有效。再服則不效。故羅本病者。初時莫不銳意求治。終因百藥罔效。而視爲痼疾。茲將精神治療。臚舉於下。而先附以衛生治療。俾得早日收功。想亦病者所樂聞歟

（未完）

黄溪醫話（八）

（無名醫家）

與本草所敍強陰益精。絕對不同。蓋庸醫以愚病爲可欺。又疾妬性成。雅不欲彼治之無功者。由無名醫家。剋日收效。失其終年常診之門戶。豈知余固失敗矣。但棺材與呢轎同抬。彼獨非失敗哉。赤痢之證。非西醫所能治。以歐美無斯病也。據西醫雜誌所載。謂赤痢毒菌。產於熱帶。故澳州印度南洋皆有之。而中國揚子江下流。向有此證。日本亦間有發者。日醫研究多年。祇發明硫黃可殺赤痢菌而已。然硫黃除痢。載於吾華古籍。非日醫創說也。至中國治痢之方。可云無病不臻。方案皆備。惟須論候處方。對證用藥。不能滚同出治耳。本年夏令。受去冬奇温奇寒之影響。寒濕在於大腸。故傷寒不愈。則變爲濕温。濕温不愈。則變爲腸澼下利。因腸閫已薄。毒菌潛藏。

（未完）

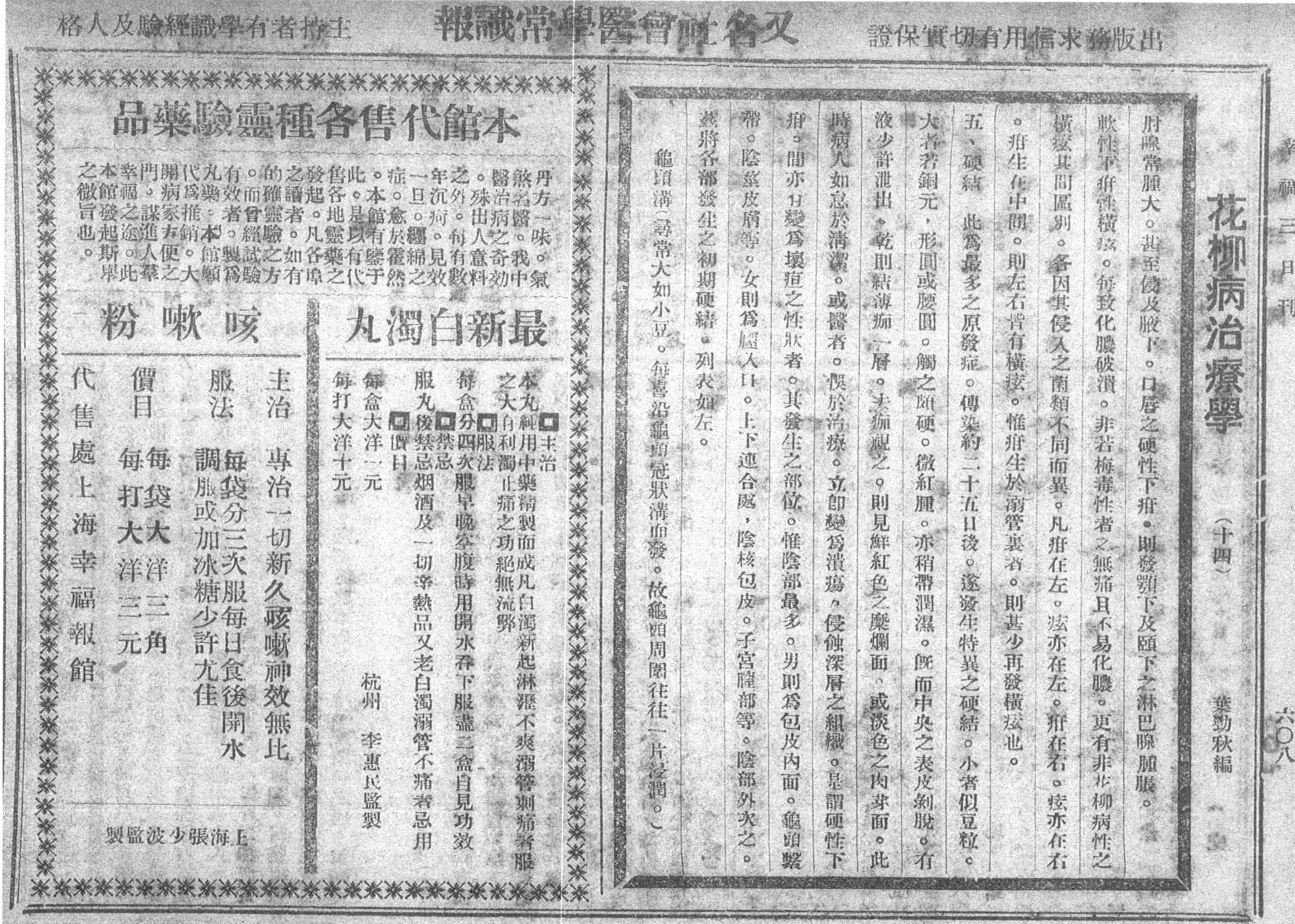

出版務求信用有切實保證　又名社會醫學常識報　主持者有學識經驗及人格

幸福三日刊　六〇八

花柳病治療學（十四）

葉勁秋編

肘腺常腫大。甚至侵及腋下。口唇之硬性下疳。則發頸下及頤下之淋巴腺腫脹。軟性下疳性橫痃。每致化膿破潰。非若梅毒性者之無痛且不易化膿。更有非花柳病性之橫痃其間區別。各因其侵入之菌類不同而異。凡疳在左。痃亦在左。疳在右。痃亦在右。疳生在中間。則左右皆有橫痃。惟疳生於溺管裏者。則甚少再發橫痃也。

五、硬結　此爲最多之原發症。傳染約二十五日後。遂發生特異之硬結。小者似豆粒。大者若銅元，形圓或腰圓。觸之頗硬。微紅腫。亦稍帶潤濕。既而中央之表皮剝脫。有液少許泄出。乾則結薄痂一層。去痂視之。則見鮮紅色之糜爛面。或淡色之肉芽面。此時病人如怠於淸潔。或醫者。悞於治療。立即變爲潰瘍。侵蝕深層之組織。是謂硬性下疳。間亦可變爲壞疽之性狀者。其發生之部位。惟陰部最多。男則爲包皮內面。龜頭緊帶。陰莖皮膚等。女則爲膣入口。上下連合處，陰核包皮。子宮膣部等。陰部外次之。茲將各部發生之初期硬結。列表如左。

龜頭溝（尋常大如小豆。每喜沿龜頭冠狀溝而發。故龜頭周圍往往一片浸潤。）

本報特聘羅家衡律師爲法律顧問　幸福三日刊　中華郵政特准掛號認爲新聞紙類

幸福報

繆儀署（印）

第一五二期
（民國十八年一月七日）
每份售洋二分
館址上海三馬路雲南路口

本期要目

鴉片之流毒——人所共知

然則何以患者如是其多耶？

（一）疾病……因疾病而致成癮者
（二）安逸……因圖安逸而成癮者

今將戒煙實驗方公開宣佈以救沉溺於黑籍中之同胞

彭祖壽

鴉片之流毒。國人莫不知之。然知之而犯之。其故何耶。豈陷阱當前。甘心沉溺也耶。是又不然。彼有吞雲吐霧之癖者。其初也。或因疾而吸。疾瘳而不能戒。或因圖安逸於一時。玩月以忽歲。不知不覺間。遂上黑夫人（即鴉片）之大當。欲擺脫而不可得。於是一榻橫陳。銷魂蕩志於殘燈下者。不知若干人矣。時或以經濟告缺。炊煙不繼。未有不涕淚交流。身軟如棉。一若大難之將至者。如是不復得吸。往往致成痾痢之疾。終至不救。死之輕於鴻毛。未免可惜。倘能照方服藥。痊瘥可俟。另行服食戒煙藥。（本報各期載有。不妨試驗）。力行戒絕。使有用之身以爲社會國家圖謀幸福。是則愚草茲文之微意也。附方於后——白芍三兩。常歸三兩。枳壳三兩。梹榔三兩。甘草三兩。車前子三兩。夢白子·兩。清水煎服。兩服即愈。

性的衛生（四十四）

性病指南

（王庚）

手淫的後患。說得已不少了。現在講他的預防法罷。

手淫之預防

手淫的預防。第一要在乎父母師長的教育。宜授以性的智識。使他們知道生殖器的衛生。是神聖的。是爲根本上的預防法。

若因生殖器包皮太長。時有污穢物積於其內。而致發癢。或女性生殖器內有蟯虫發現。也發生奇癢等情。則可問診醫生。或用手術。或用其他相當的方法。奇癢既除。則手淫之患。也可免了。

除去刺激摩擦之物。在德國小。中學校。預防此事。最爲嚴格。凡學生所穿之褲。都有一定的格式。使學生無從隱藏。而其桌椅。又很特別。學生的下半身。教師都能看得明明白白。其成績低劣的學生。必請校醫隨加診察。有犯手淫惡習者。則一方面令其家屬特別注意。一方面學校中則加以訓導。務必使其恢復原狀才止。

規則的生活。務必勉力實行。一切促動情慾的事情。一概避去。臥具宜薄。宜早起。一切具刺激性的飲食物。一絲毫不入口。最要者每日宜爲正當的遊戲運動。（未完）

續銀海新編（十六）

（姚夢石）

要全善公云。內瘴先患一目。次第相引。兩目俱損者。皆有翳在黑睛。內遮瞳子而然。今詳通黑睛之脈者。目系屬也。目系屬足厥陰。足太陽。手少陰三經。蓋此三經。臟腑中虛。則邪乘虛而入。經中鬱結。從目系入黑睛內爲瘴翳。龍木論所謂腦脂流下作翳者。即足太陽之邪也。所謂肝氣沖上成翳者。即足厥陰之邪。故治法有二。以針言之。則當取三經之腧穴。如天柱。風府。太衝。通天等穴是也。其有手巧心傳秘旨。能用鍼於黑睛裏。撥其翳。爲效尤捷也。以藥言之。則當補中。疏通此三經之鬱結。使邪不入目系而愈。飲食不節。勞傷形體。（未完）

濕泥草果可治傷寒乎（下）

（陸淵雷）

與華陀同意。蓋寒之而寒。熱之而熱者。物理之常也。若人體則有反應力。不可衡以尋常物理。惟其有反應力。故寒之而熱。熱之而寒。鹵莽者不知此理。一見病人壯熱。即用冰囊。往往轉氷轉熱。至於不救。合肥李相國之孫。年十五。患強中。陽事勃舉。全身壯熱。延著名西醫六人會診。一律主張用冰。於是氷枕枕其頭。氷囊罨其腹。病人熱度轉高。則開電扇扇之。如此三日夜。熱度低降。其人即死。可爲殷鑑。沈君所引梅香之病。若有汗者。是白虎湯證。白虎湯證。恐非冷罨所能愈。特以事涉因果。未可以常理論耳。賀氏療學論冷浴之理絕佳。曰「身一入水。溫度大減。體內溫度中樞生熱之力。尚未加增。皮之血管收縮。血則被催而至臟腑。故人甚冷。未幾。心受冷之激勵。其力加增。臟腑之血。被心環流。運至周身。且溫度中樞。亦被激勵。而增其生熱之力。故此時身體覺暖。而精神頓增矣。若爲時過久。生熱中樞過受激勵。而變爲制阻。身內之官能及血循環。則大受擾矣。」觀此知西人用冷療法。亦甚有節度。亦是利用人體反應力。以取暖。若見壯熱而用氷。則不知療者學矣。（完）

公開古今秘方　社會定期刊　造成百病自療

小藥囊

歡迎投稿

本欄專載一切簡便實用良方、故用筆務求簡明、功效務求神速、爲讀者增醫藥常識、爲病家闢自治園地、爲人類謀健康幸福、

治陰虛火升齒痛驗方

冬至日用鯽魚。將背剖開。去腸雜。留鱗甲。納食鹽於腹內。線扎掛當風簷際。風吹九九八十一日。瓦上焙存性。研末。以薄棉包置患處。流涎吐之。如斯再包。收效極速。

治虫蛀齒痛驗方

巴豆去油　杏仁去皮各等數　蟾酥少許　先研蟾酥。後入巴豆杏仁。共研如泥。用薄棉裹如粟米大。塞蛀孔中。須臾流涎。神效。

牙床出血方（許夢蘇）

苦參一兩。枯白礬一錢。研末擦之。

疔瘡方

菊花葉荔枝肉漕雞矢同搗爛敷之。

痔瘡方

魚腥草　夏枯草　馬齒栗　枳殼　川黃柏　明礬　皂礬　炒　各等分。煎水薰洗。

乳癰方

蒲公英搗爛敷之。

眼科驗方　康惟恂

川連錢半　文蛤四錢　揷盆四錢　蛇床子四錢　研細末。麻油調敷。又方　川連木八分　大黃粉二錢　製松香三錢　東丹一錢　枯礬少許　研細。和勻麻油調敷。

遺精病治療法（四）（林兆瑩）

衛生治療

（1）早眠早起。食勿大飽。而晚食尤當節減。睡以八句鐘爲度。

（2）宜常運動。如散步空曠。或登山吸取新鮮空氣。柔術體操。劍術拳術等。均有特效。

（3）睡前以熱湯洗兩足。俾血液引於下部。易於入睡。減少腦中血液。

（4）臥具不可大熱。以硬質爲宜。因軟能發生美感。而引本病。

（5）沐浴能促血液循環。尤以冷水摩擦下部。及脊骨。使神經強健有特效。

（6）轉移職業。如哲學教授。當改爲體操教授。

（7）宜與婦人女子隔絕交際。

（未完）

黃溪醫話（九）

（無名醫家）

與平常痢症不同。若僅見痢治痢。或通或澀。輕病可除。重病不起。必須一面殺菌。一面厚腸、而厚腸殺菌之中。更宜逐其寒濕。使毒菌失其憑藉。斯爲得珠。鄭姥與關君證象相同。然鄭姥輕而關君重。關君專診者爲日醫。所住者爲福民醫院。余處方謂傷寒濕溫變而下利。日醫頷之。服余方一劑。即解結痢六七枚。院醫驗之。詫曰。此菌母也。虫根既下。腸壁無破裂之虞。藏無解散之險矣。遂專聽余治。不復掣肘。鄭姥初診時。中西並延。西醫尙無他說。而中醫議余方。謂傷寒是傷寒。下利是下利，以余論病原爲不當。重用金石斛補陰。更爲不當。危詞恫語。病家怵焉。吾人嘗笑西醫頭痛治頭。脚痛治脚。試以余之中醫與福民日醫相較。其賢不肖相去爲何如。夫中醫治病。不在於得病舍（病灶）病合。而在於識病機病原。今滬上老醫惡德若此。妬少壯派之進化。寧兩敗而無存。無怪少數西醫假借政治之勢力。而壓迫中醫矣。

（未完）

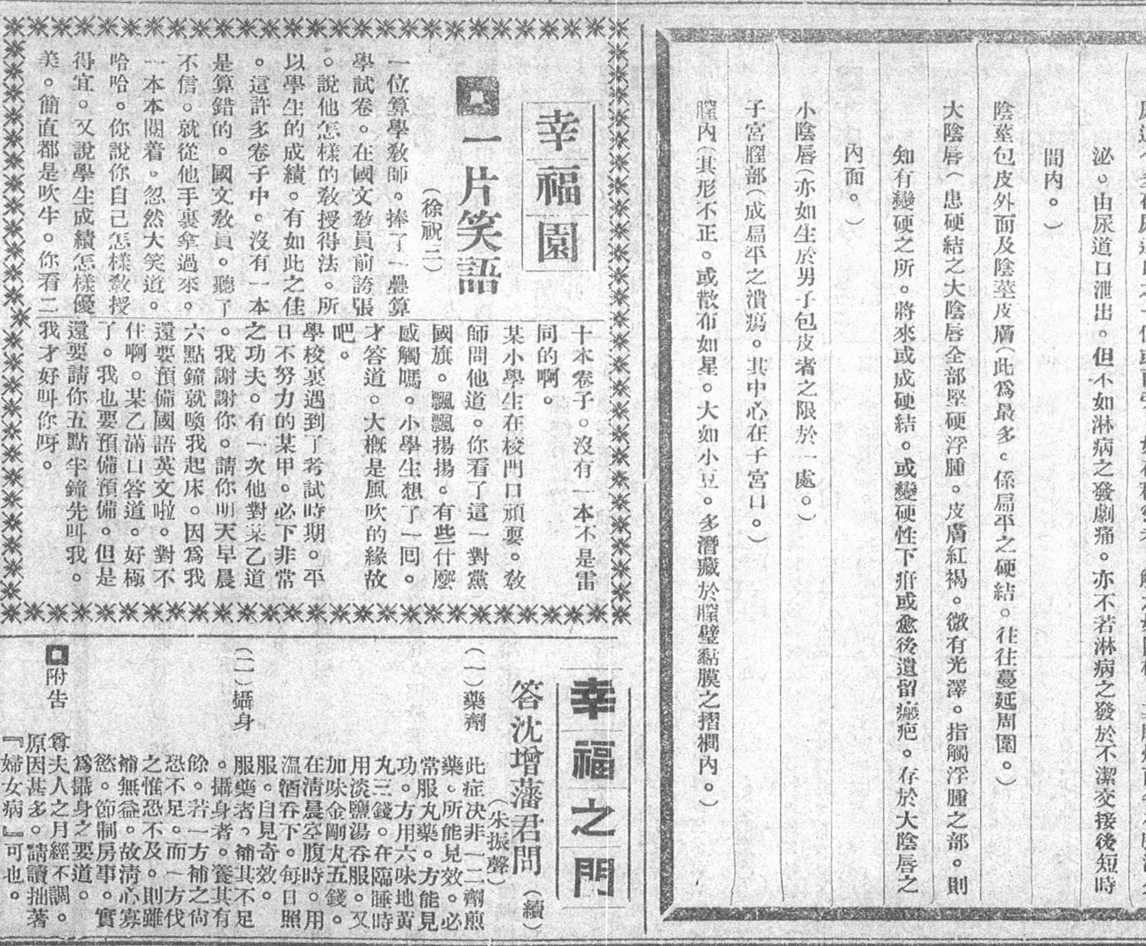

出版務求切實信用有保證　又名社會醫學常識報　主持者有學識經驗及人格

花柳病治療學（十五）

葉勁秋編

龜頭（觸之微硬。漸成極淺之潰瘍）

包皮內面（觸之酷似極薄之軟骨片。其發於包皮口者。外部作輪狀。）

尿道（多在尿道口之一側或兩旁。如在稍後者。觸之如圓柱。其糜爛面每有膿液分泌。由尿道口泄出。但不如淋病之發劇痛。亦不若淋病之發於不潔交接後短時間內。）

陰莖包皮外面及陰莖皮膚（此爲最多。係扁平之硬結。往往蔓延周圍。）

大陰唇（患硬結之大陰唇全部堅硬浮腫。皮膚紅褐。微有光澤。指觸浮腫之部。則知有變硬之所。將來或成硬結。或變硬性下疳或愈後遺留瘢疤。存於大陰唇之內面。）

小陰唇（亦如生於男子包皮者之限於一處。）

子宮膣部（成扁平之潰瘍。其中心在子宮口。）

膣內（其形不正。或散布如星。大如小豆。多潛藏於膣壁黏膜之摺襇內。）

幸福園

一片笑語

（徐祝三）

一位算學教師。捧了一疊算學試卷。在國文教員前誇張。說他怎樣的教授得法。所以學生的成績。有如此之佳。這許多卷子中。沒有一本是算錯的。國文教員。聽了不信。就從他手裏拿過來。一本本閱着。忽然大笑道。哈哈。你說你自己怎樣教授得宜。又說學生成績怎樣優美。簡直都是吹牛。你看二十本卷子。沒有一本不是雷同的啊。

某小學生在校門口頑耍。教師問他道。你看了這一對黨國旗。飄飄揚揚。有些什麼感觸嗎。小學生想了一回。才答道。大概是風吹的緣故吧。

學校裏遇到了考試時期。平日不努力的某甲。必下非常之功夫。有一次他對某乙道。我謝謝你。請你明天早晨六點鐘就喚我起床。因爲我還要預備國語英文啦。對不住啊。某乙滿口答道。好極了。我也要預備預備。但是還要請你五點半鐘先叫我。我才好叫你呀。

幸福之門

答沈增藩君問（續）

（朱振聲）

（一）藥劑

此症決非一二劑煎藥。所能見效。必常服丸藥。方能見功。方用六味地黃丸三錢。在臨睡時用淡鹽湯吞服。又加味金剛丸五錢。在清晨空腹時。用溫酒吞下。每日照服。自見奇效。

（二）攝身

服藥者，補其不足。攝身者。養其有餘。若一方補之倘恐不足。而一方伐之惟恐不及。則雖補無益。故淸必寡慾。節制房事。實爲攝身之要道。

◻附告

尊夫人之月經不調。原因甚多。請讀拙著『婦女病』可也。

本報特聘羅家衡律師爲法律顧問

幸福三日刊

中華郵政特准掛號認爲新聞紙類

幸福報

鉏儀署

第一五三期

（民國十八年十一月十日）

每份售洋二分

館址上海三馬路雲南路口

本期要目

妊娠診斷法

梁餘生

清季鄞東郭梧軒先生治一婦。經閉八月腹漸大。而青黃別醫令服保胎藥無效。先生診得脈沉濇而伏。斷爲氣鬱非胎。果然。據此則經云手少陰脈動甚。及尺脈搏擊與寸殊別。經斷三月。尺脈不止。皆可斷爲妊娠矣。何則、以胎脈必非沉濇而伏。惟經愆乃尺脈濇微也。又杭州王孟英先生診一婦。曰妊也。是月天癸猶來。次三月仍轉。但漸漸少。人皆以爲妄。及四月經停胎顯。娩果如期。據此、則妊娠不必以經停斷。仍以脈之滑疾爲斷也。蓋汎不斷者。蔭胎之血有餘故耳。又一婦汎斷腹脹醫作病治罔成。先生診曰妊也。彼不信。及覺腹中漸動。乃始服其言。據此則醫書所載之芎歸艾湯驗胎散。用之以驗腹中轉動否。較診脈不尤爲確乎。近見無錫丁福保先生所著之妊婦診察法。內載診斷的法甚多。惟問妊婦自覺的證狀。如惡心嘔吐食慾。及意思之變化。乳房之變化。腹部之膨大。與中醫所言者相同。餘如聞胎兒心跳。診子宮高度等。恐風氣未開通之地。此等尚難盡行也。張壽頤氏謂有胎數日間。以如豆如珠一粒動搖之脈爲確當。及一月後。又以脈滑爲可憑。此蓋素問脈動甚妊之旨也。並謂經云少陰脈動甚。當從全元起本作足少陰。啓玄本誤足爲手者非是。然馮氏錦囊謂弱體之婦。按尺不絕。與人病脈不病。皆爲有子。不必動搖。與滑疾。以體弱而脈難顯也。此與沈堯封所謂按尺堅實即有子相同。皆本秦越人所言。三部浮沉正等。按之不絕之旨也。諸法具在。診斷妊婦。中醫當以切脈爲可據也。近時西醫有用愛克司光鏡者。然未免價值貴而手續繁。一時恐難以普及。惟用西藥散克新與派拉散克新以驗妊婦之尿色法。（見本報第四十二期）較簡單而易施。但尚未通行。如果百試不失一。非診斷妊婦惟一之法乎。（完）

性的衛生

（性病指南）（四十五）（王庚）

使身體終日有愉快的精神。彼印度土人。有不知手淫為何事的。因其在野外運動時間很多。手淫的惡念。無暇顧及了。又英國風俗調查書。謂英人手淫的惡習。較諸其他各國。其數獨少。這是什麼緣故。都是由於遊戲運動的效果。並且滋養的食物。人人都知道有益於身體。故時常設法供給。又限制刺激性的食物入口。還有一層。英國的風俗。凡至親至尊的兩親和先輩們。在子女面前。時常訓戒提起這件事情。這種風俗。我國人大可倣效呢。美國牧甄克樂原氏曰。『兒童從十六歲到十九歲。須用間接的引導。不應時常直接的教授。使他們之意向。離開性的問題。兒童到此緊要時代。應教他愛遊戲。為體育之運動。如此即能造出興趣與熱忱。即能減少屬性上不正當的行動。為父母長輩的。切不可錯過這個機會。要竭力鼓勵兒童。對於運動上的熱忱。又應當勉勵兒童吃養生的食物。使身之內部。也有秩序的運動。不使大腸結滯。按着兒童的年紀。使他們每晚得八點半十點鐘之定睡。多在空氣中運動。養成他們時常洗浴與愛清潔之習慣。到此時代。普通女子大概是不注重體魄之健全。所以應竭力教他為戶外運動。以使體育發達』。按牧氏的話。前段雖稍欠妥。後半運動一層。則極有真理。

□續銀海新編

（十七）（姚夢石）

脾胃不足。內瘴根源。宜人參補胃湯。益氣聰明湯。圓明內瘴升麻湯。復明湯。右四方治目不明。皆氣虛而未脫。故可與參耆補中。微加苓連療之。若氣既脫。則黃柏寒涼劑。不可施。經云陽氣者煩勞則張。精絕。目盲不可以視。耳閉不可以聽之類。是其症也。內瘴右眼小眥青白翳。大眥亦微顯白翳。眼痛。瞳子散大。上熱惡熱。大便澁滯艱難。過熱煖處。頭痛睛脹。能食口渴。或天陰暗則昏。此症服滋陰地黃丸。翳在大眥加升葛。翳在小眥加柴羌。

1 高風障症

高風俗號是雞盲。類為雞睛夜不明。因損元陽精氣弱。亦能致禍弗言輕。能知變理。不治自寧。不知戒忌。何止雙盲。陰陽否塞為中滿。不久魂飛入北溟。（未完）

□喉證之研究（上）

幸福社社員王壽喬

喉證一病，國醫有喉痺喉蛾白喉喉痧之別。西醫有喉頭粘膜炎氣管支粘膜炎之分。總為危險之證。治療稍不如法。即有性命之虞。茲將其病原病狀治療・分別闡述如下。

□病原

當病之時。每由非其時而有其氣。釀成一種癘氣。即內經所謂之虛邪賊風也。火盛陰虧之體質。邪即乘虛。從口鼻而入。蘊伏於陽明胃。蒸騰漫佈。肺氣宣化失司。三焦壅阻。少陰之水。不克上潮。燥氣日益鴟張。故一觸外感六淫之邪。即勃發為各種現象。

□病狀

喉痺咽痛閉塞。并咳嗽痰多。輕而喉癢者為喉風。重而腫痛一偶者為喉癰。喉蛾喉頭現形如蠶蛾。輕而一者為單蛾。重而二者為雙蛾。白喉初起并寒熱頭痛骨楚。迨喉中現白點白條白塊。寒熱即除。甚則滿喉皆白或腐，喉痧初起亦寒熱頭痛骨楚。并胸悶欲嘔。內而喉痛。外現片或顆之丹痧。前人有十八種喉證之別。茲擇扼要言之。西醫所稱之各名詞。即此各類。其原不外風火痰熱。即西醫之所謂某炎某菌也（未完）

小藥囊

歡迎投稿

□瘍科驗方十則　東臺劉紀雲

從高墜下。跌傷頭角。亡血神昏。二便俱無。杉木炭。花蕊石。頂血竭。生白附子。白芷。蒲黃炭。烏賊骨。等分、研末、立刻血止、外用金狗毛拍上包紮、服方。藏紅花。吉林參。炮山甲。西箱黃潔白童便

□愛情之障碍

愛香惡臭…人之恆情
鼻流濁涕…腥臭異常
愛情破產…理所必然
挽救之策…其惟保腦

程君青心爲本埠著名之小說家。平日用腦過度。致患腦漏。終日流涕。腥臭異常。其夫人惜春。深痛惡之。結婚未久。愛情破產。程君心竊憂之。遍求中西名醫。均無效驗。後無意中在友人處見幸福報上載有保腦丸可治腦漏。購服二盒。試之果效。不數日而宿疾頓愈。夫妻愛好如初云。

保腦丸專治腦漏有意想不到之效每盒大洋五角不折不扣

（未完）

遺精病治療法（五）

（林兆瑩）

患病之人。莫不望藥到而病除。惜中外之醫。尙未能發明對症之藥。病者肝火命門之火常旺。故平肝之劑可服。養陰之劑可服。欲其醫愈殊覺難能也。

□精神治療

本病由精神發生。故精神治療。實根本治療。乃本病對症藥石。倘病者實心行之。收效之速。當駕百藥而上之。精神治療者何。靜坐是也。靜坐爲醫治本病惟一之聖藥。坐之長短。膝之盤距。均屬其次。而第一要務。則謹愼念慮是也。初學之人。心猿意馬。念慮忽生忽滅。愈禁愈甚。固何從而入手歟。因吾人之心。無時不念。唯欲其不念。所以其念更甚。唯一切念慮。均循於理。斯不昧虛靈之本體。動亦靜。靜亦靜。吾人能於一日之間。一切之想。求其不正者改之。初則無謂之念漸息。進而爲合理之念。繼則百念頓息。心腎相交。精神愉快。病魔不知從何往矣。胡敬齊先生云。今人屏絕思慮。以求靜坐。聖賢無此法。聖賢只戒謹恐懼。自無許多邪思妄念。不求靜未嘗不靜也。吾人念慮。關係於吾身甚大。凡驕奢怨怒投妒荒淫諸事。俱能令吾體衰弱。腦筋生病。試以顯微鏡詳查吾身之組織。

（未完）

□醫學辨駁大會

（研求眞理　歡迎辨駁）

□答陸淵雷先生（一）

（沈仲圭）

怪病奇治七六頁所載拙作異哉濕泥艸可治傷寒症一篇。係客歲在上海醫專教授藥物時之課外讀物。因一管之明。未敢自是。故錄刊諸醫報。以作引玉。果也拋磚引玉。蒙先生詳加指正。私心快慰。莫可言喻。惟不才如圭。對於尊論冷罨不能療熱病之高見。猶有疑義未釋。爰再伸紙濡墨。作二次之請益。台端志切研究。或不嫌其喋喋乎。

（一）先生引傷寒論「病在陽。應以汗解之。反以冷水潠之。若灌之。其熱被刼不得去。彌更益煩。肉上粟起。意欲飲水。反不渴者。服文蛤散」一節。斷定冷罨不宜於熱病。圭按病在陽。卽在表之謂。表病屬寒者。宜辛溫之品發汗。屬溫者。宜辛涼之品解肌。原無用冷罨之必要。且病在初程。煩熱未熾。病者亦不求冷物之覆罨也。

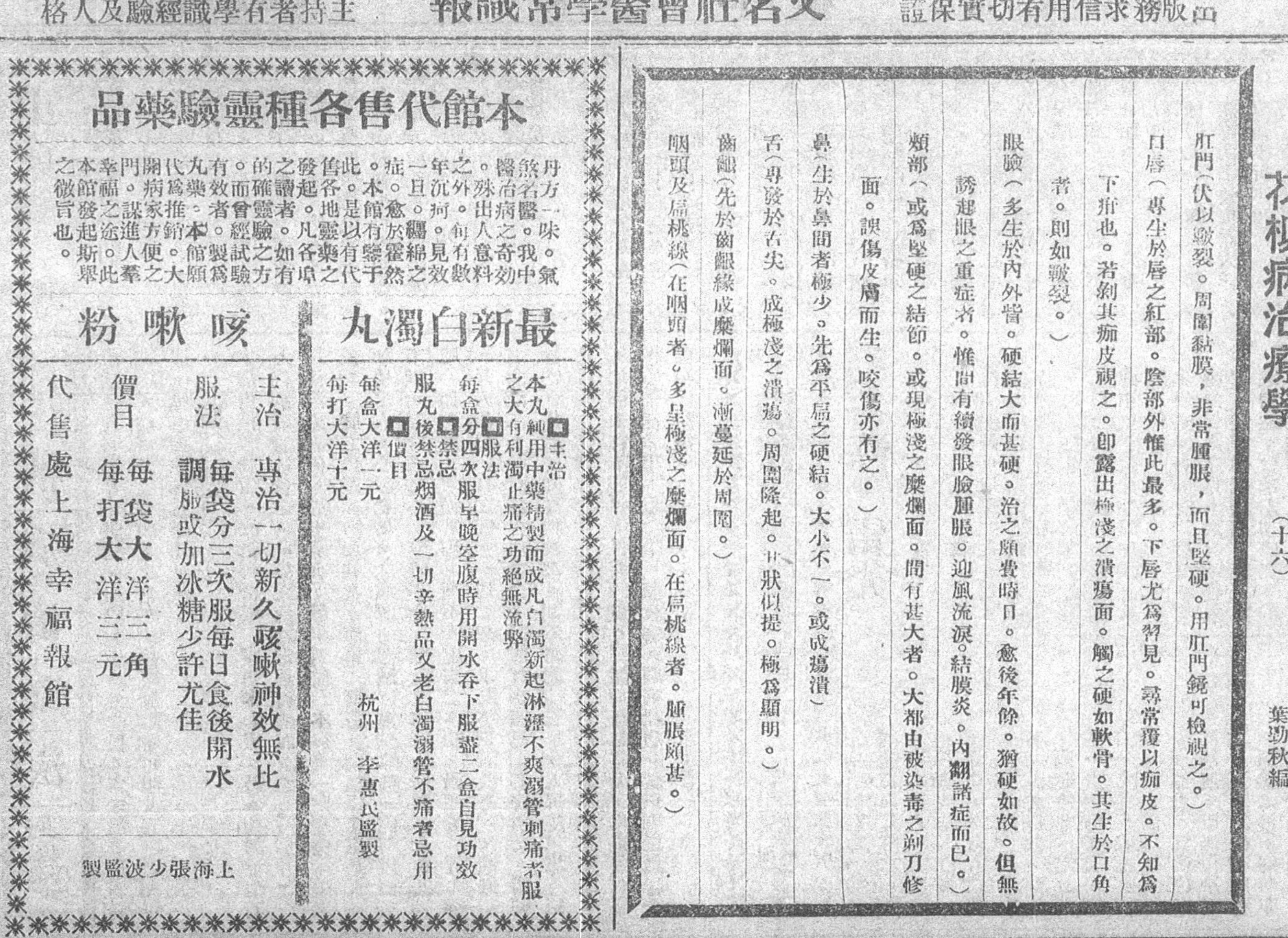

花柳病治療學（十六）

葉勁秋編

肛門（伏以皺裂。周圍黏膜，非常腫脹，而且堅硬。用肛門鏡可檢視之。）

口唇（專生於唇之紅部。陰部外惟此最多。下唇尤爲習見。尋常覆以痂皮。不知爲下疳也。若剝其痂皮視之。即露出極淺之潰瘍面。觸之硬如軟骨。其生於口角者。則如皸裂。）

眼瞼（多生於內外眥。硬結大而甚硬。治之頗費時日。愈後年餘。猶硬如故。但無誘起眼之重症者。惟間有續發眼瞼腫脹。迎風流淚。結膜炎。內翻諸症而已。）

頰部（或爲堅硬之結節。或現極淺之糜爛面。間有甚大者。大都由被染毒之剃刀修面。誤傷皮膚而生。咬傷亦有之。）

鼻（生於鼻間者極少。先爲平扁之硬結。大小不一。或成瘍潰

舌（專發於舌尖。成極淺之潰瘍。周圍隆起。其狀似提。極爲顯明。）

齒齦（先於齒齦緣成糜爛面。漸蔓延於周圍。）

咽頭及扁桃線（在咽頭者。多呈極淺之糜爛面。在扁桃線者。腫脹頗甚。）

本報特聘羅家衡律師為法律顧問

幸福三日刊

中華郵政特准掛號認為新聞紙類

幸福報

紹儀署（印）

第一五四期
（民國十八年十一月三十日）
每份售洋二分
館址上海三馬路雲南路口

定報價目
每三日出一全
五個月一元張
年二元寄費在
內本外埠一律
國外加倍郵票
代現九五計值

廣告價目
每期每格（共
計五方寸）五
元均排於新聞
之旁如嵌入新
閒中長期面議

本期要目

打破醫生診脈不問病之陋習

幸福社社員王壽齋

世間病情。離奇變幻。千頭萬緒。醫能診斷者。其把握固由於學術經驗。而臨診之方法。又操之於望聞問切也。醫家乃以此而臨診世人。世人亦知醫家以此而臨診。以望者看其形色。察其虛實。聞者聽其聲音。辨其邪正。問者詢其情狀。知其寒熱。切者診其脈息。審其表裏。四診均爲必要。缺一不可。尤其是先醫學家列切於問之後。其意義以臨診必先問致病之因與現狀。而後參之以脈。則病情畢得。不致混淆。何世之一般庸庸者流。往往與人診病。自炫其能。只診其脈。毫不問病。即病者有所詢問。亦不耐煩。反嘲病者。自稱脈神。無假於問。亦有無知之病者。竟稱不問者爲高明。嘗周詢者爲無術。獨不思脈病原有不合。倉卒一診。安能盡中病情。故薛氏云。脈者氣血之徵兆也。病態萬殊。盡欲以三指測其變化。非天下之至巧者。孰能與於斯。旨哉此言。彼輩倘遇如內經所謂陽證見陰脈。陰證見陽脈之病。眞假逆從。溫清混用。豈不大錯而特錯耶。內經徵四失論云。診病不問其始。憂患飲食之失節。起居之過度。或傷於毒。不先言此。卒持寸口。何病能中。妄言作名。爲粗所窮。請世之診病而不問病者。三復此篇。糾正其錯誤點。爲人民造幸福焉。

性的衛生 (四十六)

性病指南

(王庚)

用手巾浸冷水摩擦身體各部及生殖器。每日實行。手淫的惡習。也可藉此免除於無形者。其沒有犯者。可藉以預防。

又當情慾盛時。生殖器將勃起。可將生殖器。浸入冷水中。也爲預防手淫之一法。

在學校或家庭子女寢室中。必使外部能洞見內部。夜間以不滅電燈爲宜。——若處漆火。則不甚相宜。——卽厠所大小便處之裝置。亦宜加以研究。不可使兒童有隱蔽片刻之機會。

生殖器縱然多年不用他。他是不會受害的。照挨克斯那博士所說。睪丸也是腺之一種。可是在身體中無論那一種腺。都不會因爲沒有運動。就失了他的機能。並且生殖器不是全然在不活動的狀態。睪丸爲養成男子之理想的強壯而有活力的身體起見。是常常在裏面做着製造內分泌物的工作。這種工作。就是一種運動。譬如一個男子。五十年間從不曾哭泣。但是一旦遇着了哭泣的原因。恐怕仍然要流他的淚。又譬如一個婦人。在十六七歲的時候。生一個兒子。並且喂他吃乳。經過二十多年之後。她又生了一個兒子。中間隔了二十多年。她還能夠照舊喂她的乳。可以知道乳腺沒有運動。也不會失了他的機能。有人誤解生殖器久不用。有失機能之患。他們當手淫是一種生殖器運動法。這是以生命爲兒戲。可悲亦可痛的事情呢。

(未完)

喉證之研究 (下)

幸福社社員王壽喬

□治療

喉痺等則宜辛涼清解並用。喉蛾則宜純用甘涼清裏。白喉則宜純用甘寒滋陰。喉痧則宜辛散透肌。終以甘寒養陰。凡屬喉瘖。均須着眼陰字。卽若辛散。乃辛涼表散。非辛溫發表。寒涼亦不可早用。防邪內遏。其內吹內服外治諸方。均當以此爲原則。

□結論

總之臨診之時。辨證處方。神而明之。存乎其人。在上焦者如霧。撥而開之。在中焦者如漚。掀而宣之。在下焦者如瀆。扶而導之。治得其法。效捷桴鼓。否則爲害難言。諺云。走馬看咽喉。人之生命。咽喉之所。其重要爲何如耶。醫操生殺之權。當此燥氣之秋。此證現正流行。應宜注意及此(完)

□續銀海新編 (十八)

(姚夢石)

此症狀如好眼。至晚不明。至曉又明

人參補胃湯——人參補胃芪蔓甘。芍柏酒炒應時煎。本方加升葛名益氣聰明。治陰弱不能配陽病。

補中益氣湯——高風俗號是雞盲。參芪當歸益氣湯。升麻柴胡焦白朮。陳皮炙甘治內瘴。

轉光丸——肝虛雀目亦青盲。轉光丸用二地黃。川芎茯苓淮山藥。蔓荊菊花細辛防。

2 暴盲之症

暴盲似祟最蹊蹺。驀地無光總不知。莫道鬼神來作孽。陰陽關格與神離。

狀如好眼。平素別無他症。倏然盲而不見也。其故有三。曰陰孤。曰陽寡。曰神離。

加味逍遙散——暴盲皆明逍遙散。當歸芍藥茯牡丹。梔子柴胡甘艸朮。須遵謹戒光定還。

柴胡參朮湯——怒傷陰陽忽暴盲，柴胡參朮炙甘湯。歸芎地芍加青皮。服下三劑諒無妨。

獨參湯——治元氣離脫(未完)

公開古今秘方　社會定期刊　造成百病自療

小藥囊

□瘍科驗方十則（劉紀雲）

燙傷面部。眉額不分。燎痛肉爛。活大地龍一條、上白糖拌勻、立時化水、用鷄毛搽。服方護心散、老頭風、多年未愈。活鳴蟬。取翅貼兩太陽穴、高年脫肛。方八一個、豆油磨汁搽、蟬衣礦末乾拍、多年爛腿。枯礬石灰一錢、紅升一分、核潰無膿。豬肉堆累。熟地。烏梅。陰陽瓦上焙脆、礦末、前陰疳瘡蝕爛。熬頭燒灰。孵雞蛋殼。士牆露白螺螄殼。西牛黃。合官方銀粉散少許、梅瘡結毒臭腐。活蝦蟆一個、用白川椒灌蝦肚內、外以泥、敷滿、炭火煉去泥、礦末、女子前陰疳蝕燥癢。（洗方）蛇床子。狼毒。鶴虱草。威靈仙。拍鬆馬勃末、煎水洗之。舌衄出血不止。烏賊骨。蒲黃炭。飛淨辰砂研末敷、外服涼血地黃湯、

□治湯火燙傷神效方（袁鏡人）

凡被湯火燙傷。遍身潰爛疼痛。命在須臾者。用荊芥防風黃芩各錢半。生大黃（後下）生甘草各二錢。黃耆當歸茯苓各六錢。外用黃連黃芩黃柏黃耆薄荷各五錢。飛滑石一兩五錢。共研細末。以香油豬油各半調勻搽患處。不數日痛即全止。傷處亦完好如初。

遺精病治療法（六）（林兆瑩）

均能細其不合法處。如以化學亦能證明。如怒則食滯。致血液變酸。津液不暢。若怒之甚。心機停頓。竟有心停不能再動者。過於用心之人。血聚於腦。頭愈熱。足愈冷。此皆以心致病之明證也。昔瑞典名醫。查吾人思念有改。遍身隨之。五臟六腑無不即改。善則俱善。亂則俱亂。試以投懼論之。如父母或經投懼之事。其兒未生以前。已受此感動。及至生子亦無日不在投懼之中。其心臟則壓縮不長。身即隨之終弱。此即思念與身體相關之明證也。

曾文正公云。凡沉疴在身。而人力可以為主持者。約有二端。一曰以志帥氣。一曰靜以制動。人之疲憊不振。由於氣弱。而志之強者氣亦為之稍變。如貪早睡。則強起以興之。無聊賴。則端坐以凝之。此志帥氣之說也。久病虛怯。則時時有一投死之見。憧擾於胸中。即魂夢亦不甚安恬。須將生前之名。身後之事。與一切妄念剗除淨盡，自然有一種淡恬意味。而寂定之餘。眞陽自生。此以靜制動之法也。而吾人下手用功時。誠如陸原靜先生云。覺此心無時甯靜。愈求靜而愈不靜。蓋心之本體無時不念。唯不正之念。一覺即消。使所念均合於理。斯則吾心之本體畢露。

（未完）

醫學辨駁大會

（研求眞理　歡迎辨駁）

□答陸淵雷先生（二）（沈仲圭）

（三）先生又引華陀別傳「有婦人長病經年。世謂寒熱注病者也。冬十一月。陀令坐石槽中。且用寒水汲灌。云當滿百。始七八灌。戰欲死。灌者懼欲止。陀令滿數。至將八十灌。熱氣乃蒸出囂囂。高二三尺。滿灌。陀乃燃火。溫床厚覆。良久汗洽出。着粉汗燥便愈」一節。斷定冷罨係治寒病之法。圭按傳中未敍婦人病狀。僅云寒熱注。是寒是熱。未敢武斷。惟果屬寒症。則以久病之軀。大寒之天。淋以百灌冷水。恐體功無力抵抗。而殭凍以斃矣。意者如南史所載徐嗣伯治房伯玉因服金石藥而成伏熱一案相似。外假寒而內眞熱。故以冷水激之。使熱外達而愈也。

（未完）

出版務求切實信用有保證　又名社會醫學常識報　主持者有學識經驗及人格

花柳病治療學（十七）

葉勁秋編

乳房（多因梅毒性小兒哺乳而生。乳嘴乳暈等處。每成皺裂之狀。或爲極淺之糜爛面。）

手指（醫生產婆看護婦等。往往見之。其周圍輒異常浸潤。）

軀幹及四肢　硬結形圓或腰圓。中央之皮膚剝脫。）

己。梅毒疹

梅毒既蔓延全身。遂發於肌表而爲疹。故梅毒疹爲全身梅毒之確徵。亦卽第二期梅毒之主要症狀也。梅毒疹（卽俗呼爲楊梅瘡者是。數年之間。出沒隱現。爲病者困苦。其形不一。有班性梅毒疹。邱疹性梅毒疹。平扁濕疣。膿疱梅毒疹。皮膚橡皮腫之別。凡梅毒疹。色皆深褐。初尙稍淡。經久愈濃。其在下肢者。且微帶青色。疹之排列。圈狀爲多。左右兩側。往往相稱。發生最多之部位。莫如前額。頸項。髮際眼鼻耳口及肛門之周圍臍掌蹠。手腕關節之屈曲面。

一、班性梅毒疹　一名梅毒性薔薇疹。呈桃花色之斑紋。

本報特聘羅家衡律師爲法律顧問

幸福三日刊

中華郵政特准掛號認爲新聞紙類

幸福報

紹儀署

第一五五期

（民國十八年十一月十六日）

◀每份售洋二分▶

館址上海三馬路雲南路口

定報價目：每三日出一張 五個月一元 全年二元 寄費在內 本外埠一律 國外加倍 郵票代現九五計値

廣告價目：每期每格（共五方寸）計五元 均排於新聞之旁 如嵌入新聞中 長期面議

本期要目

女子乳汁與經水之研究

郁祖怡

乳汁何故白色？

經水何故紅色？

乳汁何故從乳腺而出？

經水何故從陰道而出？

凡同一原料之物質。若經化學之製造。恆能改變其形色。譬之同一蔗糖。未經提煉。則爲赤色酸濇之砂糖。加以精製。則爲白色鮮潔之白糖。同一茶葉。未經發酵。則爲綠茶。經過發酵。則爲紅茶。吾以爲乳汁與經水。雖同是血液所化。因生理化學之不同。故其形色亦異也。乳汁係乳腺所分泌。稟於胃中水穀。所化之精汁。未變爲血。即變爲乳。內含水分爲多。並含蛋白質。脂肪質。與糖分等。則其顏色之白也宜矣。經水係毛細管滲漏之血液。與子宮腺分泌之粘液所合成 內含鐵汁血液。故色紅也。至於所出各異者。係所居之地位。與作用之不同也。乳汁之用。爲哺育幼兒。居胸前兩旁。便於吸食。其出也。必經幼兒吮吸。或加壓迫。爲隨意之分泌物也。經水爲血液營養卵珠所餘之廢物。故經一定之時間。卵球成熟。而所餘廢物。亦由胞宮滲出。純任自然。不由人意。所謂不隨意之分泌物也。一則爲哺兒之便。一則爲養卵之計。各隨其便。故其所出各異也。

公開古今祕方　社會定期刊　造成百病自療

性的衛生（四十七）

性病指南　（王庚）

餘談

手淫的害處和預防。已詳述于前了。有人贊成當男女青年情慾旺盛時代。即宜與以正當性慾結合。因之早婚主義。又成爲一個有研究價值的論調了。近來提倡這個主義的人很多。但是編者以爲這種主義。始終抱懷疑態度。這個問題。下面另外詳細論他。現在暫時不講他。

凡情慾早熟之人。其壽命必短。譬如一朵美花。早開者必早謝。此乃必然之理。據醫學家說早熟四年。必縮短生命二十年。手淫患之旣久。其結果與早熟無異。是犯手淫的人。也有縮短二十年生命的可怕。（本節完）

月經問題

月經是女性青春發動期的一種表現。所以女子的月經。實爲幼年和妙齡的一種界限。女子到了月經期。生理上就有顯著的變化了。如聲調的變化。體格的發達。乳房的膨大等。一望而知其已入於青春發動期。月經也到了。女子月經的原來是怎樣的。因爲女子到了青春期。卵巢內的卵子成熟。旣成熟後。即排出於子宮。這時候子宮受其刺激而充血。因之小血管破裂。（未完）

續銀海新編（十九）

（姚夢石）

3 青風內障

青風內障肝膽病。精液虧兮氣不平。哭泣憂鬱風氣痰。幾般難使陽光靜。莫教綠色上瞳神。散失光華休怨命。

狀見瞳神。如青山籠淡烟也。內有氣色昏朦。

羚羊角湯——青風內障如淡烟。勞倦加昏重頭旋。腦痛羚羊地骨皮。元參光活參事前。

4 綠風內障

綠風內障其色綠。重是青風輕是黃。視物昏冥濃霧密。頭眩風痰火氣傷。瞳神若大害猶速。稍失調治睛漸黃。目病若到此時際。看看漸失本來光。

狀見瞳神氣色。濁而不清。如黃雲之籠翠岫。似藍靛之合藤黃。（未完）

黃溪醫話（十）

（無名醫家）

粵商馬君之兒。今夏患赤痢。所下者爲純血。因送入臨時治疫醫院。而病進。蓋赤痢雖爲疫之一種。然此病非歲歲發生。即使年年間有。而病原不同。治法不一。本年治痢。必須用劉河間黃連解毒。參用張仲景白頭翁烏梅。乃爲有效。當其病進時。會邀余視之。余謂霍亂兼下利者。西法治之多愈。惟此證爲純粹赤痢。無霍亂兼症。打鹽水針。用罨氷法。都難輕減。伊囑余處方。余以上述方劑與之。因院醫禁服中藥。乃般入東亞旅館。仍邀余治之。余復與原方。一劑後熱大退。惟渴甚。病有轉機矣。嗣聽親近之言。謂某醫院治此證。成績極佳。乃昇送之。院醫診斷。願與余同。並云於五六日前來此。不難治療。今無濟矣。次日遂亡。數日後馬君莅寓謝罪。余慰之曰。凡爲父母者。當兒女病進。心必慌張。此時全賴旁人慧襯。更全賴所邀醫生學識經驗道德。能醫即醫。不能醫即止。余且憐君爽明。並深自剋責。社會未能信任。同仁不肯推許。顯係余聲望低淺。使君抱西河之痛。昔唐皋有言。愈讀愈不中。唐皋其如命何。愈不中愈讀。命其如皋何。余既無虛榮觀念。嘗改其語曰。愈研究愈不信任。余其如社會何。愈無人信任。而研究愈勤。社會將如余何（未完）

介紹衛生方法　幸福三日刊　指導健康途徑

小藥囊

歡迎投稿

趙友賢

□辟邪散

雄黃一味、研細末吹入兩鼻、可辟鬼邪、又用安息香焚令烟起、邪自退

□鎮心安神丸　孫養仁

生地酒炒、黃連酒炒、橘紅南星薑製、人參茯苓、炒棗仁當歸各一兩、天竺黃雄黃牛黃白各二錢、琥珀真珠各二錢、上藥爲末、蜜丸、桐子大、硃砂爲衣、米飲下五十丸、此方可治癲癇。驚狂痰火之症。服丸忌動風辛熱、屢試均効、

□一味定神散

辰砂一味、研末、溫酒調服、可治不能安臥之症、昔有一富人患不眠症、百藥不愈、得僧人授此方而効、睡二日方醒。(按)辰砂不宜多服、每有由此得癡呆病、

□愛情之障碍

愛香惡臭：：人之恆情
鼻流濁涕：：腥臭異常
愛情破產：：理所必然
挽救之策：：其惟保腦

程君青心爲本埠著名之小說家。平日用腦過度。致患腦漏。終日流涕。腥臭異常。其夫人惜春。深痛惡之。結婚未久。愛情破產。程君心竊憂之。遍求中西名醫。均無效驗。後無意中在友人處見幸福報上載有保腦丸可治腦漏。購服二盒。試之果效。不數日而宿疾頓愈。夫妻愛好如初云。保腦丸專治腦漏有意想不到之效每盒大洋五角不折不扣

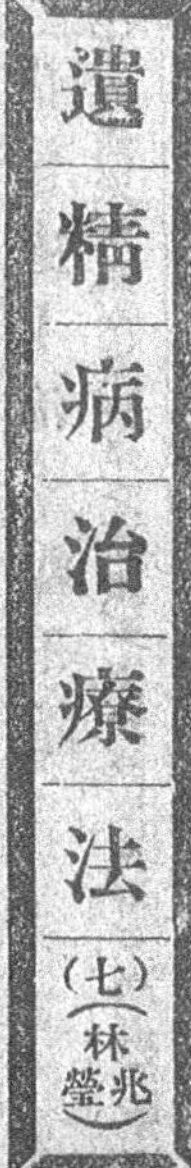

遺精病治療法（七）

（林兆瑩）

道家謂之廻光返照。并非使人止念。不過使人念念均合於此。而雜念可以減少。丹田也。氣海也。是心也。均爲學道之人安心之所。不過使學者注意於此而已。當行之不善。究亦有弊焉。蓋念猶水也。閘而塞之。他日泛濫。其禍百倍。唯因勢利導。使之歸海。其患斯可弭歟。

然何者爲合理之念。何者爲違理之念。斯則由吾人良心。判斷之。此等知覺大賦而來。孟子所謂。其所不教而知謂之良知是也。姚江闡之爲良知。蓋此知徹乎上下貫乎古今。無間晝夜無有不在。釋家之言玄牡。道家之言眞如。蓋即是也。當萬念糾紛之際。而此知未嘗不在。試觀小人之爲不善。見君子而著其善。即可證其本衷未懸。爲惡之心終有所未安也。推此改過之心。即是致知之學。而入道之端。即基於此。孟子以人人可爲堯舜。蓋人人之心。均堯舜之心。即王陽明云。個個心中有仲尼是也。無論爲釋家之學。爲道家之學。莫不以復吾心爲入手。復吾心有道致知是也。致知之說一明。則三關九返九還。均在於斯。較而旁門小技。行之不善。反足致病。治病之法可參看童蒙止觀六妙法門焉。

（未完）

□醫學辨駁大會

（研求真理　歡迎辨駁）

□答陸淵雷先生（三）

（沈仲圭）

（三）先生又引李相國之孫。患強中。陽事勃舉。全身壯熱。爲西醫施氷枕氷囊而戕其生一事。謂冷罨法流弊滋多。不可輕用。圭按強中一症。類症治裁列於陽萎門。謂「由肝火太強。或由金石性發。宜瀉火解毒。用知母、石羔、元參、生地、大荳、甘草」。推其肝火之所以強。實由腎虧不能養肝。故所用參地大荳。皆屬滋陰之物。病非實火。何需冷罨。稍解醫理之人。斷不致悞用。蓋此法治療之範圍。僅限於溫邪入裏、壯熱煩渴之病也。

（未完）

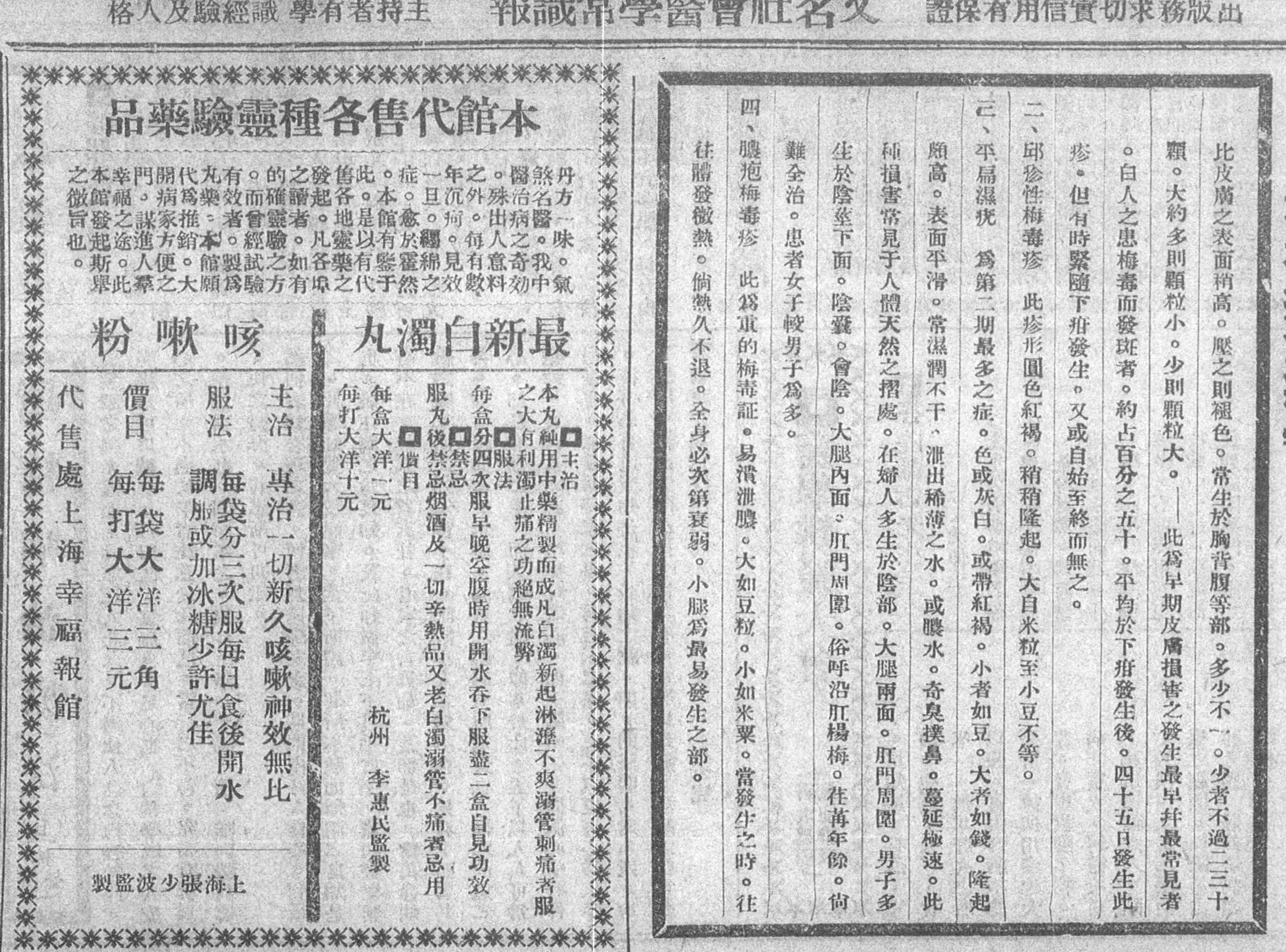

花柳病治療學（十八）

葉劲秋編

比皮膚之表面稍高。壓之則褪色。常生於胸背腹等部。多少不一。少者不過二三十顆。大約多則顆粒小。少則顆粒大。——此爲早期皮膚損害之發生最早并最常見者。白人之患梅毒而發斑者。約占百分之五十。平均於下疳發生後。四十五日發生此疹。但有時緊隨下疳發生。又或自始至終而無之。

二、邱疹性梅毒疹　此疹形圓色紅褐。稍稍隆起。大自米粒至小豆不等。

三、平扁濕疣　爲第二期最多之症。色或灰白。或帶紅褐。小者如豆。大者如錢。隆起頗高。表面平滑。常濕潤不干、泄出稀薄之水。或膿水。奇臭撲鼻。蔓延極速。此種損害常見于人體天然之摺處。在婦人多生於陰部。大腿兩面。肛門周圍。男子多生於陰莖下面。陰囊。會陰。大腿內面。肛門周圍。俗呼沿肛楊梅。往萬年餘。倘難全治。患者女子較男子爲多。

四、膿疱梅毒疹　此爲重的梅毒証。易潰泄膿。大如豆粒。小如米粟。當發生之時。往往體發微熱。倘熱久不退。全身必次第衰弱。小腿爲最易發生之部。

本報特聘羅家衡律師為法律顧問　幸福三日刊　中華郵政特准掛號認為新聞紙類

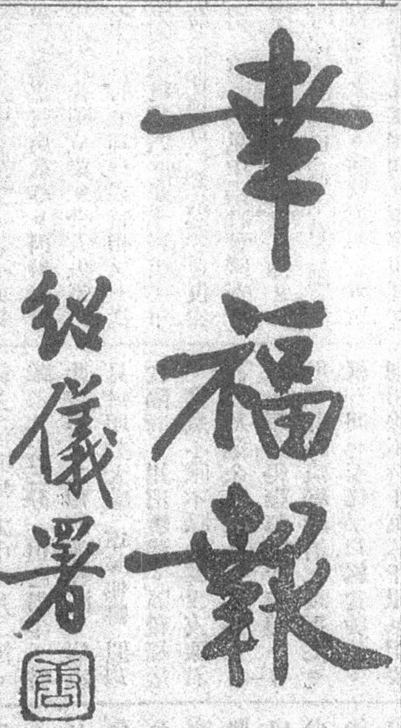

第一五六期
(民國十八年十一月十九日)
◀每份售洋二分▶
館址上海三馬路雲南路口

定報價目
每三日出一張 全年五元 二個月一元 外埠寄費在內 國外加倍 郵票代現九五計值

廣告價目
每期每格（共計五方寸）五元 均排於新聞之旁 如欲入新聞中 長期面議

世間最可怕的二種疾病

（涼月）

一種是紅病一種是白病
紅的是吐血白的是遺精
二者病一已屬可怕
二病同發尤其危險

吐血是釀成肺癆的根源。遺精是戕伐壽元的利器。這是誰都知道的。假使這二種病。同時舉發。那麼他的危險。亦可想而知了。世謂上吐血。下遺精。其病不治。因為他上逆下竭。立見消耗的緣故。不過這種病在初起的時候。未嘗沒有治療的方法。可憐有的因為經濟關係。一天一天的遷延下去。直至病入膏肓。方纔求治。試問醫生又不是神仙。那裏能夠起死人而肉白骨呢。這是不治的一種原因。還有一種。是因為銅鈿太多了。朝上一個中醫。晚上一個西醫。方纔吃了中藥。又要去吃西藥。結果。中藥不對。西藥勿靈。於是乎天天換醫生。弄得雜藥亂投。不死何待。要知道不及果然有害。太過亦未嘗沒有危險呢。余以為第一須分清這二種病。究竟那一種重。假使吐血甚而遺精輕。那麼應當以治吐血為主。生地黃散加金櫻子牡蠣甚效。（本館代售之吐血靈丹據云即用此方加減而成）假使遺精甚而吐血輕。那麼應當以治遺精為主。地黃湯加血餘龍骨牡蠣治之。（本館代售之遺精散亦為對症良藥）你們要知道這二種病。雖然上下不同。但是病原都由水不濟火而來。因為患遺精的人。腎水未有不虧。腎水虧了。就不能涵養肝木。以致肝經火旺。上則沖破血管。而為吐血。下則鼓動精房。而為遺精。精愈遺。則水愈虧。水愈虧。則火愈旺。火愈旺則……咳。這樣的互相循環。你想可怕不可怕。所以這病最好一起就治。一方面養腎水以止遺精。一方面平肝火以治吐血。水足則火自歛。火歛則血自止。這是治療吐血與遺精唯一的妙法呀。

性的衛生（四十八）

〔性病指南〕　（王庚）

排出血液。這就是所謂「月經。」卵子約二十八日成熟一次。所以月經也二十八日來一次。這種機能。要到四十七八歲才退化。卽卵巢不製造卵子。所以月經也停止了。若在青春期到四十七八歲之間。月經忽然停止。此之謂「經閉。」是一種生理上的病症。但在受胎之後未產之前的月經停止。是無妨的。因爲這時候卵巢內的卵子。不再成熟。月經當然也沒有了。

女性的青春發動期。遲早是不統一的。熱帶的地方。比寒帶的地方的女子要早些。又居於城市的女子。比鄉村的女子要早些。還有營養的關係。多吃肉類等滋養品的。發育也要早些。這是因環境的關係而影響到生理的。青春期的遲早旣有異。則月經的來得遲早，也當然不能一致了。大概月經來得太早。不過表示他成熟之期。較他人爲早。不成什麼多大的問題。——如十一二歲卽來月經。——月經來得過遲。則往往是因爲病理上的關係。——如到了二十歲。月經仍未來。——則不得不請求於醫生了。觀下面各地女子月經初來的平均年齡。卽可知其大概了。（未完）

續銀海新編（二十）

（姚夢石）

半夏羚羊角飲——綠風內瘴痰濕傷。十有九不治宜防。半夏羚羊細辛車。川烏薄光芎菊防。

羚羊角散——綠風內瘴視物昏。羚羊車前桔細辛。元參黃芩防知母。溢痛頭眩白茯苓。

頭眩目痛及痛溢者服

5 烏風內瘴

烏風內瘴濁如煙。氣散膏傷胆腎間。精光旣飄精元耗。靑襄妙藥也徒然。

狀見濁昏氣滯。如暮兩空中。濃烟重霧。風痰之人。嗜慾太多。敗血傷精而然。

白附子湯——烏風內瘴濁如烟。木賊荊防和參甘。製附菊花並羌活。蒺藜蒼朮宜同煎。

黃溪醫話（十一）

（無名醫家）

上述一案。不過引子。此種案情。十人之中。必遇一二。不足爲異。喻嘉言寓意草。因儕庸庸爭治至捽腕立單。令人失笑。余平日行止却與嘉言相反。從未與同道爭名。亦未與西醫爭勝。信任與否。一聽病家。茲復案引一事。以見中國社會離奇。甲子齊盧戰後（是否此役。一時記不淸楚爾）商王君寶訓。忽得氣恐之證。病狀與明教方所載五十九案相同。惟多痰耳。

初請丁叟甘仁治之。因頑痰窒鋸。先治其痰。方中重用二陳。雖未入木三分。但已得半。特此證非一二劑所能輕減。病家見無明効大驗。遂易他醫。似以食隔論，用消導藥。隔靴搔癢。當然不瞅不睬。其至友陳君壽萱乃邀余診之。余切脈竟。謂此證先得惱怒繼受驚惶。丁叟以肝厥痰厥論治。證近矣。祇一間。至後手以風食論治。則相去不啻十萬八千里。但麥芽焦查枳殼砂仁等藥。對此證尙無害。然此種證候。豈可遷延。余處方以當歸身四錢茜艸根七分硃茯神八錢熟棗仁一錢五分炒橘絡炒白芍五錢姜南星七分制苑絲姜黃連遠志肉龍胆草鹽驪蠶各三五分互相佐使。自期必中。王君妻妾。以余洞識病原。向余拜謝。余與王君向來相識。與陳君又屬至交。本待贖劑下咽後一二小時病人甦氣乃回。（未完）

公開古今秘方　社會定期刊　造成百病自療

治驗錄

歡迎投稿

□濕痺治驗（魏生樂）

壬戌仲秋。揚州黎叔達患左腿足痺痛。煩熱異常。行動不便。香黃口渴。前醫專作寒濕治。用烏、附、乳、沒、等燥熱之劑。而痛勢益劇。其家乃乞予治之。診其脈大而澁。予曰、內經謂風寒濕三氣。合而爲痺。戴人又謂痺症以濕熱爲主。風寒爲兼。是痺之爲病不獨風寒濕三氣相兼爲患。而由於濕熱者亦多。宜各隨其所因而治之。若在夏秋之交。濕熱薰蒸蘊於脈絡。氣血因以凝澁。而致腿足煩疼者。吳氏鞠通名爲濕痺。當用宣痺法。如防已、蠶砂、木瓜、通草、苡仁、滑石、梔子、連翹、赤小豆皮、之屬以清氣血中濕熱。而兼宣絡止痛。不數日、煩痛卽止。旋亦健步如初。

□肝嗽治驗

吾邑吳姓婦。患欬嗽症。欬則兩脅下滿。得嚥始寬。而納食如故。時醫不知爲何病。多方調治不應。乃乞予治之。予曰、經謂肝脈布脅肋。又謂上升之氣。自肝而出。若抑鬱傷肝。肝氣上逆。致咳則兩脅下滿。而得嚥始暢者。此修園陳氏所謂肝嗽症也。當用聖濟木乳散法。木乳三錢（卽皂莢樹根皮）杏仁三錢、川貝二錢、粉草三分、烏扇錢半、蔞皮三錢、枳殼錢半。鬱金錢半。以舒肝止肝嗽。服不數帖。而已脫然矣。

遺精病治療法（八）（林兆瑩）

王龍溪先生自敍云。初年讀書。用心專苦經書文史句字研求。展卷意味便淺。自謂未足了此。始學靜坐。混混嘿嘿。不著寂。不守中、不數息。一味收攝此心。所苦者此念紛飛變幻奔突。降伏不下。轉轉打疊。久之覺此心推移不動。兩三日內。如痴一般。念忽停息。若有一物。胸中隱隱呈露。漸發光明。自喜此處可作。白沙先生所謂。靜中養出端倪是也。此處作得主定。便是把握云。

靜坐有因念慮之煩。而以調息爲入手。或於坐之初端。頻數其息。其法未嘗不善。唯當不調之時。愼勿有意求其調攝。蓋此學當任自然。非人力所能爲功。不得諸己。當反求諸心。致知之功。久之自熟。不問於坐與不坐。行之既久。則息自調。而調息之功。亦非初學所易能也。息有四種相。一風二喘。三氣四息。前三爲不調相。後一爲調相。坐時鼻息出入。覺有聲是風相也。息雖無聲。而出入結滯。不通。是喘相也。息雖無聲。亦無結滯。而出入不細。是氣相也。坐時無聲。不結不麤。出入棉棉。若存若亡。神資充融。情抱悅豫。是息相也。守風則散。守喘則戾。守氣則勞。守息則密。前爲假息。後爲眞息。欲習靜坐。以調息爲入門。使心有所寄。神氣相守。亦權法也。調息與數息不同。數爲有意。調爲無意。（未完）

□醫學辨駁大會（研求眞理　歡迎辨駁）

□答陸淵雷先生（四）（沈仲圭）

（四）先生又謂白虎證非冷罨所能愈。按白虎症卽陽明經病。陽明經病之狀。爲大熱大渴大汗。斯時病者體內。一團火氣。若不以石羔、知母、淸其熱。外用冷罨除其煩。必致神昏厥逆。隨之而來。昔葛可久治一人。得傷寒病。不得汗。比葛往視。則發狂循河而走。葛就捽置水中。使禁不得出。良久出之。裹以重繭。得汗而解。近見醫藥新聞報載一佃農。得傷寒。漸至發狂。取廚下菜刀。斫傷妻臂。奔至田野。飢則摘桑葚以果腹。熱則入河中以浴身。如是數日。全身發癍而瘳。觀此二則。事實昭昭。苟云冷罨不能治熱病。恐亦百喙莫辯矣。

出版務求信用有切實保證　又名社會醫學常識報　主持者有學識經驗及人格

花柳病治療學

（十九）

葉勁秋編

五、皮膚橡皮腫　初起如栗大之半圓形軟瘤。終至破潰出膿。是謂橡皮腫潰瘍。恆各方蔓延進行。——此乃各種梅毒皮膚病徵之最晚發者。通常于受染後越三四年始發現。亦可遲至二十三十四十年後方發現之，初起于皮下如一小結。後漸次增大。焮高該處之皮而改其色爲暗紅。其後中央因缺血管而速壞死。遂變軟而潰爛。成深陷之潰瘍。其邊直陷如刀割之口。倘不治愈。不易愈合。治法適當。則愈合亦速。愈後留暗紅瘢痕。終致中央變白。而具有色之邊。

六、梅毒性白斑　此即俗名梅斑。梅毒疹治愈之後。該部所現龜甲形白斑。婦女較多于男子。其好發部。在後頸部及背部。間亦于胸部見之。

七、梅毒性色素沉著　此症與白班同。亦爲梅毒疹治愈之後所起。惟系黑暗色之斑點耳。但病梅毒人未必盡見此症也。

庚、梅毒疹與其他非梅毒疹之鑑別

梅毒疹	非梅毒疹

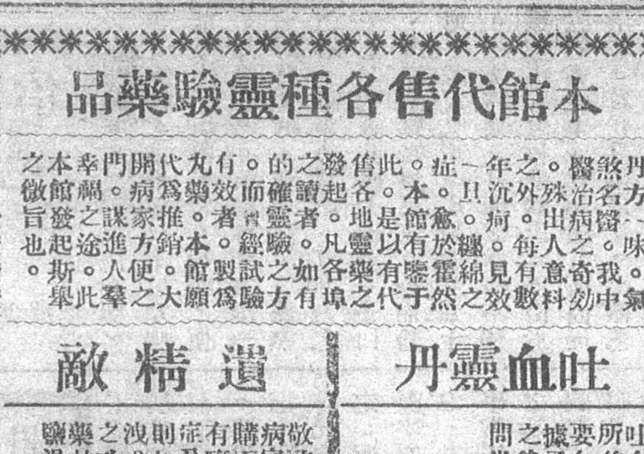

本館代售各種靈驗藥品

丹方一味。氣煞名醫。我中醫治病之奇劾。殊出人意料之外。每有數年沉痾。見效一且。纏綿之症。愈於霍然。本館有鑒于此。是以有代售各地靈藥之發起。凡各埠之讀者。如有的確靈驗之方。而實經試驗有效者。製爲丸藥。本館願代爲推銷。大開病家方便之門。謀進人挈幸禍之途。此本館發起斯舉之微旨也。

吐血靈丹

吐血一症爲釀成肺癆之根源延久不治每致危及生命考市上所售之吐血藥或偏於涼或偏於溫以致不但無效反流害無窮要知太涼則有凝血成瘀之弊太溫則有逼血妄行之慮本丹根據孟河名醫秘方復加入止血治癆之特效藥品加工製造丹成之後初由上海各名醫試用據云藥性和平功效卓著故敢出而問世俾世之患吐血症者共登健康之途也

服法　每服三錢淡鹽湯送下

價目　每盒五角　每打五元

發明者　孟河費世雄

遺精敵

敬啓者今之藥商每以僞藥欺人上海一隅幾乎觸目皆是以致病家無從選擇而其中以遺精一藥爲尤甚讀其廣告靈驗無比購而試之效等於零每使病家感有錢無處買藥之痛苦今鄙人有鑒于此本良心之主張發行遺精之靈藥以濟世人者遺精一症分有夢無夢二種究其原因莫不由于腎虛所致蓋腎水虧則相火旺盛鼓動精房夢遺作矣腎虛精關不固則精不內藏滑洩成矣本丸藥力眞實專補腎精無論有夢無夢均有藥到病除之功先祖自發明以來治愈甚衆鄙人因上海幸福報館徵求靈藥特願公開濟世以利病家每瓶祇收成本一元分六次服用淡鹽湯送下是否有效服後便知

北京王德仁謹識

本報特聘羅家衡律師為法律顧問

幸福三日刊

中華郵政特准掛號認為新聞紙類

幸福報

鈕儀署

第一五七期

（民國十八年十一月念二日）

每份售洋二分

館址上海三馬路雲南路口

定報價目

每三日出一張　五個月一元　全年二元　寄費在內　本外埠一律　國外加倍　郵票代現　九五計值

廣告價目

每期每格（共計五方寸）五元均排於新聞之旁如嵌入新聞中長期面議

本期要目

到公園裏去　性的衛生　續銀海新編　黃溪醫話　小藥囊　遺精病治療法　辨孕問答　花柳病治療法

到公園裏去（上）

蔣文芳

偌大的一個上海。尋不出我們中國人自辦的一個公園。可恥極了。人們每天住在像鴿棚一般的房子裏。好比養在玻璃瓶的金魚。那呼吸的空氣。充滿着炭酸和狠夾雜的臭味。一到馬路上。更是煤氣和灰砂飛舞得目眩神迷。中國的醫書內經裏說。「肺開竅於鼻」……「肺者氣之本魄之居也」……「肺位膻中為氣海」那麼我們每天生息在那狠污濁的空氣裏。川流不息的把這種污濁的空氣。從鼻管裏吸到肺裏去。非但得不到澄清血液的功效。而且肺部還是要受損傷。內經裏說。「肺之變動為欬」所以乾咳的肺癆病。就格外的猖獗了。

人身肺臟。原是要來吸收空氣裏的養氣。預備洗清心房裏送來的大靜脈裏的濁血。然後交還心房。送到大動脈散佈到全體。並且把靜脈血裏的炭氣呼出體外。但是心房裏一天到晚。無論你醒着睡着。不絕地要求肺先生做這澄清血液的工作。所以這肺臟每天不斷的要呼吸。不可有一分鐘的停止。停止就是斷氣了。

（未完）

性的衛生（四十九）

性病指南

（王庚）

地名	女子月經初來的平均年齡
倫敦	十四歲又十一月
巴黎	十五歲又一月
瑞典	十五歲七月
那威	十六歲又十月
丹麥	十六歲又九月
埃及	十歲
印度	十二歲六月

以上七地的平均年齡爲十四歲六月。

茲再就濱田玄達醫學博士所調查一千零十五的女子。其月經初來的年齡。列表如左。

月經初來的年齡	人數
十一歲到十二歲	十一人。
十二歲到十三歲	七十八人。
十三歲到十四歲	二百十四人。
十四歲到十五歲	二百七十五人。
十五歲到十六歲	二百四十七人。
十六歲到十七歲	一百零九人。
十七歲到十八歲	四十六人。
十八歲到十九歲	二十三人。
十九歲到二十歲	二人。

黃溪醫話（十二）

（無名醫家）

因王君所居在北車站。地屬華界。方值戒嚴。時已向晚。恐不能行。且伊妻姜信任如是。當無他慮。乃偕陳君驅車而返。誰知余等行後。卽有王家親戚某。出而阻止。謂黃溪方有姜南星七分。此藥至毒。萬不能服。其妻姜曰。劉先生所言甚確。服似無妨。某更駁之曰。彼係無名醫生。不是神仙。安得洞明病原若此。此必有所風聞。特江湖技倆。以賺人耳。（天下後世請聽此言。）王君地下有知。當聽此言。）遂不復贖。更薦某名醫視之。亦謂余此方不當。處方用犀羚石膏。一劑下咽。皺眉挖喉而卒。是皆陳君告余者。余爲之憮然。

中國社會情形。至爲複雜。而盲談闊論之人。隨處皆是。且所謂一般名醫者。尙捫燭叩盤。誤人誤己。不肯服善。更何怪一知半解之徒。凡非彼所知者。都屬錯誤。茲再歷述他案。以見庸醫之惡性完備。（未完）

續銀海新編（念二）

（姚夢石）

6 偃月內障

偃月侵睛症最惡。風輪上際微微薄。慢慢下睛來。似此人難覺。腦有濕熱連。肝絡遭肺剋。

狀見風輪上邊。氣輪交際。從白膜內。隱隱白片。薄薄蓋向下來。其色粉青。非內非外。從膜中而來者是。

偃月補肝散——偃月瘴用補肝方。參芪石斛與羌防。車前楮實夏枯草。細辛羚羊玄參當。

7 如銀內障

如銀內瘴分輕重、輕則中間一點欄。重則睛神皆白亮。欄中拂鬱氣相干。憂傷精氣並思慮。色慾勞精竭視瞻。滯澁精純生瘴氣。精華冥黑過三年。

狀見睛神內。輕則一點白亮。或是銀星一片。重則睛神皆雪白而圓亮。

石決明散——石決明散治如銀。五味人參白茯苓。細辛防風茺蔚子。玄參車前知母芩。

介紹衛生方法　幸福三日刊　指導康健途徑

小藥囊

歡迎投稿

□難產催生方　王南山

眞乳香研細末。酒泛爲丸。每服一錢五分。溫開水下。即產。甚效。

（按）此方專治富貴婦人受孕之後。不事動作。以致氣血凝滯。胞胎難下。乳香行氣活血。功效甚著。故善治此種難產也。非但胎兒胞衣。俱易產下。而且產後無瘀。亦少疾病。惟僅宜於富貴氣滯之人。不宜於勞工藜藿之體。蓋因逸而難產者。宜行氣活血。因勞而難產者。宜益氣養榮。不可拘泥此方。以免虛虛之禍也。

□預防小產方

多年烏骨雌雞一隻。剖去腹內肝腸各物。納入陳糯米三合。燉熟食之。則胎自固矣。

（按）此方屢經試驗。頗建功效。惟因體虛而致屢次小產者。服此甚爲相宜。若因有病傷胎。或跌仆動胎。以致小產者、不宜食此。當另延專科醫生診治之。

遺精病治療法（九）

（林兆鑾）

委心虛無。不沉不亂。息調則心定。心定則息愈調。心息相依。是謂息息歸根。命之蒂也。一念微明。常惺常寂。範圍三教。儒家謂之燕息。佛氏謂之反息。老氏謂之踵息。造化闔闢之玄樞也。以此徵道學。以此衛生。便是徹上徹下之道。執世之人。告以超世了生之法。莫不爭先求教。倘告以致知之學。改過之路。彼必謂吾力有所不足。同是道也。教以調息之術。指以丹田天根月窟。三關九返之說。學者莫不津津有味。此無他。爲情慾之念所勝也。於是下手用功。即以效驗爲期。執此求之。便是助長。故求成之心愈切。而學亦愈難。蓋此等之求。實係情慾之盛。非誠心而求也。（未完）

□辨孕問答（上）

（王愼軒）

（問）醫藥新聞報中。張汝偉先生所著婦女須知一篇。謂「知婦人之有孕。當先驗之月事之行否。若月事不行。而腹中不痛。診脈左尺脈動甚搏指。與寸脈迥別者。知有孕也」。但常見婦女經閉者。初起月事不行。而腹中亦不痛。脈亦圓滑。醫每與安胎之劑。以至於死。或有本係懷孕。疑爲瘀積。妄投攻下。則有墮胎之誤。是孕非孕。頗難解決。究竟懷孕以後。外面有何特徵。驗胎以何治最妥（李煌慶問）

（答）辨孕之法。諸說不一。要不外身有病而無病脈。身無病而有病脈。最爲簡明切當。如經停之後。病吐逆而寸脈不浮。關脈不弦爲孕。寸脈浮者爲痰多。關脈弦者爲肝亢。皆爲病也。病惡寒而人迎不盛。則非傷風。而爲有孕。病惡食而氣口不甚。則非食傷。而爲有孕。此即身有病而無病脈也。又如經停之後。脈雖滑數。而身不發熱。脈雖動搖。而心不動悸。亦爲有孕。此即身無病而有病脈也。若兼有表裏諸疾。脈不能辨。則宜先治其病。病愈則脈自顯也。或無他病而一時難決者。可與理氣和中之藥。有孕則氣順。胎自安。有積則氣行而經自通。最爲穩妥之良法也。至於驗胎之法。古方以川芎艾葉試之。然亦有不可全信者。曾見一婦人。瘀血內阻。服此亦覺腹中微動。蓋因瘀血遇此活血溫經之藥。亦得以稍稍活動之故。然則古人驗胎之法。豈可盡信乎。（未完）

花柳病治療學（二十）

葉勁秋編

同時恆併發數種皮疹	通常僅見一種皮疹
不論何種概呈銅赤色	色澤無定
以指壓之其色不見消褪	以指壓之其色必見消退
無搔癢之感	大半伴有搔癢感

辛、遺傳力　凡梅毒尙未治愈時。恆有十年間之遺傳力。尤以第二期中。最爲強烈。小兒之遺傳症狀。輕重各殊。要而言之。不外下列數種。

一、流產　姙娠七個月以前分娩者。謂爲流產。即在素無疾病者。胎兒亦少生活力。脫或感染梅毒。則必陷于死亡無疑。

二、早產　姙娠七個月以至九個月而分娩者。謂爲早產。普通無病時。胎兒常能克保其生命。或在子宮內。感染梅毒。則大都於分娩後頃刻死亡。鮮有可以保育者。

三、先天發育不全　有雖不顯現梅毒症象。但於產後往往呈盲目聾啞。或種種畸形。發育非常惡劣。智能大部缺之。即所謂低能兒者是也。

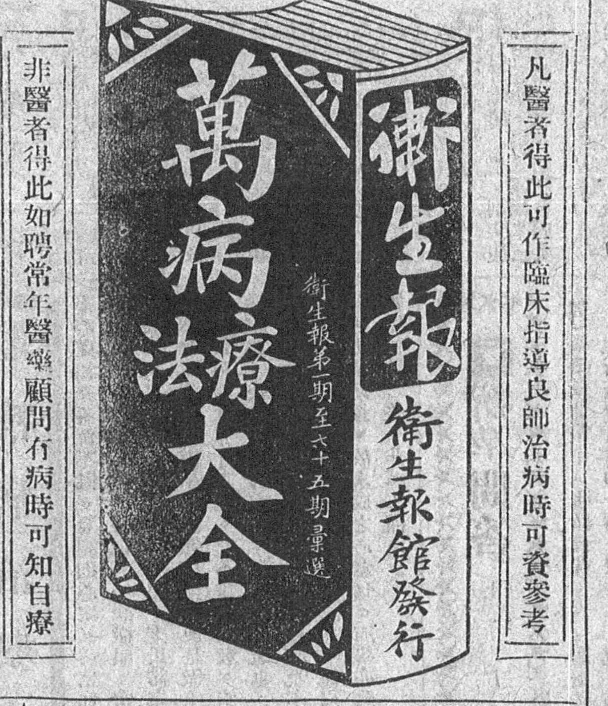

本報特聘羅家衡律師爲法律顧問

幸福三日刊

中華郵政特准掛號認爲新聞紙類

幸福報

紹儀署

第一五八期

（民國十八年十一月念五日）

每份售洋二分

館址上海三馬路雲南路口

到公園裏去（下）

蔣文芳

在上海這樣房租高貴的地方。一間內容不到四立方丈的亭子間裏住上三四個大人和小孩。夜裏關上房門。此呼彼吸。把四立方丈空氣裏養氣的成分。逐漸減少。幾到零度。好比在一只不換清水的水缸裏。洗三四件齷齪的衣服。那裏有清白的希望呢。天明醒來的時候。果倘叫「久而不聞其臭」。一跑出房門。吸了幾口新鮮的空氣。再跑進去。自己也覺得「難以領教」了。可見人們需要新鮮空氣裏養氣。比了茶飯尤其迫切。但是地球上的人類和呼吸動物。很多很多。每天不斷的吸入養氣。呼出炭氣。真是世界雖大。千百年後。這空氣裏的養氣。豈非要吃完了。空氣裏豈非將要充滿了炭氣。我們豈不要窒息而死麼。這一層倒可以不用擔管。因爲植物的葉子。牠也要呼吸的。牠的需要。適與人們和動物成一反比例。牠是吸入炭氣。呼出養氣。這就是大自然界造化的奇妙。大家儘可放量吸收養氣。樹木花草是植物。牠是吸收炭氣呼出養氣的。所以有樹木花草的地方。週圍空氣裏養氣的成分。格外豐富。人們在樹木花草旁邊。覺得格外的清爽。也因爲所吸空氣裏頭養氣格外濃厚的緣故。山林野老。每每精神飽滿。鶴髮童顏。老話裏說他叫「得「天」獨厚」。這天空裏新鮮的空氣。充滿養氣的空氣。也可以說是「天」字的一部分。在都市裏的住民。要想親近樹木花草多吸新鮮空氣。只有到公園裏去。

（完）

介紹衛生方法　幸福三日刊　指導健康途徑

性的衛生（五十）

〔性病指南〕

（王庚）

看濱田玄達氏的調查表。女子月經初來的月經。以十四歲到十五歲爲最多。與前表之結果。也無所異。

春情發動期。不過表示生殖機能的開始。而決不是全體成熟的表示。因之女子月經之來。決不是結婚的適當年齡。月經的目的是爲生育的。蓋男子精液中的精虫與女子之成熟卵子相合。則漸次發育而成胎兒。精虫分頭。體。尾三部。頭爲扁卵圓形。體如尾長。能自己運動。在女子生殖器內。約能生活到三星期之久。卵子之狀如球。外面有透明的卵膜。中含卵黃。卵黃中有很小的芽胞。小芽胞中還有極小的芽班。構造極爲複雜。其生活時間。遠較精虫爲短。不過二三日罷了。故女子的受胎大概都在月經後五六天之內。過了這個時候。則卵子失其活動力。不能受胎了。所以節制生育的人。在月經後六七天。停止交合。很有些道理。但是也不能完全可靠。因爲男子的精虫。能夠留於女子生殖器內。遇下期月經後卵子。往往相會而成胎。女子月經的受胎。是這樣的作用。所以當他是神聖的也未嘗不可。（未完）

續銀海新編（念二）

（姚夢石）

8 圓翳內障

此翳薄而且圓。陰陽大小一般。當珠方是此症。精虛氣滯遭。昔要除根去盡。必須得遇神仙。

狀見色白。大小不等。厚薄不勻。多在掩及瞳神。故又名遮睛。病最難治。爲光滑深沉之故。

羚羊角飲——圓翳色白掩瞳神。又名遮睛病是深。細辛防風車前子。羚羊參母知黃芩。

9 劍脊翳症

劍脊名橫翳。其障有厚薄。精脊有所傷。此症初應惡。妙手肯堅心。也應一半落。

狀見劍脊。中間略高。兩邊薄紫色白。或如糙米色。或帶焦黃色。若微紅罩者。尤爲難退。

一個食羊肉之痼疾（一）

（平潭李健頤）

本草云。「羊肉補虛勞。益血氣。」仲景治虛羸蓐勞。有當歸羊肉湯。可見羊肉之補。功同人參。然人參之性。甘溫微涼。大補肺中元氣。秉有提神活血之功用。與羊肉大相懸殊。羊肉係筋肉質。氣味羶腥。秉油膩。且堅韌強硬之性。消化最難。胃弱之人。食之卽被固積腸中。以成痼疾。故羊肉一物。食者最宜研究。切勿視爲補品。而嗜好者。其害之甚。不可枚舉。去年平潭江仔口鄉。有陳阿目者。年近不惑。素體頗健。緣於八月二十日。其妻痛故。憂鬱成病。初起噦氣胸脹。日重一日。胃氣羸弱。如固硬食物入胃。則難消化。而且窒塞胃口作痛。甚至手足痠軟。四肢疲乏。自爲胃虛。當食羊肉補之。十二月二十八日。適有隣居某者。宰猪羊。敬天公。送羊肉一塊。陳某卽作一次蒸食。食後不見有害。至次日只覺胸前脹滿。大汗潰潰。延余診治。投以運化消導之藥。無效。更加發熱頭痛。熱後四肢抽搐。手指厥冷。神魂散亂。不審人事。少頃轉熱。神稍清醒。舉家驚惶。莫衷一是。急來延余。細診其脈。沉實有力。面色紅赤。問其起病原因。據病者曰。自亦不知病從來。覺得此怪病。殊屬不解。有鄰居某者。在其旁。代答曰。前月所買羊肉。是否自吃。莫是羊肉爲害。病者翻然悟曰。然。余亦疑爲羊肉所害。（未完）

公開古今秘方　社會定期刊　造成百病自療

治驗錄

嘔吐案兩則　祝天一

辛酉之秋。有屠者陳志剛。年六十歲。患嘔吐。不能食。不更衣者月餘。醫作關格治。勿效。醫云不治矣。家人為之治木。戚友聞之。咸往探視。魏君見其神色尚強。拉余就診。脈大。右寸上溢。舌垢膩。氣逆不得臥。頭汗。湯水到口徹嘔。此乃積勞傷陽。中虛飲伏。暑濕外感。氣機失降之候。非胃液枯稿。上下相拒之關格症也。遂與黃連、乾姜、旋、赭、苓、半、佩蘭・昔蔻之藥。一劑而吐止。三劑而索飯。並未更方調理。至今矍鑠逾初。王好古曰。食入反出。是無火也。此非定論。反胃之屬於寒者固有。而屬於熱者。尤復不少。語云。痞墜之處。必有伏陽。吐嘔之下。定無完氣。豈能一概任以辛溫刼液之藥乎。農人范德之母。早寡而多鬱。病朝食暮吐者。十五年之久矣。廣治無効。去年春病益劇。凡三閱月。大便未嘗一行。飢嘈能食。抵暮必吐。如不吐。必胸膈脹痛。亦需以指探出方始安睡。是時就診於余。檢閱其所服之方。無非丁、桂、姜、萸之類。數方一例。據云。服之尚屬平安。惟不能減病耳。余遂仿外臺驢尿平胃散法。用旋、赭、橘、半、苓、茹、黃連、等藥。鼠矢、蠶砂、煎湯代水、藥入吐遂止。所食之物。盤旋胸次。既不得下行。又不得上越。胸腸脹痛。苦楚萬分。以指探。亦不吐。撚紙條插喉寸許。亦無效。反怨余不宜止吐。余急其食物上越。久久已成慣途。地道久廢不用。必致瘀積液涸。勢已急迫。非峻藥導之。則不爲功。遂與大黃甘草湯。下宿食粘痰甚多。脹痛雖止。而轉爲腸鳴切痛。其苦更甚尤前。號呼徹旦。比曉急索診。又與紫苑、杏仁、婁仁、柏仁、麻仁、枇杷葉等清肺潤腸之藥。痛漸已。反胃亦除。是役在胸膈脹痛之時。衆口交詆。醫云嘔吐尚可還延歲月。今吐止。則必死矣。俗見可哂。一至於此。

遺精病治療法（十）

（林兆瑩）

學者須將生前名利。與死後妄念。置之度外。倘因欲了世而學斯道。則範圍固不出於生死。所以妄念無時或已也。良知之在吾心。乃天賦而來。愈用愈靈。吾人之心身有生死。而良知固未嘗有生死也。晝夜流行而無礙。通乎上下。徹乎古今。此知莫不常存。初學之人。如初生孩提。孩提之時。除饑食渴飲之外。無有所知。迨年齒漸長。而知識漸增。卒至凡百之事。無有不知。

世人常謂。吾非不欲習靜養心。唯迫於衣食之資。不得不勞此寸心。以求仰足以事父母。俯足以養妻子。抑知習靜云者。非屏去百事。不睹不聞斯謂之靜也。求吾心之靜。當於事上摩鍊之。摩鍊愈深。則心愈靜。而理愈明。凡吾人日用之資。均足為習靜之資。唯非分之慾。非理之求。斯足以亂吾人心。學之者。卽學去非理之求。使吾心之念。循於天理。斯則動亦靜。靜亦靜。華歆因乘軒過門。廢學出視。

（未完）

辨孕問答（下）

（王慎軒）

西醫有雙手合診。及觸子宮動胎驗法。聽胎心聲等法。吾人皆可採用。參合中西之診法。毋為舊禮教所拘。則孕之是非無隱矣。

（問）張汝偉先生又云。「左寸脈滑數。上透魚際者。知其男也。男胎腹小而在上。女腹大而在下。」所云男胎腹小在上。女胎腹大在下。其上下二字。界說何在。理由如何。實際上確否。又驗之於脈。亦不知確否。（李煊慶問）

（答）左脈上透魚際者。乃室女寡婦。心火妄動之脈。何得斷為男胎。若謂男胎腹小而在上。女胎腹大而在下。亦屬不經之談。古人以謂胎兒頭在上。脚在下。男胎面母而坐。則胎兒臀部灣屈在外。故腹形小而在上。女胎背母而坐。則胎兒之兩腿灣屈在外。故腹形大而在下。殊不知胎在母腹。猶如瓜在籐上。顛倒而生。頭向下。脚向上。盤居於中。長圓如卵。無上下大小之分。安得以腹之大小上下分男女乎。

（完）

出版務求信用有切實保證　又名壯曾醫學常識報　主持者有學識經驗及人格

花柳病治療學（念一）

葉勁秋編

四、色澤不榮　凡罹先天梅毒嬰孩。常全身狀况不良。體瘦血貧。皮膚枯燥。面若老人。口或肛門有裂紋。或發現皮疹。潰溢。關節疼痛。稍長之兒。或發現橡皮腫。此爲診斷上最須注意之條件也。

梅毒爲死胎之通常原因。久爲人所共知。據最近統計表之記載。凡死胎醫案之爲梅毒所致者佔三分之一以上。由此益可證實梅毒爲死胎最普通之原因。

小兒之具先天梅毒者。大多數產後二年內即喪命。梅毒兒較非梅毒兒。尤易死於傳染病。病者之結局雖受合宜治法。仍多不良。蓋可治愈者約僅百分之廿二。見效者約僅百分之三十五也。

凡現皮疹。或有甚重之天皰瘡。黄胆。神經系損害。消化無能等症狀。皆爲不良之朕兆。

壬、內藏梅毒　凡內藏梅毒。屬第三期。惟毒之所以入內藏者。實爲急於治療。或受不適當之療治而也。故內藏梅毒爲毒勢之極致也。

本報特聘羅家衡律師爲法律顧問

幸福三日刊

中華郵政特准掛號認爲新聞紙類

幸福報

紹儀署

第一五九期

（民國十八年十一月念八日）

◀每份售洋二分▶

館址上海三馬路雲南路口

鬼胎之研究

何嘉濟

■鬼胎是室女寡婦之奇病

■鬼胎是腸覃石瘕之怪誕

嘗考古書。有鬼胎之病名。竊有疑焉，鬼爲迷信無形之物。人爲血肉有形之體。豈能結成鬼胎乎。然女子有病飲食減少。神疲體倦。肌肉削瘦。潮寒潮熱。經水或止或不止。腹則日形膨大。似有胎孕之狀。甚則漸成勞瘵而死者。室女寡婦患此有因羞憤而亡其身者。此可謂婦女最苦之病也。然此病究爲何病。究屬何因。實爲醫者所宜研究之端。據廣天民氏云。謂女子當青春之年。春情勃勃。春與最高。設或深藏閨閫。或早挫懷愛。則孤枕冷衾之歎。無時或息。心志閉悶。頑執不散。紊擾心志。竟得之於夢寐之間。則肝腎相火。一時宣沸。待好夢恍悟。則自必驚恐。夫驚則收引。而下部之濁精。仍復吸入子宮。因係本人精液。遂留聚成塊。衝任爲之壅塞。月事因而不行。瘀積日久。腹漸膨大。愚按此言。頗具至理。確爲此症最大之病原。然又有生冷不愼。冷氣阻于衝脈。衝脈壅滯而成者。或風寒外襲。寒氣客于子宮。子門閉塞而成者。此皆腹大如孕。月事不下。卽內經所謂石瘕是也。然尚亦有月經仍下。而患此者。何也。良由經產之後。寒氣客於腸外。大腸以傳導爲事。腸外爲衛氣所居。衛氣得熱則泄。遇冷則泣。今適經產之後。腹中空虛。易受風寒。外感客於大腸。則衛氣不得流通。遂結爲瘕。日而月之。漸大如孕。是謂腸覃。但專病於氣。毫不關血。故腹笥雖大。月經不斷。從此可知鬼胎一症。非由於鬼也。明矣。

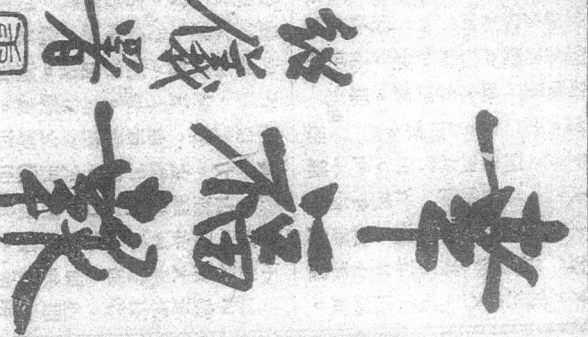

性的衛生（五十一）

性病指南

（王庚）

因爲個個女子有這回事。個個男子都知道這回事。所以「難爲情」三字是講不到的。我國的舊說。實在是害人不淺。以爲女子的月經。是很汚穢的東西。因之少年女子。都以月經爲很羞恥的事情。不肯告人。有什麼病理上的痛苦。也默然忍受。因之種種衛生的法則。和應當注意的地方。都不能顧到。而卒貽害終身者是很多的。從前日本也有這種風俗。以爲女子的月經。是一種極不潔的東西。凡女子在月經期中。雖其夫之側。也不容她坐立。這是無謂之極了。

月經時出血量的多少。也因各人體質的不同而有分別。卽日數亦各不同。日數短的婦女。每次不過一二天能了。日數長的。到八九天才盡。血量少的每次不過二三錢。而血量多的有六七兩。——但過多也屬於疾病。——這種相差。對於生理上沒有多大的關係。因各人之體質不同也。卽就個人而論。因爲生活。境遇。以及年齡之變遷。也起月經時期及分量的變更。所以女子對於月經時日和血量的多寡。可不必十分憂慮。

（未完）

續銀海新編（念二）

（姚夢石）

七湯寶——劍脊橫翳着瞳神。焦黃白色數般形。胡連二角車前艸。石決硃砂七寶名。

10 魚鱗障症

魚鱗障症色昏白。狀類魚鱗不長高。雖有青翳神妙手。也知不得盡除消。

狀見魚鱗。歪斜色白。而不光亮者是。

羚羊角散——羚羊角草細辛麻。半丸半散煎成湯。

11 棗花障症

棗花四圍起。濕熱腦中停。古稱如鋸齒。不必拘其形。生來多不覺。慢慢入風輪。躁暴並貪酒。勞瞻竭視睛。損傷年月久。乾澀每昏疼。闇圓圍已極。如悔不能明。

狀見風輪周匝。從白膜之內。四圍環市而來。其瘡甚薄而白。初不留意。久則始有目急乾澀昏花不爽之病。甚則瞳神緊小。內瘡成矣。

羚羊角飲子——棗花羚羊飲參苓。熟地枸杞知母苓。細辛防風車前子。桔梗羚羊黑元參。

一個食羊肉之痼疾（二）

（小潭李健頤）

考其病。雖在於食羊肉前發生。然其甚者。是在乎食羊肉之後。由此推究。可斷羊肉爲此病之導火線者明矣。先生若專用除羊肉藥。諒病可除。余卽用保和湯。加大黃四錢。服後果效。至二日。舊恙復發。又服又效。嗣後成爲習慣。如不服大黃。其症卽萌。留連年餘。未能除根。改延他醫。或補或破。皆歸無效。甚且每日昏迷數次。再來邀余。觀其病雖重。然飲食不減。形容不衰。聲音雄壯。坐臥如常。似無病者。惟脉象沉實。舌質燥黃。似有挾熱之狀。按脉酌理。諒是羊肉膠滯腸胃。消化阻碍。釀成胃熱。熱氣上騰。故舌燥黃。熱度充分。血行急疾。故脉沉實有力。火能化物。火埋陽明經。由經脉以循頭面。故飲食不減。面赤唇紅。證斷已確。不妨再用大承氣湯。加知母南查鱉甲龜板滑石等。連服六劑。果獲全功。按此症綿延三載。計服大黃五斤零。吁陳某之食羊肉。得此痼疾。苟非大黃滌除之功。奚能挽回乎。然此誠爲世之怪病。其用大黃之多。卽是奇治。夫怪病之用奇方。始中肯綮。不然。懼奇方而不敢用。坐視待斃。鮮不殆矣。

（完）

小藥囊

歡迎投稿

女子夢交方（王南山）

川黃柏。炒成炭。研末。水泛爲丸。每晨服一錢。鹽湯送下。

（按）論者每謂男子有遺精而無經帶之病。女子有經帶病而無遺精之病。殊不知女子亦有遺精之病。特非常人所能知也。金匱曰。男子遺精。女子夢交。夢交者。卽女子之遺精病也。惟女子雖有夢與人交之病。却不肯告知于醫生。是以知者甚少耳。惟服此方。頗有神效。稱之謂女界自療秘方。亦無不可。

橫痃自療法（張少涉）

橫痃初起。用皂角刺六錢。研細末。布包。置糯米內煮粥。但食其粥。橫痃立消。惟已過一星期者無效。

肺癆自療法（俞鳳賓）

肺癆一症。中西醫均無特效治療之發明。今竟以吃蒜而見奇效。其法可備獨蒜（卽小蒜）四十九枚。每日煮服一枚。又備大蒜若干。每日煮數棵於鍋。煮時俯首張口。吸入蒸氣。約半小時。如不耐其味。爲時可略短也。

遺精病治療法（十一）（林兆鎣）

其初衷爲名利所動。故厥後助曹爲虐。人非大賢。不能不爲物慾所誘。唯知其誘而改之。斯不昧吾心之本體。孟子所謂求放心是也。

吾人學道。最要之端。卽從事上磨鍊。磨鍊愈深。則心愈靜。氣愈和。而見理愈明。遇事亦愈鎭定。宋文天祥於狀元及第後。築室山中。習靜十年。故厥後厓山被俘。威迫不屈。利誘弗動。當就義柴市時。意氣揚揚。實由生平養之有素。故臨難而不苟免。今人當遇事之初。意氣之昂。不可終日。迨至事過氣消。而昔日抱負。付之東流。甚者爲學之初。曾以救國救民爲己任。及至宦達。則誤國殃民。平生判若兩人。此無他。利欲薰心。潛移默化。而不自知。故靜坐之學非多聞多見而得之。實基於事上磨鍊。昔有一僧靜坐三十年。後至長安柳巷，心爲所動。而三十年之功。消歸烏有。故王陽明先生謂爲學不於事上磨鍊。雖終日講學。亦屬無益。蓋良知愈用愈靈。此學貴在實踐。非知解可入也。（未完）

小兒之衣服（上）（英 戴）

（一）初生兒之衣以柔軟綿布爲宜。冬日裏衣。更宜用較爲鬆軟而着體溫暖之幼軟綿布。衣縫宜在外面。以免擦傷小兒嬾薄之皮膚。

（二）小兒衣服尺寸。宜稍寬不宜緊。庶無阻碍身體發育之弊。緊束肺部。則不便呼吸也。

（三）衣服以僧衣式樣爲佳。宜以帶繫之。勿用鈕扣。

（四）裏衣顏色。無間寒暑。均宜用白。冬日外衣不妨用紅藍黑各色。夏日外衣。亦宜用白色。或淺棕色。

（五）小兒之帽。冬時宜用毛絨編製。宜分厚薄兩種。因天時寒暖而給之。夏日外出。宜冠以闊沿草帽。以蔽日熱。若不戴帽。卽有釀日射病之虞。

（六）小兒之屎尿布。俗多以舊衣褲爲之。此雖經濟之一端。然方橫長闊。漫無定準。且舊衣之衣縫鈕扣未除。常有擦傷小兒皮膚之虞。故力能從新裁製者。以從新裁製爲宜。不能則亦宜改良。改良之法。（一）大小因兒體而異。（二）以兩幅摺疊之。（三）嚴加消毒。

（七）小兒寢衣冬日宜爲輕煖布料所製，夏日則以白洋布爲佳。尺寸均宜寬闊。冬日寢時。衣勿多着。「比日間四份之一可也。」多着則晨間起床。所添着衣服過少。「卽比較寢時之衣所添無幾」則易致受寒。若所增過多。卽無形中養成着衣過多之蔽。（未完）

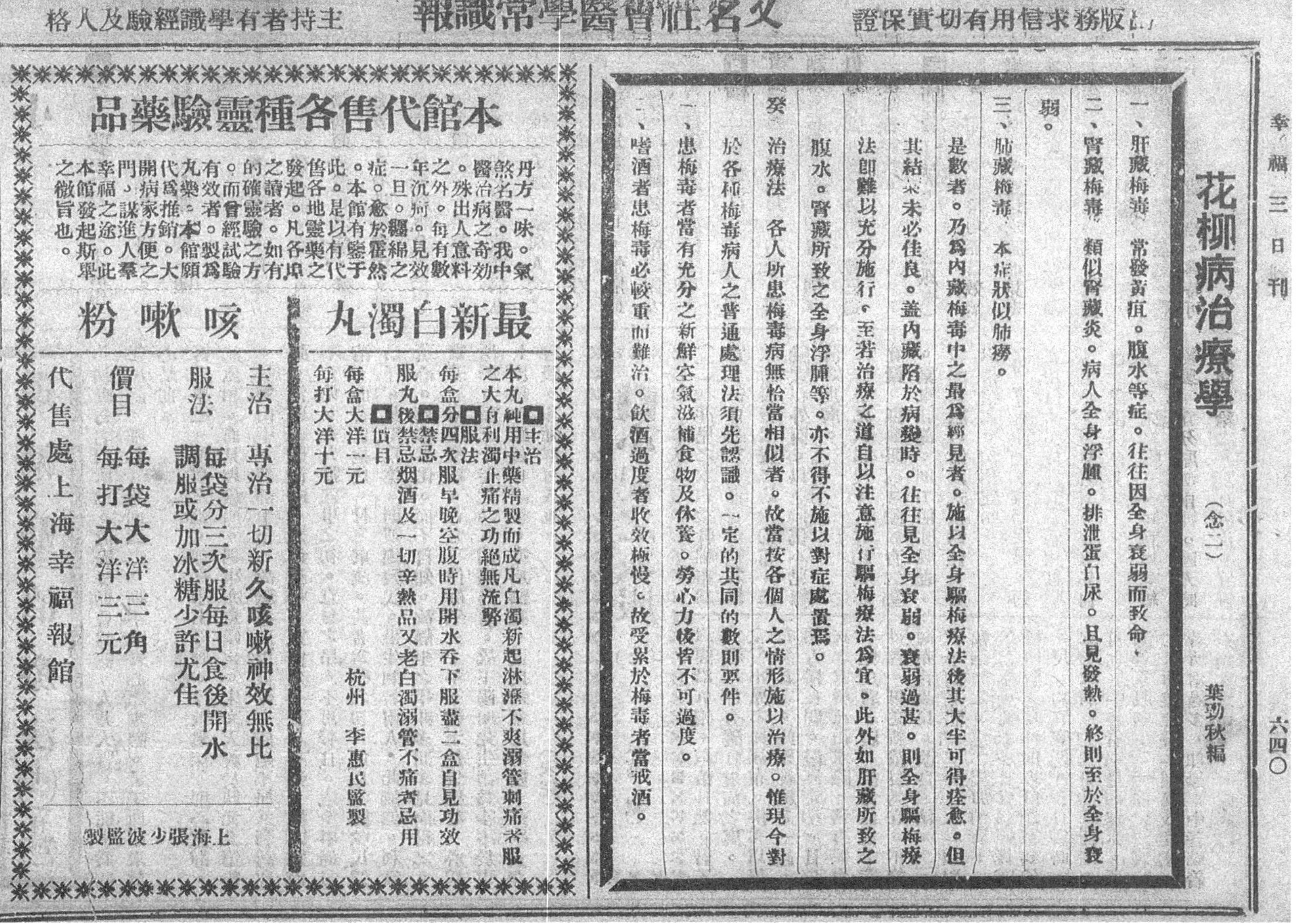

花柳病治療學

（念二）

葉勁秋編

一、肝藏梅毒　常發黃疸。腹水等症。往往因全身衰弱而致命。

二、腎藏梅毒　類似腎藏炎。病人全身浮腫。排泄蛋白尿。且見發熱。終則至於全身衰弱。

三、肺藏梅毒　本症狀似肺癆。

是數者。乃爲內藏梅毒中之最爲習見者。施以全身驅梅療法後其大半可得痊愈。但其結果未必佳良。蓋內藏陷於病變時。往往見全身衰弱。衰弱過甚。則全身驅梅療法即難以充分施行。至若治療之道自以注意施行驅梅療法爲宜。此外如肝藏所致之腹水。腎藏所致之全身浮腫等。亦不得不施以對症處置焉。

癸　治療法　各人所患梅毒病無恰當相似者。故當按各個人之情形施以治療。惟現今對於各種梅毒病人之普通處理法須先認識。一定的共同的數則要件。

一、患梅毒者當有充分之新鮮空氣滋補食物及休養。勞心力役皆不可過度。

二、嗜酒者患梅毒必較重而難治。飲酒過度者收效極慢。故受累於梅毒者當戒酒。

本報特聘羅家衡律師為法律顧問

幸福三日刊

中華郵政特准掛號認為新聞紙類

幸福報

鄧儀署

第一〇六期

（民國十八年十二月一日）

◀每份售洋二分▶

館址上海三馬路雲南路口

本期要目

胎教之重要

（阮金堂）

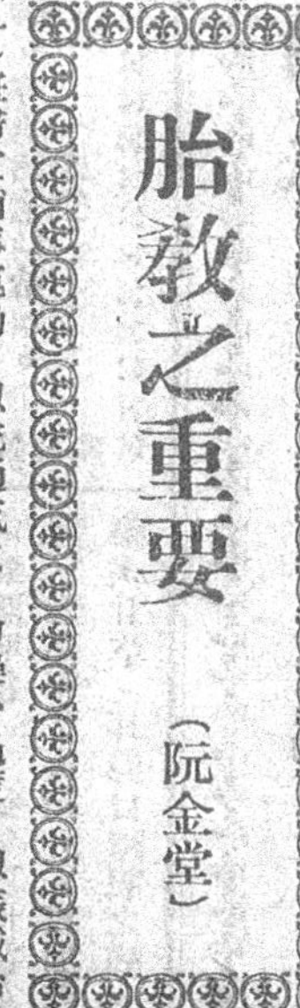

（一）姙婦宜稍事運動。以流通氣血。勿操勞過度。以振撼胎元。勿高舉取物。或俯身作事。以免損及胎孩。毋跌仆損傷。或越險負重。以免搖動胎氣。他如飲食之宜節。食品之宜擇。房事之宜禁。衣服之宜慣。寒暑之宜調。起居之宜安。洗浴之宜勤。尤當隨時留意之。如是則胞胎未有不堅固。生兒亦未有不強壯者也。

（二）宜安閒甯靜。以和意志。逍遙快樂。以暢氣血。並宜蠲棄思慮。放寬心懷。有消遣之處者。則逢場而作嬉。有不滿于懷者。則事過而境移。尤宜安靜其身體。愉快其精神。毋擾于煩。毋勤于怒。如是則七情不起。五志和平。生兒亦必性情溫順。意氣和洽矣。

（三）宜讀聖賢之書。或閱偉人之傳。以修身心。或聆演說。或覽報紙。以廣見識。或作詩歌。或繪圖畫。以娛性情。或弄音樂。或習歌曲。以解寂寞。如是則養成高尚之人格。及自愛之精神。生兒亦必智且賢也。

雖然。今時之人。有大不然者。反觀一般漂亮女子、不顧姙娠與否。每當風淸月白。華燈初上。身坐摩託之卡。風馳而電掣。馳騁跳舞之場。大跳而特跳。足踏高跟之履。腰束綑緊之帶。濃妝厚塗。視爲逐日功作。厚味膏粱。早已司空見慣。目所見者紅與綠。耳所聞者。聲與色。打罵怨怒。似無意而有意。驕奢淫佚。若明知而故犯。凡此種種。皆能震動胎元。殃及胎兒。又能使胎兒受不良之感化。而爲其丈夫者。爲綿闊計。爲時髦計。不特不加禁止。抑且竭力慫恿。不知好事多磨。泊夫墮胎難產之時。則奔走呼號。不遺餘力。結果則西醫無術。中醫束手。母子同殞。玉石俱焚。可不深嘆憫哉。即或墮胎難產。得以倖免。其所生兒女。豈獨終身孱弱。愚鈍無術。亦必競尙奢侈。倒行逆施。流爲社會之蠹。則尙有餘。欲爲父母爭光。則必不足。復何言乎。噫。胎教關于胎兒之感化如此。凡欲得健全智能之子女者。可以鑒矣。

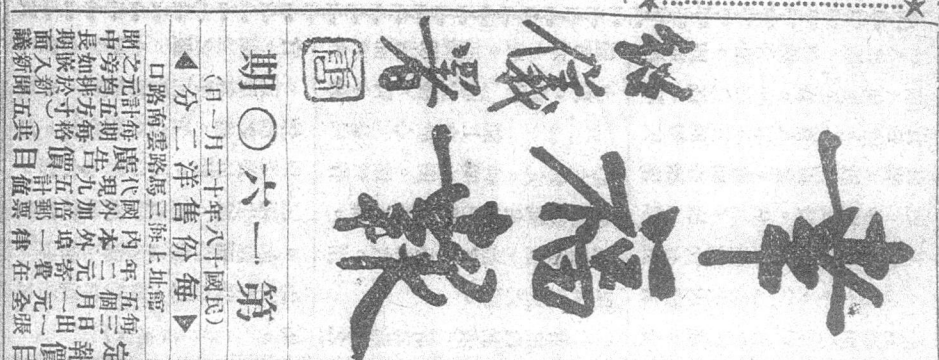

公開古今祕方　社會定期刊　造成百病自療

性的衛生

〈性病指南〉（五十二）（王庚）

女子在初經時代。若每月——平均約二十八日——能按期不誤。固然是很好。但是偶然遲停滯或月經不順。則多數女子十分憂愁。以爲是疾病之預兆來了。實際上是不必憂愁的。因爲女子在月經第一年內。卵巢還沒有完全成熟，月經不順。是常見的事。並不是生理上有什麼疾病。據歐美著名醫師的報告。處女有三分之二。都於初經時。有這種月經不順的現象。

非初經時代而月經忽然不順。是則不能不特別注意了。這種不順的原因。可以分爲下面幾種。

(1)由於疾病。如女子到中年後身體脂肪過多。而得肥胖病。此時往往起月經不順。須加良其飲食運動等。方可告愈。又如患肺結核。也能使月經不順。有許多婦女。肺結核之現象。毫未顯出。決不覺得是有肺病。但是早已有肺結核之病菌在內。因之內部生理作用不順。因之而患月經不順，此時須注意調養。先治愈肺病。月經不順也自然好了。又有因爲生殖器有病。這是自己可以知道的。所以可直接請求醫生。

(2)由於生活上的劇變。這種例子也很多。如富貴之家的婦女。暖衣飽食。成爲慣例。忽然變爲貧苦之家。飲食衣服不足。居處不潔。則也能使婦女月經不順。此時須安慰自己的精神。方有治愈的希望。（未完）

續銀海新編

（念四）（姚夢石）

12 聚開障症

障生成聚開。濕熱瘀於腦。渾如雲月遮。間視星忙小。痛癢總無常。聚開時常遠。來時昏澀多。醫治須圖早。

狀見或圓或缺。痛則見之。不痛則隱。聚散不一。來去無時。或一月數發。或一年數發。

生熟地黃丸——聚開障症濕熱傷。肝虛生熟二地黃。杏仁石斛川牛膝。枳殼甘菊加苓防。

13 陰弱不能配陽之症

陰弱不能配陽病。心不行事勞役勤。百脈沸騰上於目。包絡相火代君行。

狀見矓異好目。初起自覺微昏。神水淡綠、或淡白。常見空中有黑花。次則覩一成二。

益氣聰明湯——益氣聰明湯蔓荊。柴葛參芪黃柏併。再加芍藥炙甘草、耳聾目障服之輕。

子癇之治法

（俞步卿）

婦人妊娠。忽然昏仆。四肢抽搐。痰涎湧盛。呼吸急促。項背強直。不省人事。輕則須臾自醒。數日再發。重則昏厥難甦。少頃又發。是名子癇。以其懷子而病癇也。其治法有五。分述于下。

(一)心火內熾者　心爲神明之主。君火之藏。全賴腎水上交。則神明清而君火甯焉。祇緣懷胎之後。腎水分養於胎，不能上交於心。是以心火獨亢。神明受傷。遂致昏仆而爲癇矣。此證舌必紅絳。脈必細數。治宜清心降火。用犀角黃連之類。

(二)肝風內動者　肝爲將軍之官。剛強之藏。全賴榮血養之。則肝氣平而肝風熄焉。祇緣懷胎之後。榮血分養於胎。無以榮養於肝。是以肝火內熾。煞極生風。遂致痙厥而爲癇矣。此證面必紫紅。脈必弦數。治宜涼肝熄風。用羚羊鉤藤之屬。

（未完）

小藥囊

歡迎投稿

□精清無子（沈仲圭）

□服米油百日

有張秀生者。素有遺精之患。年已四十。猶抱伯道之戚。求之於其友。友固知醫理者。謂之曰。久遺者精必清。精清無子。可服米油百日。必見奇效。張試之。百日後遺精漸減。年餘遺精止。體力亦增。後果舉一雄。

按米油。即粥鍋內滾起沫團濃滑。如膏者是。功能補益精氣。以大鍋能煮五升米以上者良。

□夢遺溺白（陳藏器）

□韭菜有奇效

成張伯甫患夢遺。久而不愈。服藥無效。虛象疊見。溺色泛白。張君愛之。走告余。余曰。單方內有韭子可治遺精一條。韭子無毒。無害於身體。易不試之。張君如余言。每日空心吞韭子二十粒。鹽湯下。月餘而瘳。

按韭子辛甘而溫。補肝腎。助命門。治虛寒之人。最宜。

□愛情障碍

愛香惡臭……人之恆情
鼻流濁涕……腥臭異常
愛情破產……理所必然
挽救之策……其惟保腦

程君青心爲本埠著名之小說家。平日用腦過度。致患腦漏。終日流涕。腥臭異常。其夫人惜春。深痛惡之。結婚未久。愛情破產。程君心竊憂之。遍求中西名醫。均無效驗。後無意中在友人處見幸福報上載有保腦丸可治腦漏。購服二盒。試之果效。不數日而宿疾頓愈。夫婦愛好如初云。

保腦丸專治腦漏。有意想不到之效。每盒大洋五角。不折不扣。

遺精病治療法（十二）（林兆瑩）

世之人。每於病甚之時。醫藥罔效之時。常以破釜沉舟之決心。而學靜坐。於是入手之初。即以效驗爲期。此之謂助長。蓋立志以愈病爲念。其胸中固飽含慾念。非徒無益。實又害之。世之學者。不蒙靜坐之益。實由於此。故靜坐當以改過省心爲靜坐之基。而一切欺世盜名之想。非分之慾。均須斬草除根。庶乎眞理日見。而心地日明。斯虛靈不昧之本體復。程子所謂清明在躬。意氣如神是也。

□附錄名人格言

夜病臥思家務。不免有所計慮。心緒便亂。氣即不清。徐思可以方致者德而已。此外非所知也。吾何求哉。求厚吾德耳。心於是定。氣於是清明。日書以自勉。（吳康齊）

五六月來。覺氣象漸好。於是益加苦功。逐日有進。心氣稍稍和平。雖時當逆境。不免少動於中。靜即排遣。而終無大害也。二十日又一逆事。排遣不下。心愈不悅。蓋平日俱知而不行。未有拔去病根之意。反覆觀之。而後知吾近日之病。在於欲得心氣和平。而惡夫外物之逆。以害吾中。此非也。心本太虛。七情不可有所於物之相接。甘辛鹹苦。萬有不齊。而吾惡其逆我者可乎。但當於萬有不齊之中。詳審其理以應之、則善矣。於是心中灑然。此殆克己復禮之一端乎。

（未完）

□小兒之衣服（下）（英載）

（八）小兒之履。以寬緊得中。鞋底鞋面，均以用橡皮或軟皮所製者爲佳。

（九）小兒之襪宜長過其膝。冬日羊毛綿紗所製。夏日則與以尋常之線襪。束襪之帶。不宜過緊。過緊則阻血液之流行。於兒體之發育有礙。故有改用掛帶者。殆非無見也。

（十）小兒帽上。俗多綴以金銀等品。不獨爲綁賊垂涎。且有增加重量。及仆地時挫傷頭部之虞。免除爲是。

（十一）小兒衣帽及屎尿布，均以用新製者爲宜。若爲經濟所限。不得已而用舊者。則務宜用沸水煮過以消其毒。

（十二）小兒衣服鞋帽被褥等物，比較成人更宜頻頻曬晒。以殺其菌。蓋小兒體質薄弱。受黴菌之侵襲更易也。

（十三）以衣多給小兒。常人以爲保重。欲免其受寒也。不知結果適得其反。蓋衣服過厚。則易發汗。發汗則毛孔開張。汗之蒸發時皮膚之多量熱度爲所發散。遂致皮膚驟覺寒冷。因而感冒。

（十四）小兒着衣過多。習慣既久。皮膚軟弱。失其抵抗能力。遂成爲感冒之媒。試觀貧家兒女。終日跣足露體。嚴冬之際。亦鶉衣百結。薄而無溫。身體未見有何障礙。富家子女裏御重裘。而常有感冒。其明證也。俗云。若要小兒安。常帶三分飢與寒。誠至理之名言也。

（完）

花柳病治療學

（念三）

葉勁秋編

三、吸煙能刺激口及咽喉。而致梅菌羣集該處。發生潰瘍。其瘡之產物具傳染性極大。此等病人。常爲傳染他人之源。故患梅毒。當勿放肆吸煙。

四、在其傳染性之早期。防免傳染及散佈之最良方法。爲施行極有效的療法。

本病所呈之各症狀。由驅梅療法除去之。其豫後較爲佳良。而於第一期及第二期中實少有釀成生命之危險者。惟在惡性徽毒則不無致死之虞。當此時患者益陷於衰弱虛脫。皮膚不獨崩壞潰瘍。且發高熱。設或不然。則其皮膚粘膜及內部之諸藏器。必起出血。故又有出血性徽毒之名。幸此症甚爲罕見。

第三期徽毒之豫後。決不可輕視。因毒有釀成全身衰弱或斃命極速者。

通常梅毒於初期診斷之後。若即注射六〇六往往卽見全治。而不致發生第二期症候。如第二期梅毒發生時。施行適度療法亦可告痊。如治失其宜。則往往棘手。而不免再三發作。尤以不攝生者。虛弱者。或酗酒者。發生惡性梅毒。其豫後頗爲不良。（診斷病人後。更就其病性。體質。以及療法之有效與否。對比而明察之。

本報特聘羅家衡律師為法律顧問

幸福三日刊

中華郵政特准掛號認為新聞紙類

幸福報

鈕儀署

第一六一期

（民國十八年十二月四日）

◀每份售洋二分▶

館址上海三馬路雲南路口

本期要目

最近時令病之報告

（乙丙秦）

（一）欬嗽　（二）咽喉
（三）痧子　（四）冬溫

近數日來。由清朗。高爽之秋氣。一變而為亢燥蕭索之秋象。社會上時病之流行。亦隨之而改觀。新陳代謝。二豎寔延。爰將最近時病。拾摭如下。以告世之葆生君子云。

（一）欬嗽　由前此秋燥遺來之欬嗽症。現在尚未戢止。而感風寒風熱之氣以釀成者。正方興而未艾。有此兩大原因。而咳嗽症。大形發達矣。由前者纏綿日久。亟宜圖治使愈。庶免入損。中後者妥為療治。不可視為平淺。任其流纏。

（二）咽喉　今秋以天時關係。喉症特多。而入冬以來。天氣亢旱。燥厲之氣。仍未稍殺。以之喉症一項。有增無減。查咽喉方寸之地。最為危險。又易傳染。如白喉爛喉。尤為可怕。倘天時長此不改。雨雪稀少。恐咽喉諸症。將愈形猖獗矣。

（三）痧子　小兒頗多患痧子者。而其症勢亦自非輕。致痧子之發生。不外天時關係。夏秋最多。冬春次之。其證發熱惡寒。頭痛胸滿。甚或喉痛神昏。吐瀉不已。無非非時之邪。毒癘之氣。之為祟耳。生死安危。瞬息萬變。

（四）冬溫　近日天時溫煖。過於鬱悶。恆人起居衣著。不免稍有疎忽。因而冬溫症。亦其勢炎炎。患者身熱不解。煩悶燥渴。身重神疲。纏綿不已。至足可厭。甚乃咽痛發癍。下利昏沈。危險異常。

吐血與肺癆

醫士楊志一著

未病者讀之
可知預防之法
已病者讀之
可謀挽救之策
疑似者讀之
可以煥然冰釋
醫學家讀之
可知治療正軌

故本書出版以來。風行遐邇。以其書中語語精切。有益實用也。

◘每册實洋兩角
◘郵票代現通用

上海三馬路雲南路幸福報館發行

性的衛生（五十三）

性病指南

（王庚）

（3）由於精神上受莫大的刺激。也能使月經閉止。如婦女在家。忽接丈夫死亡的電報。過於悲哀。過於憂悶。又如大兵盜賊將至。婦女受很利害的恐佈。又如自己做了羞恥的事情。無面目以見人。諸如此類。因心理病影響及於生理都能使月經不順。

以上講月經閉止。其外還有所謂月經困難。其現象爲下腹部及腰部酸痛。有時頭痛。有時嘔吐。他的原因。也有多種。其最重要的原因爲子宮屈曲。或子宮頸管狹隘等。若是多次這樣。宜求專門醫生治療。

女子到了十九或二十歲。仍無月經。大概是因爲身有疾病。如生殖器發育不全。營養缺乏之症。肺結核。全身衰弱等。這都是應當請專門醫生治療的。否則對於生命。將來之幸福。大有關係呢。

月經過多。謂之月經過多症。月經過多的症候。多起貧血及營養減退。其原因也很複雜。主要原因爲脂肪過多。便祕。精神的感動。子宮炎症等。視其原因所在。而施以適當之療法。庶疾病可以告愈。更有月經之期早完。而仍繼續出血者。此之謂子宮出血。若出血極爲利害。可請醫生診治。若出血極微。可用冰囊於下腹部。則內部血管收縮。則血自止。若用冰囊仍無效則可加消毒過的藥水棉花。塞住子宮口。血即可止了。（未完）

子癎之治法（續）

（俞步卿）

（三）怒氣上逆者　經曰、怒則氣上。又曰、大怒則血菀于上。使人薄厥。況妊娠之婦。血養于胎。不榮于肝。是以肝氣易旺。怒則氣逆。血亦隨之。血菀于腦。遂致驟然昏厥而爲癎疾矣。治宜平肝降逆。用白芍左金丸等藥。

（四）痰濁上壅者　婦人懷孕。腹內氣機。必致阻滯。氣滯則生溼。積滋則生痰。或因腹大而重加束縛。以致氣機阻塞。或因惡阻而多食酸膩。以致痰滋留戀。甚則上壅于心肺之間。遂爲癎厥。宜順氣化痰。用旋覆代赭等治之。

（五）胎氣上迫者　懷胎八九月。胞胎已大。因胎盤骨下口狹小。胎位太高。以致氣不得降。上逆爲癎。宜服開交骨下胞衣之藥。使其胎兒早日產下。庶可救也。西醫治此。常用解剖。但不如中醫治法之穩當也。（完）

續銀海新編（念五）

（姚夢石）

沖和養胃湯——陽純陰弱養胃散。四君升柴求返還。歸芎黃芪羌五味。葛根防風引過關。

14　瞳神散大之症

氣爲怒傷成內瘴。初昏如霧漸失光。見一成二或黑花。瞳神散盡救無方。

狀見瞳神如好眼。少大些許。初不爲意。不過視小反大、昏如霧露。空中黑花。係腎水漸散之故。

千金磁珠丸鎮墜主之——合備滋陰地黃湯——氣爲怒傷滋陰丸。二地參甘補眞元。天冬歸芩柴連殼。地骨五味保自全。

益陰腎氣丸——益陰腎氣六味君。五味柴胡歸尾參。

調氣湯——瞳神散大實堪憂。調氣湯用柏知母。歸芎生地陳皮殼。香附茯甘急宜求。（未完）

公開古今秘方　匯會定期刊　遺成百病自療

小藥囊

歡迎投稿

□對口效方　（戴橘圃）

烏背鯽魚一個一兩。婦人頭垢三錢。公猪眼梢一對。同搗敷之。

□搭背隔紙膏　（戴橘圃）

鉛粉二錢。兒茶一錢五分。松花粉二錢。川黃柏二錢。月石二錢。松香二錢。白蠟一錢。共研末。作隔紙膏貼。

□鳳仙膏　（戴橘圃）

治對口發背屬陽症者。白鳳仙一味。連根花葉清水洗淨。打汁。熬膏敷貼。

□疥瘡方　（戴橘圃）

花椒炒研。胡椒炒研。白礬。青礬各二錢。雄黃。硫黃。白蠟。黃蠟各四錢。將青白礬黃白蠟溶化入藥。貯青布袋。納麻油四兩。浸一周時。以火燒袋。候油滴下。不時搽之。

□黃疸驗方　（陳錫周）

白礬一粒。如豆大。用豆衣包而食之。數日後則黃氣自退。按豆性發表。礬性燥濕。一發表。一燥濕。則邪自解（又方）取黃鱔血用熱陳酒冲服。黃色漸退。凡黃疸病。焦黃色難愈。淡黃色易愈。

□止血散　（陳錫周）

專治跌打損傷。皮肉破碎。見血疼痛。立刻止痛住血。應驗如神。刀破出血。並能立效。煅石羔二兩。乳香三錢炒。沒藥三錢炒。血竭二錢。共研細末。雞蛋白調敷患處。或乾擦亦可。

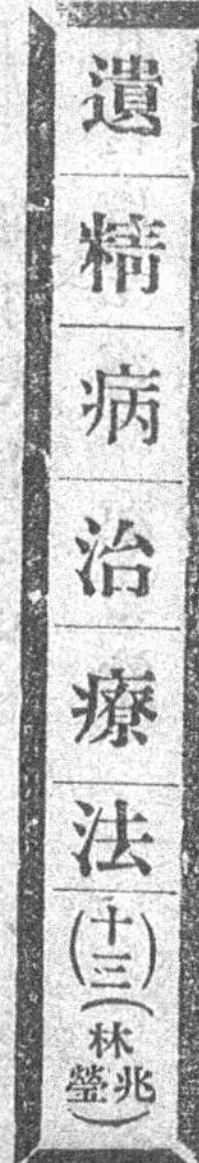

遺精病治療法（十三）

（林兆瑩）

蓋制而不行者。硬苦。以理處之。則順暢。因思心氣和平。非絕於往日。但未如此。八九日之無間斷。又往日間和平多無事之時。今乃能於逆境擺脫。懼學之不繼也。故特書於册。冀日新又新。讀書窮理。從事於敬恕之間。漸進於克己復禮之地。此吾志也。效之遲速。非吾敢知。（吳康齊）

倦臥夢寐中。時時警惕爲過時不能學也。（吳康齊）

中堂讀倦。遊後園歸。絲桐三弄。心地悠然。日明風靜。天壤之間。不知復有何樂。（吳康齊）

七月十二夜。枕上思家計窘甚。不堪其處。反覆思之。不得其方。日晏未起。久之方得。蓋亦別無巧法。只隨分節用安貧而已。誓雖饑寒。不敢易初心也。（吳康齊）

貧困中。事務紛至。兼以病瘡。不免時有憤躁。徐整衣冠讀書。便覺意思通暢。（吳康齊）

瀟如秋水貧中味。和似春風靜後功。（吳康齊）

力除閒氣固守清貧。（吳康齊）

夜大雨屋漏無乾處。吾意泰然。（吳康齊）

（未完）

□盜汗之研究　（李健頤）

盜汗一症。時醫皆謂爲陰虛。故多用補陰固澁潛陽之藥。如屬陰虛。補陰之藥。正是對症良方。然盜汗亦有因於濕熱者。夫濕熱內蒸。若投與補陰之藥。助紂爲虐。反增其害。豈不憤哉。蓋濕爲水分過多。如衛氣堅固。腠理緻密。濕邪無從發泄。鬱於肌膚。即爲水腫。衛氣虛疏。捍衛無權。濕熱相蒸。熱氣內迫。乘衛虛以外出。爲自汗。衛氣晝行於陽。夜行於陰。濕屬陰邪。邪甚相抗。隨衛氣以行於陰。即爲盜汗。如西醫所云。水分過多。流溢於靜脈。汗竅開發。水不容納故也。此症治法。與治陰虛盜汗。有天壤之別。陰虛以補陰爲主。如參耆龍蠣阿膠白薇之屬。濕熱以清濕爲本。薏苡滑石茯苓沙參麥冬豆卷之屬。若陰虛以治濕熱之藥。則陰愈竭而汗愈甚矣。濕熱以治陰虛之藥。則濕邪滋膩。而汗反增矣。差之毫厘。謬若千里。爲醫者。豈可不小心研究乎。然濕熱所異之點。必見小便短赤。舌苔厚滑。脉濡滯數。口不甚渴。而陰虛之症。則異斯。其脉洪大。小便長白。舌苔光絳。可以分別之。審證用藥。自不致悞。

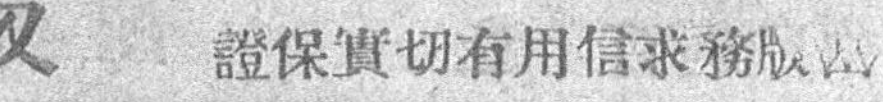

花柳病治療學（念四）

葉勁秋編

因以預言其疾病之治與不治者。謂之豫後。）

1 全身驅梅療法

全身驅梅療法者。即將梅毒自體內驅出於體外。所謂根治療法是也。其應用之藥品。（一）水銀劑（二）碘劑（三）六〇六注射。最近又發見一種藥品。已廣用於歐洲。及南美洲。據稱其效果亦甚佳。即「鉍」劑是也。

水銀劑即汞劑。其應用於驅除梅毒者。有水銀軟膏。甘汞。昇汞。水楊酸汞等。其對於梅毒之作用。端在乎撲殺梅毒菌。猶規甯之於瘧原虫也。

碘劑專供內服。通常製為水劑。其處方如下：

碘化鉀〇、五　苦味酒二、〇　蒸餾水一〇〇、〇

上方為一日量。一日分三回服。

當碘劑內服之際。往往易致鼻感冒。至漏出鼻液頗多。是宜注意。又皮膚面或有因是而發藥疹者。其狀酷似梅毒性丘疹。如中止服藥。恆即消退。

幸福三日刊

中華郵政特准掛號認爲新聞紙類

幸福報

紐儀署 印

第一六二期
（民國十八年七月二十日）
每份售洋二分
館址上海三馬路雲南路口

本期要目

冬令唯一之攝生法
性的衛生
續銀海新編
小藥囊
補品叢譚
遺精病治療法
愛情障礙
花柳病治療學

冬令唯一之攝生法

莫如節慾

節慾卽所以保精
保精卽所以强身
節慾勝於服其他一切補品
節慾爲冬令唯一之攝生法

（乙丙秦）

現值冬令。萬物潛藏。人當此時。厥宜寡慾惜精。以養其生。庶元眞通暢。精水瀰淪。則裨益所獲。勝於進服補藥多矣。世人一屆冬令。習於滋補。牛肉汁也。魚肝油也。不一而足。而一方面妄恣淫慾。一如疇昔。其心目中尚沾沾自喜。以爲有恃而無恐也。噫。顚倒錯亂。一至於此。何智識之淺卑也。夫冬令本主潛藏。若任意縱慾。不惟大耗眞元。難卽恢復。而內部空虛。外邪輻輳。百病易侵。卽幸而一冬無事。安然過渡。及至來春。百物昭蘇。其能無疾病之發生乎。故中國古醫書——內經——有云。冬不藏精。春必病溫。聖人之所以爲慮者深矣。茲於此大聲疾呼曰。

節慾爲冬令唯一攝生法。
冬令縱慾是自殺政策。
進服補藥不如惜精。
打倒冬令縱慾派。

性病指南

性的衛生

（五十四）（王庚）

月經最重要的一點。是在衛生。女子無月經期的普通衛生常識。處處可以得到疾病。據最近學者的實驗。女子在月經期內。腔內的自然殺菌力。異常減少。所以拭揩經血。一個不留心。則細菌因之入內。而成疾病。——因爲腔內在平常時有一種腔液分泌。能撲滅細菌。——所以揩拭經血之布。須十分清潔而消過毒者。清潔陰部。是十分重要的。但有一事。不得不十分注意者。卽清潔的方法是也。有許多婦女誤解清潔的方法。而反弄巧成拙者是很多很多。例如以生水洗滌從表面觀之。似乎是很合宜的。但實則不然。因此時期的子宮。必充滿血液。稍受刺激。則起炎症。還有洗的時候。難保沒有污穢的東西入內。而釀成種種的疾病。是常見的。凡婦女生殖器本極健全。於月經後。無洗滌陰部的必要。只要注意拭揩的經帶的清潔就好了。如此可以免掉不少意外的疾病。

月經時期與衛生的關係。看前文已可明白茲再述其衛生法如次；

（1）經期內的女子。多數是身體感疲乏。神經較常時爲敏。身體各部也有些反常的現象。這是極正常的現象。不必大驚小怪。只要不做繁重的工作。不過度的使用腦力。有充分的休息時期。則身心定不致受害。

（未完）

續銀海新編

（念六）（姚夢石）

15 瞳神縮小之症

瞳神縮小。精氣俱傷。元陽耗散。欲墜神光。莫使沒盡。醫術無方。

狀見神水緊小。漸小而又小。瞳神竟如芥子然。皆能睹而不昏。但微覺眊燥羞澀耳。

抑陽酒連散——瞳神縮小服酒連。知柏梔芩二活前。蔓荊防風漢防已。白芷生甘生地寒。

清腎抑陽丸——淸腎抑陽酒炒連。知母鹽炒寒水研。生地歸芍枸杞子。獨活茯苓草決煎。

還陰救苦湯——見上。

16 瞳神欹側

瞳神欹側。其散當審。外若不傷。內必有損。損外不妨。損內更澆。莫使損盡。終是無光。

狀見瞳神歪斜不正。或如棗仁。三角。雲邊月。乃胆腎之神膏將盡矣。風輪破損。神膏流脫。致瞳神欹側者。外必有蟹珠脂翳在也。內外均爲可畏。急治。須難復圓。亦可挽住。而免墜盡喪明之患。

犀角丸——犀角麻黃石決明。枸杞楮實防歸多。

（未完）

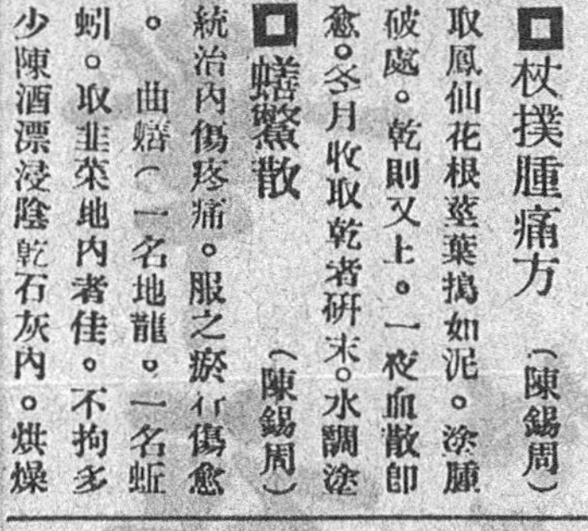

小藥囊

歡迎投稿

□杖撲腫痛方

（陳錫周）

取鳳仙花根莖葉搗如泥。塗腫破處。乾則又上。一夜血散卽愈。冬月收取乾者研末。水調塗

□蟮鱉散

（陳錫周）

統治內傷疼痛。服之瘀行傷愈。曲蟮（一名地龍。一名蚯蚓。取韭菜地內者佳。不拘多少陳酒漂浸陰乾石灰內。烘燥

□補品叢譚

（上）（秦丙乙）

人乳　滋陰補血。淸火洩熱。凡陰虛火盛者宜之。有目疾者更佳。惟脾虛溏瀉之人忌之。供乳者宜擇肥白壯強之人。若乳汁色黃。或淸薄而帶腥穢氣者。服之有損而無益。

牛乳　補心肺脾三經。潤燥生津。病後宜之。老年人亦宜之。大便燥結者更宜之。功與人乳相近。雖此遜於彼。然人乳有七情六慾之關係。而此則無有

介紹衛生方法　幸福三日刊　指導康健途徑

爲末）。地鱉蟲（尾有黑點者去之。石灰內燥爲末）。二味等分爲末。每服二錢。陳酒送下。三四次則愈。

■鴨卵丹（前人）

專治跌仆損傷。外無穿破。惟筋骨不舒。稍有骨節不利者。取鴨蛋殼外綠色重者。名磨綠蛋。其殼內衣必厚。取衣炙灰研末。陳酒冲服。愈多愈妙。此衣並能生肌。

■滑肌散（前人）

專治小兒出痧子之時。尚未化盡。感冒風邪。遍身痧粒如瘡。永不化除。皮膚不能光滑。或瘙癢。搔破。腐水。難以脫根。名曰痧拐。甘蔗皮不拘多少。青皮尤佳。炙灰爲末。菜油調塗患處。可能除根。

■一、皮除毒散（前人）

專治幼孩胎毒。隨處腐爛。結成瘰癧。或出黃水。徧身生瘡。無已。同宿傳染。治之難效。用皂莢水洗去膿窠。然後將此藥摻上。可得速愈。陳皮炙灰。燈草灰。冰片少許。三味研細末。收貯磁瓶內。臨用摻患上生肌。

也。

馬乳　白馬最良。性寒冷。功顯瀉火。清熱。力稍亞於牛乳。患頭目咽喉口齒諸病者宜之。非陰虛火旺之人不可服。凡陰虛火盛人。服牛乳易致頭暈者。宜改飲馬乳。

人參　雙補氣陰。瀉火安神。肺脾腎三臟有虧者宜之。然服之不得法。易於納呆。轉不若參鬚之力雖薄而流弊少也。肺有表邪者忌服。

於朮　白朮之產於浙江於潛縣者。推爲朮中上選。補氣健脾。開胃理濕。宜於脾胃虛弱之人。

西洋參　養血液。補肺腎。陰虛有火。咳嗽吐血。勞損諸症。宜之。

芡實　補脾腎。澁精之功居多。宜於患遺精帶濁病人。惟不易消化。故不宜多食。

山藥　補脾腎。性味中正和平。至爲王道。虛人可以常服。雖無近功。實有遠效也。

遺精治療法（十四）（林兆瑩）

夜觀晦菴文集。累夜乏油。貧婦燒薪爲光。誦讀甚好。爲諸生授孟子卒章。不勝感陳。臨寢猶諷詠明道先生行狀。久之。頑鈍之資。爲之惕然興起。（吳康齊）

月下詠詩。獨步綠陰。時倚修竹、好風徐來。人境寂然。心甚平淡。無康節所謂攻心之事。（吳康齊）

十一月單衾徹夜。寒甚。腹痛。以夏布帳加覆。略無厭貧之意。（吳康齊）

凡百皆當責己。（吳康齊）

近日多四五更夢醒。痛省身心。精察物理。（吳康齊）

毋以妄想戕眞心。客氣傷元氣。（吳康齊）

視鼻端。以之調息去疾則可。以之存心則全不是。蓋取在至近一物。以繫其心。如反觀內視。亦是此法。佛家用數珠。亦是此法。羈制其心、不使妄動。嗚呼。心之神靈。足以具衆理。應萬事。不能以敬存之。乃羈於一物之小。置之無用之所。哀哉。（胡敬齋）

（未完）

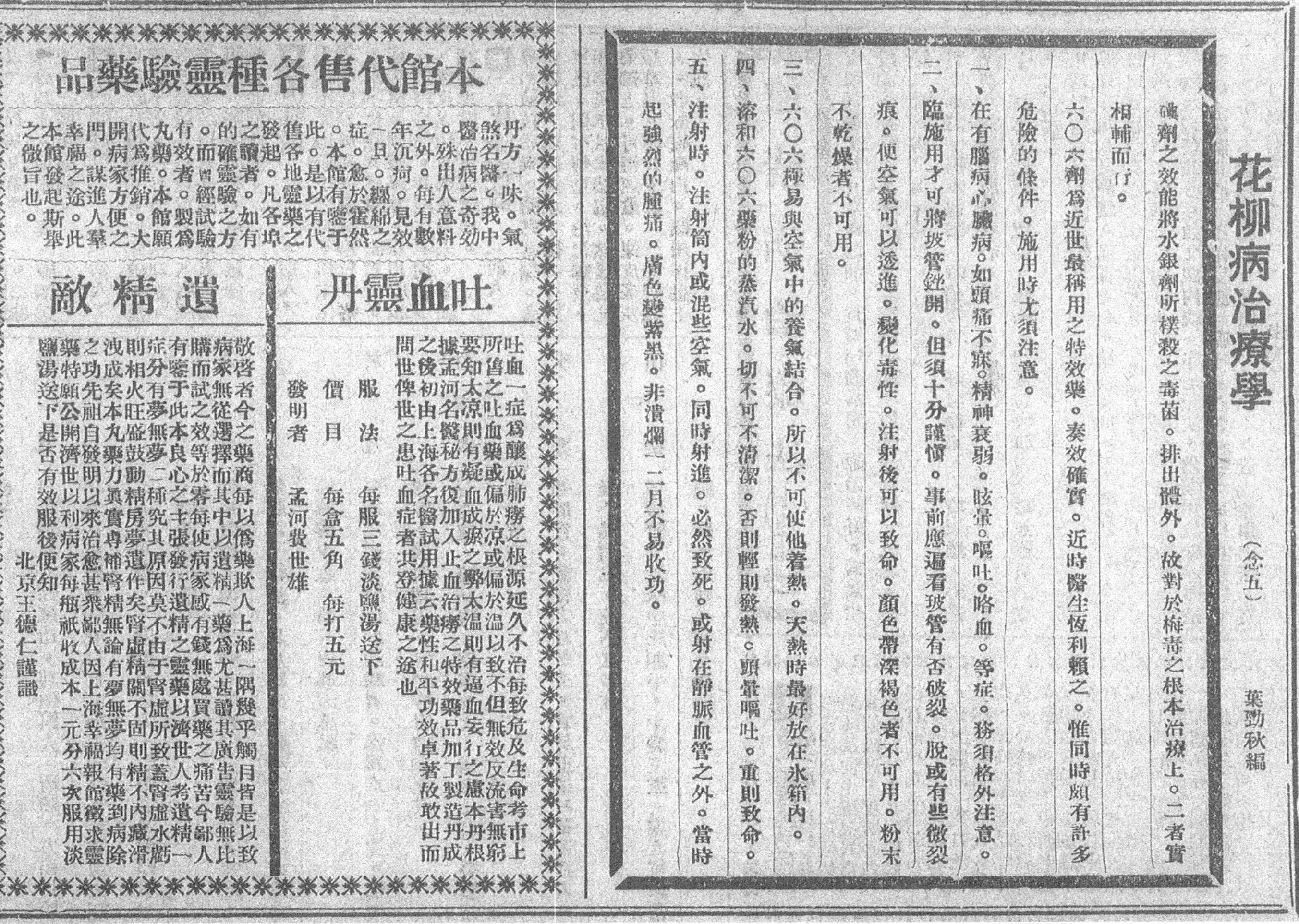

出版務求信用有切實保證　乂名社會醫學常識報　主持者有學識經驗及人格

花柳病治療學

（念五）

葉勁秋編

磺劑之效能將水銀劑所樸殺之毒菌。排出體外。故對於梅毒之根本治療上。二者實相輔而行。

六〇六劑爲近世最稱用之特效藥。奏效確實。近時醫生恆利賴之。惟同時頗有許多危險的條件。施用時尤須注意。

一、在有腦病心臟病。如頭痛不寐。精神衰弱。眩暈。嘔吐。咯血。等症。務須格外注意。

二、臨施用才可將玻管鋸開。但須十分謹慎。事前應遍看玻管有否破裂。脫或有些微裂痕。便空氣可以透進。變化毒性。注射後可以致命。顏色帶深褐色者不可用。粉末不乾燥者不可用。

三、六〇六極易與空氣中的養氣結合。所以不可使他着熱。天熱時最好放在冰箱內。

四、溶和六〇六藥粉的蒸汽水。切不可不清潔。否則輕則發熱。頭暈嘔吐。重則致命。

五、注射時。注射筒內或混些空氣。同時射進。必然致死。或射在靜脈血管之外。當時起強烈的腫痛。膚色變紫黑。非潰爛一二月不易收功。

本報特聘羅家衡律師為法律顧問

幸福三日刊

中華郵政特准掛號認為新聞紙類

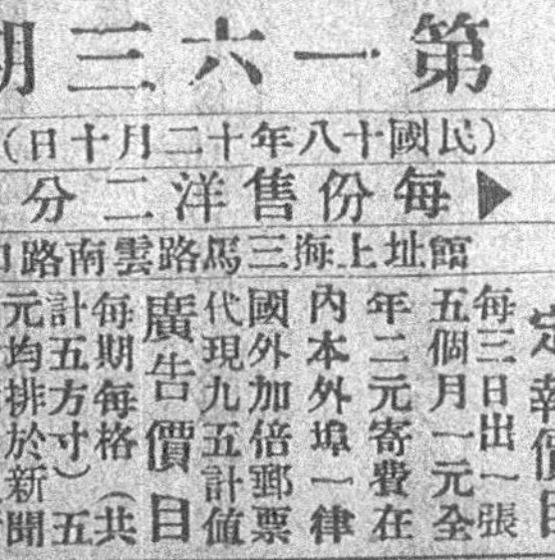

第一六三期
（民國十八年十二月十日）
每份售洋二分
館址上海三馬路雲南路口

定報價目

每三日出一張。五個月一元。全年二元。寄費在內。本外埠一律。國外加倍。郵票代現九五計值。

廣告價目

每期每格（共計五方寸）五元。均排於新聞之旁。如欲入新聞中。長期面議。

本期要目

早泄求子法
性的衛生
怪病奇治
小藥囊
補品叢譚
遺精病治療法
花柳病治療學
幸福之門

最新出版 咳嗽自療法

是治欬之唯一良書

本書為中醫朱振聲先生所著。內容之切合實用。文字之顯豁。明瞭。雖毫無醫學知識者讀之。亦能見病自療。萬無一失。因其中將咳嗽之『原因』『見症』『治療』。莫不詳細說明。例如某種咳用某種藥。某種藥何以能治某種咳。以及某種咳之病原如何。見症如何。所以翻閱之後。即能瞭如指掌。與市上名不符實之自療醫書。截然不同。書中有自療方法二十二則。用藥訣門三十三則。經驗良方十四則。更有咳嗽病之疑難問題數十則。無不一一說明其所以然。全書洋裝一冊。定價大洋式角五分。實售八折。郵票十足通用。外埠寄費加一。書印無多。欲購從速。上海三馬路雲南路幸福報館售

「早泄求子法」

世之患早泄者請三復斯文

（李健頤）

吾友陳學習君云。清光緒二十八年。曾見長樂縣有林姓者。娶妻楊氏。琴瑟和鳴。二十餘年。未添男女。憂心惕惕。問醫求卜。均無效驗。有高姓者。素秉忠厚。性質謙和。與林為莫逆交。一日謂林某曰。君家患何病。不能生育。林曰吾妻素體健壯。且無帶下陰痛之隱病。然其不能生育者。實由吾之陽物易舉。而精早洩故也。曾求醫服藥無效。吾兄有何妙法。不吝賜教。高某戲曰。吾替君生子可否。林某以求子之心急切。信之為然。而歸與妻相商。林妻低首不語。再四詰之。心意頗允。旋告高某。次日適林妻經淨。即備酒筵。並邀高某到家。高某在房中。高談宏論。以動其慾。林妻在帳裏淫慾刺戟心經。渾身烘熱。似難阻遏。將帳揭起。睥睨高某。高某覷其慾火已動。急將燈火撲滅。即捉林某與妻同寢。乃自回家。竟得麟胎。後舉一男。林之夫妻喜出望外。且感高氏之德云爾。

作者按高某先云替他生子。是使其心無所思。心思融融不亂。慾火不動。則陽物不易舉。陽物不易舉。則精不早洩。是屬柔性。後以春情激動女性。俾其慾火熾甚。卵球易熟。為剛性。柔能剋剛。剛柔相濟。則卵珠易吸精蟲。自易受胎。然此法是使精早洩者。以漸緩時刻。卵妥熟者。易以成熟。誠至妙也。

性病指南

性的衛生（五十五）

（王　庚）

（2）經期內的女子。是不能運動的。因爲她的子宮黏膜充血。不易復原。再做劇烈的運動。則多量的血液。必分泌出來。更不易復原。極有害於身體。故學校中對於女生。一月中宜有數天免上體操課的機會。使她休息。不能勉強實行。

（3）身體過於弱的婦女。在經期內。可停課二三天。專門修養身體。這樣之後。則她的心身上的恢復。比較不停課要快得多了。比較上很可算是經濟。

（4）經期內的女子。雖不能運動。但娛樂的心意。萬不能減少。所以宜多注意可喜的事情。因爲終日憂慮。最能傷害人的健康。

（5）月經帶必嚴加消毒。能向藥房中購之。尤屬可靠。若用陳舊的破布做月經帶。裏面往往有無數的病菌附着在上面。一旦有機會可乘。就侵入體內。而起疾病。故不可不注意。

（6）月經期內的女子。感受溫度的影響。最爲銳敏。所以很容易患感冒。我們知道感冒是極危險的病。因往往轉爲肺病。所以在經期內。不能受寒。

（7）月經期中不能濫用藥物。例如瀉劑及鐵劑。用了之後。往往起強度子宮出血而傷害健康也。

（8）刺激品的食品如辛辣。胡椒等。以不入口爲妙。

（9）經期內的婦女必停止交合。

（未完）

怪病奇治

爛牛藤之治愈抽筋症奇驗（上）

劉琴仙

張翔鴛。予之學友戚也。其女年甫七歲。于二月間。猝患抽筋症。日輕夜重。發時。周身痙強。頸勁直。口歪斜。面赤舌紅。臀部作痛。適因失跌。疑爲跌傷。初投傷科藥劑無效。改請內科醫生。斷爲火灼筋。連服芍藥甘草湯。及犀角地黃湯加竹瀝。服十餘劑仍如故。適遇鄰婦告曰。此症予戚某。曾患過一次。以最便宜之藥治愈。卽經耕牛拉過之爛藤。連垙燒灰研末。對茶油數滴。茶水任調下。無論何種藤均效。惟新藤不用云云。如法服之痛卽止。再發再服。應手而止。初每夜總有二十餘次發作。服此藥後。病漸減輕。陳應期先生。亦以戚誼故曾診視。謂此肝病。主張加入公鷄矢白黃水調前藥。服至全愈。按此藥。化朽腐爲神奇。有何成份。卽請科學家化驗之。亦不過有些垙質炭氣而已。（未完）

小藥囊

歡迎投稿

九種心痛方（陳錫周）

胡桃一枚去肉入胡椒。按人年歲每歲一粒。泥裹煨灰。去泥研細。薑湯送下。服之除根。按此卽脘痛。非心痛也。此方屬于喜按虛寒者宜之。

胃氣痛方（陳錫周）

臘月取鯽魚一尾。去鱗顚腸。納糞末魚內。縫魚腹。懸掛風乾。至春炙灰研細。每服二分。或加沉香末更妙。開水送下

補品叢譚（下）

（秦丙乙）

鷄蛋　性味和平。兼補氣血。在諸補品中推爲上選。惟不宜多食。多食動風。

燕窩　補肺及腎。化痰止嗽。爲淸補上品。咳嗽吐血之屬於虛症者宜之。

白木耳　補肺開胃。潤而不寒。甘而不膩。滋陰大有功能。虛勞咳嗽宜之。

龍眼　俗名桂圓。能補心脾。性亦和平。對於勞心用腦

介紹衛生方法　幸福三日刊　指導康健途徑

勞怯神方（陳錫周）

人乳一茶杯。牛骨髓八兩。二味。隔水煮熟。空腹食之。男女皆可服。忌房事三月。

按此法大補。人乳補陰血。牛骨髓補精。其性溫兼補陽。又勞怯症忽然吐血。倉猝無措。童便一杯。服之即止。童便難覓。大人便亦可。此法有益無損。

花柳梅毒救苦丹（趙瑞芝）

胡麻仁一兩三錢。乳香一兩。黃柏一兩。琥珀一兩三錢。珠粉七分。雄黃一兩。三仙丹五分。木瓜一兩。連翹一兩。蟬退一兩。牛七一兩。川連一兩。牛黃一兩二錢。丁香一兩。沒藥一兩。鍾乳石一兩。當歸一兩。兒茶一兩。白蒺藜一兩三錢。研末為丸。每服一兩。早晚一服。全一料。其毒升牙腫疼。用甘草武彝茶漱口吐瀉。每多全愈。有加輕粉五分。劫墜之品。除之。

之人。頗為相宜。

巨勝子　俗稱黑脂麻。補肝腎。潤腸胃。老年人頗宜。風淫癱瘓之人更宜。惟多食易於作瀉。

阿膠　滋陰清火。補腎益肝。血證宜之。脾胃薄弱慮之

龜板膠　滋陰之功甚大。陰虛火旺者之恶物。惟不宜於脾虛作瀉。或胃弱納呆者。

鹿角膠　補陽助火。惟老人命門火衰者可服。其他則一概忌之。

龜鹿二仙膠　兼補陰陽。水火兩虧者宜之。

兩儀膠　治精氣兩虛。精又虧於氣者。藥味簡單。性屬和平。男女老幼共宜之。

屬稿至此。大致已竟。惟有兩事。雖已於言。爰補充之如下。（一）服補品須俟外邪肅清後。方有功效。否則大害。（二）任何補品。率皆不宜多食。適可而止。補益所在。固非一旦一夕間事也。

（完）

遺精病治療法（十四）（林兆瑩）

大丈夫凍死則凍死，餓死則餓死。才能堂堂立天地間。若開口告人貧。要人憐我。以小惠。响我沫我。得毋為賤丈夫乎。（魏莊渠）

耳之聽止於數百步外。目之明止於數十里外。唯心之思。則入於無間。雖千萬里之外。與數千萬年之上。一舉念即在於此。即此是神。（夏東巖）

人心一息之頃。不在天理。便在人欲。未有不在天理人欲而中立者也。（薛敬軒）

無欲非道。入道自無欲始。（薛敬軒）

心一操而羣邪退聽。一放而羣邪並興。（薛敬軒）

時耀問收放心在何處。先生曰。須於放的去處收。則不遠而復矣。（呂涇野）

黃惟因問。白沙在山中十年。作何事。先生曰。用功不必山林。市朝也做得。昔終南僧用功三十年。儘禪定也。有僧曰汝習靜久矣。同去長安柳街一行。及到。見了妖麗之物。粉白黛綠。心遂動了。一旦廢了前三十年工夫。可見亦欲於繁華波蕩中矣。故於動處用功。佛家謂之消磨。吾儒謂之克治。（呂涇野）

夜初靜坐。少檢點日間言行。因司馬溫公論盡己之要。自不妄言始。夫不妄言。所言必皆當理。非心有定主。豈能至此。故輕躁鄙卑。及事務瑣屑。無益身心。而信口談論者。皆妄言也。因書以自戒。（楊斛山）

（完）

出版務求信用有切實保證 又名社會醫學常識報 主持者有學識經驗及人格

花柳病治療學（念六）

葉勁秋編

六、注射血管。必須十分謹慎。此有直接的性命關係。所以注射部的皮膚。注射應用的器具。應十分消毒。

七、人身體質。各不相同。有對于某藥某食物。其感受性非常強銳。抵抗力十分薄弱。此名曰特異體質。此特異體質。又無法可以檢驗。所幸所見不多。不然。六〇六更多危險。

八、注射前後各三小時。最好勿進飮食。

九、注射後當靜臥二十四小時。若病人來診者。則注射後當立令回家靜臥。

以上各種危險。有關于藥的不純的。有關於醫生處置不妥的。有關於病人自己的體質特異的。為醫者應加以注意。在病者應加以認識。

二、局部對症療法

局部對症療法。在初期陰部發生結硬時用之。有時與全身驅黴療法幷行之。初期結硬。橡皮腫。扁平濕疣。及潰瘍等。恆貼水銀軟膏。

幸福之門

熊夢熙君來函

前爲大頸事曾介紹敝友之女簡玉瓊女士幷給與問病紙請求賜予治療方法旋荷答覆略謂南方無此症大頸醫書亦未刊載無從製方但旣非核癧又不痛癢不治亦可剖割則非所宜云云查此症南方雖無敝省與滇黔毘連所患此症者極多鄉村尤甚觸目皆是初起亦有吃藥治愈者日久則難治療積久愈大贅負終身項下如掛大瓜不但有失觀瞻且有碍舉動每遇劇烈運動則氣喘呼呼大約因痰結喉間障碍呼吸所致也不幸而患此症者雖不痛癢亦類殘疾矣實非一大憾事耶玆由友處搜得一妙方經治愈多人與玉瓊女士試服果見奇效視該方亦屬平庸無甚奇特不料神效至此蓋女士患此症已有六載歷經中西醫生治無見效今服此方數帖卽見痊可殊有研究之價値特將原方錄呈請登諸報端俾患此症者得方治療以符醫藥公開研究的原則是所厚幸焉

附大頸藥方一紙

海藻二錢 昆布二錢 桔梗二錢 半夏二錢 三苓二錢 海帶四錢
莪朮二錢 雄黃二錢 海硝二錢 陳皮二錢 砂仁二錢 細辛錢半
桔草四錢 煎服

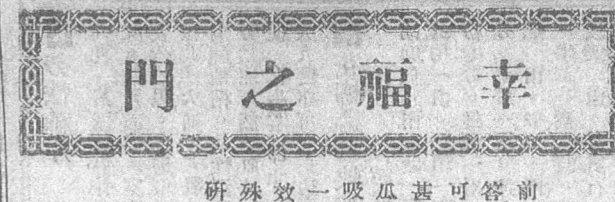

本報特聘羅家衡律師爲法律顧問

幸福三日刊

中華郵政特准掛號認爲新聞紙類

幸福報

鈕儀署

第一六四期
（民國十八年十二月三十日）
◀每份售洋二分▶
館址上海三馬路雲南路口

定報價目
每三日出一全
五個月一元張
年二元寄費在
內本外埠一律
國外加倍郵票
代現九五計值

廣告價目
每期每格（共
計五方寸）五
元均排於新聞
之旁如嵌入新
聞中長期面議

□爲遺精病家冬令失精進一言

（秦丙乙）

是萬物潛藏之時
是進服滋補之好機會
是遺精家最宜培養之時

冬令

現當冬令。萬物潛藏。遺精家坎陽常洩。眞元時耗。其戕賊身體。什百倍於平昔。不寧唯是。內經有言。冬不藏精。春必病溫。則其爲患亦可想見矣。是以病者之於此時。宜採用藥物治療。與人工治療。即一方面進服滋補品丸膏之類。因此時服藥。易於圖功。一方面宜淸心寧火。寡慾自矢。不令有絲毫非分之想。如此內外兼施。庶幾事半功倍。非然者。輕心掉之。任情縱慾。不特來春有劇烈之變證。即今冬亦難保能安然而過渡矣。病家其鑒諸。

性的衛生（五十六）

指南 性病

（王庚）

早婚與晚婚的研究

兩性到了青春發動期。生理上雖有種種的變化。但不是身體完全成熟的表示。決不是結婚的時期。在上文已說過。現在提倡早婚主義的人。並不在少數。從美國的珊額夫人到中國來演講生育要遲。結婚要早的主義之後。一班青年的思想。爲之一變。我對於生育要遲的主義。十分贊同。絲毫不加以反對。而對於結婚可早主義。十分懷疑。並認他這種學說。沒有價值。我們無論據處於那一種環境之下的青年。對於他們的生理上。智育上。事業上。……都沒有提倡早婚的理由。若有人提倡。我們大膽放心的稱他是妄說怪論。什麼理由？請看下文能—

一、早婚能減少壽命

青年早婚。總不免了一個房事過度。濫排泄寶貴的精液。因之全身的營養不足。營養既不足。勢必不能完全發育。而成一極衰弱之人。或因精液排泄過多。而成陰萎症。變了一個精神病人而發生自殺及瘋病的結果。或因身體過於衰弱。抵抗力毫無。終年發生疾病。而成功一個眞正的「東方病夫。」——外人笑我國人爲「東方病夫。」因爲早婚風俗的盛行。未嘗不是一個大原因。——或因身體並不現出病夫的樣子。（未完）

臨產將護法

（秦丙乙）

生產爲婦人之常。瓜熟蒂落。初無難事。然而因世俗之忽於醫學常識。而横生倒產。盤腸瀝胞。種種可畏可懼之事。遂數見而不一見矣。爰艸此篇。以貢讀者。

一曰持鎮靜。　鎮靜之益有二。於產婦可保持其神智清澈。心地坦然。即初次臨產。不免懷慮疑懼。亦不致驚惶失措。因餒生變矣。其於家人。則安定辦事。不改常度。可免手慌脚亂。茫無所措。

一曰早預備。　臨產少食少飲。勿惱勿怒。稍稍行動。不可呆坐。立宜倚物。倦即仰臥。產房布置妥適。氣候得中。光線不宜過於充足。入手不可過於雜沓。預擇一二穩練之人足矣。（最好進醫院。惟醫院洋派。又非產後所宜。）

一曰忌用力。　臨產必有腹痛。惟並非一痛即可以產者。總須安心忍耐。常思瓜熟蒂落一語。斷不可用力下垂。或過早臨盆。必腰腹齊痛且緊者。始眞生育之的候。腹痛腰不痛。不產。腰疼腹不痛。亦猶未屆成熟也。（完）

怪病奇治

爛牛藤之治愈抽筋症奇驗（下）

劉翠仙

中藥之靈效。往往如此。予醫學淺陋。對於此藥。不能創出新見解。見仁見智。到底疑者係氣化作用而已。大凡藤類。不外乘風木之氣化而生。其形又象人筋。內經云肝主筋。抽筋症。即肝病也。金匱云。見肝之病。知肝傳脾。當先實脾。肝屬木。脾屬土。以木能侮土故也。用藤類者。象形之治也。經牛拉過。溏坭燒灰者。牛爲土畜。坭爲土質。同氣相求之義也。對茶油者。能涼血潤筋也。加鷄矢白者。鷄爲木畜。入肝。又能夜啼。陽中之陰。故治日輕夜重也。中醫中藥之理。其玄妙不可思議。其應驗何等神奇。如此舊學說。諒當行出色之新醫。又必以不合科學。及五行生尅之謬說訕笑之。然訕笑由他訕笑。妙道吾自知之。醫藥但知愈病。不知其他同道幸勿爲邪說所惑。（完）

公開古今秘方　社會定期刊　造成百病自療

小藥囊

歡迎投稿

□治痔丸（趙瑞芝）

胡黃連一兩姜汁炙。猬皮一兩。麝香一分。研末蜜丸。每兩茶送下。輕症全愈。久年痔漏下血。不見效。

□痢症肚痛方（趙瑞芝）

製乳香二兩。製沒藥二兩。正犀角二兩。水干子一兩。川砂仁一兩。廣皮一兩。五靈脂二兩。胡椒二兩。洋烟屎八分。雄黃一兩。波蔻一兩。丁香二兩。羚羊一兩。正硃砂一兩。白凡一兩。檀香一兩。法夏一兩。茯神二兩。研末蜜小丸。每服一兩。在外洋水土寒。飲俱霜雪水。痢症肚痛常有。用此丸止之。因往新闢地方。多俱寒冷。或樹根葉腐物飲之。喉爛肚痛足腫。服此屢效。

□治頭風痛良方（佚名）

川楝子肉。全蝎尾。元寸。共研攤貼。或用石菖蒲汁。和上藥。塞鼻流涕效。

□治產後中寒腹痛方（陳蓮峯）

俗名月內風。油虫七隻。置新瓦煅黑。研末。泡開水。服。神驗。

□治男女色風驗方（陳蓮峯）

麻油半盌。韭菜頭搗汁半盌。和勻燉一支香久。熱服。按上方患者。指甲黑亦可救效。倘誤服龍眼肉不治。治月內風亦驗。又方 馬蹄金搗汁半盌。米酒半盌。和勻。一大盌盛之。另用鏗子火煅通紅。淬在上藥湯液之中。取藥鏗子。將淬過藥湯服之。立效。

□家庭藥醫常識

第二章　咳嗽自療法

（一）風寒咳嗽自療法

病因　症由皮毛而入。皮毛爲肺之合。寒邪外襲。必先入肺。肺爲嬌藏不耐邪侵。清肅失司。則氣逆而咳。氣不條達。則津液凝聚而成痰。漬肺而咳。

診斷　咳吐痰濁。白稠而爽。形寒頭痛。胸悶納少。鼻流清涕。脈象浮滑。舌苔薄白或微膩。甚則微有氣急。此在天寒時節多患咳病。以意候之。

傳變　先傷風寒。痰嗽未止。更傷炎熱。則咳嗽音嘶。久而不除。每致化熱。亦能鍛鍊肺陰。初邪在表。急宜辛散。傷風不愈便成癆。斯言可慮。

用藥　宜疎風化痰。杏蘇散金沸草散。蘇子降氣湯。二陳湯。華蓋散。復傷熱者。宜葳蕤湯加減。初病風寒咳嗽。必有表症。藥宜動而不宜靜。早用兜補。戀邪多成癆損。

調理　外感咳嗽。初無調理之必要。惟恐餘邪未清。宜節飲食。慎風寒。屢患咳嗽。雖屬小恙。易於泄氣。注意忌食一切辛辣膠膩之物。蓋辛辣傷肺。膠膩滯痰故也。

（二）痰熱咳嗽自療法

病因　風熱襲入肺中。煎熬津液。鍛鍊成痰。火動陽升。木叩金鳴。治節失司。乃爲咳嗽。此病多生於春夏病濕者。及陽旺陰虛之人。

診斷　咳嗽發熱。痰粘而不爽。或黃膩如膿。口乾欲飲。胸悶不舒。心煩不寐。脈象浮數。舌苔黃

傳變　痰熱伏肺、咳久痰中夾血。此咳傷肺絡也。又有熱鬱肺俞。寒涼外束。則音聲窒塞不揚。此金實不鳴之症。俗所謂寒包熱是也。宜解表寒而清肺熱。

用藥　宜疎風化痰。桑菊飲。清肺飲。瀉白散。復傷寒者。宜麻杏石甘湯。或金沸草湯。痰血者仍宜重清其熱。酌用廣鬱金茅蘆根。及茅花。藕汁等味。

（未完）

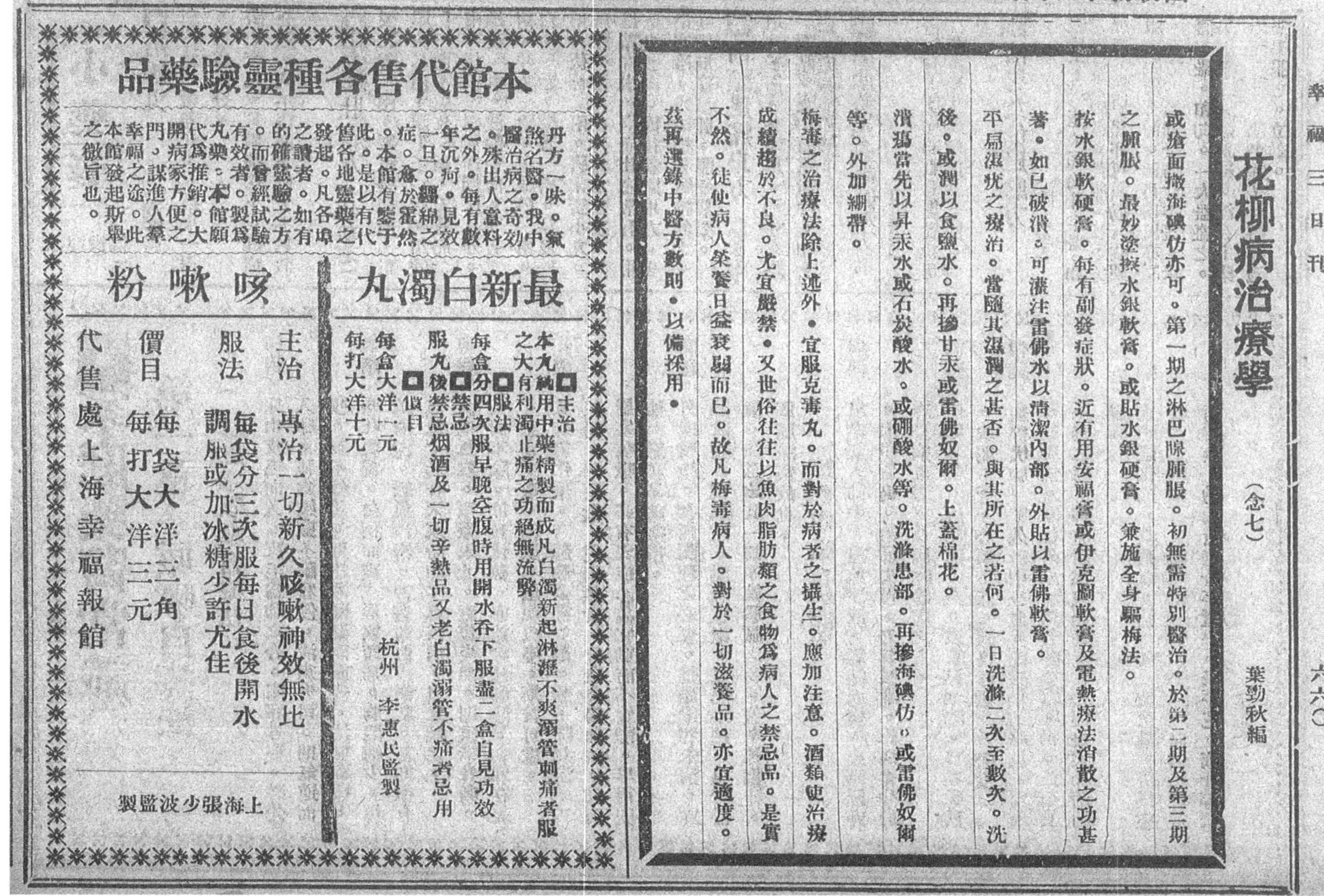

又名社會醫學常識報　主持者有學識經驗及人格　出版務求信用有切實保證

花柳病治療學（念七）

葉勁秋編

或瘡面撒海碘仿亦可。第一期之淋巴腺腫脹。初無需特別醫治。於第二期及第三期之腫脹。最妙塗擦水銀軟膏。或貼水銀硬膏。兼施全身驅梅法。

按水銀軟硬膏。每有副發症狀。近有用安福膏或伊克爾軟膏及電熱療法消散之功甚著。如已破潰。可灌注雷佛奴爾水以清潔內部。外貼以雷佛奴爾軟膏。

平扁濕疣之療治。當隨其濕潤之甚否。與其所在之若何。一日洗滌二次至數次。洗後。或潤以食鹽水。再摻甘汞或雷佛奴爾。上蓋棉花。

潰瘍當先以昇汞水或石炭酸水。或硼酸水等。洗滌患部。再摻海碘仿。或雷佛奴爾等。外加繃帶。

梅毒之治療法除上述外。宜服克毒丸。而對於病者之攝生。應加注意。酒類使治療成績趨於不良。尤宜嚴禁。又世俗往往以魚肉脂肪類之食物為病人之禁忌品。是實不然。徒使病人榮養日益衰弱而已。故凡梅毒病人。對於一切滋養品。亦宜適度。

茲再選錄中醫方數則。以備採用。

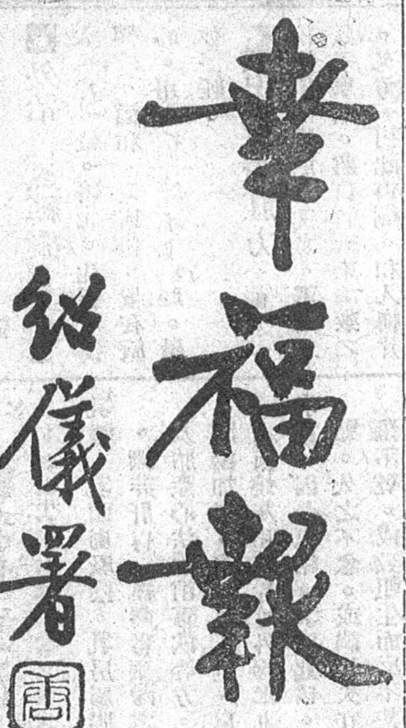

幸福報

紹儀署

第一六五期

（民國十八年十二月十六日）

每份售洋二分

館址上海三馬路雲南路口

定報價目

每三日出一張全年五元半年二元六個月一元五角國內本外埠寄費一律在內國外加倍郵票代現九五計值

廣告價目

每期每格（共計五方寸）於新聞之旁均排方格如欲入新聞中長期面議

本報特聘羅家衡律師為法律顧問

幸福三日刊

中華郵政特准掛號認為新聞紙類

女子怕癢問題的研究

（徐敏）

爲什麽沒有結婚的女子容易怕癢

爲什麽已經結婚的女子不大怕癢

爲什麽女子的乳房脇下格外來得怕癢

怕癢是不是爲保護男性的性慾侵犯

怕癢是不是可以辨別女子的貞操

心理學家說。人們的怕癢。是警告外來物的逼近。設法抵抗的一種反應生物界的普遍現象。女性常是被男性侵犯的。故她們爲保護男性的性慾侵犯起見。稍稍一撩。就怕起癢來。因爲這樣怕癢。她們就把容易引起性慾的部分。如乳房。脅下……嚴遮起來。但是她們到了結婚之後。比較的不易怕癢。因這時候。她們就沒有防衛性慾侵犯的必要。怕癢的效用也就失去了。生理學家又把這問題研究了一下。知道未婚的女子性的精力跟着神經末梢遍佈於全身。尤以乳房。唇頰。脅下等更多。所以一撩就覺得癢不可當。到了結婚之後。對於外來的撩搏。不能像從前的熱烈的引起反動。最有趣的。英吉利北面的冰洲土人。以怕癢測驗青年女子的貞操。怕癢的爲貞。不大怕癢的爲不潔。

性的衛生（五十七）

〔性病指南〕

（王庚）

但因面色蒼白。不能見人；精神毫無。不能做事；沒有進取之心。以發展其事業；因之間接影響到他們的生活；生活不良。最易傷及健康。以上所述的種種。無論直接或間接。都爲短壽的原因；這種原因。都是因早婚所致的。柏林之獨誇圖落希哇路芝久研究結婚和壽命的關係。其統計早婚之死亡率。很爲詳細。列表如下。

男子早婚者——十四歲到二十歲……千人中死去二十九又十分之三八

男子未婚者——十四歲到二十歲……千人中死去六又十分之七八。

以上是男子。茲再將女子方面統計表列左；

女子早婚者—十四歲到二十歲…千人中死去十四人。

女子未婚者—十四歲到二十歲……千人中死去八人。

又法國巴黎的統計報告：從十五歲到二十歲。早婚男子的死亡數。較諸同年齡未婚男子的死亡數。多八倍。其數令人可驚！有人說青年若不爲之早結婚。則將流於放蕩不羈；反而弄得疾病。不如早日結婚。使他得一個安所；我說這是個人道德的關係。和結婚的遲早。不發生什麼關係。何必命他早婚。催他早死呢？

二、早婚和子女問題

早婚的夫婦所生出來的女子。是不會有強壯的希望。十分之九。都是先天不足。

（未完）

□產後血暈急救法

方公溥

產後敗血上衝。或血崩氣脫。每有暈厥之患。救之稍遲。危險立見。煎藥既來不及。通關又不相宜。惟有醋韭薰鼻一法。至靈且妥。然辦之臨時。猶嫌緩不濟急。蓋於手忙腳亂之際。而爲此買韭買醋之奔。既須點爐。又須索罐。費時幾何。法未施而氣已絕矣。故宜先期預購小口熱水瓶一具。並米醋一升。俟婦將產時。急買生韭菜數兩搗碎。納入瓶內。又將米醋煮沸。（勿煮太久以沸爲度）冲入瓶中。蓋之。使韭醋暗煎。熱氣保留不散。如產時或產後發暈。即拔開瓶塞。對婦鼻孔嗅之。酸辛之氣入腦即醒。如連續暈去。再取嗅之。以醒爲度。臭時宜有斷續。以免刺激太甚。致生影響。生韭菜或預存備用更妙。此法簡便易行。近科學化。願產家注意之。

小藥囊

歡迎投稿

□外治色風縛藥（陳蓮峯）

大梅片一錢。研末。生姜。搗爛炒。酒和。入梅粉。置在臍心。用布綳住腰際。環肚。覆被溫睡。

□治痔瘡脫肛方（前人）

松樹倒掛根煎湯洗之。再用木鼈子磨醋。將白竹紙染濕敷之。又方　田螺搗爛。和入梅片

□乳病證治大要

（鄭守謙）

乳癰　乳頭屬厥陰。乳房屬陽明。若皮肉腫凸焮紅而成癰瘡者。無非肝胃二經熱毒壅滯之症。法宜加味逍遙散神效括蔞散及胎產心法中消毒飲等方。如膿桁膿潰。則由實而虛矣。歸脾湯加乳、沒、貝、芷、鼠屎、土楝子、蜂房、可服。桑根木菌燒灰和梅片可外摻之也。

乳巖　因憂氣結。乳內起核。微痛而不紅腫者。是爲乳巖之起點。久之不愈。或調治失宜。則必潰爛如巉巖深洞。血水淋漓不乾。或致蛆生而反不甚痛。氣血既虛。邪居日久。故難

塗之。

□治痔瘡方（前人）

金瓜體番姜頭五錢。鹽酸草俗名沿酸菜子五兩。黑槐花三錢。川連五分。猪腸頭一具。入藥。不用水炒。

□治脚風特效方（前人）

蒼朮二錢。茯苓二錢。意仁二錢。川芎二錢。歸全三錢。牛膝二錢。木瓜二錢。靈仙二錢。蜜薯二錢。秦艽二錢。桑寄生二錢。五加皮三錢。肉桂二錢。炙草四分酒水各八分。煎半。

□治脚風外敷方（前人）

南星二錢。白芷二錢。乳香一兩半。丁香一兩半。白芥子二錢。梔子三錢。川烏一錢。草皂一錢研末。用糯米薯餈藥。末塗。

□治小兒疳積殺蟲消積方（前人）

蒼朮。黃連。肉蔻。茯苓。砂仁。神麯。陳皮。粉姜。木香。法夏。甘草。又方。使君子肉。煎湯服。

治也。治法宜於初起小核時急用生蟹殼並爪數十枚焙末酒服。再用歸、陳、只、貝、翹、芷、甘草節、蒲公英、等服之。久而不散者。則當內服益氣養榮等藥矣。

妒乳　此症有二。其一則因新產小孩、未能吮乳。或產後因他故而無子吮乳。以致蓄結作脹。發熱口渴者。則宜擠去宿乳。服四物湯加麥芽以消之。其一則不必因乳汁停蓄而乳頭止發生小瘡。搔出黃水。是爲積熱所成。但用甘草陳皮煎湯洗之可也。按此證之重者亦可延成乳癰。

內吹　有孕時忽然寒熱乳腫者。名曰內吹。橘葉散治之。

外吹　小兒鼻風吹入乳房。以致腫痛者。名曰外吹。內服括蔞散、或連翹金貝煎。外用南星末敷之。

乳汁不通　有乳而患不通者。多因氣實而閉也。湧泉散、行氣下乳湯。皆可選服。至俗傳川山甲。王不留。婦人服之乳長流一說。實卽湧泉散之遺意也。

乳汁苦多　乳汁太多。不過稍有脹悶之嫌。兼有防害於乳兒之吸引吞服也。究係乳母體豐之佳兆。並不爲病。如欲退之。可多服麥芽一味如神。

乳汁自流　因於陽明不固者。則爲虛。因於血熱或肝火者。則爲實。或補或泄。臨症酌之。

乳汁太少　此血液之虛。專賴滋補。豬蹄湯、或十全大補湯培之。如係氣虛。專以歸耆合四君子以養其脾胃可也。

乳泣　未產而乳汁自下者。名曰乳泣。是因氣血大虛也。必致生孩不育。

蒸乳　新產三日後發熱者。名爲蒸乳。因氣血壅於絡中。將以蒸發乳汁故也。并非疾病名辭。亦無須服藥也。

（完）

□肺癆病之冬令養生法（上）

（楊志一）

□小引

全國醫藥聯合會代表大會開幕第一日。文學家顧惕生先生演說。謂自身以多病之故。對於中西醫藥之試驗極多。平心而論。中醫之治療。確比西醫爲優勝。例如傷寒肺癆兩大症。西醫簡直無治法。非請教於中醫不可云云。不佞聆此偉論。深感顧公之能仗義執言。而聯想中醫對於傷寒肺癆有更進一步研究之必要也。茲舍傷寒。而言肺癆之冬令養生法。以告讀者。

□節慾

肺癆之人。陰精本虛。性慾不節。是謂虛虛。是節慾之重要。較常人爲尤甚。惟陰虛者陽必盛。水虧者火必旺，故患肺癆者。慾火亦較常人爲易熾。每犯虛虛之戒。此肺癆所以多不救也。語云。明哲保身。蓋示人生命之可貴也。經云。冬不藏精。春必病溫。蓋示人養生以葆精爲先也。患者不欲保身則已。苟其欲之。請自節慾始。

（未完）

出版務求信用有切實保證　又名社會醫學常識報　主持者有學識經驗及人格

花柳病治療學（念八）

葉勁秋編

毒火熾盛。小便腫痛。流濁腐爛。治當疏利邪火。如八正散黃連解毒湯蘆薈丸龍胆瀉肝湯二子消毒散清肝導滯湯等。皆可選服。

損破腐爛如珍珠散。下疳散。三仙丹。結毒靈藥等。皆可選用。

三、選方

一、八正散

扁蓄　生軍各一錢　滑石二錢　瞿麥　生甘草　車前子　梔子　木通各一錢　水二盅煎八分食前服

二、黃連解毒湯

黃連　黃芩　黃栢　生山梔各一錢五分　水煎熱服

三、蘆薈丸

蘆薈　子青皮　白雷丸　白蕪荑　川黃連　鶴虱草各一錢　木香　麝香各一錢　共研末蒸餅糊丸。如麻子大。每服一錢。空心靑米湯送下。

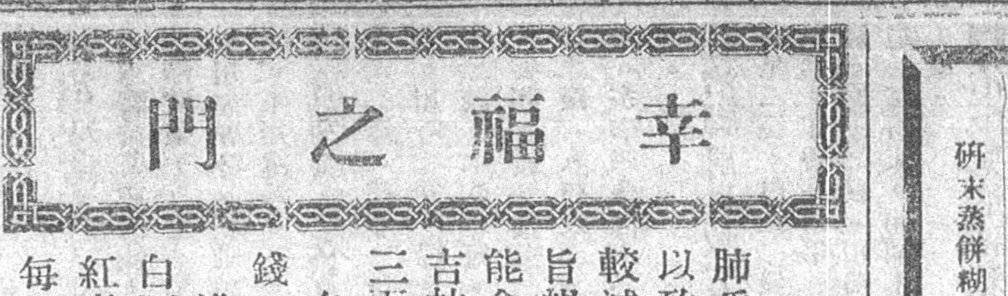

浦君（膏方）

（楊志一）

肺爲五臟之華蓋。脾爲後天之根本。肺病及脾。上損及中。以致咳嗽便溏。內熱氣急。納少神疲。面少華色。刻下便溏較減。餘証未退。此損症已著圖治非易也。爲今之計。守經旨損者益之虛者補之之義。培土生金。育陰潛陽。惟冀便實能食則吉。

吉林參鬚一兩　煅龍骨四兩　旋覆花包一兩五錢　淸炙黃芪三兩　煅牡蠣四兩　眞新絳六錢　潞黨參三兩　大熟地四兩　冬蟲夏艸一兩五錢　米炒於朮一兩五錢　炒焦白芍一兩五錢　炒川貝一兩　炙甘艸六錢　炒訶子皮二兩　廣橘白一兩　淮山藥三兩　御米殼三兩　熟女貞三兩　抱茯神三兩　炒白扁豆三兩　功勞艸三兩　生熟苡仁各三兩　炙遠志一兩　紅棗四兩　右藥加淸阿膠三兩。白冰糖十兩。烊化收膏。每早晚開水冲服一匙。如遇傷風積滯停服可也。

本報特聘羅家衡律師為法律顧問　**幸福三日刊**　中華郵政特准掛號認為新聞紙類

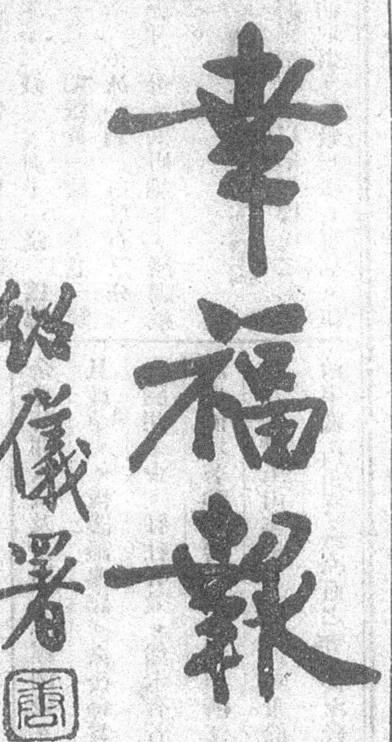

幸福報

鈕儀署

第一六六期

（民國十八年十二月十九日）

◀每份售洋二分▶

館址上海三馬路雲南路口

定報價目

每三日出一張　五個月一元　全年二元　寄費在內　本外埠一律　國外加倍　郵票代現九五計值

廣告價目

每期每格（共計五方寸）五元　均排於新聞之旁　如嵌入新聞中　長期面議

本期要目

一個氣鬱不孕的女子

因為姑媳不睦以致十載不孕　投以開鬱之劑居然身懷六甲

（李健頤）

平潭井邊村。有陳姓婦。年二十餘歲。頗賢孝。夫婦愛情甚篤。惟其姑心性悍惡。日日苛虐其媳。初猶訶罵。繼以鞭撻。該婦惟是吞聲忍氣而已。以是氣鬱不舒。遂成重疾。胸中膜脹。小腹隱痛。月經不調。嘔噦呃氣。諸症叢生。計自結婚至今。已有十餘年。尚未生育。凡種子丸毓麟丹等……偏嘗殆盡。皆屬無效。去年二月間。與來余室診治。細究病情。并查其家中景況。乃知其病由於姑媳不睦。氣鬱不舒。內傷肝腎。八脈麗於肝腎。肝脈通於子宮。肝氣大傷。血不調和。子宮之收縮力弛張。以致莫能攝受精蟲。故不受胎。遂用降眞香。當歸。元胡。乳香。桃仁。鬱金。柴胡。砂殼等。調肝行氣之藥。連服十餘劑而愈。一面令其姑媳暫時分居。靜養月餘。竟懷六甲。至本年正月添一男。由此觀之。憤鬱之病。與生育大有關係。然此病由於氣鬱所致。其用開鬱調氣。即所以調經種子之法也。顧此症由於氣鬱。可稱怪病。其治在肝。亦屬奇治。

性的衛生（五十八）

（王庚）

性病指南

因爲他們的精虫和卵子。都沒有達到完全成熟的地步。譬如一種植物。我們拿沒有成熟的種子的去種。將來是不能長大。不能結實的。萬一結實了。也不會有美滿的希望。動物也是這樣；沒有成熟的狗。他們也能交尾。但是交尾後所生出來的小狗。是不易長大而很強壯的。動植物是這樣。人類當然也是這樣。我們由經驗上所容易看察出來的惡結果有下面幾種；

一、小兒身體十分虛弱。易生疾病。耗費金錢。著實不少。到了五六歲將入學之時。得病死亡了。

二、小兒先天不足。智力不足。而成虛弱又愚蠢之人。

三、容易得各種慢性病。——如肺病之類。

四、身體矮小。雖及成人之年齡而外貌仍如小兒。

五、易患早產。

再從一方面說；子女不死亡。生產又速。未及三十。而兒女已有八九。在中等以下的人家。教育費生活費。怎樣供給得起？其結果父母遂不能盡培養之責。不能受所謂普通教育；社會上的遊民。因此製造成功。此則因早婚而間接影響到社會問題了。

三、早婚與成熟時期

人的成熟時期。是不相同的。但平均的年齡。我們可以知道；卽男子在二十五歲以上。

（未完）

營衛起止論

生理討論

營衛者。人體之發血管迴血管也。生理學論之最詳。如再以內經參之。則營衛之起止。無不明晰矣。蓋穀食入胃。化液從小腸而上奉於心。出心入營。經行各臟。至下焦之腎臟。腎通膀胱。由膀胱氣化出衛脈。循行週身之陽。再經肺脈仍入心臟。是知營脈起自心臟。止於腎。衛脈起自膀胱。止於肺也。故心腎相交。爲水火旣濟。司少陰手足兩經。肺膀胱主衛外之氣。外達肌膚。而通於皮膚。司太陽太陰兩經，生理學謂心爲生血之原。腎爲濾血中餘汁之官。其一生一濾。清者則營養全體。濁者則泄出爲尿。清濁不混。通體安適矣。誠夫心腎通運營脈。在內臟之脈內。爲人身生殖之原。肺膀胱通運衛脈。在分肉之脈外。爲人身扞衛之氣。故吾人之能運動自如者。實賴營衛二脈之經行週身也。（李健頤）

小藥囊

□癬方（戴橘園）

土槿皮三錢　大楓子三錢　蛇床子二錢　木別子一錢　檳榔一錢　明雄黃一錢　斑毛一錢炙　樟冰一錢　白信石三分　原寸一分。共研細末。醋調敷之。

□又方（戴橘園）

將癬刮破。以旱烟桿內之老烟油取出。遍敷。徵有癬痛。切

□雞血籐膠爲通經聖藥（上）

（蕭子因）

余少時聞人談及伊內人患經閉後。服雞血籐膠約有三斤經通。且獲孕育。恆謹識弗忘。余後每爲婦女治經閉或血少血衰等症。隨用多少。往往有效。然未有若劉過二姓之婦。症重用多。服之而均著神效者。劉婦爲前浙江鹽緝私第十六營營長劉瑞之內人。駐玉山多年。其內人年卅餘歲。初患經閉症。經數醫診治半載。均用破血涼血之劑。甚至發熱痰嗽。肌瘦脾泄。左脇四

介紹衛生方法　幸福三日刊　指導康健途徑

須忍之。數次卽愈。又一方以美孚洋油塗之。按烟油內服。(開水和服)可以治絞腸痧毒蛇咬。外用可以治癬瘡。敷疔毒。其物雖微。其用頗廣。切莫以其微而忽之也。

□蛇皮癬方(戴橘圃)

銅盆一個。皮紙糊好。紙上堆杉木鋸屑一片。用火燒之。看火近紙五分。去火去紙。取盆中汁搽之。

□琥珀大紅膏(戴橘圃)

專消瘰癧。用五苦頭草五錢(無則以夏枯草代之)南星六錢 昆布 海藻各三錢 木鱉子仁 草麻子仁 木通 防風 白芷各二錢五分 當歸各一錢五分 麻油一斤 浸藥五日煎枯去渣下 松香三錢 熬化加黃丹六兩 水飛 收膏待冷。入琥珀五錢 石灰四錢 乳香三錢 水煮 丁香 木香 洋莊各二錢 飛銀朱 血吉 硝石各一錢五分 飛辰砂 肉桂各一錢 射香一分 其末乳細。和勻成膏。用布攤貼。

陷如盂。則肝臟枯矣。遍由曹子璠介紹余爲診治。初投以四物湯加玄胡索鬱金澤蘭艾葉香附益母草續斷法夏廣皮茅朮炮薑肉桂等味。熱覺漸平。蓋陰凝內化。陽不拒外。而嗽亦漸止。脾亦漸强。惟肌瘦與左脇凹陷如故。遂就以上諸藥減輕薑桂。每劑加雞血籐膠三錢。研末冲服。約服至兩月之久。而左脇竟滿一半。肌亦漸豐。再服至兩月之久。視左脇竟十滿其九。再服至一月之久。劉瑞廷余往診。見其狂喜。余問果有何喜。劉曰。有大喜。內子經血竟通矣。余亦不覺爲之狂喜。後此仍主前方加減調理。而氣體乃復原狀。過姓之婦卽余大壻江西優級師範畢業顧春西之表妹。年未三旬。患乾血癆。亦久經數醫。愈治愈劇。昇來余家求診。視其病狀。面赤發熱。痰嗽氣喘。肌瘦脾敗。悉如劉婦。惟左脇未陷。審其前服諸方。亦無非以破血涼血爲主。余復用治劉婦之法治之。命其昇回緩治。而其夫過君則時來市買藥。大約百餘日中。亦服有雞血籐膠末約近三斤。後其夫竟未見來。時閱半載。余因事至大壻處。便道經大壻洪姑丈家。蓋該病婦卽洪之女。洪曰小女夫家在上湖田村。距此只三里許。我卽喚其來歸。再請爲診。且看何如。(未完)

□肺癆病之冬令養生法(下)

(楊志一)

□睡眠

人得充分之睡眠。則體健。不得充分之睡眠。則體弱。以睡眠爲休養精神恢復體力之工具。關係於身體之强弱最大。肺癆因勞而成。最宜假睡眠作充分之休息。(一)每晚睡眠時間。每九小時或十小時爲度。(二)夜臥切勿以被覆首。以利肺部之呼吸。(三)身宜側臥。蓋宜溫暖。愼防風寒之侵襲。

□食養

肺癆既假睡眠作充分之休息。尤不可不借食物之滋養。恢復肺臟之健全。其重要實不亞於睡眠也。(一)每晨將雞蛋攪勻。用熱牛乳冲服之。其力最大。(二)如咳嗽口燥。或便閉。或咳血者。每晨用開水冲瓊玉膏(中藥舖出售)一匙。(三)藥物補品。。首推膏滋藥。可就專家審治處方。(四)此外尙有食養療法多則。詳見拙著「吐血與肺癆」書中。讀者可參閱焉。

□單方

生苡仁既有治癆之效。又有防癆之功。如以收藏達十年以上之陳年苡仁。(新出苡仁無效)煎爲苡仁湯。未病者服之。確能預防癆病。已病者服之。確能治療癆病。眞神方也。(完)

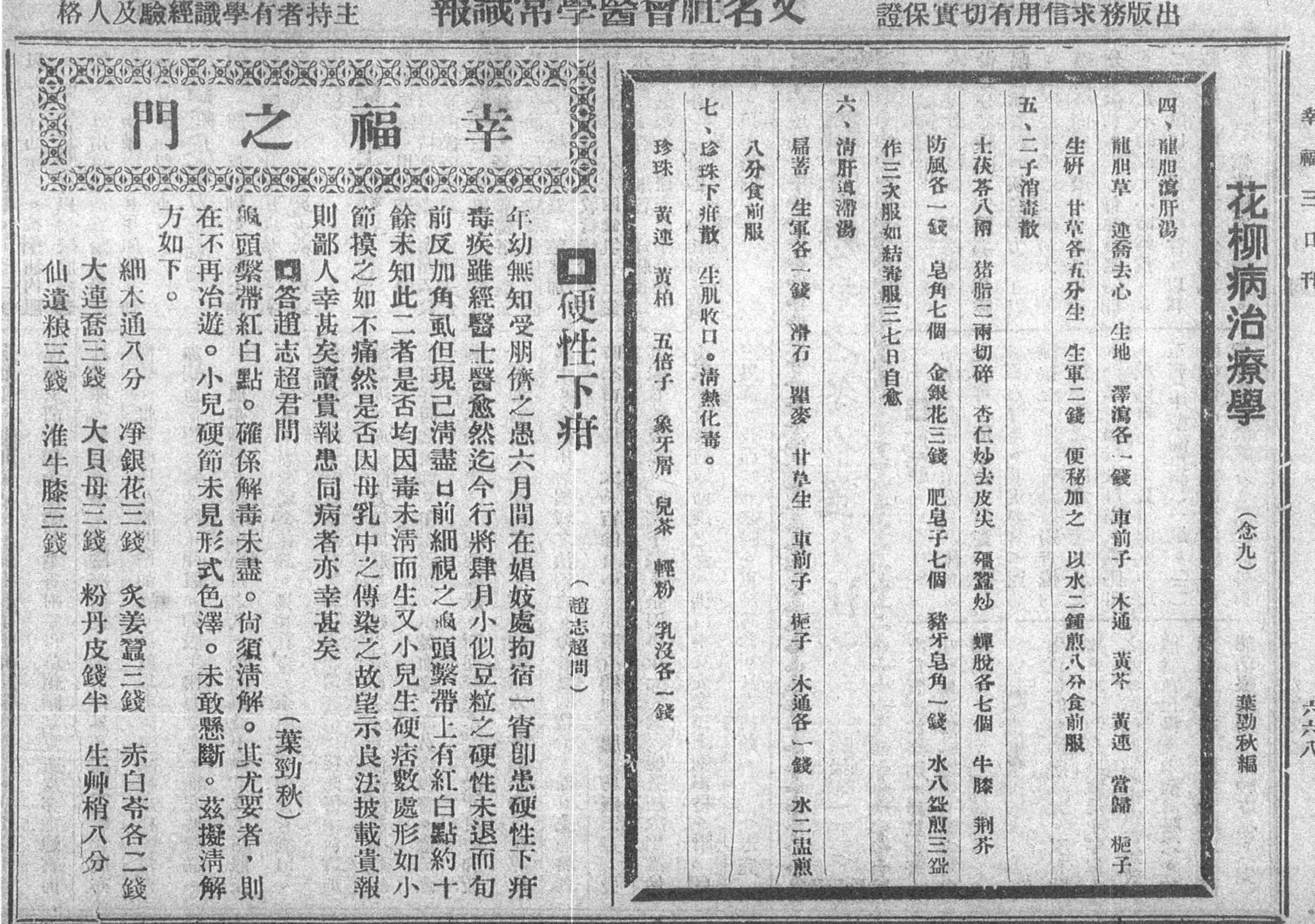

花柳病治療學 （念九）

葉勁秋編

四、龍胆瀉肝湯

龍胆草 連喬去心 生地 澤瀉各一錢 車前子 木通 黃芩 黃連 當歸 梔子

生研 甘草各五分生 生軍二錢 便秘加之 以水二鍾煎八分食前服

五、二子消毒散

土茯苓八兩 猪脂二兩切碎 杏仁炒去皮尖 殭蠶炒 蟬脫各七個 牛膝 荆芥

防風各一錢 皂角七個 金銀花三錢 肥皂子七個 豬牙皂角一錢 水八盌煎三盌

作三次服如結毒服三七日自愈

六、清肝導滯湯

扁蓄 生軍各一錢 滑石 瞿麥 甘草生 車前子 梔子 木通各一錢 水二盅煎

八分食前服

七、珍珠下疳散 生肌收口。清熱化毒。

珍珠 黃連 黃柏 五倍子 象牙屑 兒茶 輕粉 乳沒各一錢

幸福之門

□硬性下疳 （趙志超問）

年幼無知受朋儕之愚六月間在娼妓處拘宿一宵卽患硬性下疳毒疾雖經醫士醫愈然迄今行將肆月小似豆粒之硬性未退而旬前反加角亟但現已清盡日前細視之龜頭繫帶上有紅白點約十餘未知此二者是否均因毒未清而生又小兒生硬痞數處形如小節摸之如不痛然是否因母乳中之傳染之故望示良法披載貴報則鄙人幸甚矣讀貴報患同病者亦幸甚矣

□答趙志超君問

龜頭繫帶紅白點。確係解毒未盡。尙須清解。其尤要者，則在不再冶遊。小兒硬節未見形式色澤。未敢懸斷。茲擬清解方如下。 （葉勁秋）

細木通八分 淨銀花三錢 炙姜蠶三錢 赤白苓各二錢

大連喬三錢 大貝母三錢 粉丹皮錢半 生艸梢八分

仙遺粮三錢 淮牛膝三錢

本報特聘羅家衛律師為法律顧問

幸福三日刊

中華郵政特准掛號認為新聞紙類

幸福報

紹儀署

第一六七期
（民國十八年十二月念二日）
（每份售洋二分）
館址上海三馬路雲南路口

定報價目　每三日出一張。五個月一元。全年二元。寄費在內。本外埠一律。國外加倍。郵票代現九五計值。

廣告價目　每期每格（共計五方寸）五元。均排於新聞之旁。如嵌入新聞中。長期面議。

本期要目

最新出版　咳嗽自療法

是治欬之唯一良書

本書為中醫朱振聲先生所著。內容之切合實用。文字之顯豁明瞭。雖毫無醫學知識者讀之，亦能見病自療。萬無一失。因其中將咳嗽之『原因』『見症』『治療』。莫不詳細說明。例如某種咳用某種藥。某種藥何以能治某種咳。以及某種咳之病原如何。見症如何。所以翻閱之後。即能瞭如指掌。與市上名不符實之自療醫書。截然不同。書中有自療方法二十二則。用藥訣門三十三則。經驗良方十四則。更有咳嗽病之疑難問題數十則。無不一一說明其所以然。全書洋裝一冊。定價大洋二角五分。實售八折。郵票十足通用。外埠寄費加一。書印無多。欲購從速。上海三馬路雲南路幸福報館售

□余對於鋸手截足終身殘廢之感想

（張德意）

蓋人生寄形宇內•始則父母乳哺之•懷抱之•繼則衣食之•栽培之•費盡幾何心血。惟冀其身體之強壯•筋力之健全。求其將來飛黃騰達•則光祖耀宗而後已。由斯觀之•父母之恩誠莫大矣。然為子者。亦應先覺父母育養感化之恩。當自守身如玉•如履薄冰。弗蹈危機。於是孝道盡矣。子責不虧矣。然而海上之繁華。可謂首屈一指。五方雜處商場林立。複道縱橫。車輛接踵。偶一不慎。拆筋斷骨。日必數起。醫治不良。遂成殘廢。痛我國之古法疎鬆。實學失傳者久矣。為潮流所趨。推崇文明醫法。以為改革舊習。豈知文明者流。罕識黏合骨筋之研究。接骨入骱之手術。一經其手。黏合不易。為之束手。則鋸截其手足•終身殘廢。向之父母所責望其貽謀燕翼者。其可得哉。由是可見推崇文明之謬。失研古法者明矣。余觀鋸手截足之殘廢人。誠屬可憐。抑復可憫。轉思咎由自取。實鶩喜於文明之由來焉。而衣服有文明。則章身以漂亮。裝飾有文明。則擺式以為美麗。但求醫者求其身體愈快。於父母生身之寶貴肢體。國家之優秀份子致被鋸成殘廢。何謂文明。余深責文明之輩。不知愛護中國黏合之藥品。狐媚於外。置金錢外溢於不惜。殘廢同胞於不顧。若斯者欲國富民強。其可得耶。吾不禁有所感也。不觀夫慾壑難填•野心勃勃之赤俄。擾犯我邊境。慘殺我軍民。強佔我領土。民氣激憤。誰不髮指。值此一髮千鈞之時。卧薪嘗胆之秋。若不大夢猛醒。急起補救。則申包胥頓地。蔡靈候泪血。蓋已晚矣。蓋人為萬物之靈。非冥頑不靈所可比。及今遭此奇恥。唇亡齒寒。國民天責。當然共同奮起。喚醒民衆。抵制舶來。振興國產。發展真傳。則庶乎權利挽回。國富民強。強鄰其如我何。

性的衛生

（五十九）　（王庚）

性病指南

女子在二十歲以上。在沒有成熟以前，身體的發展，與睪丸或卵巢所分泌的精液，很有密切的關係。在前面早已說過。加爾賓可茲特博士在他所著的關於解剖學生理學及衛生學的論文集中說；『生殖器是身體的建築家，也可以說是藥劑師；因為生殖器是依分解血液中之滋養的手續而製造構成身體各部分必要的一物質的緣故。這也和植物是同樣的有不可思議之力；看那一種的土地，空氣日光、水分，而橄欖出油，椰子出乳，甘蔗出糖，罌粟出麻醉劑，檸檬出酸汁，就是證明。』照這樣看來；未成熟的青年結婚，是違背自然的法則。不可以久存的。

四、早婚與求學問題

有許多大科學家，哲學家，文學家，能夠成功，他們是獨身主義的。但獨身主義對於生理，並不十分相宜，所以編者也不敢贊同。但事過了成熟期再結婚，我是絕端贊成的。青年當二十歲左右？正是受中等以上教育的時候，這時候要健全的腦力，健全的身體，去研究高深的學問。若是結了婚了，身體弱了，腦力弱了，——●——試問怎樣還可研究高深的學問？所以早婚的青年精液與腦力的關係請參閱本章第三節道精問題即可明白，在學校中的學力方面，多數是居於低劣的地步。還有許多青年，在未結婚以前，智力是極好的，（未完）

吐血驗方

（聶雲台）

今夏至普陀。同行有伏曦法師。肺病吐血甚劇。普陀上有草名吐血草。(即取一握。煮食之。即止。頃在杭詢聘許君鴻賓。言杭州此草亦多。義塚地上處處皆是。俗名吐血草。取其根煮水。味甚惡難下咽。煮時或用紹酒攙乾。已無酒性。並入紅棗數枚同煮。據言止熱血尤靈。

血崩靈丹

（聶雲台）

婦人血崩及老年月經敗血不斷。用胡桃隔（即胡桃肉間之隔。）七錢。煮服即愈。又方用舊破棕綳剪下二兩。近中間者為佳。洗淨煎水服。亦極效。

小藥囊

歡迎投稿

鼠瘡膏

（戴橘圃）

松香二兩，即瘰癧也、黃丹五錢、樟冰一兩冰片一分、射香一分 五味秤準、共研細末、用建豬板油、去膜和青葱根、搗千餘下、成膏、敷之、外以皮紙蓋之、

疔瘡方

（前人）

麻黃三厘、細辛一分六厘、胡

家庭醫藥常識（二）

調理　痰熱內戀。肺陰消爍。故痰熱既清。即當清養肺陰。宜沙參，山藥。杏仁。蘆根之屬代茶頻飲。忌一切辛熱膠膩之品。

（三）虛勞咳嗽自療法

病因　肺屬燥金。為水之母。陰損于下。陽浮于上。水涸金枯。肺苦于燥。燥則喉癢而咳。況水涸則不能涵木。木火鴟張。上犯肺金。肺葉日被熏灼。痰而致咳。

診斷　咳嗽無痰。音低息短。內熱口渴。形質消瘦。納穀減少。脈象細數或弦數。舌絳或薄黃。或吐血後而致咳。或咳

椒一分六厘、江子仁一分六厘、珍珠三厘、瑪瑙一分六厘、琥珀二分、射香二分共爲細末、瓶收勿洩、用時、取棗一粒、去核取肉、打搥融爛、和藥一匙、丸如鈕大、綢包塞鼻、男左女右、即用棉被蓋過頭足、務令周身皆出大汗、無不速愈、病勢重者、再用一丸、無棗者、用飯爲丸亦可、

拔疔膏

（前人）

蟾酥、象皮焙、血竭、兒茶、乳香、沒藥、飛青代、人言各二錢、冰片四分、射香六分、共末用黑大棗、十餘個、去核、和藥打丸、如芡實大、珠砂爲衣、每用一丸、加蜜少許、和勻敷之、綿紙蓋之、一宿即消、如毒勢重、腫未全消、再用一丸、如法塗之、無不立消、

傳變 血後而成勞。其病久。其根深。久咳總以能食爲佳。而于虛勞咳嗽。尤宜注意及之。以脾爲倉廩之官。主納水穀而化精微。脾健則能生金而制木。反是則土不生金。勢必延入損門。是以久咳音嘶。便溏納少。乃爲不治之症。

用藥 初起宜輕清泄熱。桑菊銀翹。皆可借用。久而不愈。宜補肺阿膠湯。人參清肺湯等。內傷咳嗽。用藥宜靜而不宜動。忌苦寒敗胃。辛溫散氣。

調理 服藥調理。固爲第一義。而尤在靜心涵養。以六淫之氣。可藥而散。七情之鬱。非藥能療。當心平氣和。毋使肝鬱。節制飲食。毋傷脾陽。不治之治。斯爲得之。

（四）痰飲咳嗽自療法

病因 形寒飲冷則傷肺。脾胃之陽不足健運失司水穀不化精微而爲痰飲。漬之于肺或受風寒其發更甚皆由不慎起居不節飲食所致

診斷 咳嗽形寒。略痰甚多。目眩。胸悶。不欲食。甚則氣急。或胸背之間。一處作冷。舌苔白膩。脈象濡滑。或則沉遲。

傳變 此症有愈後。每至秋冬感寒邪復發者。甚則氣喘不得臥。頭眩眼花。不急治之。則爲支飲懸飲溢飲等變端。痰喘日久。面浮足腫。不思納穀。此脾敗見徵。死不治。

用藥 宜溫化滯濁。仲景苓桂朮甘湯。小青龍湯最妙。他若蘇子降氣湯小半夏加茯苓湯。皆可用也。形氣俱實者。用十棗湯下之。虛而喘腫宜補腎。（未完）

鷄血籐膠爲通經聖藥（下）

（燕子因）

及其見來、不特毫無前病其肌膚豐潤、精神煥發、心竊疑之、以爲豈經尙未通耶、試按兩手之脈、滑而有力、大變從前沈濇之象、余曰、恭喜、已有孕矣、其父洪君大笑曰、不錯不錯、果名醫也、按鷄血籐膠趙恕軒本草拾遺載之甚詳、產雲南諸山、一莖能長數十里、其能充暢血脈可知、故亦治跌傷風痺血衰等症、初不易得、玉山昔有朱鳴先生宦雲南時、帶歸送人、如獲至寶、現在交通便利、隨地可購、眞爲婦科添一無上之良藥、蓋婦女每多性躁氣鬱、或感風寒暑濕、或食補滯酸冷、若逢經期、易成經閉。血凝於內。陽格於外、遂生潮熱咳嗽等症、醫不善治、破之以紅花桃仁等類、涼之以條芩知母等類、以至血敗氣衰、愈治愈劇、不可救藥、可勝嘆哉、若於調理氣血藥中、參以一莖能長數十里之雞血籐膠、嘗諸用兵、果能兵力雄厚、曠日持久、有進無退、雖遇劇寇、有何堅之不攻哉、余之治劉過二婦、要亦若是、敬祈同道之治婦女經閉者、幸勿以余言爲河漢可也、（完）

花柳病治療學

（三十）　（葉勁秋編）

八、三仙丹。治下疳腐爛。升丹橄欖炭。各三分。梅片一分

九、結毒靈藥。結毒腐爛。用之神效。水銀一兩硃砂。硫黃。雄黃各三錢細末入陽城罐內。泥固。銖盞緊封口。其火候俱按紅升丹之煉法。煉畢次日取出。盞底有靈藥。約一兩五六錢。

十、琥珀如意散、下疳腫痛爐甘石。龍骨。石膏。乳沒。白芷。青黛各錢半。赤石脂。大黃。甘草。掃盆。白蠟各二錢必甲炙地榆炭。天虫。琥珀各三錢。赤小豆四錢。爲末每用藥一兩。加西黃六厘。冰片一分。射香五厘。

十一、八寶化毒丹。專治下疳結毒。腐爛等症。西黃五分。珍珠一錢。甘中黃。甘中白。琥珀。硃砂各三錢。乳石五錢。冰片五分。爲末摻之。神效。亦可服。用土茯苓湯下

十二、五寶丹。治梅結毒。筋骨疼痛口鼻腐爛等。內服外摻均可。滴乳石（如乳ㄅ下垂研之如水晶者佳。易碎明二錢。琥珀辰砂各二錢冰片二分爲細末。每藥五分加炒飛麵粉五分每服五分土茯苓湯下。

幸福之門

□癲癇症

（南通丁全興君問）

男十七歲發病時左肋疼痛。于是失知覺。全部神經興奮。蹤跳反常。呼吸極感不舒。並亂嘲。約十分鐘于是靜伏如睡眠狀。仍失知覺。約五分鐘。再蹤跳如前。又十分鐘再靜伏。約五分鐘知覺恢復呼痛。須茶約一杯。然後復常。每隔半時則發。但夜間至九時許睡眠後不再發。至翌晨六時再起。醫治無效。請示良方。

□答丁全興君問

（楊志一）

症屬肝風內動。挾痰熱上擾。衝激腦筋。則神識不清。神經緊張。則手足狂跳。肝風入絡。則脅肋作痛。症勢重險。急宜平肝熄風滌痰通絡。

羚羊片四分（研冲）　硃茯神三錢　鮮石菖蒲八分　生白芍錢半
炙遠志一錢　竹瀝半夏錢半　生石決明一兩　天竺黃錢半
靈磁石四錢　生左牡蠣一兩　陳膽星八分　紫石英四錢
絲瓜絡錢半　嫩桑枝四錢　蝎尾一條酒洗

本報特聘羅衡律師爲法律顧問

幸福三日刊

中華郵政特准掛號認爲新聞紙類

幸福報

銘儀署

第一六八期
（民國十八年十二月念五日）
（每份售洋二分）
館址上海三馬路雲南路口

病家和醫生應具的常識（上）

（田小顛）

病是人人所怕生的。又是人人所難保不生的。我人于未病的時候。應當于起居上。衞生上。格外保護得層層密密。調養得清清潔潔。使萬惡的病菌。末由罅隙乘入作祟。這是智識階級裏一般人們。所常常知道的。更不用着我來嚕嗦饒舌哩。

唯萬一不幸。偶然逢着了疾病的侵犯。舍去那「請醫」「服藥」之外。簡直可說是別無驅逐病魔。還你康健的良好法門。所以病家之於醫生。好比機械之於機師。機械一有損壞。必藉乎機師去修理。疾病一經發生。須賴乎醫生來療治。二者相提並論。均有密切之關係。既含密切之關係。自當各具應有之常識。纔可鋤却病魔之纏擾。保復你精神的康健啊。

（一）凡社會中人。無論貧富貴賤。平日之時。應宜存心細細地。體察學識宏博。經驗穩妥。信仰可靠的醫士。倘若一旦發生了疾病。便可立地去請他診治。免致慌忙無適。狐疑不决。把病情挨延誤事。

（二）凡一家人家裏。不分男女老幼。遇着了（風寒暑燥火）外感的六淫症。和（喜怒憂思悲恐驚）內傷的七情病。以及傳染迅捷的時疫病。都應該迅速地。請平日所信仰經驗崇得佳的醫士。去診治。以免因循坐誤之弊。

（三）有了疾病。既然聘請平日所仰可靠之醫士診治後。應宜一切服從醫士之言語。遵守醫士囑告。切勿意志紛岐。誤聽旁人建議。邀集覡巫。祈神禱鬼。不責虛實。不問寒熱。瞎喫單方。小病變生大病。大病變成不治。（未完）

性的衛生（六十）

性病指南

（王庚）

但是結婚之後，態度驟然變了。從前歡喜運動的現在專門休息了；從前勤學的，現在懶惰了；這是很可惜的。推其改變態度的根本原因，是由於身體衰弱的關係。其外還有幾個問題 與早婚是有直接的關係的，把他述在下面；

（1）未結婚以前的青年，都有一種遠大的志向和計劃；什麼進大學，進研究院，留學歐美，得碩士博士回國。……但是一旦結了婚這種遠而且大的志氣，都被他消磨盡了。編者從前有一位同學，他在中學將畢業的時候，預備投考北京某著名大學，畢業時適當暑假，家中爲之結婚 他因爲是新婚，不情願和他的新夫人暫時的分別，升學的念頭，就此打消了。論他的學力是足足有餘，他的經濟，絲毫不發生困難。他求學的幸福，却牲犧在早婚上，這不是很可痛心的一件事嗎？

（2）現在多數青年的心理，以求婚爲一種重要的目的，沒有定婚的青年，他們在學校求學，十分用功，使人家注意！既定婚以後，必力圖上進，求悅於未婚妻，以增加將來濃厚的愛情。無論他們這種目的對的或是不對的，我們暫時不必講。他們的用功於學問，這是我們可以知道的。但是結婚了之後，以爲終身大目的之一，早已決定，不必關心，成爲敷衍派青年之流了。

（未完）

論呪棗截瘧之理由

周偶生

讀內經瘧論篇。深究瘧疾致病之因。氣化之原。惟竊有所疑者。世有截瘧之符咒。或應響如神。或不得效。其理眞可解而不可解者也。後閱如皋醫學報載有陳子貞先生呪棗截瘧一則。（咒曰、吾有棗一枚、一心歸大道、優他或優降、或劈火燒之、念七遍、吹棗上、與病人食之、即愈、）但咒語模糊。令人廢解。此正在吾人研究之中。不得不起而急講也。蓋瘧邪易入少陽。經云、膽者中正之官。決斷出焉。膽氣虛怯。則猶疑恍惚。邪因乘之。是以患瘧者。每當瘧發之前。必多方疑懼。與以截瘧之符咒。病人因有藉此可以戰退瘧邪之想。則膽氣堅壯。隨服而愈。是以符咒之療治。不過以之壯膽氣。斷不可憑爲治瘧之正法。總宜研其致病之因。察其傳化之原。對症施治。自當得心應手而愈也。

小藥囊

歡迎投稿

疔藥丹（戴橘園）

用指甲六分、蟾酥一錢、明雄黃一錢、蒼耳虫一錢、鐵銹一錢。四六片四分。射香二分、共研細末、磁瓶收貯、臨時、將銀針挑破摻之、膏藥蓋貼、

五香散（前人）

治疔走黃、丁香、木香、沉香、乳香各一錢、射香一分、明

家庭醫藥常識（三）

調理 此症最爲纏綿。苟不徹底治療。杜其根株。勢必每年復發。當時服辛燥化痰理氣暢中之品。書云脾爲生痰之源。脾健斯痰不生。痰少則肺氣清而咳自愈矣。藥食調理外。以節飲食。愼寒溫。尤爲最要。

（五）欬嗽所用之要方

杏蘇散 枳殼、桔梗、前胡、杏仁、紫蘇、甘草、半夏、陳皮、茯苓、薑棗、

此吳淮陰治傷風咳嗽之方。後人習用之。方中紫蘇桔梗前胡開泄肺中風寒。杏仁半夏陳皮枳殼降肺化痰濁。表裏兩

介紹衛生方法　幸福三日刊　指導康健途徑

雄三錢、共末摻之、

■平安散　（戴橘圃）

治疔、西牛黃一錢、明雄黃三錢，飛辰砂一錢，川月石三錢、青魚胆一錢、冰片一分、當門子五厘、共研細末、研至無聲、磁瓶收貯，勿令洩氣、

■化毒丹　（前人）

治疔瘡火毒內陷、神昏譫語、西牛黃一分、珍珠三分、血珀五分、辰砂三分、陳胆星三分、共研細末分三次服、燈心湯下、

■禿瘡方　（前人）

大蜂房一個、每孔將明礬末塡滿、焙枯存性、加明雄黃末一錢、黃丹一錢、冰片一分共研極細、先用花椒湯洗淨、臘猪油調搽、

金沸草散　旋覆花、前胡。細辛、半夏、荆芥、甘草、赤茶、姜棗、

治。允推合法。

華蓋散　疎風散寒●消痰止嗽。以治風寒咳嗽。得溫通肅肺之效。麻黃、蘇子。桑皮、杏仁、赤茶、橘紅、姜棗。甘草。肺爲大氣之本●故此方用杏仁以降氣●橘紅以利氣。又爲清金之藏。故更用麻黃以開肺●桑皮以瀉肺。肺既清肅。氣得通暢咳斯止矣。

清肺飲　黃芩、白芍、瓜蔞皮、竹茹、冬桑葉、光杏仁、象貝母、苦桔梗、生甘草、風化硝、天花粉、炒枳殼、茶芍泄熱●蔞皮、竹茹、桑葉、杏仁、象貝、以之化痰肅肺。桔梗載約上浮。風化硝攻痰下達。枳殼行氣。氣行而痰自化●復有生草花粉。清養肺陰此方治肺經痰熱。咳嗽、苦黃、脈滑者●可謂有利無弊。若便不結。去風化硝。

瀉白散　桑白皮，地骨皮、生甘草、粳米、主治上焦鬱熱。咳嗽氣喘。口乾脈數者●有定喘肅肺之功有甘草和藥。瀉火。與專用苦寒化燥傷胃者不同。肺爲西方金●其色白。瀉白者瀉肺氣之有餘也。（未完）

民間習用之胞衣不下方

（楊志一）

江西永新地方。凡見生產後胞衣不下者。用石灰水。輒效。爲民間習用流行之單方。因其發明之歷史至饒興趣。爰爲之記。并略說明該方之原理。

有王某者。庸醫也。略識湯頭。未研中醫根本之學。而性極機警。一日。因事遠行。途遇担石灰者甲乙兩人。且行且語。甲曰吾村湯家少奶奶產一雄。胞衣三日未下。羣醫無效。舉家驚惶萬狀。汝聞之乎。乙曰。斯易耳。服石灰水可下。蓋昔年余內子亦患難產。無資延醫。余於無法中。爲用石灰壹斤。以水烊化。澄清。連服二碗。未幾。胞衣卽見下。余喜出望外。而因知石灰水有如此之效力也。王某聞之。卽赴該村。湯家以急不暇擇故。遂召王往診。診畢謂之曰。無妨余可保險也。卽託詞出。云須赴他人約。稍待卽至。遂赴藥鋪購大黃丸二枚。復往湯家。命備石灰水。如法炮製。吞大黃丸。盡兩碗。胞衣果下。於是聲名大振。莫不以神醫目之云。

按庸醫之僥倖成名者。實繁有徒。故醫林有心肝脾肺腎到處賺得好大錢之嘆。若王某既貪他人之功。復購大黃丸以爲掩飾之具。非僥倖成名而何。考本草備要云。石灰辛溫性烈。又云能散血。可知石灰水之下胞衣全賴其散血之功能。但辛溫性烈。用之終不可不愼也。

花柳病治療學（三十一）

（葉勁秋編）

十三、銀青散　治男子疳瘡痒痛。女子陰戶兩旁濕瘡浸淫。膿水淋漓紅瘰腫痛並治小兒痘疤潰爛。及痘後餘毒不清。頭髮泡瘰。及玉莖梅瘡腐爛等。用此皆效。白螺殼（取牆上白色者佳火煅一兩）寒水石（另研細末二錢）橄欖核（煅存性二錢）冰片臨用時每藥二錢加一分研勻以磁瓶密貯勿泄氣以麻油調搽破者乾摻之。

十四、靈砂黑虎丹　治梅毒愈後頭如破裂之痛筋骨拘攣。疼不可忍。或起痰泡膿水淋漓。兼治陰結毒。一切濕瘡久延。陰寒不收口者。白砒（用綠豆水煮過入罐內升五柱香取出以白蘿卜同煮過入藥三錢）煅寒水石。百草霜各三錢。大黑豆一百廿粒金頭蜈蚣二條。射香冰片各一分。爲末和勻用紅棗四兩。煮熟去皮核同搗爲丸如豌豆大每服二丸冷水或茶送下口眼起泡而腫則藥力到矣。緩一日再服忌飲熱湯宜食大葷黑豆生用冷水泡軟去皮同紅棗肉搗爛爲丸加西黃三分尤妙。

三、軟性下疳

甲、軟性下疳之症狀

本報特聘羅家衡律師為法律顧問　幸福三日刊　中華郵政特准掛號認為新聞紙類

幸福報

銘儀署

第一六九期
（民國十八年十二月念八日）
（每份售洋二分）
館址上海三馬路雲南路口

定報價目
每三日出一張五個月一元全年二元寄費在內本外埠一律國外加倍郵票代現九五計值

廣告價目
每期每格（共計五方寸）五元均排於新聞之旁如嵌入新聞中長期面議

本期要目

病家和醫生應具的常識（中）

（顧小田）

我嘗見一般經濟稍爲充裕的人家。家內之人。一遇發生了疾病。急忙着去求治醫士。這果然是絕對不差。最上「緊要」的法子。但或時得了一種原因稍爲複雜。帶些纏綿慢性。一時不能馬上就好的病症。往往弄得全無主意。手忙脚亂。旁人的伸說。親友的引薦。求神拜佛。覡巫祈禱。無所不辦。某醫也良。就去請了。某醫專長。就去扳到。中醫如是。改易歐醫。甚至中西並進。晨消夕補。甲投辛涼。乙進溫化。寒熱混淆。汗下沓施。可哀蘊非鐵石。何堪任此。行見其病之有增無減。其勢之有升無降。由吉趨凶。漸呈險惡敗象。結果送掉了性命。悲痛之餘。反猶執着一句俗語話。說是「藥醫勿死病。死病無藥醫」的觀念以自寬自解。鄉曲之輩如是。社會智識者亦如是●唉、眞所謂其愚不可及矣。

須要曉得。藥固屬是不能醫療死敗之病。然未嘗不可以挽回危險之症。我人偶然獲了些傷風感冒等患。原因本屬輕淺。服藥一二劑。便可奏効全愈。若犯了冬日裏的傷寒。春夏裏的溫熱。與那七情的損症。就是去乞治盧扁●也未必能一二帖藥。可以「打倒病魔」「立起沉疴」的。大概其來也漸。其去也緩。是要一步一步地。輕減下來的●我今特忠告一句話。病家如逢着了此等病證。第一務須態度鎮靜。慢慢地一心療治。切忌聽惑旁人●弄得「心猿意馬」。龐雜紛歧。使輕病轉爲重病。重病變成死病。浪破了金錢。枉送了性命。這叫是「揠苗助長」。是屬不智咧。

講到乎醫。本是「仁心濟世」的。職膺司命之重任。開常裏砥礪學術之玄奧●研究病理之根源●自不待說●應有的義務。至於臨床診斷。必須審慎綦詳。對症處方。尤要心細胆大。如逢疑難的病症。自已未有把握。不妨辭謝不敏。另讓賢能。（未完）

公開古今祕方　社會定期刊　造成百病自療

性的衞生（六十一）

性病指南

（王庚）

（三）青年在二十歲左右，還在求學時代，結婚後的生活，歸誰負載？這是一個問題。若是請父母擔任，這未免太難爲情了。二十世紀的新青年，不是這樣無謂的依賴性呀！

五、早婚與年齡問題

兩性結婚的年齡，是不能相同的。男性的年齡應比女性長五歲以上或十歲以下。因爲男性的性慾發動，到六十歲才衰，而女性到了四十七八歲衰了。若在二十歲左右結婚，則男性和女性的年齡，必相差不遠。甚至女性的年齡要比男性長幾歲。譬如男女都是二十歲的時候結婚的。到了四十八歲，女性已入於衰老時期，而男性還是年強力壯，中年以後的愛情，還可保持嗎？其結果；高尙的強制性慾的衝動，日積月累，而傷健康；卑劣的再娶妾，而減少家庭間的幸福，下等的出去尋花問柳，弄得破產，梅毒上身，貽害家庭而成社會上罪人之一。這都是原於早婚的結果。那麼適當的年齡是怎樣呢？男性在二十五歲以上，女性在二十歲以上。其中相差的年齡，在五歲以上。日本有一位醫生，他說男性和女性結婚的年齡，男性在二十四歲以上四十歲以下，和女性的年齡，有一個公式。這個公式是；是將自己的年齡折半再加上七歲，就是女性最適當的年齡。譬如有一個人，他是二十八歲，他的理想中的未婚妻，應當幾歲？我們只要應用上面的公式一算就可知道了。（未完）

產後虛瀉治療記（上）

李健頤

民國元年季冬。家二嫂。產後因脾虛發□。流連半月。日甚一日。甚至四肢厥冷。大汗淋漓。氣息奄奄。舉家驚慌無措。家父素嗜醫學。深悉此病係中氣虛脫。投與補中益氣湯。倍用西洋參。以防氣脫。服後泄瀉立止。而脈轉洪大。手足大熱。口渴。氣促。心悸。胸跳。輾轉不安。書云。若藥不瞑眩。厥疾不瘳。無以異也。嫂之外家諸人。見其如此。疑爲燈盡復明之勢。大聲呼罵。何不再延他醫診視。而乃自診自治。殆視媳爲他人子。如秦越人之視肥瘠。不然。何以視命若草菅耶。無奈聽其延請某醫調治。診視之時。便謂病入膏盲。不可救藥。嗣閱補中益氣方。又謂此病因火熱迫瀉。服此方。猶抱薪救火。危孰甚焉。嫂之外家諸人。氣尙未平。聞此語。更怒髮冲冠。罵不絕口。並與某醫云。若早延先生。必不至危殆以斯。惟望速賜良方。立起沉疴。感恩不淺。某醫執筆搆思良久。始斷爲熱結夾利。即開三黃石膏湯。加知母。臨去之時。尙云非此藥。恐難挽回。（未完

小藥囊

歡迎投稿

肥瘡方

戴橘圃

專治頭面黃水肥瘡疳瘡、應驗如神、川黃連五錢、研末、用麻油調膏、乾濕得宜、塗於粗碗內、將碗覆轉下以艾葉、燒煙薰之、緩緩薰黑、放於地上、退其火性、然後刮下、加掃盆三錢、黃丹三錢、煅甘石三

家庭醫藥常識（四）

麻杏石甘湯　麻黃、杏仁、甘草、石膏、

風寒束表。痰熱伏肺。咳嗽音瘖。口渴形寒。脈滑或數者。此方主之。杏仁甘草石膏以清其肺。麻黃以澈其表。理淺易明。治有特效。經方洵可重也。

補肺阿膠湯　蛤粉炒阿膠、蜜炙馬兜鈴、熟牛蒡、炙甘草、光杏仁、糯米、

治肺虛有火。嗽無津液。咳而哽氣。痰內夾紅。阿膠養肺去瘀。兜鈴清金平咳。牛蒡清肺。杏仁降氣。炙草糯米和中補土。子母有相生之妙。此方治吐血後咳嗽肺痿。時一

錢、冰片三分、研極細末、香油調搽、數次卽愈、若黃水浸淫、濕癢不已。加銅綠三錢。又方、並治禿瘡、黃丹一錢、松香一錢、共研細末、猪板油調、將青皮二三個裝藥在內、就燈火上燃之、其油滴下、以盞盛之、放於地下、出其火毒、搽之、卽愈、

■瘰癧方　（前人）

白玉簪花葉、經霜打過二三次者、採取三四斤、搗爛入頭醋三四斤、浸七日、熬成膏敷之。其核自出。有膿卽消、一方用猫兒草無灰酒浸煮飲之、卽消、一方　鼈小猫一雙、焙枯研末、陳酒服之、或用猫頭一個、燒灰研末、麻油調敷、內用酒服亦可、一方　黃鼠狠一個瓦上炙枯和黑棗肉搗丸、服之、一方　壁虎以豆腐皮包好呑服、或以壁虎炙枯研末、加冰片研細、摻膏上貼之、

■對口鶴膝方　（前人）

土茯苓一兩四錢、知貝母各三錢、金銀花三錢、甘草一五分、苡仁三錢、皂角子七個、對口加升麻三錢、鶴膝加牛膝三錢、均用花酒冲服、

獲効。蓋肺痿多不治。此法或有當耳。

人參清肺湯　人參、阿膠、五味子、骨皮、知母、烏梅、粟殼、炙草、杏仁、桑皮、大棗、

久年勞嗽之人。吐血腥臭。咳嗽喘急坐臥不安。此爲肺虛有熱。治節失司。宜用此方。補其虛淸其熱。有人參。阿膠、五味子、甘草、粟殼、烏梅、之補斂。復有、骨皮、知母、杏仁、桑皮、之涼瀉。虛實兼顧。標本同治。亦良方也。病久胃虛納少。地骨皮知母苦寒之味。當去之。

苓桂朮甘湯　雲茯苓、川桂枝、生白朮、炙甘草、

胸中爲淸陽之所居。淸陽不展。濁飲瀰漫。凌心則悸。逆肺則咳。甚至胸脅支滿目眩等症。此方用桂枝。以迴心陽。茯苓、甘草、白朮、溫化水飲。使從小便而出。經云、濁陰走下竅。金匱又云。痰飲爲病。宜以溫藥和之。是方得之矣。

小靑龍湯　麻黃、桂枝、細辛、半夏、乾薑、五味子、芍藥、甘草、

合大隊辛溫之味。有行水發汗之功。人身津液。流行則無病。凝聚則爲痰飲。故治痰飲非從小便利去。卽用汗法。此方流通津液。令從汗解。其溫化之法。實與苓桂朮甘。同爲一理。

蘇子降氣湯　蘇子、橘紅、半夏、當歸、前胡、肉桂、厚朴、甘草、生姜、

痰飲中阻。腎氣上迫。脾失健運咳逆氣急。故方中重用醒脾化痰之品。而妙在肉桂一味。以壯命火。風寒之咳。關乎肺胃。痰飲之咳。責在脾腎。腎陽不振。斯濁陰上逆故也。

（未完）

肺炎病治法（上）

（章太炎）

肺炎者。亦傷寒溫病之一部也。審爲肺脹。宜越婢加半夏湯。其咳嗽發熱喘息不甚者。無汗宜小青龍加石膏湯。有汗宜麻杏石甘湯。非難療之候也，然當視其脉浮大有力者。或浮緊有力者。乃可任此不疑。非是則當變矣。蓋咳嗽發熱。未見危候。數日身忽壯熱。加以喘息脈反微弱。直視撮空喪其神守者。此肺雖塡滿。而脈反更孤落。血痺不利。心藏將絕。夫太陰失開。開之而少陰轉絕。亦惟樞轉少陰以調之。汗藥寒藥。皆在所禁矣。微弱而反壯熱者何也。脈法云。陽反獨留。形體如煙熏。直視搖頭者。此心絕也。成無己註。肺主氣。心主血。氣爲陽。血爲陰。陽反獨留者。則爲身體大熱。是血先絕而氣獨在也。（未完）

花柳病治療學

（卅二）（葉勁秋編）

本症頗類梅毒初期之硬性下疳，故往昔嘗混視，以爲軟性下疳亦卽梅毒之初兆。迨裘氏發現桿狀菌後。始漸知本病對于梅毒，實毫無關係，而爲一種獨立之病症焉。

被染後一二日，陰部卽呈輕微痒感。恆見粟大之隆起物，其色稍帶潮紅。不久擴大，由痒感而變爲疼痛極易化膿，形成潰瘍，邊緣凸凹不齊。分泌膿汁，富有傳染力，嘗蔓至再至三。有時各個潰瘍互相併合而形成一大潰瘍。當時若施以適當之治療，則約經五六星期而告痊。其併發症爲鼠蹊腺炎。（小腹兩旁與大腿相接處曰鼠蹊。）－橫痃！蓋於潰瘍發作，劇盛之頃，已由漸而發現矣。試加壓迫，則疼痛益甚。且可觸知存有非常堅硬之腫物。該側之下肢且不能伸展。當時病者能安臥靜養，又施以適當之治療，可不至陷于化膿。否則必致逐漸增惡。該部異常套起，呈紫赤色，疼痛達于極度，至于不能轉側。同時見發熱，高至攝氏三十九度以上。－是謂化膿熱。約經一二周遂潰漏多量之膿汁，于是熱退疼減。惟膿汁之漏出，頻頻不已。此膿液雖干燥七個月之久，仍不失其傳染力。至是亦惟有安臥靜養爲最要。其全治之遲速，亦視乎能否安靜以爲衡也。——大概其經過約須二月至三月之久。

幸福之門

□咯血

（丹陽趙友伯君問）

小兒早一二年前曾充當商團團員，早風暮露，尚須肩上荷鎗東西奔走，體質素弱，是以製成胸膈刺痛，戊辰春曾患血淋，大傷後實未十分休養，是年卽見咯血，是時正習胡索，諒來手腕用力太過，致傷肺絡，好者並不咳嗽，平時隨意吐痰中帶有一口，並非滿口者，其痰乃蓋白沫者，中或大豆大或綠豆大，或一點，或覺精神不好，或受些刺激，或忙碌些，或覺胸悶作痛，晨間卽有紅矣，甚至紫血至二三口，紅者卽服煎藥漸漸化紅爲黃，萬難化盡，幸者自見紅以後，於今均痰紅，未曾大吐，惟黃至日間卽無，平時晨間二三口黃痰也，現惟胸中悶悶作痛，究不知肝胃氣抑是要大吐也，心殊懸懸，目下精神尚好，照常辦公，盜汗亦無，飲食亦佳，多食則胸中脹痛，盡現服膏滋，倘希先生仁心濟世，賜一良方，俾能脫苦海，生生世世刻銘心肺，不忘大德也，據醫士云內熱不清，且潛渴之藥並已服過百數十帖矣，亦曾服種種丹方，如止血草萬年青葉汁，打雞蛋，上海達生公司肺勞草，童便煨雞浸蛋，十會炭散，藕汁，韮菜根汁及各種單方，無不吃到，皆無効驗，目下擬吃紫河車，茲附呈服過藥方，共抄一紙，敬請台閱爲感。

□答趙友白君問

（楊志一）

據述咯血因傷而起，目下或見痰紅。或吐黃痰。甚則胸膺悶痛。吐出紫血。此乃肺絡損傷。瘀熱內阻。瘀不去則肺絡不固。絡不固則血不止。先哲云。止血必先袪瘀。今宗斯旨圖治之。

施覆花包　一錢半　抱茯神　三錢　炒丹皮　一錢半
眞新絳　八分　桃仁泥　一錢半　瓜蔞皮　三錢
參三七研冲　四分　杜紅花　八分　甜光杏　三錢
廣鬱金　一錢半　懷牛膝　三錢　絲瓜絡　一錢半
十灰丸　二錢　鹽湯呑

本報特聘羅家衡律師為法律顧問

幸福三日刊

中華郵政特准掛號認為新聞紙類

幸福報

紹儀署 [印]

第一七〇期

（民國十八年十二月卅一日）

（每份售洋二分）

館址上海三馬路雲南路口

本期要目

病家和醫生應具的常識

性的衛生

產後虛瀉治療記

小藥囊

家庭醫藥常識

肺炎病治法

花柳病治療學

病家和醫生應具的常識（下）

（顧小田）

萬弗顧戀聘金。貽誤人家生命。非獨有傷道德•未免貽獲譏殃。這是先哲時賢。早所公認。宣傳倡導的毋庸我再贅申說。但世有一般非驢非馬。失業無聊。半途出身。以醫為噉飯器具的江湖。和仗着一塊幾百年陳腐的老招牌之惡劣份子。若輩素昧著醫生的道德。或忘記了醫士的人格。平日裏。既不在學識上用一功夫。研究那「病理」的根源。參着了病家延聘。居然是「趾高氣揚。」一目無餘子。攏出一種似乎學術淵源。富具經驗的模型。一到了病家。鼓其「如簧之舌。」既不能辨病之屬虛屬實。又不能分邪之在經在府。探視了前醫的方案。大肆其醜詆之本領。某藥也太熱。某味也太涼。某也看差。某也吃壞。嘵嘵喋喋。推翻了前醫。表現着自己高妙。先慫恿了病家的信仰。穩固了個人的營業。幸獲明達之病家。早被察破•自必「嗤之以鼻。」一如逢愚昧之病家。無不大受其煽惑。「結底。」交待了性命。尤不諒解。而反去向前醫。詈罵者有之。理論者有之。甚而交涉者亦有之。「溯委窮源。」無非盡被醜詆煽惑者。所播弄造成。我非甘冒不韙。攻訐其誰。當此時代文明•學術進化。中西競逐。排擠糾紛之秋。同道自當有互助合作精神。切勿宜沿詆別人。希堅一已信用。出此最齷下陋敗的卑劣手段。為自殺政策。

須知疾病是幻化莫測的。症勢之遞變。每隨時日而各異的。換言之。今日有今日的「病症。」即今日有今日的「藥方。」譬如舉一傷寒為例。其「始邪在太陽經也。必惡寒項強。延甲醫為之診治。必投麻(麻黃湯)桂(桂枝湯)以發汗宣解「繼」至邪傳陽明也。必狂熱譫妄。易乙醫為治。必用承(承氣湯)白(白虎湯)以清熱下解。這明明同屬一病。豈非先後用藥若是之懸殊。乃詆甲之誤。許乙之背錯。可乎。由此以觀。可知病情是逐日更換的。病不是呆板的。醫治也要活潑的。不能膠柱鼓瑟的。我今來揭開一謎底兒。替着一班受冤的「醫者」「病者」下一斷語曰。醫家有割股之心•凡病者請他療治。無有勿望立刻地就把醫好的。從來未有有意拖延誤事的。如果藥方內檢視。沒有毒烈的品味。和特殊的分量。和那病症大相「反對」的東西。設病而不愈。「浸及膏肓。」也不能專責醫士億念殺人。祇好說是病症的變遷呢•(完)

性的衛生（六十二）

性病指南

（王庚）

二十八折半是十四，十四再加七歲是二十一歲，則可知二十一歲的女子，是他的未婚妻最適當的年齡。現在把他列一個表格在下面；

男性和女性結婚年齡對照表

男性的年齡	女性的年齡
二十四歲到二十五歲	十九歲
二十六歲到二十七歲	二十歲
二十八歲到二十九歲	二十一歲
三十歲到三十一歲	二十二歲
三十二歲到三十三歲	二十三歲
三十四歲到三十五歲	二十四歲
三十六歲到三十七歲	二十五歲
三十八歲到三十九歲	二十六歲
四十歲	二十七歲

以上講早婚，晚婚是怎樣呢？晚婚的標準，又是怎樣呢？我說男子到了三十歲還沒有娶妻，女子到了二十五歲還沒有嫁人，我們就可稱他是晚婚了。——但因體質之不同。上下一二歲，也沒有關係。——晚婚的情形，又是怎樣呢？關於這一層，可以簡單的把他分做幾項說；

（甲）因爲身體過於衰弱，或有肺病等慢性病在身。結婚之後，身體勢必更加衰弱，病必更加利害，那麼到身體修養好了之後，再結婚不遲。這種情形的晚婚，對於生理上非特沒有妨害，且有益處。（未完）

■產後虛瀉治療記（下）

李健頤

家父以此病由產後脾虛發瀉。何堪用此峻下大便。正如落井投石。是速其死。不能。萬不可服。令將前方藥渣再服。立逐病魔退舍。吾不信也。至是夜果四體和平。精神清爽。諸病皆除。嫂之外家諸人。轉怒爲喜。且曰不服某醫之藥。詢萬幸也。乃知醫者之誤治。有顯而誤者。有隱而誤者。顯而誤者。人人皆知。隱而誤者。雖智者亦莫之覺也。家二嫂服補中益氣湯。反見身熱脈大。體倦心跳。皆疑服藥之誤。變爲不治之症。若是時。不熟思審處。逐服某醫之藥。而至於死。人皆謂服補中益氣湯之害。雖服某醫之藥。亦補救不及。是某醫之藥。反爲無誤。所謂隱而誤。人所不知也。幸不服某醫之藥。而補中益氣湯。始得顯功。假令誤服其藥。匪特家二嫂受其害。即家父亦蒙不白之冤。與言及此。令人汗流浹脊。家父自此戰戰兢兢。益自警惕。每請醫生服藥。差之毫厘。謬若千里。故易簀時。執余手而告之曰。爲人子不可不知醫。汝當勤讀醫書。深究醫理。一則可以保身。一則可以濟世。良醫功同良相。斯語不謬。余復是言。孜孜汲汲。不敢少懈。惟恐有負先人之遺訓也夫。（完）

小藥囊

歡迎投稿

■治初產陰戶腫痛方（陳蓮峰）

紅骨莧菜、煎湯洗之、

■治乳少驗方（前人）

當歸五兩、川芎三兩、生芪四兩、蒲公英二兩、白芷二兩、活蘆二兩、通草三兩、豬蹄四個、水二盌、煎一盌、

■治疥瘡方（前人）

家庭醫藥常識（五）

二陳湯　半夏、陳皮、茯苓、生姜、甘草、

生姜夏陳化痰理氣。茯冷甘草滲溼調中。分治中焦一切痰飲之主力。

小半夏茯苓湯　半夏、生薑、茯苓、

水飲凝結膈間。陽氣不能宣達●嘔吐、心下痞。口不渴目眩心悸者。此方主之。半夏生薑。辛溫之性●辛以散寒。溫以通陽。加茯苓以利水。氣化津行。飲從小便而出。宜其

介紹衛生方法　幸福三日刊　指導健康途徑

蛇床子、大風子、猪膚子、檳榔、白芷各三兩、雄黃二兩、硫黃三兩、共研細末、用豬油調之、

■治便毒魚口橫痃方（前人）

四念廣四兩、浙貝四兩、銀花四兩、生芪四兩、白斂四兩、全蝎九隻、山甲四兩、當歸四兩、甘草三兩清水三盌、煎碗半、

■戒鴉片烟方（前人）

鬧羊花一兩、當歸三兩、熟地三兩、黨參二兩半、焦朮一兩、烟清一兩半、浸酒一星期、

■治哮喘方（前人）

萬桃花葉一兩、路卑利葉一兩、欽力養一兩、舊茶末一兩、共研末、和勳蓀草捲烟條吸之、

效矣。

十棗湯　芫花、甘遂、大戟、大棗、

芫花甘遂大戟、味皆苦泄。能直達水飲窠囊之處。恐其力過峻。故加大棗甘緩和中。且能補脾以制水。此方治痰飲中之懸飲。形氣俱實者宜之。脈見沉弦。或弦滑而有力。飲邪結內作痛。大小便閉。然後可用。

第二章　痰飲自療法

（一）濕痰自療法

病因　濕痰皆屬于脾。其因有三。一因脾虛生濕。積濕生痰。一因濕邪傷脾。脾陽不運。濕停爲痰。一因酒濕釀痰。

診斷　脈緩面黃。肢體沉重。腹脹嗜臥。納穀不香。其痰多而易于咯出。

傳變　脾主肌肉。濕痰流注肌肉。必變痰核。脾主四肢。濕痰流入骨節。臂痛難舉。（未完）

肺炎病治法（中）

（章太炎）

形體如煙熏者。身無精華。是血絕不榮於身也。心脈挾咽系。目亦視者。心經絕也。頭爲諸陽之會。搖頭者陰絕而陽無根也。（以上成說、）然則此症之麻黃必不可用。要略咳嗽篇云。以其人遂痺。故不用麻黃。若逆而內之者必厥。所以然者。以其人血虛。麻黃發其陽故也。至以寒藥阻遏脈道。其戒更不言而喻矣。（予見西醫治此、有用强心劑、服神清喘止、其熱漸退而愈者、初疑其偶然、推問乃知其有法、且云專治强心、雖不治喘欬亦效、是謂治病求本、深有所得者、）此症在傷寒論中。當以眞武湯加乾薑五味細辛爲主。蓋神明不傾。則直視撮空。自已血脈調利。則熱勢自衰。而咳嗽亦當以熱證治之。亦不得以表證視之也。（喻嘉言治趙宦案、見其欬聲窘迫、壯熱不退、脈數無力、肌膚枯澀、醫者用河柳犀角、表裏不解、且引熱邪直入心包、顚悸無倫、視胃實譫語、更增十倍、乃至體如煙熏、直視搖頭而終、謂當用麻杏石甘湯主之、）然此可以治脈緊血瘀者耳。脈既無力。則解弛不收。其血自痺。麻杏甘石。適足以增而重虛也（彼病服白虎湯稍退者、乃暫時刦止之力、於病無損也）彼與犀角而致譫語直視者。亦非引熱入心、正以犀角爲止血之藥。凡熱淫血溢。治以鹹寒。若血利大衄之屬。得犀角而自解。今脈弛血痺如此。而更飲以犀角。乃促其心之絕矣。（未完）

花柳病治療學

（三十三）

（葉勁秋編）

生于龜頭溝者。形長圓。往往數顆集合，占居全溝。生于龜頭者，大如小豆，或如豌豆。形圓，或腰圓。有生于包皮內面者，多數顆相合，呈種種之形狀。其時腫脹極甚。生於繫帶者，（龜頭下面之靭帶）不惟破壞繫帶。即陰莖下面。亦成巨大之潰瘍。若侵入深層，必來大出血。於尿道口者，易蔓延尿道粘膜內，膿水流出，膠粘尿道口唇。溺時輒發疹痛。包莖之軟性下疳，多在包皮內面，繫帶龜頭溝，龜頭等處。包皮不能翻轉，故不能目擊潰瘍。試觸包皮外面，當潰瘍處，必然發痛。生於肛門者，潰瘍之破裂頗深，或則呈大豆之大潰瘍面，便時發劇痛，惟罹者不多。

病者或忽于醫治，或怠于清潔，或懶于攝生，致助炎症之滋長，起患部之腫脹，寖成延之壞疽，遷延時日，有名蠶食性下疳者。其潰瘍延及周圍，內蝕深部，自數月至年餘，蔓延不已。自陰部而陰阜，陰囊。大腿。腹部，往往誤認為第三期梅毒之皮膚潰瘍。蓋兩症外觀極似，實難于鑑別也。治法當用强烈之腐蝕藥，使失其固有之性，變為尋常之潰瘍面。繼即摻海典仿等。

本報特聘羅家衛律師為法律顧問

幸福三日刊

中華郵政特准掛號認為新聞紙類

幸福報

紐儀署

第一七一期

（民國十九年一月三日）

每份售洋三分

館址上海三馬路雲南路口

本期要目

醫士楊志一著 吐血與肺癆

未病者讀之 可知預防之法

已病者讀之 可謀挽救之策

疑似者讀之 可以渙然冰釋

醫學家讀之 可知治療正軌

故本書出版以來。風行遐邇。以其書中語語精切。有益實用也。

◻每册實洋兩角

◻郵票代現通用

上海三馬路雲南路幸福報館發行

今後之本報

注重短篇實用文字

以前長篇逐期結束

舉行投稿競賽大會

登載後獎現金一元

歡迎讀者多投實驗之稿

歲月不居。元旦又過。本報自出版以來。已經二度之元旦矣。際此一歲之首。凡百事業。均有革新之氣象。本報負介紹人羣幸福之使命。尤宜抖擻精神。精益求精。語云。事在人為。空談無益。謹將今後本報革新之目的。略述一二。想亦為諸君所樂聞歟。

（一）根據讀者批評

翻閱讀者來函。均以本報每期所載之長篇稿件太多。要求早日結束。多登短稿。同人等對於此種提案。極端贊成。故自本期起。已着手進行矣。

（二）現金徵求稿件

不論定戶。非定戶。醫界。非醫界。凡有實驗佳稿。每篇以五百字為限。一經披露。（惟以封面第一篇為限）即獎現金一元。（惟須聲明寄投稿競賽會。稿末蓋章。否則。作却酬論。）以上二端。為本報今後進行之方針。讀者如有宏論見教。則幸甚矣。

性的衛生（六十三）（王庚）

性病指南

(乙)身體十分健康。因明白精液的重要。不惜頗排洩他。所以強制性慾。用忍耐功夫。思念情人。只管思念情人。而並不結婚發生肉體的關係。這種晚婚。我們認他是有害於身體。並有害於神經的。

(丙)經濟困難。結婚後的生活供給再難。若是這種情形的。那麼不妨稍遲二年。以免結婚後發生痛苦。

(丁)沒有相當的人。可以做他終身的伴侶。若是這樣情形的。那麼也不妨稍待二年。以詳加選擇。因為這種結合。是人生一種最長久的結合。若是潦草行事。往往把一生的幸福。犧牲掉不少。

編者按王君此稿。備受讀者熱烈之歡迎。並有要求另印單行本者。足見此稿之確有價值也。近接王君來函。並附新著一篇。對於衣食住。頗有研究。實為人生不可不讀之作品。同人等因其篇幅太長。故擬另出月刊一種。名曰「幸福雜誌」(刻在籌備中)該文即其中之一也。凡愛讀王君之作品者。幸注意及之。

□續銀海新編（七念）

目病昏花總論　姚夢石

經云。腎足少陰之脈。動則病生。目𥆧𥆧如無所見。𥆧𥆧無所見者。陰精內奪。此藍房勞目昏也。左腎陰虛。右腎陽虛。劉河間曰。目昧不明。玄府熱也。然玄府者。人皆有之。乃氣出入升降之道路門戶也。人之眼耳鼻舌心意神識。能為用者。仙流也。玄府者。玄空中之色也。府至善之地也。經文所謂。山中有空青。世上無瞽目。即此阮語也。皆玄府升降出入之通利也。有所閉塞者不能為用也。目無所見。耳無所聞。鼻不知臭。舌不知味。筋痿骨痺。爪退齒腐。毛髮墮落。皮膚不仁。腸胃不能滲泄者。皆由熱氣怫鬱。玄府閉塞。而致氣液血脈。營衛精神。不能出入故也。各隨鬱結微甚。而為病之輕重。故知鬱熱於目。則無所見。(未完)

小藥囊

歡迎投稿

□治膿窠疥瘡方(姚瑛錄)

大楓子　草麻子(各五十粒)　蛇床子三錢(以上三味研細另包)　麻黃錢半　斑蝥三個(去翅足)　雄豬油一兩。先將麻黃斑毛二味。同入豬油內煎枯。去渣盡淨。再將前三味放下。緩緩熬煎。待渣黑然後取起。用絹袋包裹。向患處頻頻擦之。「吳子嘉」

□瘰癧破潰收斂方

麻雀糞研末。用麻油調塗患處。

□火丹兩臂紅腫而疼諸藥不效者

家庭醫藥常識（六）

用藥　輕者二陳湯。重者控涎丸。虛者六君子湯。流走四肢者。指迷茯苓丸。流注肌肉者。加白芥子。因于酒者。加乾葛雞距子。

調理　愈後。宜用異功散四君子湯調理。更宜戒茶酒。薄滋味。

□燥痰自療法

病因　燥痰皆屬于肺。肺失清肅。津化為痰。

診斷　脈濇面白。喉癢氣短。咳引胸痛。其痰少而不易咯出。

傳變　此症失治。多變肺痿肺勞等症。殊屬危險。初起宜急治之。

用藥　宜貝母瓜蔞散。加海蛤粉杏仁。或用海蜇及萊菔荸薺煎湯飲之。亦頗有效。

調理　愈後。宜清養肺陰。如百合麥冬之屬。忌食辛辣。

用百合研末加白糖搗爛敷之。「此方醫者罕見價廉而効速。可傳也。」

□腎囊後起一堅塊漸覺疼痛虛寒虛熱名曰跨馬癰初起者

用生甘草五錢。水酒各一碗煎服。

□治腳蛀最靈方

爐甘石六錢。象皮龍骨（各三錢）。冰片一錢。輕粉三分。爐底少許。共研細末摻之。

□腳跟爲釘鞋擦傷而爛及腿膝等處

用野雞腳雌雄成對。瓦上焙乾研細末敷之。即結痂而愈。（汪鐵樵）

□蘇膏治內障眼

用熟地黃。麥冬。車前子。細搗蜜丸。屢試信然異常甘香。眞奇藥也。

□治哮喘方

白僵蠶微炒三兩。川貝·兩。百合二兩。姜夏一兩。紫蘇一兩。舊工夫茶三兩。共研細末和蜜爲丸。

□風痰自療法

病因　風痰皆屬于肝。肝風內動。肝火隨之。風火相煽。煉津爲痰。

診斷　脈弦而青。頭目眩暈。胸脇滿悶。驚悸善怒。其痰清而多泡。

傳變　風痰上逆。最易蒙閉神機。驟變暴厥神昏。四肢抽搐。喉間痰聲如鋸。

用藥　輕者。宜羚羊角散。加瓦楞子。膽南星仙半夏。重者先用稀涎散吐之。再予前法。

調理　愈後宜用白芍。牡蠣。龜板。桑葉等。潛肝陽。滋肝陰。並宜安心靜養。毋動肝火。

（四）熱痰自療法

病因　熱痰皆屬于心。心火熾盛。與濕相合。濕熱蘊釀。變成爲痰。

診斷　脈洪面赤。煩熱口乾。小溲短赤。昏沉多睡。其痰黃厚成塊。

傳變　熱痰本屬于心。蒙閉神機。殊爲易易。或變譫語狂亂之急性病。或變癲癇健忘之慢性病。

用藥　輕者。宜用滌痰丸。重者。宜牛黃清心丸。或以礞石滾痰丸攻之。隨證施用。

調理　愈後。宜用黃連。蓮子心。竹葉等。清其心火。忌食油膩辛熱。

肺炎病治法（下）

章太炎

夫邪氣盛則實。正氣奪則虛。譫語直視。多因邪氣壅盛使然。而正氣虛奪亦有然。是故亡陽可以致譫語。心絕可以致直視。其時雖有客邪。而有所不能攻擊。當其脈數無力。未至譫語直視也。斯時已當固護其心。無取以清肺爲快。從未可遽與眞武。以小青龍去麻黃加茯苓與之可也。其次如華元化五嗽丸。（桂心皂莢乾薑等分）。千金桂枝去芍藥加皂莢湯。亦可酌而取也。麻杏石甘湯。斷非其治。明如喻氏而猶不達於此。然其藥旣未下。故世人莫能顯徵其失焉。或者乃引葉氏溫邪犯肺逆傳心包之說。以皮附病機。然苟非血痺。雖熱邪襲心。祇爲懊憹不眠而已。梔豉猪苓黃連阿膠諸方多足治之。安有直視譫語諸危候也。要知手太陰肺病。於傷寒祇爲太陽裏證。而有寒熱虛實之殊。血不痺者專責之肺。自是小青龍越婢之治。血若痺者。此乃危及少陰。必責之心。乃爲眞武之治。仲景製眞武一方。用心審諦。度越常醫。而世人但以治老衰虛喘。其於外感咳嗽。則未見用此者。於今乃知其精絕也。

出版務求信用有切實保證 又名社會醫學常識報 主持者有學識經驗及人格

幸福三日刊 六八八

花柳病治療學（三十四）

葉勁秋編

乙、硬性與軟性之區別

軟性下疳，恆與硬性下疳混合而來。故任何老練之醫生。往往亦難斷然區別之。茲將軟性與硬性相異之點列表如次。

硬性	軟性
發生常爲一個。或有兩個以上者。亦必同時發生。因膿液波及而增加者不多見。	能逐漸加多
感染後約經三星期而後發現。	二三日卽發現
性硬觸之如軟骨。其結節之區劃甚明	不然
潰瘍形圓。邊緣較高。	邊緣呈鋸齒狀。並不隆起。
不甚疼痛。壓之不出血。	不然
分泌液較少。不甚濃厚。	不然
崩壞不甚廣延	不然
併發橫痃無痛。不易化膿。	併發橫痃劇痛易化膿

本報特聘羅家衡律師爲法律顧問

幸福三日刊

中華郵政特准掛號認爲新聞紙類

幸福報

鈕儀署

第一七二期

（民國十九年一月六日）

每份售洋二分

館址上海三馬路雲南路口

定報價目

每三日出一張。五個月一元。全年二元。寄費在內。本外埠一律。國外加倍。郵票代現九五計值

廣告價目

每期每格（共計五方寸）五元。均排於新聞之旁。如嵌入新聞中。長期面議

舊醫與新醫

葉勁秋

自從西醫界定了新醫與舊醫之名之後。中醫界竟然默認下來了。若說未曾。那末直到現在爲何大家都不則聲呢。而且衛生局登記時所發下之收據等等。竟顯明地標了舊醫二字。中醫界竟恭而敬之的接受下來。這難道不是承認的確據麼。平心而論。中醫的確跳不出舊字的範圍。證據甚多。又用不着我再來累贅。

九折臂而成醫兮。吾至今而知其信然。

醫不三世。不服其藥。

老醫少卜。老取其閱。少取其決。

其所以取舊之道。不外這幾個舊觀念。於是中醫是因襲的。保守的。是必然的趨勢了。不過舊雖舊。舊的當中也有幾個舊道理。至於舊而且朽且腐。那末自然有遺棄的必要了。話雖如此。要知朽與腐。也非尋常人所能判別出來的呢。醫學的目的。在於起死回生。病人求醫的目的。在於脫離痛苦。中醫果眞無治療上的實効。無咀嚼和賞玩的回味。如粗糠糟粕。如破銅爛鐵。那末我想信任中醫的病家的腦神經。又不見得特別的異樣。何必一定要舍生就死呢。治中醫學者。又何必再去鍥而不舍地求無用之學。或至操刃以殺呢。沙中自有精金。石中也有璞玉。骨董式的中醫中。在在含有不少至理。足爲後學的模式。因爲前人隨經隨驗。代後人積下了不少的知識。遺傳於後。使後人多暴富的機會。並非後人聰明才力。超過前人是極明瞭的了。所以無形無跡中。不知不覺地。一切的一切。大都是後來者居上。是可無疑義了。現在竟有背了時代和光陰的進趨去開倒車。掛起四千年長招牌來騙飯吃嚇鄉下人。那末確是我們中醫界莫大的恥辱。無可諱飾。

觀今之醫。不念思求經旨以演其所知。各承家技。始終循舊。夫欲視死別生。實爲難矣。

這誰都曉得中醫醫聖張仲景先生開宗明義的要論。「中醫雖舊。其理也新。」眞正仲聖之信徒們呀。快快聯合起來。站在一條戰綫之上。從事於「翻陳出新」的工作。用沙裏淘金的方法。來開闢中醫的新途徑。建築中醫的新基礎。那古舊式的中醫。庶不致永久古舊了。

黃谿醫話

（無名醫家）

鄙人投寒。平日著著立說。率在夏秋二季。一屆冬令。即蛺瑟不思執筆。近日復因檢點黃谿大案。黃谿校議。內經辨惑。剛底靈素諸書。陸續付刊。益復無暑。黃谿醫話。因而中斷者數期。但未可中斷。而遽中斷。未免鄭五歇後之譏。所以打起精神。隨寫幾條。以完前欠。庶讀者不笑鄙人爲不投首而投尾焉。開場既白。且看下文。

民國十五年春蓋。凌伯麟兄由甯波來電邀余至甬。診視伊岳母病。余遂偕陳啓成醫士同行。以陳君爲甬人。堪爲余鄉導也。從滬至甬。輪船不過一宵。次日上午九句鐘即至凌岳家。茶點後。當爲切脈。伊岳母所患者。爲濕溫。前醫樊某專用葉天士王孟英法。方方有石膏四錢六錢不等。已七八劑矣。余顧謂陳君曰。玉女煎一方。是葉派拿手戲。用之而當固効如桴鼓。用之不當。常令後醫無從配角。今脈搏已沉。津液已竭。淡汗已淋。聲音已啞。恐無能爲力。但吾們既來此。不得不爲處方。用冀萬一之想。陳君曰。甚是甚是。余乃處白茶塊天花粉金石斛爲主。陳橘絡陳佛手栢子仁爲從。陳佩蘭陳萸肉蓮花須爲導。清竹茹熟棗仁姜黃連爲引。而軍入絲瓜絡活蘆根扁豆衣三味。用解石膏沉澱之毒。蓋於萬難想法之中。想此一法。對於前醫。可謂忠矣。誰知至下午二時。侍疾諸人。謂證狀益危。凌君岳翁。請余再診。余視之不覺大驚。見汗漬如珠。面色改變。切其脈已無根蒂。語言難出。余顧謂陳君曰。怪哉怪哉。余於濕溫一證。雖非能手。然近歲來。亦頗經歷險夷。（未完）

小藥囊

歡迎投稿

■下疳方（趙希雲）

橄欖核三五個。燒存性。研末。調入麻油少許。另用梅片一分。研末。與前藥和勻。搽患處，神效。余已驗數人。

■救吞水銀方（前人）

猪油半斤。切塊。烤微熱。蘸蜂蜜

家庭醫藥常識（七）

（五）寒痰自療法

病因　寒痰皆屬于腎。腎中命火不足。水泛爲痰。

診斷　脈沉面黑。小便不利。手足清冷。小腹拘急。其痰有黑點而稀薄。

傳變　寒盛則陽氣式微。痰盛則竅道壅塞。故寒痰盛者。多致暴厥。况腎爲先天之本。致死甚易。

用藥　宜金匱腎氣丸主之。若猶未效。當減熟地山藥山萸之類

■續銀海新編（八念）

目病昏花總論

姚夢石

故目微昏者。雖至近轉難辨物。由目之玄府閉塞。如隔簾視物之象也。或視如蠅翼者。玄府有所閉塞者也。或目昏而見黑花者。由熱氣上而發之於目。亢則害。承乃制。而退返出其淚泣。氣液瞇之。以其至近故。雖微而亦見如黑花也。婁全善公曰。誠哉河間斯言也。故先賢治目昏花。如羊肝丸。用羊肝引黃連等藥入肝。解肝中諸鬱。蓋肝主目。肝中鬱解。則玄府通利。而目自明也。故黃連之類。解熱鬱也。椒目之類。解濕鬱也。茺蔚之類。解氣鬱也。木賊羌活之類。解經鬱也。磁石之類。收斂精氣。精華歸明於目也。蔓菁下氣通中。理亦同也。至於東垣丹溪能治目昏。用參芪補氣血。亦能明目。又必有說通之。蓋氣血盛。則玄府得通利。出入升降而明。虛則玄府不能出入升降而昏。此則爲用參芪四物湯等助氣血運行而明也。

食。然有不應。或用炭屑三四兩。研末。和黃蠟爲丸。囫圇吞之。余曾治一人。將上二法並用。約三小時。水銀盡從大便而出。

□爛耳方（前人）

紅烟膏少許。吹耳內。每日吹數次不過三五日即愈。

□乾耳方（前人）

即患耳而無膿也。用虎耳草葉。不拘多少。搗汁滴耳內。即愈。

□凍瘡方（前人）

凡患凍瘡未破時。以生姜切片擦之。然後用新棉花裹好。日日如此。數日即消。已破者。用棉花燒灰摻之。（或用馬勃亦可。）初不可近水。外亦用新棉花包好。輕則數日即效。重則旬日亦痊。余每年冬季輒患此症。後得此二方。依法治之。獲效如神。今已有二年。未受此症之苦。

藥。加菖蒲沉香。開通其氣自效。若寒痰暴厥者。宜三生飲。

調理　宜常服腎氣丸。並遠房室。忌飲冷。

（六）痰飲自療法

病因　素體肥胖。濕氣充斥。復因中氣虛弱。以致肌膝之水。不走網膜。反入于內。而走腸間。身遂瘦削。

診斷　脈弦而滑。其人素盛今瘦。水走腸間。漉漉有聲。心下悸冷。頭目眩暈。

傳變　是症久延不愈。脾陽愈弱。飲邪愈盛。或上犯肺而喘咳。或外走肌肉而腫脹。

用藥　宜苓桂朮甘湯。健脾而化水飲。或合二陳湯以燥之。或合五苓散以利之。隨證選用。

調理　愈後宜用四君子湯補中健脾。忌食豬肉。

（七）懸飲自療法

病因　肝失疏泄。三焦不利。水停脅內之板油。懸皮不下。留積爲飲。

診斷　脈弦而緊。咳唾白沫。脅下引痛。脅乃肝部。板油居之。飲在板油。肝氣拂逆。而肺氣亦不順矣。故咳而脅下引痛。（未完）

胎生男女之討論

吳國鈞　李雲超　合作

處今日科學昌明時代。物理化學之精晰。無微不顯。誠所謂應有盡知者也。雖對于胎兒所以成男女之理。始終未能明悉。余於理想中得一見解。茲錄之以供博雅之研究。夫胎之始成。由于卵巢之卵珠得精虫而變成。此盡人皆知者也。其經過歷史。西醫諸書。已有詳載。毋庸瑣喋。然其所以有男女之殊。每多含糊未詳。有以男女身體強弱而分。有說以三月後變化而定者。有說以時令而變易。余以爲皆非也。其所以分男女者。咸在精虫之雌雄。因精虫之體積甚微。頭闊只有六千分寸之一。尾長只有六百分寸之一。在顯微鏡中觀之。只見隱隱細小之體。何能辨其雌雄哉。故西人各種科學。雖發達至極。于此獨未之明也。至謂由男女身體強弱而分者。表面觀之。似頗合理。實則非也。若以男女身體之強弱而分。則卵體亦有相當成胎之勢力。決不致反爲精虫所化。何以華人男子與西婦女交接而生之孩兒。其目黑。其髮烏。西男子與中女子所生之孩兒。其目碧。若蛋體果有相當造成性別之勢力。則胎兒之目。當不黑不碧。而成櫻色。（未完）

□問病新章

（一）近接讀者問病函件。日多一日。殊使本報同人。無從答覆。故自本期起。另印問病紙一種。分送定戶。如非用此紙詢問者。概不答覆。

（二）此種問病紙。每定戶各發一張。請勿隨意亂用。如再欲索取。每張收費半元。

（三）非本報定戶。而欲訊問疾病者。亦須用此種問病紙。可預先向本館購買。本埠每張半元。外埠每張一元。以示限制。

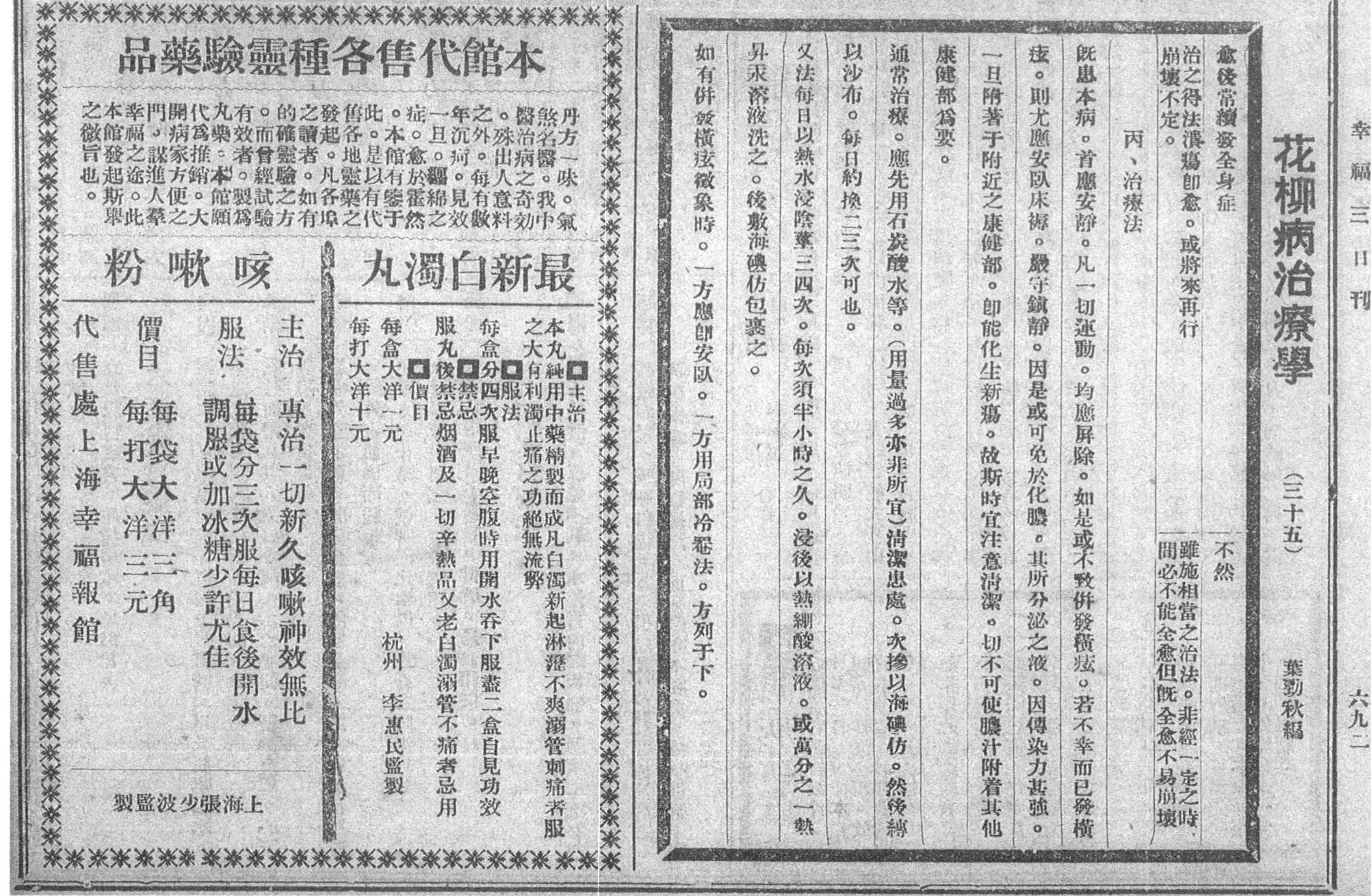

幸福三日刊　六九二

又名社會醫學常識報

主持者有學識經驗及人格　出版務求信用有切實證保

花柳病治療學（三十五）

葉勁秋編

愈後常續發全身症——不然

治之得法潰瘍即愈。或將來再行崩壞不定。——雖施相當之治法。非經一定之時、間必不能全愈但既全愈不易崩壞

丙、治療法

既患本病。首應安靜。凡一切運動。均應屏除。如是或不致併發橫痃。若不幸而已發橫痃。則尤應安臥床褥。嚴守鎮靜。因是或可免於化膿。其所分泌之液。因傳染力甚強。一旦附著于附近之康健部。即能化生新瘍。故斯時宜注意清潔。切不可使膿汁附着其他康健部為要。

通常治療。應先用石炭酸水等。（用量過多亦非所宜）清潔患處。次摻以海碘仿。然後縛以沙布。每日約換二三次可也。

又法每日以熱水浸陰莖三四次。每次須半小時之久。浸後以熱繃酸溶液。或萬分之一熱昇汞溶液洗之。後敷海碘仿包裹之。

如有併發橫痃徵象時。一方應即安臥。一方用局部冷罨法。方列于下。

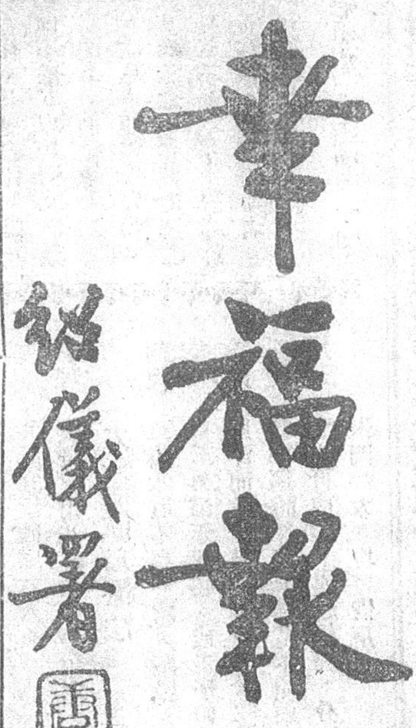

本報特聘羅家衛律師爲法律顧問

幸福三日刊

中華郵政特准掛號認爲新聞紙類

幸福報

銘儀署

第一七三期

（民國十九年一月九日）

每份售洋二分

館址上海三馬路雲南路口

定報價目

每三日出一張 五個月一元 全年二元 本外埠一律 國內外加倍 代現九五計 郵票 在內 費一元 寄費一

廣告價目

每期每格（共五方寸）五元 計每期五元 均排於新聞之旁 如欲長期 面議 新聞中 入新

駭人聽聞之煤毒斃命

是冬令可怕之流行病

欲知煤毒何以能斃命

煤毒之避免方法

中煤毒之急救法

請注意本篇所載之經驗談

■事實

閘北楊家浜路福智里十一號係一東洋房子。二房東爲粵籍老翁蘇某。（小名老廣東）蘇與其妻鄒氏二人。同居樓下亭子間。一月前將其樓上亭子間租與湖南人何嶽松。每月租金五元。何年三十四歲。向爲洋貨掮客。在滬並無親屬。妻熊氏。年二十八歲。裝飾入時。夫婦二人不時出入。而房東因語言不通。彼此不相聞問。何嶽松所居。陳設頗簡。僅一鐵床兩破一箱雜物數事而已。前晚夫婦回舍。用廣東風爐爇煤球以取暖。樓下二房東已先時就寢。迨昨晨七時許。二房東未聞樓上聲息。以爲何氏夫婦早已外出。既而上樓探視。則房門緊閉。叩門詢問。不聞應聲。乃破門而入。瞥見夫婦二人。僵臥床上。當即報由警所及地保到來察看。則見熊氏衣履未脫。橫臥床中。何則側靠床沿。衣袍未褪。箱上留有殘燭少許。藥罐一具。廣東風爐。僅留灰屑而已。彼等致死。或因房間狹小。窗門緊閉。氣息不通。致中煤毒而斃命。惟現尚未經檢驗。

■急救與預防

（一）先業師（丁甘仁先生）在日。曾云此症係因肺部氣機窒塞不宣。腦部受擾。肝腸上升之故。若中毒者體未冰冷。雖氣息已絕。知覺全失。猶可挽回。第一要着在不可移動身體。但須窗戶全開。用熱手摩擦胸部。先用（紫雪丹）三分開水化溶灌下。開其閉竅。迨略知痛苦時。再用滁菊花三錢。羚羊片三分。冬桑葉三錢。淨麻黃三分。苦杏仁三錢。煎湯緩緩送下。自能漸漸清醒。經先業師救治獲愈者不一而足。鄙人依法施治。亦屢得良效。因敢貢獻一得云云。（朱治安）

（二）鄙人曾於民國十四年秋。負笈舊京。冬季亦嘗用煤球爐以禦嚴寒。間一失慎。遂罹斯疾。爲公寓中隔壁房間之同學王君覺察。馳來救援。王君本魯籍養馬島人。生長齊東。深知此疾。嗣向掌櫃店主取鹹栗露若干（輕則三四大碗。重則六七大碗至數十碗）給飲。一面並將余舁赴院中空場上。用毛巾濕井水敷額角上。不半小時而清醒云云。（狄九華）（未完）

咳嗽自療法

最新出版

是治欬之唯一良書

本書爲中醫朱振聲先生所著。內容之切合實用。文字之顯豁明瞭。雖毫無醫學知識者讀之。亦能見病自療。萬無一失。因其中將咳嗽之『原因』『見症』『治療』。莫不詳細說明。例如某種咳用某種藥。某種藥何以能治某種咳。以及某種咳之病原如何。見症如何。所以翻閱之後。即能瞭如指掌。與市上名不符實之自療醫書。截然不同。書中有自療方法二十二則。用藥訣門三十三則。經驗良方十四則。更有咳嗽病之疑難問題數十則。無不一一說明其所以然。全書洋裝一冊。定價大洋弍角五分。實售八折。外埠寄費加一。郵票十足通用。書印無多。欲購從速。

上海三馬路雲南路幸福報館售

本期要目

幸福三日刊

六九三

黃谿醫話（十四）

（無名醫家）

何以一劑下咽。便殺人如此之快。陳君面赤不答。凌岳面白無言。惟凌君則以目視余。余會其意。遂趨出。離病房而入書室。凌岳啓成伯麟皆相隨。坐定。凌君顧謂其岳曰。不如直說。不如直說。若不直說。對黃谿先生不住。余知此言有根。心神爲之稍寧。凌君續言曰。刻所服者非先生之方。仍樊先生之方也。於衣袋間出樊方示余。余閱其方。則石羔重用八錢矣。余不覺大慰。因曰。好好。我經驗淺。學識低。名譽微。人頭疏。不及樊先生遠甚。我對於此證。原無把握。今得樊先生令始令終。使我無功無過。應該謝謝他。是夜凌家岳母遂歿。此一事也。

本年秋。友人蕭竟青邀余至閘北某中醫院診伊本家一婦人病。自夏間患赤痢。遂延三個月矣。余切其脈搏沉遲。舌苔光絳。惟神色尚佳。聲音亦亮。余謂下利三月。必受腸風。仍以利治。非其治也。因問病人腸中覺動否。病人曰。痛。余曰。痛不必說。除痛外。是否腸中雷鳴。有如風雨。病人曰。然。余曰。得矣。乃閱前手高醫方劑。固以利論。

（完未）

續銀海新編（九念）

瞻視昏渺

姚夢石

瞻視昏渺有多端。血少神勞與損元。若是八年過五十。要明須是覓仙丹。曾經目病後。昏渺各尋緣。

狀見內外別無症候。但視物昏渺。朦昧不清也。

明目地黃丸——瞻視昏渺肝腎傷。五味明目二地黃。丹皮茯神歸柴澤。山藥茱萸緝成湯。

三仁五子丸——傳授三仁五子丸。內蓯牛花不計年。沉香歸苓並熟地。肉蓯蓉共入湯煎。

睛黃視渺

風輪好似黃金色。視也昏朦清不得。薰蒸滋熱入睛瞳。清氣每遭濁氣逼。壯年不肯聽醫言。及至衰羸視昏黑。

狀見黃亮如金色。病在風輪。氣輪。亦有黃色。視亦昏渺。好酒恣食。熱燥腥膩。濕熱蒸薰而然。

菊花解毒飲——酒濕黃解毒飲。葛花茵蔯熟歸苓。元參車前細辛艸。龍胆川連翹梔仁。

治陰莖易舉法

丁刁父

勞病火動。陰莖易舉。宜用皮硝放手心。兩手合住。其硝自化。陰莖即不舉。以燒酒和泥敷陰毛上。即復舉。總之。陰莖舉卽相火妄動。其病難愈。必致貪色亡身。不如不舉。安心靜養爲妙。保身惜命者。宜加注意焉。

家庭醫藥常識（八）

傳變　凡病懸飲之人。若患癧痎。易成瘧母。蓋瘧母亦結于脂下。且必大挾痰飲而結癥瘕也。

用藥　體實者。宜十棗湯攻之。體虛者。苓桂朮甘湯去甘草加甘遂。三因方。以十棗湯藥爲末。棗肉和丸。丸以緩之。頗宜于體虛之人。

調理　攻後宜用苓桂朮甘湯和之

（八）溢飲自療法

病因　三焦水道不利。水入膈膜。不能下走網油。以達膀胱。遂致外溢于肌腠。或走于四肢。

診斷　脈浮而弦。肢節作腫。身體疼重。汗不得出。乾嘔喘咳。

傳變　甚則遍體浮腫。指臂不能舉動。喘急不能安臥。

用藥　宜小青龍湯。或越婢湯。分別寒熱用之。其餘如水氣腫脹門等方。均可借用。

辨孕法

丁寸父

婦人經水兩三月不行。是孕是病。即宜審辨。其法如下。（甲）脈象。（一）兩脈微滑而數。略無間斷。身雖有病。而不濇不伏不弦勁者。此胎脈也。（凡胎脈初時微小。呼吸五至。至三月而尺數。若脈滑疾。重按而散者。胎已三月。重按不散。但疾不滑者。胎已五月也）。（二）兩脈沈細。尺部乍大乍小。乍有乍無。或浮或沈。或動或止。早暮不同。連診三四日皆然者。此鬼胎也。（三）脈來急如風雨。少停復來如初者。夜叉胎也。（四）關部微似雀啄。或大小不勻。而指下弦勁者。亦異胎也。（乙）狀態（一）經停一月後。惡心嘔吐。頻頻不止。或嗅覺靈敏。味覺厭故喜新。或嗜酸。或偏嗜一物者。胎也。（二）身體平臥。以手檢查少腹。有如核如卵者。胎也。（三）乳頭之形態及顏色。與平時不同者。或經停五月。乳頭乳根皆黑。乳房亦升發者。皆胎也。（却酬）

調理　汗後飲邪未盡。可用五苓散利之。愈後亦且健脾。

（九）支飲自療法

病因　水氣不化。支結于內。其證有四。或在肺。或在腸。或在心下。或在三焦之網膜。

診斷　脈弦而細。在肺者。欬逆倚息。氣短不得臥。在腸者。脹滿。在心下者。心下痞。嘔吐。在三焦者。其人若冒眩。形如腫。

傳變　支飲之痰。隨處可到。時或變生怪病。莫可端倪、病脈弦而細。眼下如臥蠶狀。百藥不效。當從支飲法求之。

用藥　在肺者。宜葶藶大棗瀉肺湯。在腸者。宜厚朴大黃湯。在心下者。宜小半夏加茯苓湯。在三焦者。宜澤瀉湯。

調理　輕減之後。可用桂苓丸緩治之。

（十）伏飲自療法

病因　好逸惡勞。氣滯血緩。痰飲或伏于心下膈間之空處。或伏于四谿八谷諸俞穴。隱伏不見。

診斷　脈伏而滑。外不腫脹。內不腸鳴。上不喘咳。心下痞。腰背痛。振振惡寒。身瞤劇。

傳變　伏飲之病、因其不見有飲。醫者每致誤治。變生他病。臨證之際。切宜愼焉。

用藥　伏于心下者。宜桂苓丸。伏于四谿八谷諸俞穴者。宜重用茯苓白芥子。再加丁香少許。或指迷茯苓丸亦可。

調理　治愈之後宜勤于運動。促行氣血。以防痰飲再（未完）

胎生男女之討論（中）

吳國鈞　李雲超　合作

髮亦當不黑不黃。而成褐色。乃非但無力變褐與櫻。而反爲男之所化。美國有白婦人。與其夫交媾後。夫出。卽有一黑人強姦。致生一白胎嬰兒。一紫黑胎兒。凡獸亦然。如馬交後復與驢交。後生一馬一驢。由是知母體之卵蛋。不過供精虫之營養而已。若是則卵體變色。力尚不足。何暇有餘力以變其性別哉。此說之不足信也明甚。且小而至於猪犬。同　交接。而產生之小猪犬。雌雄間雜不等。同一時也。同一體也。安有或雌勝。或雄勝之理。而產生或雄或雌者乎。以其雄勝。當然皆雄。以其雌勝。當然皆雌。決無雌雄夾雜之理。且夫其所以勝之者。由於身體之強弱。強弱之分。由來久矣。斷無在一體之內。一時中之。而起忽強忽弱之變者也。若是則知所以雌雄夾雜者。咸由于射出之精虫有雌雄不同之故耳。或曰一二月中。男女未定。待三月後形體方全。男女始分。此乃由變化而來。精虫何得而分之。此說更屬無稽。何則。男女之別。早由精虫之素體而定。其在一二月時。形甚小。目之明尚不足察其爲男爲女。迨三月後。形漸大。始能察之。譬以水。一彈指之微。宛若纖維。何能辨其爲水。及其多焉。乃知爲水。然在彈指之時已爲水。何嘗至多而變爲水哉。譬之米麥。初萌芽時。烏能辨別穀禾麥苗。及其長焉。方識爲穀爲麥。然屬穀屬麥。（未完）

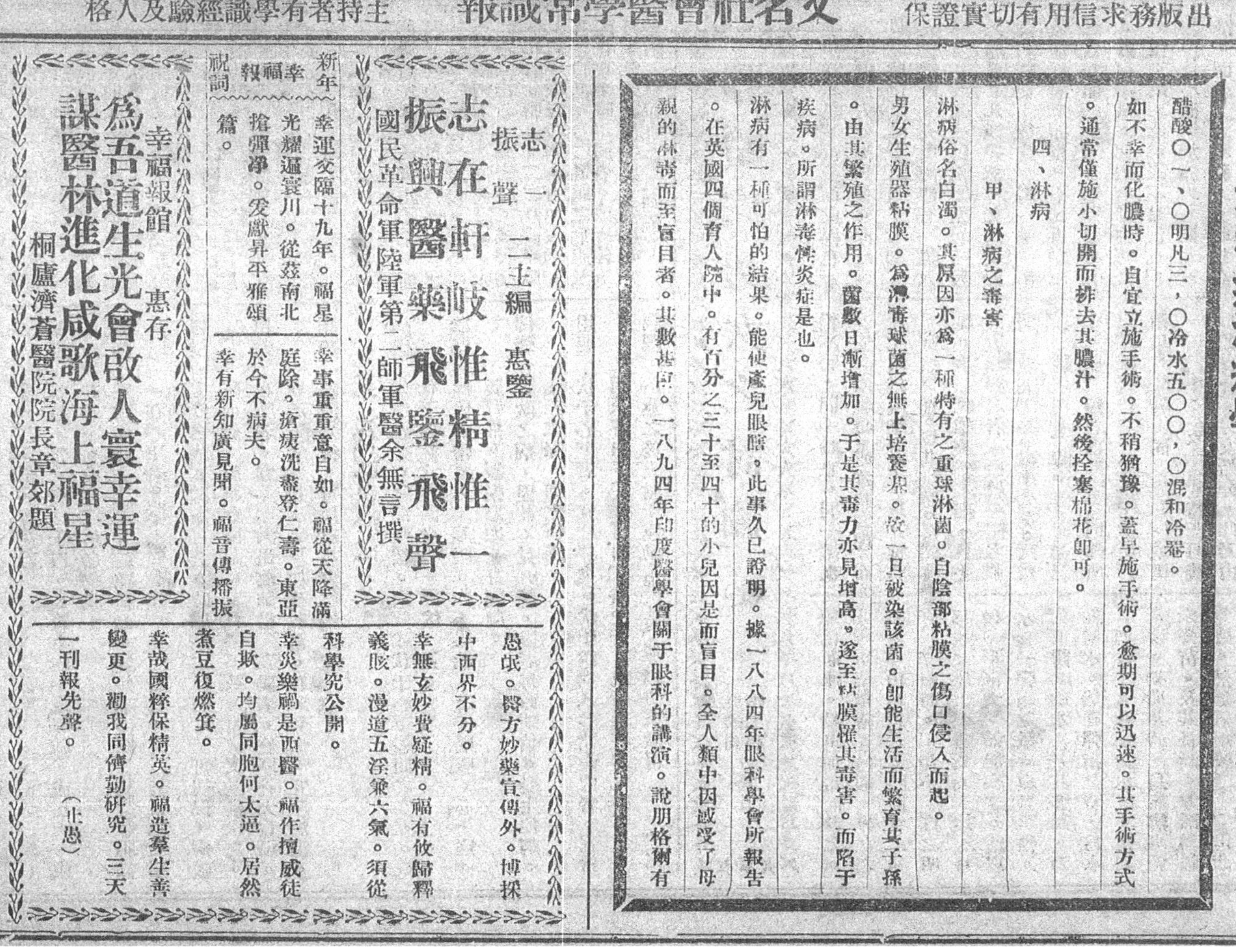

主持者有學識經驗及人格　又名社會醫學常識報　出版務求信用有切實證保

花柳病治療學（三十六）

葉勁秋編

醋酸〇一、〇明凡三，〇冷水五〇〇，〇混和冷罨。

如不幸而化膿時。自宜立施手術。不稍猶豫。蓋早施手術。愈期可以迅速。其手術方式。通常僅施小切開而排去其膿汁。然後拴塞棉花即可。

四、淋病

甲、淋病之毒害

淋病俗名白濁。其原因亦為一種特有之重球淋菌。自陰部粘膜之傷口侵入而起。

男女生殖器粘膜。為淋毒球菌之無上培養基。故一旦被染該菌。即能生活而繁育其子孫。由其繁殖之作用。菌數日漸增加。于是其毒力亦見增高。遂至粘膜罹其毒害。而陷于疾病。所謂淋毒性炎症是也。

淋病有一種可怕的結果。能使產兒眼瞎。此事久已證明。據一八八四年眼科學會所報告。在英國四個育人院中。有百分之三十至四十的小兒因是而盲目。全人類中因感受了母親的淋毒而至盲目者。其數甚巨。一八九四年印度醫學會關于眼科的講演。說明格爾有

志一振聲二主編惠鑒

志在軒岐。惟精惟一
振興醫藥。飛鑒飛聲

國民革命軍陸軍第二師軍醫余無言撰

幸福報館惠存

為吾道生光。會啟人寰幸運
謀醫林進化。咸歌海上福星

桐廬濟蒼醫院院長章郊題

新年幸福報祝詞

幸運交臨十九年。福星光耀遍寰川。從茲南北搶彈淨。爰獻昇平雅頌篇。

幸事重重意自如。福從天降滿庭除。瘠痍洗盡登仁壽。東亞於今不病夫。

幸有新知廣見聞。福音傳播振愚氓。醫方妙藥宣傳外。博採中西界不分。

幸無玄妙費疑精。福有攸歸釋義賦。漫道五淫兼六氣。須從科學究公開。

幸災樂禍是西醫。福作擅威徒自欺。均屬同胞何太逼。居然煮豆復燃萁。

幸哉國粹保精英。福造羣生善變更。勸我同儕勤研究。三天一刊報先聲。

（止愚）

本報特聘羅家衡律師為法律顧問

幸福三日刊

中華郵政特准掛號認為新聞紙類

幸福報

紹儀署

第一七四期

（民國十九年十一月二十日）

◀每份售洋二分▶

館址上海三馬路雲南路口

定報價目

每三日出一張。五個月一元。全年二元。寄費在內。本外埠一律。國外加倍。郵票代現九五計值。

廣告價目

每期每格（共計五方寸）五元。均排於新聞之旁。如嵌入新聞中。長期面議。

冬令進補談

吾人處身在這種生活繁劇的社會裏。終年碌碌。精血未免過耗。冬令及時進補。原也是養生之道。所以祇要吃得起補品的人。在這交冬時候。什麼燕窩哩。木耳哩。黃唇肚哩。蛤士嘆哩。多少總得買些回來。如其不夠。還有新發明的什麼血。什麼機。報紙上登着斗大字的廣告。尤其是告訴我們都有『意想不到之效力。』至於平常隨便買些再造丸。兩儀膏。驢皮膠吃吃。那大概都是藥店裏的老主顧。其次時髦點的西裝朋友。郤非外洋舶來的散拿吐瑾。魚肝油。帕勒托……這一類的補品買瓶嘗試嘗試不可。此外還有紹興人慣吃大（讀如杜）補藥。將鱉參，熟地，黃耆，玉竹：：沒頭沒腦煎上一小鍋或竟一大罐。骨濾濾直望肚子吞。這樣不管三七二十一的蠻補。更使我們見了不禁有『補之一道。可謂多矣』之嘆。

其實我們都知道進補的目的。是在得到有補益身體的效果。但是照着上面所說種種。加以研究。是否眞能獲得實効。倒是一個疑問。因為就學理上講。進補沒有這樣簡單。況且有些補品。大都膩滯難化。不合腸胃。服之失宜。很能引起飲食停頓。胃呆。便閉，許多不良影響。非但無益。而且有害。比方一個患血虧貧血的人。過服補血之品。反成充血之症。故欲進補。最好先請醫生診斷一下。何者宜。何者不宜。然後購服。那自然比較穩妥可靠得多咧。（湯士彥）

黃谿醫話（十五）

（無名醫家）

所用者爲焦查炭扁豆炭忍冬炭枳殼炭諸味。此爲滬醫治利通方。不能說好。也不能說壞。可云不求有功。只求無過也。至余方案。大約以爲『脈象沉遲。舌苔光絳。下利三月。變爲腸風。用澀用通。都非正治。何則。通則血液消耗。澀則腸癰立成。法以清血滌毒。保護腸園』。因開生白芍白苓塊天花紛金石斛蓮花鬚土茯苓炙沒藥當歸鬚苦參陳澤蘭炒槐米等藥。以與之。病人長孫是一位大學生。時方在院侍疾。見余方有腸癰二字。乃攙言曰。請問先生。腸癰是否卽盲腸炎。余答曰。西醫謂之盲腸炎。中醫名曰腸癰。病同而術語異。（未完）

續銀海新編（十三）

姚夢石

乾澀昏花

乾乾澁澁不爽快。渺渺蒸蒸不自在。奈因水少精液衰。莫待枯乾光損壞。

狀見細細赤脈。及不潤澤。自覺乾澁不爽利。而視昏花也。合眼養光。久則得淚。略潤。開則明爽。

四物五子丸——乾澁昏花五子丸。地膚杞菟覆車前。滋陰養水惟四物。莫認火症須識光。

神水將枯

神水將枯禍不遲。更兼難識少人知。氣壅絡塞多乾燥。莫待膏傷損及珠。（未完）

小藥囊

歡迎投稿

胃氣痛方

（沈嘉泉）

用瓦楞子炒研末。以白糖拌食。每日三錢。痛除。

黃疸病方

（沈嘉泉）

用銜人籐草打汁。以陳酒冲服。七日後過退。

休息痢方

（沈嘉泉）

用猪細腸內垢鐵刮下。瓦上炙灰。以紅糖拌過。陳酒燉煖送下。痢止。

內痔瘡方

（沈嘉泉）

用猪腸揰稍頭一個。嵌入麻菇一兩。燉至極爛。連湯食完。多至二三次。可以除根。

家庭醫藥常識（九）

痰飲所用之要方

二陳湯　見前咳嗽自療法。方書謂此方統治諸痰。未可信也。若燥痰熱痰。妄與此湯。必致益劇。用者愼之。

六君子湯　卽四君子加陳皮半夏。是方去半夏。卽異功散。再去陳皮。卽四君子湯。均爲痰飲愈後。調理脾胃之良方。

貝母瓜蔞散　貝母。瓜蔞。橘紅。桔梗。花粉。茯苓。古方治痰之方。泰半溫燥。俱非燥痰熱痰所宜用。斯方係普明子所定。選用化痰兼能清熱潤燥之品。用治燥痰。頗合。

羚羊角散　羚羊角。生石決。甘菊花。冬桑葉。鈎藤。殭蠶。梔子。丹皮。靈磁石。此爲熄肝清熱之良方。借治肝風挾痰之症。加瓦楞子。膽南星。仙半夏。用之頗效。蘭溪醫校校長。張壽頤君。治中風因于肝陽挾痰者。每用此法。蹈中病機。

稀涎散　皂角。半夏。炙草。白礬。斑蝥。風痰湧盛。危在頃刻。非用此斬關奪門之將。不足救矣。然非實證至急之時。不可輕用。

礞石滾痰丸　礞石。沉香。大黃。黃芩。

□戒煙神效煎方（費伯雄）

眞潞黨四錢。綿黃芪三錢。生冬朮錢半。白歸身二錢。雲茯苓三錢。上肉桂四分。廣陳皮一錢。薑半夏錢半。西砂仁一錢。白雷丸二錢。淨鶴虱二錢。生炙草一錢。老生薑二片。大紅棗五個。爛紅糖一兩。老土灰一錢

每日一帖。照癮分服。三日後減去烟灰二分。紅糖一錢。六日後又減去烟灰四分。紅糖三錢。九日後。烟糖均除去。餘藥減半。再服數劑。不但烟癮戒絕。而元神可以健旺。此方友人試服應驗多人。癮均除根。

礞石攻痰。黃芩瀉熱。大黃通地道。使其痰有去路。沉香行諸氣。氣行則痰自行。此爲攻治頑痰實熱之峻方。非脈證俱實者。不可輕投。

桂苓丸　肉桂。茯苓。

肉桂。溫通心腸。茯苓能逐心下之水飲。用治心下伏飲。甚宜。

指迷茯苓丸　製半夏。雲茯苓。風化硝。炒枳殼。

此方以半夏化痰。茯苓滲濕。風硝軟痰塊。枳殼行痰氣。較二陳湯之甘緩稍猛。較滾痰丸之峻悍稍平。允爲治痰飲之平劑。且丸以緩其藥力之下行。可使外達肌腠四肢。故古人以此治痰流筋骨。臂痛難舉。

三生飲　生南星。生川烏。生附子。木香。

此爲寒痰暴厥之救急方。附子川烏回陽逐寒。南星除痰。三者俱生用。取其力猛也。少佐木香。所以行其逆氣也。若體虛者。宜重加人參。以扶正氣。

苓桂朮甘湯　十棗湯。　小青龍湯。　小半夏加茯苓湯。　俱見咳嗽自療法

（未完）

胎生男女之討論（下）

（吳國鈞　李云超合作）

在下種時已分之。豈有長大變易之理哉。是故水自爲水。穀自爲穀。麥自爲麥。雌自爲雌。雄自爲雄。惟其在細小之時。目之明未能辨識而已。及其大而多焉。始明識之。其所謂性別由變化而分者。其謬不言可知矣。一言以蔽之。此之謂不知本。何則。凡事之起與成。必先有因而後有果。斷無無其因而反得其果。此天理之常也。而胎兒之生化。豈獨能超出天常之道者乎。况乎胎兒內之不關母體之強弱。外之無特殊之接觸。依其所言。變由何來。詎毫無因由。而猝然發生變化者乎。然其所謂三月後形始具而性別乃分者。是猶水與苗禾。在多與長而識其爲水爲穀爲麥者。其理一也。或曰胎兒男女之分。時令使然也。如冬產者爲男。夏產者爲女。更屬荒誕之談。毫無討論之價值。果爾以時令而分男女。則凡在冬令生產者。當皆爲男。夏令生產者。當皆爲女。然余等每見冬產者。未必皆男。夏產者。未必皆女。或曰此不過舉其大概言之。烏得執爲定例。如是既屬大概。而始終未能定奪。則謂之時令無關。又何不可。夫如是。則上述三因。所謂男女體力之強弱。三月後之變化而來。及時令之關係而分性別。俱不足恃。然則謂由精虫素體之雌雄而定者。果何所據而云然。曰有。西醫書云。當交接之時。男子所射出之精。約有數萬精虫。奮勇前進。攻入卵體。強者存。（變爲胎）弱者亡。以此則知進卵珠者。必屬優秀強健份子。而強者之中。又有雌雄之殊。是以雄精虫強而攻入卵球。則爲男。雌精虫強而攻入卵球。則爲女。以雌雄精虫強弱無定。故胎生男女。亦無定也。是故雄者勝而爲男性。雌者勝而爲女性。此男女之所由分也。按此則謂男女爲性別由精虫而分者。似乎較之三說爲確耳。此所以靦然不揣鄙陋。濡筆錄之。以供閱者之討論。若夫海內明哲。能匡我不逮斥我之疵。加以斧正。幸甚。幸甚。（完）

花柳病治療學

（三十七）

葉勁秋編

六十萬衆的盲丐者。內有百分之四十是因在產時感受到母親的淋毒而目盲的。但此不過僅指乞丐而言。故犯有淋病嫌疑的母親。應于生產時請醫生防範產兒的眼。再無子者百分之七十。原于淋病。蓋女子之生殖器。尤適于淋菌之生長。雖小數之弱菌。亦足爲患焉。諸婦女病。因淋而致者甚多。婦科名醫古畸盧氏曰。嘗見婦人發熱腹痛。或月經不調。其實乃淋病之患也。又顏色蒼白。面生黃班。貌甚悽楚。行步浪滄。如肺癆病者。如世俗所謂感寒濕者。亦淋病症也。

淋毒球菌。日與我人體力相競爭。我人體力充實。卽粘膜之抵抗力强大時。淋菌自見消滅。而不致發病。反是若體力虛弱。則該菌卽逞其毒力而作祟焉。所以有體素壯健。因飲酒劇勸等不衛生之故。以致難以告痊。或屢屢復發者。往往有之。

既患淋毒一次。必得本病之感受性。

本病之感染。其治療之難易因人而易。

本病之潛伏期。多爲一日至三日。然亦有長短者。

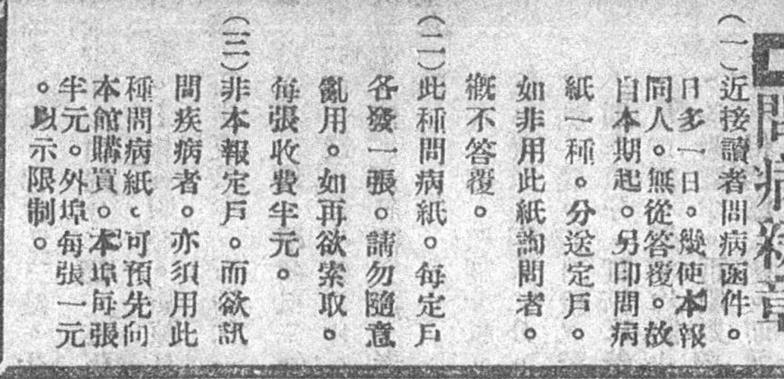

問病新章

（一）近接讀者問病函件。日多一日。幾使本報同人。無從答復。故自本期起。另印問病紙一種。分送定戶。如非用此紙詢問者。槪不答復。

（二）此種問病紙。每定戶各發一張。請勿隨意亂用。如再欲索取。每張收費半元。

（三）非本報定戶。而欲訊問疾病者。亦須用此種問病紙。可預先向本館購買。本埠每張半元。外埠每張一元。以示限制。

本報特聘羅家衡律師爲法律顧問

幸福三日刊

中華郵政特准掛號認爲新聞紙類

幸福報

紹儀署

第一七五期

（民國十九年十月十五日）

◀每份售洋二分▶

館址上海三馬路雲南路口

定報價目

每三日出一張五個月一元全年二元寄費在內本外埠一律國外加倍郵票代現九五計值

廣告價目

每期每格（共計五方寸）五元均排於新聞之旁如欲入新聞中長期面議

本期要目

我對於全國步行團組織的一點小供獻
黃溪醫話
駭八聽聞之煤毒斃命
續銀海新編
燕窩小談
家庭醫藥常識
金匱姜草湯用炮姜的我見
論飲滾酒過多成膈症之故
壁虎治瘰癧
花柳病治療學

更正

本報第一百七十三期。第六百九十六頁內。余無言先生所題之下聯。其原文爲『振興醫藥飛學飛聲』。被手民將飛學之學字。誤排鑒字。特此更正。

又幸福報新年祝詞內。第一首第三句第五字。鎗字誤排搶字。又第四首第一句第七字。猜字誤排精字。特此更正。

我對於全國步行團組織的一點小供獻

（無言）

我在十二月廿七日的『上海報』上。見有一種好消息。就是『青年華僑組織全國步行團。』我見到這個消息。眞喜得手舞足蹈。很欽佩那發起的陸姜謝妻諸君有這樣偉大的思想。和大無畏的精神。眞正令人起敬。他們預定的期限。是五年。我想。在這五年當中。一定將南方極暖的地方和北方極冷的地方。都要走到。雖然這件事是不容易。然而『英雄字典中無難字。』陸君等必獲步行的美滿結果。不過我有一點小供獻。所謂『野人獻曝』。請陸君留意一下。

（一）團內宜有醫生　旅行者或南或北。櫛風沐雨。而且各地氣候不同。水土有異。難免沒有頭疼傷風等小毛病。最好須徵求一位中西兼通的青年同志。偕同出發。對於步行考察事宜。固然有助。對於旅途保衛健康。亦屬有益。這是不可少的。

（二）團內宜有國技家　現當國家多事之秋。國內幾無一片乾淨土。而到處土匪蜂起。能有擅長國技的青年偕行。一路上定能免卻多少危險。而保全團的安寧。

（三）團內宜有攝影家　遊歷的時候。遇到甚麼古蹟風景。或特殊的動植物。我們不能帶走的。一定要攝影下來。才好。雖是攝影一事。人人可以辦到。然究不如專家的美滿。而且這攝影學。也要有美的研究。並不能嗎嗎虎虎的。

黃谿醫話（十六）（無名醫家）

伊曰。敝祖母初得病時。曾請寶隆醫院德醫診視。驗過X光。據云。是盲腸炎。最為危險。在年輕體壯的人。尚可割治。敝祖母年長。（五十餘歲）且氣體薄弱。無法治療。斷為不救，。余答曰。西醫雖不能愈病。但能知病。比方亦痢腸癌。他每斷為不治。因他沒有藥故也。此是他的長處。不是他的短處。至於中醫呢。只怕診斷不明。不怕沒有方劑。但現在有許多中醫。不明病變。胡亂開方。那末。無可奈何了。問答未竟。適高醫至。互通姓氏。余即趨出。趁車而歸。次日。不曾見邀。越二日上午十時。蕭家忽以電話來。余使內人去接。對方為蕭家大小姐。謂內人曰。敝本家是不知好醜的。前天黃溪伯伯所開的方。沒有吃過。仍吃高有明的方。今天病加重了。伊孫苦苦要求。囑我家代請伯伯去救他祖母的命。內人曉之曰。你此話千萬不要與伯伯說知。一經說知。他如何肯來。你下午來請。要這樣講。說吃你伯伯的方。病稍好了。所以再吃一劑。她說。曉得了。謝謝伯母指教。下午四時。蕭家命姪偕病人之孫以汽車來迎。將內人所教的話。學說一番。余聽說如是。當然不拒。

駭人聽聞之煤毒斃命（續）

（三）鄙人昔年游歷塞帶。煤悶事時有所聞。然多出於南人。以其不知預防也。惟鮮有因悶致斃者。以土人多急救之策也。其預防方法。於爐上置水一盞。揣其用意。則用水之蒸氣。以抗煤之炭氣。其急救方法。於悶倒時。急負出門外。使臥雪中。頃刻自愈。如中毒太深。或已氣絕者。仍以請醫生診治為妥云云。

（黃健華）

燕窩小談（上）

丁亓父

【形態】金絲燕大者如烏。啖魚輒吐涎沫於海山洞穴間。以備冬日退毛之食。土人皮衣皮帽。秉炬探取。燕驚撲人。年老力弱者。或致墜崖而死。所取得者。名為燕窩。其中潔白者為上。謂之官燕。羽毛交雜。黑色而有血痕者為下。謂之毛燕（一說海濱石上有海粉。積結如苔。燕啄食之。吐出為窩。纍纍巖壁間。島人俟其秋去。以修竿接鏟取之。一說燕銜小魚。黏之於石。久而成窩。有烏白紅三色。紅者難得。紫色者尤佳。一說南燕歸海外。水邊難達。因銜小魚肉作窩。口銜之而飛。飛倦即投窩水中。浮之若杯。棲止其上。少息復銜之而飛。遇東南風則飄掠近岸。人就取之。一說南洋諸島有鳥。首尾如燕。而甚小。毛如金絲。臨卵育子時。羣飛近沙汐泥有石處。啄蠶螺食之。蠶螺背上肉有兩筋。如楓蠶。絲堅潔而白。此燕食之。肉消而筋不化。并津液嘔出。結為小窩。附於石上。久之與小雛鼓翼而飛。海人依時拾之。春間取者色白。夏間取者色黃。秋冬不可取。

續銀海新編（一卅）（姚夢石）

狀見睛珠氣色。乾（症）如蜒蚰垂涎之光。其症有二。有陰虛陽虛。不能混治。

調中益氣湯——（見內障高風症）陽虛兩目緊（症）者用。

補腎丸——補陰龜板杜栢夕，疎滯陳皮當相識，夏用五味扶弱金。冬加乾姜狀光的

坐起生花

坐起生花不必疑。君心仔細自尋思。外由渴視膽勞故。內為荒淫酒色迷。元氣弱。絡力微。眼花頭昏強支持。若能保養真元水。勝似千金訪妙醫。

狀同好眼，別無他症，但人動作少過，或久坐久立，久眠久視，便覺頭眩目花暈運也，

（未完）

介紹衛生方法　幸福三日刊　指導健康途徑

家庭醫藥常識（十）

澤瀉湯　澤瀉。白朮。

水飲入胃。由脾轉輸于三焦之油網。飲邪停於三焦。故以白朮健脾。澤瀉利三焦之水。藥僅二味。已足切合於病理矣。

厚朴大黃湯　厚朴。大黃。枳實。

金匱云。痰飲胸滿者。厚朴大黃湯主之。然此方與小承氣湯相同。胸滿疑是腹滿之誤。飲邪結於腸間。而腹滿。故可用此攻之。

控涎丹　甘遂。大戟。白芥子。

甘遂決經隧之水飲。大戟逐臟腑之水飲。白芥子收皮裏膜外之水飲。此方攻水飲之力。實較十棗湯更劇。蓋十棗湯有大棗以緩藥力。而顧正氣。此方則無大棗也。然治痰飲留伏于幽隱之處。非此不足以直達巢穴。故不用大棗之甘緩。更加白芥子以搜逐隱處之飲邪也。惟脈證虛者。切宜慎用。

編者按。此稿頗長。決非一二年所能登完。今本報正擬結束長稿。故此篇自本期起。亦停止登載。由朱振聲君重行編輯。另出單行本。共分四十餘門。用瑞典紙精印。定價大洋一元。約廢歷正月底出版。茲為優待讀者起見。凡在廢歷年底之前。購婦女病一册者。隨書贈送半價優待券一張。一俟出版。憑券祇收半價。

論飲滾酒過多成膈症之故

（謝光燦）

過飲滾酒。多成膈症。人皆知之。而所以然之理不達也。蓋膈有二種。一者。上脘之艱於納。一者。下脘之艱於出耳。然入之胃中。全是一團冲和之氣、所以上脘清陽居多。不覺其熱。下脘濁陰居多。不覺其寒。即時令大熱。而胃中之氣不變為熱。時令大寒。而胃中之氣不變為寒。氣味冲和。故但能納物。不能化物。必藉脾中之陽氣入胃。而運化之機始顯。此身中自然之造化也。麯蘗之性。極能升騰。日飲沸酒不輟。勢必將下脘之氣。轉升於中上二脘。而幽門之口，閉而不通。且滾酒從喉而入。已將上脘泡灼。漸有腐肉之象。而生氣不存。窄隘有加。上能咽水。不能納穀者。此其所以多成膈症也。凡飲酒者。可不慎歟。

金匱薑草湯用炮薑的我見

（楊贊民）

金匱甘草乾薑湯方論曰。肺痿吐涎沫而不咳者。其人不渴。必遺尿。小便數。所以然者。以上虛不能制下故也。此為肺中冷。必眩。多涎沫。甘草乾薑湯以溫之。乾薑自註炮用。陳修園謂肺體已虛。不任過辛之味。炮之使辛味少減。是亦一法。余竊以為非也。考金匱此湯主治。乃有似乎肺痿病態之肺冷。實非肺痿正症。肺冷者。當溫之。惟乾薑之用。多在足太陰。使脾氣虛寒。而以乾薑炙草療之。誠為對症。然肺為華蓋。覆幬臟腑之上。其位至高。乾薑之力。直過其所。坐令溫煦之功。偏重他臟。非善算也。故特炮用。使其經火。體輕性浮。（試以薑炭擲于水必浮水面可悟其理）約其用專入肺。庶幾溫肺散寒之功。不至為他臟所分。而肺冷可治矣。妙哉。仲師之製方也。

壁虎治瘰癧

原名金龍滾綉球

（陳藏良）

本報第六十五期內載、生壁虎治瘰癧一方。查壁虎確有治瘰癧之功能。惜該方治法太苛。且多危險。恐病家非至萬不得已時。決不肯貿然嘗試。蓋壁虎其性最毒。捕捉即已不易。何況捕而活吞。雖裹以腐衣。究大而難下咽喉。余有家傳一方。簡便奇効。並已治愈多人。茲錄如下。為患者諸君照方療法。俾早登幸福之門也。考瘰癧一症。北方較多於南方。婦女較多於男子、因北地時交冬令。則家家戶戶。必以煤火烘坑。須至次年春蓄。烘坑工作。方可取消。平時更用煤爐煮食。體弱之人。久受煤氣薰蒸。毒熱侵入經絡。致成是症。壁虎性毒而涼。以毒攻毒。以涼制熱。故有神功。方用青殼鴨蛋一個。壁虎二條。（病久三四條尤佳）要新鮮、陳者無用。捕捉時。將其打死。（不限活的）再將鴨蛋之一端。捽成一孔。蛋黃聽其存內。將壁虎納入蛋內。用炭火炙枯研末。和以氷片。搽於患處。用膏藥貼好。每日更換一次。數日即痊。未破爛者。用銀針挑破。如法搽上。此方極有奇効。幸閱者注意。

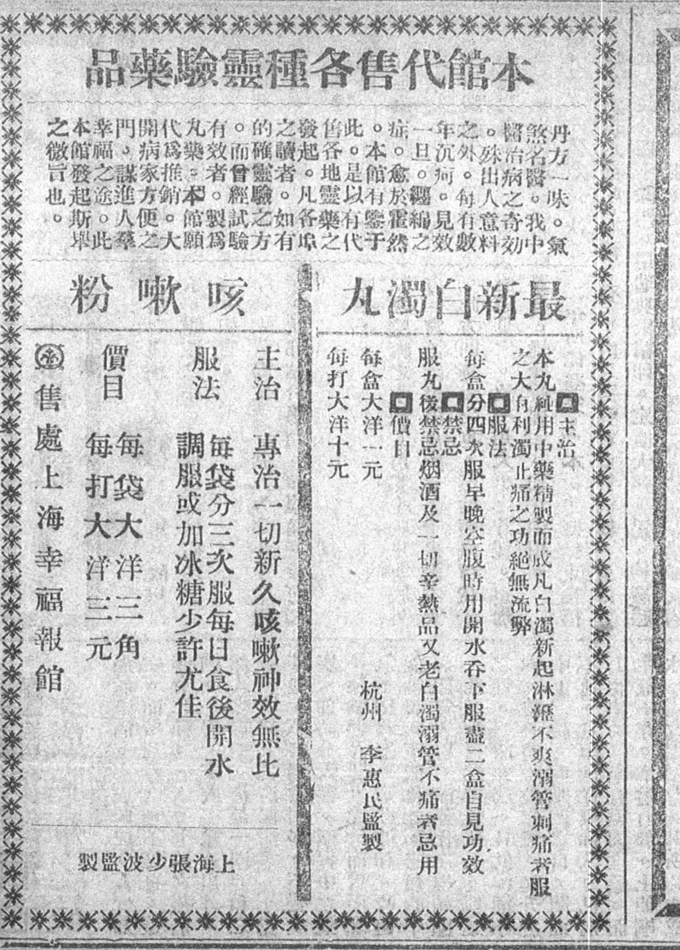

花柳病治療學（三十八）

葉勁秋編

本病之經過。大抵歷四周。或至六周而全愈。

本病亦有不幸而起併發症者。是雖由患者之生活不適宜。及療法之不適當。然亦往往關於體質者亦不少。

乙、急性淋與慢性淋

淋病之起。每從急性而移於慢性。故本病、爲急性與慢性兩種。男子急性淋病。感染淋毒後二日至五日內。尿道之部。即起微痒及灼熱之感。陰莖勃起。尿意頻數。粘膜稍發赤而腫脹。下粘液。再經二三天後。病勢漸進於劇盛。一星期後。遂移行極于極期。此時搔痒灼熱之感。變爲疼痛。粘液變爲膿汁。（汚染于褲。留帶綠黃色之線狀斑紋。此時傳染力甚强。務須注意）漏出不已。尿道腔之內徑。甚爲狹窄。放尿時滴滴而出。不堪其苦。夜間難於安睡。陰莖勃起益甚。疼痛益劇。頭痛食少。便秘寒熱。此等症狀。約經二星期後。漸移行于退步期。諸症逐漸輕減。如是約四星期。漸可向愈。此前尿道急性淋之經過也。

本報特聘羅家衡律師為法律顧問　幸福三日刊　中華郵政特准掛號認為新聞紙類

幸福報

紹儀署

第一七六期
（民國十九年一月十八日）
每份售洋二分
館址上海三馬路雲南路口

定報價目
每三日出一張五個月一元全年二元寄費在內本外埠一律國外加倍郵票代現九五計值

本期要目

□為父母者應具的醫藥常識

小兒驚風症最宜注意之一點

（無言）

（一）小兒百種病中。占感冒食滯的。約有九十。

（二）治療小兒驚風。首宜消其食滯。治其感冒。不可妄用鎮驚散風劑。

▲俗語說。『養兒才知父母恩。』的的確確。一個小孩子。養到成房立戶。實在是不容易的一件事。一旦兒女有了毛病。真正是憂形於色。手忙脚亂。一會兒張醫生。一會兒李醫生。請來替他醫治。你看父母之心真是……。

▲但是有時候。父母也會殺了他的兒子。唷呀。你不是胡言亂道嗎。怎麼父母就會殺他兒子呢。其中却有個解說。就是做父母殺了他的兒子。是無意的。不是有意的。是出於愛而殺他兒子的。不是出於惡而殺他兒子的。

▲做父母的。殺他兒子。尤其是以驚風症為最多。因為驚風症。角弓反張的那種樣子。怕人來些。所以往往一點鐘裏。能請了幾個醫生。這個說。是驚嚇出來的。那個說。是因風而得的。這個用了一服鎮驚藥。那個用了一帖散風劑。沒有一刻。那第三個醫生來了。先把罩子一看。再把小孩一診。大罵道。他們連症的虛實寒熱。都分不出來。亂來用藥。非用我祖傳秘製的萬應鎮驚丹不可了。但是吃了下去。不一刻。兩目失神。痰聲如鋸。漸漸的安靜異常。他的父母。便是哭叫了萬聲。他也不應。（未完）

黃溪醫話（十七）（無名醫家）

立借之往。余既至。一看不對。因爲前天病人是倚枕而坐的。今天是直躺的。神色大壞。皺眉叫苦。余料又是寧波那番把戲了。（此種把戲。向來遇不一遇的。但他人內心表現。自以爲本領高於黃溪誠實的由他拿手工夫翻他幾個筋斗。至現述這幾幕把戲。是本來唱新樂府崑曲的。忽唱起亂彈弋陽來。不得不嘱他幾個倒彩）切脈既竟。正色謂之曰。你們沒有吃過我的方嗎。否則何爲變得這樣快。蕭姓尙期期艾艾。蕭孫到爽爽快快。立向衣袋裏取出高醫大方二紙示余。閱其案語第一方。似與余針鋒相對。所開是金鈴子散。而金鈴子一味。用至五六錢。第二方更誇其廢方之妙無異丑表功。余不覺微笑。我知高明是不許無名醫家配戲。開台大軸。一串倒底。不得不自拉自唱了。（未完）

續銀海新編（二卅）

加減駐景丸——坐起生花精氣虧，加味駐景熟地歸，五味杞兔車楮實，川椒去目鹽酒隨。

重霧移睛

雲霧移睛。元虛者殃。自視目外。有物舒張。或如蠅蛇飛伏。或如旗旆飄揚。有如粉蝶。有帶青黃。昏屬肝腎。內癢難當。精氣耗損。精汁有傷。自宜謹慎。思患須防。

此症自見目外，有此等狀，仰視則上，俯視則下，鬱滯淸純，乃虛弱之人，及經產去血太多，或悲泣太過，深思積忿之婦女，每有此患，（未完）

小藥囊（戴橘圃）

歡迎投稿

蟮蠙頭方

江子仁　草麻仁　夜明砂　製乳沒　嫩松香　銅綠　右藥各用等分。共和勻。搗如泥。入只殼內。合於患處。

又方　磁器研末。雞淸調敷。

一方　舊牛皮鞋底。煅研爲末菜油調敷。

又方　生紅柿皮貼之自愈。

一方　蛇衣剪片。唾津潤貼。

蚌髮癬方

楡樹根皮。和白洋糖搗融敷之。

一方　荸薺切片。醮洋糖擦之。

旋耳瘡方

葱製松香三錢　蛇床子炒二錢　川黃連二錢　川黃柏三錢　水飛桃丹二錢　淨掃盆一錢　枯凡五分　冰片二分　共研細末。菜油調敷。

燕窩小談（下）

丁刁义

〔性質〕。甘淡平無毒。功用益氣。和中。潤肺。開胃。化痰。止嗽。添精。補髓。壯陽。治膈痰。（入梨和冰糖蒸食）痰喘。（秋白梨去心。入燕窩。先用熟熱水泡過。再入冰糖蒸熟。每日早晨食之。）小便數。血痢。勞痢。噤口痢。（取白者。同人參用水隔湯燉熟。徐徐食之。）小兒痘疹。（入煎藥用。或單煮汁服。）

〔雜論〕燕銜海粉作窩。得風日陽和之氣。化鹹寒爲甘平。能使金水相生。腎氣上滋於肺。而胃氣亦得以安。故能大養肺陰。化痰止嗽。補而能淸。爲調理虛損勞瘵之聖藥。一切病之由於肺虛不能淸肅下行者。用此皆可治之。今人以之調補虛勞咯血。和冰糖煎飲。往往獲效。（一說今人用以煮粥。或和雞汁煮之。雖味甚可口。然亂其淸補之本性。豈能已疾。如與冰糖同煎。則甘味壅滯。亦足助熱生火。不能助肺金淸肅下行。）然惟病勢初淺者爲宜。若陰火方盛。血逆上奔。亦無所濟。以其幽柔無剛毅之力也。又凡暴得欬嗽。吐血乍止。以冰糖與此物同煮連服。取其平補肺胃。而無止截之患。惟胃中有痰溼者。令人欲嘔。以其甜膩戀膈也。再一種微黑而多毛。爲揀選時所遺者。怯證人常服。亦能潤肺止嗽。功同參苓。（却酬）

□耳痔丹

煅黃魚齒四錢　人指甲焙一錢　血餘灰四分　出蛾蠶繭（入明礬末煅存性三錢）炙蛇蛻六分　兒茶二錢　紅胭脂二錢　冰片二分　射香一分　共研末吹之。

□鼻痔散

杏仁霜一錢　明雄黃一錢　上輕粉五分　兒茶二錢　煅菁果核炭三錢　冰片一分　共末。乳細吹之。

□鼻癌丹

即鼻痔也。杏仁霜一錢　明雄黃一錢　輕粉五分　枯凡五分　霜梅炭一錢　藕節炭一錢　甜瓜蒂陰干一錢　射香一分　共研末。吹之。

□癎瘋論治

鹽山張錫錄

癎瘋最爲難治之證。因其根蒂最深。（論者謂此病得於先天未降生之時）故不易治耳。愚平素對於此證。有單用磨刀水治愈者。有單用熊膽愈者。有單用蘆薈治愈者。有用加味磁硃丸治愈者。（方載衷中參西錄第七卷）有日效西藥臭剝抱水過拉拉爾諸藥。強制其腦筋。使不暴發。有徐以健脾利痰清火鎮驚之藥治愈者。然諸如此治法。用者固多。不效者亦間有之。仍覺對於此證。未有把握。後治奉天小西邊門外王氏婦。年近三旬得癎瘋證。醫治年餘不愈。浸至每日必發。且病勢較重。其病甫發時作狂笑。繼則肢體抽掣。昏不知人。脈象滑實。關前尤甚。知其痰火充盛。上併於心不守舍。故作狂笑。痰火上併不已。上迫腦氣筋失其所司。故抽掣失其知覺也。先投以滌痰（方載衷中參西錄第三卷係生赭石細末一兩大黃一兩朴硝六錢。清半夏鬱金各三錢）間日一劑。三劑後病勢稍輕。遂改用丸藥。硫化生赭石朴硝各二兩硃砂青黛白礬各一兩。黃丹六錢。復用生懷山藥四兩。爲細末焙覆熟調和諸藥中。煉蜜爲丸二錢重。當空心時。開水送服一丸。日兩次。服至百丸全愈。又治奉天女師範學生劉仲生。素患癎瘋。十餘日一發。愚曾用羚羊角加清火理痰鎮肝之藥治愈。隔二年証又反。再投以前方不效。亦與以此丸。服盡六十丸全愈。

（未完）

□大麻風之研究（上）

（贊民）

大麻風古名癘風。亦曰癩病。皆由癩菌傳染而發。乃一種頑惡性慢性之傳染病也。此病蔓延最廣區域。則推我國。日本發生時期。以二十歲以上四十歲以下爲尤多。其潛伏期。可延長多年。亦有至三四十年之久者。惟短促之潛伏期。間亦有之。總而言之。皆以自身抵抗力之強弱爲別。凡人染受此症。雖不能確實證明受病之在何時。然其先驅症狀。往往以體溫昇騰而始。此外則四肢痠痛。並時覺充血。（顏面肢體如虫行並覺燒熱者是。）全身倦怠。是乃麻風症之的候矣。麻風之主要證。有表皮性癩與神經性癩之分。而表皮性癩又有結節癩斑紋癩等號。皆以症狀之現象而異其名耳。治法却無甚殊。表皮性癩者。處處皮膚先現紅斑。此隱彼現。更迭不止。其隱滅處。隨變褐色。或或癬白色。同時皮膚變厚。或廣汎而靡定。或限局如結節。蓋麻風桿菌。侵入皮下肌實質間。而起細胞浸潤。遂致細胞肥厚。此變厚之皮膚。能復舊觀者極少。如在面部。頤變醜惡。自眼瞼耳殼以迄鼻唇兩頤。靡不增其廣袤。故有獅子貌之稱。其發斑變厚之部。感覺性漸就麻痺。試以草尖或羽毛輕觸之。感覺必不如他部之敏。久則痛覺溫覺。終至消失。其浸潤處漸分解釀化爲潰瘍。有無數捍狀菌。由瘍口流出。又甚則癩菌侵入黏膜。（鼻黏膜爲最早）漸波及咽喉。並氣管支深部。鼻腔氣道。因而狹窄。聲音嘶嗄。終至無聲。甚至鼻軟骨壁亦串孔潰爛。古人所謂肺風。蓋以此得名也。

（未完）

出版務求信用有切實保證　又名社會醫學常識報　主持者有學識經驗及人格

花柳病治療學（三十九）

葉勁秋編

若病中疏于攝養。醫治欠於適當。於是淋菌越括約筋而侵入後尿道部。本症在臨床較為棘手。蓋在前部尿道炎時。絕對不止移行于慢性。若迄後尿道炎時。則必致續發慢性淋病。且後部尿道與膀胱。攝護腺。精囊。副睾丸。等有直接之關係。因是易為此器官發炎之媒介故也。

後部尿道炎之症狀。除上述前部尿道炎之症狀外。且尿意頻數加甚。不問膀胱內有無尿液瀦留。常覺時欲排尿。往往不及五分鐘。即思放尿。其陰部後迄于肛門邊緣。恆有灼熱疼痛之感。且尿中時混血液者有之。

後尿道炎之經過。長短不一。病人體質柔弱。又素不攝生者。經過較長。否則反是。又本病常與攝護線炎等合併發生。

檢查前尿道淋與後尿道淋之法。應先備玻杯二只。令病人排尿于杯中。前杯所盛之尿曰前尿。後杯所盛之尿曰後尿。通常相應于疾病。而表示其溷濁狀態如下。

病名	前尿	後尿

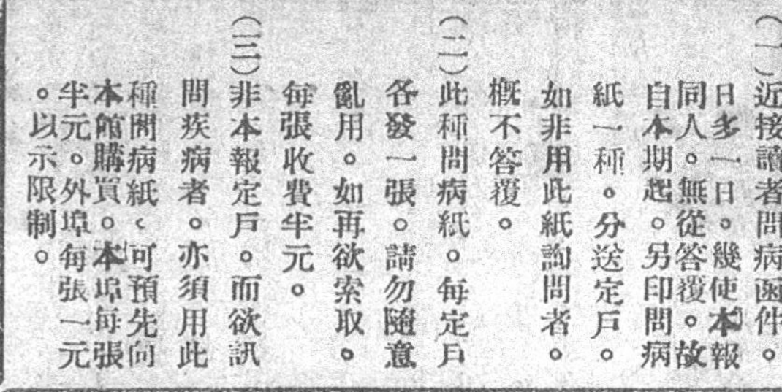

問病新章

（一）近接讀者問病函件。日多一日。縱使本報同人。無從答覆。故自本期起。另印問病紙一種。分送定戶。如非用此紙詢問者。概不答覆。

（二）此種問病紙。每定戶各發一張。請勿隨意亂用。如再欲索取。每張收費半元。

（三）非本報定戶。而欲訊問疾病者。亦須用此種問病紙。可預先向本館購買。本埠每張半元。外埠每張一元。以示限制。

本報特聘羅家衡律師爲法律顧問　　幸福三日刊　　中華郵政特准掛號認爲新聞紙類

幸福報

綏儀署

第一七七期
（民國十九年一月廿一日）
◀每份售洋二分▶
館址上海三馬路雲南路口

定報價目
每三日出一張，五個月一元，全年二元，寄費在內，本外埠一律，國外加倍，郵票代現，九五計值。

廣告價目
每期每格（共計五方寸）五元，均排於新聞之旁，如嵌入新聞中，長期面議。

本期要目

為父母者應具的常識
黃溪醫話
醫者勿懷妒嫉之心
續銀海新編
天然痘治療之一得
猘瘋論治
小藥囊
大麻風之研究
花柳病治療學
幸福園
園爐趣話
可憐的她

愚盦詩草

（內容之一斑）

江輪上駛過小姑山

弧篷江流一畫圖。騁懷頓覺客愁無。江南多少青山在。不愛青山愛小姑。

望江南 彭郎磯

彭郎磯畔江流急。腸斷情深南不堪。倘使愚公今尚在。小姑移到大江南。

口爲父母者應具的醫藥常識

「小兒驚風症最宜注意之一點」

（無言）

▲究竟這小孩子怎麼死的呢。第一。是醫生不知病原。用藥不對症。第二。是做父母的。沒有醫藥常識。眼看着那班醫生。殺了他兒子。所以也就等於他自己殺了他自己的兒子一樣。

▲別的醫生。都說驚風兩字。既是病名。也就推知牠的病原了。是因驚而得的。非用鎮驚劑不可。有的說是因風而得的。非用散風藥不可。而在我看呢。驚風兩字。是病狀。不是病原。因爲這病發作的時候。一驚一搐。角弓反張。如同落葉被風吹的一般。亂舞亂飛。不能自止。所以因他病狀。稱他叫驚風。惹得後人。莫明其妙。都說驚風是病原。

▲驚風病原在那裏呢，我敢下一斷語。百分之九十。在感冒食滯。因爲小孩子小得很。沒有七情動其志。沒有六慾亂其心。所謂只知啼飢號寒而已矣。但是做父母的。愛子甚於愛自己。自己受凍可以的。不能教兒子受凍。。自己挨餓可以的。不肯看兒子受餓。孩子又怎樣會受病呢。。不知受病的最大原因。便在這裏。。

▲諸位須知道。。小孩子的身體。在幼時就要鍛鍊一些。才好。穿了過多。一旦衣服單薄的時候。最容易受感冒。感冒就要發熱。發熱。就會使得腦部充血。充血。就會腦眩。疼痛。甚至昏糊。進而發現角弓反張。所以就會發驚風病了。

▲小孩子的胃腸。是很薄弱的。不宜把牠吃得過飽。假便過飽。胃內食滯。便不消化。食滯刺激胃粘膜。便會發炎。發炎便會刺激胃神經。胃神經。見胃內的交通停頓。便治安擾亂。牠這分局長。。無法恢復交通。維持治安。連忙電告總局。總局便是腦筋。腦筋因這要塞的胃部。被食滯佔住。大起恐慌。。且而小兒腦部薄弱。無法征討。便也發熱起來。充血起來。所以也就昏糊疼痛起來。而角弓反張了。

▲所以古語說的好。『要得小兒常平安。須帶三分飢和寒。』實在是育兒真訣。。那麼照這樣看起來。小兒的驚風。治療的方法。最好首先要消其食滯。。散其感冒。叫他不發熱。熱不去燒灼神經。腦部不至充血。。那驚風自然會好的。所以扭於一已之見的醫生。往往用鎮驚散風藥。而反絲毫無用。徒喪了小孩的性命。這樣看來。做父母的。怎能不留意留意呢。（完）

公開古今祕方　社會定期刊　造成百病自療

黃谿醫話（十八）（無名醫家）

立案處方如下。六脈沉澁。唇裂嗌乾。中氣下陷。腸孔必穿。腹中絞疼。盲突已閉。瘀上撞心。下爲大塞。攻之不能。達之不至。祇知寒證。不知厥證。病象已險。須防逆厥。

白苓塊一兩　陳佩蘭三錢　塊粟梗三錢　當歸尾一錢
土茯苓三錢　制兔絲子一錢五分　陳藿梗三錢
生白芍二兩　炙沒藥三錢　瓜蔞根一兩　清竹茹一錢五分
蓮花須三錢

醫者勿懷嫉妬之心　李儻頤

醫生爲人治病。但望藥能對證。病者速愈而已。奚有嫉妬之心乎。觀世之醫生。妬心最很。如病者先延甲醫服藥無效。改延乙醫治愈。甲醫乃不忍心折伏。查豎乙醫之治法。處用何方。竟能獲效之速。以爲研究之基礎。不此之求。反起妬心。暗中誹謗乙醫。以是中國醫學不能進步。卽此之故。誠爲可惜。今日我國人之習西醫者。多有此種嫉妬。其不肯用心研究中醫之奧。乃專具一片妬心。盡力毀謗中醫。不遺餘力。其存心卽爲壟斷牟利計。代西醫推銷計。獨不知西醫所不能治之病。屢被我中醫治愈者。比比皆是。此卽當爲西醫者。開智識廣研究之門徑也。習西醫者。不用此心研究。反謂中醫當取締。是誠何心哉。惟願我國同道。勿懷嫉妬。急宜共襄研究。博採驗方。則醫學之進步。其庶幾矣。

續銀海新編（二卅）（姚夢石）

猪苓散主之——雲霧移睛鬱積純，胆氣不足青睛損，梔黃狗脊車和滑，蒼朮扁豆通猪苓，羚羊羌活湯——雲霧移睛元氣虛，羚羊參芪決山萸，秦光澤附青葙子，車前羌活廿柴胡，

螢星滿目

兩目螢星散亂。六陽賊火上炎。要救神光不墜。清心寡慾當先。

此症自見目外，有細細紅星。如螢火飛騰繚亂。甚則如燈光掃星矣。（未完）

天然痘治療之一得（擇明）

【概說】醫界先哲。謂『痘瘡無一死症。』誠然。要在治之得法與否爲判耳。治之得法與否。尤以識症爲第一關鍵。識症云何。卽識症之虛實寒熱也。爲醫者其誰不云。症當識虛實寒熱。然每一症臨前。虛者謂之實。實者謂之虛。寒者謂之熱。熱者謂之寒。顛倒黑白。錯亂療治，何哉。蓋言之匪艱。辨之爲艱耳。更有一般不識症者。不能斷定其虛實寒熱。一概以通套之方劑治之。冀成功於僥倖。終貽誤於將來。是亦大可哀矣。

【治驗】（甲）顧姓子。年十二。於前年八月間。出天然痘。初起卽熱甚。至三四朝。痘仍不起。隱約肌內。諸醫皆以爲痘不起發。當以內補攻托之劑進之。所用之藥。爲參、耆、防、蒡、薄、桔、皂針、炮甲、桑樹虫之屬。愈託則愈熱。肌膚灼如火爐。煩燥大渴。譫語神昏。唇裂口乾。舌燥苦黑。口出臭氣。羣醫皆曰殆矣。第五朝延予往診。予見狀大驚。不肯處方。反身欲走。病家問故。予曰。此死症也。然誤在補托。雖吾能處方。汝亦不能照服也。強予再四而後可。乃爲處犀角一錢。羚羊角六分。生石膏四兩。鮮生地一兩。鮮石斛一兩。銀花二兩。連翹一兩。生大黃五錢。生黃芩三錢。川黃連三錢。生梔子三錢。活水蘆芽半斤。煮水煎藥。鮮竹葉爲引。

介紹衛生方法　幸福三日刊　指導健康途徑

□癲瘋論治

鹽山張錫純

又治一滏陽縣鄉間童子。年七八歲。夜間睡時。驚擾不安。似有抽掣之狀。此亦癲瘋也。亦治以此丸服至四十丸全愈。此丸不但治癲瘋。又善治神經之病。奉天陸軍軍官趙撒齊。年五十許。數年頭迷心亂。精神恍惚。不由自主。屢次醫治不愈。亦治以此丸。惟方中白礬改爲蓬砂。仍用一兩。亦服至百丸全愈。因此丸屢用皆效。遂名此丸爲愈癲丸。而以蓬砂易白礬者。名爲息神丸。

附製硫化鉛法。用眞黑鉛硫黃細末各一斤。先將鉛入鐵鍋中鎔化。卽將硫黃末四五兩。撒在鉛上。其黃卽發焰。急用鐵剷拌炒。所鎔之鉛。卽變爲火色。結成砂子。其有未盡變者。又須將硫黃末接續撒其上。勿令火熄。以鉛盡變者火色爲度。待晾冷。入藥鉢研細。其掛於藥鉢週遭。作黑亮之色者、仍係未化之鉛。勿刮下使用。

（完）

□醋礬散

治走馬牙疳。腐爛流血。明凡入銅杓內。和醋煎枯。刮下研末。加冰片乳細摻之。

□賽空青

治七十二種目疾。雲翳內障。努肉攀睛。迎風流淚。昏花氣朦。爛眼赤眼。用搽患上。立時消腫止痛。川黃連二錢。黃柏一錢。黃芩一錢。大黃一錢五分。生地五分。川芎七分。歸尾一錢。赤芍五分。紅花一錢。菊花一錢。荊芥五分。防風一錢。薄荷五分。西羌活一錢五分。細辛一錢五分。蒼朮五分。甘草一錢。木賊草一錢。龍胆草五分。山梔仁一錢五分。連翹七分。共煎濃汁。將浮水甘石三兩。煆淬七次再以川連二錢。全當歸五分。木賊草五分。天麻五分。大黃五分

小藥囊

歡迎投稿

□海蒲散

治重舌。海螵蛸三錢　生蒲黃三錢　西瓜硝三錢　青黛一錢　冰片一分　共末吹之。

□青蒲散

治木舌。青黛三錢　蒲黃三錢　西瓜霜三錢。川黃連二錢　月石一錢　冰片二分　末摻

□金棗丹

治走馬牙疳。唇穿齒落。臭腐不堪。紅棗去核。入白砒。塡滿頭髮紮之。放陰陽瓦上焙枯。存性。每一錢。加冰片一分。乳細摻之。

按此乃治走馬牙疳之古方也。予用以治禿瘡癬瘡。化管瘰癧。均皆有效。不僅治牙疳也。凡古方皆可化裁而用。只要有效而已。不必死於句下。附識以告用古方者。

□金盤托月散

治走馬牙疳極效。野外尋牛屎上有白狗屎者。取來。陰陽瓦焙存性。研末。每一兩。加冰片一分。乳細摻之。立愈。按此方並治噎膈。用酒下三錢。

（完）

大麻風之研究（中）

神經性癩者。一名麻痺癩。最初發于末稍神經。始爲局限性。漸傳爲廣訊性。遂徧全身。初時皮膚一定局部。知覺過敏。繼漸麻痺。痛覺溫覺。完全消失、他如營養及血管運動。亦漸起障碍。或呈鷲爪手之狀。或成截斷癩等症。然其中有宜分別清晰。不容少混者。卽神經性麻風與神經性之榮養瘡是也。癩雖有表皮性與神經性之分。然以兩性混合爲最衆。其致疾之原。皆由桿菌傳染而致。血運瘀壅。循環障碍。神經發炎。肌肉壞死。卽內經所謂榮氣熱腐。其氣不清。故使其鼻柱壞而色敗。皮膚潰瘍。毒風客于脈而不去。名曰癘風者是。原因旣同。治法自無或殊。若榮養瘡則因皮膚缺之榮養。末稍感覺神經。失其功用。以致不知寒熱痛癢。而成潰瘍。試就其流出血淸中檢察。全無桿菌。治法以養血疎風爲主。一切辛熱攻破竄伐之劑。在所嚴禁。此其辨治之大略也。

（未完）

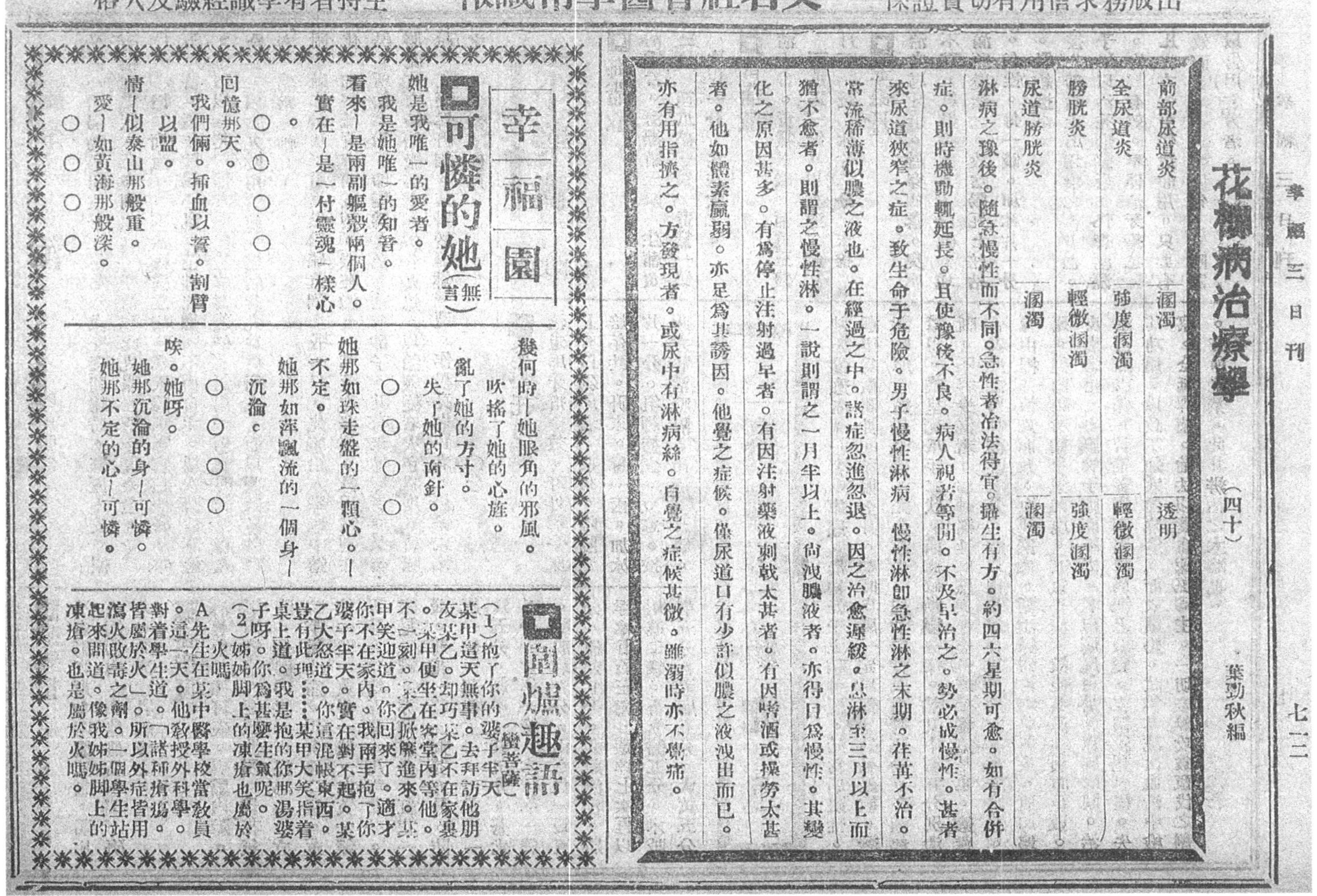

出版務求信用切實保證　又名社會醫學常識報　主持者有學識經驗及人格

花柳病治療學（四十）

葉勁秋編

前部尿道炎	溷濁	透明
全尿道炎	強度溷濁	輕微溷濁
膀胱炎	輕微溷濁	強度溷濁
尿道膀胱炎	溷濁	溷濁

淋病之豫後。隨急慢性而不同。急性者治法得宜。攝生有方。約四六星期可愈。如有合併症。則時機勁輒延長。且使豫後不良。病人視若等閒。不及早治之。勢必成慢性。甚者來尿道狹窄之症。致生命于危險。男子慢性淋病　慢性淋即急性淋之末期。往萬不治。常流稀薄似膿之液也。在經過之中。諸症忽進忽退。因之治愈遲緩。患淋至三月以上而猶不愈者。則謂之慢性淋。一說則謂之一月半以上。尚洩膿液者。亦得目爲慢性。其變化之原因甚多。有爲停止注射過早者。有因注射藥液刺戟太甚者。有因嗜酒或操勞太甚者。他如體素羸弱。亦足爲其誘因。他覺之症候。僅尿道口有少許似膿之液洩出而已。亦有用指擠之。方發現者。或尿中有淋病絲。自覺之症候甚微。雖溺時亦不覺痛。

幸福園

可憐的她（無言）

她是我唯一的愛者。
我是她唯一的知音。
看來—是兩副軀殼兩個人。
實在—是一付靈魂一樣心。
○○○○。
回憶那天。
我們倆。揷血以誓。割臂以盟。
情—似泰山那般重。
愛—如黃海那般深。
○○○○

幾何時—她眼角的邪風。
吹搖了她的心旌。
亂了她的方寸。
失了她的南針。
○○○○
她那如珠走盤的一顆心。—不定。
她那如萍飄流的一個身—沉淪。
○○○○
唉。她呀。
她那沉淪的身—可憐。
她那不定的心—可憐。

圍爐趣語（蠻菩薩）

（1）抱了你的婆子半天某甲道天無事。去拜訪他朋友某乙。却巧某乙不在家裏。某甲使坐在客堂內等他。不一刻。某乙掀簾進來。某甲笑迎道。你回來了。適才你不在家內。我兩手抱了你婆子半天。實在對不起。某乙大怨道。你這混帳東西。豈有此理：：某甲大笑指着桌上道。我是抱的你那湯婆子呀。你爲甚變生氣呢。

（2）姊姊脚上的凍瘡也屬於火嗎

A先生在某中醫學校當教員。這一天。他教授外科學。對着學生道。「諸種瘡瘍。皆屬於火」。所以外症皆用瀉火敢毒之爾。一個學生站起來問道。像我姊姊脚上的凍瘡。也是屬於火嗎。

本報特聘羅家衡律師爲法律顧問

幸福三日刊

中華郵政特准掛號認爲新聞紙類

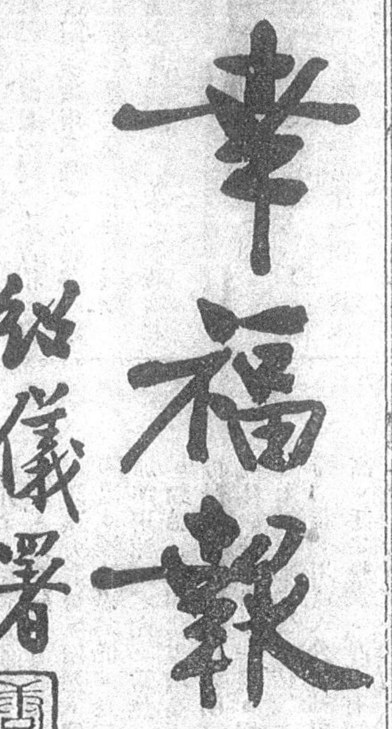

鈕儀署

第一七八期

（民國十九年一月廿四日）

每份售洋二分

館址上海三馬路雲南路口

定報價目
每三日出一張
五個月一元全
年二元寄費在
內本外埠一律
國外加倍郵票
代現九五計值

廣告價目
每期每格（共
計五方寸）五
元均排於新聞
之旁如欲入新
聞中縮長期面議

本期要目

讀張君德意對於鋸手截足終身殘廢之感想后一述
鼠肉之滋陰
冬令攝生摘要
小樂窩
天然痘治療之一得
椿樗皮是治帶之良
樂
大痲風之研究
花柳病治療學
飄零
一片笑話

◻讀張君德意對于鋸手截足終身殘廢之感想后一述

黃星樓

或謂我國。山川之秀。土地之肥。文物之偉。出產之富。可爲強盛也歟。曰。未之能也。夫國家之強弱。全繫于國民之經濟。國民經濟之裕窘。則特於工作。工作之能力。更特於肢體。肢體之運用。則賴乎活動。苟肢體殘缺。活動失常。欲求佳勝之成績。固無可言。設外侮頻來。將坐以待斃。若令之奮鬥。練跑演操。使鎗持械。其可能乎。是尤賴乎肢體者。適應活動之需要也。活動之肢體。言小而個人。言大而一國。均有密切關係。可忽乎哉。故欲強國必自足兵始。欲救國必自愛國始。欲愛國當本大無畏精神。必先使有完美活動之肢體。挺身勇敢、爲國前驅。苟野心之強隣壓境。則又何懼乎。格語有云。『行步而有強國之容。』而肢體不可不健全也明矣。然我國人。崇浮黜實。抑中揚西。有一日千里之勢。或有久痾折臂之輩。就診西醫。不施刀圭。輙用殘酷之手段。剜之劃之。鋸之截之。使終身爲殘廢之人。尚津津自詡其技之神。科學之精也。嗟乎嗟乎。尚何言哉。尚何言哉。循此以往。舉國風行。鋸手截足者流。觸目皆是。幾乎『屨賤踊貴。』雖有救國禦侮之心。同仇敵愾之慾。俾作戰士。雖多亦奚以爲。然吾國非無驚人之技。如刮骨療毒。穿胸納餅之能。終治爲完美之人。未聞有終身爲殘廢者也。且中醫王道也。不用惡劣手段。而能固人肌膚。束其筋骸。出萬死一生之險。令復成健全之人。余以爲戴盆何以望天。故我中醫四千年來。繼續不替。得社會之贊許。已成堅固之信仰矣。苟無確實效驗。豈非移於浮詞哉。今舉一事而證明之。庶我國人。毋以骨肉爲讎敵。任彼西醫之剜劃。幸垂察焉。

（未完）

鼠肉之滋陰

（彭祖蔭）

鼠常處穴中。晝伏夜出。嚙器物。竊飲食。一任自由。叫囂奔逐。擾人清夢。最爲討厭。其嚙器物也。如衣服箱篋椅櫈等。均爲穿蝕不堪。破壞性極大。而飲食物不愼藏。往往被食一空。時或遺留鼠菌。傳染人身。則釀成鼠疫。害人無算。故鼠實爲人類之大敵。非設法撲滅。眞不足以謀安居。年來之有國際捕鼠會議者。良有以也。吾人於此大捕鼠類之際。完全將彼埋棄。未免可惜。以鼠肉能滋陰故也。擇其肥壯者。——老小有病者除外。剖毛去頭。剜除腑臟。剷棄鼠癧。斬成小塊。加黑豆光酒同煮之。其味無窮。比之南乳狗肉。有過之無不及者。且鼠陰物也。性溫補。可以滋陰。常食之。裨益不尠。然食鼠之時。以冬季爲最宜。夏令則切不可食矣。鼷鼸者且臘乾以備不時之需。其美味爲何如乎。以上所述。鼠之害人也彰彰明矣。而其肉足以滋補人身。則未嘗無些須之益也。作此篇以告。

冬季攝生摘要

（彭祖壽）

冬三月天地閉藏。故人宜勿擾乎陽。去寒以就溫。行柔緩之運動。但求神行氣密。養志藏精。飲食宜減酸增苦。以養心氣。蓋冬令腎水味鹹。恐水尅火。心受病耳。

小藥囊

（戴橘圃）　歡迎投稿

口瘡散

川黃連一錢。川黃柏一錢五分　西牛黃五分　煆人中白二錢　鳳凰衣焙黃一錢五分　兒茶二錢　飛辰砂五分　冰片一分　共末乳細。頻收吹之。

口疳丹

紫甘蔗皮炭三錢　煆人中白三錢　川黃連一錢　川黃柏（青魚胆塗炙用二錢）孩兒茶二錢　西牛黃六分　上㕑珠四分　四六片二分。共末。乳細吹之。

舌衄丹

炒蒲黃一錢。槐米炭三錢　陳京墨三錢。梅花片一分　共末摻之。

天然痘治療之一得

（擇明）

另搗生梨汁。頻頻當茶呷之。病家照方與服一劑。下燥糞如核者甚多。再下者則如膠。次日天明視之。隱約於肌下之痘。次第出矣。此方後乃減量。服至九朝。共服六劑。痘則日見起漲。絕得轉危爲安。最後以保元湯收功。蓋此本大熱大實之症。詢之病兒。初曾食蟹。大便已十日未解。故此用大涼大下之劑。瀉其內熱。內熱清。則外熱降。外熱降。則肌膚不爲熱灼。血液得行。痘瘡方得外出。故能收最後之大效也。

（乙）葛姪子。方三歲。初發微。旋出痘瘡。第亦隱約於肌膚內。不得外出。他醫治之。四日仍然不起。他醫以予治顧姪子。而用涼下之劑也。乃仿予前方。減輕藥量而用之。愈用愈不起發。且不能食乳。奄奄一息。病家大恐。急來延予。予察其面現黃白色。瘦弱特甚。問曰。此孩失乳否。曰然。乳不足。每以乳粉代之。再察其體溫。較常溫爲低。且手足發冷。乃又虛又寒之症。又加誤用涼下之劑。當然更危。予曰。今爲處一方。服之。如能於夜間體溫增高。手足轉煖。則痘自可出。而命可保全。否則不能過明日。必死矣。乃急爲之處方。上肉桂四分。附子一錢。炮姜五分。黨參三錢。黃耆一錢。土炒白朮二錢。桔梗一錢。姜蠶一錢。薄荷二錢。當歸二錢。川芎六分。紅棗引。當晚服後。夜間卽體溫增高。手足轉煖。身微有汗。喃喃不安。次晨視之。痘已出矣。後復延予診治。竟告痊可。（完）

介紹衛生方法　幸福三日刊　指導健康途徑

賽空青（續）

。蟬衣五分。白芍五分。青鹽五分。荆芥五分。槐花五分。連翹五分。川貝母五分。赤石脂五分。車前子五分。茯苓五分。夜明砂五分。艾葉五分。菖蒲五分。防風五分。菊花五分。甘遂五分。青箱子五分。赤芍五分。白芷五分。麥冬八分。白蒺藜八分。五味子五分。甘杞子五分。大力子五分。只實五分。黃芩八分。山梔八分。大生熟地各八分。川黃柏八分。白附子八分。前胡八分。細辛八分。薄荷五分。知母二錢。石膏八分。龍胆草二分。葶藶子五分。穀精珠八分。百部硝朴各八分。大楓子八分。紅花八分。元參八分。決明子一錢二分。小胡麻一錢。檳榔一錢五分。木通八分。甘草一錢五分。石決明一錢二分。羌活五分。川芎八分。遠志八分。桔梗八分。天冬八分。獨活八分。藁本八分。柴胡八分。山查花五分。杏仁八分。黃芪八分。蔓荆子一錢二分。共煎濃汁調。製甘石一兩。熊胆一錢二分。梅片一錢。射香三分。研末。和膏。末和膏爲錠。每錠一分。瓶收聽用。又方。卽鵝毛眼藥。煅甘石一兩。野薺粉五錢。煅月石二錢。烏賊骨一錢。犀牛黃二錢。珍珠一錢。甆仁霜三錢。熊胆一錢。雞內金炭三錢。川芎炭二錢。川連炭三錢。原寸一錢。梅花片二錢。共研細末。用黃連煎膏。和爲錠子。瓶收點之。

椿樗皮是治帶之良藥（平潭 李健頤）

婦人以任脉爲先天之本。帶脉爲後天之基。任主血源。帶屬脾陰。任脉傷。則月經不調。血氣不旺。帶脉傷。則脾臟羸弱。濕熱不化。蒸薰鬱遏。以成帶病。日久月深。內傷帶脉。綿延不治。累及脾臟。脾臟大傷。飲食日減。身體日衰。卽爲癆損。旣成勞損。雖有仙丹。亦難救治。故婦人之帶病。爲終身之禍根。其勿疎忽視之。急宜研究對症良藥方。不致滋蔓難圖。養虎貽患。如任帶二脉無病。卽是婦人康健之根本。生育之基礎也。然則帶病顯係二脉之病。所成者。治帶宜先治此二脉。樗椿皮入血分。調任脉。補帶脉。運脾化濕。兼固濇下焦。本草備要云。『樗椿皮氣香帶臭。味酸性濇。能入血分化濕熱。治婦人崩帶。』可見樗皮爲治帶要藥。鄙人遇有婦人帶病常用椿樗皮一兩。芡實五錢。蓮子五錢。車前子三錢。川萆薢三錢。煎服。或單用椿樗皮一味。熬成濃汁。冲冰糖服。考樗椿皮。性雖帶濇。而無阻滯濕熱之弊。功雖兼補。而無礙胃滋膩之害。且有補脾化濕之能。誠爲治帶之良藥。望海諸婦女。有患同病者。請試用之。

大麻風之研究（下）（贅民）

麻風治法。不論何性。總以去瘀洩毒。殺虫疎風爲主。中藥治療。較西法爲優。中藥麻風效方最多。余殊不欲細加臚舉。惟能合于以上原則者。皆能特著奇效。約言之。燥熱之藥。不宜妄投。苦寒敗生氣。亦不宜常服。除以上正治法外。兼時佐以發汗砭血二法。砭血者。以尖磁片刺取手臂足彎大靜脈。以出惡血而通營氣。發汗爲清榮捷訣。惟宜用辛涼辛平。（兼微溫無妨惟忌多用辛熱）佐以涼血之藥。自可速已疾而無流弊。此其準繩也。

至於榮養瘡之治法。古人已有所發明。鄭奠一常以璧蝨胡麻佐苦參蒺藜。治大風疥癩。屢有愈者。竊謂鄭氏所治。必屬榮養瘡。非眞麻風也。以滋血清火疎風之藥治之。自可以復其榮養之不足。倘施以燥熱風藥。其不榮血愈燥。風熱愈熾。因而熱腐化虫。臟水淋漓。成爲眞麻風症者罕矣。

此外尙有與麻風類似之症。並誌之以資研究。凡人常服草木金石之藥。初無所覺。久則藥毒內發。顯于皮膚。狀與麻風無異。投以清血解毒去濕。數劑可愈。愼勿誤用癩藥。致生他變。斯疾爲人所常患。醫者不知也。

若夫皮膚受樟腦與漆之毒。亦能徧身痛癢潰爛如癩。不可不知。

花柳病治療學

（三十九）

葉勁秋編

問或陰部感癢而灼熱。如此增減迭更。故經過殊爲遲緩。淋線係于朝時之尿中。莫不有之。是始因夜間多蓄積于尿道中故也。況尿道唇端。夜間常相粘著。致翌朝放尿之際。尿流每稍有阻碍。此際若壓迫尿道。則見排出粘稠膿樣之小滴。尿中若混有血液者。是殆尿道內有潰瘍之故。

慢性淋常爲甚頑固之疾患。患者多難却。往往因此而致身體虛弱亦有之。女子急性淋病。既染淋菌。其初陰門尿道內。微覺搔癢灼熱腫赤。粘液分泌增加。如是二三日後。大小陰唇十分腫大。尿道粘膜腫脹加甚。且發生糜爛面。而分泌乳樣膿汁。搔癢灼熱之感覺。漸變爲疼痛劇甚。尿意頻數。日須數十次。嘗起立步行之際。諸症加劇。大腿內面。皆被淋性分泌物所污染。污染之部。或起炎症及表皮剝脫。女子之尿道短而廣。故恙起膀胱之症甚易。用雙杯檢尿法同男子。倘前尿後尿均見溷濁者。必爲合併膀胱炎無疑。

女子慢性淋病。婦女慢性淋病。每使陰部不絕流出液物。并有灼熱感覺。腰部及下腹部。輒感鈍痛。運動或通便時。子宮有如脫出之感。放尿頻數疼痛月經恆失調節。遲早不定。

幸福園

飄零

（無言）

明窗外。雪花兒紛紛。
牠在那裏跳舞嗎？
不是！牠在那兒飄零。
○○○○
流水上。托着些浮萍。
牠在那裏游玩嗎？
不是！牠在那兒飄零。
○○○○
說甚麼風清。
牠的行蹤也無定。
誇甚麼月明。
牠的身世也可憐。
○○○○
再回想！到我的自身。
雪花嗎？像煞雪花。
浮萍嗎？像煞萍浮。
行蹤。清風般無定。
身世。明月般可憐。
○○○○
我與那。雪花。浮萍。
清風。明月
同做了飄零的友。
同結了飄零的親。

十九、一、十三

一片笑話（二）

（徐祝三）

自命是很講究衛生的某生。有一天洗浴好了。就拿毛巾裹了身子。急促的去睡在床上。把棉被沒頭沒臉的蓋了起來。適逢其會的把教師看見了。很詫怪的問道。你有什麼毛病嗎。爲何洗好了浴。衣服都不穿就睏了。某生在被中答道。先生。你曾經說過的。洗過了浴。身上的汗毛孔都張開着。很容易受寒。所以我睡在被中。想等汗毛閉了。再起來呀。

（未完）

本報特聘鍾家衛律師爲法律顧問　幸福三日刊　中華郵政特准掛號認爲新聞紙類

幸福報

紹儀署

第一七九期
（民國十九年一月廿七日）
◀每份售洋二分▶
館址上海三馬路雲南路口

定報價目
每三日出一張五個月一元全年二元寄費在內本外埠一律國外加倍郵票代現九五計值

廣告價目
每期每格（共計五方寸）五元均排於新聞之旁如嵌入新聞中長期面議

本期要目

吐血與肺癆

醫士楊志一著

未病者讀之　可知預防之法
已病者讀之　可謀挽救之策
疑似者讀之　可以煥然冰釋
醫學家讀之　可知治療正軌

故本書出版以來。風行遐邇。以其書中語語精切。有益實用也。

□每冊實洋兩角
□郵票代現通用

上海三馬路雲南路幸福報館發行

□驚風餘話

（無言）

前次。我作了一篇『爲父母者。應具的醫藥常識。——小兒驚風症。最宜注意之一點』一文。我料到讀者。一定要向我責問道。『照你看來。這驚風症。就是這樣很簡單的。——感冒和食滯——以致發熱！充血！遂發現驚風嗎。當眞就沒有別的原因嗎。』有的。聽我慢慢道來。前稿我曾說過。百分之九十。是那兩種原因。還有百分之十。是以下這幾種原因。

（一）小兒驚風症。也有因驚嚇而來的。不過是居於少數。尤其醫生診斷時。要問個明白。如果因驚而得的。只要揚聲叫那小孩的乳名。招安他的神魂來歸舍。這便是一種極淺近的催眠療病法。一方面再用點退熱、安神、消導、等藥。內服數帖。也就轉危爲安了。因爲小孩的視覺、或聽覺。偶然感到甚麼可怕的情形。首先刺激腦神經。腦神經一受刺激。本身便會充血、鬱血。以致發熱、昏譫。終致各部神經。皆失常態。胃神經尤其失却消化力。不食。甚至吐乳、嘔食、等現象。此症第一要安神。其次要退熱、消導。便可無事。性質重滯之金石質的鎮驚劑。是不可用的。因爲用了重滯的鎮驚劑。即使倖僥好了。也是會遺留癡呆等病狀的。

（二）照上述看來。驚、是有的。風、我是不承認有的。因爲風、便是我們朝朝生活在牠裏面的空氣。空氣鼓盪便成風。我們刻刻不可離的。便是空氣。離她是不能生活的。我們出了房屋以外。便同風合夥兒到東到西。風便是空氣。怎會叫我們生病呢。現在新醫學日見昌明。說體胖老年人的中氣症。並不是風。乃是腦充血。這話的確有道理。身體肥胖。當然抵抗力很強。爲什麼貧血衰弱的人。不爲風中。體質肥胖的人。反而爲風所中。豈有此理嗎。所以我也敢大胆說一句。老年人的中氣昏糊。小兒的驚風搐搦。都是腦充血作怪罷了。不過充血的原因。有前稿及本稿所論的不同。要在省症確實。分別治療牠。就是了。（未完）

寒咳良方——杏蘇散

全國醫藥總會委員 沈仲圭

肺體虛靈。古稱嬌藏。外感六淫。俱足爲病。而生咳嗽。久咳不已。氣虛津傷。結核乘之。癆瘵以成。是以肺藏衛生。不可不講。而咳嗽一症。尤當加意調治也。浙江國術館董事張君鏡潭。飲酒吸烟。夙有痰疾。民十八冬。點水成冰。朔風如剪。因事外出。感冒風寒。回寓卽覺形寒鼻塞。入夜咳嗽頻頻。吐痰盈盂。且咳時牖脹脇疼。尤爲不舒。余與張君。本係同居。是夜因事宿於旅邸。翌日返舍。亟來邀診。余思風寒咳嗽。莫妙於吳淮陰之杏蘇散。照錄原方。囑購一劑。服後咳止痰稀。不日全愈。按杏蘇散用枳殼、桔梗、前胡、杏仁、蘇叶、甘草、半夏、陳皮、白茯苓、生姜、紅棗等十一味。除蘇、枳、苓、草外。餘皆化痰止咳之物。而姜棗之和營衛。桔前之驅風寒。一藥雙關。（旣化痰。又解表）。得力尤巨。宜乎張君之恙。一鼓而平也。

續銀海新編（卅二）

（姚夢石）

滋陰降火湯——滿目螢星外亂飛。滋陰降火柏二地。歸芎芍藥知苓甘麥冬柴胡亦便宜。嗽加阿膠五味杏仁。唾血加丹皮犀角藕節。

加味坎離丸——坎離水火日旣濟。淸心明目最相宜。四物知柏貞杞菊。上盛下虛也可依

（未完）

小藥囊

歡迎投稿

飛絲眯目方

許夢蘇

細剳人指甲末。和以口水。點入大眼角內。其絲卽出。

血淋方

紅雞冠花去子。燒灰存性。每服三錢。米湯調下。數服卽愈。

急心痛方

（許夢蘇）

山羊血五分。黃酒化服。（又方）淡豆豉五錢。煎水服之亦效。

腿足麻木方

木瓜一個。黃豆半升。地骨皮透骨草艾葉川椒槐枝各二兩。

葛可久治吐血肺癆十效方

（楊志一）

「吐血與肺癆」內容之一斑

（1）保眞湯

（功效）專治虛癆骨蒸。潮熱盜汗等症。

（藥品）人參。白朮。炙草。當歸。白芍。生熟地。黃耆。天冬。陳皮。知母。黃柏。五味。柴胡。地骨皮。蓮肉。麥冬。赤白苓。姜棗。

（加減）遺精加牡蠣蓮鬚。燥加石膏滑石青蒿鱉甲。盜汗加浮小麥牡蠣麻黃根。

（2）保和湯

（功效）專治虛癆咳嗽。肺痿唾膿血。

（藥品）天冬。麥冬。知母。貝母。苡仁。杏仁。欵冬。五味。兜鈴。紫菀。百合。當歸。生地。阿膠。桔梗。薄荷。蘇葉。炙草。生姜。

（加減）血甚加炒蒲黃茜艸藕節。痰盛加瓜蔞仁陳皮。喘盛加桑皮旋覆花蘇子。熱盛加梔子黃芩連翹。肺寒加人參桂枝。

煎水薰洗。

□脚汗不止方

白礬煎水。頻頻洗之。

□凍瘡潰爛久不收口方

密陀僧石决明各錢半。煆龍骨白礬桃丹兒茶各一錢。血竭紅升丹各六分。乳香沒藥各二錢。研末敷患處。外以陽和膏貼之。

□喉痛方

月石八分。生石膏三分。大貝母五分。白殭蠶四分。冰片一分。研細末吹患處。

□治疤方

橄欖核磨汁塗之。久而無痕。

□脫肛方

蟬衣焙黃爲末。擦之卽收。

□救饑方

核桃仁去皮。茯苓去皮。薄荷。各四兩。杏仁去皮尖。一兩。黃甘草去皮。一兩。嫩桔梗一兩。小茴香貫衆各四兩。共研細末。或曬或烘乾。候令極收。每用一匙含口中。再食草木枝葉細嚼。至飽爲度。依舊氣力不減。若食樹皮。必與稻草根同食。否則脹死。不可不知。久饑後。大忌驟飽。緣饑則食腸細薄。驟飽則傷及闌腸之破。宜先少食稀粥。并忌過熱之物。漸漸由稀和稠。細心調理。

□解砒毒方

防風一兩。研末。用水調服。又方。冷水調石膏。解砒毒如神。

(3)太平丸

(功效) 專治虛勞久嗽肺痿。

(藥品) 天冬。麥冬。知母。貝母。款冬。杏仁。熟地。生地。當歸。阿膠。蒲黃。京墨。桔梗。薄荷。黃連。

(製法) 先用銀器煉白蜜。再下諸藥末。攪勻。文火數沸。入麝香再熬數沸。作丸。龍眼核大。

(服法) 食後細嚼一丸。薄荷湯下。次噙化一丸。每日二服。痰盛先用飴糖拌消化丸吞下。卻噙此丸。仰臥。使藥氣入肺則肺清潤。其嗽退除。七日病愈。

(4)消化丸

(功效) 專治虛癆肺痿。欬嗽熱痰壅盛。

(藥品) 青礞石(煆如金色)明礬、皂角、胆星、半夏、茯苓、陳皮、枳實、枳壳、薄荷、沉香、黃芩。薑汁浸神麴。作糊丸。

(5)潤肺膏

(功效) 專治久咳肺燥肺痿。

(藥品) 羊肺一具。杏仁。柿霜。羊酥。蛤粉各一兩。白蜜一兩二錢。

(未完)

□讀張君德意對于鋸手截足終身殘廢之感想后一述(續)

黃星樓

余友胡少山。去年春間。左臂偶患小瘡。本不足以爲害。奈不戒於酒色。復加傾跌。瘡口迸裂。其臂遂廢不用。因入如皋某醫院求治。醫院。數治無效。僉云非鋸不可。余友大不以爲然。復詣南通醫院求治。醫云。先以愛克司光鏡照之。然後再議療法。患者求愈情殷。詢其照費幾何。答非二十元不可。胡君乃以患關切膚。祇得如數交給。迨其照後。云內有纖細之碎骨。非藥石所能醫。必須鋸之。余友心懷不敢毀傷之義。遂作罷論。迨至今秋。聞南鄉陳君達三。素擅瘍科。卽就療之。甫閱月。瘡竟奏效。舉止如恆。喜出望外。因訪余而訴其原委。噫。吾友苟不遇陳君。則將抱恨終天。設前誤於西醫之手。則殘廢必矣。惟當此中西醫競爭之秋。願我同志。力求精進。保護手足無殘廢之背景。不礙活動之自由。使羸弱者。養成健全。非特西醫莫敢譏我中醫爲陳腐。將見國民。日臻強盛。國民強盛自然興起雄視。而國命乃得延長也。(完)

花柳病治療學（四十二）

葉勁秋編

經血之量。在患病初期往往過多。本病在經過中。間或得以妊娠。然大都至於流產。幸而得以正常分娩。而產後亦多增惡其病勢。若長此纏綿。則病體日衰。

丙、男子淋病合併症

一、副睪丸炎　本病初在鼠蹊部感有鈍痛。三四日後。則陰囊內突發劇痛。同時副睪丸漸見腫大。數日之後。已達普通之二倍大。此時病人發攝氏卅九至四十度之高熱。食慾不進。頭痛腰痛。大便祕結。精神非常困頓。如是約經一星期。達於極度。至第二星期末。則發熱及副睪丸腫痛漸次減退。第三星期後。諸症全行消失而愈。但亦有經月餘而尚未治愈者。是則副睪丸大多陷於化膿。

法當靜臥數日。用提睪帶提舉睪丸。（由後向前兜過兩胯間。將睪丸提起。不令下垂。故曰提睪帶。可自以闊布條爲之。）另用熱濕布貼於陰囊之外。並用透熱治療法。安福消腫膏。爲溫熱塗敷之方法。用於有痛楚性症。常見明速之效。

幸福園

冷（無言）

呼呼的北風，
傳來了響聲。
牠那神怪的身體，
會攢進了我的衣襟。
覓到了毛孔的門徑，
真冷到了我的憔悴一顆心
〇〇〇〇
差差的綠水，
結成了堅冰。
牠那板板兒的面孔，
好像我這死死兒的心。
兩樣兒都是清明，
卻也一般兒冰冷。

圍爐趣語

一個物理學教員。對着學生說道。『大凡物體。遇熱則漲。遇冷則縮。不問那種物體。都是這樣。』一個學生站起來問道。『我看不一定吧。像我手上。每年冬天。遇冷反會漲起來。成了凍瘡。』教員被他一問。啞然無語。

一片笑話（三）

算學教師問一個小學生道。我有五塊蛋糕。喫了三塊。還有幾塊。小學生很快的答道。還有二塊。教師說不錯。但是我再吐出了二塊。那末共有幾塊呢。小學生想了一想道。共有三塊。教師駭異的追問一句。爲什麼二加二。只有三的呢。小學生道。蛋糕吃了下去。再吐出來。豈不是一塌糊塗成了一塊。先生還能分開來嗎。

一個沒有坐過火車的小學生。告訴同學說。你們坐火車真不合算。一塊錢。沒半天工夫好坐。還不如我們坐航船。二角小洋錢。倒實足有半天好坐。（未完）

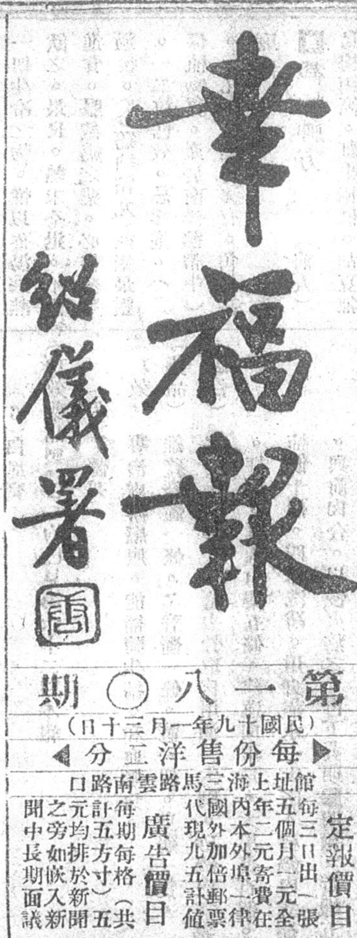

本報特聘羅家衡律師爲法律顧問　　**幸福三日刊**　　中華郵政特准掛號認爲新聞紙類

幸福報

紹儀署

第一八〇期　（民國十九年一月三十日）

◀每份售洋三分▶

館址上海三馬路雲南路口

定報價目：每三日出一張五個月一元全年二元寄費在內本外埠一律國外加倍郵票代現九五計值

廣告價目：每期每格（共計五方寸）五元均排於新聞之旁如嵌入新聞中長期面議

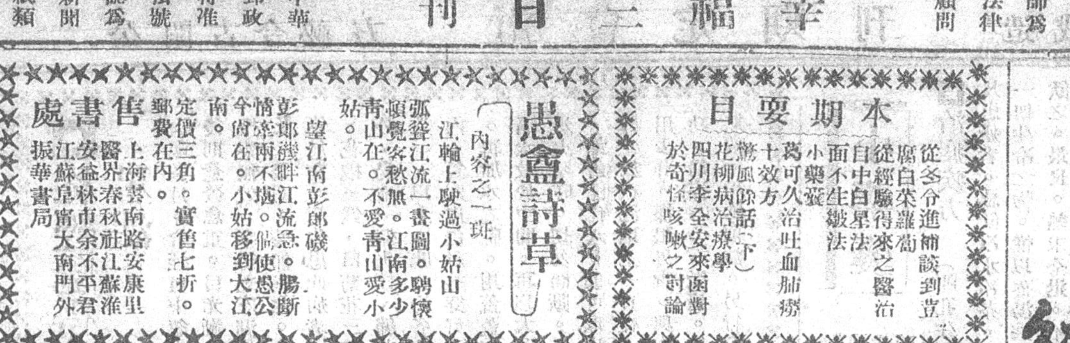

本期要目

從冬令進補談到荳腐白菜蘿蔔
從經驗得來之醫治
自中白星法
面不生皺法
小藥發
萬可久治吐血肺癆
十效方
驚風餘話（下）
花柳病治療學
四川李全安來函對於奇怪咳嗽之討論

愚盦詩草

（內容之一斑）

江輪上駛過小姑山

弧聳江流一畫圖。騁懷頗覺客愁無。江南多少青山在。不愛青山愛小姑。

望江南彭郎磯

彭郎磯畔江流急。腸斷情牽兩不攜。倘使愚公今猶在。小姑移到大江南。

定價三角。實售七折。郵費在內。

售書處：上海雲南路安康里醫界春秋社　江蘇淮安徽林市余不平君　江蘇阜甯大南門外振華書局

從「冬令進補」談到荳腐白菜蘿蔔

（湯士彥）

□莫小覷了荳腐白菜和蘿蔔

□這些都是防病養生的妙藥

鄙人在一七四期本刊上。曾經胡謅過一些關於冬令進補的問題。意思是說。一般人對于補品的選擇。漫無標準。太覺缺乏醫學常識。雜藥亂投。所以儘多補之不得其道。身體反而會漸漸虧損起來。豈非大大憾事。

其實呢。調補的方法。倒不必一定求之於所謂補品。就拿極平常極普通的荳腐白菜蘿蔔講。也一樣含有很豐富的（甲）（防止傴僂扶助生長）（乙）（抵抗脚氣增加發育）（丙）（可免敗血病）三種生活素（即維他命 Vitamine）祇要調和適宜。這些統是價廉物美的大補珍品呵。不但有益衛生。抑且清潔腸胃（例如冬令空氣乾燥。喉症日疾盛行之際。能常以荳腐白菜蘿蔔等品佐膳。且爲預防之極妙方法）。可惜大家都視若無覩。毫不注意。還拚命往參藥舖和南貨海味店去尋什麼補品。而不屑携筐涉足到小菜場來採買這觸目皆是的荳腐白菜蘿蔔。多肥美。多新鮮。卻情願將金錢送給參藥舖和南貨海味店的老闆。眞是傻子。哈哈。

從經驗得來之醫治目中白星法（陳超犖）

去歲冬月。舍姪目中忽患白星。初發尚輕。亦不留意。後則愈發愈重。目光漸減。如是者二月餘。求醫診治。投藥無效。幸得老友湖海居士告知一方。依法煎搽。未及一星期。果即痊愈。此真神方也。而僕不敢自秘。敬錄於左。以告患此病者。方名七針丹。用青鹽二錢五分、花椒二錢、白菊花三錢、銅綠二錢五分、膽礬三錢五分、烏梅一個去核、繡花針七枚、（須用本針、洋針無效）、以上六味。均各研碎。用淨水一碗拌勻。盛入碗內。針則用白絲線穿好。放入藥碗底。線頭則露出碗沿。再加水二碗。用蓋蓋好。再取大鍋一隻。盛水將藥碗隔水放於中間。再以大蓋蓋好。用木炭火煎十二小時。炭火須旺。切勿間斷。時刻煎好。所露線頭。用手察之・如針已化水。即可取出。用淨絹擠出藥渣。再用碗裝好。放在泥地上一日夜。即可取用。此藥永遠不壞・每用少許。搽眼外眶。與肉眼角。搽後少閉片刻。即見其功。惟搽時少有微痛。倘針煎過十二小時亦不化。此藥無效。須依前法。另行配煎。此方兼治各種目疾。

面不生皺法（吳藝園）

連朝雪片飄飄。寒冷特甚。圍爐取煖。復感清寂。移拾案頭舊集。見有面可使其不生皺紋一法。因思切合本報幸福意旨。特呵凍書之。以投本報。婦人年老色衰。額面即滿生皺紋。殊令人起憔悴之感。可將大母雞蹄四隻。洗淨。熬汁成膏。每晚臨臥。塗面上。明早以漿水洗去。半月後。面皮即細嫩如童子。或取新鮮小牛肉約兩許。淨砧搗爛。榨生肉汁塗面上。每日一次。數時後。再用上好肥皂洗清之。如此亦嬌嫩異常。雖五六十歲之老婦。用之俱效。

（事實）如皋民婦崔氏。年五十四矣。而面容皎艷。肌膚細嫩。望之如二十許人。人問其術致此。謂時常塗雞蹄膏而然。他人效之。不驗。疑此婦誑己也。恚之。因詰之曰。熬此膏。須得法。過稀不澤。過稠亦不澤。必稀稠適度。乃見效耳。

小藥囊

歡迎投稿

治瘧疾方（陳孔生）

凡患瘧者。忌飲冷水冷茶。并一切生冷之物。惟以薑湯乘熱飲之。最良。熱未全退。不宜進食。服截瘧之藥。必俟發瘧過後。（金雞納霜丸）截瘧最靈。一二粒已效。忌多進。（此係植物質。產於南洋熱帶中）此丸各西藥房多有。售價甚廉。

截瘧神方（前人）

烏梅兩箇。紅棗兩個。胡豆無

葛可久治吐血肺癆十效方（楊志一）

「吐血與肺癆」內容之一斑

（製法）先將羊肺洗淨。次將諸藥拌入肺內。白水煮熟。隨量食之。與太平丸消化丸相間服。佳。

(6)白鳳膏

（功效藥品製法）均已見第六十二期本報

(7)補髓丹

（功效）專治虛癆羸瘦。能補髓生精。和血順氣。

（藥品）雄豬脊髓一條。羊脊髓一條。鱉一個。烏雞一隻。

（製法）將四物漂淨。雞鱉去骨取肉用酒一大碗。砂鍋內煮熟。打爛。再入山藥五條。建蓮肉半斤。大黑棗百個。柿餅十個。四味洗淨。用井華水一大碗。砂鍋內煮爛。與前肉合。以慢火熬之。再下黃明膠四兩。黃蠟五

定粒。（胡豆即蠶豆。一歲一粒）。按歲數多少定之。此三種書之於紙。於未發之前。一小時。男左女右，緊於手腕。勿令人知。即不復發。靈驗之極。不可輕視。

□戒煙神方（前人）

百發百中。萬勿輕忽。甘草八兩。川貝母四兩。杜仲四兩。（藥中三味。千萬勿加他藥。加共不鹽一石藥三味。用清水六斤。熬主一半。將藥用布去渣。加人好紅糖十斤。成膏。或每日服三錢。溫水沖下。或三四次均可。（服法）初三天。每藥膏一兩。加人煙一錢。第四五六天。一兩藥加煙八分。第七八九天一兩藥。加煙六分。第十天至十二天。一兩藥加煙四分。第十三十四十五天一兩藥加煙二分。第十六十七十八天。一兩藥加煙一分。十八日後。每兩藥加煙[illegible]分。再服七日以後。不須加煙。服完此膏。其癮自斷。並無難受。及一切毛病。此奇方也。斷癮後。切忌再吸。戒煙服藥時。總食酸味。（防法）：倘尤煙期內。發生別種毛病。每兩藥膏照期多加煙一分。不可過多。自然病愈。萬無一失。

兩。右三味逐漸添下。與前八味和打成膏。再用平胃散末。四君子湯末。知母黃柏末各一兩。共和加入。如乾入蜜同煎。合相得取出。於青石臼中。以木槌打如泥為丸。每服三錢。不拘時。棗湯下。

（8）十灰散

（功效）專治虛癆。心肺損。大吐血。及咯血。服此即止。如不止。用花蕊石散。

（藥品）大薊。小薊。側柏。荷葉。茅根。茜艸根。大黃。梔子。棕皮。丹皮。

（製法）右藥等分。燒存性。出大毒研細。用藕汁或萊菔汁磨京墨調。每服五錢。

（9）花蕊石散

（功效）專治虛癆吐血。五內崩損。湧出升斗者。宜服此。使瘀血化為黃水。繼服獨參湯以補之。

（藥品）花蕊石煅研極細。童便一盃。煎溫調下三錢。

（10）獨參湯

（功效）專治氣虛吐血。及吐血後羸弱氣微。

（藥品）人參三錢加棗十二枚。以水煎濃。（完）

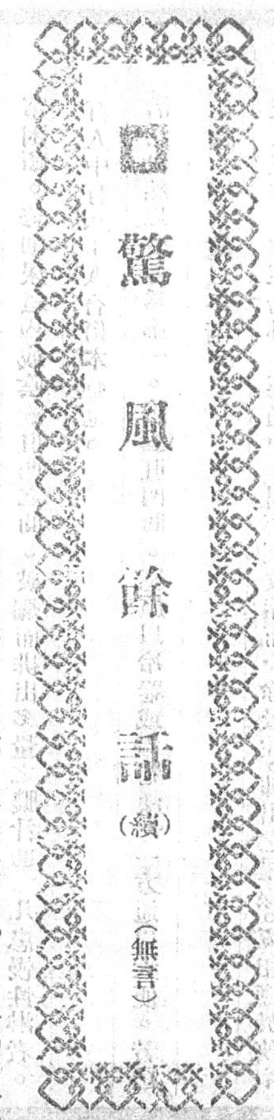

（三）還有人說。『瘦弱小兒的慢驚風。也是腦充血嗎。』我說。這是又當一論。語云『過猶不及。』例如頭痛一症。在新醫分別。有充血性、及貧血性之分。頭痛既有充血和貧血的兩種原因。驚風症、亦何嘗不是這樣。然腦貧血怎麼也會抽搐呢。因為腦既貧血。腦筋當然虛弱。如同壞房子一樣。經不起狂風暴雨。一旦風雨驟至。未有不東倒西歪的。大半慢驚。生在失乳瘦弱的小兒為多。那小孩的身體。一定是黃皮包骨。面如猴子。身體不問那一處。可以看到青筋暴露。口唇蒼白。沒有血色。眼球發藍。而不銳敏。善於啼哭。這病重要的原因。便是失乳。在西醫叫着『小兒慢性消化不良。』中醫俗稱『脾疳。』只要有了這樣症候。稍稍受點外感。便會發熱。以他貧血的腦筋。怎能受得起這種刺激。如同壞房子遇狂風暴雨的一樣。就會抽搐起來。所以這症的原因。和上述的不同。治法也就有異。本症的治法。就是要健脾、和胃、退熱。並且還可以酌用大補之劑。或溫補並進。所以傅青主先生。治小兒慢驚。反用參、耆、朮、桂。就是這個道理。（完）

花柳病治療學

（四十三）　葉勁秋編

。蓋既爲溫熱療法。又有殺菌之力。故用後卽見充血著明減退。而漸趨於和緩。炎症部同時柔軟。而凡受病之部分。俱能預防血液之凝滯。而無刺戟與助長體內生熱作用也

二、攝護腺炎　凡患本症者其肛門內及會陰均覺疼痛。發攝氏三十八度以上之高熱。排尿後之疼痛。較排尿時尤劇。尿中往往含有血液。大便大都秘結。攝護腺部（在膀胱之尖端兩鼠蹊部之間）腫大。有時小便不通此等症狀。約經一二星期後漸次減退。遂見治愈。間或至於化膿。而諸症愈益增劇。熱度昇至攝氏四十度左右。病者非常困頓。終則尿道內或陰囊肛門之間。破爛而排出多量之膿汁也。凡患慢性淋者。百人中有八十人合併本症也。

治法自然以安靜爲第一。陰囊肛門間。應施以冷罨或溫罨法。一方通以大便。若已化膿。則當施以手術。

三、尿道狹窄　本症乃淋疾經過中。因瘢痕收縮而徐徐發生。排出之尿線。恆相應於狹窄之程度而至細小。甚至自尿道口點滴漏出者有之。至若尿閉。則有生命之危險也。

四川李全安君來函

對於奇怪咳嗽之討論

幸福報館大主筆淸鑒。得閱貴報以來。深感讜言宏議。正詞旨條暢。引伸醫務。發揚國粹。貫輸新理。其益於民生。豈淺鮮哉。前者承賜怪病奇治。展讀之餘。曷勝忭頌。內有尤君學周所述一個奇怪的咳嗽。據云有織工某。患咳嗽數年。服藥無效。因服杏仁一斤。又晚餐飯數碗。當夜有虫長數寸由大便而出。其病頓愈。據尤君評判云。此虫久伏肺內●時作咳嗽。因其多服杏仁與晚餐。虫受壓迫致落入腸內等語。竊查肺乃氣臟。不容織毫。一滴之水。或微細之物。偶然誤入。立卽嗆咳。必復出而後已。否則。窒息而死。據云數寸之虫。伏處肺內。此不解者一也。肺爲呼吸之總司。無形之氣。可以通達週身。貫注百脉。大腸乃消化道爲排洩糟粕之腑。與肺並無直接門徑。據云由肺落入腸。此不解者二也。人之食飲。本屬常事。該織工病數年豈未一飽。必至食杏仁又食飯數碗。始將虫壓入腸內。此不解者三也。但尤君雖屬揣測推想。其於杏仁治咳胃脘伏虫之旨未知耶。不觀乎杏仁毒雞胃腸伏蚘之常識。杏仁能毒鷄。其能制虫可知。況其治咳之功効。中外皆同。又胃管緊貼肺管。虫在胃內。有時蠕動。肺系感覺。以致咳嗽。虫靜咳止。能致咳之蟲。杏仁乃其對症之藥。未必先前杏仁皆未服耶。特以蟲體碩大。必須大劑。始克其功。鄙意爲斯。未識是否。請轉達尤君。或另有高見揮解。倘希賜敎。以豁管見。

本報特聘經家衛律師爲法律顧問

幸福三日刊

中華郵政特准掛號認爲新聞紙類

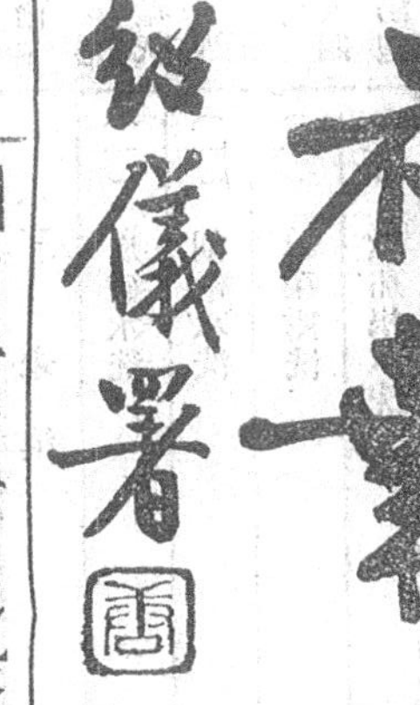
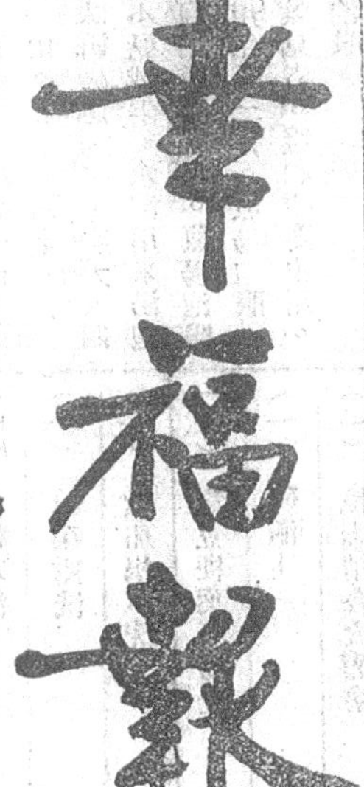

第一八一期

（民國十九年二月三日）

每份售洋二分

館址上海三馬路雲南路口

定報價目

每三日出一張。五個月一元全年二元寄費在內本外埠一律國外加倍郵票代現九五計值

廣告價目

每期每格（共計五方寸）五元均排於新聞之旁如嵌入新聞中長期面議

仙丹仙方是殺人不見血的利器

（秦丙乙）

欲求仙丹仙方而見效 奚啻緣木而求魚

甚矣哉。迷信之惑人也。中國今日。民智終未能發達。內地無論矣。如上海一隅。物質文明。犖出其右。然社會上迷信程度。仍不稍殺。就病家倚信仙丹一事。已令人大惑而不可解矣。夫病而求治於仙方。奚啻緣木而求魚。緣木求魚。雖不得魚。無後災。孟氏已先我言之。以模糊影響之藥。治漠不相關之病。當非笑話。詎不滑稽。是以服仙丹仙方其結果不出下列三途。其一。觸機偶合。病倖獲痊。彼其所以見信於民衆者。亦以此也。其二如水投石。不動不變。蓋仙丹仙方。亦文人所製。雖君臣佐使。分量輕重。毫無格式。然巧於藏拙者。每選入輕淺之味。縱不能治病。亦不致債事也。其三輕病轉重。重病速亡。例如方中所載。乃治熱病之劑。而患者適爲寒症。以寒濟寒。此其所以成仙丹也。凡茲三端。第一項究居少數。十不得一。而第三項則比比然也。噫。與其謂迷信程度之不剷除。曷若實醫藥常識之不普徧耶。

釋冬不藏精春必病溫（上）

（黃光昭）

夫溫熱病學。始於內經。再見於傷寒論。至有清以來。始有專書行矣。如溫熱經緯溫病條辨廣病熱論等是也。自昔至今。其歷史亦謂不久。然其病因。皆辯論紛紜。漫無定則。即內經冬不藏精。春必病溫。冬傷於寒。春必病溫數句。亦多未能暢明其旨。且不無誤解。雖寥寥數語。其與溫病學理關係至大。特陳鄙意於下。祈高明者賜以改正。夫精者人身之本。故不藏精者。易病溫矣。蓋精者屬陰也。非專指睾丸之精也。內經之用精字處甚多。如食氣入胃。散精於肝。淫精於皮毛等云。可知精字之義矣。有泥於精字者。以為睾丸之精。又因是而創寒邪內伏少陰之說。大失經旨。否則人非木石。豈能內伏寒邪而不病哉。又何能越太陽而入歟。況西醫於注射時。嚴防空氣注入血管。謂有循環窒塞之危險。則寒氣非但不能入少陰。（未完）

藥物小言

（許夢蘇）

染藍布水　療咽喉病。治噎疾。溫服良。

敗筆灰　治喉痛飲食不下。豆漿和服。

甘蔗皮　燒灰存性。研極細末。治小兒口瘡。

荔枝核　研末。治疝氣。每服二錢。黃酒送下。

龍眼核　研末。治刀傷出血不止。

荸薺　燒灰存性。研末。治小兒口瘡。

小藥囊

歡迎投稿

治水瀉赤白痢疾神方

（謝安之）

此方係由銳花綠錄來。每至夏末秋初之時。患赤白痢者甚多。鄙人每年備有送人。無不應驗。真神方也。

蒼朮（米泔水浸陳土炒）三兩半。杏仁（去皮尖與油）二兩。羌活（炒）二兩。川烏（去皮麵灰炒）一兩半。生莊黃一兩。熟莊黃一兩。甘草一兩半。右七味研極細末。每服大人四分。小兒減半。水瀉用米湯泡。赤痢用燈心三尺。煎湯泡服。白用生姜三片。煎湯泡服。赤白兼見者。燈心生姜並用。煎湯泡服。

凍瘃治法彙選

秦丙乙

凍瘃多患在手足。及耳邊面龐。腫硬奇癢。疼痛難忍。遇熱則癢。過寒則痛。始起紅腫。繼以潰爛。纏綿一冬。甚有延春及夏而始愈者。誠至可厭憎之事也。茲篇所及。將凍瘃已潰及未潰之驗方。盡量摭出。惟不效者不錄。

（一）未潰

（一）皮硝水洗

（二）胡椒水洗

（三）茶露洗

（四）秋茄根水洗

（五）綠豆梗葉煎湯洗

（六）碘酒塗

（七）樟腦精合火酒塗

■治食積沖目三方

此方自家祖衛峯公遺下。歷用至今。其效不爽。

（甲）蘆薈二錢。神曲二錢。生地二錢。川連一錢。穀虫三錢。使君三錢。川朴一錢。穀芽一錢五分。木通二錢。石決（煅）三錢。麥芽五錢。伏毛一錢。白菊二錢。歸尾二錢。老米爲引。

歌曰　目痛曲朴與川連。蘆薈木通君子聯。白菊穀虫兼穀麥。地歸石決伏毛全。

（乙）君子三錢。川朴一錢。麥芽一錢五分。只殼一錢。蘆薈一錢。穀精草三錢。穀芽一錢。五分。木通二錢。伏毛一錢。查肉一錢。穀草三分。萊菔子二錢。川連一錢。香附三錢。

歌曰　再方只朴木通君。伏毛蘆薈山查肉。穀麥穀芽與穀精。香附川連萊菔靈。

（一）火油或鹹司令塗

（一）櫻桃汁擦

（一）大蒜搗汁擦

（一）白礬研細摻

（二）已潰

（一）陽和解凝膏貼

（一）凡士林調海浮散塗

（一）九一四藥膏塗

（一）陳蠟燭油塗

（一）舊貂毛煅灰存性敷

（一）橄欖核燒灰研末香油調搽

（一）白蠟研細敷

附註　上述各方。俱屬效法。惟依之爲治。不可作輟無常。如若三次四次。不效卽止。是終無愈期矣。必行之無間。六七次之後。定見功效。欲速則不達。其進銳者其退速。天下乃皆如此。不僅凍瘃爲然也。

■治腸結兼嘔吐驗案

張錫純　寓天津東門裏中西匯通醫社

天津東泥沽鎮李連棨。年二十六歲。在津業商。二十餘日。大便不通。腹中切疼。經醫多方治療。無論何藥服後。移時必吐出。寖至飲水亦復吐出。其飲食不進者已近旬日。瘦弱支離。病有危在旦夕之虞。其婦翁見拙著衷中參西錄。遂求爲診治。病雖垂危。診其脈猶有根柢。知猶可救。問其病因。言因惱怒之後。遂卽飲食。致成此證。其疼劇之處。在臍右邊。此腸結也。俾用芒硝六兩。鮮萊菔六斤。將萊菔切片。用其三分之一。和芒硝加水四大碗。煮至萊菔爛熟撈出。視水多少。再酌加生萊菔片煮之。如此換煮。至剩湯一大茶盅。若嘗之甚鹹。可添水少許。少加生萊菔片。再煮一次。若不甚鹹。卽不用再煮（此方載衷中參西錄三期。名硝菔通結湯）用其湯送服生赭石細末八錢。遂受藥不吐。再用大葱白四五斤。切作絲。和醋炒至八分熟。布包罨其疼處。迨不甚熱。可將布撤去。至葱涼時。可和醋少許。入鍋中炒熱重罨。約過七點鐘。大便通下。其燥結若胡桃大者二十餘枚。後繼以溏糞。病若失。

出版務求信用切實保證　文名社會醫學常識報　主持者有學識經驗及人格

花柳病治療學

（四十四）　葉勁秋編

本病治法。惟有用橡皮導管插入尿道內。以漸使其擴張。若非常狹窄者。往往施以手術。始克有濟。

四、尖圭濕疣　本病一名尖圭胼胝腫。患淋病者。怠於洗拭。膿液及他處之皮膚及粘膜。如肛門周圍龜頭等部。逐漸隆起。試諦視之。或似花菜。或如鷄冠。一若贅疣。泄似漿似膿之液。浸潤惡臭。其自覺症候。祇灼熱煩癢。惟大者發劇痛耳。治法可外用強性之腐蝕藥。如列曹倆珍之類。撒布患部。一日換一次。繼用數日。惟周圍健好之部。慎勿沾及。以免潰爛。

五、淋病性關節炎　發於數關節者多。發於一關節者少。惟以四肢關節中之膝關節及足關節。最為頻繁。先起戰慄。次為高度之發熱。其患病之關節。起腫脹。發赤及疼痛。本症之經過。頗為綏慢。雖以痊可。往往致關節強直。治法洋以喜那美仁頗效。

丁、女子淋病合併症

一、陰門炎　外陰部為膿液所汚。小陰唇大陰唇間。浮腫。而上皮剝脫。灼痛頗甚

幸福園

一片笑話（四）

問一個穿西裝的學生道。你們做制服。為甚一定要買外國嗶嘰。難道我們中國是沒有的嗎。他毫不遲疑的答道。我因為要推銷國貨起見。所以積極的去買外國嗶嘰。倘使我們四萬萬同胞。都能夠像我的熱心愛國。那末。我可以說一句。不到一年。就可以一勞永逸。外國貨完了。國貨豈不是永遠地暢銷嗎。

無論何人的照相。總是正面或側面。獨有某生。這次照了一個背影。同學笑問其故。生曰。我因為自有生以來。從未見過我的背樣。

藥名詩謎

乘風波浪獨遨遊（遠志）高掛孤帆着意收（防風）遙念門閭倚望（知母）歸來庭內竟亡憂（萱艸）棄子拋妻莫顧家（獨活）凄涼異域隔天涯（生地）囊中幸有雞心肉（葫蘆巴）聊可充肌當穀芽（白米飯艸）老人躬自受皇恩（黃耆）休致當旋返白門（當歸）

欲奏表章方起艸（藁本）爐烟清淨未曾濕（安息香）殿門場中揮冷拳（落得打）有人宣布竟居先（白前）腿脛傷損猶堪治（骨碎補）綳帶長條鎖度纏（續斷）琴琴河鼓渡銀河（牽牛）五色雲霞爛熳多（景天）北望光鉅高萬丈（南星）九嶷山下繞庭柯（天仙藤）滴盡猩紅力不支（血竭）可憐窗下點朱衣（紫艸）枝枝染就天桃色（紅花）萬紫千紅滿院飛（地錦）子與二十一朝生（參三七）衣食難謀曾可哀（苦參）室內已成灰滿地（梁上塵）灶中臘有黑烟煤（釜臍墨）

本報特聘羅家衡律師爲法律顧問

幸福三日刊

中華郵政特准掛號認爲新聞紙類

幸福報

紹儀署 [seal]

第一八二期

（民國十九年二月六日）

◀每份售洋二分▶

館址上海三馬路雲南路口

定報價目

每三日出一張。五個月一元。全年二元。寄費在內。本外埠一律。國外加倍。郵票代現。九五計值。

廣告價目

每期每格（共計五方寸）五元。均排於新聞之旁。如嵌入新聞中。長期面議。

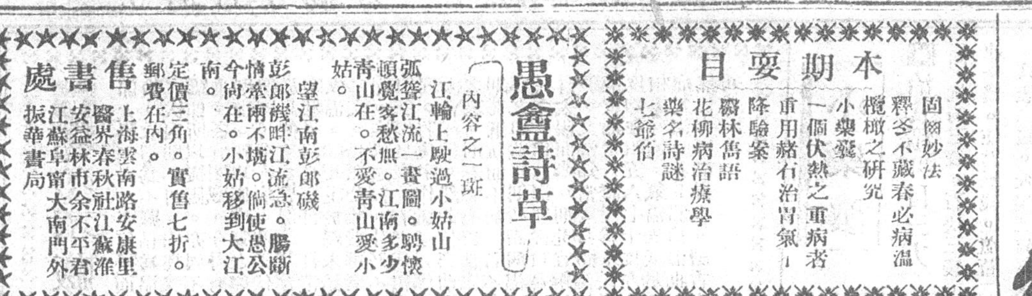

本期要目

固齒妙法

釋冬不藏春必病溫

欖橄之研究

小藥囊

一個伏熱之重病者

重用豬石治胃氣

降驗案

醫林雋語

花柳病治療學

藥名詩謎

七爺伯

愚盦詩草

內容之一斑

江輪上駛過小姑山

弧聳江流一畫圖。騁懷頓覺客愁無。江南多少青山在。不愛青山愛小姑。

望江南　彭郎磯

彭郎磯畔江流急。腸斷情牽兩不識。倘使愚公今尙在。小姑移到大江南。

售書處

上海雲南路安康里醫界春秋社　江蘇淮安益林市余不平君　江蘇阜甯大南門外振華書局

定價三角。實售七折。郵費在內。

固齒妙法

按法治之必無齒痛之患

（秦丙乙）

牙齒疼痛。雖屬癬疥小疾。然劇痛不休。纏綿不愈。有夙恙者。且逢時必發。遇故即痛。甚而寒熱起伏。諸恙叢生。凡茲痛苦。曾患牙疾者。類能道之。雖治療之道。至多且衆。或徒有其名。或効在一時。因知保持於已然。不若防患於未形。宜未雨而綢繆。毋臨渴而掘井。古人之言。豈欺我哉。夫人當大小便時。齩牙密縫。嚴閉其口。是即固齒之法也。是法也。視如平淡。乃昉自經籍。而實有効果者也。間嘗推考其理。始恍然知其由來。蓋腎者作強之官。技巧出焉。其主骨也。齒。骨之餘也。牙齒之所以痛者。或因燥火。或爲蟲蛀。然必齒骨之內部先不固。而後外侮始得以乘之也。人當解溲之時。必弛放其腎經。而百骸亦隨以疏張。謂予不信。試問小溲之初。非有俗所謂尿搖頭之徵象乎。大便之際。皮膚上非起特殊之感覺乎。此其明證也　是以便溺之時。緊閉其牙。則齒骨之氣。獨能保住。不爲所震。若是則尙何疼痛之有。可知前述一法。實有至理在也。其靈效也固宜。

釋冬不藏精春必病溫（下）

（黃光昭）

即太陽之表。亦何得而入之。此非範圍所及。姑置而勿論。故謂為不藏精為溫病之伏因猶可。邪伏少陰為溫病之伏因則不可。內經又有冬不按蹻。春不病溫之句。蓋按蹻即所以擾陽。亦與不藏精者互相對照。言雖殊意則一也。冬宜閉藏。令得有損於精之變化。則精不藏。不藏則虛。無以應春氣之變化。而為病溫矣。寒固可令人病。若謂伏而待春暴發。吾人已知其謬。有於此條（冬傷於寒春必病溫）下特異之註者。曰。「冬傷寒邪。治必發汗。汗潰則氣陰兩傷。至春遂易感風熱而成溫。」此說於理未始不可通。其義固有可疑。以內經之文。恐無如此發解者。況陰陽應象大論曰。「喜怒不節。寒暑過度。生乃不固。故重陰必陽。重陽必陰。故曰冬傷於寒。春必病溫。」惲鐵樵先生解為陰陽勝復之理。將傷字作孟子死傷勇予傷患之傷。示其太過也。極合經旨。然此條與前不藏精條互有關係。以冬有太過之寒。則春必有越常之溫來復。人處氣變之中。體健者則能抵抗而不病。若不藏精者。抵抗力弱。至春稍受表邪之加變。則所謂病溫者成矣。此理所必然也。在今日尚言溫邪從口鼻入者。則入必呼之為臨化。若言自太陽而來。則先宜解決自太陽而來者何。抑寒乎熱乎。又當知常人身體溫度幾何。春月氣候溫度幾何。我輩者知常人體溫為華氏表九十八度半左右。春日氣候溫度約在四五六七十度左右。若兩者比較。溫度之高低相去殊遠。氣溫既低於體溫。其為寒也無疑。故當觀其症為溫。非其邪為溫也。不然。必其氣溫超越體溫之上。然後方可謂溫也。讀古人書。惟在變通。以事實為標準可也。（完）

小藥囊

歡迎投稿

治食積沖目三方（續）

（丙）杭菊三錢。石決三錢。川連一錢。使君三錢。蘆薈二錢。只殼二錢。査炭三錢。木通二錢。香附三錢。麥芽一錢五分。夜明砂三錢。雲苓三錢。穀芽一錢五分。川朴一錢。穀蟲三錢。建麯二錢。老米車前為引。

歌曰　又方只朴夜明砂、穀麥苓通曲菊査。香附穀蟲君子薈。木通石決共煎佳。

如目壅。以猪肝切片貼之。

如食積未曾沖目或初患。大便如酒糟。目睛青白。腹痛時起

一個伏熱之重病者

（平潭李健頤）

林菜。平潭井孟壠村人也。於前年六月間。患頭眩四肢痛之病。其居起飲食如常。延余診視。脈緩肌膚微熱。病象較輕。即為疎清暑化濁之藥。罔效。改延鄭醫。用銀翹白虎湯。數劑。不特病無稍減。反轉大熱大渴。又換吳醫。投復脈湯。及大定風珠。熱勢愈大。甚至大便燥結。小溲短赤。自見腹中有熱氣團結在裏。初由小腹漸升至胸前。就於胸前動跳。眼能見之。愈跳愈緊。似難當之勢。急服調胃承氣合白虎湯。即大黃五錢。元參一兩。麥冬生地各八錢。丹皮三錢。知母五錢。石膏四兩。甘草一錢。服後稍覺舒暢。熱亦大減。次日證仍如故。再服再輕。如不服。則病症又萌。如此者。一月餘矣。計服十餘劑。如成為習慣者。或謂承氣白虎不宜多服。多服有害。不如另覓良方療治。林菜自亦知多服有害。乃勢不得已也。一日與來余室。診治。診其脈弦急而伏。斷為伏毒於陽明腑之深藪。竟能搜出。熱甚生風。風搜氣急。故胸前跳動。先擬用金匱愈風湯加減。即石膏八錢。滑石五錢。寒水石五錢。紫石英六錢。白

橄欖之研究

（秦內乙）

橄欖一名青菓。為冬時菓類中之上品。產熱帶而性味甘寒。得土之陽氣以生。乃陽中之陰也。非特可口供食。且能療病治疾。有利無弊。雖多食而無妨。其功能之載在本草者，則有清肺開胃。利咽通喉。消食解酒。止渴生津之種種。要之專入肺胃二經。純係清解之品也。其核煅灰存性。尤多用處。可以療骨鯁。可以治下疳。可以敷手足凍瘡。可以已腸風下血。孰謂廢物無利用之道哉。抑橄欖之功能。尚不僅此而已焉。熬而為膠。則能消痰清熱。製而成露。尚治一切喉症。區區小菓。而為用有若此。造物之奇妙。可勝言哉。

徑途健康導指　刊日三　福幸　法方生衛紹介

時止。見水即吐。頭髮枯黃。口吐清水。弄鼻或嚙指甲。寒熱往來。甚至發厥。等症。家父友竹除用仲景甘草粉蜜湯及烏梅丸之外。另用下方亦累獲效。

厚朴一錢五分。蒼朮二錢。橘紅一錢。君子三錢。穀蟲三錢。神曲一錢。香附一錢。查炭一錢五錢。南香五分。甘草八分。生姜三片。穀芽三錢。爲引。口渴加麥冬三錢。花粉一錢五分。熱甚加黃連一錢。嘔加法夏二錢。吐蛔加川椒烏梅各一錢五分。如小兒體弱腹痛吐利。投以安蛔湯累效。鄙人近年來用山道年（santonium）及迴路米（Calomel）此二藥甘淡無味。西藥房均有出售。惟山道年一味。因歐戰之後。藥價甚昂。服時以二味和勻。臨睡時。以開水送下。（或以白糖水）次日其蟲從大便瀉出。愈多愈妙。

石英六錢。磁石五錢。忍冬藤三錢。黑穞豆三錢。錦大黃三錢。宣木爪三錢。辰砂八分。連服四劑。病即減輕。以後二日服一劑。隨服隨愈。於是復元。考林□□。計服石膏二十餘斤。大黃三斤。知母三斤。冬地元參等數十斤。即著奇功。可見此症之奇。而用藥亦奇。苟非服此之多。奚有救乎。顧此重病。若投輕劑。眞如綆小者不可以懷大。綆短者。不可以汲深也。然則。有其病。即宜用其藥。藥之中肯。效驗如神。有何懼其重。而不敢用。而坐視待斃者乎。

重用赭石治胃氣不降驗案（張錫純）

大城王家口王祐三夫人。年四旬。大便恆多日不行。每過旬日不行時。其上焦必然煩熱。惡心嘔吐。或耳鳴目脹。用藥下其大便。而下次仍如舊。五六年間。服藥近千劑。皆不能祓除病根。其夫在津經商。因來津求爲診治。其脈左右皆弦。而右部尤弦長有力。此乃衝氣上衝。更挾胃氣不降也。爲疏方用生赭石細末兩半。生懷山藥一兩。甘枸杞玄參天冬生杭芍柏子仁懷牛膝各六錢。煎服一劑。大便即通下。繼即原方略爲加減。連服二劑。大便日行一次。心中甚覺舒暢。俾按原方再服數劑。大便日行兩次。遂停藥不服。數年難治之證。從此除根矣。按赭石爲鐵養化和（養七鐵三）善能降胃鎭衝。又善鎭熄肝氣肝火。故能止嘔吐。通大便。止吐血衄血。宜生用不宜煅用（凡藥之含鐵養氣者。皆不宜煅。徐靈胎謂煅用則傷肺）然其質甚硬。必軋爲極細末。暴火煎之，其藥始能煎出。（卸酬）

醫林雋語（徐英伯）

（一）氣血津液。四者皆分。水爲氣之原質。氣布臟腑而爲津。穀爲液之原質。液入心房而爲血。

（二）脾胃爲營生之處。心爲變赤之機。腎脬（膀胱）爲衛出之源。肺主施布之責。經曰。營出於中焦。衛出於下焦。源也。心主血。肺主氣。血爲營。氣爲衛。流也。

（三）生津液宜甘寒。補氣血宜甘溫。

（四）肥人多痰。由於濕盛。瘦人多火。由於津虛。

（五）皮者。被也。被覆體也。是體之最外一層也。膚者布也。布在表也。詩云。膚如凝脂。易云。六二噬膚。註云。膚者。柔脆之物也。是皮之裏層也。腠理者。膚裏之薄膜也。貼承肥肉。無甚分別。惟其有紋理如湊合而成。故曰腠理也。肉者。柔也。乃腠理內之肥肉也。肌者。瘦肉也。正字通云。人身四支附骨者皆曰肌。是在肥肉之裏者也。肌肉之間。謂之分肉。蓋肌與肉。雖渾名曰肉。亦有肥瘦之分焉。筋者。釋名云。肉中之力氣之元也。靳固于身形也。乃着於瘦肉之裏者也。骨者。說文云。肉之覈也。經云。骨爲幹。又云。腎主骨。張筋化髓。幹以立身。以骨爲一身之主幹也。凡人身體之構造。微不藉是數者之建立焉。甚矣。古聖人立名取義之精也。

（六）經云。膀胱者州都之官。津液藏焉。津液二字。非全指溺言。亦非全指化氣之原質言也。自來註釋家往往分道揚鑣。各是其說。殊不知膀胱中含有清水液水兩種。清水即經所謂津。爲化氣之原質。故千兩之中。約得九百三十三兩。液水即經所謂液。排出則爲小便。故千兩之中。約得六十七兩。液水之內。又有數物。其至要者。半爲呐喇嚦。半爲鹵物。黃物。操物。辛物。灰物。皆能澄汰分之。此即膀胱有澄清徹濁排除惡物之功也。

出版務求信用有切實證保　又名社會醫學常識報　主持者有學識經驗及人格

花柳病治療學（四十五）

葉勁秋編

排泄黃色膿汁。其劇者。炎症且波及兩大腿。內向陰部。此病果時滌陰部常令潔淨。雖不施治。亦可自愈。

治法則令清潔後。摻以清熱化濕藥。外覆綿花。時時掉換。其劇者。宜速卽安臥。兼施鉛糖水罨法。（見軟下疳治療法）

二、尖圭贅肉　本症為慢性淋病中之後發證之重要者。有時陰唇生拳大之塊。呈花菜狀之外觀。

三、淋毒性直腸炎　女子淋毒。由肛門侵入直腸。粘膜腫脹。並流出多量之膿液。而發惡臭。大便時有一種極劇之疼痛。往往肛門亦起炎症。又發生痔瘡。此症若不速治愈。必將變為潰瘍。致肛門狹窄。危險實不堪言也。

四、淋毒性膣炎　多起於妙齡女郎。初起時膣內瘙痒。性慾往往亢進。漸次泄出多量粘液。終則流膿汁。膣粘膜發赤。腫脹隆起。卽手指插入。亦生困難。劇痛。甚至粘膜剝離。而來出血。治療得法。約於七日乃至十日症候減輕。三四星期腫去痛釋。分泌物亦少。

幸福園

藥名詩謎

傅粉兒郎獎未斑（何首烏）點螺輕手畫眉梢（青黛）淡粧濃抹俱如願（甘遂）楚楚依人金步搖（連翹）閒木樨香懸甘爽（桂心）老人攀折仰蟾宮（桂枝）黃花舉子忙如許（槐實）皓首功名不放鬆（白頭翁）寒天唧唧著萋萋（冬虫夏艸）六月荒蕪短短齋（夏枯艸）忽見白黃歲點點（金銀花）果然滿地蠡朱提（元寶艸）三宿濡

滯出國門（王不留）獨行踽踽濕鞋跟（滑石）可堪遍地牛蓬梗（青蒿）季有花花脚印痕（路路通）震子如今喜弄彈（雷丸）彼蒼盛怒忽推翻（天雄）懸巖現出荷花朵（石蓮）四野飛霜不覺寒（六月雪）喜信遙遙感不通（吉梗）夫人誥命正枝紅（全福花）守身如玉小妮子（女貞）全賴高堂教養功（益母）入樹將軍善斷鑽（木通）渭川河上報平安（淡竹葉）託身湖畔聊餬口（桑寄生）屈指光陰已歲寒（天冬）（完）

○　○　○

七爺伯

李悌鵬

鄭某是一個身材很高而瘦弱的人。他在某機關當書記。有一天夜裏。他在門外散步涼風。那時四處寂寞。萬籟無聲。忽然見了一個人對面俯首走來。走到他的身邊。仰起一看。「喂喲！」大叫一聲。飛也似的回頭跑去了。鄭某見了。莫明其妙。但也來不及去問他到底是怎麼一回事。過了兩三天。鄭某恰巧從門內走出。看見一個人。在那裏排了幾碗菜。拿了幾付元寶。（未完）

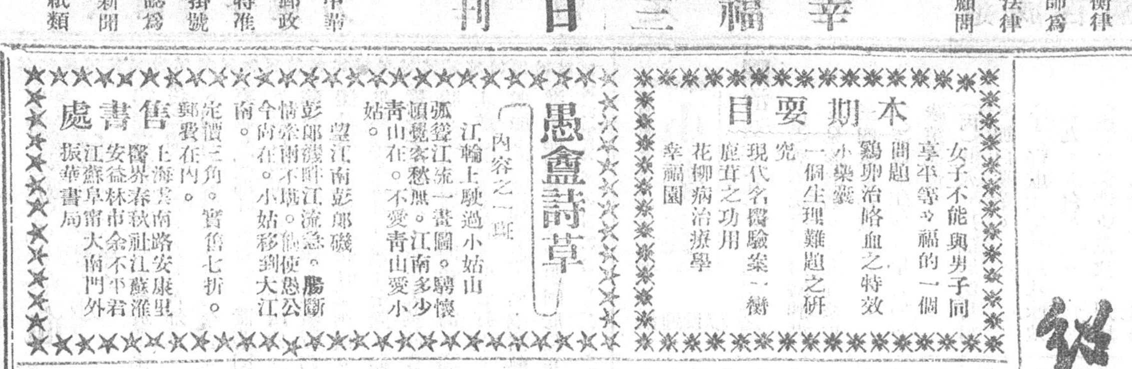

本報特聘羅家衡律師為法律顧問

幸福三日刊

中華郵政特准掛號認為新聞紙類

幸福報

鈕儀署 圖

第一八三期

（民國十九年二月九日）

每份售洋二分

館址上海三馬路雲南路口

定報價目 每三日出一張五個月一元全年二元寄費在內本外埠一律國外加倍郵票代現九五計值

廣告價目 每期每格（共計五方寸）五元均排於新聞之旁如嵌入新聞中長期面議

本期要目

女子不能與男子同享平等々福的一個問題

雞卵治咯血之特效小藥囊

一個生理難題之研究

現代名醫驗案一臠

鹿茸之功用

花柳病治療學

幸福園

愚盦詩草

（內容之一斑）

江輪上駛過小姑山

弧鐙江流一畫圖。驕懷頻覺客愁無。江南多少青山在。不愛青山愛小姑。

望江南彭郎磯

彭郎磯畔江流急。腸斷情宗南不識。仙使愁公今尚在。小姑移到大江南。

售書處

上海黃南路安康里醫界春秋社江蘇淮安益林市余不平君江蘇阜甯大南門外振華書局

定價三角。實售七折。郵費在內。

女子一切事業不能與男子同享平等幸福的一個問題

（爾倩生）

▲我今天寫了這一個問題下來。我知道一定有許多讀者。要烈我表同情。來討論討論這個問題。不但男子們要討論。尤其是女子們。更加要討論的。

▲這個問題。也是老早有人討論過的。他們所說的。大半說。『女子的一切事業。不能與男子並駕齊驅。去享同等的幸福。就是……等種種的緣故』（此緣故暫不說明以待讀者盡量的討論。）這幾種論調。都未能夠滿我個人的意見。所以我要提出來。同大家討論一下。

徵求答案

▲這個問題。討論起來。不但有趣。而且又有討論的價值。尤其希望女同志們。肯來盡量的供獻出來。我們接到稿件。按照來稿的先後。不問他答的怎樣。都一一刊載出來。不過最合理最確切的一篇答案。我們要放在最後發表的。

▲答案的甲乙。經本報及滬上醫界同志評定後。並有相當的書籍酬贈。請海內各界。不吝珠玉。那是我最希望而最歡迎的。

幸福三日刊 七三三

□雞卵治咯血（卽結核性咳血）之特効

（沈仲圭）

雞卵富含蛋白脂肪。易於消化吸收。爲營養之要素。病後之補品。此吾人所習知也。若能根治吐血。實未前聞。同居張公銳謂。嘗爲余言。「友人項仲霖。初患痰中夾血。繼則吐血盈盌。諸藥罔効。體日羸弱。嗣得一方。每晨用鮮雞卵二枚至四枚。置沸水中。泡至半熟。徹碎其殼。稍加食鹽。以箸攪勻。徐徐吸食。未有不血止體壯者。項以此物有益無損。乃日啖三枚。用代早點。果然纔及旬日。血症全除。繼服年餘。面色紅潤。肌肉豐盛云云。（圭按王孟英飲食譜云「雞卵甘平。補血安胎。鎭心清熱。開音止渴。濡燥除煩。解毒息風。潤下止逆。新下者良。並宜打散。以白湯或米飲或豆腐漿攪熱服。」其療失血。殆取清熱止逆之功乎。鄙意最好晨進雞卵以養血。夕服阿膠以止血。奏効當尤溥也。

□一個生理難題之研究

（郁祖怡）

□女子受孕之後何故乳房漸大？

□女子產兒之後何故乳汁漸下？

生理之變化。有因救濟而起者。有因需要而起者。如疾行而汗出者。乃因血行太速。體溫增高。藉汗出以發散體溫也。見美食當前。有饞涎欲滴者。因食物必需唾液混合。以助消化也。以此例彼。則可推測各臟器之作用矣。今婦人受孕而乳部漸大者。爲產乳之預備也。產後而乳汁自下者。爲哺育幼兒之應用也。此因需要而生之變化。非感受刺激而有之現象也。

小藥囊

歡迎投稿

□治陰癢五方

（謝安之）

（甲）脾不統血。用歸脾湯。見診餘集。鄙人近來用三四次。均效。

（乙）血虛生熱。用丹梔十味逍遙散。

（丙）肝火。用龍胆瀉肝湯。加白蒺藜。

（丁）腎虛生風。用八味地黃丸。加白蒺藜。

（戊）至于洗與熏法。用塌癢湯。見金鑑。坐法用銀杏散。亦見金鑑。

□種子方

（前人）

蔣某妻累患白崩而不孕。後家父用此方。令其如法服之。遂孕。他婦服之亦

現代名醫驗案一臠

□治吐血單用赭石驗案（三）

（張錫純）

天津南門西沈家臺張姓。年三十餘。偶得吐血證。醫者謂係肝氣不舒。方中用柴胡升提之。遂大吐不止。頃刻盈一痰盂。有危在目前之勢。倉猝迎爲調治。爲其病勢急迫。臨行時自帶生赭石細末二兩備用。旣至見其困頓已甚。又復連連傾吐。遂急將赭石細末。俾用開水送服一半。其吐立止。診其脈象弦長。按之似有力。其搏五至強。俾再用生懷山藥玄參各一兩。與所餘赭石同煎湯。送服廣三七細末二錢。連服兩劑全愈。用三七者。以其旣善止血。又善化瘀血。因其初次服赭石時。其血遽止。恐經絡之中。留有瘀血爲恙也。

□治婦人乳頭縮小兒不能吮乳法（四）

介紹衛生方法　幸福三日刊　指導健康途徑

孕。後將某之女嫁人三四年不孕。即投此方亦孕。

生黃芪四錢　紋黨三錢　當歸四錢　白芍二錢　烏附四錢　遠志肉二錢　苡米三錢　甘草一錢　漂朮四錢　欠實三錢　牛膝四錢

右十一味照量稱足。用烏骨母雞一隻。去毛腸。另以棕樹子醇酒並藥烹至極爛。淡服。忌鐵器生冷酸辣魚腥等物。

▣小兒臍風口噤驗方

全虫十四條　蟬退十四個　輕粉七分　三味。細末。以乳調服。口即開。

▣救服砒霜神方

防風一兩。研末。冷水調服。或用四兩冷水擂勻灌服。

向閱上海中醫學報。見有登報問婦人乳頭內縮。小兒不能吮乳治法者。醫界皆無以應。且有謂此係形體生成。原無治法者。昨忽接如臯孫效成君來函。言曾遇此證。用拙著衷中參西錄中升陷湯。又加藥數味。服數劑即全愈。後又用其方治數人亦皆隨手奏效。夫有乳不能允。小兒將何以養生。此其所關非輕也。果有如此良方。用之必效。原急宜公諸醫界。以備採用。茲詳錄其方於左。

生箭芪一兩。升麻錢半。苦桔梗錢半。柴胡錢半。當歸三錢。生杭芍三錢。知母三錢。皂刺三錢。油肉桂一錢。乾薑一錢。香白芷一錢。木通一錢。

▣頸項結痰核治驗方

蔣姓妻頸上結痰核。家父初以半夏醋磨搽之。稍好。後服下方三劑即愈。蒲公英三錢　土貝母四錢　生牡礪三錢

▣治牙痛方

大戟燒灰搽之即止。又方黑豆少許。葱數莖。川椒。艾葉各二分。煎水漱之痛即止。上二方。由驗方新編來。用之頗效。

▣鹿茸之功用

（李健頤）

鹿茸有峻補之功。世所共曉。惟於炮製鹿茸之法。大失本基。有不應炒而亂炒之。不應炮而亂炮之。故鹿茸之功。莫能顯著。夫鹿茸之成分。含有阿摩尼亞燐酸鈣炭酸鈣膠分。并軟骨等。然其峻補之功。即在阿摩尼亞。化學實驗新本草云。「鹿茸為峻補之藥。因其中有阿摩尼亞。峻補之功。即在阿摩尼亞。阿摩尼亞。得火則飛去。而失其功能」。可見鹿茸一物。不宜燒炙過烈。如用火燒炙。則所有阿摩尼亞已飛去。然其峻補之功。完全消失。孟誌云。「鹿茸不可以鼻嗅之。其中有小白蟲。肉眼視之不見。入人鼻中。必為蟲類。藥不及救也」。今之用鹿茸者。多用羊油燒炙極酥。以為消滅其蟲。不致為害。余因之大惑不解。乃想我國之藥物。因古人失以研究。所以中藥之失敗。以至於茲。心甚憾焉。遂將鹿茸用顯微鏡視驗。內中並無小白蟲。惟陳久腐敗者。間亦有之。雖然。余猶懷疑而不敢確定其無真小蟲。復將茸片放於水面。用鏡視之。亦不見有小蟲活動之現象。陳久敗壞者。即浮於水面。蠕蠕之狀。實為可懼。然則。用鹿茸者。宜如何其可也。吾謂鹿茸之成分。為阿摩尼亞燐酸鈣膠分等。必如用火炙之。其燐質等。隨火以化。膠分。亦即變成枯燥。奚有峻補之功。此自然之理也。余因之。故用鹿茸者。不幾用炒。乃改良其製法。即用茸片浸好酒一夜。甑一注香許。再浸再甑。取出晒乾。研末。和藥服最妙。如經用此製法。雖有小白蟲在內。亦無防碍。況無蟲者乎。考鹿茸之質。含有燐酸炭酸鈣阿摩尼亞等。則不特有峻補之力。且有却痰興奮之能。用者宜細究之可也。但此物。是經余個人試驗所得。未審海內明哲者。其然否。共襄研究之。

主持者有學識經驗及人格　　又名社會醫學常識報　　出版務求信用有切實證保

花柳病治療學（四十六）

葉勁秋編

但斯時因患者性慾亢進、因無痛苦、遂行房事、致成慢性、比比皆是。其充分攝生者、大抵痊愈。

五、尿道淋　輕症者、自覺症候甚輕。其劇烈者、則排尿時、尿意頻數、生痛。初期時尿道口粘膜腫脹、被以綠色或黃色膿汁。至第二星期終了、急性症候減退、五六週間治愈。但因女子尿道短、距膀胱近、波及膀胱、致發膀胱炎腎炎。

戊、治療法

1,每日須通大便并施用提睪帶。

2,嚴禁過度運動。

3,須靜臥。飲食淡薄。

4,禁酒與刺戟物。

5,除夜間外須多飲開水。

6,尿道疼痛。或勃起極盛時。宜施冷罨法或熱罨法。

幸福園

題張老先生伯熙玉照

（無言）

巍巍道貌聚精神。端是羲皇以上人。術擅岐黃承仲聖。允推醫界一明星。大江南北活人多。生佛家家競頌歌。濟美鳳毛繩祖武。年來著述遍關河。

□七爺伯

李悌鵬

在那裏很恭敬的大燒起來。燒完之後。又把兩脚跪在地上。大拜特拜起來。鄭棠見了這種情形。又好笑又是奇怪。就走過來問這人說：「唯。老哥。你為了什麽事。在我門前。做出這個樣子呢？」他答道：我大前天夜裏。從這個地方經過。遇見一個七爺伯。穿了一件白綃長衫。站在這裏。我看了。嚇了一跳。跳回家去。到了第二天。我就害病。全身發燒很厲害。因記這回事。就叫我內人。來這裏許願。說：我不該衝撞他。給他賠個不是。那知這七爺伯。却很靈驗。昨天下午。我的病就好了。所以今天買些禮物。和幾付元寶。來這裏答謝答謝他。鄭棠聽了。微笑說道。哦。原因是這樣的。大前天夜裏。看見我就跳回頭去的那一個人。就是你老哥麽？哦。你看錯了。不是什麽七爺伯。是我在那裏涼風呵！鄭棠說到這裏。不禁哈哈大笑起來。那個人聽了。知道自己鬧出了笑話。也就打了一個哈哈。回去了。

健頤按余侄悌鵬撰了這篇文。但心中大惑起來。

（未完）

本報特聘羅家衡律師爲法律顧問

幸福三日刊

中華郵政特准掛號認爲新聞紙類

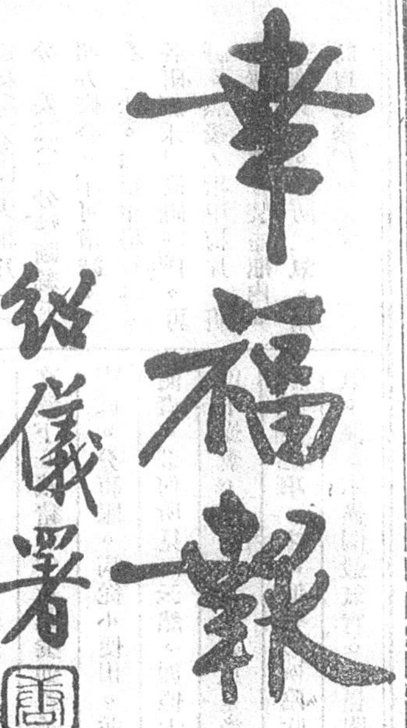

第一八四期
民國十九年二月二十日
每份售洋二分
館址上海三馬路雲南路口

定報價目 每三日出一張 五個月一元 全年二元 寄費在內 本外埠一律 國外加倍 郵票代現 九五計值

廣告價目 每期每格（共計五方寸）五元 均排於新聞之旁 如欲長期 面議

本期要目

殺人的奇聞
早婚與晚婚
小藥囊
陰吹治法叢考
枯明礬之效力
花柳病治療學
幸福園

□供給讀者一點幸福

殺人的奇聞吃人的方法（無言）

□□忠精神病者殺了堂弟弟買正義可改名爲賈大義

□□和雪裏紅炒了吃和醬油紅燒了吃

這一張小小的幸福報上。各種的幸福。編者和撰者。着實供給了不少。獨有這殺人的奇聞。和吃人的方法。諸君沒有聽過吧。因知諸君沒有聽過。所以我要請諸君耳朵裏也吃一點人肉。

因爲古人有「耳食」的一種名詞。耳朵會吃。並不是我杜撰的名詞。讀者不要說我「耳朵吃人肉」的一句話。爲不通了。

我的朋友毛君石丹。在吳江建設局內工作。昨天。我接到他的快電。說他有了冬溫的病。請我去替他治療。我便趕乘火車。到了蘇州。轉乘蘇同班的小輪。一直開向吳江來。在船上。便買一張蘇州報看看。一展開來。便看到一件怪事。是「殺人吃人的奇聞」。內面說是蘇州有一位賈正義。本有精神病的。平常很怕他的堂弟賈松山。不知怎的。昨天夜裏。便會大胆起來。把他堂弟殺死。兇器是大鐵錘。和鋸子。當賈正義被捕獲訊究之時。他也供認不諱。說是錘斃的。用鋸鋸開的。用刀一塊塊切碎的。下獄的時候。囹圄中的朋友們。問他怎樣吃法。他說。和雪裏紅炒了吃。和醬油紅燒了吃。惹得人好笑的也有。咋舌的也有。嘆嘆的也有。這位有精神病的賈正義。還是談笑自如。毫無懼色。

以上這種奇聞。讀者聽到過沒有。你們沒有聽到過。我今天把這奇聞。供給諸君「耳食」不是供給讀者的幸福嗎。這賈正義居然把他的堂弟殺死。吃掉。眞正是左傳所謂「大義滅親」了。我要替賈正義改名賈大義。就是這個原故。

有幾位先生說。「你把這種駭人聽聞。殺人吃人的事。來供獻讀者。我們聽到的。怕也怕煞了。你還說得津津有味。殺人吃人的人。固然是忍人。你說得這種慘狀。還說是供給讀者幸福。你未免也算一個忍人了。我說這話不對。我不過今天說了一件殺人吃人的事。諸位便大驚小怪。像那班軍閥的餘孽。和許多變相的軍閥。天天交兵打仗。炮火連天的。殺了無千帶萬的人。你們也並不爲奇。眞是見其小而不見其大了。

（十九、二、廿四。寄於吳江）

早婚與晚婚

（陳君）

禮記云。男子二十而冠。三十而有室。女子十六而笄。二十而嫁。蓋欲待其生理上有完全之發育。體質上有成熟之結果也。處今之時代。歐風東漸。提倡早婚爲主義。以晚婚爲對象。大不合潮流。況男女社交風行。自由戀愛日進。卽男女情竇。易見發達。若故步自封。男者性慾縱橫。未免問柳尋花之妄動。女者情思過度。亦有桑間濮上之淫行。自毀名譽。幷自戕生命。是婚姻過時之貽害也。故有男女氣血特衰。月經來遲。雖年齡在於少壯時。然精蟲猶未發動。卵珠尚屬幼稚。欲早婚其可得乎。總之爲父母者。善視子女之身體强健與虛弱。營養不足與有餘。當早卽早。當晚卽晚。未可一概論也。若欲平均年齡而定之。則男二十四而娶。女十八而嫁。則婚姻及時。自無有女懷春。吉士誘之感矣。

風流小病

（秋）

世上惟有少年人最快活。年紀既輕。面目又麗。水也揩得出的肌膚。再配上幾件時髦的衣服。逛逛馬路。白相堂子。其樂無窮。然而樂極每易生悲。因此有的患遺精。有的患白濁。時有所聞。本館代售的遺精散（專治遺精）白濁丸（專治白濁）都是對症的靈藥。

小藥囊

歡迎投稿

金餘散

（沈熊璋）

治爛喉痧緊喉風。（凡風火喉痛喉腫喉間糜爛。吹之。是佐湯劑。初起尤靈。）

人指甲（五分煅）鵝管（三分煅）眞腰黃（二分）硼砂（三分漂）大梅片（一分）姜蠶（二分炒斷絲）（照方修合。不可增減。）

右味。除指甲梅片外。各研細末。置研器內。再研。然後入指甲梅片。研至無聲爲度。裝磁瓶內。緊塞其口。以防洩氣。用時以自來風打入。

陰吹治法叢考

（方公溥）

婦人前陰下氣。簌簌有聲。如後陰失氣狀。謂之陰吹。人但知豬膏髮煎爲陰吹惟一治法。其實治法尚多。不拘拘于膏髮煎。而膏髮煎亦未必爲陰吹的方也。攷陰吹之名。始見于金匱婦人雜病篇。其文曰。胃氣下泄。陰吹而正喧。此穀氣之實也。膏髮煎導之。解者謂。穀氣實者。大便結而不通。是以陽明下行之氣。不得從其故道。而別走旁竅。膏髮煎潤導大便。便通氣自歸矣。其說似是。然細攷膏髮煎方。先見于黃疸病篇。其原文條下。載豬膏半斤亂髮如鷄子大三枚二味和膏中煎之。髮消藥成。分再服。病從小便出。並無潤通大便之文。則所謂通大便者。果何所見而云然。卽據太醫尉史脫家婢黃病服膏髮煎。胃中燥糞下便差一案。亦只是後人治黃疸。對症施藥。藥性偶爾變更之事。未可遽執以例陰吹也。且細味經文。病因半關胃氣下泄。不僅關穀氣實。若僅關穀氣實而致陰吹。則凡便結之

□拔竹釘等毒良方（彭祖壽）

山豬箭毛六枝化灰。草麻子。（如無用油亦可）以上兩味。研末。塗患處。日餘即能拔出。凡竹屑洋釘等刺入肉中。不出者合用。彈丸入肉亦可用。如加生走馬胎更妙。

□治耳痛似聾方

生田螺（男單女雙）氷片五分。將田螺打碎入杯內。氷片間開之。用鴨毛醮掃或滴入均可。

□立止發冷方

自古月四分。三花酒一兩。候冷發時。沖而食之。即以被褥緊蒙全身。不稍寬漏。能睡覺更妙。醒則病霍然矣。

□牙痛良方

（一）桔礬、石榴皮、皮硝、白古月。各購銅元一枚。水酒各半煲好啜之。數次立愈。

症。宜頻作陰吹矣。若係關穀氣實而議通便。則用三承脾約之類可矣。別立膏髮煎又何爲者。醫宗金鑑謂膏髮煎遺之五字係衍文。穀氣之實也之下。當有長服訶黎勒丸之六字。從雜療篇有方無證處摘來。其說較爲圓妥。蓋後陰下氣謂之氣利。用訶黎勒散。前陰下氣謂之陰吹。用訶黎勒丸。文義相本合。方中以訶黎勒固下氣之虛。以厚朴陳皮平穀氣之實。藥病亦正相對也。吳鞠通温病條辨。對於飲家陰吹脈弦而遲者。別出手眼。另立治法。謂九竅不和。皆屬胃病。主以橘半桂苓枳薑湯。苦辛淡合法。自謂係治驗案。用意與金匱相反。實則比訶黎勒丸。性質原自相近。所反者。衍文之膏髮煎耳。此外又有產後食慾過多。致患陰吹一症。後人主用補中益氣湯加五味子治之。方中一派升提收歛。較之膏髮煎。相去天淵。然較之訶黎勒丸。固亦不甚相遠也。余在粵時。嘗治一吳姓婦。胎前白帶頻仍。陰吹不已。進訶黎勒丸加固腎束帶之品。旬餘而安。又治一薛姓老嫗。頭眩體倦。續續陰吹。借用補中益氣法。數劑而陰吹頓止。兩症始終未曾用過膏髮煎。而皆應手取效。余于是知陰吹症治不一。而膏髮煎未必爲陰吹的方也。爰述而出之。以質海內高明。

□枯明礬之効力

（李健頤）

明礬。即釩二鉉二礦四養四。西名（Alumen）。爲六角系之結晶體。產於吾國山西之壽陽。山東之益都。湖南之壽陽。河南之彰德等處。惟質酸寒。服之能使胸中嘈雜。胃之神經起反射湧吐之作用。故西醫以明礬列爲吐劑。余研究明礬一物。多由治驗成績所得。深知其生者。功只湧吐。而其煅者。則用途甚廣。其有收斂軟堅解熱除濕之能。考煅明礬。効用與西藥炭鋁酸同。炭鋁酸。西醫爲止瀉收斂之要藥。仲景用礬石丸。治婦人臟堅癖不止。中有乾血。下白物。亦是取其軟堅收斂之力。鄙人常仿其法。用礬石丸治婦人月經過多。及白帶。幷男子白濁等症。皆著奇功。謹將所治各病之成績錄之于左。以資研究。

一、林姓婦。患白帶多年。諸藥罔效。余用礬石丸。每日三次。各服六丸。外用白礬四錢。五倍子五錢。研末。滾水溶化。日注入陰戶一次。通服礬石丸五六日。並注入五六次。竟然獲愈。

一、薛賢礬。年二十八歲。患白濁病。初起小便刺痛難堪。服利水藥。其痛已愈。惟白濁淋淋不絕。綿延年餘。治術皆窮。余用礬石丸。連服十餘日而愈。

一、林月梅女士。年二十一歲。因濕熱之甚。月經過多。一月之間。大約有十餘日。月經瀆瀆不乾。親來診治。余用地榆藕肉二味。煎湯。送礬石丸。十餘日後。其病若失。

觀以上各證。治驗成績。可知枯明礬之用甚廣。然明礬亦係中國所產之礦物藥。今西人常取吾國之藥品。製爲原料。仍售於吾國。即是侵奪吾國之權利。推發吾國之國粹也。吁。際此中藥有千鈞一髮之危。吾國醫藥界之同胞「快醒起來。以求精粹之良術。懸崖勒馬。是鄙人之所厚望焉。

出版務求信用有切實保證　义名社會醫學常識報　主持者有學識經驗及人格

花柳病治療學

（四十七）

葉勁秋編

7. 局所宜數數洗滌。以保清潔。有膿則以綿花包于尿道口。接觸于局部之手指。須立即洗滌消毒。否則慢入目中。即病眼瞎。

8. 受診前。須留尿不放。以待醫生診查。

尿道炎症之刺激症狀。不甚劇烈時。可行尿道注射法。凡行尿道注射。須先使排尿。至於欲行注射時。宜將容藥液之注射器。向上壓進塞子。以除去注射器內之空氣。而後用注射器之尖端安放尿道口。以左手指頭。把持尿道之唇端。當注射藥液深入尿道內時。切不可急速。宜以緩徐爲貴。否則易於誘起鄰近器官之炎症。如膀胱炎。副睪丸炎之類。注射既畢。尚須把握患者之尿道口。約歷七八分鐘之久。以遏注液之流出。蓋藉此可以洗淨尿道粘膜。得使藥液呈其作用。約聯續灌注三四次。尿道注射。不獨分泌物尚存時。不可間斷。即分泌物已止之後。仍宜持續一二週。其注射次數。一日三次已足。設廢注射過早。則後日常有反覆之虞。設起副睪丸炎膀胱炎。攝護炎等。則當停止注射。注入藥液。通常應用四百倍至五十倍之蛋白化銀溶液。二百倍至五十倍。雷沙爾新溶液

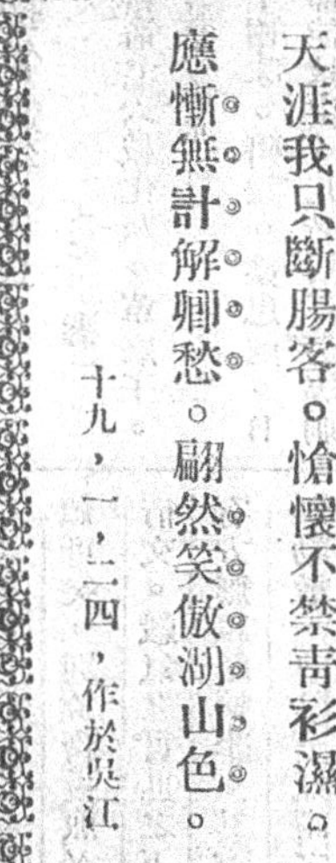

幸福園

吳江女兒行

（無言）

汇城有女貌如花。解凍溪邊獨浣紗。

秋水盈盈寒水矚。曼聲低唱斷腸曲。

斷腸曲訴心頭事。分明道去相思字。

天涯我只斷腸客。愴懷不禁青衫濕。

應慚無計解卿愁。翩然笑傲湖山色。

十九，一，二四，作於吳江

本報特聘羅家衡律師為法律顧問　　幸福三日刊　　中華郵政特准掛號認為新聞紙類

幸福報

紹儀署

第一八五期
（民國十九年二月十五日）
每份售洋二分
館址上海三馬路雲南路口

腋臭無憂矣

◻一般患腋臭的男女們
◻對於愛情上絕無障碍
◻因為腋臭症之氣息
◻夫妻間是聞不着的

（蔡濟平）

狐臭病。是血腋中含有水滋。與體熱薰蒸。釀成這種氣味。（病狐臭者汗衫腋下必呈黃色）何以專從兩腋而出。也有一個緣故。因為血液與肝藏。是連帶的。肝氣本燥。腋通於肝。所以從此路而出。這種病有傳染性。極須注意。至於治法本草有個外治的方子。用蒸熱饅頭一個。劈作二片。放蜜陀僧細末二錢。急把饅頭合攏。趁熱夾放腋下。略睡片刻。俟饅頭冷即棄去。行用數次即愈。又有一個內外兼治的方子。用精猪肉兩大片。甘遂二兩研末調拌夾在腋中睡一宿。至天明用生甘草一兩。煎湯飲之。良久瀉出穢物。惟此項穢物。應埋於荒野之地。恐穢氣傳染。如是三五次即愈。但是甘遂與甘草。是相反的藥味。同吃下去。性命交關。這個內外兼治的方子。雖不是同吃。也有相反相成的作用。身體虛弱的人。却要謹慎。更不可每日服用。恐怕大傷元氣。我並聽見人說。這種氣息。在夫婦之間。是聞不着的。想其道理。不為無因。大約是互相傳染。早已自臭不覺。雖處鮑魚之市。如坐芝蘭之室。這話如果真確。倒可為諸君稱慶。即使你未婚夫妻們知道。也就不成問題了。

預防中煤毒及急救法

（陳超夢）

本年天氣比往年特別寒凍。故市民多燒煤以禦寒。然不慎而中煤毒死者極多。甚至一門毒斃。悽慘異常。皆因無預防法故也。茲有一預防法。極爲簡便。只須投蘿數枚於燒煤器中即可。如已中毒者。可速將中毒者仰而平臥。頭部略低。抬至溫度較低之地方。將衣服脫去。或解去鈕扣。然後灌冷水於頭胸兩部。用白蘭地酒擦在口內黏膜。使嗅安母尼亞藥水。或燒雞鴨毛之類使嗅。輕擦手掌足心。如輕者用此法已足。重者須速送往醫院。如復原後切勿接擾。以靜養爲宜。勿使其作無益之舉動。

風流小病

（秋）

世上惟有少年人最快活。年紀既輕。面目又麗。水也掐得出的肌膚。再配上幾件時髦的衣服。逛逛馬路。自相掌子。其樂無窮。然而樂極偏易生悲。因此有的患遺精。有的患白濁。時有所聞。本館代售的遺精散（專治遺精）白濁丸（專治白濁）都是對症的靈藥。

小藥囊

歡迎投稿

救服生鴉片驗方

（流馬君）

查鴉片一物。能迷人醉人。而不能致人於死。雖身冷氣絕。而身體不僵硬。在七日之內。仍可救治。蓋臟腑經絡之氣。仍行流通。故不僵硬。其身冷氣絕者。藥性使之然也。主治之藥味。及方法如左。

一 輕者（心中發躁）

用活鴨血。或糞汁。（即金汁水）或冷水。或明礬雄黃各五分研末灌之。

一 重者（身冷氣絕）

速將患者安放於陰冷無太陽之地（切不可見太陽）否則不治。如暑天。其四周須放冰塊。約離尺餘。用筷撐開牙關。以糞

論吐血衄血之原因及治法（一）

張錫純

內經厥論篇。謂陽明厥逆衄嘔血。此陽明指胃腑而言也。蓋胃腑以熟腐水穀。傳送飲食爲職。其中氣化。原以息息下行爲順。乃有時不下行而上逆。胃中之血。亦恆隨之上逆。其上逆之極。可將胃壁之膜。排擠破裂。而成嘔血之證。或循陽明之經絡上行。而成衄血之證。是以內經謂陽明厥逆衄嘔血也。由此知無論其證之或虛或實。或涼或熱。治之者皆當以降胃之品爲主。而降胃之最有力者。莫赭石若也。故愚治吐衄之證。方中皆重用赭石。再細審其胃氣不降之所以然。而各以相當之藥品輔之。茲爰將所用之方詳列於後。

平胃寒降湯　治吐衄證脈象洪滑。重按甚實者。此因熱而胃氣不降也。

生赭石一兩（軋細過羅）　瓜蔞仁一兩（炒香搗碎）　生杭芍八錢　嫩竹茹細末三錢　牛蒡子三錢（搗碎）　甘草錢半

此拙著三期衷中參西錄吐衄門中寒降湯而略有加減也。服後血仍不止者可加生地黃一兩。三七細末三錢。（分作兩次。用頭二煎之湯送服。）

吐衄之證。忌重用涼藥。及藥炭強止其血。因吐衄之時。血不歸經。遽止以涼藥及藥炭。則經絡瘀塞。血止之後。轉成血痺虛勞之證。是以方中加生地黃一兩。而即用三七之善止血兼善化瘀血者以輔之也。

介紹衛生方法　幸福三日刊　指導健康途徑

汁。或冷水。頻頻灌之。再將冷水在胸前摩擦。頭髮解散。浸在冷水盆內。卽可得活矣。右二方見於洗冤錄。廣東老仵作亦云。服毒者。開棺驗屍。決無平正仰臥者。實悶然而非毒死也。右方曾治愈三水縣人。服毒而死。已三日。仍得活轉云。

□牙痛良方（續）（祖壽）

（二）水豆腐鹹欖石羔甘艸。各滕銅元一枚。茅根二枚。杭菊五枚後下。清水兩碗共煎二三個鐘點。當茶飲之。如是連飲兩三日必愈。

健胃温降湯　治吐衄證脈象虛濇遲弱。飲食停滯胃口。不能下行。此因涼而胃氣不降也。

生赭石八錢（軋細過羅）生懷山藥六錢白朮四錢（炒）乾薑三錢　清半夏三錢（温水淘淨礬味）　生杭芍二錢　厚朴錢半　此方亦載三期吐衄門中。原名温降湯。茲則於其分量略有加減也。吐衄之證。因涼者極少。愚臨證四十餘年。僅遇兩童子。一因涼致胃氣不降吐血。一因涼致胃氣不降衄血。皆用温降湯治愈。其詳案皆載原方之後。可參觀。

瀉肝降胃湯　治吐衄證左脈弦長有力。或肋下脹滿作疼。或頻作呃逆。此肝膽之氣火上衝胃腑。致胃氣不降而吐衄也。

生赭石八錢（軋細過羅）　生杭芍一兩　生石決明六錢（搗碎）　淨青黛川楝子四錢（搗碎）瓜蔞仁四錢（炒香搗碎）　甘草四錢　二錢。龍胆草二錢

鎮衝降胃湯　治吐衄證。右脈弦長有力。時覺有氣起在下焦。上衝胃腑。飲食停滯不下。或頻作呃逆。此衝氣上衝。以致胃氣不降而吐衄也。（未完）

□本報下期發表清代名醫何鴻舫真蹟驗案名貴非常讀者注意□

□黃汗病之原因及療法（李健頤）

病有汗多沾衣色黃者。卽黃汗病也。金匱水氣病脉篇云。「身黃血冷。狀如周痺。胸中塞。不能食。反聚痛。暮躁不得眠。此爲黃汗。」又曰。「黃汗之爲病。身體腫發黃。汗出而渴。狀如風水。汗沾衣。色正黃如蘗汁。脉自沉。得之汗出入水中。浴水從汗孔入得之。宜黃耆芍桂枝苦酒湯」可見。此病是冷水由毛竅以入血管。血中之冷水。再由衛管而入於脾。脾中濕熱太甚。薰蒸鬱遏。醸成一種黃色之水。復溢於血中。與血液混和。汗卽血液之廢料。故汗亦變爲黃色。其汗遂乘衛虛。以泄出於外。卽黃汗也。此種之汗。內含有毒質。若久泄不止。則內之血液大傷。血傷則不能潤澤皮膚。故肌膚甲錯。遲延日久。脾臟受傷。故不能食。身疼重。煩躁小便不利。初起之時。急宜療治。如纏綿一載。元陽耗脫。血液枯竭者。雖仲景復活。亦將束手矣。然此症治法。總宜黃耆白芍桂枝苦酒湯主之。鄙人常用玉屏風散。加赤苓赤小豆棉茵陳。更爲靈效。蓋玉屏風散之黃耆防風。固衛和榮。兼解血中之毒。白朮補脾化濕。茵陳赤苓赤小豆。利水滲濕。此卽冷水所濟以成黃汗病之治法也。顧黃汗病之原因。非只一種而已。或有不由於冷水而由於貪飲過度。酒毒內蘊脾胃。胃火內結。濕鬱化黃、熱蒸爲汗。卽如陽明症之發黃是也。其脉沉實有力。大便燥結。故治法與上不同。此爲實症。宜茵陳蒿湯下之。使蘊毒由大便以出。卽可奏效。否則。毒無出路。禍不旋踵。可不慎之。

□保嬰之一法（醉痴生）

嬰兒初生。或一二日。或三四日。牙齦忽起脹硬。不能吮乳。是謂撮口（俗名枒牙）。家人不知治法。往往信穩婆。以針刺牙齦上下數十針。用棉拭其血。雖當時稍能吮乳。然至次日。牙齦仍硬。亦有連刺四五日。出血甚多。仍難回復其吮乳之數者。矧生小兒。受亦痛楚。其何以堪。秘本之治療。宜先審察嬰兒之乳部。其兩乳必有硬塊。如小薺大。卽以口徐徐吮之、[illegible]軟擠其乳。卽有白色[illegible]汁進出。一日夜、凡擠五六次。館乳[illegible]擠蘸。明牙齦睡硬自平。此法頗有奇驗。第知者尚鮮。爰表而出之。以告世之育嬰者。

幸福三日刊

出版務求信用有切實保證　又名社會醫學常識報　主持者有學識經驗及人格

花柳病治療學（四十八）

葉勁秋編

等。蛋白化銀則扑殺淋毒球菌之力較強。雷沙爾新則輕減炎症之力較強。大抵淋病症狀。尙屬明顯者。不問其爲急性慢性與再發性。概應用扑殺淋毒球菌之有效藥液。若淋病症狀全愈者。則應用消炎之藥液可也。（有用雷佛水五百分之一或克落淦兒百分之一亦頗效）前部尿道。患急性炎症劇甚時。不可施行注入療法。否則尿道受藥液之刺戟。不堪忍受。勉強施行，及致病勢增劇。且有病機蔓延於後部尿道之患。尤易誘致副睪丸炎症也。惟再發性淋病。及慢性淋病。則自始卽應施行注入療法耳。

慢性淋之直接治法。最要者爲禁止劇烈之運動。其用局所治法之藥品。與急性病無殊。惟倍數減少耳。內服藥亦合用。

另皮下注射如果乃金。肌肉注射如阿爾梯共。及與倫等。皆可選用。」此外宜每一小時飲水一玻杯。以使其尿無刺激性。且令小便之次數加增。以便淸除尿道內。一切炎性滲物。急性期可服檀香油。能減少便時之疼痛。置於膠囊內者。每次服半至一西西。（八至十五滴）每日三次飯後服之。此藥有時于消化作用不利。有時令病者覺腰背有重痛。倘顯此等狀卽應停服。慢性期或急性之末期。可用減淋或畢澄茄山得爾米地等皆有效（完）

本埠張先生來函

敬啓者余罹癆病纏綿達一年之久病幾不起舉凡癆病應有之象悉數暴露自知難望痊愈後有友人羅君示以癆病神方一紙照方服之數月而見大效據羅君言此方得諸海常旅邸璧上謂此方頗有效驗好事者以此方張貼旅邸藉廣流傳羅君得此方後曾試過二人一人未愈一人全愈則連余已有二人獲效矣余得癆病後中西醫藥所費不二百餘金猶無效驗自知無望沉淪病海終身不拔頗自憂之今忽得此方而愈感激不可名狀羅君好言果報謂余曰汝既以此方護效想亦上天佑之汝應以此方登報分散藉報天恩余深以此言爲是故特印此函登報分散此方雖不能保證人人獲效惟余曾親試有效當非全無效驗之藥方也且此方藥性平淡並無流弊有且患者可以一試也

生苡仁八錢　炙兜鈴一錢　浮小麥三錢
炙百部一錢　茜草根一錢　炙龜板三錢
側柏炭二錢　地骨皮一錢　川黃柏二錢
鮮石斛一錢　遠志肉八分

此方最主要者爲生苡仁一物生苡仁卽生薏仁又名「米仁」卽夏綠豆湯中所用者但此方所用苡仁必須求其收藏達十年以上或向鄉下小戸購買如新出米仁或藏二三年五六年之米仁無效也必須十年以上者燥性全失質亦不硬捺之極軟煮之不久卽化者是也務須向出售者詳細攷問視其語氣不詐始能信之若非擱置在十年以上者此方無甚效也此方須連服一月一月後每隔一日服一劑（卽二日服一劑）一月後每隔二日服一帖卽（每三日服一帖）三月後可望全愈眞神方也

本報特聘羅家衡律師爲法律顧問　　幸福三日刊　　中華郵政特准掛號認爲新聞紙類

幸福報

縱儀署

第一八六期
（民國十九年二月十八日）
每份售洋二分
館址上海三馬路雲南路口

本期要目

愚盦詩草

內容之一斑

◉登懷遠荊山飲乳泉有感

極目淮東何處看。鄉關遠隔萬重山。乳泉入口思慈母。遊子天涯淚不乾。

◉登荊山卞和洞

最難返璞與歸眞。奚必殘肢溺泣爭。美玉信爲傳國寶。士窮怎不善其身。

定價三角。寶售七折。郵費在內。

售書處

上海雲南路安康里醫界春秋社
江蘇淮安益林市余不平君
江蘇阜甯大南門外振華書局

◻女子一切事業不能與男子同享平等幸福的答案（一）

（綠菲女士）

◻一是男女觀念不平等

◻二是男女知識不平等

我讀了幸福報第一八三期。見有爾情生先生的一篇『女子一切事業。不能與男子同享平等幸福的一個問題』的大作。我覺得這個問題。是值得研究一下。所以我把我的意見。作了一個答案。請爾情生先生指導一下。對是不對。

（一）男女觀念不平等。中國人的習慣。向來是重男輕女。先拿最古的一部詩經說說。詩經上說。生男子的叫做「弄璋」。生女子的叫做「弄瓦」。你看一個「璋」。是最有價值的美玉。一片「瓦」。是最不值錢的窯貨。何等的貴重。何等的輕賤。所以歷代相傳。竟把女子。視如男子一個附屬品差不多。在從前讀書上學。功名進取。簡直是男子的專利。甚麼都攤不到女子。就是甚麼「女學士」。「女狀元」。也不過紙上說說罷了。現在提倡男女平等。打破痼習。女子首先享到讀書的幸福。漸次還能夠達到參政的目的。這是多麼好的一件事。我說中國像這樣的提高女權。再下去個一二十年。或二三十年。女子定可與男子同享到平等幸福了。

（二）男女知識不平等。中國重男輕女。既然這樣。當然女子的知識落後。知識落後。使事事要受男子的節制。於是又拿甚麼三從。——在家從父。——出嫁從夫。——夫死從子——等謬說。來麻痺他的腦筋。益發叫女子不能振作了。女子既不讀書。一切知識沒有。便又創「男主外。女主內」的妙論。把女子置在家中。禁固得牢牢的。到了南唐。還又叫女子纏足。眞正是冤枉無處喊。不但讀萬卷書。女子無分。就連行萬里路。女子也是無分。一天到晚。只配抹粉塗脂。做一個閨閣小姐。偶然出來。便說他拋頭露面等等的讕辭。推其原因。都是女子的知識落後。所以才到如此地步。將來女子的知識日高。一天一天。能和男子平等起來。知識爲事業之母。只要知識一平等。事業就不愁不平等了。

我以上所說的。是我個人的管見。我想大概都逃不了這個範圍以外。我便不揣讓陋的寫了下來。寄給幸福報的編輯先生。請他們登載一下。不知爾情生先生。以爲怎樣。

遺精問答

（楊志一）

問　遺精所忌之見證若何。

答　遺精忌見之證。一曰咳嗽。一曰便溏。蓋見咳嗽。每易釀成肺癆。宜都氣丸加海蛤粉。川貝母。等治之。見便溏。則爲先天後天同病。宜於固攝品中加入六君子湯合治之。

問　遺精兼冒外邪治法有區別否。

答　凡遺精而兼外感者。是爲內外合病。急宜先疎散外邪。再圖本病。不可漫投地黃牡蠣等品。以其有膩補留邪之弊也。

問　遺精有屬濕困精關者。治法與腎虧有不同乎。

答　腎藏精而主納。膀胱藏水而主出。腎精不得封藏。膀胱濕熱內阻。宜猪肚丸加黃柏。澤瀉。萆薢。等利濕熱以固精關。

作者按　不佞近編青年病一書。舉凡青年流行之遺精白濁。橫痃。下疳。結毒。以及早泄。陽痿。脫陽等一切性病。莫不盡量編入。并每一病症。必列特效方數十則。以期爲現代之青年。作一強有力之保障焉。該書約本月底出版。此篇卽該書內容之片段。幸讀者注意及之。

治凍瘡的妙方

（仁心）

此方就是用大白蘿蔔一個。切成兩截。用小刀將其肉挖爛。（切勿把外面的蘿蔔皮挖破）挖爛後。卽將切下的一截蓋上。再以竹釘插緊。（因免灰土侵入）插合後。乃置炭火內煨熱。煨熱後。取出其肉。卽已化汁。乃將此汁頻頻敷搽患處。立刻見功。已破皮的。皮卽結合。已起腫的。腫卽全消。誠是最神效的方子了。

小藥囊

歡迎投稿

喉症驗方

（陳超摯）

喉症流行。初僅紅腫。而驗方極少。若延醫診治。往往迫不及待。甚至一家傳染。而遭數厄。生死呼吸。聞之酸鼻。今蒐得屢驗之方數條。不敢自祕。特錄於左。以告讀者。若依其施治。則萬死一失。幸勿河漢視斯。（一）用生大黃六錢。生南星四錢。共研末。用醋調透。調敷兩足心。一晝夜再換。（二）鮮薄荷用開水冲入碗內。俟冷透。不時嗽口。（三）土牛膝僅用紅根搗爛曬乾刮去其皮。吹入喉際。最好在大暑天時。曬一日卽乾。便可爲末。切勿見火。（四）黃豆七粒。焙研。

論吐血衄血之原因及治法（三）

張錫純

生赭石一兩（軋細過羅）　生懷山藥一兩　生地黃一兩　生龍骨八錢（搗碎）　生牡蠣八錢（搗碎）　生杭芍三錢　旱三七細末二錢（分兩次用頭煎二煎藥汁送服）　甘草二錢

滋陰清降湯　治吐衄證。失血過多。陰分虧損。不能潛陽而作熱。不能納氣而作喘。甚或衝氣因虛上干。爲呃逆眩暈欬嗽。心血因虛不能內榮。爲怔忡驚悸不寐。脈象浮數。重按無力者

生赭石八錢（軋細過羅）生懷山藥一兩　淨萸肉六錢　生龍骨六錢（搗碎）生牡蠣六錢（搗碎）　生地黃八錢　生杭芍四錢　三七細末二錢（分兩次用頭煎二煎藥湯送服）　甘草二錢　此方卽三期吐衄門中清降湯。加龍骨牡蠣地黃三七也。

保元清降湯　治吐衄證。血脫氣亦隨脫。言語若不接續。動則作喘。脈象浮弦。重按無力者。

生赭石一兩（軋細過羅）　野臺參五錢　生懷山藥八錢　淨萸肉八錢　生地黃一兩　生龍骨六錢（搗碎）生牡蠣六錢（搗碎）生杭芍四錢　旱三七細末二錢（分兩次用頭煎二煎藥湯送服）　此方曾載於三期吐衄門。而玆則略有加減也。

保元寒降湯。　治吐衄血脫氣亦隨脫。喘促欬逆。心中煩熱。其脈上盛下虛者。

加冰片少許。共研細末。吹入。如口不能開。吹入鼻內亦可。（五）用活蜒蚰一條。用冷開水洗淨。以鹽梅乾一個。去核將蜒蚰放入梅乾內。含在口中。則火痰即可吐出。病勢即滅。（六）將元珠丹吹入。不拘次數。該丹藥店有賣自製尤佳。

喉科良方（戴橘圃）

紅獅丹。治咽喉風熱初起。能除風散毒。瀉熱消痰。看病輕重。酌量用之。鵝兒不食草三分。北細辛六分。蟾酥三分。枯礬三分。壁錢五分炒。月石一錢五分。雞內金五分焙。飛滑石一錢。飛硃砂一錢。飛青代一錢。射香一分。冰片一分。共研細末吹之。

凍瘡治法（仁心）

冬天容易生凍瘡。既痛且癢甚難當。作事既然多不便。又流膿血滴衣裳。古來醫方雖不少。他方不及此方良。但取羊油和木炭。烘化塗之一掃光。

清代名醫何鴻舫之眞蹟驗案

生赭石一兩（軋細過羅）　野臺參五錢　生地黃一兩　知母八錢　淨萸肉八錢　生龍骨六錢（搗碎）　生牡蠣六錢（搗碎）　生杭芍四錢　旱三七細末二錢（分兩次用頭煎二煎藥湯送服）此方亦載於三吐衄門。而其分量略有變更也。

右所列諸方。用之與病因相當。大抵皆能奏效。然病機之呈露多端。病因即隨之各異。臨證既久。所治愈吐衄之驗案。間有不用右列諸方者。今試舉數案以明之。

奉天警務處長王蓮波君夫人。患吐血證。來院診治。其脈微數。按之不實。其吐血之先。必連聲欬嗽。欬嗽劇時。即繼之以吐血。因思此證。若先治愈其欬嗽。其吐血當自愈。遂用川貝八錢。煎取清湯四盅。調入生懷山藥細末一兩。煮作粥。分數次服之。一日連進二劑。欬嗽頓止。以後日進一劑。嗽愈吐血亦愈。隔旬日夜中夢被人凌虐過甚。遂於夢中哭醒。病驟反覆。因知其肝氣必遏鬱也。治以調肝養肝兼鎮肝之藥數劑無效。且夜中若作夢惱怒。其日吐血必劇。精思再四。恍悟平肝之藥。以桂爲最要。單用之則失於熱。降胃之藥。以大黃爲最要。單用之則失於寒。若二藥並用。則寒熱相濟。性歸和平。降胃平肝兼顧無遺。必能奏効。遂用大黃肉桂細末各一錢和勻。更用生赭石細末八錢。煎湯送服。從此吐血遂愈。惡夢亦不復作矣。（未完）

下疳包皮腫之簡易治法（鐵菩薩）

患下疳者。其人若爲包莖。則必於潰爛之時。同時包皮發水腫性之腫脹。腫脹之皮膚。發有光澤之水紅色。內含水分。以指彈之即可破。此症殊爲困難。既感腫墜之痛苦。而包皮一腫。則不能翻上。洗瘡敷藥。又感困難。因之包皮內部。愈加潰爛。若不先消去包皮之腫。斷難收治愈之功。顧治法雖多。每每不能速效。茲將一最簡易而最有實效之單方。急錄之以公同道。法用鮮馬齒莧一握。搗之極爛。納入青黛細末五錢。川連細末三錢。冰片少許。共搗成糊。用蠟紙或油紙攤勻。包於陰莖上。每早晚各換一次。二日可消。包皮腫消。即可翻上。而好洗滌敷藥矣。

主持者有學識經驗及人格　**文名社會醫學常識報**　保證實切有用信求務版出

幸福園

□病起

十九年一月毛石丹於吳江建設局

體柔慣被冷風欺。怯熱禁寒不自持。百樣肥甘俱似膽。一般藥物轉如飴。丹方竟解瘟邪疾。壯健欣題病起詩。爲感良醫思良相。傷寒易治國難醫。

十九年一月祁寒特甚。一日余以夜飲晚歸。致爲風寒所中。初猶勉強支持。纖漸不起。病勢頗欠和平。因相繼倩金君浩如余君無言兩大醫士共同診治。始知其爲冬瘟。然服藥不及十貼。爲時未及兼旬。竟霍然起床矣。慶幸之餘。感而賦此。聊資紀念、兼銘金余二公之偉大功能焉。

□七爺伯（續）

李健頤

作者附識

健頤按余侄悌顯撰了這篇文字。心中大感起來。就來問個原因。說道待他們遇着鄭某。是在夜間彷彿。所以生起疑心。以爲是七爺伯。至次日爲什麽緣故竟自害病呢？請叔叔替侄解決原因。打破疑團。余俯思良久。就答道。因爲他當時眼中一見鄭某。就疑了七爺伯作祟。吃了一驚。魂魄四散。那麼衛分的毛竅盡推開了。外來的風邪。就乘機闖入血管裏面。「風邪鴟張」就成了發熱的病。并且驚與疑都是一種神經作用的。說到他那時遇着鄭某。若能夠懂的他不是七爺伯。「心雄胆壯」。儘管什麽「虛邪賊風」。他也不駭怕他。爲什麽有發熱病哪？

（完）

本報特聘羅家衡律師為法律顧問

幸福三日刊

中華郵政特准掛號認為新聞紙類

幸福報

鈕儀署

第一八七期

（民國十九年二月一念一日）

◀每份售洋二分▶

館址上海三馬路雲南路口

本期要目

女子不汪重衛生之害

牛峻齋

（一）束胸……碍乳房之發育
（二）時裝……招風邪之易入
（三）敷粉……阻皮膚之排泄

文明愈進。病變彌繁。窈窕淑女。每罹不測之疾。嫵美芳顏。易感病魔之災。嬌姿妙齡。即現弱態。荳蔻靑年。嘗有黃瘦。伉儷情濃。每起半途折弦之悲。姊妹愛篤。不免互相問疾之勞。少婦因感暴疾。動致不救。老媼沾染宿病。牽纏終身。由是以觀。幾乎疾苦皆賦閨閣。天災毒與坤道。此無他。無非不講衛生之故也。我國舊日之纏足積弊。摧殘天然之筋骨。已屬不合。社會現時之束胸陋習。阻礙乳房之發育。尤屬難堪。加以所服時裝。招風邪之易入。所敷膏粉。阻皮膚之排泄。何一而非致病之行，況當發育時期。不戒強烈之刺激。過度之運動。則意外之精神病。與夫生殖器病。因之而生。迨至月事時下。肉慾妄縱。激經痛苦。溷帶纏綿。始則忌疾諱醫。終則釀成大患。比比然也。且女性以血爲主。潮期也。胎前也。產後也。貪半點口腹。惡魔乘隙以入腹。欠一分謹慎。毒菌趁機以臨身。縱知衛生。因生計之關係。每操勞之過度。以致或小產。或子宮變位。或神經鬱結。內傷外感。紛紛病魔。種種痛苦。詎非不汪重衛生。有以自貽伊戚耶。

吐血與肺癆

醫士楊志一著

未病者讀之　可知預防之法
已病者讀之　可謀挽救之策
疑似者讀之　可以煥然冰釋
醫學家讀之　可知治療正軌

故本書出版以來。風行遐邇。以其書中語語精切。有益實用也。

◻每册實洋兩角
◻郵票代現通用

上海三馬路雲南路幸福報館發行

△中風芻言（一）

宮曜園

自來談醫者。傷寒而外。莫不首究中風。誠以爲百病之長。研究不可不精。石頑謂其分經絡。定臟腑。與傷寒無異。非精達南陽至理。難以語此。蓋重之也。論中風之最精者。莫內經金匱若。而諸家亦多所發明。了無剩義。又何待余之駢拇枝指爲也。第其所發明者爲論症用藥。而於致病之原則略焉。予所欲言者。在究其原耳。實非騖于新談。以相矜異。區區此心。竊欲援引西說。證明經旨。求其溝通。勉識標榜。俾中西醫家。俱能了澈。是則予之志也。知我罪我。其在讀者乎。下所論列。謹就中西學說可以互通者述之。而更加論斷焉。

帝曰。其有卒然暴死暴疾者。何也。少師曰。三虛者。其死暴疾也。得三實者。邪不能傷人也。帝曰。願聞三虛。曰。乘年之衰。逢月之空。失時之和。因爲賊風所傷。是謂之虛。故論不知三虛。工反爲粗。帝曰。願聞三實。少師曰。逢年之盛。遇月之滿。得時之和。雖有賊風邪氣，不能危之。

邪之中於人也無有常。中於陰則溜於府。中於陽則溜於經。

風中五藏六府之俞。亦爲藏府之風。各入其門戶所中。則爲偏風。故風者百病之長也。

偏枯痿厥。肥貴人膏粱之疾也。

內奪而厥。則爲瘖痱。

虛邪客於身半。其入深。營衛衰則眞氣去。邪氣內留。發爲偏枯。

寸口脈浮而緊。緊則爲寒。浮則爲虛。虛邪相搏。邪在皮膚。浮者血虛。絡脈空虛。（未完）

小藥囊

歡迎投稿

▣喉科良方（續）（戴橘園）

綠獅丹。治咽喉口舌風火症。煅中白二錢。煅龍骨一錢。西瓜霜三錢。元明粉三錢。月石三錢。黃連三分。晚蠶繭（出蛾者入明凡煅枯七個）。孩兒茶三錢。黃柏三錢。雄黃二錢。飛青代三錢。冰片四分。共末貯細瓶收聽吹。

黃獅丹。治咽喉口舌諸症。明雄二錢。生黃一錢。黃連三錢。黃柏三錢。西瓜霜三錢。冰片二分。共末吹。

白獅丹。治咽喉等症。明礬一錢。火硝三錢。月石三錢。各研爲末。以銀罐於炭火上。先入明礬一層。入火硝一層。又入明礬一層。入月石一層。再入明礬一層。如此入完。煅如饅首。冷定取

▣論吐血衄血之原因及治法（三）

張錫純

繼又有濟南金姓少年。寓居奉天。其人素強壯。驟得吐血證。其脈左右皆有力。遂變通右用之方。用生赭石細末六錢。與大黃肉桂細末各一錢和勻。開水送服。其病立愈。後因用此方屢次見效。遂將此方登於三期衷中參西錄。名之爲秘紅丹。又治滄州城東路莊子馬氏婦。欬血三年不愈。即延治治愈。旋又反覆。後患診視。其夜間多汗。遂先用生龍骨生牡蠣淨萸肉各一兩。以止其汗。連服兩劑。汗止而欬血亦愈。自此永不反覆。繼有表弟張印權。出外新歸。言患吐血證。初則旬日或浹晨。吐血數口。浸至每日必吐。屢治無效。其脈近和平。微有芤象亦治以此方。三劑全愈。後將此方傳於同邑醫友趙景山。張康亭皆以之治愈欬血吐血之久不愈者。後又將其方煎湯。送服三七細末二錢。則奏效尤捷。因名其方爲補絡補管湯。登於三七吐衄門中。蓋欬血者多因肺中絡破。吐血者多因胃中血管破。其破裂之處。若久不愈。欬血吐血之證。亦必不愈。龍骨牡蠣萸肉。皆善斂補其破裂之處。三七又善化瘀生新。使其破裂之處速愈。是以愈後不再反覆也。若服藥後血仍不止者。可加生赭石細末同煎服。又治舊滄州北關趙姓。年過四旬。患吐血證。其證從前治愈。屢次反覆。已歷三年。有一年重於一年之勢。其脈濡而遲。息氣虛弱。常覺息氣不能上達。且少腹間時覺有氣下墜。此胸中宗氣（亦名大氣）下陷也。內經謂宗氣積於胸中。

介紹衛生方法　幸福三日刊　指導健康途徑

出。加生蒲黄一錢。甘草一錢。姜蠶五分。炙雞金五分。薄荷葉二錢。炙猪牙皂五分。冰片五分。共研細末。瓶收吹之。

黑獅丹。治咽喉火盛壅腫。痰涎凶惡險症。鹽皂角。絲錦。燈草。竹二青。右藥。用烏梅煎水。和童便浸一宿。取出燒灰。存性。研末。加枯礬等分。冰片一分。牛黄二分。共研細末。瓶收吹之。

蛛礬散。治一切喉症。有起死回生之功。明礬一兩。入杓化開蜘蛛一個。小者二三個。同煅枯。加冰片一分。末吹。

劉君鎏稿　擠大作容後發表

以貫心脈。而行呼吸。是宗氣不但能統攝氣分。並能主宰血分。因其下陷。則血分失其統攝。所以妄行也。遂投以拙擬升陷湯。（方在三期第四卷係生箭六錢知母四錢桔梗柴胡各錢半升麻一錢）加生龍骨牡蠣各六錢〻服兩劑後。氣息即順。少復亦不下墜。遂將升麻減去。加牛懷山藥一兩。又服數劑。其吐血證自此除根。按吐血證最忌黄芪升柴桔梗諸藥。恐其能助氣上升血亦隨之上升也。因確知病係宗氣下陷。是以放胆用之。然必佐以龍骨牡蠣。以固血之本源。始無血隨氣升之虞也。

吐衄之證。因宗氣下陷者極少。愚臨證四十餘年。僅遇趙姓一人。再四斟酌。投以升陷湯加龍骨牡蠣治愈。自此方實不可輕試也。言近在津沽。有南門外張姓。年過三旬。患吐血證。醫者方中。有柴胡二錢。服後遂大吐不止。倉猝迎愚診視。其脈弦長有力。心中發熱。知係胃氣因熱不降也。所携藥囊中。有生赭石細末一兩。俾急用水送服強半。候約二十八分鐘。覺心中和平。又送服其餘。其血頓止。繼用平胃寒降湯調之全愈。是知同一吐血證也。有時用柴胡而愈。有時用柴胡幾至誤人性命。審證時可不細心哉。至於婦女倒經之證。每至行經之期。其血不下行而上逆作吐衄者。宜治以四物湯。去川芎。加懷牛膝生赭石細末。

陰陽易病之原因及療法（李健頤）

熱病傷寒之人。脉絡中皆有毒菌潛伏。雖經服藥殺除。而至病愈。然其身體之餘毒。尚未乾淨。苟或不慎。禍即旋踵。顧爲禍之甚者。其惟淫慾乎。淫慾之害。不特病者自受其禍即不病之人。與病者交媾。亦能直接承受病人之餘毒。以發種種之病症。此病即所謂陰陽易病也。傷寒論云。「陰陽易之謂病。其人身體重。少氣。少腹裏急。小便不利。陰中拘攣。熱上衝胸。頭重不欲舉。眼中生花。膝脛拘急者。燒棍散主之」。夫熱毒伏於腎臟。封蟄堅固最難搜出。必待諸邪俱離。而腎中之毒。方獲漸漸脫除。病後餘毒未離。伏埋腎中。外受淫慾之刺激。毒火全歸於精室。或婦人之卵巢。精蟲卵珠。皆傳毒菌。潛存不發。再加淫慾之激。受交媾爲引線。男感其氣。女受其毒。兼以不病者。腎陰本虛。受氣之後。遂發成病。按此病屬之於腎。腎居下焦。故身體重。少氣。少腹裏急。小便不利。陰中拘攣。毒中有熱。熱氣上衝。胸主衝任。衝任通於腎。熱氣循經脉至於胸。頭之腦。主屬腎。眼之筋。播於腦。腎中有毒。累及頭部眼筋。故頭重不舉。眼中生花也。仲景先師治以燒裩散。即取婦人中棍近隱處者。剪燒灰。和開水服。（未完）

步石丹仁兄病起原韻（無言）

盟兄石丹。成病起一律。偶憶九月間。予亦患此。同病相憐。爰步原韻。以博石哥一笑。

病魔底事苦相欺。君病如余強自持。（九月間予亦患濕病）。誰似扁盧能濟世。（作濟世之扁盧。古今有幾）。耐落酸苦嘗甘飴。（耐落酸苦己多。豈獨藥水）。炎涼歷盡人情態。（歷盡世態炎涼。病中寒熱無常。何足爲慨）。惆悵偏多瘦骨詩。（病後瘦弱。作詩常亦如之）。累我枯腸搜索破。還將我病倩君醫。

十九，一，廿日於吳江

近代名人之醫藥評論

□中醫科學化之商兌（二）

▲西醫所謂科學化乃打官話

▲中醫所謂科學化乃做時髦

（滬江大學教授顧惕生）

今日有最流行之用語曰科學。而中醫亦受此用語之打擊。回憶本年之業西醫者。對於中醫之恨視。幾欲滅此而朝食。故春間衛生會開會之提案。雖吾人善忘者。當猶尚赫然湧現於腦際。眞可云醫恥等於國恥而永不能忘也。徒以中醫反抗之強烈。挾全國與論之否認。爲最有力之後盾。而業西醫者不得不稍殺其兇燄。不然。中醫殆矣。於是經此劇烈奮鬥之結果。而得一暫時休戰之宣告。曰「中醫當科學化」。此言也。嘗分兩面而觀之。

(甲)業西醫者或偏袒西醫者正欲絕滅中醫。無如時機未到。譬之巴蛇吞象。一時不能下咽。則暫吐之而飾爲其辭曰「中醫當科學化」。此乃放棄其急進之手段。而用緩慢征服中醫之策畫。可謂善「打官話」者矣。

(乙)業中醫者或愛護中醫者誠恐中醫絕滅。不如趁早投降。譬之鸚鵡學舌。幾度受人調弄。則強習之而效爲其辭曰「中醫當科學化」。此乃自喪其獨立之資格。而偏走入盲從西醫之途徑。可謂好「做時髦」者矣。

是故由甲乙兩面而論。皆於中醫有百害而無一利。須知眞正之中醫。打不得半句官話。做不得一點時髦。是於中醫自己之人格。於對方病者之生命。皆有莫大之關係。爰不揣所見之檮昧。而敢貢愚者之一得。以與當世宏達君子。共商搉焉。

法儒孔德 Comte 之言曰「人類智識之進步。由神學而進於哲學。(未完)

本報特聘羅家衡律師為法律顧問

幸福三日刊

中華郵政特准掛號認為新聞紙類

幸福報

紹儀署 （印）

第一八八期

（民國十九年二月念四日）

◀每份售洋二分▶

館址上海三馬路雲南路口

定報價目

每三日出一張五個月一元全年二元寄費在內本外埠一律國外加倍郵票代現九五計值

廣告價目

每期每格（共計五方寸）五元均排於新聞之旁如嵌入新聞中長期面議

本期要目

孕婦之衛生

中風芻言

小藥囊

論吐血衄血之原因及治法

吐瀉驗案

春天到了

近代名人之醫藥評論

愚盦詩草（內容之一斑）

◎登懷遠荊山飲乳泉有感

極目淮東何處看。鄉關遠隔萬重山。乳泉入口思慈母。遊子天涯淚不乾。

◎登荊山卞和洞

最難返璞與歸眞。奚必殘肢涕泣爭。美玉信爲傳國寶。士窮怎不善其身。

定價三角。實售七折。郵費在內。

售書處

上海雲南路安康里醫界春秋社

江蘇淮安益林市余不平君

江蘇阜甯大南門外振華書局

△孕婦之衛生

何嘉濟

斯乃孕婦之指南針

亦是胎兒之保險機

解除胎產痛苦

保障母子安全

國家以民爲本，國民以孕婦爲母。其母不強。其子必弱。孕中不愼。爲害尤甚。輕則母子多病。重則母子俱危。小則絕一家之後嗣。大則減一國之民族。其害豈不大哉。故世界各國。莫不亟圖人口之增加。注意孕婦之保養。聞法國政府有獎勵多產婦人之舉。其重視可知矣。惟我國既無政府之鼓勵。而婦人又無保養之常識。以致難產之厄。時有所聞。產亡夭折。時有所見。故近年來。世界人口增加之比較。我國更少。雖非盡由於此。然亦未始不基於是也。故對於孕婦保養方法。豈可尙不加意乎。爰將孕婦應守之衛生方法。縷述於左。

（一）飲食　在懷孕期內。謹愼飲食。爲第一要務。蓋胎兒之生長。全賴母體之氣血。而氣血資生於脾胃。胃賴於飲食。若妄食辛辣滑利之物。易釀流產之變端。多進堅硬酸鹹之品。有礙胎兒之生長。或嗜野生異物而中毒。或貪生冷果品而釀病。苟不謹愼於先。必致遺悔于後。其可忽乎。

（二）衣服　孕婦之衣服。當以柔軟寬大爲主。溫暖適宜爲上。俾其氣血之流行和暢。胎兒之發育充旺。且腹部爲胎兒未產前之寄生處。乳部爲胎兒出生後之飲食器。故乳腹兩部。尤宜格外寬舒。無如青年女子。每以有孕爲羞。束之以小背心。阻其乳部之發育。緊以闊布帶。阻其腹部之膨大。祇知無爲之撫飾。不顧胎兒之利害。甚且妨礙血液之循環。釀成喘腫之重症。豈不危哉。

（待續）

△中風芻言(二)

宮厭園

邪賊不瀉。或左或右。邪氣反緩。正氣卽急。正氣引邪。喎僻不遂。邪在於絡。肌膚不仁。邪在於經。卽重不勝。邪入於府。卽不識人。邪入於藏。舌卽難言。口吐涎。寸口脈遲而緩。遲則爲寒。緩則爲虛。營緩則爲亡血。衛緩則爲中風。邪氣中經。則身癢而癮疹。心氣不足。邪氣入中。則胸滿而短氣。

河間。曰凡人風病。多因熱甚。而風燥者爲其兼化。以熱爲其主也。俗云風者。言末而忘本也。所以中風癱瘓者。非謂肝木之風實甚卒中之也。亦非外中於風爾。由乎將息失宜。而心火暴甚。腎水虛衰不能制之。則陰虛陽實。而熱氣怫鬱。心神昏冒。筋骨不用。而卒倒無所知也。多因喜怒思悲恐。五志有所過極而卒中者。爲熱甚故也。若病微則但僵仆。氣血流通。筋脈不攣緩者。發過如故。或熱氣太甚。鬱結壅滯。氣血不能宣通。陰氣暴絕。則陽氣後竭而死。東垣曰。陽之氣以天之疾風名之。此中風者。非外來風邪。乃本氣自病也。凡人年逾四旬。氣衰之際。或憂喜忿怒傷其氣者。多有此病。壯歲之時無有也。若肥盛者。則間而有之。亦是形盛氣衰而如此耳。治法多和藏府。通經絡。便是治風也。

(未完)

小藥囊

歡迎投稿

□喉科秘藥餅

百服喉症。吹之立效。

黃連。黃柏。黃芩。麻黃。大黃。生地黃。荆芥。防風。薄荷。細辛。白芷。升麻。粉葛根。羌活。獨活。川烏。草烏。川芎。當歸尾。赤芍。南星。半夏。山梔。連翹。甘草。吉更。天花粉。苦參。元參。蒼朮。厚朴。檳榔。杏仁。山豆根。三柰。木通。姜蠶。射干。牛膝。麥冬。皂角針。三七。牛蒡子。車前子。桑皮。地骨皮。五加皮。土荆皮。金銀花各一兩。外加鮮車前草。骨脾草。金星草。五爪龍草各二兩。土牛膝草四兩。地丁草二兩。用缸一只。入藥於內。清水浸三日。再日晒夜露。四十九。入銅鍋內。煎枯去渣。再入鍋煎。槐柳枝攪。俟稠

□論吐血衄血之原因及治法(四)

張錫純

先期連服數劑可愈。然其證亦間有因氣陷者。臨證時又宜細察。曾治一室女吐血。及一少婦衄血。皆係倒行經證。其脈皆微弱無力。氣短不足以息。少腹時有氣下墜。皆投以升陷湯。先期恐服數日全愈。總之吐衄之證。大抵皆因熱而氣逆。其因涼氣逆者極少。卽兼衝氣肝氣衝逆。亦皆挾熱。至因氣陷致吐衄者。不過千中之一二耳。

或問吐血衄血。二證。方書多分治。吐血顯然出於胃。爲胃氣上逆無疑。今遵內經陽明厥逆衄嘔血一語。二證皆統論之。所用之方。無少差別。內經之言。果信而有徵乎。答曰。愚生平研究醫學。必有確實徵驗。然後筆之於書。卽對於內經。亦未敢輕信。猶憶少年時。在外祖家。有表兄劉慶甫。年弱冠時。患衄血證。始則數日一衄。繼則每日必衄。百藥不效。適其比鄰有少年病癆瘵者。常與同坐閒話。一日正在衄血之際。忽聞哭聲。知癆瘵者已死。陡然驚懼寒戰。其衄頓止。從此不再反覆。夫恐則氣下。內經原有明文。其理實爲人所共知。因驚懼氣下而衄止。其衄血之時。因氣逆可知矣。蓋吐血與衄血。病狀不同。而其病因則同也。治之者何事過爲區別乎。

或問方書治吐衄之方甚多。今詳論吐衄治法。方皆自擬。豈治吐衄成方。皆無可取乎。答曰非也。金匱治吐衄有瀉心湯。其方以大黃爲主。直入陽明以降胃氣。佐以黃芩以清肺金之熱。俾其清肅之氣下行。以助陽明之降力。黃連以清心火之熱。俾亢陽默化潛伏。以保少陰之眞液。是瀉之適所以補之也。

介紹衛生方法　幸福三日刊　指導健康途徑

如糊。再入明雄黃飛五分。青礞石童便煅七次。石燕醋煅七次。爐甘石童便煅七次。煅龍骨胆礬。元明粉。炙乳沒。血吉。海螵蛸。孩兒茶。枯礬各一錢。月石七分。黃丹飛七分。青黛飛五分。輕粉三分。桑枝炭三錢。共研細末。入前膏內。和勻作餅。如指頭大。晒露七日七夜。再放地上。以盆蓋之。翻轉一次。取起陰干。收入罐內。過三月後。方可用之。臨用之時。每四錢。加珍珠一分。珊瑚一分。牛黃四分。月石四分。冰片四分。原寸一厘。乳細吹之。

按喉科柴珍集。亦載是方。而無所加之鮮草七味。非全方也。茲將全方和盤托出。貢諸本報。以廣其傳。若得有力諸君。照方配合。博施濟衆。則更幸矣。（橘圃謹識）

凡因熱氣逆吐衄者。至極危險之時。用之皆可立止。血止以後。然後細審其病因。徐爲調補未晚也。然因方中重用大黃。吐衄者皆不敢輕服。則良方竟見埋沒矣。不知大黃與黃連並用。但能降胃。不能通腸。雖吐衄至身形極虛。服後斷無泄瀉下脫之弊。乃素遇吐衄證。曾開此方兩次。病家皆不敢服。遂不得已另擬平胃寒降湯代之。此所以委曲以行其救人之術也。

又金匱有柏葉湯方。爲法因寒氣逆以致吐血者之良方也。故其方中用乾薑艾葉以煖胃。用馬通汁以降胃。然又恐薑艾之辛熱。宜於脾胃。不宜於肝胆。恐服藥之後。肝胆中所寄之相火妄動。故又用柏葉之善於鎮肝。且善於涼肝者。（柏樹之杪向西北得金水之氣故善鎮肝涼肝）以輔之。此所謂有節制之師。先自立於不敗之地。而後可克敵致勝也。至後世薛立齋謂因寒吐血者。宜治以理中湯加當歸。但知煖胃。不知降胃。並不知鎮肝涼肝。其方遠遜於柏葉湯矣。然此時富貴之家。喜服西藥。恆譏中藥爲不潔。若雜以馬通汁。將益嫌其不潔矣。是以愚另擬健胃溫降湯以代之也。

近時醫者治吐衄。喜用濟生犀角地黃湯。然其方原治傷寒胃火熱盛。以致吐血衄血之方。無外感而吐衄者。用之未免失於寒涼。其血因而寒涼驟止。轉成血痺虛勞之病。至愚治寒溫吐衄者。亦偶用其方。然必以其方煎湯。送服三七細末二錢。始不至血瘀爲恙。若其脈左右皆洪實者。又宜加羚羊角二錢。以瀉肝胆之熱。則血始能止。惟二角近時。其價甚昂。僞者頗多。且其價又日貴一日。實非普濟羣生之方也。（未完）

□吐瀉驗案

（李健頤）

觀音井。俞細弟之子。年二歲。於夏間患吐瀉。二十餘日。譚醫延診。皆無見效。始來邀余。見其睡時。口眼不合。鼻扇面赤。醒則啼哭不已。且不哺乳。胸腹滿脹。四肢厥冷。惟頭部大熱。五液俱虧。症頗垂危。閱前服諸方。或四苓湯。或藿香正氣散等。溫燥利水之藥。余躊躇間。實難主决。若再用利水。則津液愈傷。若改用生津潤燥。則脹瀉必甚。勢居兩難。再驗舌苔燥黃滑潤。所下之糞。如金黃帶青色。故知其爲暑濕夾熱作瀉之症。其醒之啼哭不已者。爲內熱鼓動也。其口眼不閉鼻扇面赤者。爲胃火上升肺氣不舒也。遂用猪苓湯加鮮蘆根竹茹麥冬元參玉竹苓連。連服二劑。津回瀉止。其吐亦愈。四肢溫和。頭部熱減。惟腹脹未消。繼用薏苡竹葉散。加苓連枳朴蘆根等。服二劑。諸痾盡却。按此症可治之處。在於舌苔滑潤。口不大渴。眼無直視也。夫口不渴。爲津液未竭。眼無直視。爲肝氣未絕。更有可喜者。舌苔滑潤。滑潤是津液尚存一線。若燥黃而無滑潤。且帶乾枯大渴者。則爲陰液內竭。元陽外散。危症頃刻。縱有靈丹。亦難有救。爲醫者可不審哉。

□春天到了

（無言）

過去的歲月
好似那電掣風飄
大地景象報告着
和暖的春天到了
喜洋洋的田園嫩草
活潑潑的枝頭小鳥
同在那兒向人驕
他們享受了春光好
但是可坎的我
盼望着我的春天
形影兒依然渺杳
唉！青草姐姐小鳥寶
寶
你的春天多着呢
請分給我一點兒可好
。

一九，二，十二

出版務求信用有切實證保　又名社會醫學常識報　主持者有學識經驗及人格

□近代名人之醫藥評論

□中醫科學化之商兌（二）

（滬江大學教授顧惕生）

由哲學而進於科學」此言也。表示今日為科學萬能之時代。然已成過去之論調。須知人類之進化。乃為複合之進化。而決非單一之進化。決非由神學而進於哲學。則止許哲學存在。而神學一切絕滅。亦決非由哲學而進於科學。則止許科學存在而神學哲學一切絕滅也。不見夫今世各種科學發達。而神學哲學未嘗稍絕其迹也乎。此無他。乃原於人類之心理。嘗分為知情意三大階級。而實則一意志而分為知識及情感之兩面。其偏於情感一面者神學也。偏於知識一面者。科學也。而總持其中樞。能左右兩面者哲學也。由此觀之。則眞正中醫而科學化。宜如何者。不可由此而根本解決哉。故中醫非不可科學化也。特宜知如何而後為眞正之科學化也。中國造字。醫亦作毉。醫從酉。西酒古同字。則內經所謂「湯液醪醴」。原來以酒為療病主要之用也。毉從巫。則孔子所謂「人而無恆。不可作巫醫」。巫醫原本同類。彼基督教之牧師。亦名曰神巫。明醫原出於宗教者也。世界宗教主若佛陀若耶穌。莫不善醫而為人治病。且治醫生所不能治之病也。獨孔子異是。則所以為哲學家而非宗教家也。然讀墨子之書。則知墨子深達病理。而頗與耶穌相類似也。今不遑遠徵深論。而姑以外國醫學博士 Doctor 所為人治病之狀況而一言之，吾曩見德國醫師之設備，宇[illegible]崇閎。器械精良。由門而庭。儼如王者。病者受傳呼而入。則入於博士診病之室。白晝而玻窗也。必四圍周以黑幔。絕不通一線之陽光。張電燈而從事。（未完）

本報特聘羅家衡律師為法律顧問　　幸福三日刊　　中華郵政特准掛號認為新聞紙類

幸福報

紐儀署

第一八九期
（民國十九年二月念七日）
每份售洋二分
館址上海三馬路雲南路口

定報價目
每三日出一張。每五個月一元。全年二元。寄費在內。本埠一律。國外加倍。郵票代現。九五計值。

廣告價目
每期每格（共計五方寸）五元。均排於新聞之旁。如嵌入新聞中。長期面議。

本期要目

愚盦詩草

內容之一斑

◉登懷遠荆山飲乳泉有感

極目淮東何處看。鄉關遠隔萬重山。乳泉入口思慈母。遊子天涯淚不乾。

◉登荆山卞和洞

最難返璞與歸眞。奚必殘肢涕泣爭。美玉信爲傳國寶。士窮怎不善其身。

定價三角。實售七折。郵費在內。

售書處

上海雲南路安康里醫界春秋社
江蘇淮安益林市余不平君
江蘇阜甯大南門外振華書局

□女子一切事業不能與男子同享平等幸福的一個答案（二）

（天津襪子胡同六號鳳侶女士）

讀貴報第一八三號徵求答案問題。頗有所感。爰將一得之愚。披露於左。請教女界同志。判明本人感想之是非。余年齡將屆三十。幼而失學，彼時衛生學不甚講究。天癸來時。不知調養。致成多病之軀。所幸十八歲適人。余夫係經過高小中學專校生活。關於生理衛生心理經濟……各科略有研究。十年來共組小家庭。耳濡目染。漸明女子應該服務社會思想。雖堪維持生活。不願久屈人下。現在生有子女各一。雙方實行節育。自知腦筋不甚靈敏。文學補習。恐非一蹴可及。將就幼時所學女紅。購製勝家縫紉機器。日益求精。推而或辦小工廠。或開小商店。庶能分担家庭生活費教育子女。以求自立。不但與男子同享平等幸福。就是子女也不致成爲低能兒。值此生存競爭之秋。世界科學日文明。生活程度愈增高。身無一技之長。實在不是辦法。試想從前舊京婦女。羣以官太太自居。養尊處優。懶惰成性。今日之困苦爲何如。津埠婦女昔日大半以「嫁漢嫁漢。穿衣吃飯」存心。今日之遍地縫窮者。做苦工者。現象又何如。餘如……等不必提了。總之今日女子。未嫁者似宜苦心攻讀。自求實學。已嫁者不管本夫經濟能力如何。均須將家中生活費子女教育費引爲己責。實行平民化。莫存虛榮心。樂觀悲觀。置諸不論。鍛鍊健全身體。勉成有用之身。萬不可臨渴掘井。俾免受經濟壓迫。亡羊補牢。亦不爲遲。倘或辦到。就是能同男子同享平等幸福之時。自甘墮落者。即成下流。迷途不覺者。自願暴棄。切膚之痛。言之未免過激。信筆寫來。恐有不甚切題之處。尚希各界應答諸君指正。

△中風芻言(三)

宮際園

丹溪曰。按內經以下。皆謂外中風邪。然地有南北之殊。不可一途而論。惟劉河間作將息失宜。水不制火者極是。由今言之。西北二方。亦有真爲風所中者。但極少耳。東南之人。多是濕土生痰。痰生熱。熱生風耳。

喻嘉言曰。河間指火爲訓。火召風入。火爲本。風爲標矣。東垣指氣爲訓。是氣召風入。氣爲本。風爲標矣。丹溪指痰爲訓。是痰召風入。痰爲本。風爲標矣。然一人之身。每多兼三者而有之。曷不曰陽虛邪害空竅爲本。而風從外入者。必挾身中素有之邪氣。或火。或氣。或痰。而爲標耶。上所舉列。僅擇其犖犖大端。下此諸家之言論。太半類是。皆無創獲。不必盡舉。吾人試就所舉者覆而思之。誰能直指中風之原耶。宗火宗痰。莫衷一是。吾敢必其無有也。請證之西說。以釋玆疑案焉。中風一名腦出血。Cehirnleutnng 爲一種腦疾患。多發現於腦實質內。間有發於腦室內。或腦膜內者。大出血因細小動脈之破綻而起。小出血因毛細血管及靜脈之破綻而起。又有靜脈竇破綻而出血者。然亦非必因血管破綻而後出血也。(未完)

陰陽易病之原因及療法(續)

(李健頤)

婦人取男子褌襠燒灰。余謂此藥只能治傷寒病寒之陰陽易病。誠爲最善。若移治熱病溫病之陰陽易病。恐未必盡獲效果。蓋熱病溫病之人。毒質蓄存於腎中。比傷寒之留毒爲甚。且熱病之熱。最傷陰。陰傷火甚。毒菌內伏。若與不病者交媾。毒菌隨精氣以外泄。遂爲傳染其毒。復因不病者。素屬腎虛。毒氣乘腎虛而入於內。即發此病。鄙人研究病情。發明一方。即知栢六味加天麻蓯蓉也。其用熟地淮山石棗肉。補腎健脾。知栢丹皮。滋水解毒。澤瀉茯苓。滲熱利水。使腎中之毒質。由小溲以出。加天麻蓯蓉。補腸筋。止頭痛。但此方未審當否。望海內明哲。賜教是盼。(完)

論吐血衄血之原因及治法(四)

張純錫

至葛可久之十灰散。經陳修園爲之疏解。治吐衄者。亦多用之。夫以藥炭止血。原爲吐衄者所甚忌。猶幸其雜有大黃炭。(方下註灰存性即是炭。)其下降開瘀之力猶存。爲差強人意耳。其方遇吐衄之輕者。或亦能奏效。而愚於其方。實未嘗一用也。至於治吐衄便方。有用其吐衄之血。煅作灰服者。有用髮(即剃下之短髮)煅作灰服者。此二種灰。皆有化瘀生新之力。而又善止血。勝於諸藥之灰。但能止血。而不能化瘀血以生新血者遠矣。

又方書有謂血脫者當先益其氣。宜治以獨參湯。然血脫須有分別。若其血自二便下脫。其脈且微弱無力者。獨參湯原可用。若血因衄而脫者。縱脈象微弱。亦不宜用。夫人身之陰陽。原相維繫。即人身之氣血相維繫也。吐血衄者。因陰血虧損。維繫無力。原有孤陽浮越之虞。而復用獨參湯以助其浮越。不但其氣易上奔。(喻嘉言謂氣虛欲脫者。但服人參轉令氣高不返。)血亦將隨之上奔。而復吐衄矣。是以拙擬治吐衄方中。凡用參者。必重用赭石輔之。使其力下達也。

尋常服食之物。亦有善止血者。鮮藕汁鮮萊菔汁是也。曾見有吐衄不止者。用鮮藕自然汁一大鍾溫飲之。(勿令熟)或鮮萊菔自然汁一大鍾溫飲之。或二汁相併飲之。皆可奏效。又堂兄贊宸。年五旬。得吐血證。延醫治不效。脈象滑動。按之不實。時愚年少。不敢輕於疏方。遂用鮮藕鮮白茅根各四兩。切碎煎湯兩大碗。徐徐當茶飲之。數日全愈。自言未飲此湯時。心若虛懸無着。既飲之後。若以手按心。還其本位。何其神妙如是哉。隔數日又有隣村劉姓少年。患吐血証。其脈象有力。心中發熱。遂於前方中加鮮小薊根四兩。如前煑湯飲之亦愈。因名前方爲二鮮飲。後方爲三鮮飲。皆登於三期吐衄門中。按小薊名刺薊。俗名刺爾菜。一名青青菜。嫩時可以作羹。其

介紹衛生方法　幸福三日刊　指導健康途徑

小藥囊

歡迎投稿

□喉蛾散　（橋圃）

西瓜霜五分。青梅霜四分。巴豆霜三分。冰片二分。共末吹之。

□喉風散　（橋圃）

月石一錢。烏梅肉焙七個。青魚胆陰干一錢。公豬胆陰干一錢。燈草炭五厘。青黛五分。冰片一分。飛鹽一錢。共末吹之。

□喉痺散　（橋圃）

月石。兒茶。龍骨。青黛各一錢。珍珠。血竭。炙乳沒各五分。燈草灰（少許）。冰片二分共末吹之。

葉長微有絨毛。葉邊多刺。莖高尺許。開花紫而微藍。狀若小絨球。津沽藥房。皆以之爲大薊。實屬差誤。至大薊。鹽邑藥房中所懸者。在本地名曲曲菜。狀若蒲公英。而葉微綴。嫩時可生啖。味微苦。莖高於小薊數倍。開黃花。亦如蒲公英。津沽藥房轉以此爲小薊。即以形象較之。亦可知其差誤。曾採其鮮者用之。治吐衄亦有效。然不如小薊之效驗異常耳。後遊漢皋。見有狀類小薊。而其莖葉花皆大於小薊一倍。疑此係眞大薊。未暇採用。後門生高如璧在丹徒。亦曾見此。採其鮮者以治吐衄奇效。向愚述之。亦擬是眞大薊。若此爲眞大薊。則藥如蒲公英。而微綴者。非大薊矣。然此實猶在懸揣未定之中。今登諸報端。深望醫界博物君子。能辨別大薊之眞僞者。詳爲指示也。又按凡大小薊須皆用鮮者。若取其自然汁代開水飲之更佳。至藥房中之乾者用之實無甚效驗

近在沽津治吐衄。又恆有中西藥幷用之時。因各大工廠中。皆有專醫。若外醫開方。須服湯藥不便。恆予以生赭石細末一兩。均分作三包。又用醋酸鉛十分瓦之二。（其式爲〇、二）分加於三包之中。爲一日之量。每服一包。開水送下。若脈象有力。心中發熱者。又恆於每包之中。加芒硝六七分。以瀉心經之熱。連服兩三日。大抵皆能治愈。

至於欬血之證。右所錄醫案中。間或連帶論及。實非專爲欬血發也。因欬血原出於肺。其詳細治法。皆載於五期衷中參西錄論肺病治法中。玆不贅。（完）

□一個奇怪的失血症

（不平）

出血的症候。因部位的不同。而其名稱也就各異。例如吐血。是胃血。西醫稱爲胃出血。咯血。是肺血。西醫稱爲肺出胃。中醫所稱的便血。西醫稱爲大腸出血。及直腸出血。中醫所稱的溺血。或小便血。在西醫有腎臟出血。輸尿管出血。膀胱出血。尿道出血之別。鼻道內血。稱爲鼻衄。舌頭上出血。稱爲舌衄。皮膚上忽然出血。中醫稱他叫血箭。又叫肌衄。凡此種種。都是我們習見不鮮的。我今天所說的這個出血症。眞是奇怪。告訴把讀者聽聽。

十五年夏。我那時也在上海。一天我的朋友徐以儒醫生。約我去同診一個症。幷徵求我治療的意見。他說。『這個婦人。年約三十歲。生產才二十多天。忽然昨天血崩。失去血的分量。狠爲不少。昨天我配了一瓶藥水給他吃。血崩還沒有止。今天忽然又大吐其血。吐的厲害時。甚或從鼻中溢出。皮膚毛孔也出血。忽然此處射出一條血線。忽然那裏射出一條血線。但少時即止。適才我又診過。面如黃土。黃皮包骨。脈搏細數無力。奄奄一息。藥已不下。你看怎樣治法。注射「凝血糯丹」。（止血血清）能不能發生效力呢。』我聽了他這話。覺得這個出血症。眞正沒有見過。我和徐君便又同去看了一下。覺得病者體溫尙高。一定是血隨熱的沸騰。不循軌道。所以這樣。我們商量。一方面叫病者盡量內服生梨汁。一方面替他注射「凝血糯丹」。注射之後。時飲梨汁。出血漸見輕減。第二天又注射一次。到了晚上。各部出血。皆停止了。後來慢慢調理一個多月。才算復原。這也是出血中一個奇怪病了。

十九、二、二〇

出版務求信用有切實保證　又名社會醫學常識報　主持者有學識經驗及人格

□近代名人之醫藥評論

（滬江大學教授顧惕生）

□中醫科學化之商兌（三）

病者仰視醫生。如見閻羅王。噫。此何為者。非今之天驕西醫。猶未脫彼太古神學之生活也哉。而業西醫者顧囂囂然曰科學科學。抑何其顏之厚。豈自忘其祖師本來之面目耶。吾非好為此抵觸之談也。實深有見於彼而不得不痛切言之。雖嘗輯人生二百年一書，已詳載言之。倘世之君子。即此書而一覽之。當可益明其故焉。

且科學一名詞。原有嚴格之解釋。本非可如今人之濫用者。若如今人之打官話者做時髦者。以解剖死屍為科學。以仿造西醫為科學。則如是之科學化。無殊為死猪化死狗化。無殊為商販化商品化。而將使中醫之真價掃地無餘。不獨不能為中醫助長其光明。而轉為中醫滋深其罪戾而已。最近世界衛生會之報告。各國人民壽命長短之統計。以德國及日本人為最短平均止有二十四歲零四個月云。（據日本健全教團雜誌）夫世界醫生聲譽之高。德國第一。日本第二。以兩國醫學之最發達。而其人民之壽命。適得最短之結果。豈非醫學最發達之國家。乃專以戕賊人命為務者耶。是其衛生事業。乃非衛生。而實衛死。豈其政府及醫學者乃好為此戕賊生命之兒戲耶。此無他西醫之手段。與其目的相左者。一言以蔽之曰「違反自然」。此科學之罪戾耶？將科學之誤用耶。則毋寧斷言之曰。科學之誤解誤用也。惟以太失之死猪化死狗化之過故。亦惟以太失之商販化商品化之過故。

今夫科學之範圍。千頭萬緒。正如一部十七史。從何說起。然而科學與科學之爭。

（未完）

幸福園

□學醫的真義

（佚名）

學醫底目的。可是到了懸壺問世。就算終點麼？行醫底目的。可是有了金錢到手。就算了事麼？應當。仍舊繼續的研究。闡揚前人的精粹。發明現代的需要。這纔學醫的真義！

□要想長壽

（胡沸蘭）

人要想長壽。慢慢地吃。吃得不要太多。把肚子塞滿了。如要工作。飲食愈要減些。養成有定時的習慣。晚上不要貪吃。吃了隔一兩點鐘去睡。

□庚午早春限用李羣玉同鄭相并歌姬小飲贈獻原韻

（維止愚）

絪縕清淑韶光轉。日麗風和淡淡雲。隔歲梅花猶未化。迎春爆竹已先聞。詩吟賈島前番祭。酒醉屠蘇今尚醺。獨坐旅窗正無賴。到門賀客喜逢君。

□早春寄友用前韻

斗建寅春迎曉日。年逢庚歲愛晴雲。五辛追薦高門見。六律調和盛世開。淑氣已催寒半減。衰顏猶借酒初醺。閒吟自遣非佳句。聊寫蕪詞寄與君。

本報特聘羅家衡律師爲法律顧問

幸福三日刊

中華郵政特准掛號認爲新聞紙類

幸福報

紹儀署

第一九〇期

民國十九年三月一日

每份售洋二分

館址上海三馬路雲南路口

定報價目
每三日出一張五個月一元全年二元寄費在內本外埠一律國外加倍郵票代現九五計值

廣告價目
每期每格（共計五方寸）五元均排於新聞之旁如嵌入新聞中長期面議

本期要目

□女子一切事業不能和男子同享平等幸福的一個答案（二）

（飲恨生）

前天我讀了幸福報第一八三期。見有『女子一切事業。不能與男子同享平等幸福的一個問題』。我以爲這個問題。有下列的幾個原因。不知對是不對

（一）悲觀。大概女子的天性。是富於感情的。稍有不如意事。就會存一種悲觀。……自傷。……抑鬱。……甚至啼泣等。一旦有了悲的觀念。一切的偉大事業。都付之九霄雲外了。所以事業。每每落後。

（二）量小。女子的量小。也是天賦的。在未嫁的時候。父母嬌養慣的。稍不爲意。切易形諸口吻間。卽有稍能緘默的也往往因氣鬱成疾。到了出嫁之後。自然能暗中使他丈夫和兄弟不睦。甚至吵鬧……分家等。因爲量小的緣故。每每不計及事業的如何。所以事業。也就落後。

（三）孱弱。女子的身體。比較男子。大概是天然相差些。甚有孱弱得萬分的。而一般人的眼光。又以女子瘦弱。……多愁多病。……爲柔媚。爲天然美。而女子方面呢。亦每每自甘柔弱。以愁病博同情。以柔弱爲眞美。因之身體不強。事業般般落後。

（四）倚賴。女子既以柔弱自居。事事委諸男子。在未嫁時。則倚賴他的父兄。出嫁時。則倚賴他的丈夫。舉凡日常的衣食住各問題。皆不能夠澈底作男子的臂助。舊家庭內。我們不說了。就照現在的一般新式家庭內。試問有幾個女子。能做男子的膀臂的。女子有了以上悲觀。量小。孱弱。倚賴的。四個原因。那麼他們女子的一切事業。不能和男子享平等幸福。又何怪其然呢。

中風芻言（四）

宮曙園

有時血液通健全之管壁。脫出管外。於是腦實質內起種種之出血。又暴裂之頭蓋外傷。急性腦炎。惡性貧血。及其他種種傳染病。難產等之際。亦有出血發現。然腦出血大半爲特發性。Spontan 即並無急性疾患及外傷。特因變性之小動脈破綻而起者也。

腦出血之原因。古來有幾多解說。然並非有科學的基礎者。不過架空之臆說而已。蒲倫內爾氏。Brn. ner, 於一千七百年。初報告動脈瘤發生於腦動脈上。由有出血而起卒中。當時世人。無信之者。至十八世紀末葉。希臘古代醫師迦倫氏Galen之生靈說行。（有所謂生靈者。入於腦內。則發卒中。）又有一說。謂有卒中性物質侵蝕動脈。則起卒中。而以腦出血爲偶發。或續發之機轉。其後行剖檢。而以腦出血爲卒中之真正原因。且以卒中爲腦髓質內出血壓迫。而思腦貧血之結果。此實爲愛培爾氏Wepfer爲其嚆矢也。

特發性出血之原因。在十九世紀上葉。所稱述者有三要素。一因炎症軟化。老人性萎縮等。而腦實質之抵抗減損。二因亞退洛姆變性。及動脈瘤形成等。而管壁脆弱。三因時性心臟機能亢進。靜脈還流作用障碍。全般血管系統內之壓力亢進等。

曙園曰。中風之原。可謂中西異詞矣。然潛心思之。則未嘗不可以匯其通焉。竊謂中西學說不同之點。誠然有之。要在學者之體會耳。經云。風者善行而數變。中名中風。（未完）

孕婦之衛生（續）

何嘉濟

（三）運動　孕婦安逸過度。能使氣血停滯。既多妊娠之病。又有難產之虞。故宜稍事運動。使其氣血流通。常見妊娠之病。難產之事。多在于富貴安逸之家。鮮在于貧苦勞動之徒。良由貧苦婦人。操作勤勞。適合於運動之衛生耳。惟運動不可過於劇烈。如登高負重。騎馬跑冰。急奔跳舞等事。用力過猛。易致流產。切宜慎之

（四）沐浴　清潔身體。爲衛生第一要務。於孕婦尤宜注意。蓋胎兒之排泄廢物。不能自行。全賴于母。皮毛爲排泄廢物之一種要器。。若能時常沐浴。便使排泄順利。直接有益于母體。間接有益於胎兒。然則孕婦之沐浴。豈可少乎。惟沐浴之水。宜溫熱適度。沐浴之時間宜短少。至多以二十分鐘爲限。俾有益而無害也。（未完）

藥物別名錄

李鎮中輯　甘盛德

中國藥物。肇自神農之本草經。至有明李時珍本草綱目出。乃集大成。貢獻醫界。厥功甚偉。但醫者習常所用。不過二三百味。而別名疊出。令病家藥肆。難以查考。即於學者研究。亦感不便。殊爲醫界之障。則審查而定統一名辭。爲決不容緩之事。但此豈纖微之力所堪勝任哉。祇得將其習用藥品之有別名者。列一對照表。則於病家可以明其究用何藥。於藥肆可以免其東翻西閱。於學者亦可少思索探閱之勞。在醫界其不無稍補乎。但一二人之智識有限。遺漏在所不免。惟得閱者加以補正。俾成完璧。冀爲統一名辭之預備。是豈特余等之幸。輯者識

一　本表藥品順序以物質分類

二　正名均用本草綱目之定名

三　間有不常用而見於前人醫案者亦收之

四　藥本同類而異質近今咸以一統其餘則本表亦不別之如陳廣皮即新會皮之類是

五　外科所用之藥而內科不用者不列入

草部芳草類

正名	別名
澤蘭	水香　都梁香　孩兒菊　虎蘭　虎蒲　龍棗　風藥

小藥囊

歡迎投稿

□冰黃散

治喉風喉痺喉蛾。第一要藥。凡遇不治之症。以此吹之。立可開關。大冰片二錢。西牛黃一錢。熊胆二錢。帶子露蜂房五錢焙存性。川月石二錢。青代三錢。共末乳收。五月五日。午時配合。

□喉閉丹

人指甲焙一分。燈草灰一分。臭虫七個焙。冰片（少許）。月石一錢。姜蠶炙一錢。末吹。開關散。治一切風火上攻。咽喉閉塞。牙關緊急。用此吹鼻。即時開關。

□猪牙皂

北細辛。姜。青代各一錢。山豆根。黑元參各五分。共末吹之。

根名地笱
佩蘭　省頭香
香薷　香菜　香茸　香菜　蜜蜂草
爵牀　爵麻　香蘇　赤眼老母草
赤車使者　小錦枝
假蘇　薑芥　荊芥　鼠蓂
薄荷　菝蔺　蕃荷菜　吳菝蔺　南薄荷　金錢薄荷
積雪草　胡薄荷　地錢草　連錢草　海蘇
蘇　紫蘇　赤蘇　桂荏
水蘇　雞蘇　香蘇　龍腦薄荷　芥蒩　芥苴
薺薴　臭蘇　青白蘇
當歸　乾歸　山蘄　白蘄　文無
芎藭　胡藭　川芎　香果　山鞠窮
蘼蕪　薇蕪　蘄茝　江蘺
蛇牀　蛇粟　蛇米　虺牀　馬牀　牆蘼
藁本　藁茇　鬼卿　地新　微莖
白芷　白茝　芳香　澤芬　苻蘺　虈莞　葉名蒚麻藥
牡丹　鼠姑　鹿韭　百兩金　木芍藥　花王

□蜘蛛網絲對於吾人之危害

彭祖壽

蜘蛛到處結網。凡當陽處。無不見之。若不時加剔除。非徒有碍觀瞻。亦足以危害吾人之衛生也。蓋蜘蛛網之絲。具有毒質。若眼球一經感觸。往往易致眼睛出水。視物不清。或雙目失明者。可不懼哉。試觀蜘蛛遺尿中人。皮膚即生白泡。其毒可想而知。由此推究。則其絲之含毒。不待言矣。故居室遇有蜘蛛網絲。以及早剔除爲要。

□脫陽急救法

（彭祖壽）

脫陽一症。治術多矣。然能救急而即見效者鮮。茲特將其急救法舉出。既不需乎藥物。亦不至驚乎家人。誠簡便也。厥法維何。即婦人常插於髮際之銅針鑯入尾閭之尾骨是也。此物婦人常備。時爲搔首之用。若兩情繾綣。雲雨會巫山之際。陽虛而脫。可以此物如法刺之。驚醒則生。不知治者。即死於婦人身上。知治者。可救於婦人手上。婦人誠可畏哉。

□對孕婦說幾句話

（陸泉湧）

你們有了孕：仍舊要照常做事，不要懶惰、又不要過分辛苦，否則要使你難產的。

你們有了孕：凡是坐車，跳動，舉重物，舉手取物，多不相宜。

你們有了孕：像酒類和富有刺激性的食物是不能吃的。

你們有了孕：不能憂愁、要心地寬舒。不要看生蠕孔別的書，常到空氣新鮮，美麗的園中玩耍。

你們有了孕：有些身上不快，要就診，不可以任他遷延

幸福三日刊　七六四

近代名人之醫藥評論

（滬江大學教授顧惕生）

□中醫科學化之商兌（四）

則顯分科學爲精神科學及物質科學之兩面。其舊者物質科學也。其新者精神科學也。新者將繼舊者而代興。以精神戰勝物質也。今吾國之談科學者。尙蒙蒙如未視之狗。徒震炫於物質科學之外耀。而未一覩夫精神科學之內眞也。抑何其所見之淺也。此外尙有曰自然科學曰社會科學者。（舊稱自然科學及軌範科學二者改從今名）要之醫學者屬於自然科學者也。社會可得而驟革也。自然不可得而驟革也。大英帝國之國會萬能。而不能轉男爲女。此社會可變而自然不可變之鐵證也。故今者國民革命。政治成功。而昧者欲移其餘勢。以革醫學之命。然不審乎社會及自然之辨。其愚適等於剸牡而當牝也。

不知夫中國者古國也。其智識之開展。亦自有其神學哲學科學三期演進之階級。凡百學術皆具有心物一貫之色彩。抑且無精神，卽無物質者也。尤其是醫學之特色。實根據臨床之經驗。左氏傳曰「醫不三世。不服其藥」。可知中醫原始之由來。故精神與物質之一貫。吾人讀孫眞人千金方之論大醫。而尤可昭然也。此其所以至今巋然有獨立存在之價值。發揮而光大之。是惟吾人之天職。傷寒症以下各方書勿論矣。卽如本草一門。惟吾民族自炎黃以來。子孫帝王玉食萬方。上自天空。下至地底。擧凡有形之物。幾於無一不取而嘗之。以爲有利害於吾人生命之絕大記錄也。此正是何等積久之經驗。寶之重之。使斯民共登於仁壽之域者。

（未完）

幸福園

□愛的期望

（仲圭）

月兒！
我感謝你！
皎潔的清光，
照澈了我底心。
蠶兒！
我感謝你！
柔軟的素絲，
徧繞了我底身。
我願永久睡在你們底懷裏，
細嘗那蜜意柔情。

□行將實現之改造人類方法

（鷄冠）

□黑種人可變白種人

東京報紙。忽傳有改造人類之方法。行將實現。一時喧騰衆口。莫不稱奇。日本著名生物學家諸古機博士（譯音Yu-aouro Noguchi）新自巴西返國。據其所述。曾於彼邦擧行實驗。應用電氣營養。及細胞節制。縱施諸伏處深材之變種。亦可使其原來種族上所具體格。發生異常變化。他日試驗成功。則印度紅人。與斐洲黑人頓可一變具容貌體質。而成爲漂亮的高加索人矣。博士又謂根據所得之學識。彼能自信。確可於婦女懷孕時。改造嬰兒形像。暨其體格云。

□立春偶成四絕

（羅止恩）

苦寒已久覺難支。何幸東風解凍時。積雪漸消梅漸放。春回大地總相宜。

蒼帝司辰暖氣回。忽添新雨長莓苔。千紅萬紫從今始。多少樓臺入畫來。

羈旅維揚又一年。客中留戀爲誰纏。東皇許我堪爲侶。多買香醪伴醉眠。

一詩一酒自歡娛。暖日柔風適我軀。可惜艷陽天未到。消寒依舊染梅圖。（帝京景物畧冬至人家畫素梅一枝爲瓣八十有一日染一瓣瓣盡而九九畢則春深矣曰九九消寒圖）

本報特聘經家衛律師為法律顧問　　幸福三日刊　　中華郵政特准掛號認為新聞紙類

幸福報

紉儀署

第一九一期

（民國十九年三月四日）

每份售洋二分

館址上海三馬路雲南路口

本期要目

愚盦詩草

內容之一斑

⊙登懷遠荊山飲乳泉
極目淮東何處看。鄉關遠隔萬重山。乳泉入口思慈母。遊子天涯淚不乾。

⊙登荊山卞和洞
最難返璞與歸眞。殘肢涕泣爭美玉。傳國實士窮怎不信。身為必善其

腦膜炎有二種（上）

◻一曰急性腦膜炎

◻一曰腦脊髓膜炎

本篇將此病之原因一一說明　此病之效方公開發表

能於二十四小時內完全除去其病

腦炎本西名。在中國竟相當名詞。可設是痙。近有據金匱反駁此語者。謂金匱有汗爲柔痙。無汗爲剛痙。今之腦炎。柔乎。剛乎。又金匱治痙用葛根刮蔞實。今之腦炎。可以葛根刮蔞取效乎。爲此語者。彼自無精密之研究。須知金匱風病所傳之方均不確。不止此一條。卽如中風用侯氏黑散。風引湯。續命湯。何曾有好效果。故知金匱不足據。當據千金方。千金方風病門。痙病條下所說。纖屑畢合。文繁不俱贅。現在腦炎有兩種。一種得病後目上視。偏身抽搐。昏不知人。牙關勁強。西名謂之大腦炎。亦謂之急性腦膜炎。十餘鐘至二十四鐘便死。此種以中國病名合之。如小孩之驚風。成人之中風。其病在頭腦之中樞神經。及胸前之神經節。故患此病者。於上述種種症狀外。必兼有氣喘。因神經節所統之交感神經。連肺系也。又一種西人謂腦脊髓膜炎。其病在後腦之延髓膜緊張縮短。故患此者。頭必後仰。並非角弓反張。角弓反張。是全軀體反張作弧形。此則頸項彎曲如黃瓜。亦目上視。神昏抽搐。惟不如大腦之甚。熱不甚壯。脈不甚數。因延髓中迷走神經與奮之故。迷

走神經本所以制動。故此神經緊張。脈反不速。現在流行症。以此種爲多。古無治法。病名是痙。或謂痙之字形近痙。殆傳寫之訛。其實不然。痙訓惡病。徐靈胎謂患此症者。百無一生。可知古人已見此種病。特無治法耳。患此病者。多兼肝陽。參用川連胆草。苦以降之。收效極良。可於二十四鐘內。完全除去其病。此次之疫。因氣候太燥熱。無論受寒受熱。皆得發此病。胆火上燔。頭則脹痛。受熱者。直接上行。受寒者。化熱之後上行。若用重藥鎮之。則反應而氣反上衝。惟用苦降。則其效捷於影響。此其大略也。方如下。

胆草五分　滁菊三錢　鮮生地五錢　犀角三分　歸身三錢

川連三分　回天丸半粒

右七味爲必用要藥。其餘可以隨症加減。膽草不得過七分。否則反化火。歸地滁菊。即爲膽草而設。若單獨用膽草。則嫌剋伐。且不能收效。犀角所以弛緩神經。且與膽草協調。則升清降濁。回天丸所以開閉。亦能弛緩神經。他種香藥。如紫雪丹。回春丹。祗能洞開門戶。則邪深入。無弛緩神經之作用。不適用也。一劑不足。則繼進一劑。以有知爲度。若遇大腸炎。則須重用羚羊。亦不過三分。且羚羊只用一次即得。凡犀羚。回天丸。必須見抽搐之後方可用。若僅僅發熱。後腦痠。頭痛。於尋常疏解藥中。加膽草二三分即得。不得遽用丸藥。及犀羚。

松江用此方。已救好多人。上海正風中學。試用此方。亦甚驗。余因其神效。倩手民印刷多張。分致各埠。願善人君子。輾轉傳佈。以救浩劫。

鬘誤室主人

△中風芻言（五）

宮曙園

指其變也。西名腦出血。直指其病竈之所在也。名詞雖異。實理無殊。何以言之。少師謂三虛者。其死暴疾。而西醫統計。則謂中風之發現。其中五。五%在四十歲以前。至四十歲以後。則其數增加。易發期間。則以極寒極暑之時爲多。非即三虛之謂乎。腦出血爲病的現象。而其所以出血之由。又有故焉。邪居營衞。風中經兪。寖假深入。而病因種矣。此即西醫血壓亢進之說。夫邪居營衞。則營衞之眞氣衰。邪氣盛。邪氣盛。則營衞之氣爲邪氣所使。是以血壓亢進。還流甚速。久之則脆弱之血管。不勝其任。遂致破裂。肥貴人盛於外而歉於內。眞氣內奪。病邪易侵。西醫謂體胖嗜酒者。心臟多肥大。肝腎易起疾患。腦之毛細脈管。現脂肪變性。倘遇外因。則脈管出血而病作矣。至長沙謂營緩爲亡血。衞緩爲中風。經文質直。不易了解。自予觀之。仲聖之意。必以亡血與中風有關。不然何以對舉也。讀者思之。以爲何如。下此諸家之論。類能互相發明。而喩氏之評騭。允推獨步。要之邪之中於人也。無有常。必先有內因。而外因始得入焉。若眞氣內歛。則絕無是疾。中風之病固由於風。而血亦有關。蓋風客於營。挾身中所有宿疾。乘虛直入。風爲陽邪。中於身則血菀於上。而中風之疾作。此即腦出血之謂也。綜上之說。中西學說。無大異焉。特吾人不肯深求耳。又何怪人之竊笑也。至其治法。近賢往哲。闡玆無遺。予又何必曉曉哉。（完）

孕婦之衞生（續）

（何嘉濟）

（五）睡眠　孕婦之睡眠時間。不可過多。亦不可過少。每夜當以八小時爲準。蓋過少則使精神疲倦。過多則使氣血稽遲。皆有害于胎也。其臥室雖宜流通空氣。亦須洞避風寒。因孕婦一受感冒。思寒戰咳嗽等症。往往發生流產。不可不慎。且受孕之後。即宜獨宿。使其慾火不動。胎元不傷。非特無小產之虞。且合乎胎敎之道。是乃孕婦須當深知者也（完）

介紹衛生方法　幸福三日刊　指導健康途徑

小藥囊

歡迎投稿

□冰雪丹

（橘圃）

治喉風。喉蛾。喉痺。喉癰。等症。

冰片一分。西牛黃五分。西瓜霜二錢。月石三錢。共末。瓶收吹之。

□玉鑰匙

（橘圃）

治喉蛾。喉痺。喉風。孕婦忌用。

明礬一兩。入銀罐內。溶化即下巴豆廿一個去殼。俟礬鬆枯。取起。放地上。越一宿。除去巴豆。用礬研末吹之。

□二龍散

（橘圃）

治爛喉風。

天龍殭虫一條。地龍蚯蚓一條各焙。人中黃五分。人指甲一分。煅人中白一錢。川連三分。月石一錢。珍珠二分。牛黃四分。青代五分。冰片二分。共末吹之。

□黃溪醫話（續）

（無名醫家）

我對於某醫院。本來不肯再去的。但有時因友人之嬲。常攏我紅的面孔。還他冷的屁股。這是無可如何的。記得去年十月間。有一個姓陳的人生病。許多病人的親朋。要我去診視。我再三辭謝。但他們不許。我沒有法子。鼓着一腔勇氣。再進酆都城。原來這人的病。是一種『燥疫』。應用吳又可法的。但時醫所開的方劑。在蘇派必定健胃。用枳壳內金藿香查炭。在粵派呢。必用桂枝葛根生姜大棗甚或麻黃加味。因爲此病現象。都先嘔吐狠藉。內熱無汗。蘇派醫生不管他的內熱。多以健胃止吐爲入手。粵派醫生不管他的嘔吐。多以發汗解表爲入手。此爲兩派分歧之點。而亦爲兩派共同之方。吾人臨診敲門。是到處看得見的。至於我呢。本非吳又可信徒。然自去秋以來。大小男婦所患病證。差不多一律的、偏偏用到吳老先生主張。這也是無可如何喲。但鄙人雖取吳又可議調。却不完全套襲其方。另側紛披飲以代之。

紛披飲方劑如下

蓮花須　人參須　當歸須　扁豆花　甘菊花　代代花　白茅根

地栗梗　絡石藤

此方以蓮花須爲主。白茅根地栗梗扁豆衣爲從。絡石藤甘菊花爲導。其他爲引。有時則用茯苓塊瓜蔞根爲主。陳藿梗桑枝爲徒。屏歸須不用。以大黃皂刺爲導引。要之即紛披飲。無不用大黃皂刺者。計從去秋用到現在。此方依然得利。（未完）

□喘症中西診治之研究及商榷（上）

（羅止愚）

喘症。西醫謂之氣管支哮息。屬於呼吸器病。其形狀有呼吸不利。息數減少。間或增多。呼吸之際。放笛聲音響。初發全身不和。倦怠疲勞。心悸亢進。亦有夜間忽然發作。突然驚醒。胸次大覺苦悶。漸漸呼吸不和。皮膚蒼白。顏色復呈青紫色。眼珠略突。如喘鳴甚者。欲發言語而不能。跪坐膺上。冷汗淋漓。約經二三時。僅遺笛音。而諸症消失。方爲輕快。若中醫則謂之喘急。喘促。痰喘。咳喘。哮喘等。以其形狀有促促氣急。翕翕痰稠，張口聳肩。搖身擷肚。虛怯倦怠。息短聲低。提之若不能升。吞之若不能降。未可盡以言語形容也。故西籍所載用藥。每爲炭酸安母尼亞。碘化鉀。臭化鉀等。和白糖水服之。幷用硝石紙外法薰之。而中醫必按古法。條分縷晰。須辨外感內傷而施治。蓋經曰。諸病喘滿。皆屬於熱。又曰陰爭於內。陽擾於外。魄汗未藏。四逆而起。起則薰肺。使人喘鳴。又曰諸痿喘嘔。皆屬於下。是又分虛喘實喘兩大法門。殊不知虛實者。乃外感內傷之謂也。假如外感因風寒而喘者。用桂枝加厚朴。杏仁湯散之。因直中風寒而喘者。用參蘇溫肺湯溫之。因濕痰壅遏而喘者。用蘇子降氣湯消之。因熱邪傷裹便閉而喘者。（未完）

出版務求信用有切實保證　又名社會醫學常識報　主持者有學識經驗及人格

近代名人之醫藥評論

中醫科學化之商兌（五）

（滬江大學教授顧惕生）

孰有逾於此者哉。德國大學早設吾國本草講座。日本近來尤努力於漢醫之復活。英美各國亦多有對於中國醫學之研究者。然歐美人民涉入於反自然之生活。恐難得中醫妙契自然之良效。無已。則惟日本與我國同文同種。風土人情均甚接近。故其得我中醫之一端。猶如得一陽明之學而已妙用不窮也。此乃彼國醫學史之所明示也。吾聞無歷史則無科學。然則吾中醫衰吞諸公。盍先自整理其固有之醫學歷史而再談中醫在於精神科學及物質科學之兩面。果佔何等之位置。申言之。則西醫之分科煩碎。各不相照。肛門與口腔爲吳越。生殖以淫樂爲旗鼓。解剖雖精密。早絕生命。藥物雖美觀。多失本眞。吾嘗偏覽其所爲各科之學說。聽其言雖洋洋盈耳。而按其實。則太半等於八股家之敲門磚。日本語之屁理窟也。是其根本錯誤。在於精神與物質之不一貫也。而吾中醫安可復蹈其覆轍也。故吾中醫自有眞價。幸毋喪其千年來根據臨床經驗之寶典。而卽是爲眞正科學之基礎。又從而吸集西醫西藥。再加以臨床經驗之鑽研。取其長而去其短。以愈益張大吾中醫本來存仁濟世之宏業也。庶幾所謂中醫之科學化者。不至偏流於爲死豬化死狗化。爲商販化商品化。當世多宏達君子。倘亦有取於斯言之不謬。（完）

幸福之門

中風症

（灌雲高仲升君問）

民國十六年夏。病者從前多皮膚濕病。十五年冬因感冒服發汗藥太過。加之從前曾染淋症。以致便血尿血。當經醫治就痊後。時發時止。醫生囑服兜安氏保腎丸。又有囑服肉桂。迨至十六年五月。每日清晨小便前必有如魚腸色指頭大赤濁一塊。便時帶血。至六月得病之前二日。乘船又感冒。至得病之日早晨點心後。服補腎丸。停喉中嗆咳。卽覺左耳上下痲木。至床卽人事不省。經西醫打針。及中醫診治。治以平肝補血利濕化痰等劑。半日始醒。左肢偏歷。言語含糊。嗣又間服人參再造丸。活絡丸等方。言語稍清。飯食減少。至冬月由淮城趙小樓先生擬具補陽還五湯。內開黃蓍八錢。小生地三錢。紅花五分。桃仁一錢五。歸尾三錢。赤芎一錢五。地龍一錢。首烏藤三錢。西簽草三錢。懷牛夕三錢。桑寄生四錢。與大活絡丹間服未幾趙先生故去。至現在約計服二百餘劑。已能不杖而行十餘步。飲食如常。惟左手足仍稍強硬。左手指寒則拘攣。大二兩指尤甚。行時身體微覺飄忽。請示以後原方如何加減。需否再改服丸藥。飲食何忌何宜。身體能否復原。靜候大示。又病者年已五十。晨醒咳而多痰。附告。

答高仲升君問

（楊志一）

據述經過症象。實屬中風無疑。按中風之爲病。乃肝風內動挾痰火上擾。卽內經所謂血之與氣幷走於上。則爲大厥。西醫所謂血充入腦。血管破裂也。最宜得病卽治。可以免除危險。今云貴恙已能不杖而行。非得病卽治。曷克臻此。惟右手指有時拘攣。行時身體飄忽。乃高年體虛。運動神經不易恢復原狀也。飲食宜清淡而忌辛辣發熱之品。幷擬一方。以資調養之一助。

大生地三錢　炙遠志一錢　絲瓜絡一錢半　大白芍一錢半

川貝母二錢　桑寄生四錢　生黃耆三錢　西秦艽三錢

懷牛膝三錢　全當歸三錢　陳木瓜二錢　回天再造丸一粒

蝎尾一條酒洗　研末開水化服

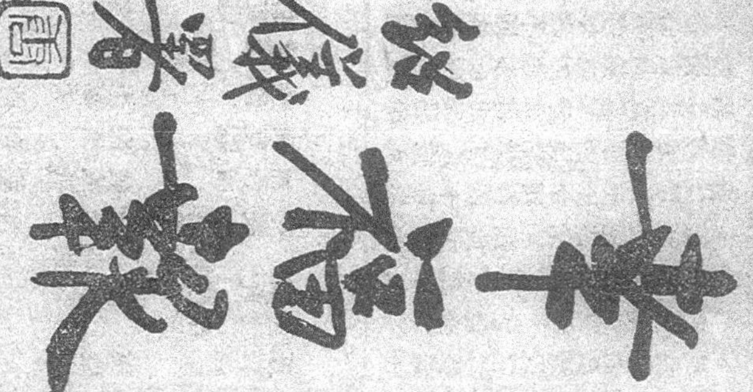

本報特聘羅家衡律師為法律顧問

幸福三日刊

中華郵政特准掛號認為新聞紙類

幸福報

褚儀署

第一九二期

（民國十九年三月七日）

每份售洋二分

館址上海三馬路雲南路口

定報價目

每三日出一張。五個月一元。全年二元。寄費在內。本外埠一律。國外加倍。郵票代現九五計值。

廣告價目

每期每格（共計五方寸）五元。均排於新聞之旁。如欲入新聞中。長期面議。

□女子一切事業不能與男子同享平等幸福的一個答案（四）

（謝寶森）

前天藺情生發表了一個『女子一切事業不能與男子同享平等幸福的一個問題』。徵求答案。並且說。『這個問題討論起來。不但有趣。而且又有討論的價值』。可是這個話在下却不能拿出有趣味，有價值的話來。同諸位討論。不過略為說說罷了。今天又看見是綠菲女士的答案。說的。『一、男女觀念不平等。』『二、男女知識不平等。』我不是駁她的話。她所答的兩條。並不是原題所謂『女子一切不能與男子同享平等幸福』的問題。簡直是說的男女可以平等的問題。如她所說。『觀念不平等。和知識落後。是中國重男輕女的習慣』。可是末了又說。『將來女子讀書可以參政。知識漸漸增高。十年或二十年後定可男女同享平等幸福』。『知識一平等。事業就不愁不平等』等語。這完全是說男女可以同享平等的。不過是時間問題罷了。而且原問題上並沒有限出現在的字樣。所以我敢說她是答在題目的反面。且慢。你究竟還是做答案呢。還是與綠菲女士搗蛋呢。這我就不敢了。我要先告一告罪。請綠菲女士不必惱我是因為我的答案只有一句話。不借綠菲女士的這許多話頭。又覺篇幅難看。閑話少說。書歸正傳。你的答案那一句呢。就是『男女除去生理上直接間接的關係其餘一律都平等』。哈哈。這句話可太說得糊塗了。什麼理由呢。我再來解說一下子。舊禮教一切人為的事業。現時當然都不成問題。他如體格方面。不能說女子比男子弱。因而多病等等不能享受幸福。意志方面。也不能說女子比男子薄。因而易受誘惑不能享受幸福。知識。經驗。膽量。那無庸說。提倡女子教育。女子自有學識。有了學識。自然能夠服務社會。服務以後。自然就有經驗。經驗深了。自然就有膽量。不至於怕人怕事。享不到幸福。至若承繼遺產。經濟獨立。受法律保障。那些事更不必說。都是平等的。女子的義務權利都與男子平等。享受幸福也當然與男子平等。所以我說只有生理上發生的關係「月經」。「生育」。兩椿事。不能與男子平等。女子要多受些痛苦。（生育雖由人為。然而不能違背民族發展。所以仍不能避免）。她的痛苦怎樣。人人都知。不必要我多說。女子多受這一層痛苦。就是比男子少一層幸福。此所謂不平等。

△黃漢醫話（續）

無名醫家

然該院院醫。最惡此種簡法。必依然桂枝啊。麻黃啊。大青龍啊。小青龍啊。鬧他開口仲景。閉口仲景老把戲。所以我依舊倒霉。那陳姓的病人。服我一劑。他的四肢已微熱了。心中已明白了。正如爐中炭火撥開。是何等好現象。而院醫竟折我的方子無濟。必定要他那青龍白虎。送上鬼門關。

我於是發生了許多感想。張仲景固是我們中華第一等大醫。吳又可固是我們中華第三四等小醫。他們做院醫的先生固是赫赫有名的。我黨無人聘請的醫家。固是烏烏無名的。然仲景到底是中國人。吳又可也是中國人。當院醫的先生是中國人。無名醫家。也是中國人。既然都是中國人。就都是中國醫生了。既然都是中國醫生。應該不分階級。只要病醫得好就是。章太炎先生說。『草頭方』不可棄的。我狠贊成這句說話。比方我們一家門戶組織。上有老爺太太。中有少爺小姐。下有鴉頭老媽子車夫。『此就上海社會而論』各有各的用途。若單單只有老爺太太少爺小姐。沒有鴉頭老媽車夫。未免生出許多不便當事情。怕要咄嗟樂著了。仲景在中醫中。算是老爺太太地位。吳又可算是老媽鴉頭地位。他們院醫算是少爺小姐地位。我們無名醫家。算是車夫用人地位。然而世界上有許多事情。錦衣玉食的少爺小姐的做不來。蓬頭赤足的車夫用人做得來，何止千百。這不是地位問題吧。恐怕是才能問題。所以我說彼此都是中國醫生。應該沒有階級。此是我的感想之一。（未完）

小藥囊

歡迎投稿

保嬰稀痘神方

（必安齋主）

人同得天地之氣以有生。均受父母之氣以成形。然小兒必患痘疹之症者。何也。蓋因淫火中於有形之先。發於有生之後。遇歲火太過。熱毒流行。則痘因而發之。乃嬰兒在胎之時。感其穢毒之氣。中於臟腑之內。發時有遲早之不同耳。余遍考醫書得稀痘方甚多。依方施治。並無效驗。後來得此保嬰稀痘神方。施治嬰兒屢試屢驗。自咸豐元年至今四百四十年矣。救活嬰兒甚衆。因此立願施送此方。專治初生小兒。落草之後。在六個時辰之內。能降胎毒。見烏金糞。膠粘為度。醫為子

藥物別名錄（續）

李鎮中輯　甘盛德

正名	別名
木香	蜜香　青木香　五木香　南木香
甘松香	苦彌哆
山查	山棘
廉薑	薑彙　蔟葰
杜若	杜衡　杜蓮　若芝　楚蘅　獋子薑　山薑
山薑	美草
高良薑	蠻薑　子名紅豆蔻
豆蔻	草豆蔻　漏蔻　草果
白豆蔻	多骨
蓽茇	蓽撥
蒟醬	蒟子　土蓽茇　苗名扶惡士蔞藤
肉豆蔻	肉果　迦拘勒
補骨脂	破故紙　婆固脂　胡韭子
芍藥	將離　犂食　白朮　餘容　白者名金芍藥　赤者名木芍藥
薑黃	蒁　寶鼎香
鬱金	首蒁
蓬莪蒁	蒁藥

介紹衛生方法　幸福三日刊　指導健康途徑

時蒸草。午時服藥不遲。早一個時辰則好。總別過六個時辰之外。永保不能出痘。反便出痘。必然稀疏。再不能因痘夭亡之故。此方百試百驗。每生產多偏夜間。必當預先將藥備妥。以免臨時荒惚。謹將藥味開列於後

桃仁五分。紅花五分。赤芍五分。當歸五分。黄連五分。大黄二錢。生地一錢。甘草四分以上八味藥共爲一處。用二茶鍾水。煎至一酒鍾。自新棉花一塊。拈蘭滴藥在嬰兒口內。爲同吃乳食一樣。爲降下黑水糞之後。再吃乳食不遲。此治天花第一方也。

荊三稜　京三稜　草三稜　雞爪三稜　黑三稜石三稜

莎草香附子　雀頭香　草附子　水香稜　水巴戟　水莎

侯莎　莎結　夫須　續根草　地籟根　地毛

茉莉　柰花

鬱金香　鬱香　紅藍花　紫述香　草麝香　茶

炬𤅎茅香　嘔尸羅　香麻

䔲香　兜婁婆香

薰草　零陵香　蕙草　香草　燕草　黄零草

（完）

治紅眼靈方

（周濬）

如患目疾。兩眼紅痛。用龜尿點眼。一日數次。紅色自愈。且無疾之眼點之。亦可免除。永不復發。惟龜尿難得。茲有一簡便取龜尿法。取活龜一個。以鏡子照之。龜見其形則尿自出矣。

雄猪胆之治疔潰

（周濬）

疔毒一物。生在兩手。每有潰去節指之險。且有膿水不休。殊難收斂。茲有一自療法。取雄猪胆一個。套在指上。不數日而自收斂。此方已治數人。皆奏效也。

臨症中西診治之研究及商榷（下）

（羅止愚）

用葶藶大棗瀉肺湯攻之。因暑傷氣而喘者。用清暑益氣湯清而補之。因燥火入肺而喘者。用麥冬湯瀉白散潤之。此皆治實喘之大概也。至於虛喘。症屬內傷。如因七情熱結鬱火上冲而喘者。用加七減逍遙散疏而達之。因腎水虛而火上炎爲喘者。用知柏八味丸壯水制之。因腎經眞陽不足。而火上泛爲喘者。用桂附八味丸引火歸根。因脾虛不能潤肺而喘著。用五味異功散加減。補土生金等法。詳悉無遺。似較西法精一二味。囫圇吞棗之藥爲愈。乃據吾友云。彼患此症有年。每交冬令。或偶受寒涼。即發喘症。發時胸悶氣粗。聲高息涌。坐臥不安。膨膨然。若不能容。皇皇然若氣欲斷。面色蒼白。稀涎湧吐。從前經中醫診治。所服之劑。無非小青龍湯加減。雖有效驗。不能迅速。復請西醫診治。於手膊內側注射藥水針。不到一二分鐘。居然氣平喘止。以後旋發旋注射。大有一日不可須臾離者。若屢屢煩瀆西醫注射。苦於不經濟。因洞悉此藥水名蘇潑拉來寧。於是自備注射器具。並向藥房照式購置一小瓶。發時自行注射兩膀手下。入則手法純熟。并無痛苦。較中藥煎劑。不但事半功倍。且速效立見。考蘇潑拉來寧、係強心止血收斂劑。用於皮下注射。醫治風疹哮喘血虛及六零六之後。以防虛脫。吾友專以之治喘。且如此神效。是豈強心固脫之效果乎。嘗讀金匱論云。肺爲主氣之藏。其中風者氣不下而喘。又云膈上伏飲之病。時見痰滿喘咳。又云膈間有支飲。迫近於肺。故其人喘。由此觀之。則喘病未有不兼風寒痰飲者。治之之法。偏寒偏熱。均難中槃。當以溫藥和之。如桂枝雲苓生白朮炙甘草姜半夏橘紅杏仁。蘇子全福花萊菔子鍜鍾乳之類。並注意不可冒寒風烟塵外出。及激昂精神。變換慾念。禁止刺戟性之飲酒。食物等品。總不若蘇潑拉來寧注射靈且捷也。我國單方靈藥。汗牛充棟。其效驗未見其能超出其右者。海上不乏閎博有道君子。請商榷而研究明發之。豈特挽回漢藥而已哉。

出版務求信用切實保證　又名社會醫學常識報　主持者有學識經驗及人格

中華民族醫藥廢興論（一）

（太平雜誌主編田桐）

孫公之言曰。五族共和。分裂之言也。謬妄之言也。既謂之中華民國。其亦包含之種族甚多。當然謂之中華民族。試以中華民族之醫藥論。夫民族之生活狀態。何所見。第一步見之於住。第二步見之於衣。第三步見之於食。第四步見之於醫與藥。醫藥者。隨文明之進步而與之俱長。即次於衣食住而爲人類生命之所必需者也。均是人也。甲民族與乙民族之生理不同。其衛生也亦自不同。均一民族也。上古之生理與今日之生理不同。其衛生也亦自不同。衛生不同。斯醫藥亦異。凡有蹄之動物茹素。有爪之動物茹葷。人之爲人。非具有蹄。乃具有爪耳。有生以來。乃與豺狼虎豹喜食動物者無以有異。惟繁殖既速。逐漸而游獵矣。又逐漸而游牧矣。又逐漸而大農矣。又逐漸而小農矣、（未完）

幸福之門

慢性尿道炎

（本埠法租界季良問）

鄙人壯歲冶遊。偶一次即患白濁。醫治一二月始愈。（已有二三次之多）即歛迹不敢再試。纔因無故而發生便毒。作膿開口。醫治數月始愈。此項便毒。擬是餘毒未盡所致。近年來陽莖忽然彎曲。縮時不覺。舉時則龜頭向上。形似彎弓。迨縮小時。以手捏之。覺莖中有一條帶硬性。用手緊捏。稍覺微痛。亦無他苦。晨起便口尚有一點白濁。日間則無。是否積毒未盡。或念生他故。請指示方針。刊諸幸福之門。庶有同樣之病者。均受實惠。

答季良先生問

（余無言）

據述症情。確因冶遊而患白濁。延久成爲慢性炎。此症在西醫診斷。爲尿道管發炎。有一種淋病菌。常盤居發炎之部。故發炎部必有破損釀膿之現象。濁者。即發炎部分泌之膿汁者。急性者常帶血液。多奇痛。慢性者。流濁甚少。而亦無大痛苦。足下之症。殆爲慢性尿道炎之白濁歟。其所以彎曲者。蓋尿道管發炎之處在尿道上半管。炎性波及陰莖海綿體。故勃起時。向上彎曲者。即發炎部牽掣之故也。猶之指背生疔生癤。而常彎曲。不能伸直之理由相同。此症須用西藥殺菌劑。硝酸銀等行尿道洗滌法。以殺菌消炎。炎消。則勃起時。自能伸直。並須內服中藥粉萆薢三錢。飛滑石三錢。黑山梔錢半。生草梢八分。瞿麥穗錢半。萹蓄草錢半。金銀花三錢●連喬殼三錢。方通草八分等藥以清利之。則庶可有治愈之望。緩圖爲得。急則無效。

本報特聘羅家衡律師爲法律顧問

幸福三日刊

中華郵政特准掛號認爲新聞紙類

幸福報

鈕儀署

第一九三期

民國十九年三月十日

每份售洋二分

館址上海三馬路雲南路口

本期要目

□青年前途之曙光

（秦丙乙）

自歐風東漸。社會上情形。卽爲之一變。從形式上觀之。固突飛猛晉。進步異常。從實際上言之。則傷風敗德。直空前所未有。他置弗論。姑證以今日青年之尫羸善病。已足供有心人之欷歔惋惜焉。竊謂今日之青年。當茲惡劣環境之下。魑魅魍魎。荆棘重重。奚啻陷牛鬼蛇神之域。耳濡目染。無非誨盜誨淫。鮮恥寡廉。率已習聞習見。未辨菽麥。先知男女。纔識之無。遽談情愛。感觸深印於腦海。幻痕時蕩其心旌。落花有意。深水無情。輾轉求之。寤寐思服。每心猿而意馬。浸默化而潛移。於是陷身戀網。繫足綺障。或慾火熊熊。意淫於內。或色情勃勃。心動莫禁。雖種因之互異。實殊途以同歸。濁淋是花柳之因。遺精乃手淫之果。經乖帶下。女子之性病云然。夾陰脫陽。兩間之縱情視此。誰爲爲之。孰令令之。而一至於斯耶。夫青年年富力強。有爲奮發。如歲之春。如日之旦。如朝陽之初升。光芒萬丈。如長江之甫發。澎湃千里。固無往而不爲一至有希望之人也。西哲之言曰。健全之精神。恆寓於健全身體之中。是故德智與衛生並重。身心以無愧爲先。矧在青年。寧褻瀆。乃以斯人而有斯疾也。則亦末如之何也已矣。吾友楊子。以積學士而兼有心人。寓滬行道。目擊此光怪陸離。能不懸焉憂之。爰出其餘緒。而有此書之編。舉凡時下青年病之種種色色。莫不詳加遞出。備論殆遍。晨鐘暮鼓。捧喝當頭。豈不猶慾海之明燈也哉。

醫學上之墮胎問題

（秦伯未）

女子墮胎。有叛人道。故爲法律所禁。犯之者處三等至五等之有期　刑。或一百元以下之罰金。見民國刑律通詮第三三二條至三三七條。然余以醫學立論。研究墮胎。實在孕婦本身。有莫大之危險。不僅與人道背馳。蓋胎孕一本自然。必待瓜熟蒂落。方無損害。若墮胎必用種種非法。使其離脫。就大體言。則氣血必耗。就局部言。則子宮必傷也。考書籍所載。及耳聞目覩之墮胎法。不外下列三項。

（一）藥物墮胎　六科準繩有下胎丸。並謂服下胎丸不效。則服榆白散。又不效。則服大聖散。醫學辭典有土牛膝歸尾川芎蘇木桃仁山甲麝香及麴酒諸方。醫藥學有麝香花粉皂刺及斑蝥紅娘輕粉山甲水蛭䗪蟲蟬蛻諸方。而就余所知之普通方劑。則爲紅花桃仁蘇木瞿麥牛膝三稜乾漆歸尾赤芍等藥。蓋胎賴氣血以營養。若臟腑虛損。氣血枯竭。勢必不能養胎。胎動而不能堅固。故墮胎之藥。不離破氣奪血。然而氣血爲人身之要素。何堪無端虛竭。因之發生危險。時有所見。同學徐君夫人。因多育子女。恐身體不支。擔負乏力。受孕三月。私服墮方。一劑而腹動。再劑而胎下。然胎下而血出不止。面色指甲俱皖白。頭暈額汗不止。徐君悉其情。急邀余診。余曰。夫人本體弱。又兼多產。今復妄施刦奪。乃虛極欲脫之象也。亟進獨參湯可救。服後險象未減。後調理三月方復原。亦險矣。

（未完）

小藥囊

歡迎投稿

□兒科救急丹（王宵舫）

小宮粉一合。欄路虎二十個。苦瓜蒂十個微焙。枯凡四分。南硼砂四分。上冰片四分。共研細末。收貯聽用。此方能息內風。消頑痰。鎭靜其冲激。調和其升降。對於兒科七日內以及百日內之急驚風痰喘嗽心煩各症。恰爲對症良方。試用屢効。

（製藥）小宮粉卽上海小東門外馬姚衖祥雲壽號出售之小合茉莉宮粉。他粉無效。

按欄路虎卽沙裏狗小虫所變者。形如大蒼蠅。色帶微綠。有兩翼高腿善跑。六七月間。生於河畔河灘。見人則回頭向人。勢欲

青年病內容之一 □遺精特效方（上）

楊志一選

（一）六味地黃丸。（主治）腎虧遺精。（藥品）熟地八兩。（砂仁酒拌。九蒸九晒。杵膏）。山茱萸肉。（酒潤炒）乾山藥（炒）各四兩。牡丹皮。（酒洗微炒）白茯苓。（人乳汁製焙）澤瀉（鹽酒拌炒）各三兩。研末。和地黃膏煉蜜爲丸。如梧桐子大。加黃柏知母。名知柏八味丸。主治相火夢遺。

（二）大補陰丸。（主治）陰虛火熾之夢遺。（藥品）黃柏。（鹽酒拌炒）知母。（去皮。酒拌濕炒。一作鹽水炒）。各四兩。熟地。（酒洗焙乾）敗龜板。（炙酥黃）各六兩。研爲細末。猪脊髓加煉蜜和丸。如梧桐子大。脾虛便溏忌用。

（三）金鎖固精丸。（主治）精關不固之遺精。（藥品）沙宛蒺藜（炒）芡實。（蒸）蓮鬚。各二兩。龍骨。（煆）牡蠣。（鹽水煮一日夜。煆粉）各一兩。爲末。湘蓮肉煮糊爲丸。

（四）桂枝龍骨牡蠣湯。（主治）勞傷心氣。火浮不斂之遺精。（

介紹衛生方法　幸福三日刊　指導康健途徑

欄路。故名欄路虎。人若捕之。飛行甚快。不易捕捉。用時漸焙。以研碎爲度。枯白凡微焙存性。月石生用。上冰片務購頂好者。劣者無效。苦瓜蒂微焙。勿太過火。焙甚無效。

(用法)共爲細末。磁瓶收貯。用蠟封口。勿令洩氣。七日內。小兒用二厘冲服。百日內用三四厘。週歲用一分至一分半。急驚風痰喘嗽心煩溫水冲服。咽喉瘡。紅白口瘡。均吹於患處。凡一切風熱痰涎。上壅昏瞶。眼睛成痙。反慢驚風各症。須消息用之。

藥品）桂枝。芍藥。生姜。煅龍骨、煅牡蠣各一錢。甘草八分。大棗四枚。水煎服。

(五)金櫻膏。(功用)益精固洩。(藥品)金櫻子一味。不拘多少。熬爲膏。

(六)水陸二仙丹。(功用)益精止洩。(藥品)金櫻子(洗淨。甑中蒸熟。湯淋取汁。入銀銚內。慢火熬稀膏)。芡實肉。(研爲粉)各等分。酒糊或乳汁爲丸。

(七)龍胆瀉肝湯。(主治)相火內動濕阻精關之遺洩。(藥品)龍胆草(酒拌炒)柴胡。澤瀉各一錢。炒車前子。木通生地。(酒拌炒)酒炒當歸尾炒梔子。酒炒黃芩。甘草各五分。煎服。

(八)十全大補湯。(主治)氣虛精滑(藥品)人參。熟地。(酒洗。焙熟)黃蓍。(鹽水拌炒)各錢半。炒白朮。當歸。(酒拌)白芍藥。(炒)肉桂各一錢。川芎。白茯苓。炙甘草各八分。煎服

黃溪醫話（續）

（無名醫家）

現在中國社會裏向。中醫和西醫。正鬧得不可開交時候。試將他們西醫出版物。打開一看。包管你氣得頭毛直豎。肚皮破裂。更將他們底議論一回想。又要你嗤出鼻涕。笑脫齒牙。然而他們面皮老實厚綑。每每借科學的羊頭。賣他們自己爛臭的狗肉。不料我們中醫方面。也是同一道路。一般破落戶子孫。在那裏借仲景的羊頭。賣他們自己的狗肉。我個人從前對於中國醫學。是希望可以得到世界上最高地置的。但現在此層希望。幾等於零。這決不是社會罪過。也不是西醫罪過。是我們一般破落戶子孫。只曉得個人營業。不曉得大家共存共榮的罪過。所以我常說。『中國醫學生存』。祇靠一般青年努力。一輩子昏庸老朽。是靠不住的。不但靠不住。且時時在那邊加以破壞手段。這輩昏庸老朽無異腐敗官僚的縮影。非大家起來打倒他不可。倘有志青年。不起來打倒他。那末中國醫藥地盤。終爲西醫所竊食。換句話說。不久同歸於盡。此是我的感想之二。（未完）

銀海新編（二）

姚夢石

瘡瘍總論

內經云。諸痛瘡瘍。皆屬心火。火鬱內發。致有奇疾。蓋心主血。而血熱生風。鬱甚則遞相傳襲。故來皮膚。其名不一。有黃嘴而白者。土生金。母歸子也。始生發瘡而熱輕。重腫痛。燥爲熱極。血凝化水。氣滯成嘴。甚至寒熱作。而飲食減尤爲慮。宜泄風毒涼心火。解胃熱。按目瘡瘍。皆因君火司令。燥火熱邪所致。宜溫宜涼。隨症施治。

中華民族醫藥廢興論（二）

（太平雜誌主編田桐）

殘殺之性。日以減輕。一至農業繁盛之民。其茹素之日極多。茹葷之日蓋寡。此四期中。生理不同。衛生不同。其醫藥不同。夫何待問。不但時代有異也。卽同一時代。而四者亦並出焉。今之巴比崙人。婆羅洲之沙越人。斯里伯人。台灣生蕃。皆習游獵者也。哥撒克蒙古。皆習游牧者也。今之美國西部。東三省北部。皆習大農者也。俄國此次革命。其最大原因。不外由大農化爲小農之爭也。中國腹地。純爲小農。已經五千年於茲矣。此四者外。惟英國現象稍有不同。謂之游牧不可。謂之大農更不可。乃牧而不游。名之曰坐牧。斯爲當也。何也。英國之地。除工廠而外。各以其所有者。圈之以爲囿。牧牛與羊而飼之。偏國中無耕者。名之坐牧。不亦當乎。職是之故。生活狀態不同。遂影響於生理衛生醫藥。今之言者曰。今日之世界。科學世界也。中國醫理。不合於科學之體。中國藥學。不合於科學之用。非根本廢除中國之醫藥。不足以謀進化而適合於科學。噫。爲此言者。殆不知進化爲何物。又不知科學爲何物。科學云者。物與物相值。有特別徵候。智者見之而加以修明。以貢獻於社會者之謂也。簡單言之。則曰碰彩。吾友爲君武恢道之。譬之瓦特發明蒸氣。以病中見鑪火煎水而起。牛董發明吸力。無意見蘋果落地。勢作弧形。華人發明火藥。乃入厠中以石擊壁爲藥。得暴裂徵候。

幸福園

一個能預知病情的醫生

（涼月）

醫生的所以能夠治病。全靠『望問聞切』這四個字。假使沒有經過『望問聞切』的手續。萬無能治病的道理。因爲醫生究屬不是仙人。那裏能夠預知病情呢。唉。奇怪。現在居然有一個能預知病情的醫生了。一般去看過病的人沒有一個不說先生的本領。高人一等。因爲他不要病人開口。祇要一按脈。就能夠拿病情一五一十的說得一絲不差。還不是本領高人一等的明證嗎。我當時聽了這段話。就知道其中必另有黑幕。居然。沒有幾天。就被我探明了。原來是一個滑頭醫生。並沒有絲[illegible]本領。不過借這黑幕來欺騙病家能了。他的黑幕如何。說穿了。不值識者一笑。原來他同掛號人串通一氣。他每天祇看十號。再多不看。 身的時候。大約十二點鐘相近。所以要請他看病的人。必要預先等候。在這時候。那掛號人就照號數的前後。一個個問他們病情。在不知此中黑幕的病家。那裏去注意他呢。（看似東說西說。他們暗中卻很有次序）至於這位能預知病情[illegible]醫生呢。卻靜悄悄地。在隔壁一張煙場上。一邊吸烟。一邊靜聽。將十個人的病情。都記在腦中。（再多要記不清了。所以每天祇看十號。）等到看病的時候。自然能一五一十的說得絲毫不差了。

愛的企求

沈熊璋

妹妹！我愛你：
烏雲般底髮，
蘋果般底頰。
櫻桃似底口，
柔荑似底手。
髮兒頰兒口兒手兒呵！
我願我的靈魂，
變作了化粧品，
永遠不離你們。
不知你們的主人。
可能接受我這愛情？

本報特聘羅家衡律師為法律顧問　　幸福三日刊　　中華郵政特准掛號認為新聞紙類

幸福報

紹儀署

第一九四期

（民國十九年三月十三日）

每份售洋二分

館址上海三馬路雲南路口

定報價目　每三日出一張。五個月一元。全年二元。寄費在內。本外埠一律。國外加倍。郵票代現九五計值。

廣告價目　每期每格（共計五方寸）五元。均排於新聞之旁。如欲入新聞中。長期面議。

本期要目

愚盦詩草

內容之一斑

⊙登懷遠荊山飲乳泉有感

極目淮東何處看。鄉關遠隔萬重山。乳泉入口思慈母。遊子天涯淚不乾。

⊙登荊山卞和洞

最難返璞與歸眞。奚必殘肢涕泣爭。美玉信爲傳國寶。士窮怎不善其身。

定價三角。實售七折。郵費在內●

售書處　上海雲南路寶康里醫界春秋社　江蘇淮安畬林市余不平君　江蘇阜甯大南門外振華書局

女子一切事業不能與男子同享平等幸福的一個答案（五）

（徐清和）

我讀了貴報第一百八十三期。看見封面上有一個徵求答案。題目是「女子一切事業。不能與男子同享平等幸福的一個問題」。我看了很高興。因為這個問題。的確是很有研究的。所以我就把我個人的意見來做了一篇答案。投到貴報。倘有說得不對的地方。尚希讀者諸君指教。

女子一切事業。要與男子平等享同樣的幸福。那一定要有學問。假使你沒有學問。那怎樣好和男子一樣平等呢。要求學問。也一定要有經濟。所以一定要有父母幫助的。唉。但是我們老大中國人。最壞的習慣。就是重男輕女。做父母的總是不肯給女兒讀書求學。他們以為女子不必要有多大的學問。倘使有了學問。也是不能做官的。做大事業的。還有一種最不良的父母。以為女兒早晚總要出嫁的。出嫁了。就是別人家人了。何必要給她讀書呢。唉。因為有了這個極壞的觀念。不知害多少女子沒有求學哩。女子沒有了學問。那末智識當然也要淺薄了。思想也不發達了。所以就很容易受到男子的種種壓迫。做男子的附屬品。玩具。服從男子……等。唉。多麼不平等啊。

但是還有一班很輕薄的女子。自己甘心給男子做玩具。存了虛榮心。喜歡同了男子吃大菜。坐汽車。穿了時髦的衣服。濫狂遊戲場。到後來。豈不是就要漸漸的成了一個懶惰而荒唐的女子。這種女子。真是自暴自欺。怎樣還好與男子在事業上。同享平等的幸福呢。

倘使女子一切事業。要與男子同享平等的幸福。那麼一方面一定要國家盡力的幫助女子。（大凡父母生了女兒。國家一定要保障女子。而給她們讀書求學。和男子一樣的重要。女子有了學問。就可以在社會上做種種事業。也不必依賴男子。自己也可以謀生活自立了）一方面並且還要自己努力上去。要達到男女永久一律平等才好。切勿再自暴自欺。甘心做男子的附屬品。玩具。照這樣做去。女子也能替國家出力。女子一切事業。當然也就和男子一律平等了。

（完）

幸福三日刊　七七七

生理上之怪變化

（杜筱緣）

虞某。行三。人些呼之虞三。家道小康。十九歲時。父爲之聘王氏女爲妻。婚後伉儷甚篤。迄今已三十年。生女二子一(子最小十八九歲)於戊辰年春。王氏忽謂其夫曰。今後我二人只有夫妻之名。無夫妻之分。可各自獨宿。語時。其夫自覺均已半老。卽獨宿亦無不可。遂允之。先。王氏干妹魏氏孀。相處若同胞。王氏以其家貧。令來同居。自戊辰年遂同房。二人形影莫離。人亦不在意。今春某夜。虞三睡時甚晚。因小溲至前院。忽聞王氏房中。有若男女交歡之聲。遂匍匐至窗下竊窺。見並無他人。惟已妻與魏氏。當時甚怒。然未發作。次日。暗告其弟。每夜竊窺。而每夜必交。後令其妯娌及姊妹。隱探王氏。王氏知不能隱。遂據實告曰。(自戊辰春。陰戶中生一物。不痛亦不癢。與男子玉莖同。平時縮入陰內。惟慾火衝動時。則挺然而出交孀時亦不泄精。然每夜必交方可。否則。終不縮入。是誠生理上之怪變化也。望海內生理家及醫學家有以教我。爲幸。

治白癜風方

蔡濟平

王瑞貞問。自去春忽起如蠶豆瓣大小之白點在左耳後。數月後延至髮根。黑髮亦漸變白。同學謂係白癜瘋。請示治法。(答)白癜風。又名白駁風。白如雲片。多生於頭面等處。有驗方一。錄後(石黃。雄黃。雌黃。硫黃。附子。砞砂。川勤皮。蜜陀僧。右八味各等分。研極細末。用生姜汁調敷患處。每日飯前。並須多食乾浮萍草。以白色退盡爲度。)又有赤癜風。治法相同。惟改用醋調藥末而巳。査浮萍草體質輕浮。味辛氣散。入肺經。達皮屬。爲發汗之品。能治一切風濕。但表慮者不可多食。並宜注意。

小藥囊

歡迎投稿

外科良方（續）

蛇頭散

（戴橘圃）

治天蛇毒、蛇頭疔。　蟾酥五分　明雄(飛)五錢　蜈蚣(炙)一條　白芷二錢　銀硃一錢　冰片一分　共末、乳細、雞子清調敷、或猪胆調敷、

蛇腰丹

治纏腰火丹瘡。　舊糞杓箍灰五錢　舊雨傘紙灰三錢　蛇衣灰一錢　明雄黃三錢　大黃三錢　冰片(少許後入)共末、菜油調敷、

遺精特效方（中）

青年病內容之一

(九)逍遙散。(主治)肝鬱善泄。(藥品)炒柴胡一錢。白朮。(蜜水拌蒸)茯苓。當歸各錢半。白芍(酒炒)二錢。炙甘草。陳皮。各一錢。薄荷葉八分。煨姜三片。淸水煎服。

(十)龜鹿二仙膠。(功用)大補精髓。精傷督脈空虛者宜服。(藥品)龜板。(自敗者)五斤。鹿角(血者)十斤。枸杞子一斤十四兩。人參十五兩將龜板鑿碎。鹿角截碎。浸長流水中三月。刮去垢。入砂鍋。以河水慢火。桑柴煮三晝夜。不可斷火。常添滾水。至三日取出晒乾。碾爲末另用河水將末並枸杞人參復煮一晝夜。濾去渣再慢火熬成膏。瓷罐收貯。

介紹衛生方法　幸福三日刊　指導康健途徑

口三油膏

治鵝掌風。牛油一兩 柏油一兩 麻油一兩 共入鍋、火化開、再入黃占一兩、 溶化離火、入銀硃三錢 鉛粉二錢 陀僧二錢 射香末一分、攪勻成膏搽之、

口又方

白果肉 猪胰子 共搗擦之、

口吹乳方

治內外吹乳。 雞子一個 將頭敲破、入明礬(一歲一厘)於內、飯上蒸熟、去殼酒服、

口又方

五穀樹上木耳、洗淨焙末、每服三錢、砂糖調下、即消、

口又方

柑子核(一歲一粒、)瓦焙研末、熱陳酒下、被蓋出汗、即消

口乳癰方

並治吹乳。 冬天三四九中、取鮮花魚(三寸長一尾者)、每魚口內放入胡椒七粒。懸掛風乾。臨時陰陽瓦焙研末。陳酒送下。汗出即愈。

(十一)猪肚丸。(主治)濕熱遺精(藥品)黃連粟米。瓜蔞根。茯神各四兩。知母。麥冬各二兩。研爲細末。用大猪肚一個。洗淨。入藥末於內。以麻線縫合口。置甑中。炊極爛。取出。藥另研以猪肚爲膏。再入煉蜜拌和前藥。杵勻爲丸。如梧子大每服五十粒。人參湯或熱湯下。

(十二)青娥丸。(主治)益精助陽。腰痛陽痿者宜服。(藥品)補骨脂。(酒炒)杜仲。(鹽酒炒斷絲。或用生姜二兩五錢擦淹炒乾)各四兩。研爲末。用胡桃肉(連皮)三十枚。青鹽一兩。同搗成膏。少入煉白蜜和丸。如彈子大。每服一丸。空腹時溫酒化下。

(十三)芡實丸。(主治)陽虛遺洩。(藥品)芡實五百個。蓮花鬚。茱萸肉。各一兩。沙蒺藜五兩覆盆子二兩。龍骨五兩。研爲細末。煉末爲丸。每服六七十丸。空腹時蓮肉湯送下。

(十四)固精丸(主治)勞傷腎經。精關不固。(藥品)肉蓯蓉(酒浸。薄切焙)。陽起石。(火煆研)。鹿茸。(去毛酥炙)韭子。(炒)赤石脂。(火煆七次)生龍骨。川巴戟。白茯苓，鹿角霜。附子(炮)各等分。爲末。酒糊丸。如梧子大。每服七十丸。空心鹽湯下。

(未完)

口黃溪醫話 (續)

(無名醫家)

我本來不要充醫吃飯的。人家都希望他的營業。與日俱進。我是希望我的診務。與年俱衰。這是什麼緣故呢。這是我的脾氣。不慣和這班掛羊頭賣狗肉人周旋。其實。他們的『本領平庸』不要說了。就是他們的地位。豈『真個特殊』。終年跑出跑進。幾十塊錢一月。也不過雙肩承一喙罷了。數數原極可憐。但他們不肯撐開眼睛。看看現在什麼世界。偽安苟且……淺陋……妬忌……茫昧……種種惡德。完全備具。想和西醫抵抗。是萬萬沒有希望。萬萬沒有結果。所以我決定在三年以內。棄此離肋生涯。脫離中醫穢名。治我的文學哲學法學名學。還我學者面目。不欲再與這班昏庸老朽。沆瀣一洵。此是我的感想之三。黃溪醫話。暫以此爲第一段落。嗣後我當發表我的心得。改變論調。禮裁。容與讀者周旋。(完)

續銀海新編

(1)實熱生瘡

實熱生瘡症。瘡生各有經。泊如湯樣注。並急目羞明。脾或弦多潰。胞中栗瘡威。瘡生於皆上。心火燧盈盈。臉外脾家燥。唇邊亦土形。肺熱形於鼻。周身旺六經。耳起知腎燥。滿目六陽蒸。三焦炎頂上。下部六陰乘。失治應須變。傷睛目欠明狀見脾晉成瘡。堆積高厚、紫血膿爛不一。加減四物湯主之——實熱生瘡四物湯。歸芎地芎加荊防。花粉薄荷牛子。苦參連蒿亦宜嘗

出版務求信用有切實保證　久名社會醫學常識報　主持者有學識經驗及人格

中華民族醫藥廢興論（三）

（太平雜誌主編田桐）

因思取硝。諸凡此類。不可勝計。豈在歐人碰彩則謂之科學。在華人碰彩則不得謂之科學歟。人之歷史短。則其碰彩之時間短。歐人之國家小。則其碰彩之範圍亦小。歐人之人數少。則其碰彩之人亦少。且科學之發明。有已經定論者。有未經定論者。蒸氣之發明。已經明効大驗矣。至於吸力之說。西方學者。方經羣起而疑之。不但此也。昔時歐人以喜馬拉雅山為世界之最高峯。近日有云喜馬拉雅山非最高峯。當居世界之第四位。第一高峯在赤道南斯里伯。昔時歐人以龍之為物。為中國人之理想神話。自巴拿馬開運河以來。發見龍骨。狀似華人之言。學者遂定斷龍為古時動物。如在中國則漢時曾開渠。發現龍首。渠因以得名。無俟今日也。昔時以地球為橢圓形。近日又復疑之。昔時以龍之騰雲致雨為荒誕之言。自近日德人乘飛機。見有動物在空中盤繞吐霧。及取機關槍射之。而人亡機折。乃疑空中有吐霧之物。昔時美國人以華僑食醬油乳腐。望而畏之。驗之果有微生物。禁止入口。近日復見華人食之無病。再驗之。始斷定此微生物非害人微生物。乃益人微生物復弛其禁。然則科學云者。有已經確定者。有未經確定者。不能以科學二字。即可震而驚之。奉為金科玉律也。且進一般科學而言醫藥科學。一般科學。適於所用之謂也。醫藥科學。適於療病之謂也。不但文明人有科學。蠻人亦有之。

（未完）

幸福園

一個想打胎的女子

（涼月）

打倒這件事。無論古今中外。都爲法律所不許。所以做女子的。假使。且有了私胎。要想請醫生去打胎。這不是一件很難的事情嗎。因此在病家方面。往往想出種種法子。來欺騙醫生。我在去年遇到了一個女子。幾乎為他所愚。現在不妨將經過的情形。報告讀者。使沒有遇到的醫生。知所預防。有一天的下午。大約在四點多鐘。忽然來了一個女子。要求診病。看她的裝束。好像是一個女學生。在診察的時候。她就說道。『先生。我的月經好久不來了。請先生與我通一通經。』我說。『你有幾個月不來了。旁的見證有沒有。』他說『有三個多月了。還覺得有些怕冷。胃口很不好。時常要嘔吐酸水。』我就問她的肚子痛不痛。她說並不覺得疼痛。後來我把她的脈息一按。覺得兩手都很流滑。

（未完）

本報特聘羅家衡律師為法律顧問　　幸福三日刊　　中華郵政特准掛號認為新聞紙類

幸福報

鈕儀署

第一九五期
（民國十九年三月十六日）
每份售洋二分
館址上海三馬路雲南路口

定報價目
每三日一出一張五個月一元全年二元寄費在內本外埠一律國外加倍郵票代現九五計值

廣告價目
每期每格（共五方寸）計五期五元均排於新聞之旁如嵌入新聞中長期面議

本期要目

問病新章

（一）近接讀者問病函件。日多一日。幾使本報同人。無從答覆。故自本期起。另印問病紙一種。分送定戶。如非用此紙詢問者。概不答覆。

（二）此種問病紙。每定戶各發一張。請勿隨意亂用。如再欲索取。每張收費半元。

（三）非本報定戶。而欲訊問疾病者。亦須用此種問病紙。可預先向本館購買。本埠每張半元。外埠每張一元。以示限制。

女子一切事業不能與男子同享平等幸福的一個答案（六）（汪清如）

我偶然翻開本報來看。見了第一百八十三期藹情生君的徵求答案稿件。我以為不得不來討論一下。所以現在特地把我的意見。寫在下面。同諸位讀者及藹情生君來討論討論。想亦為所樂許的。

我把這個問題。分為五個緣故。寫在下面。

（一）男女權力不平等。上古的時候。實行亂婚。父親與子女不知有生理上的關係。更無養育的關係。所以父不知有子女。子女亦不知有父。這樣一來。子女但知有母。都遵母姓。以母族為同宗。財產和權力統歸婦女傳襲。到了後來。男子戰爭的能力。經濟的權力日益擴張。漸駕乎女子之上。戰爭的時候。往往虜掠婦女。從此男子便輕視女子了。這樣一來。財產及權力便盡歸於男子哩。這就是家庭權力變更及權力不平等的起原。也就映成了現在不平等的社會。由不平等的社會中。女子當然沒有權力。所以一切事業使全為男子專有。而女子無同等的幸福來享受。

（二）男女體格強弱懦怯的不同。我國自古以來。對於體格極不注重。尤其是女子。加着還有什麼束腰纏足。更使其懦弱不堪了。因女子的懦弱及胆怯。所以無論辦何事。總趕不上男子。這也上古戰爭失敗的原因。須知體格的強弱。全視運動的鍛鍊呢。所以現在男子要享平等的幸福。女界必須先從事於運動。

（三）女子自不努力。我寫下了這一個原因。諸位女士讀者看了不要動氣。因為却是一個大緣故呢。待我慢慢的解釋出來罷。女子自古以來之所以不能同男子平等。一半是自己不努力。我還記得從前在中學校讀書的時候。有一次。開一個紀念會。這次不知怎的不點名。所以就有缺席了。男同學中雖然也有缺席。但是女同學呢。二十七位到了三位。她們在這小小紀念會中尚且拋棄權利。其他更不必說了。不但我校如此。他校亦然。所以我以為倘使女同胞能努力做去。雖然有種種的阻礙。也必能達到平等的地位。享平等的幸福呢。

（四）男女觀念不平等。我們中國素有重男輕女的惡習。以致

醫學上之墮胎問題(二)

(秦伯未)

(二)鍼灸墮胎　針灸之處凡三。即闌元穴與左右少腹穴。法于闌元穴以針刺入腹內。先斜後直。俾達其目的。而無傷及膀胱之廣。此法非針灸家不能為。而危險較服藥為尤甚。馬士教君在協和醫院時。曾治新州某婦人。因求墮胎。以銀針插入前腹壁。不幸針折于內。不能拔出。後施手術。于子宮體內。取出斷針。約長三英寸。始告無恙。又治某寡婦。因私通娠娠。謀墮胎。針下腹二次。初無他變。俾陰道內有水狀溢液。後針二次。忽發熱嘔吐。並陰道出血。翌日胎墮。流血甚多。乃入院求診。是時雙頰潮紅。口唇焦白。額上汗流如珠。手則黝然而冷。心脅微弱。腹部膨然。臍下針處有四紅斑。小如黍粒。而稍凸出。觸其腹。頗強硬。下部極痛。上部稍減。檢視後斷為非法墮胎。給嗎啡以減其痛。并于皮下注射鹽水。中夜情形更惡。延至天明而斃。上下肢體俱有斑點。兼有紫色大斑。意者有針時腸破穿破而內出血所致。然針灸墮胎之危險。可知矣。

(三)揩塞墮胎　醫學辭典載以牛膝根粗者。取六七寸。以指夾着撚入子宮。約三寸許。以線繫定。用帛兜束腰中。不使退出。其胎可下。至揚州等地。恆有捲布浸酒。插入子宮頸求墮胎者。舊式穩婆。每有藥條插入子宮頸求墮胎者。具推一原理。則欲賴其擴張子宮頸。與以剌激力而墮胎。雖較針灸為穩妥。方藥為和平。然其物多不潔淨。墮胎者輒患膿血等症。醫藥學記其婦以箸插入子宮頸而關墮胎。胎墮而骨盆發炎腫甚重。其人幾死于膿血症。又記一年輕婦人。娠娠約五六月。嘗以藥置塞子上。搯入陰道。圖墮胎。一晝夜後。以痛楚取出。陰道上部二分之一俱腫潰。子宮頸亦浮腫。潰爛處有膿液排出。均可引鑑。夫墮胎之法。既多猛烈危險。則墮胎者。奈何不謹慎三思。而偏多孟浪從事。以健康之身。陷于疾苦之境。以自由之人。拘于法網之下。拋棄幸福。莫此為甚。爰述斯篇。以為一般婦女戒。(完)

小藥囊

歡迎投稿

外科良方(續)

□乳癰方

野雞爪下半截、焙枯研末、酒服即消、　一方舊芭蕉扇燒存性、研末、酒調自消、

□乳岩方

公母螃蟹(各一只)陰陽瓦焙枯、研末、陳酒送下、一次服完、數次即消、

□乳岩又一方

螃蟹爪尖焙黃為末、陳酒送下、日日服之、以消盡為止、一方　初起用橘葉煎濃汁、冲酒服之、

□魚口方

左為魚口。　炒槐花一把　燒酒一碗、煎服、出汗即愈、外用五倍子(炒研末)、百草霜

(接第一版)弄得女子們簡直如男子們的附屬品。前幾天我因無事。出外散步。聽見了下面的一段談話。一個年有四十餘歲的婦人說。「唉。像你這樣三個兒子真福氣。可憐我只有兩個無用的女兒。將來不仍是他人的人麼」。以上一段話。其舊觀念之重男輕女。真令人可厭。這種不平等的觀念。豈可不革除的。

(五)社會環境的適應。　因家庭男女權力不平等。就有了社會的適應。便形成了不平等的社會。從前家庭中以為女子是不必讀書及求知識。猶如當然的。謀職業及服務於社會是更談不到。以以現在的社會及當局。極注重於這方面的。女學校設了不少。男女同學的也有。女子在社會上服務的亦日見增多。但是社會的環境。也要人造的。須使其漸趨於男女平等之道。。那才是平等幸福之途呢。

青年病內容之一

□遺精特效方(下)

楊志一選

(十五)三才封髓丹。(主治)濕熱遺精。(藥品)天冬二兩。熟地二兩。人參一兩。黃柏(酒炒)三兩。縮砂仁一兩五錢。炙甘草七錢五分。研末。水煮麵糊為丸。梧桐子大。每服五十丸。

(十六)聚精丸。(主治)腎虛滑洩。(藥品)黃魚鰾膠一斤。(切碎。炒粉炒成珠。再用乳酥拌炒。則不黏韌)沙蒺藜八兩。(馬乳浸一宿。隔湯蒸一炷香。焙乾)。研末。煉蜜加入陳酒煮沸。俟蜜將冷為丸。如綠豆大。每服八九十丸。

(十七)金鎖玉關丸。(主治)心腎不交。遺精白濁。(藥品)芡實

介紹衛生方法　幸福三日刊　指導健康途徑

等分、研末、陳醋調敷、一日夜卽消、

□便毒方

右爲便毒。　全蝎（去頭足米炒）川山甲　生軍　白芷等分、煎服、外用葱白搗爛、和蜜厚敷、

□青鳳散

治下疳。　青果核（煅）一兩　鳳凰衣五錢　孩兒茶二錢　四六片二分　共末乳摻、

□黑靈丹

治下疳。　婦人月經布（首經尤驗燒灰存性）　青果核（煅）鱉甲（煅）各等分末、每藥一兩、加冰片一分、乳細摻之、

□白靈丹

治下疳並臁瘡。　白螺螄殼（洗淨火煅）蘆甘石（三黃湯煅）等分末、每一兩、加冰片一分各乳細摻之、此方可加輕粉

。蓮子肉。蓮子蕊。藕節粉。白茯苓。白茯神。乾山藥各二兩。研末。用金櫻子膏和麵糊爲丸梧子大。每服六七丸。

（十八）清心蓮子飲。（主治）心熱遺精。（藥品）石蓮肉。白茯苓。蜜炙黃耆。人參各八分。黃芩。麥冬。地骨皮。車前子（炒）炙甘草各一錢。剉碎每服二錢或五錢。另加麥冬二十粒。煎服。

（十九）既濟丹。（主治）心腎不交之遺精。（藥品）天冬。（去心焙）桑螵蛸。（蜜炙）黃連。炙雞胵。麥冬。（焙）海螵蛸。（蜜炙）炙遠志。煅牡蠣。龍骨。澤瀉各一兩。爲末煉蜜丸。如梧子大。硃砂爲衣。每服三十丸

（二十）鹿茸益精丸。（主治）腎冷精漏。（藥品）鹿茸（去毛酒炙）桑螵蛸（鹽水炒）肉蓯蓉。巴戟（去心）菟絲子（酒浸）杜仲（姜汁炒去絲）益智仁禹餘糧（火煅醋淬）川楝子（去皮核焙）當歸各二兩。韭子（微炒）補骨脂（炒）山茱萸。赤石脂。龍骨（另研）各五錢。滴乳香二錢五分。共研細末。酒煮糯米糊爲丸。如梧桐子大。每服七十丸。

（二十一）集靈膏（功用）峻補真陰。治遺精妙品。（藥品）生地。熟地。天冬。麥冬。各四兩。杞子、人參各一兩煎膏。每服三錢

（完）

□治水臟病奇方

（丘坡父）

鄉有一婦人。年華及笄。忽腹漸大如孕焉。家人喜之。越經年而不產。腹亦脹至如大甕。胸前可置碗而不墮。一時莫卜其爲何病。家人咸爲之憂。遂遍覓醫師診治。有謂爲氣臟者。有謂爲血臟者。有謂爲水臟。或結爲血鼈病者。人各其辭。莫衷一是。家人亦無可如之何。遂相約以輪治。但以何者能奏效者。而厚禮焉。治數年。而所謂丹膠丸散。蟲魚草木。服藥何止千百劑。而竟若投之大海。秋毫無功。於是羣醫亦束手無敢應者。然該婦之飲食起居及氣色。一如常人。惟行走殊感困難耳。如是者十年。一日忽患心痛。醫以紅糖爲鎮心之藥。命和豆腐煮酒服之。詎知服後。竟洩小便一日夜。十餘年之臟病。由是而霍然愈之矣。一時傳爲異事。越一年。而連得育男女焉。按紅糖雖能活血利便（閩俗婦人產後。多有用紅糖煮雞服之藉以活血者。）而此方不傳之於書。竟有移山倒海之功。亦屬奇方也。爰筆述之。以供醫學方家研究焉。

續銀海新編（三）

（2）胞內椒瘡

血滯脾家火。胞上起熱瘡。泪多並赤腫。沙擦最難當。或疼兼有癢。甚不便開張。可笑愚頑者。全憑出血良。目睛惟伏血。血損目無光。輕時宜善逐。太重脾必傷。胞內紅燎燎。風熱是椒瘡。狀見胞內燎燎。紅硬而痛。雖堅易散。非比粟瘡黃軟不易散也。歸芎紅花湯｜歸芎紅花椒瘡症。生地白芍與防苓。大黃梔子連翹甘。歸芎紅花仍應增。

出版務求信用切實保證　又名社會醫學常識報　主持者有學識經驗及人格

中華民族醫藥廢興論（四）

（太平雜誌主編田桐）

苗人善放蠱。亦苗人能治蠱。苗人善製毒箭。亦苗人能治毒箭。不但野蠻人有科學。獸類亦有之。鹿性好淫。當春夏之交。牡鹿尤縱慾。因之奄奄欲斃。牝鹿含草藥以療之。見人奪之則自吞。不但獸類有科學。蟲類亦要之。恆見蜘蛛張網於屋角。蜂過則羅而捕之。迨蜂反抗。蛛亦受傷。徐徐而退。至於屋頂。尋嚙瓦松以自療。人以瓦松治蜂傷。亦效。適用為科學。適病亦為科學。不能以野蠻人之科學。獸之科學。蟲之科學而鄙夷不用而坐以待斃也。況中國文明古國。其良法之多耶。余弱冠負笈海外。即信西藥。中藥不入口者二十餘年。好食瀉丸。年少能文。無大害。及民國二年亡命。復走日本。以過食糕團。腹痛而瀉。入胃腸病院。瀉後復結。醫者以皮管貫腸。豁然而通。通後復結。結後復貫。終成腹痛之病。民國五年。到北京開會。冬日左脚漸冷。年甚一年。至十四年而劇。十五年回漢。兩足俱麻而木。臥不能起。倩中醫針家魏廷蘭治之。兼旬膝下較熱而起。然未能健也。十六年來滬。過王秀峯。大食附子而身輕能步履。至太原復以此法治之。今則步履如壯年矣。不但余為然也。老友曾錫三五十五六時。即患麻木。至癱臥年餘。厥後單食附子一味。每服自五錢至二兩餘。至今已能步履矣。且西醫不治之症。華醫能治者亦多多也。吾友蕭萱字秋紱。娶日婦林氏。當民國七八年間。在滬舉一女後。生乳癰。

幸福園

一個想打胎的女子（續）

（涼月）

據症而論。不但沒有瘀阻的現象。却完全是懷孕的狀態。我就向她說道。『你的月經不通。是因為有孕的緣故。決不能通經的。』她聽見我說不能通經。就進行她的第二步計策。來欺騙醫生了。她停了片刻說道。『先生。你雖然知道我有胎。我也不再隱瞞了。老實說能。我是想來打胎的。』我道。『打胎是犯法律的。我們這裏不能照辦。你還是到別處去能。』她當時眉頭一皺。說道。『先生不明其中原因。也難怪你不能照辦。要知道我的胎。已經經過西醫診斷過了。他「指西醫」說這個胎已經死在腹中了。當時我就要求他去掉這死胎。他說非經手術剖腹不可。我因為胆小的緣故。不敢剖腹。所以來請先生打胎的。方纔先生說不願打胎。是為人道主義。現在先生替我打胎。是治病。是救我的性命咧。』我被她這樣一說。幾乎受她的愚。後來一想。胎死腹中。有胎死腹中的見證。何以她絲毫沒有呢。這可見她所說的不確了。當時就向她說道。『女士。你腹中的胎。我可保險你沒有死掉。要知道胎死腹中。有胎死腹中的見證。這種事情。是萬萬瞞不過醫生的』她聽見我說破機關。知道不能再騙了。不覺紅飛兩頰。默默無言的去了。

本報特聘羅家衡律師為法律顧問

幸福三日刊

中華郵政特准掛號認為新聞紙類

幸福報

銘儀署

第一九六期

（民國十九年三月十九日）

每份售洋二分

館址上海三馬路雲南路口

本期要目

公開一封關於打胎的秘密信

主筆先生大鑒。我讀了貴刊第一百九十四及一百九十五期內。關於打胎問題的論文。知道打胎這件事。不但違背法律。而且非常危險。使我欲行不敢。欲止不能。在此進退兩難的時候。叫我向誰去商量呢。不得已祇好請 先生與我解決一下了。

早知今日。悔不當初。唉。過去的事實。請你原諒我罷。因爲我是一個意志薄弱的女子。在這萬惡的上海。實在沒有戰勝環境的能力。不過我現在覺悟了。悔過了。但是已經不及了。我知道我的事實。一旦發現了。社會人士。決不能原諒我的。所以我想冒險的去試一試。明知道有害無益。但是不如此。不能夠保全我的名譽和生命。因此我想與其將來破壞名譽而死。不如現在保全名譽而死。與其將來被社會人士笑罵而死。不如現在冒險一試而死。或者可以死裏逃生。亦未可知。因爲我的家庭。是一個十九世紀的家庭。事情發生之後。無論如何。決無生望。所以我前幾天已經很秘密的請求過二個醫生。他們都不願救我這可憐的女子。唉。我這去死不遠的女子。請 先生可憐我罷。替我想一個萬全之策。來救我這一條將死未死的命。假使能夠除了打胎之外。有更妙的方法。那是最好也沒有。請你在 貴報上發表罷。因爲我不能將通信處及名字告訴你。請你千萬原諒。

李寄

編者按。此問題讀者如有高見。請即盡量賜教。以救李女士一命。

婦女體質寒熱與生育遲早有關係

（李健頤）

婦女之發育。隨地方之寒熱爲先後。故熱帶之女子。發育最早。其性覺亦早。而生育亦隨之而早矣。寒帶之女子。發育最遲。其性覺亦遲。而生育亦隨之而遲矣。然不特熱帶寒帶有生育遲早之關係。即女子體質之寒熱其關係尤屬大焉。觀夫肥胖豐厚之女。素屬寒體。寒盛則衝任二脈阻滯不長。寒滯之長。任脈不通。任脈不通。則卵巢之卵子不能發育。卵不發生。則心理之知覺爲遲。所以生育亦遲。而肌瘦如柴之女。素屬熱體。熱氣和煦。則衝任二脈溫暖。血氣和。任脈通。任脈通。則卵巢之卵子易以成熟。卵珠成熟。則心理之知覺爲早。所以生育亦早。此自然之理也。然則寒姓者。宜多服溫藥。以却其寒。使溫和體質。平均溫度。則遲者可轉爲早。而熱性者。雖然育早。亦須多服清凉之藥。使血宜清淨。血不生毒。則所生之兒。必得雄狀俊秀者。且無胎毒之後患矣。誠矣哉。體質之寒熱。與生育最有關係也。

小藥囊

歡迎投稿

□蒲靈散 治下疳。並一切咽喉紅腫破爛。蒲草卵子。懸於簷下。過九九。陰陽瓦炙存性。研末。每一兩加冰片一分。乳細摻之。

□非非室驗方

沈仲圭選

□和平正氣丸（湖州雲巢山赤霆子定）

專治外感風寒。中暑中濕。內傷飲食。病溫病熱。頭疼腹痛。胸悶嘔惡。霍亂吐瀉。轉筋厥逆。以及瘧疾下痢。時行瘟疫。臭毒瘴氣。不服水土等症。孕婦尤宜不忌。

薑製川朴（一錢）麩炒枳殼（八錢）薑汁炒山梔（一兩半）苦桔梗（七錢）酒炒條芩（一兩半）焦查肉（一兩半）黃土炒芍藥（一兩半）焦麥芽（一兩半）細葉香青蒿（子梗同用生晒一兩半）焦六糰（一兩半）紫蘇（子梗同用生晒一兩半）炒萊菔子（一兩）廣藿香（帶梗用生晒二兩半）連翹（一兩半）炙草（生晒五錢）炒銀花（二兩）煨廣木香（七錢）抱木茯神（一兩半）土炒冬朮（一兩）帶皮苓（一兩半）製茅朮（五錢）酒炒撫芎（七錢）薑汁拌川連（七錢）四製香附（一兩半）竹瀝製半夏（一兩半）帶殼陽春砂仁（五錢）鹽水炒新會

□白帶病之研究及方藥

（林天進）

語云。男子十八九痔。誠哉斯言。余曰。婦人十八九帶。諒亦不謬。蓋帶病其症多。而治法亦煩。醫師輒爲所困。實非帶病難治。皆因不讀醫書之過。金匱以溫經湯統治五帶。修園遵之。醫宗金鑑。雖有數方。惟有大溫經湯。吳茱萸湯。清白散可取。中西匯通以胃苓湯加減。亦甚得訣。至於萬氏婦科。竹林寺女科。不過以四物加一二味補脾固濇之藥。於二陽之病發心脾之經旨。似乎不合。以上數方。倘能審寒熱虛實。擇方而用。隨症加減。用之適當。無不藥到病除。譬如子宮素寒。宜以溫經湯。脾胃虛冷。宜以補中益氣湯。歸脾湯。香砂六君子湯。六淫之邪入於胞中。宜以吳茱萸湯。（此症花柳界頗多。因其與情人姿淫無度。風邪乘虛入胞中故也。）隔時取效。宜以清白散。脾濕宜以胃苓湯。茲將方藥。分量加減法。羅列於左。

溫經湯　吳茱萸　丹皮　白芍　人參　肉桂　當歸　川芎　阿膠　甘草各一錢　寸文半夏各二錢生姜一錢按金鑑之大溫經湯即此溫經湯。

吳茱萸湯　當歸　油桂　丹皮　半夏　寸文　吳茱萸各二錢　藁本　防風　細辛　乾薑　茯苓　木香　炙甘草各一錢

介紹衛生方法　幸福三日刊　指導健康途徑

皮（一兩半）川鬱金（七錢）醋炒
小青皮（八錢）飛辰砂（一錢）炒
杏仁（一兩半）明雄黃（萊菔汁
煮過三錢）
右三十二味。炮製如法。各研細粉。再另用大腹絨（三兩）青荷梗（四兩）炒開口川椒（五錢）鮮竹茹（四兩五錢）以四味煎湯。和入臘雪水各半。泛丸如韭子大。每服一錢。水煎湯服。急者吞服。老年小兒減半。孕婦不忌。重者加倍。圭按。霍亂吐瀉。無論寒熱。大忌米穀姜糖。飯滯米湯。粥飲豆漿。切勿沾唇。禁止七日。一或犯之。無藥可救。倘吐瀉後腹中飢渴。可用半稀綠豆粥。以代飲食。一切湯藥。慎勿服熱。戒之戒之。

陰戶病驗方（陸晉笙）

陰痒……蛇床子一兩白礬二錢煎湯洗

陰腫……蒜湯洗之

陰痛……青鹽炒熱以布裹熨之

陰瘡……胡麻煎湯浴

陰挺……茄根燒存性爲末麻油調塗

陰吹……猪膏半斤亂髮三圈和煎服

清白散　當歸　川芎　白芍　生地　黃柏　貝母　椿皮各一錢

黑薑　甘草各五分　加生薑三片

胃苓湯　桂枝錢半　蒼朮二錢　白朮二錢　茯苓二錢

陳皮錢半　厚樸錢半　豬苓二錢　澤瀉三錢　甘草一錢

若遇有熱芩連梔柏可加。虛寒丁桂薑附可入。

日久滑脫升麻柴胡荊芥白芷以舉之。龍骨牡蠣椿皮銀杏蓮鬚赤白石脂以濇之。

而帶症以色青屬肝爲風濕。色黃屬脾爲虛濕。色赤屬心爲熱濕。色白屬肺爲清濕。色黑屬腎爲寒濕。似此不過以五臟配五帶。切勿膠柱不通。則隨症治之。自無不效。現今內地藥有命之母婦界寶等。因內地人服之。稱效頻頻。余雖不服。亦各購一劑。觀其所用何藥。不外黃柏銀杏白薇椿皮之類。不若酌症下藥。有進有退。盡善盡美也。

治癲犬咬驗方（丘坡文）

癲犬之毒。有甚於洪水猛獸。核其中毒之由不一。有由於時疫而發者。有因嗅地觸毒而作者。不獨人體被其咬傷爲不可治。即身穿衣物觸之。其毒即能傳之體內。鮮能倖免者。閩俗有人被癲犬咬傷。七日內如得聞鐘鼓之晉。女人則嘗產小犬而死。論理學上雖爲無稽之談。然能傳之千百年。亦未是非不無其事也。某蕨鄉有婦人。被癲犬咬傷。昏沉。三日。譫囈發熱。求治於予先祖。令其握烏竹根合人參敗毒散。服之兩劑而愈。

以人參敗毒散。不過爲表散之藥。其功效全在烏竹根。（烏竹莖小。皮色黑。間中各地多產。有用爲烟器。能解毒。）細檢先祖診病錄。用比方愈十人。然無烏竹根一味。則不爲功也。烏竹根之性如何。不載之於本草。其功效如此。實令人長繇也。爰筆述之。以供醫家研究。

附方

茯苓　甘草　枳殼　桔梗

柴胡　前胡　羌活　獨活

川芎　薄荷　人參　生姜

烏竹根　各錢分　水煎服

續銀海新編（四）

姚夢石

（3）胞內粟瘡

脾經多濕熱。氣滯血行遲。粟瘡胞內起。粒粒似金珠。細顆如膿來卻軟。散風清熱早醫治。狀見胞內細顆。黃軟。風熱鬱於上焦。目疼頭痛。必有變症。與椒瘡不同。豈可概論。

除風清脾飲——粟瘡症

用清脾飲。連喬荊防桔

元參。陳皮知母黃芩連

。生地大黃元明粉。

幸福三日刊　七八七

主持者有學識經驗及人格　**又名社會醫學常識報**　出版務求信用有切實證保

中華民族醫藥廢興論（五）

（太平雜誌主編田桐）

乳房紅腫而硬。旁有小孔流膿。赴日醫篠崎醫院。日醫曰。非速割不可。林氏難之。綴秋椒閱傳青主產後篇瓜蔞散古方。方開瓜蔞一個連皮搗。生甘草五分。當歸三錢。乳香五分。燈心炒。沒藥五分燈心炒。金銀花三錢。白芷一錢。青皮一錢。二服而愈。而乳漿復源源來也。篠崎以爲奇事。林氏遂變中國無醫之觀念。而轉信華醫也。緊記此方。次年舉一男。復紅腫作痛。林氏以原方購服一劑而愈。以後皆如之。余家小兒乳母。十五年亦患此症。舍弟不信中醫。遂往中江醫院劉之綱治之。不愈。余告之曰。非余治不可。當以醒消丸九錢。分二次用熱酒服。參以瓜蔞散治之而愈。此後凡遇癰疽之症。余以醒消丸及仙方活命飲參服。三年以來。無不効者。民國十一年余自廣州回滬時。神州女學校長張默君之母患腹痛。遍延西國各醫治之。皆曰此盲腸炎也。非速割不過三日矣。母難之。有舉中華新報小說家潭善吾治之。善吾至。母已手足俱冷。惟心中尚有餘熱。投以中藥而愈。工部局索方化驗。終無所得。又見多年不愈之淋症。西醫治之罔効。服山西太谷縣北洸村吳會龍之龜齡集一兩而全癒。癒後元氣亦復。此藥並治頭暈。家母年老頭暈。服之甚効。西醫不善糖尿症。華醫陸仲安重用黃芪而治。美國人襲其法。製黃芪精。

（未完）

幸福園

機械人（國新）

充任化藥室助理員

紐約一月份通訊云。此前各大學化藥室之助理員。概係由大學卒業生中挑選充任之。紐約大學院化藥教授麥克戴弈氏忽發奇想。思用機械人代充其任。一可免去浩大之薪資開支。二可使工作按步就班。絲毫不亂。此項機械人之構造。已告成功。此機械人。以電爲目。以無線電爲腦。以磁石爲手足。舉動工作。一如常人。而其準確及耐勞。則遠過之。聞紐約大學院化藥室。已將此項機械人。實地試驗一次。其工作之成績。實遠在一班大學卒業生之上。

青年病題辭（鳳頂格）（余無言）

青春端是有爲時。應做擎天柱一支。極目病夫幾遍國。嗟嗟誰爲作良醫。

年來海上太繁華。越女吳娃解女花。一曲歌酣檀板歇。痴情對對作寃家。

病患都成二豎災。而今欣有福音來。楊家太素傳眞訣。願得人人一卷開。

風流小病（秋）

世上惟有少年人最快活。年紀既輕。面目又麗。水也搯得出的肌膚。再配上幾件時髦的衣服。逛逛馬路。白相堂子。其樂無窮。然而樂極每易生悲。因此有的患遺精。有的患白濁。時有所聞。本館代售的遺精散（專治遺精）白濁丸（專治白濁）都是對症的靈藥。

本報特聘羅家衡律師為法律顧問

幸福三日刊

中華郵政特准掛號認為新聞紙類

幸福報

紹儀署 （印）

第一九七期
（民國十九年三月廿二日）
◀每份售洋二分▶
館址上海三馬路雲南路口

定報價目 每三日出一張。五個月一元。全年二元。寄費在內。本埠一律。國外加倍。郵票代現。九五計值。

廣告價目 每期每格（共五方寸）計洋五元。均排於新聞之旁。如嵌入新聞中。長期面議。

本期要目

答李女士求打胎事
齒的衛生
楊梅廣瘡惡瘡神方
靈應紅白痢症散
胎產用藥談
小藥囊
續銀海新編
藥物一得
論中華民族醫藥廢興
幸福園

問病新章

（一）近接讀者問病函件。日多一日。幾使本報同人。無從答覆。故自本期起。另印問病紙一種。分送定戶。如非用此紙詢問者。概不答覆。

（二）此種問病紙。每定戶各發一張。請勿隨意亂用。如再欲索取。每張收費半元。

（三）非本報定戶。而欲訊問疾病者。亦須用此種問病紙。可預先向本館購買。本埠每張半元。外埠每張一元。以示限制。

答李女士請求打胎事

密司李。你是知識階級上人。不用我們醫生說。打胎這事是罪惡。你應該也知道的。你說你不打胎。你便有生命之虞。拿這話來哀求我們。但是我們的心。也是肉做的。當然很憐惜你。但是胎兒也是性命。叫我們殺一命救一命。兩兩相權。倒也差不多重。現在我想個萬全之策。救你們兩條性命。你如有最親近的戚友。例如姨母舅母或同學家。你不妨盡情告訴他們。在他們家休養數月。對家內就說他們挽留你多過幾天。到要生產的時候。到產科醫院去生產。小孩將來可送育嬰場所。你也可避免家庭發覺。但是以上辦法。不過在親友方面。名譽稍爲損失些。這也不算一件事。只要從此自新。舊染之污。未嘗不可滌的。按。讀者如有更妥之法。請速見示。以便披露。（編者）

齒的衛生

沈仲圭

古人稱讚美人的牙齒叫編貝。瓠犀。誠然。這種潔白整齊和編貝。瓠犀般底美齒。值得人們頌揚的。但非美人所專有。只要明白護齒方法。人人都有美的可能。換句話說。假使美人不注意齒的清潔。也許變為可憎底黃牙吧。愛美的青年啊。你們要造成一嘴美齒嗎。快快實行本篇所說底方法。

(一)刷牙的重要　我們食物之後。總有餘剩的食屑。嵌留齒縫。這種食屑。經過一夜之久。變為乳酸。包被齒面底琺瑯質。雖稱人體中硬度最高的東西。却是頂怕酸質。如果常常被它侵害。就剝離而生痛了。所以要牙齒健全。第一條件。每次飯後。應用上等牙粉。洗刷一次。

(二)牙粉的選擇　我們牙粉刷牙。其目的在滌除齒隙的食屑。以免發酵生病。這話上面已講過了。但是用純良的牙粉牙刷。固能殺菌潔齒。用惡劣的牙粉。反致損傷牙磁。所以選擇牙粉。應該十分嚴格。切勿貪圖便宜。買那劣貨。現聞香港辦鉞公司。新出一種噴蘭牌牙粉。氣味芬芳可口。質地細膩柔滑。可算是優良國貨呢。

(三)漱水的改良　我們刷牙或漱口的水。普通都用未經煮沸的生水。這是頂不衛生而人們不注意的一件事。因為水不煮沸。難免含有雜質及細菌。胡亂拿來漱口。實覺不妥。若在腸胃病—霍亂赤痢—流行之時。更有傳染病毒的危險。我想最好用石灰水。—冷開水一杯。加石灰水一調羹。—其次硼酸水—硼酸一倍。加水一百倍。—溫開水。那纔不至懸受其害了。(未完)

楊梅廣瘡惡瘡神方

(周其華)

芫花不拘分兩揉熟。用大棗六枚。剖開去核。每棗將芫花盛滿。以線紮緊。放磁罐內。以宮鍾合蓋。飯鍋上燉熟取出。去皮及線。入石臼中杵爛作丸。分作二服。食以滾水送下。空腹更妙。不一時許。即欲大便。便時須于曠野地上瀉之。間三日。用白降丹二分半。細麵三分。二味和勻。少用水拌如乾糊作條。丸作七丸。晒極乾。用細磨麻油半磁匙同白滾水泡滿一盞。俟其畧溫。以匙先抄二匙。徐徐飲下。然後將丸一粒入口。以麻油湯緩緩送下。如此緩送丸盡。餘剩之湯。一齊吃之。飢後須忍服半日。切勿食五穀。又欲大便。照前法。其瘡未至半月全愈。

靈驗紅白痢症散

(彭祖壽)

一味奇功　百發百中
血痢更妙　痢血亦好

金銀花蕊不拘多少。揀去梗梁。用銅鍋炒至焦黃色。研極細末。以磁瓶封固。凡遇此症者。小兒一歲食散一分。自十歲至老大。每服食散十五錢。紅痢用上白糖。白痢用紅砂糖。紅白痢相兼者。則以紅白糖並用。用散一分。用糖一分。用散一錢。用糖一錢。俱以滾水冲服。見效未全愈者。再食一二服。亦不妨也。如係此散未便。則買好金銀花炒至焦黃。大人用一兩。兒童則視其大小。酌量減服。淨水煎藥。用糖冲服。如有日久未愈。失去味口。不思飲食者。此乃閉口痢也。宜用飯湯冲散食之亦可。再無愈者。即取大口田螺二個生用。去殼搗爛。先作餅狀烘熱。後入麝香三分。貼肚臍間半日。熱氣下行。即思飲食。復用此散治之。無不愈者。懷孕婦不宜用麝香貼臍。或有用紅瓜子栗。每次斤餘。煎水飲一二次。即得全愈者。此散此方。功效甚著。伏望各界同志。仁心為懷。預製此散。多行方便。亦所以自己方便也。

介紹衛生方法　幸福三日刊　指導健康途徑

□胎產用藥談

（謝氏月）

一、孕婦有濕熱病六七日。小腹痛。欲死。指甲青色。而口中出沫者。皆因臟腑熱極。以致子死腹中。不能順下耳。若服滑石、地榆皮、各一錢。煎湯加陳酒三分和服。如不熱。連鍾置滾水內候熱服三卽產。

二、凡難產者。因子在母腹。飲血十個月。或有餘血凝結爲塊。名曰兒枕。生時先破敗血。流入衣胞中所以難產。急服此藥。逼去敗血。自然易生。用炒黃燕子糞、滑石、榆皮、各一錢。煎湯加酒三分。

三、胎衣不下。敗血流入衣中所致。用炒黃燕子糞滑石榆皮各一錢煎湯加酒三分。

四、產後三五日起坐不得。眼見黑花。及心迷不識人事者。敗血流入五臟。奔注於肝。庸醫不知。誤認爲暗風。治之必死。惟此藥能救。用陳酒一鍾。將生鐵燒紅。浸其內。俟鐵冷。取出。再燒紅淬之。如是三次。用榆皮炭、延胡索、各一錢煎。入陳酒童便各三分。

五、產後口乾心悶。多煩嘔者。乃血氣未定。便喫新酸熱物。以致餘血結聚於心。故有此症。用當歸、錢煎湯。入童便三分。

（未完）

小藥囊

歡迎投稿

□赤霆救疫奪命丹

（仲圭）（前人）

專治卒暴中惡。悶痧臭毒。霍亂吐瀉。肢厥脈伏。轉筋入腹。絞腸弔脚。魄汗淋漓。氣閉形脫。甚至舌冷囊縮。（婦人乳頭縮）手指螺癟。以及小兒驚風。癲癇邪祟。痰塞痙厥。老年中風中喝。山嵐瘴癘。諸暴危篤急症。倘人已厥去。呼喚不醒。手足鼻舌已冷。牙關緊閉。命在頃刻者。但探鼻息微存。心胸尚溫。急將此丹少許，至多不過一分。浮於冷茶水面。從容灌入。自能追邪外出、俾得醒回厥轉寒去脈起。以便延醫診治。孕婦忌服。此丹藥品貴重。珍藏瓷器。愼勿洩氣。

眞水安息香（卽龍涎香六分、麝珠粉（一分）犀牛黃（一分）當門子（五分）梅花冰片（五分）淨硼砂（二錢）明雄精（二錢）。川馬牙火硝一錢二分。用鎔銀罐同煅鍊。和凝成丹。）飛淨辰砂（二錢）明礬（二錢生研）眞血珀（二錢）生玳瑁屑（二錢）猪牙皂角末（一錢）川鬱金（二錢）赤金箔（九張）公丁香。廣木香。烏沈香。白檀香。（各一錢勿見火。）

續銀海新編（五）

（4）胞生痰核

凡是胞生痰核。痰火結滯所成。皮外覺腫如荳。胞內堅實有形。或有不治自愈。或有變結爲癰。甚則流膿出血。治之各不同名。此火土之燥。毋向外求請。若能知急治。頃刻便和平。生狀見皮外胞內。顆如荳。胞內堅實。紫紅有形。

防風淸胃湯。紅腫陽明傷。過食辛辣炙煿膏。煆膏蘇子陳殻。荊防芩連梔甘當散結湯。——痰核——散結湯。花粉白芷桔前蒼。陳皮元參芎防見。連投數劑復平康。（未完）

□藥物一得

（李健頤）

（一）雄黃

本草備要云。「雄黃辛溫有毒。入肝經氣分。搜肝強脾。散百節大風。殺百蟲。又能化血爲水。燥濕殺蟲」。然則雄黃之力宏大。如血管中疫菌爲害。其能抵抗毒素直接殺滅。鄙人常用雄黃同各種藥。治鼠疫最有奇效。（方見拙著鼠疫新篇）。蓋鼠疫爲疫菌盤踞血管。血管毒質。卽結成核。雄黃能化瘀核爲水。殺滅桿菌之滋源。誠有勝西醫之殺菌藥也。試驗之功。闔潭週知。

出版務求信用有切實保證　又名社會醫學常識報　主持者有學識經驗及人格

中華民族醫藥廢興論(六)

(太平雜誌主編田桐)

口外黃芪近年因以大貴。中醫以冰片治痛。冰片之中。重用樟腦。以其善散也。西人亦襲此法。故其止痛諸藥。無不如此。大元府帥參軍長林修梅。患牙痛。中國視爲小症。廣州法國韜美醫院主拔之。拔之血流不止。一夕而逝。國民軍主將胡景翼。肘生節。中國亦視爲小症。開封德醫主割。一割未愈。將再割。重用麻藥。一麻不起。中國藥主草木。治之不效。不致重其病。西藥主礦物。治之不效。必致重其病。中國人力主廢止中醫中藥。外國人方偏求中醫中藥之法。余在山西口外見輸出藥材。逐年增長。吾邑明代李時珍以四十年之功著本草綱目。非徒空言。乃自經實驗者也。近日德人大爲尊重。而譯之。清人吳其濬著植物名實圖考。山西官書局刊行之。歐美日本人赴太原者。每人或購十部二三十部不等。中國人以當歸川芎爲血藥。西人近來亦何嘗不於此求之。中國人知種痘。西人亦效之。中國人以升藥治楊梅。西人亦效之。且上古之民族生理。與今日之民族生理不同。上古強。今日弱。中國民族生理與歐州民族生理不同。歐州強。中國弱。何以故。去火化愈近者愈強。去火化愈遠者愈弱。火化久雖弱。雖自然解毒之法亦在其中。故中國人口自然繁榮也。攷漢末華佗爲關羽治箭傷。關羽吃能不動。今人能堪之耶。西人發熱壓以冰帽而無傷。友人徐璧原在日本杏仁堂就醫。醫者以冰帽退熱。壓頭及腦。(未完)

幸福園

個人衛生徑言

(不拘韻)漂陽陳器先

(量體裁衣)衛生首論衣。量體最適宜。寬窄都有碍。貴潔不貴奇。

(量腹受食)吃飯一問題。淡素眞滋味。細嚼且緩嚥。笑肉食者鄙。

(居室高燥)衛生再論住。陋巷也可居。光透復透氣。林木植幾株。

(節制性慾)男女大欲存。節慾葆其眞。須知色上力。便是殺身刃(懷孕時期更宜節慾)

(飲宜清水)飲水要思源。烹煮汲清泉。如油復如醴。病菌少染傳。

(多見日光)朝陽抑何融。信步任西東。日光時接近。血質自然濃。

(夜宜早眠)夜眠不宜遲。酣睡八小時。腦得充分養。精神日支持。

(晨宜早起)早起練呼吸。空氣最清潔。輸入血液中。便成養化鐵。(性懷孕時不宜)

(運動有時)運動貴有恆。早晚日遵行。活血強筋骨。康健莫與倫。(女性行經時不宜)

(思想有節)思想與休息。時間貴相適。精神勿過勞。談笑舒腦力。

(沐浴宜勤)沐浴務須勤。勿熱勿太冷。浴後布巾擦。肌膚日瑩潤。

(烟酒宜戒)烟酒助興奮。害血行機能。影響肺和腦。久久便成癮。

本報特聘羅家衡律師為法律顧問

幸福三日刊

中華郵政特准掛號認為新聞紙類

幸福報

紉儀署

第一九八期

（民國十九年三月廿五日）

◀每份售洋二分▶

館址上海三馬路雲南路口

定報價目

每三日出一張 五個月一元全 年二元寄費在 內本外埠一律 國外加倍郵票 代現九五計值

本期要目

吐血與肺癆

醫士楊志一著

未病者讀之 可知預防之法
已病者讀之 可謀挽救之策
疑似者讀之 可以煥然冰釋
醫學家讀之 可知治療正軌

故本書出版以來。風行遐邇。以其書中語語精切。有益實用也。

◻每冊實洋兩角
◻郵票代現通用

上海三馬路雲南路幸福報館發行

◻女子一切事業不能與男子同享平等幸福的一個答案（七）

（余不平）

幸福的第一八三期。載了繭情生君的一篇問題。惹得好多男女同志們。來稿討論。各舒各的見解。但是我也有點意見。來發表一下。請各位指教。

關於這個問題。我敢下一斷語。「古今來男女的地位。是絕對平等的。事業是絕對不會平等的。因為女同胞們。是受了兩種天然生理上的累。一是子宮。二是乳房」讀者見了。一定要說我瞎說了。我來解釋個原理。

上古時候的人類。穴居野處。每天尋吃的物品。是他們惟一的工作。那時無所謂事業。男女的地位和生活。當然是平等的。我們以理想推測。那時是人與獸爭的時代。男子能與獸爭。女子當然也能了。假使女子到有孕的時候。在兩三個月時。發現惡阻等現象。似乎有病的樣兒。固然不能去同獸爭。即使去同獸爭之時。用了力或被獸撲倒時。往往要墮胎。到八九個月的時候大腹便便。連路都不動了。還能去同獸爭嗎。人是有情的動物。見了女子這樣。且而也要蕃殖他們的子孫。所以把同獸爭的責任。男子通通担負過來。不要叫女子上前。再到了小孩子生了以後。女子更加負累了。因為小孩子。時時要吃乳的。假使女子或者出去獵食。或者抗禦野獸。男子在山穴內。帶着小孩。忽然小孩要乳吃。那可沒法子了。因為男子的乳房。是擠不出乳汁來的。所以在那時候。根本上。女子便多了一個受孕的負累。和授乳的負累。再到了人類進化。生活日繁。事業紛歧的時候。女子的一切事業。便落後了。所以我說。「女同胞們。是受了天然生理上的負累。一是子宮。一是乳房」。假使說。男女事業。一定可以平等。那除非請改造博士。來把男子們肚皮裏。添造一個受孕器。男女都可以生育。都可以授乳。那便生理平等。事業也平等了。

但是。事業是吾人的立身的成績。蕃殖是吾人傳種的重任。女子旣負有傳種的重任。地位也平等。事業就是不能同男子平等。又何足爲恥呢。

編者按。不平君此稿。最爲透切。進本窮源。從最初人類說起。說明原委。眞足爲確切合理的答案。至前六篇答案中。綠非女士。則就一般觀念作想。鳳侶女士。則就女子職業立說。飮恨生。則從女子個性作想。謝寶森君。答爲「月經」「生育」兩事。生育是負累女子的事。對的。月經不是負累女子的事。因爲月經來時。女子仍然可以做事的。月經是子宮中的排出物。與其說月經負累女子。不若直接說受孕的子宮負累女子。徐淸和君。就經濟教育及女子個性作想。汪淸如君。亦是就普通理解立論。雖各有是處。但理由不甚充足。玆爲鼓舞投稿者興趣起見。特將書籍酬贈列後。

第一名　余不平　贈洋裝怪病奇治家庭醫藥寶庫婦女病靑年病各一册

第二名　謝寶森　贈平裝怪病奇治一册

其他五人各贈怪病奇治月刊二册

□治金創及跌打出血方（張壽甫定）

煅石膏細末。取敷創口。其血立止。如是重症。宜內服三七細末。以行瘀血。

□又方（沈仲圭定）

龍骨細末。取敷創口。其血卽止。重症宜內服鬱金湯。以行瘀消腫。

□產後血暈急救法

用鐵器。火燒紅。淬酸醋中。取烟薰鼻。卽醒。

□腰痛外治藥（王香岩定）

腰痛一症。原因複雜。製方服藥。鮮有效果。惟用此藥外治。確有藥到病除之功。非虛語也。法取黃牛腿骨一付。爽骨取髓。熬煉成膏。置甆器中。用時取膏少許。置火上化烊。以潔淨棉花。蘸敷患處。日凡數次。

小藥囊

歡迎投稿

□疏肝和胃散（裘吉生定）

治肝胃痛。雖年久者。亦能奏效。

製香附（二錢）甘松（錢半）刺猬皮（錢半）沈香麯（二錢）川連（七分、淡吳萸四分、拌、如肝熱體、吳萸二分、川連九分、）焦雞金（錢半）生白芍（錢半、如胃寒脈遲不用、）姜汁（一瓢）甘蔗汁（二盃）痛甚不堪忍者、加淨乳香、體寒者、去白芍、加淡干姜、甚則淡附片、酒家或體熱者、去香附、加枳椇子、如遇夏秋、並加藕汁、年久成頑固性者、卽韭汁亦可加、狗寶各體可用、

□談談蟑螂子

溧陽陳器先

蟑螂子。吾鄉俗呼爲肉老鼠。患此者。輒令無知老嫗劑之。血肉糢糊。呼號婉轉。目不忍覩。耳不忍聞。因此而天折者。數見不尠。昔賢徐靈胎氏有言曰。『蟑螂子之說。起於明末。乃海濱妖婦誑財之術。惟蘇松盛行。劑後。死者甚衆。蓋小兒有痰火。乳數日。必有一二日頤腫厭食。名曰妬乳。不治亦愈。劑出之肉塊。頤內人入有之。劑則復生。非病也。』云云。足徵劑此者之不徒無益。而反有害。惟患夫愚婦。每遇嬰兒頤臚厭食。眼球發赤。輙曰。此蟑螂子作祟也。而無學識之老嫗。復鼓其如贊之否。謂不劑則眼必不保。於是不顧兒之痛苦。使之奏刀。幸而無事。則稱其手術之高妙。萬一劑傷勵脈。則必流血不止。不日卽斃。曾自覩矣。況若豬用具無所謂防厲。無所謂消毒。因之而得破傷風症以死者。尤時有所聞。唉。嬰兒何辜。遭此慘毒。而爲父母者。方慶弄璋之喜。忽抱喪明之痛。誰實爲之孰令致之。余目擊心傷。故敢對於育嬰兒者進一忠告曰。頤內之肉。旋劑旋生。動脈所在。奏刀不易。偶一不愼。卽有性命之憂。倘小兒妬乳。卽照余後列驗方。蘸擦兩頤。數次卽愈。切不可道聽途說。輕於一試。卽有眼球發炎症。宜延眼科治之。如是則小兒旣無痛苦。又免天折。家庭幸福。正無艾矣。敢質高明。以爲何如。

附方

蘇薄荷霜一分　西月石六分　粉甘草（勿見火）二分　馬牙硝六分　京梅片五厘

研爲極細末。搽擦入兩頤

幸福三日刊

介紹衛生方法　指導健康途徑

老咳亟斃勿藥有喜

彭祖壽

敷載前。鵝城茶亭街某老翁。年過古稀。患咳甚劇。喘逆不可名狀。醫藥無靈。氣息奄奄。家人已爲備後事。忽翁叫食橙果。時當寒季。甘橙已熟而上市矣。以翁不久人世。長別離祇朝夕間耳。遂亦購橙三四斤。以熱火灰煨熱而食之。頃刻咳盡。而老咳終以勿藥而消散矣。非惟立起沈疴。且翁至今猶精神矍鑠。形健體旺也。聆諸世俗經驗者云。煨熱橙可治老年咳。觀此信焉。

續銀海新編

（六）（姚夢石）

（5）血氣不分混而遂結之病

血氣不分混而結。上下目疣因此設。雲騰水流不相離。反此遂阻手洗畢。狀見上下瞼。起肉疣如豆許。甚則如蠶如杯。

防風散結湯——散結湯治血氣混。紅花歸芎苓蒼芩。防風防已甘蘇木。羌獨前胡散結蘊。

疳積妙方

李健頤

小兒疳症多由飲食不節。腸胃虛弱。消化力不足。夫消化不足。則腸胃多有積聚不消之物。日久遂成發酵性。乃生蚘蟲。而疳疾成矣。或用罩篱當殺之。惜其性最烈。恐礙胃氣。惟有用蓮子。淮山藥。芡實。茯苓。使君肉。鷄虱。炒麥芽。鷄內金。粳米等味。共爲散。飯熟和冰糖。用滚水冲服。非僅殺蟲補脾兼助消化之功效而無礙胃。且小兒亦可以當小點。眞治疳之妙方。嬰兒之補品。勝過單篤甯多矣。請試用之。

藥物一得（續）

（李健頤）

（二）海石

平潭孤懸海外。波濤洶湧。將山中之石。捲入大海。經百餘年之久。受憶萬次之瀾翻。其石質之重。漸漸變化爲輕浮之質能浮於水面。即海石也。其味鹹。其性寒降。有清肺止渴止嗽通淋軟堅消痰核之能。即可稱爲頑痰之聖藥也。

（三）墾土

平潭上寮山。有出墾土二種。一白色。名白土。一黄色。名黄土。功有收斂燥濕之能。藥店每將黄色者。僞造鑪甘石然。甘石能退赤去翳。爲目疾要藥。而黄土。只宜外摻燥濕。若用治眼疾。必有害而無益也。

答友人問遺精症

非非室驗案選

沈仲圭

（案語）古稱精氣神爲三寶。精液頻洩。腎陰暗耗。病延五載。虛象叢生。（如精神萎靡。作事易倦。頭眩善忘。怯寒畏熱。骨蒸失聰。皆屬虛象。）爲今之計。務須一面斷慾。一面培養。急起直追。方克驅彼二豎。復君健康。謹擬一方。即希酌服。

（藥方）大熟地（陽春砂仁五分拌）　生山藥各五錢　製首烏　女貞子（鹽水炒）　甘杞子　地骨皮　白茯神　各三錢　金櫻子　粉丹皮　各二錢

照方十劑。或爲丸。或熬膏。均可。

（說明）石爲加減地黄丸去山茱萸加地骨皮。方中熟地、首烏、杞子、皆爲補腎要藥。女貞滋陰。兼能清火。所以助丹皮、地骨、以除骨蒸。山藥培脾。兼能固攝。所以助金櫻子以斂精管。茯神功專安神。神安則夢不生。夢不生則遺自止矣。

（攝生）（一）卧宜側睡屈膝（二）勿存淫念（三）避身心之過勞（四）被蓐不得過煖（五）禁食一切助陽之食物

□中華民族醫藥廢興論（七）

（太平雜誌主編田桐）

無何熱雖退而人亦與冰俱冷以終古矣。古人之所堪者。今人不必能堪之。歐人之所能堪也。華人不必能堪之。我之發明已久。爲社會應用之業。離出學校研究範圍。我則輕視而不以科學視之。西人恆以爲奇事。乞人弄蛇。知蛇性。理蛇傷。在不知者不能不以爲奇。制豆腐。小藝也。歐人以爲奇。學之久而不能精。扇豬扇狗之類。賤藝也。德人學之六年。自試豬狗皆死。渠塘養魚。華人不學而能。德國則屬之大學科。江湖跌打損傷。非有深奧之學也。所治奇症。較醫院爲妙。大凡科學之過程。分三大時期。第一時期。爲思想發動時期。何由發動。卽碰彩也。碰彩之中。分有心碰彩與無心碰彩。神農嘗百草。有心之碰也。稍能制火藥。無心之碰也。第二時期。爲衆人研究時期。此時期亦爲矜誇時期。成功失敗。尙未爲定。惟研究者必故神其說。信其藝者。亦旁加附會。第三時期爲應用時期。脫離研究範圍。人人不學而能者。如農業。如豆腐。如養魚。如扇豬扇狗之類。惟其不學而能。遂輕視其已往之科學。不但不矜誇。而且卑賤之也。夫中國醫藥。與西方不同。西方。科學也。中國始於科學。成於哲學。終於混合應用學。科學。規矩也。哲學。神明也。中國醫藥之至精者。神明於規矩。而不離其宗旨也。

（未完）

幸福園

□粵人之食蛇法

（黃卓秋）

□蛇之種類　蛇爲爬蟲類。體爲長圓筒形。修尾無足。以肋骨自由伸縮而行。全體有鱗紋透明之表皮。或居陸上。或棲水中。舉吾所知者。有南蛇、禽蛇、蟲蛇、紅蛇、泥蛇、水國蛇、青竹蛇、草花蛇、飯勺蛇、兩頭蛇、禿尾蛇等。種類極多。可大別爲有毒無毒二種。惟有毒者則不能食。

□蛇之捕法　蛇除泥中水中者外。多避處草叢中。捕鼠蛙雞鴨等動物以爲食。捕法最易。用石或竹竿。有時用手攝其尾端而倒置搖動之。肋骨縮落立斃。若蛇之大者。輒踞處深山。捕人或畜類以爲食。須集多人用鳥鎗擊斃之。

□治皮膚病　大蛇有重至三四十斤至六七十斤一頭者。輒買成猪肉價格。有時更超過之。舉凡瘡疥癩癬無名癧瘰等一切皮膚毛病。食之無不立愈。余係粵產。在家時常食。故不發皮膚病。讀者不信。盍嘗試之。其油可治凍瘡。其膽可清肝火。其皮可供三弦二胡等樂具之用。

□蛇之煮法　煮法分二種。均極單簡。將蛇肉切塊。用雞肉或猪肉合煮之。再用生姜片紅糖胡椒粉少許香菜作配料已足。將蛇肉連骨搗爛成丸子。和雜料煮之。其味均鮮美無匹。南京安樂酒店所謂龍鳳會者。卽蛇與雞混煮。價值頗昂。食者均稱佳味云。

□風流小病

（秋）

世上惟有少年人最快活。年紀旣輕。面目又麗。水也揩得出的肌膚。再配上幾件時髦的衣服。逛逛馬路。白相堂子。其樂無窮。然而樂極每易生悲。因此有的患遺精。有的患白濁。時有所聞。本館代售的遺精散（專治遺精）白濁丸（專治白濁）都是對症的靈藥。

本報特聘羅家衡律師爲法律顧問

幸福三日刊

中華郵政特准掛號認爲新聞紙類

幸福報

鈕儀署

第一九九期

（民國十九年三月廿八日）

◀每份售洋二分▶

館址上海三馬路雲南路口

廣告價目

每期每格（共計五方寸）五元均排於新聞之旁如嵌入新聞中長期面議

定報價目

每三日出一張五個月一元全年二元寄費在內本外埠一律國外加一倍郵票代現九五計值

本期要目

■對於嚴獨鶴醫藥談話之商權

（涼月）

我無意中在新聞報快活林上。看見嚴獨鶴做了一篇關於腦膜炎的談話。題目叫做『醫學界應有的研究』（見十九年三月十日）我讀了之後。覺得他所談的話，有很多地方。使我不解。所以不揣譾陋。就做了這一篇商權。不知嚴君見了。以爲如何。

（原文）況且腦膜炎這個病。聽說是由外國傳染來的。那麼對症發藥。自然以西藥爲比較的有把握。

（商權）他這段談話。說得奇怪極了。照他的意思。好像說外國來的病名。非請西醫治療不可。反轉來說。就是中國固有的病名。方纔可以請教中醫。唉。這種牽強誤會的談話。真不值識者一笑。要知道西醫所說的腦膜炎。就是中醫的痙病。其見症爲角弓反張。兩目上視。手足抽搐。危在頃刻。假使重用羚羊。未嘗不可轉危爲安。嚴君因爲腦子裏沒有聽見過腦膜炎三字。就誤斷爲中國向來沒有這種病。其實這種病中國早已有了。不過腦膜炎三字的病名。是新從外國傳來的罷了。譬如一個人。有名字。有別號。他的稱呼雖然不同。而他的人。卻祗有一個。決不能說因爲換了一個名稱。就不是他了。現在我再拿幾種相同的病名。寫在下面。不知嚴君看了。更有何說。

虎烈拉……霍亂
腸窒扶司……傷寒
盲腸炎……大腸癰
腦膜炎……痙病
肺炎……風溫

□胎產用藥談(續)

(謝氏月)

六、產後寒熱往來。頭疼腰痛者。皆產時遇受風寒。邪氣入於腸內。敗血不盡。上連心肺。下至肝腎。故有此症。用當歸一錢煎湯入童便三分。

七、產後受熱。或偏身寒冷。皆因敗血。散汁於四肢。停滯日久。不能還元。仍結濃血。甚至四肢俱腫。若作水腫必誤。蓋水腫則喘小便澁滯。氣腫則四肢寒熱。須細察便明。先逐去敗血。服通寶散立效。用官桂紅花各一錢。煎湯入陳酒三分。

八、產後言語顛狂。眼見鬼神。乃敗血攻心所致。急用當歸一錢酒半鐘煎湯。入童便三分。

九、產後失音不語。是七孔三毛九竅多被血冲閉。所以言語不得。用延胡索棕皮各一錢。煎湯。入陳酒三分。

十、產後腹痛兼瀉痢。或腹脹滿虛滿者。皆因月中誤吃生冷熱物。而餘血結聚日久。漸主腹脹疼痛。米穀不消。或濃血不止。水氣入腸冷痛。或敗血入小腸。變赤白痢。須先逐去敗血。然後調治瀉痢。用刘根一錢煎湯入童便陳酒三分。

十一、產後百節疼痛。乃敗血入於關節之中。聚結致虛。不能還元故耳。用酒半鐘。牛膝一錢煎湯。入童便三分。

十二、產後有血崩如雞肝色。昏悶發熱者。因敗血未定。誤吃腥酸之物所致。用樟柳根杏膠各一錢。煎湯。入陳酒三分。

十三、產後昏迷驚恐氣逆咳嗽四肢寒熱口乾心悶。或背膊酸腹腫皆因血未還元。吃熱物麵食。致有此症。日久甚至月經不通。黃赤帶下。而小便或滑或脹。急用樟柳根杏膠各一錢。煎湯。入陳酒三分。

十四、產後胸隔氣滿嘔逆者。乃敗血未盡。必有惡物。肺氣不清。故不可作傷食治。宜服樟柳根杏膠各一錢。煎湯。入陳酒三分。(未完)

小藥囊

歡迎投稿

□石氏生化湯(石芾南定)全當歸(二錢至三錢)益母草(四錢至五錢)丹參(三錢至四錢)光桃仁(五粒至七粒)益元散(二錢至三錢荷葉包煎)臨服。冲生藕汁。清白童便。各一杯。

圭按。此方鑑於原方(當歸炭川芎桃仁炙草)之溫升。不宜於陰虛而作。蓋生化湯原治惡露不行。然惡露之阻滯。其因有寒有熱。更有惡露本少者。若以此方統治之。嘗不肇禍。此石氏所以別定一方。以治陰虛火旺之質也。

□齒的衛生(續)

沈仲圭

(四)齲齒的預防　齲齒的發生。不外乳酸損害牙磁和缺少鈣質兩種原因。所以我們僅僅每日刷牙漱口。還不足以盡護齒的能事。必須多吃含鈣食物。培養齒質。才能避免蛀蝕的痛苦。乳白魚肝油。內含燐鈣等質。既固齒。又養身。眞是一舉兩得的補品哩。

(五)平時的鍛鍊　人體各部的官能。愈用愈發達。不用就萎弱了。你看鐵工的手。車夫的腿。強壯得令人可愛。就因他天天運動的效果。牙齒也是這樣。每次用飯。細細咀嚼。再吃些堅硬食品。自然健全了。而且食物在口裏嚼得細碎。胃腸消化。也就省力。所以細嚼的功效。不但固齒。兼可健胃哩。(完)

介紹衛生方法　幸福三日刊　指導康健途徑

五臟之生理

李健頤

人體之臟腑。各有所司。如肺司呼吸。心司血脈循環。腸胃司消化。內應所司之職。外應營養之主。故肺主皮毛。心主血脈。脾肝腎主肉筋骨也。夫內臟富強。而外主必現豐厚。是肺氣順。則皮毛堅固。肝血旺。則筋節強健。心火足。則血脈隆盛。脾土實。則肌肉肥潤。腎液滿。則骨髓充榮。苟內臟衰弱。而外主之筋脈皮毛。亦必枯焦矣。觀夫素靈論五臟主屬甚著。而今之生理學。則未陳及何也。余細究素靈而兼考生理學。知五臟主屬之格畧矣。蓋心臟有血管。其血液之循環。特心臟司使。而週行全身。夫血管即脈管也。故曰心主血脈。肺爲華蓋。司呼吸之氣。其氣管達於皮膚。生理學所謂毛氣管是也。然則皮毛之關於肺臟明矣。至肝主筋。蓋肝居肺心之下。肝上有膈膜。其膈膜由肝所生。膈膜盡處。連附於筋。故筋之相連薄膜。其生殖。皆肝之發原也。脾橫於胃下。脾中生有網油、及血線。播於內臟。連及肌肉。故網油。因脾氣而化。則生肥肉。血線藉脾血而生。則生瘦肉。故曰脾主肌肉。腎臟兩枚。在於椎骨之兩旁。其腎中動脈。貫於脊骨。則腎中之精汁。流入骨內。而生髓。髓而長骨。故精足者。則人體強健矣。然內臟主屬之原因。乃素靈所訓。惟詞深理奧。未易驟解。是以後人反棄其本。而逐其末。嗚呼。誠可惜哉。吾願習醫者。宜以素靈與生理學合參焉可耳。

續銀海新編（七）

姚夢石

（6）熱積必潰

熱積必潰因何生。邪深不行久伏成。日漸月聚勢不得。皆屬膀胱與肝經。

狀見隱㾬稍脹燥。視物微昏。內眥開竅。如針孔。按之則泌泌膿出。

竹叶瀉經湯——熱積潰痛瀉經湯。升柴竹叶加三黃。梔仁羌活車前芎。澤決芎茯保安康。

雀斑效方

蔡濟平

按雀斑致病之由。不過血分有熱。風邪外搏。並無重大研究之點。茲將玉容粉紅玉膏二方。併爲介紹病者諸君。請分別試用。如果有效。請即復我一函。俾可確知方之驗與不驗也。玉容粉。菉豆一升。荷花瓣二兩。晒乾。滑石五錢。白芷五錢。白附子五錢。上冰片二錢。蜜陀僧、錢。共爲細末。早晚洗面擦之。（紅膏）輕粉。滑石。去皮杏仁各等分爲末。蒸透。入麝香少許。以雞子清調勻。洗面敷之。旬日後色如紅玉。又赤鼻病。因與雀斑大致相同。玉容粉亦可治。並以附告。

孕婦的衛生

林夏泉

1 宜多食富有滋養料食。以供給體內的需要（因孕婦須供給自己。尤須供給胎兒。）

2 每日宜行大便一次。以免秘結。若遇秘結時。宜請醫師指導。用藥通利之。不可妄用瀉藥。以防危險。

3 睡房宜使空氣流通●光綫充足。

4 宜時常行適宜之柔軟運動。操練肌肉。俾令血液流通。精神活潑。

5 食物宜從平素之習慣。如辛味而有刺激性之食物。宜戒除之。

6 身體及衣服之清潔。必要注意。清潔法宜每日溫浴陰部及全身●衣服亦須勤爲洗換。

7 性慾宜極力節制。五個月之後。以完全禁止爲宜。免傷害子宮。成爲小產。

8 乳房爲產後授乳上之必要物。宜保清潔。且勿束縛。以免阻礙呼吸。其乳頭之陷凹者。須屢屢引出而使勃起。

9 精神之攝生。尤爲重要。如悲哀忿怒。觀演劇。讀稗史。以太過感動精神。甚爲不宜。宜常使精神安靜。心地爽快。使胎兒受良好之影响。

近代名人之醫藥評論

中華民族醫藥廢興論（八）

有一病則一次治之。有二病則二三次治之。四病五病則四五次治之。中國不問其有若干病。皆以一次治之。且病愈而人亦健。謂之神明於規矩。夫何待言。西方視病爲多元。中國視病爲一元。日本人漸明此理。余嘗留學時代。日本方廢漢醫。行西醫。十年以來。又大唱漢法復興。研究者甚夥。外人尚謀行之。而我反謀廢耶。且中國醫藥。四民皆有關係。醫師。士也。藥工。工也。藥商。商也。種藥者。農也。爲國家謀建設。所以安民也。如廢醫藥。四民失業者。其數不知凡幾。將以何業代之乎。如曰中國有庸醫。誠有之矣。行政者設法取締。何患無方。醫師之不齊。不能遷怒於醫理。況普行西醫之國。如英如法如意。每年人口有減少之傾向。中國人口。則逐年增加。是天然衛生天然醫藥。適合人類生存之道。可爲左證矣。奬之不暇。而況廢之乎。

（完）

（太平雜誌主編田桐）

來件

世界醫報徵文啟

敬啓者。同人等自創辦醫界春秋以來。彈指駒光。瞬經四載。抱醫學大同之主義。倡中西並重之先聲。知中醫之非改革不足以圖存也。內而喚醒其迷夢。知西醫之侵略欲滅此朝食也。外而抗禦其凌駕。提倡匯通。泯中西之見。勸告合作。無新舊之分。當夫市起戰雲。卽樹和平之幟。及至飛來彈雨。又竭呼籲之聲。此同人等耿耿之心。不求人諒者也。況乎天地化生萬物。故能成其大。海洋容納百川。故能成其深。理固有自然矣。又若南方之人慣米食。然麥食則必致腹脹。北方之人慣麥飯。苟米飯則必不療飢。是蓋各有其宜。各有其用。彼南方之人。固不能挾蒼蒼者天獨生米類。北方之人。亦不能挾芒芒者地獨生麥類。物類不齊。功用各別。尋常之食品猶然。而況於關係人命之醫藥醫術乎。惜乎中醫守舊性成。視西醫有如洪水猛獸。西醫迷新念切。視中醫有如秋蟲井蛙。方且相齮歧視之不暇。有何融會貫通之可言。同人等以有餘之力。秉大同之願。以溝通中西醫學爲前提。作成立世界醫學之初步。所謂世界醫學者。不分國界。不分畛域。匯各國之學術。棄其糟粕。成混合之醫學。聚其精英。行之當時。固不可或悖。傳之萬世。亦不可泯滅。稱爲世界醫學。誰曰不宜。今之新醫。不有自稱爲世界醫者乎。而余獨以爲非是。所謂世界醫學者。必得混合各國醫學。始足當之而無愧。若直稱西醫爲世界醫。則斷乎不可。蓋西醫爲一部份之科學的醫學。曷克當此。同人等情切杞憂。敢效曝獻。特籌辦一世界醫報。於西醫新知。則盡量吸收。於中醫奧理。則竭力光大。融科哲於一爐。匯中西爲一瀆。凡有可通之機。必使之珠聯。有相得之處。務使之璧合。同人等亦知徒以溝通中西。不足稱爲世界醫學。然喜馬之高。一拳石之所積。太平之深。一勺水之所聚。當此世界醫學萌芽之始。本報應運而生。未始非喜馬之一拳石。太平之一勺水也。惟同人等膺此巨任。知識有限。棉力難勝。敢將區區之心。告諸天下、凡我醫界同志。中西名宿。苟能俯鑒愚忱。隨時指導。賜以大作。廣惠國人。則將來中西醫之見既泯。世界醫之成可待。甯非吾同胞之幸乎。甯非全世界生民之幸乎。敢佈愚忱。敬希公鑒。上海寧波路勞合路口鑄壽里醫界春秋社啓

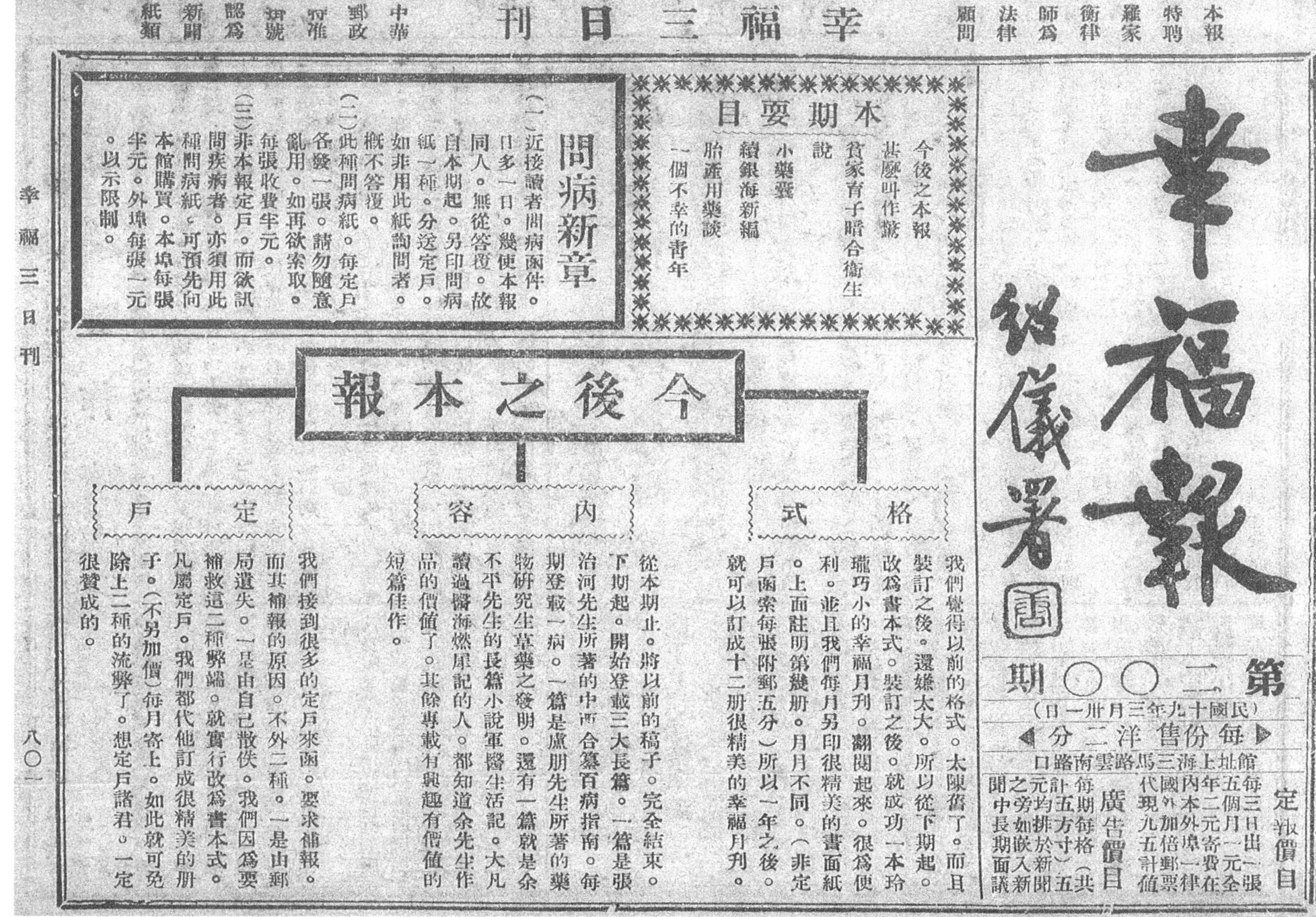

本報特聘羅家衛律師爲法律顧問

幸福三日刊

中華郵政特准掛號認爲新聞紙類

幸福報

紐儀署

第二〇〇期

（民國十九年三月卅一日）

◀每份售洋二分▶

館址上海三馬路雲南路口

定報價目

每三日出一張五個月一元全年二元寄費在內本外埠一律國外加倍郵票代現九五計值

廣告價目

每期每格（共計五方寸）五元均排於新聞之旁如嵌入新聞中長期面議

本期要目

今後之本報

甚麼叫作醫

貧家育子暗合衛生

說

小藥囊

續銀海新編

胎產用藥談

一個不幸的青年

問病新章

（一）近接讀者問病函件。日多一日。幾使本報同人。無從答覆。故自本期起。另印問病紙一種。分送定戶。如非用此紙詢問者。概不答覆。

（二）此種問病紙。每定戶各發一張。請勿隨意亂用。如再欲索取。每張收費半元。

（三）非本報定戶。而欲詢問疾病者。亦須用此種問病紙。可預先向本館購買。本埠每張半元。外埠每張一元。以示限制。

今後之本報

格式

我們覺得以前的格式。太陳舊了。而且裝訂之後。還嫌太大。所以從下期起。改爲書本式。裝訂之後。就成功一本玲瓏巧小的幸福月刊。翻閱起來。很爲便利。並且我們每月另印很精美的書面紙。上面註明第幾册。月月不同。（非定戶函索每張附郵五分）所以一年之後。就可以訂成十二册很精美的幸福月刊。

內容

從本期止。將以前的稿子。完全結束。下期起。開始登載三大長篇。一篇是張治河先生所著的中西合纂百病指南。每期登載一病。一篇是盧朋先生所著的藥物研究生草藥之發明。還有一篇就是余不平先生的長篇小說軍醫生活記。大凡讀過醫海燃犀記的人。都知道余先生作品的價值了。其餘專載有興趣有價值的短篇佳作。

定戶

我們接到很多的定戶來函。要求補報。而其補報的原因。不外二種。一是由郵局遺失。一是由自己散佚。我們因爲要補救這二種弊端。就實行改爲書本式。凡屬定戶。我們都代他訂成很精美的册子。（不另加價）每月寄上。如此就可免除上二種的流弊了。想定戶諸君。一定很贊成的。

幸福三日刊　八〇一

甚麼叫作驚？

（阮其煜）

在普通一般的人說來。驚可分為急驚。慢驚。我看見了許多小兒科的中醫。若見了孩童患發熱的病。已經有五六日而熱度不退的。在他的方子裏就寫着『防驚』二字。於是病家就去找一位『挑筋的郎中』去挑筋了。在心理上言之。醫者最怕『驚』。病家也最怕『驚』。我遇到許多患熱病的小孩。他父母最注意的一個問題。就是口口聲聲的問說。『會得成驚麼。』似乎你只要回答他說。『不會』。他就可以完全放心。若是說。『要防驚』。他的心中就要起了極大的驚慌。好像獨有『驚』的病。是危險是致死的一樣。

我對於這些病要說的話約略如下。『驚』不是一個病。是一個『病狀』。就是『抽筋』的病狀。『抽筋』。就是『腦的運動部』受刺激的緣故。在尋常的熱病。因為熱度太高。所以有抽筋。熱度不高。沒有抽筋的。尋常的熱病。因熱度過高的抽筋。就是叫作急驚。尋常各種虛弱病。因虛弱已極的時候。所現的抽筋。就是叫作慢驚。

其實呢？急驚是指流行性的腦膜炎。慢驚是指結核性的腦膜炎。這兩種病却是一種難治之病。可怕之病。至於尋常所見。並不是這種的病。不過因熱度過高之抽筋病狀耳。

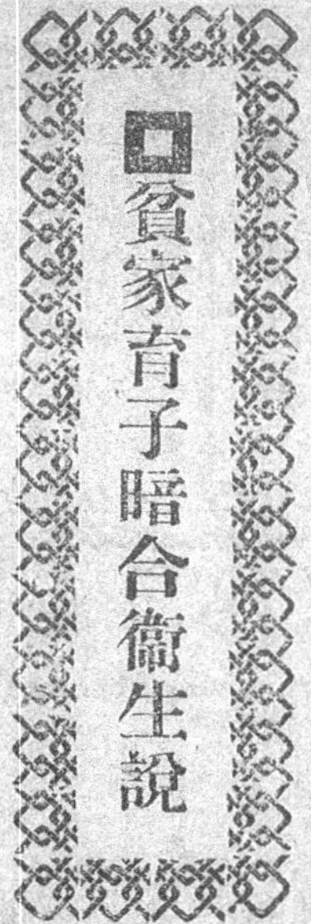

貧家育子暗合衞生說

全國醫藥總會委員沈仲圭

斐兆期曰。貧家有暗合養子之道。與富家異。蓋小兒受病有五。

（一）曰「煖」小兒質稟純陽。而火偏勝。保護無容過暖。禮曰「童子不衣裘裳」此其義也。富家之子。一出母胎。即裹頭裹足。燠室藏之。稍長則未寒先寒。疊加絨纊。更日置之於火。爍其未足之陰。積熱之病。從此變生。貧家之子。則薄被單衣。隨地而擲。正得抑陽扶陰之至理、

（二）曰「飽」。人身腸胃。以清虛為和順。在小兒則尤要。小兒腸胃柔窄。受盛無多。且不自知飢飽。旋與旋啖。而富有之家。脂味充畜。恣情多啖。脾胃諸病。從此變生。貧家之子。則無物可食。即食亦淸簡有常。正得腸胃淸虛之至理。

（三）曰「怒」。小兒獨陽無陰。恆易躁而多怒。惟抑怒可使全陰。富家之子。驕恣之習。越於恆情。怒動肝木。木旺生風。風木乘脾。驚癇諸病。從此變生。貧家之子。素居窮塞。無怒敢發。正得抑怒全陰之至理。

（四）曰「過號」。諺曰。「兒號即兒歌」。老子云。「終日號而不

小藥囊

歡迎投稿

王氏清暑益氣湯

（王孟英定）（仲圭）

西洋參（一錢半）石斛（三錢）麥冬（二錢）川連（五分）竹葉（二錢）知母（二錢）甘草（一錢）粳米（一撮）加西瓜翠。荷梗為引。圭按此方鑑于東垣淸暑益氣湯之溫燥而作。蓋原方升葛之升。耆朮之補。五味之斂。當歸之溫。僉是錮邪增熱之品。若持此方。以治暑熱。奚啻抱薪救火。半癡固擅長溫病者。為仍其名而易其藥。俾用此方者。無草菅人命之誚。嗚呼。其功偉矣。（原方無分量。玆為酌定。以便病家）

人中白散

（凌曉五定）

[illegible]喉口舌諸症

眞青黛月石（各一錢）龍腦薄荷

介紹衛生方法　幸福三日刊　指導健康途徑

嗌」。（圭按啼哭伸張肺葉。不啻肺之運動。非唯無害。而且有益）。則知兒之號。出於不自知不自識。莫或使然。猶天籟也。豈有遏之之理。況陽氣爲小兒偏隆。最多火病。藉此。呼號以泄之。不爲無益。而富家之父若母者。反生不忍。勸以食慰。而遏其號。鬱滯諸病。從此變生。貧家之子。則聽呼號而不恤。正得順通天和之至理。

（五）曰「傷藥」。藥乃攻邪物。非養生物也。多服久服。鮮有不致傷身者。富家之子。則不論有病無病。日餌無虛。甚至旦暮更醫。亂投湯劑。而不知忌。有謂無傷。吾勿信也。貧家則不暇求醫。無資取藥。縱兒有疾。安意守之。（按但因此貽誤者。亦復不少。）正得有病不服藥爲中醫之至理。嗟夫。愛子適以害子。幾爲富家之通病。諸先生文。其亦懔然悟而翻然改乎。

末（五分）人中白（一錢）梅片（二分）粉口兒茶（一錢）元明粉（五分）馬勃（五分）研吹。或加犀黃（三分）珍珠（五分）其效更速。

圭按此方。曏昔淩府備用。應驗如神。

■續銀海新編（八）

（姚夢石）

（7）大眥眼漏

大眥漏號眞火毒。時流血水眼而疼。初起未損終須損。腎要盆號心要清。

狀見大眥之間。生一漏。時流血水。而色紫。此心經實毒。

燥濕湯主之——大眥漏號血水淋。羊苓燥濕二朮陳。焦枳殼和生甘草。清心黃連炒梔仁。

（8）小眥眼漏

相火經行小眥傷。無時流血眼難當。休致血少神光損。致使終身不見光。

狀見小眥之間。生一漏。時流血水。其色鮮紅。此相火橫行。

瀉濕湯主之——相火生漏小眥傷。經通心絡用苓膏。車前陳苓通甘朮。竹叶宜梔加荊防。

（9）土瘍之症

土疳之病。俗號偷針。脾家燥熱。瘀滯難行。微則自然消散。甚則出血流滯。若風熱乘虛而入。則腦脹痛。而眸子俱紅。有爲漏之患。有吊敗之凶。

狀衣胞上生一小毒。有一目而傳兩目。有止生二目。若因風乘虛而入。頭腦俱腫。目亦痛者有之。

清脾主之——清脾飲用石羔陳。藿香枳殼焦梔仁。薄防芍藥升麻草。退熱黃芩效如神。

（10）胞虛如毬

兩胞浮泛。其狀如毬。微有溫熱。重則淚流。非干赤腫。宜以清求。

狀見目胞浮腫如毬。目上初無別病。久則始有赤絲虬脈之患。此乃火在氣分之虛症。不可悞爲腫脹如毬。血分之實症。以掌擦熱拭之。少平方是本症。

調脾清毒飲——兩脾如毬清毒飲。花粉白朮桔茯苓。陳皮荊防甘卜荷。連翹朱蒡各等分。

■胎產用藥談（續）

（謝氏月）

十五、產後小便赤色。大便澁滯。或產門腫脹。乃敗血流入小腸。閉却水道所致。勿認作淋症。當服樟柳根杏膠各一錢煎湯。入陳酒三分。

十六、產後舌乾鼻衄遠頂生點者。乃敗血流入五臟也。用當歸一錢酒牛膝煎湯入童便三分。

十七、產後腰疼痛眼澁。或渾身拘攣。牙關緊閉。兩脚如弓狀。如中風者。百日之內。過行房事耳。用鳥蝦蜈蘇子各一錢煎湯。入陳酒三分。

十八、產後臟腑不安。言語不得。咽喉作蟬聲者。乃月中誤吃熱物。或停宿食而敗血攻注喘息。間上不往來與牙關相緊。故有此病。用乳香一錢煎湯入陳酒三分。

（完）

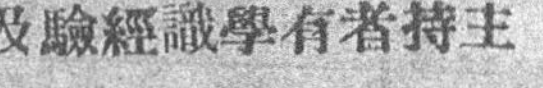

出版務求信用有切實保證　又名社會醫學常識報　主持者有學識經驗及人格

幸福之門

一個不幸的青年

（本埠李君問）

仁慈的志一醫士。我是一個志意薄弱的剛正十八歲的青年。在十四歲那年不知不覺地犯了手淫。當初我並不知道什麼叫做犯手淫有害處。只不應該交了一個渾名叫「手淫大王」的壞朋友。糊糊地跟着他走上了初步自殺的那條路上去。

去年我知識開展。深知手淫是自殺的利器。非戒絕夠不上稱做「活人」。也虧我有些勇敢的志氣。一直到現在。只犯過三四次。但我已成了一個失了幸福的「活死人」。一因為我犯手淫日久。戒除以後。就患遺精病了。今天由朋友介紹。去幸福報館購得醫士苦心慈意著的遺本青年病。看完之後。覺得好像醫士是藏在各種病人的腹內寫的一樣。真真是青年的救星。我現在還有一件事。於我終身幸福也有極大的關係的。特誠實地請醫士不厭麻煩地賜給一個藥方。

我小的時候身體很強壯。日後因犯了手淫與遺精。就變成一個極虛弱的人。當我讀書或閱報紙。經了很短的時間（大約一個多鐘頭。）就支持不下。病象不外頭部巨痛。腦子悶漲。眼視物成二形。每天濃痰吐不盡。我今年不過十八歲。但是後腦青黑的頭髮已白了三分之一。前腦頭髮也白了十幾根。這病大概是腎虧腦傷的結果。近兩年來無論學問與志氣上都吃了大虧。在先也曾服過什麼百齡機。紅色補腎丸……等藥。但都不見三分好處。現在我對於服這些無謂怪藥也拒絕了。我已是一個無希望。無能為。無幸福的「活死人」了。

醫士。我想。先生有高深的醫學經驗（由青年病一書可以見到）。又有很仁慈的心。想必有很好的方子。能使我身體可望漸漸強壯。頭髮可望不再變白。救救我這無希望。無能為。無幸福的「活死人」。變為一個有希望。有能為。有幸福的強壯的青年嗎。……一個不幸的青年

（答復見下期本報）

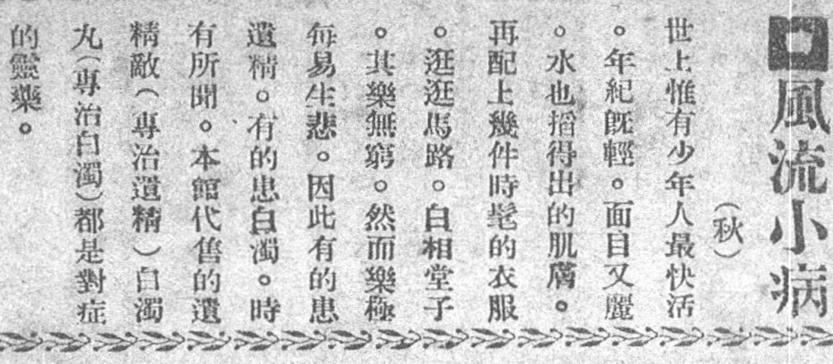

風流小病

（秋）

世上惟有少年人最快活。年紀既輕。面目又麗。水也掐得出的肌膚。再配上幾件時髦的衣服。逛逛馬路。白相堂子。其樂無窮。然而樂極每易生悲。因此有的患遺精。有的患白濁。時有所聞。本館代售的遺精敵（專治遺精）白濁丸（專治白濁）都是對症的靈藥。

招收男女醫學生

本館自發行世界醫報以來。雖無多日。而訂閱者殊形踴躍。兼之診務麻煩。乏人助理醫報事務。茲特招收學生一二名。免取學費。不論男女。凡年在十五歲以上。廿五歲以下。能耐勞苦。而無嗜好者。為合格。每日上午教授醫學書籍。並可隨時實習。下午助理醫報工作。時間由上午八時起。至下午六時止。不供膳宿。如願就者。請親筆寫正楷及行書各一紙。投寄本館。合則約期面洽。不合恕不作復。上海勞合路甯波路口鏘壽里世界醫報館啓

愛情障礙

愛香惡臭…人之恆情
鼻流濁涕…腥臭異常
愛情破產…理所必然
挽救之策…其惟保腦

程君青心。為本埠著名之小說家。平日用腦過度。致患腦漏。終日流涕。腥臭異常。其夫人惜春。深痛惡之。結婚未久。愛情破產。程君心竊憂之。遍求中西名醫。均無效驗。後無意中在友人處見幸福報上載有保腦丸可治腦漏。購服二盒。試之果效。不數日而宿疾頓愈。夫妻愛好如初云。

保腦丸專治腦漏有意想不到之效每盒大洋五角不折不扣

幸福報

鈕儀署

第二〇一期

（民國十九年四月三日）

每份售洋二分

館址｜海三涇部雲南路口

本期爲驗方專號（上）讀者注意

本期目錄

此處打孔以便裝訂

◻傷風

（張贅臣）

凡傷風咳嗽。胸悶。咯痰不爽者。可用胖大海二三枚。煎湯服之。神效。

（按）胖大海甘淡無毒。功能疏風解熱。宣肺[illegible]

◻喉痛

（章濟蒼）

凡陰虛不[illegible]內有[illegible]而致喉痛者。可用薄荷[illegible]元參[illegible]兩。水煎服之。無不應驗。

（按）[illegible]火[illegible]祛風熱。元參清內火。有相得益彰[illegible]未病可以預防。已病可以治愈。誠神方也。

◻肺癆

（蔡濟平）

凡肺癆咳嗽。飲食減少。肺絡損傷者。可用白芨研末。米飲湯調服。每日早晚兩次。每次一二錢。多至三四錢。常服勿間。自然奏效。

（按）白芨爲補肺之妙品。性有膠質。能將肺[illegible]潰壞填補。故治肺勞有效。

◻咳血

（楊志一）

凡風燥乘肺。咳嗽喉乾。痰中帶血者。可用枇杷露。蠶豆花露。各四兩。隔水燉溫。代茶飲之。良效。

（按）枇杷露清燥潤肺。蠶豆花露涼熱止血。詢簡效方也。

◻吐血

（朱振聲）

凡陰虛吐血。而百藥無效者。可用活龜肉。炙成灰。研細末。用陳酒送下。其血即止。

（按）龜肉爲滋陰之妙品。炙灰。功能止血。惟性太涼。恐其留瘀。故用陳酒送下。止血而無留瘀之弊。余已屢試屢驗。幸勿輕視。

◻盜汗

（丁仲英）

凡陰虛而盜汗者。宜服柏子仁丸三錢。米飲湯送下。

（按）柏子仁丸內用柏仁以養心寧神。牡蠣麥麩以涼心收脫。五味斂汗。半夏燥溼。麻黃根專走肌表。引參朮以固衛氣。故陰虛而致盜汗者。服之頗效。惟兼有表邪者。忌服。

■蟲積（謝利恆）

凡陡然而來。截然而止之腹痛。都屬蟲積爲患。痛時必面白唇紫。可服化蟲丸一錢。空腹吞服。其蟲立斃。而痛亦止矣。

（按）化蟲丸內皆殺蟲之品。如鶴虱。檳榔。蕪荑。苦楝。使君肉之類。單服尚可殺蟲。況合而爲丸者乎。

■嘔吐（張少波）

凡女子嘔吐不止。而帶有酸水者。用左金丸一錢。服之立效。

（按）左金丸即黃連吳萸是也。黃連能瀉心清火。吳萸能行氣解鬱。又能引熱下行。故治嘔吐頗效。

■泄瀉（朱振聲）

凡黎明腹痛泄瀉。唇白喜按者。名曰五更腎泄。用四神丸三錢。臨臥時鹽湯送下。卽愈。

（按）四神丸內用破故紙以益火生土。肉豆蔻以煖胃固腸。吳茱萸以燥脾去濕。五味子以補腎濇精。生姜溫中。大棗補土。火旺土健。則瀉自止矣。

■心跳（楊志一）

凡血虛不能養心。以致心中跳動。驚恐健忘者。可用天王補心丹。桂圓湯下。每早晚二兩。每次三錢。常服自效。

（按）此丹用熟地。當歸。柏子仁。酸棗仁。多屬補血養心之品。心得其養。則神明充暢。心跳諸恙自除。

■耳鳴（沈濟平）

凡心腎交虛。肝陽上擾清竅。而致耳內響鳴。百藥不效者。宜用大熟地四錢。敗龜版三錢。靈磁石三錢。羚羊片五分（煎冲）。山萸肉一錢。大白芍二錢。川牛膝三錢。水煎服。

此處打孔以便裝訂

幸福之門

■答李君問（楊志一）

按李君所述。無異爲一般患手淫的人寫眞。並見手淫對於身體上學問上事業上。均蒙巨大之禍害。今既覺悟手淫是自殺的利器。則亡羊補牢。猶未爲晚。茲將垂問各節。謹答如下。（一）休養方面　早睡早起。厲行節慾。勤作運動。（二）戒絕烟酒刺戟性等物。多投滋養食品。（三）藥療方面　所述頭痛目眩髮白。乃血虛肝旺之徵。遺精爲腎虧失攝之象。宜肝腎並治。大熟地三錢。砂仁八分同拌。淮山藥三錢。潼白蒺藜各三錢。明天冬三錢。山萸肉一錢。金櫻子包三錢。白歸身三錢。龍骨齒各五錢。炒杭菊錢半。大白芍二錢。左牡蠣五錢。甘枸杞三錢。嫩鈎鈎三錢（後下）。白蓮鬚一錢半，

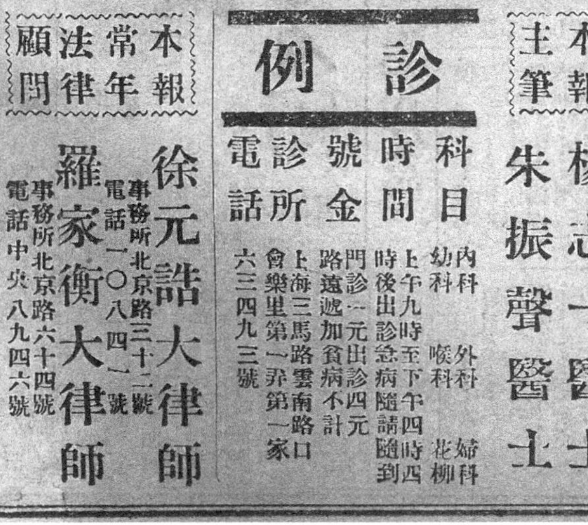

合中西纂

百病指南（一）

（張治河）

緣起

余閱上海醫界春秋社月刊。所載該社歡迎余擇明君演講記。其思想高超。措辭精當。殊覺令人拜服。考中西醫學。雖係各有優劣。各有短長。陳存仁君曾云。「中醫西醫。同是不完全的醫學」。此誠公允之言也。吾中醫界不欲保存國粹則已。如其欲之。非借助他山不可。中醫論病。偏重氣化。對於外感。認爲六氣內傳。對於內傷。認爲五行生尅。試問層層肌肉。六氣果能穿透乎。病菌變化。果係五行支配乎。西人譏我醫學。爲「模糊影響好作空談」。無怪其然。至於西醫細菌之檢查。病體之解剖。誠爲詳細無遺。惜乎又偏於物質方面。而未明細菌發生之原。試觀宇宙之內。動植飛潛各物。何一不隨四時轉移。受氣化支配。人在氣交之中。遇寒暑刺激。一旦發生疾病。豈可謂與六氣無關乎。中西學說分則偏謬。合則完全。當捨短取長。融化爲一。方能有濟。蓋六氣外感。僅能刺激肌表。使生理自起變化。總不得穿皮透肉。而入臟腑之中。即七情內傷。亦係精神影響肉體。斷非五行生尅所致也。身體既受六氣七情之刺激。於是細胞生活失常。各器官遂呈變化。久之氣血腐敗。細菌生焉。此即「物必先腐而後虫生」之理也。（未完）

○……………………此處打孔以便裝訂……………………○

（按）熟地龜版山萸白芍育陰潛陽。羚羊磁石熄風鎮逆。尤妙在加入牛膝一味。性沉下降。用以治耳鳴。大有助磁石而收鎮逆之功。

■失眠

（丁濟萬）

凡陰虛不能斂陽。心腎失於交通。而致失眠者，可用琥珀多寐丸。開水下。早晚各服三錢。神效無比。

（按）此丸多屬柔肝安神之品。可稱失眠良方。

■便秘

（楊志一）

大便秘結。則腸中宿垢不得排泄。有礙血液之循環。宜用番瀉葉三錢。泡湯飲之。立通。

（按）番瀉葉其價最廉。通便最捷。良藥也。

■口臭

（楊志一）

口臭多因胃熱上蒸所致。宜每晨空腹時飲淡鹽湯一杯。此外並多食水菓。自效。

（按）鹽性鹹寒。清火潤腸。導胃熱以下行。多食水菓。以消血熱。口臭之患自愈。

■耳痔

（徐游千）

耳痔流膿。多屬肝火挾濕熱上蒸而然。宜用冰片一分。麻油一小杯。和勻滴入耳內。無不立愈。

（按）此方之意。用冰片化濕。麻油清肝火。肝火濕熱一清。自然耳管清潔矣。

■外痔

（楊志一）

凡外痔焮紅腫痛者。法以鱉魚一個。用陰陽瓦兩塊對合。文火焙焦。研細末。加冰片少許。麻油調敷。並早晚用皮硝與食鹽冲開水洗患處一次。極效。

（按）鱉頭性涼清火。冰片化濕。濕火清。則外痔焮痛之勢自衰矣。

■痔漏

（陳存仁）

凡內痔延久成漏者。用青龜丸。淡鹽湯送下。每日服三錢。三月漏愈。

（按）青囊丸治漏極有效。前我友拂塵。新婚漏發。百治無效。卒服此丸以收功。故余甚信之。惟漏發必絕房事三月以上。拂塵獨宿半年。而始同室。今拂塵猶健在。可見漏瘡非不治之症也。

□便血

（朱振聲）

凡因痔而便血者。服臟連丸三錢。飯前吞服。奇效。

（按）臟連丸用黃連以清大腸之火。豬腸以引藥入腸。故治無不效。惟須肛門腫。血色正赤。日久不止。腹不痛。裏不急者方宜。若血色晦淡者。禁用

□噎膈

（楊素園方）

以初生小鼠。新瓦上焙乾。研末。醋酒沖服。萬舉萬全。誠奇方也。

□盲目

（徐靈胎方）

取野莧菜煎湯薰目。治因頭風而目盲者。極靈

□瘰癧

（外科正宗方）

治瘰癧乳核流注。及各種結核。許氏施送多年。成效卓著。方用製甘遂。紅芽大戟（各二兩）白芥子（八錢）麻黃（四錢）生南星。姜半夏。殭蠶。藤黃。朴硝（各一兩六錢）

右九味。以麻油一斤。先入甘遂南星半夏。熬枯撈出。次下大戟。三下麻黃。殭蠶。四下白芥子。五下藤黃。逐次熬枯。先後撈出。熬至不爆。用絹將油濾盡。再下鍋熬滾。徐投燉透東丹。攪勻。丹之多少。以膏之老嫩爲度。夏宜稍老。冬宜稍嫩。膏成。乘熱傾冷水盆內。扯拔數十次。以去火毒。即可攤貼。宜厚勿薄。治瘰癧痰核。成效卓著。

（按）王孟英曰。凡結核多挾痰。故許君以控涎丹爲君。而加行氣散結爲佐。宜乎試之輒效也。

此處打孔以便裝訂

長篇小說

軍醫生活記（一）

（余不平）

第一回　愛國健兒傾心談戰事　一弱書生決計作軍人

一個人生在這世界上。各有各的環境不同。各有各的志趣不同。各有各的結局不同。有的平平常常。庸庸碌碌。糊糊塗塗。只求有衣穿。有飯吃。就可算了。所謂「生世無聞。沒世不稱。」這也是一個人。有的堂堂正正。磊磊落落。轟轟烈烈。做出一番驚人的偉大的事業出來。所謂「有志竟成。流芳千古。」那也是一個人。大凡人。沒有好的。沒有不好高的。因爲各人的勇怯不同。有的竟功成名立。有的是一事無成。但是一事無成的人。要做着舊小說上說一句。所謂車載斗量。不可勝數。功成名立的。却是不易多見。你不信把一部二十四史翻一翻。看一看。眞正是功成名立的。有幾個人呢。除掉了大聖、大賢、大英雄、大豪傑。他的功成名立。眞是堂堂正正。磊磊落落。轟轟烈烈。的是確乎而不可拔的。其餘一般的人。還不是衣架飯桶。平平常常。庸庸碌碌。糊糊塗塗而已嗎。我（著者自稱）也是衣架飯桶中的一個。當然是平平常常。庸庸碌碌。糊糊塗塗。已到而立之年。却依然毫無所立。過我那醉生夢死的生活。雖有雄心。毫無發展。我又要做着舊小說上說一句。「眞是令人可恨。」我近十年來的生活。都是在醫界。和枯萎無生氣的教育界。並且也在新聞界濫竽過幾天。（未完）

幸福報

銘儀署

第二〇二期

（民國十九年四月六日）

◀每份售洋二分▶

館址上海三馬路雲南路口

廣告價目　每期每格（共計五方寸）五元均排於新聞之旁如嵌入新聞中長期面議

定報價目　每三日出一張五個月一元全年二元寄費在內本外埠一律國外加倍郵票代現九五計值

■本期爲驗方專號（下）讀者注意

本期目錄

此處打孔以便裝訂

■夢遺　（郁龍士方）

臨睡時。以朴硝（即元明粉）少許放手心內。用唾津調和。將龜頭一擦。降火消慾。甚驗。

■紅眼睛　（王孟英方）

朴硝桑葉二味。煎湯乘熱薰目。甚效。

■噤口痢　（東醫田中適所方）

凡噤口痢不納湯藥。可先用鯽魚搗爲泥。和吳萸麝香少許。貼於臍上。得效。

■癰疽初起　（王孟英方）

葱白搗爛和以白蜜。凡癰疽初起。及熱結腫痛。痞積諸病。塗之輒效。

■產後兒枕痛　（沈仲圭方）

山查研末。以砂糖調服。（按）產後惡露積于少腹作痛。方書曰兒枕痛。此方大有祛瘀止痛之功。

■赤痢　（葉勁秋方）

用乾蘿蔔葉二兩。煎水。赤糖半兩和服。輕者一次。重者三次。立愈。

■癬瘡　（前人）

銅綠蝎子。和猪油搗爛。塗治癬瘡。及癩瘡均效。

■濕疹　（定安）

濕疹乃係皮膚之炎症。患者生奇癢。小孩多生於頸部。療法則以明礬水或硼酸水。或用米汁洗之亦可。洗靜後以鉍軟膏塗勻。數日即愈。

■疥癬　（前人）

疥癬係疥癬虫寄生於表皮而生。其癢令人難堪。有傳染性。療法用楊梅水洗之。甚效。

■丹毒　（前人）

此亦屬皮膚炎症。大若豆。易於蔓延。患者瘡口焦痛不堪。療法以碘酒塗於患處。

■頭瘡　（前人）

此瘡生於髮部。有黃色汗穢。結痂。小兒患者

火傷 （前人）

居多。極易傳染。治法與濕疹同。

若傷在全身三分之一以上。往往有性命之虞。極爲危險。若傷時候冷後。塗上凡士林於患處。或猪油。再用綿裹之。即能痊愈。

乳巖 （朱振聲）

凡患乳巖之婦女。可購服全瓜蔞四錢。全當歸四錢。生草節一錢。大貝母三錢。製乳沒各一錢。煎濃汁服之。良效。

（按）瓜蔞形如乳房。性質滑利。善通乳房之瘀結。佐以當歸養血而解鬱。乳沒活血而散瘀。甘草解毒。大貝化痰。立方頗佳。惟乳巖由于肝鬱氣滯而成。倘宜加入香附。橘葉等。解鬱理氣之品。則更佳矣。

癥塊 （朱振聲）

凡妊娠而腹有癥塊者。治之最難。蓋攻其癥塊。則傷及胎元。養其胎元。則不能去癥。故醫者遇此。每束手無策。然余曾治一王姓婦。用桂枝茯苓丸三錢。服之而效。

（按）妊娠宿有癥病。以致新血不能歸胎而漏下不去。其癥必害此胎。故用此丸下其癥。妙在不用峻攻之藥。惟以桂枝通心陽。茯苓通心氣。心主血。心之陽氣旺。則血中之癥。自無容身之地。更用赤芍藥、丹皮。桃仁。和平攻癥之品。且用丸以緩治之。使瘀血去而新無傷。癥結去而胎元無害。其立方之神妙。誠有不可思議也。

乳少 （朱振聲）

凡新產後乳汁稀少。可用王不留行。瞿麥穗。麥門冬。穿山甲。龍骨各等分。研爲細末。每服一錢。熱酒調下。一日三次。服後食猪蹄羹少許。

（按）麥冬補肺金以生乳汁。王不留行。麥穗行水液而下乳汁。加龍骨者。取其有興雲行

此處打孔以便裝訂

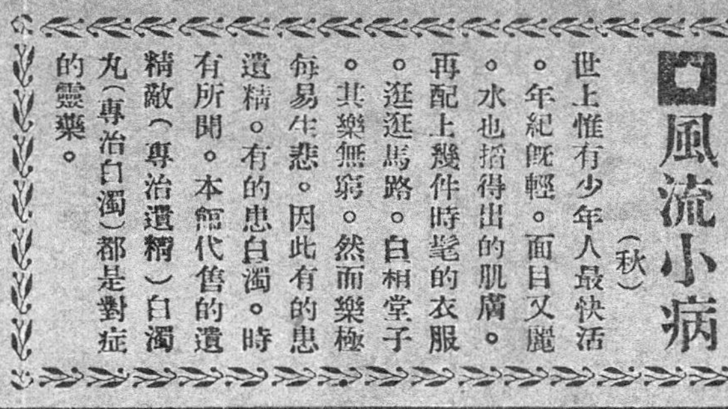

愛情障碍

愛香惡臭……人之恆情。鼻流濁涕……腥臭異常。愛情破產……理所必然。挽救之策……其惟保腦。程君青心。爲本埠著名之小說家。平日用腦過度。致患腦漏。終日流涕。腥臭異常。其夫人惜春。深痛惡之。愛情破產。程君心竊憂之。遍求中西名醫。均無效驗。後無意中在友人處見幸福報上載有保腦丸可治腦漏。購服二盒。試之果效。不數日而宿疾頓愈。夫妻愛好如初云。

保腦丸專治腦漏有意想不到之效。每盒大洋五角不折不扣。

問病新章

（一）近接讀者問病函件。日多一日。幾使本報同人。無從答復。故自本期起。另印問病紙一種。分送定戶。如非用此紙詢問者。概不答復。

（二）此種問病紙。每定戶各發一張。請勿隨意亂用。如再欲索取。每張收費半元。

（三）非本報定戶。而欲訊問疾病者。亦須用此種問病紙。可預先向本館購買。本埠每張半元。外埠每張一元。以示限制。

合中
纂西 百病指南（二）

（張治河）

須知細菌實病體之產物。有此病則生此菌。而染此菌者。亦能發生此病。究之細菌造病。必乘人已受六氣七情刺激。失其抵抗能力。而後肆其酷虐。否則無能爲也。西醫有所謂「帶菌者」。己身不病。能將其菌。轉病他人。此卽健康之體。無隙可乘之故也。治河不揣謭陋。爰將中醫所說之六氣之外感。七情之內傷。爲百病之原因。病灶之變化。細菌之產生。爲百病之結果。合纂成篇。陸續發表。爲中西醫作一會通導線。希望海內明哲。正余之謬。補余之遺。使達到完善之域。則治河幸甚。亦醫界幸甚。更是我國民衆幸甚。

（一）傷寒。

（病原）風寒。

（病竈）本症病灶。由軀殼蔓延內臟。風寒刺激皮膚。血管縮而毛竅閉。皮下組織。發輕度之炎。軀殼間排泄上作停頓。廢物鬱積於中。氣血爲之腐敗。化生細菌。細菌轉而肆虐。侵蝕臟腑。

（病狀）本症病狀。分前期後期。（卽舊說表病裏病）（前期）惡寒發熱。頭項強痛。徧身發疹。嘔惡不食。（後期）熱度增高。煩躁口渴。目赤耳聾。譫言妄語。身發斑疹。鼻中出血。大便有溏有閉。小便有黃有紅。昏瞶痙厥。循衣摸床。

此處打孔以便裝訂

雨之靈妙也。加穿山甲者。以其有穿通經絡之能力也。若因氣血壅滯而乳汁不下者。以此下之。則乳如湧泉而來矣。

（朱振聲）

■赤帶

凡女子患白帶既久。往往復成赤帶。若再不治。不但不能生育。而且與生命有關。可速向藥店購震靈丹三錢。吞服卽愈。

（按）久帶之女。體未有不虛。氣未有不滯者。體虛則滑脫。氣滯則血凝。故患者往往少腹作痛。此方用乳香沒藥。以通其痛。赤石脂禹餘糧。以澁其帶。妙在虛實同治。通澁兼施。所以有若斯之效也。（此方節錄拙著婦女病）

（張贊臣）

■淋濁

白通草八分　生龍骨三錢　茯神三錢
童木通錢半　枳殼一錢　牛膝梢二錢
細川連四分　澤瀉二錢　罌粟殼一錢
蓮鬚錢半　飛滑石四錢　車前子三錢
銀花一錢半　甘草梢五分

（按）如遇赤淋者。加瞿麥。旱蓮草。各二錢。小溲溺管痛者。加琥珀。六分。淋濁者。大抵皆屬濕熱鬱於膀胱。則水道不利。濕熱由膀胱達於胞宮。則血凝滯而爲赤淋是也。瞿麥。旱蓮。其性苦寒。入於膀胱。濕熱去則水道自利矣。蓋膀胱爲多氣多血之經。苦能下洩。寒能降火。故治赤淋之主藥也。琥珀。甘平。能使肺氣下降。而通膀胱。故能治溲管溺痛。經曰。飲食入胃。遊溢精氣。上輸於脾。脾氣散精。上歸於肺。肺氣通調。下輸膀胱。凡滲藥皆上行而後下行。淡滲之藥皆利竅行水。然石藥終燥。若血少而小便不利者。反致燥急於苦。故亦不可輕用。須在臨證時酌奪而用也。此方屢試屢驗。故余錄之。以公諸世。

頭痛 （袁照光）

凡身體虛弱。易受風寒。即頭痛不堪者。用荆芥穗三錢。黃菊花五錢。煎湯漬絞毛巾。乘熱熨痛處。立刻止痛。

（按）此方疎邪祛風。最宜於體虛之人。

腰痛 （哈同壽）

凡腰痛久久不愈。多屬肝腎虧損。宜取胡桃（不拘多少）與白酒同食。其效無比。

（按）本草謂胡桃可以補肝腎。白酒可以溫通陽氣。肝腎足。陽氣通。腰痠焉有不止者乎。

肝胃氣痛 （楊志一）

凡肝氣犯胃。脘痛泛吐者。宜用製香附三錢。甘松錢半。炒猬皮三錢。焦內金錢半。左金丸八分。（吞）沉香粬三錢。新會白一錢。佛手柑八分。生姜汁甘蔗汁各一杯。（冲）

按香附、甘松、佛手理氣。猬皮、左金丸、疏肝。橘白、雞內金、和胃消積。沉香、降氣。姜汁、蔗汁、助脾通陽。處方面面周到。故屢試而屢驗。

狐臭 （濟華）

猖羝腋氣也。俗云狐臭。又曰肋腥臭。一作體氣。用大田螺一個。巴豆肉一粒。胆礬一豆許。麝香少許。先將螺以小養三日。吐去泥土。揭起靨。入藥於內。用線拴住。放瓷碗內。次日化成水。凡用須五更時將藥水以手自擦其兩腋下不住手抹藥。直待腹中欲瀉。却住手。要揀深遠無人處。空地內。出大便黑糞極臭。是其驗也。以原土蓋之。勿令人知。如下盡。再抹之。又去大便。次用枯礬一兩。蛤粉五錢。樟腦一錢。研細擦之。以去病根。

現金徵稿

本報現徵求實驗良方。如蒙讀者投稿。一經錄取。酬金從豐。

此處打孔以便裝訂

長篇小說

軍醫生活記（二）

（余不平）

第一回　愛國健兒傾心談戰事　一弱書生決計作軍人

都覺得沒有甚麼道理。醫學是救人濟世的事業。可是我的本領。不足以言救人濟世。教育是教育人才的事業。可是我的本領。不足以言教育人才。新聞是引導羣衆的事業。可是我的本領。不足以言引導羣衆。咳。慚愧慚愧。我也是一個人。就這樣一天一天過去了嗎。我心裏常這樣想。當醫生也是無聊。當教員也是無聊。做新聞界通信員也是無聊。當在這國內多故的時候。與其做這些無聊的事。倒不如去當上一個兵。好爲黨爲國去做一點兒事。也盡盡國民一份子的責任。但是心內雖是這樣想。爲着環境的惡劣。每每灰心。再回想我十年中的生活。都是東奔西走。久廢定省。我的父親母親都是七旬的人了。兩個活活潑地小孩子。也就待我扶養他。教育他。似乎我家庭之累。也就太利害了。一天一天。也就不能實行做去。前年黨軍到了我們家鄉。那時我正在城內開一個小小的醫院。平空的替我們醫院內添了不少的生意。眞所謂「門庭若市」。那一班丘八太爺。只一個叫着「先生」。那一個叫着「大夫」。還有那叫慣他們營裏軍醫的。也向我叫着「醫官」。我忙得替這個「同志」診一下。又去替那個「老鄉」治一下。和顏悅色的替他們治療。他們見我這樣。

（未完）

幸福報

紐儀署

第二〇三期

（民國十九年四月九日）

每份售洋二分

館址上海三馬路雲南路口

廣告價目

每期每格（共計五方寸）五元。均排於新聞之旁。如長期嵌入新聞中面議。

定報價目

每三日出一張。五個月一元。全年二元。寄費在內。本埠外埠一律。國外加倍。郵票代現。九五計值。

本期目錄

編輯者言

本報自二百〇一期起。改為書本式。未知讀者以為如何。倘有高見。請即賜教。同人等無不盡量採納。又第二百〇二期頁數。為「五六七八」。為手民誤排「七八九十」。特此更正。

經驗良方

▲治喉症方（王孟英方）

冬時採萊菔葉。懸掛樹上。或攤屋瓦上。至立春前一日。收入瓶中。藏固。如不乾燥。收掛屋內。候極燥入瓷。凡一切喉症。洗淨濃煎。覆杯立已。並治時行客感。斑疹瘧痢。及飲食停滯。脹瀉痞疸。痞滿諸症。無不神效。

▲酒醉死方（盧度）

用豆腐攤貼其胸腹。少刻再換。換至數次。必醒。或用白蘿蔔汁灌之。立取生蚌水灌之。亦效。

新月令（秦丙乙）

大地回春。百物昭蘇。自然界空氣。既一換其面目。疾病之魔。自乘時而活動矣。爰作新月令如下。

是月也。喉症多。春温出。肝氣縱橫。欬嗽大作。痧子流毒。花柳諸病。肆其猖獗。

（一）春温　春温之病、其原有二。一為伏氣。一為新感。內經有冬傷於寒。春必病温。冬不藏精。春必病温之語。此其指伏氣之温病也。若時行温邪。由口鼻吸入。首先犯肺。此新感之温病也。其證惡寒發熱。（寒少熱多。或純熱無寒。）有汗不解。頭痛口渴。咳而不爽。或喉痛咽哽。發疹發斑。治失其宜。變生肘腋。且性至淹纏。尤為可憎。

（二）肝氣　肝氣之患。至為普徧。婦女尤多。每至春日。必告劇發。良以木旺於春。而肝又主木也。然此症屬於七情。徒以藥石為治。誠難足恃。必也怡情悅性。不輕惱怒。常抱樂觀。善自遣懷。若調養失宜。食飲大意。則其為禍之烈。有不可勝言者矣。

▲割頸斷喉方

急合攏刀口。用大雄鷄一隻。快手去其毛。生剝其皮。乘熱圍貼傷口。內服玉眞散。愈後雞皮自脫。

▲止血法

瘦猪肉切片貼傷口處。極效。或用穿山甲炒枯研末敷之。或用老姜燒枯存性。研末敷之。均有效。

▲馬咬傷方

馬齒莧（搗）煎湯日日服之。以愈爲度。外用栗子嚼爛敷之。

▲毛蟲傷方

俗名揚辣子。能放毛射人。治方如下。（一）豆豉搗蝠。清油調敷。（二）用馬齒莧搗爛敷之。

（一）欬嗽　咳嗽四時皆有。春令尤多。雖曰皮毛微疾。然一經失治。或誤入歧途。其結果誠有出人意料外者。往往轉輾蹉跎。尋常風寒欬嗽。竟一變而爲肺癆欬嗽。是非病之罪也。咎由自取耳。

（二）痧子　痧子小兒獨多。初起發熱咳嗽。有汗不解。既而目睛赤色。懊憹莫名。而皮膚間亦漸現隱隱之紅點。此即痧子之正候也。查痧子屬至危之證。治之得法。平易而過。不則殆矣。

（三）花柳毒　春主萌生。故一切毒症。當此時機。咸有久蟄思動之象。行見桃花開處。毒將與之俱出而爭豔矣。

▢胎兒轉身之我見（上）

平潭李健頤

古云胎兒在母腹時。頭在上。足在下。外有胞衣包着。如地球之狀。至臨盆時。胞衣衝開。胎兒垂頭轉身向下。以上所說。固是。惟云。臨產之時。即垂頭轉身。恐未必然也。余研究胎生學。略知胎兒轉身經過情節。請試述之。夫男子精蟲入於女子卵黃核。爲男性前核。遂漸移近於女性前核。合之爲一。即起

幸福之門

▢滑稽醫談

（任農軒）

▲項強瘋症之童生

無錫楊某縣試。取列第一。赴常州府試。點名。業已應名。太守年八十餘。近重聽。未之聞者。命高聲重應之。生謂已應過。且嫌學書既不再唱。若再高聲一應。甚無謂。堅不從命。太守命非重應不可。楊某謂低聲亦不肯。太守怒。謂以毆。楊項強不肯屈。太守責以戒斥。執楊手以戒斥示之云。我以如此年紀。親手打汝。總算把汝面子。楊應之曰。我以如此年紀。親自伸手與汝打。總算把汝面子。太守大怒云。我破着個老府。拚你個童生罷。楊應云。我破着童生。拚你個老府罷。衆廩生以該童素有瘋症求情。太守不允。諸生拂袖欲去。曰看太守能殺楊某頭否。太守不得已。命之入。榜發。仍取楊某第一。

▲下部

昔有某日報專電載某軍官下部忽潰。是腐爛不堪。無力支持。閱者無不噴飯。蓋記者誤將部下顛倒爲下部也。

▲清帝之傳染病

有甲乙二人飲於某酒樓。甲曰。我今日得一至奇之新聞。乙曰。曷言之。甲笑曰。無他。即彼已廢之清帝。常被禁於幽宮是也。乙笑曰。此奚足奇。彼不得國人歡。廢而幽之宜也。甲不服曰。我嘗聞醫生之言。凡人患傳染者。必禁不與人通。恐傳染病有蔓延之故。今清帝固未嘗患傳染病。何爲見幽。乙笑曰。誠然。顧彼皇帝之名義。實足令人艷羨。此蓋無形之傳染病也。

百病指南（三）

合中西醫

（張治河）

（病理）惡寒發熱　末梢神經。受廢物之刺激。不能放散體溫。與空氣調和。體溫鬱遏肌中。故而發熱。空氣壓迫皮膚。故又惡寒。

頭項強痛　頭項。中樞神經部也。全體末梢神經。受廢物刺激。反射中樞神經。故頭項痛而且強也。

周身痠疼　亦末梢神經。受廢物之累也。

嘔惡不食　廢物刺激胃中神經。胃肌痙攣。故而嘔吐。不能飲食。

熱度增高口乾作渴　排泄道路窒碍。廢物愈積愈多。燃燒亢進。水分消耗。故身發熱。口大渴。

目赤　視神經發炎。血管充血所致也。

耳聾　聽神經炎也。

鼻衄　血液澎漲。鼻膜血管破裂也。

斑疹　血中毒素。鬱於靜脈。血球死於毛細管中。擠至皮下。發現斑點也。若此毒素。再隨血液。流入內臟。則斑點消滅。舊說謂之內陷。更危險矣。

譫妄痙厥　腦膜炎也。

痰鳴氣喘　肺部爛也。

大便下血　腸潰破也。

（未完）

▲壁虎咬傷方

桑葉煎濃汁。調白礬末敷之。

□治纏瘡結毒方（解要）

木瓜一味。為末。白湯送下。

□治湯火傷方（王秉衡）

龍眼殼研末。摻敷。若焚之。可辟蛇。

□治金瘡磕跌諸傷方（前人）

龍眼核。研細末。敷患處。立即血止痛除。愈後無瘢。

□米油之功用（前人）

尋治精清無子。黑瘦者。服百日。即肥白。即粥鍋內滾起沫團。濃滑如膏

變化。日更月異。乃成人形。其初兒頭向在上。後即漸次移轉而趨下。三四月時。孕婦自亦不覺其轉動。至五六月。即蠕蠕移動。其頭大約俯移至腰脊之處。横臥於腹腔。八九月始至子宮下端。十月滿。即到宮口。預備鑽出之機會。此為胎兒轉身經過之大略也。如孕婦血氣虛弱。胎兒轉旋必遲。故有延至十二三月。或二十餘月。始生者。宜服補氣養血藥。以助其轉動。庶無難產之患也。

（未完）

□脚氣病概要（王一仁）

□濕脚氣

病因　脚氣壅疾也。內經無此名。或謂即緩風濕痺。余意素問有厥跛風寒濕之病一語。疑即此症。多因地氣卑濕。或脾不運化寒濕下注。襲人足脛經絡皮肉。無他疾而卒然得之者是。或由病後而漸得之。宜究原別治。

診斷　初起甚微。人多不覺。遂漸脚軟弱。不便步履。自踝至膝。麻痹浮腫。以指按之。窅而不起。脈遲濡。甚則寒熱。或腹痛下利。飲食減少。皆由風濕為患也。

者是。以大鍋能煮五升米以上者良。

■治三陰瘧方（前人）

以南天燭隔年陳子。蒸熟。每歲一粒。早晨白湯下。

■治久瘧不痊及老人患瘧方（陳子莊太守）

燕窩三錢。冰糖三錢。先一日燉透。至次日瘧作之前壹個時辰。加生姜三片。滚三次。將薑取出服之。倘胃不能納。即但啜其湯亦可。一劑不愈。至再至三。無不愈矣。

傳變 治不如法。則厥氣上升。濕濁不降。不降則由膝上犯而入腹。衝胸欲絕。嘔噁腹脹。或入脅而作痞。皆屬危候。慎之慎之。

用藥 治法以利濕疎風爲主。佐以開肺之品。肺爲水之上源也。宜鷄鳴散。除濕湯。葫蘆巴丸。加減與之。初起以木瓜檳榔湯煎服。頗能取效。入腹宜千金半夏湯。入脅宜用杉木節湯。

調理 病後愼房室。息悖怒。飲食亦宜注意。若羊肉牛肉。鮮魚蔓青。麵食生果等。均當屏絕。曾治一人。喜麵食。屢戒不峻。卒以不治。殊可畏也。

醫藥猜謎

（一）對客捫蝨（射傷寒論一句）

（二）羣星歷亂（射藥名一）

（三）水色深紅（射古人一）

（四）飢饉之年（射藥名一）

謎底准二百〇七期發表。射中者畧有薄酬。

長篇小說　軍醫生活記（三）

（余不平）

第一回　愛國健兒傾心談戰事　一弱書生決計作軍人

南方的人說「略個先生好得來」。「先生」。「謝謝儂」。北方的人說道「這兒大夫多好啦」「俺好了謝您」。我覺得他們的生活。也很好玩。眞正蘇州人所謂「倒也嘸啥」。我有空的時候。問問他們戰事的經過。他們一個個爭先恐後的指手畫脚說道。「我們第一軍從廣東出發。打了多少多少的仗。跑了交關交關的路。南五省都是我們打過來的。」有的指着膀子道。「俺這裏中了他媽的皮一顆子彈。後來好了。在後方醫院。住了三個禮拜。俺們司令官獎了十塊大洋。」有的指着胸旁道。「俺這裏中了小舅子一顆子彈。背後打了個窟窿。他奶奶的雄。𠴰還死不了。運氣。」啊唷。滿耳的蠻聲蛮調。簡直耳朵裏聽滿了。他們一轟的走了之後。也替他們好笑。也替他們傷心。但是那一種糾糾的氣概。倒像天生他們是不怕死的。但是岳武穆王從前說過。「文官不愛錢。武官不怕死。則天下太平矣。」當官尚且要不怕死。何况於當兵。這種當兵的生活。倒很有意味。我是個書生。沒有嘗過當兵的滋味。甚麼時候。有機會倒要嘗他一下。况且他們跑了千里萬里。看了多少名山大川。名勝古蹟。倒比我這個蝸轉螺旋。坐井觀天的好多了。他們的學問。雖然沒有。但是能行萬里路。（未完）

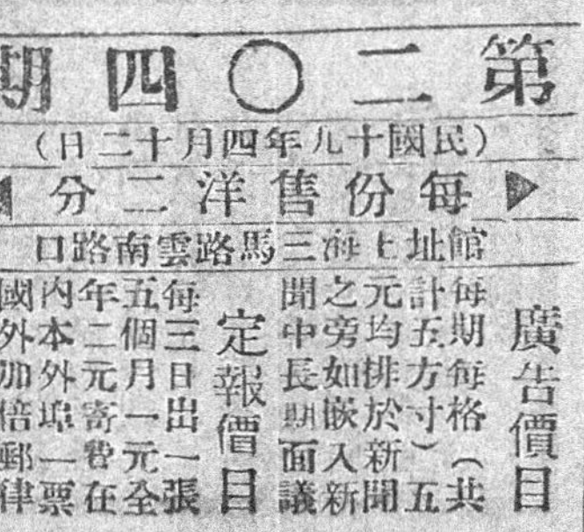

第二〇四期
（民國十九年四月十二日）
每份售洋二分
館址上海三馬路雲南路口

廣告價目

每期每格（共計五方寸）五元。均排於新聞之旁。如嵌入新聞中。長期面議。

定報價目

每三日出一張。五個月一元。全年二元。寄費在內本外埠一票國外加倍郵律代現九五計值。

本期目錄

編輯者言

本報現擬每期添加插圖。讀者諸君。如能以插圖見賜。尤爲歡迎。惟須寓意深遠。而切合幸福者爲合格。一經錄取。酬金從豐。再者。如有經驗良方見賜。亦極歡迎。字數每篇最多以一百字爲限。

本報主筆

楊志一醫士　**朱振聲**醫士

診例

（甲）特號二元
（乙）門診一元
（丙）出診四元
（丁）膏丸方四元
（戊）急病隨請隨到

隨到隨診　貧病減半　路遠遞加　次日取件

時間　門診上午九時至下午四時止　出診四時以後

診所　上海雲南路會樂里第一弄第一家

電話六三四九三

掛號處啓

□經驗良方（沈仲圭輯）

□治瞽目重明（王孟英）

冬至日。取大萊服一枚。開蓋挖空。入新生紫殼鷄卵一個在內。蓋仍嵌好。埋淨土中。約四五尺深。至夏至日取出。藏磁器內。卵白卵黃。俱成清水。名養空青。乃神方也。用點諸目疾。雖瞽者可以重明。

□治小兒疳積病方（西人新發明）

多食海帶。功效確實。

□治小兒夜啼方（本草）

黑牽牛末一錢。水調敷臍上。即止。

□乾腳氣

病因　千金方云。腳氣有冷有熱不同者。足有三陰三陽。寒中三陽。所患必冷。暑中三陰。所患必熱。疑卽濕腳氣也。疑卽乾腳氣也。蓋陰傷則熱熾。下流則腳無力而痿弱。凡多服乳酪醇酒及濕熱之物。皆能致之。勢較由於濕者爲甚。

診斷　此症腳屈弱。不能動。飲食如常。大致與濕腳氣無異。惟濕腳氣則腫。此則不腫。爲大異耳。惟其不腫。治者每易忽畧。甚有轉輾以死者。可憫孰甚。

傳變　久延不退。則火氣逆上。衝心滿痛。二便俱阻。是謂腳氣衝心。險症也。當分體質體虛而分別施治。不得與腳氣入腹等視。

用藥　治法以潤血清燥爲主。以血虛則熱淫也。宜羌活續斷湯。四物湯。與之。衝心而虛者。宜金匱八味丸。或四物湯加黃柏。實者。宜用金鈴子散加黃柏。

調理　禁忌畧同濕腳氣。而酒類鷄鵝。葱蒜椒姜韭薤等。尤不可犯。犯者皆不可瘥。張氏醫通羅列甚詳。宜與參閱。

治蜈蚣齩傷方（劉伯溫）

胡椒嚼封之。即不痛。

治血崩方（丁經華）

阿膠。當歸各一兩。紅花八錢。冬瓜子五錢。水煎服。大效。

治產後瘀血上衝方（梅師）

生藕煎汁服。（宋大官作血𧃁。誤落藕皮。血遂渙散不凝）。

十灰散（葛可久）

治吐血咯血。屬於肝火者。

大薊。小薊。荷葉。扁柏葉。茅根。茜根。梔子。大黃。丹皮。棕櫚皮。十味等分。燒灰存性。研極細末。以紙包置泥土上一夕。出火氣。每服五錢。藕汁或萊菔汁或京墨汁半盌。

……凡此之屬。病家多不留意。當曉喻之。

脚氣傷寒

病因　人之營衛週于身。循環肢體。無所不至。或水濕。或營熱。熱于兩足。兼受外感風寒。行動經絡之濕。因而濕衛不和。便成此症。

診斷　腿脚腫痛。步履重着。濕熱重者。甚至足熱如火烙。而痛不可近。且往來寒熱。狀類傷寒。故有此名。

傳變　凡患此者。亦有六經之傳變。而濕熱入絡。久延不愈。易成痿症。及鶴膝風等候。

用藥　表氣實而無汗者。急宜解表發汗。于辛溫藥中。少加利濕之品。如攢風散。合五皮飲等類。若熱退足軟。將成痿症者。宜二妙丸虎潛丸之類。

調理　此症寒熱愈後。濕熱注絡。易成痿症。已如上述。宜時用冬瓜苡仁煎湯代茶。可以清化濕熱而養胃陰。（完）

白喉喉痧之異同（秦丙乙）

白喉與喉痧。同屬喉症中之至危劇者。然二症

問病新章

（一）近接讀者問病函件。日多一日。幾使本報同人。無從答覆。故自本期起。另印問病紙一種。分送定戶。如非用此紙詢問者。概不答覆。

（二）此種問病紙。每定戶各發一張。請勿隨意亂用。如再欲索取。每張收費半元。

（三）非本報定戶。而欲訊問疾病者。亦須用此種問病紙。可預先向本館購買。本埠每張半元。外埠每張一元。以示限制。

合中西纂

百病指南（四）

（張治河）

（治法）古方本有奇效。無須別採他法。按症用藥。詳見古書。但其調和五行。驅逐六氣之理解。殊覺誤會其義。茲舉數則改之。餘者類推可也。病在前期。宜用麻黃桂枝等湯。以刺激汗腺。補助軀殼間之排泄工作。使廢物細菌。隨汗液從毛竅而出。若到後期。則宜白虎承氣等湯。刺激腸胃。補助內臟之排泄工作。使一切害物。隨糞便從二陰而出。

（調攝）古人治病。純恃藥物。對於飲食起居之宜忌。向少詳細說明。此篇特病加入調攝一法。為治療之助。病當前期。宜臥溫暖室中。忌食生冷。及至後期。則又宜臥於空氣流動室內。（但勿直當窗門中）多與果實食之。愈後飲食宜少。葷膩更不可進。避風免煩。尤忌房事。須俟恢復健康原狀。方可謂脫離險途。

（二）溫病

（病原）本症病原。古人認為溫暖空氣。一曰伏氣。一曰新邪。伏氣者。云係冬令寒氣所化。新邪者。云即和暖之春風也。殊不知本症之起。實因寒氣刺激。一為冬令寒觸皮膚。毛肌縮緊。廢物不得儘量排泄。日積月累。及春病發。（未完）

調服。

按王孟英曰。諸藥燒黑。皆能止血。故以十灰名其方。然止澀之品。僅棕櫚一味。餘皆清血之熱。行血之滯。破血之瘀者。合以為劑。雖主止血。而無兜澀留瘀之弊。雖每用之。毫無後患。何可視為劫劑乎。

□青龍白虎湯 （驗方）

專治時行風火喉痛。喉間紅腫等症。並可預防。

鮮青果。鮮萊菔。二味煎服。

□治竹木入肉方 （本草）

瞿麥為末。水服方寸匕。（約三錢）或煮汁。日飲三次。

分道揚鑣。病源各別。寶風馬牛之不相及。烏可一概論哉。本篇將原因病象舌脉治法。論之甚詳。讀者注意。（編者）

一、原因　白喉喉痧之原因。雖皆不外天時關係。然喉痧純屬時邪。白喉則半由天時。半由本體。蓋喉痧之症。時邪由口鼻吸入。肺胃首當其衝。肺胃主皮毛。肌肉。邪本外向。故病起多發熱惡寒。丹痧隱約。但來勢太驟。則一蹴而上。直逼咽宮。而不能四散分佈。此喉痧之病因也。至於白喉。其人本體陰虧。偶感風燥之邪。疫毒之氣。肺胃熱灼。上游喉際。此則白喉之病因也。

一、病象　喉痧初起。發熱惡寒。煩悶口乾。隨即咽喉間紅腫疼痛。或滿身紅痧隱隱。痧點滿佈。甚則壯熱不退。胸悶躁煩。食咽不下。腫痛為烈。神昏喉閉。潰爛[illegible]臭。下利氣急。舌卷囊縮。此皆危候。九死一生。白喉則初起亦寒熱煩躁。咽喉及小舌起白點。

□治脫肛方（本草）

以石榴皮。陳土壁。加明礬少許。濃煎薰洗。再加川倍子炒研末。敷而托上之。

□治大便虛祕方（本草）

海松子。柏子仁。麻子仁。等分研泥。熔白蠟和丸。黃耆湯下。

□白頭翁湯

治熱痢。便膿血。

白頭翁。北秦皮（各三錢）黃柏（二錢）黃連（五分）

□治痢疾方

苦參子（即雅胆子）七粒。以桂元一張包之。七包爲一日量。分三次服。

多少不定。亦有病發二三日始見者。旣而白腐滿佈。口氣臭穢。甚則壯熱神昏。喉關腐爛。氣急聲啞。飲水即吐。此皆危候也。

（一）菩脈　白喉之脈。初起浮緊。喉痧之脈。初起浮濡。白喉勢甚。即變洪數。喉痧入後。脈見弦數。喉痧舌苔白而帶滑帶膩。白喉則苔白而燥。或黃或絳。此其大較也。

（一）治法　喉痧治法。辛涼爲急。佐以清洩疎達。通利大小便足矣。白喉則初起治以清潤散邪。切忌表散。（亦有實症白喉。非表不可者。不在此例。）追邪去勢平。清肺養陰繼之。若有變證。按症施治。通利大小便。亦屬切要之圖。良以肺與大腸相表裏。徹其下正所以治其上也。此治喉症之秘訣。初學切須知之。

現金徵稿

本報現徵求實驗良方。如蒙讀者投稿。一經錄取。酬金從豐。

長篇小說

軍醫生活記（四）

（余不平）

第一回　愛國健兒傾心談戰事　一弱書生決計作軍人

也勝過讀萬卷書了。唉。我不如他。我實在不如他。有時候有了機會。也到軍隊中去嘗嘗軍人的生活。所以我的軍醫生活。就在這時種了一顆種子下去了。時光易過。不覺又是一年多了。那時是十七年四月間。我從前有個朋友叫席樂三。他在徐州來了一個快電。請我去當敎導團的軍醫。那時他當個了連長。我接了這個快電。志氣爲之一振。又加我有諸多不如意事。久不願度這枯燥無謂的生活。既然他來請我去當軍醫。我想上既可與官長接近。下又可與士兵接近。這個生活。倒也有趣。我久有當兵的思想。但是身體太壞。不堪鍛鍊。我去當上一個軍醫。也可爲一般病兵。盡盡義務。叫他早復康健。堪爲國用。我也可盡一份子國民的天職。好了。主意已定。就是這樣做去。不管我慈愛的父親母親。贊成與否。我也去一趟。避避我惡劣的環境。過過我軍人的生活。倒也罷了。於是一方面。瞞着幾個知己的朋友。怕他們擋我的行動。一方面擬擋一切。暗暗豫備動身。這時候欲去。又有所牽念。欲不走。意有所不能。這個「走不走」三個字。在我的腦子組織裏。穿過來。繞過去。如同通了電流的一般。眞把我的腦子弄昏了。結果。自己對着自己下了一個命令道。

（未完）

幸福報

紹儀署

第二〇五期

（民國十九年四月十五日）

◀每份售洋二分▶

館址上海三馬路雲南路口

廣告價目

每期每格（共計五方寸）五元。均排於新聞之旁。如嵌入新聞中。長期面議。

定報價目

每三日出一張。五個月一元。全年二元。寄費在內。本外埠一律。國外加倍。郵票代現九五計值。

本期目錄

經驗良方

□白濁丹方（仁心）

凡入房忍精不射。以致敗精留滯。釀成白濁者。宜用下方。當門子（卽麝香）七厘。杜牛膝汁一盅。燉溫沖服。

□子宮寒冷不孕方（涼）

凡因子宮寒冷而致不孕者。宜用吳萸川椒各八兩。共爲末煉蜜爲丸。如彈子大。棉裹入陰戶中。日夜一換。一月後子宮和暖。卽可成孕。或用硫黃煎水常洗之亦效。

□治泄瀉方（沈仲圭輯）

車前子五錢煎服。

□春溫約言

秦丙乙

春溫原因。厥有二種。曰伏氣。曰新感。經曰。冬不藏精。春必病溫。又曰。冬傷於寒。春必病溫。此指伏氣之溫病也。溫熱之邪。自口鼻而入。首先犯肺。發熱欬嗽。有汗不解。此指新感之溫病也。

治春溫症不可過表。過表多汗傷津。宜辛涼透解。如薄荷。桑葉。菊花。銀。翹。之類。輕輕疎化。若荊防蘇羌。治之以治風寒之道。便誤矣。

春溫症象。發熱煩悶。（或微惡寒）有汗不解。鼻塞頭痛。欬嗆不暢。口乾煩燥。亦或咽痛音嗄。發斑發疹。甚至逆傳心包。痙厥不省。春溫症雖屬平淺。治不得法。滋變至速。頗難措手。且性至淹纏。不能躁急。病家無知。每每弄假成眞。而釀絕證。

治春溫貴能隨機應變。萬難一概而論。出入神明。有如用兵。病家所當持爲要訣者。鎮定忍耐是也。醫家所當拳拳服膺者。

（按）經曰。「濕多成五瀉」。可見腹瀉多由濕成。且大便泄瀉。小便甚少。更可知胃腸機能。發生障礙。由口飲入之水分。不吸收於血管。純從肛門排出。大便於是乎稀溏矣。試觀病瀉之人必口渴。蓋津液損傷。不得不求救於水也。車前功專利水分清。故能奏功。方雖平淡。理極玄妙。讀者勿忽視之。

□菩提丹

（張壽甫）

治二便因熱下血。應驗如神。

苦參子去皮。用益元散為衣。每服廿粒。白沙糖化水下。

（按）張壽甫曰。苦參子善清血熱。而性非寒涼。善化瘀滯

膽大心細是也。無論醫家病家。躁急者多致誤事。除於起居飲食上加之意外。更宜於房事方面。少行而有節。因冬時嚴寒。萬類深藏。冬不藏精。姑不論其腠理不密。易觸寒邪。而坎陽常泄。眞陰時耗。及春一陽來復。又焉能當此雷厲之風邪哉。

□胎兒轉身之我見（下）

平譚李健頤

否則。胎氣枯澀。轉移遲慢。兒頭未經移至產門。偶一不慎。忽然受驚。或仆跌。以致影響胎兒。遂至迫出。或手先出者。為討鹽生。或足先出者。為踏蓮生。種種難產之原因。即此之故也。嗣見賤內第二次之胎。順月時。先服補氣血藥。至臨盆。只見腰脊痠痛。並無腹痛。及困苦狀況。覩此情形。遂引起胎兒轉身之研究。若論胎兒及至生時。纔卽垂頭轉身向下。則當於轉身之時。腹中必見劇烈之轉動。奈何或腹痛或腹不痛者。如腹劇痛。認為轉身腹痛。其腹不痛者。亦可認為不轉身乎。推原究理。可知胎兒至生時。卽轉身之說。大謬不然。請試

幸福之門

□吐血

（江西聶國珍君問）

前經吐血色紫旋又復發刻下痰中微帶血絲便溏溺清頭暈身倦請示良方

□答聶國珍君

（楊志一）

症屬血去陰傷。陽氣亦虛。血瘀失於循經入絡。土虛不能生金。虛其步入勞損之門。茲擬金匱側柏葉湯加減。溫中扶土。祛瘀生新。

炮姜炭六分　抱茯神三錢　生白朮錢半　廣艾絨八分　廣鬱金一錢半　炒苡仁三錢　側柏炭三錢　旋覆花一錢半(包煎)　炒白扁豆三錢　炙甘草六分　參三七三分(研沖)

□中風

（廣東許朝瑞君問）

現年五十九今年正月間忽然手足偏廢言語蹇澁服藥稍減尚未復元刻下舌強腰痛睡時喉中痰鳴祈賜方

□答許朝瑞君

（楊志一）

症屬高年氣陰兩虧。痰濁未楚。李士材云。外邪已解。內邪已除。而言語蹇澁。半身不遂者。宜久服補氣養陰之品。使氣旺血盛。氣行而血灌注經絡。經絡旣充。則舉動自若矣。今宗斯旨以圖治之

川桂枝一錢　雲茯苓三錢　竹瀝半夏二錢　川牛膝三錢　大白芍二錢　生黃耆三錢　炙遠志一錢　陳廣皮一錢　厚杜仲三錢　全當歸三錢　廣鬱金錢半　嫩桑枝四錢　人參再造丸一粒化服

中西合纂 **百病指南**（五）

（張治河）

一爲春令非時之寒。刺激身體而成也。

（病灶）本症病灶。皮膚受寒刺激。皮下組織發炎。與傷無異。所不同者。呼吸系受寒刺激。同時發炎耳。體中廢物。既不得從毛竅以排泄。又不得從肺臟以排泄。於是鬱積於內。醞釀生菌。腐腸蝕胃。無所不至矣。

（病狀）本症病狀。亦分前期後期。（前期）微惡風寒。或不惡寒。身大熱。自汗出。或咳或渴。頭痛脈數。（後期）與傷相同

（病理）微寒大熱。傷寒前期。病灶僅在軀殼。廢物與熱量。雖不得從皮膚以排泄。尚可由呼吸而去。此症則肺臟同時發炎。排泄更無出路。熱量充實肌腠。故皮膚壯熱。而不甚惡寒。或竟不惡寒。自汗 熱量充實肌腠之間。汗腺受其刺激。於是分泌亢進。自汗出焉。頭疼 血中廢物內蘊。腦部毛細血管發炎。故頭部覺疼也。脈數 心肺兩臟。同居一處。肺既發炎。則心亦不免焉。於是心搏增速。而脈數發現。口渴 內熱薰灼。津液消耗。喜飲茶湯。以自救也。（未完）

。而力非開破。有祛邪之能。兼有補正之功。誠良藥也。

□**治久瀉方**（張壽甫）

生山藥八錢。軋細過篩。和水調入鍋內。置鍋上。不住以箸攪之。兩三沸即成粥。加熟雞蛋黃二枚。百布聖一瓦。（二分六釐八毫）白糖一匙。當點心食之。

□**治小溲數多方**（本草）

山藥（礬水煮）白茯苓等分爲末。每服二錢。米湯下。

□**治小便不通方**（本草）

以田螺搗爛。入麝香少許。帛繫臍下一寸五分。

□**治遺精方**（奠一）

用子宮鏡。檢查子宮內之兒頭。果是在上。亦係在下。自可瞭然矣。或曰。如君所言。胎兒至八九月頭已垂下。不待轉身。軀體倒懸。豈不危險哉。余即爲之辯釋曰。胎兒在於腹中。賴母血之榮養。其呼吸及排泄廢料。即由臍帶爲之作用。況胎兒在於胎盤裏。手足互抱。瞑目閉口。其氣嚥入丹田。猶靜坐家練丹田之氣。以成汞。復練汞。嚥入丹田。以化鉛。乃能辟穀不飢之玄妙也。

三消症大綱

（王一仁）

□**上消**

病因 上消者。心肺爲病。內經謂心移熱於肺。傳爲膈消。又謂心肺脈微小。皆爲消癉是也。肺本燥金。心復移以熱。火燥相合。因而膈上焦煩。乃氣分受傷。陰血暗耗之候。簡言之。即津液枯也。

診斷 膈上焦煩。大渴引飲。飲而善消。舌上赤裂。咽如火燒。小便頻數。病屬上焦。謂之膈消。易老所謂上消者肺也。多飲水而少食。大便如常。小便清利也。

荷葉研末。酒服三錢。極驗。

■治夢遺湯白方（陳藏器）

每日空心生吞韭子廿粒。鹽湯下。

■治胎上衝心方（王秉衡）

葡萄一兩煎服。立愈。

■解誤服人參方（本草）

山查煎汁服之。即解。（人參專補氣。山查專破氣）。

■解諸藥毒方（趙恕軒）

（一）濃煎甘草湯涼飲（二）飲地漿水（三）白扁豆生研末涼水和服。

■解白果毒方（前人）

白鯗頭煎湯頻灌。

傳變　肺主氣。其能通調水道而有制者。賴心君火時與以溫氣而爲之主。故曰肺合皮毛。其主心也。火盛固足患。火衰亦有害。經曰。心移熱於肺。肺消。飲一溲二。死不治。所以然者。金冷氣沉而不得升。猶下有溝瀆。上無雨露也。

用藥　宜清心火。養肺陰。降心陽。麥門冬飲主之。用藥主平清養。不可用重降之藥。以藥過病所。必不効矣。如方諸水竹茹五汁飲類。可加用之。

調理　上消愈後。不必服藥。但以蓮心糯米煑食。收效甚佳。此嚴君蒼山得之沃山寺某僧所授云。

下期要目預告

本報下期除原有各稿續登外。并加入新著三篇如下。讀者注意。

（一）腦膜炎與驚風……何雲鶴

（二）人參回天再造丸研究……楊志一

（三）虛勞症大綱……王一仁

長篇小說

軍醫生活記（五）

（佘不平）

第一回　愛國健兒傾心談戰事　一弱書生決計作軍人

「你是一個男子漢。大丈夫。爲甚麼沒志氣。無決斷。」這樣一想。心地大放光明。牽念頓消。好了。決定去就是了。還有甚麼狐疑不決呢。於是提起筆來作了一首「從軍行。」把我的環境志願。以淚和墨的。一句一句。寫了下來。你道這辭是甚麼呢。請看下面。

從軍行

男兒不得志。胡必生斯世。處境無不逆。
事事違初意。衰親頻頻病。晨昏欠省定。
願得天假年。白髮壽永胤。昂藏七尺軀。
念九度皆虛。未諳七件事。枉讀十年書。
桃李得春風。爭向愁人笑。不願作楚囚。
但願學溫嶠。北徐戰方殷。聞訊願投効。
書生亦從戎。得無寒酸誚。從今別梓鄉。
休憚關山渡。戰死與生還。吉凶不知數。
此身許黨國。此心豈猶豫。怪哉奇鳥鳴。
聲聲不如去。問我今何之。馬嘶聲裏住。
黃河與黑水。都是洗甲處。

我把此辭寫畢。再自讀一遍。不禁滄然泣下。然而對於堂上衰親。堦前幼子無可爲慰。無可爲安。然勢已至此。只好硬着心腸。決效班超的投筆。溫嶠的絕裾。其他一切牽情處。都不能牢縛我的身心了。一是好奇心切。要去接近軍人的生活。二是好高念重。要去避免惡劣的環境。所以一念既定。便以一個軍人自認了。

幸福報

鈕儀署

第二〇六期

（民國十九年四月十八日）

每份售洋二分

館址上海三馬路雲南路口

廣告價目

每期每格（共計五方寸）五元均排於新聞之旁如嵌入新聞中長期面議

定報價目

每三日出一張五個月一元全年二元寄費在內本外埠一律國外加倍郵票代現九五計值

本期目錄

經驗良方

解燒酒毒（前人）

（一）萊菔汁青蔗汁隨灌（二）綠豆研水灌（三）枳椇子煎湯灌之。

又外治法（前人）

（一）熱豆腐偏體貼之。冷即易。以醒為度。（二）井水浸其髮。並以故帛浸濕。貼於胸膈。

治胞衣不下（王秉衡）

用荷葉囫圇不碎者一張。煎湯服。立效。若荷葉裂為兩爿者。胞衣亦分裂而下。真奇方也。

口臭之根本療法

秦丙乙

患口臭者。頗不乏人。雖係小症。無關大體。然其臭難名。令人嘗厭。誠人生之大缺點也。患者非不知亟求治療。祇以百般圖治。效等於零。舉凡丹方成法。市售種種。以及一切口香糖也。牙粉膏也。罔不嘗試殆遍。終苦如石投水。或靈效一時。不久復然。此無他。非治本之道耳。今為釜底抽薪。根本治療計。即令患者每日在至少限度內通便一次是也。須知口臭原因。實由胃熱。薰蒸日久。故隨氣上出於口。今使便行通暢。則穀氣不致壅實。而胃之蘊熱。自亦於無形中隨之而逐漸下泄矣。謂予不信。試問患口臭者。不皆兼便艱之症乎。故通便一法。治下而瘉上。雖無近功。實有遠效。誠可謂口臭症之澈底療法也。然欲令便行通暢。初非一蹴而幾之事。於此有術焉。具雙關之妙用。即每晨空腹時飲服鹽湯一杯。三餐之後。口含乾甜瓜子少許。（去殼研細煉蜜為丸）是也。良以二物（鹽湯瓜子）清火潤腸。於口臭便艱兩方。固有兼顧之功能。世之患口臭者。盍一試之。

治難產及子死腹中（以面赤舌青爲斷）
以蟹爪煎湯服之。卽出。

治百蟲入耳（本草）
韭汁灌之卽出。

治誤吞銅器（本草）
荸薺胡桃同食卽化。（汪機曰。荸薺合銅錢食之。則錢化。可見爲消堅削積之物）。

治食積
鮮荷葉包飯煨灰研末。清湯送下。（凡消何積。卽以其物煨服。無不立效）。

治中暍
凡人行役烈日中。猝然昏暈。急移置涼處。徐徐灌以地漿水

上海人何以多患脚氣

（殷駿生）

因爲米的關係

發表靈驗治法

脚氣一症。據西醫研究。謂中米毒。現已爲各醫家所公認。夫米係人生日用所必需。何以反能中毒。余試就上海一埠論。所食之米。大半機器碾成。米之表皮一層。滋養料最富。今被機器碾去。滋養之性盡失。煤毒鬱積。終年服此。所以脚氣之症。較他埠爲尤多也。欲免此疾。可改用杜打米。卽能無害。治法以鷄鳴散爲第一要方。臨臥服之。清晨瀉去黑糞自愈。而千金礬石湯。治脚氣攻衝。亦爲屢試屢驗之妙藥也。

三消症大綱

（王一仁）

中消

病因　中消者。脾胃爲病。內經謂癉成爲消中。又謂邪在脾胃。陽氣有餘。陰氣不足。則熱中善飢。是也。夫陽明離氣盛熱壯。然以血多津守。未嘗有所飢。今言其飢。則

幸福園

對於李女士請求打胎事下一討論

（黃星樓）

李女士鑑。我前天看見第一九六期幸福報上。有你的請求打胎一封信。隨時就要想個妥當辦法答復你。也是我的一份人情。再想想現在戀愛的事很多。眞正算不了什麼奇怪事啊。我就馬馬胡胡丟開了。過去三四天。拿出細看了幾下。才曉得你有性命的問題。那我今天替你解決一下。不過是本我的天職來說幾句話兒。你的珠胎暗結了。把一切的情感走到悲觀路上去了。這事大錯而特錯了。人生在世。是處處求樂的。不是動輙尋死的。但是我們。要能夠注意在可喜地方。不要注意在可悲地方。所以說到。月因缺而後能再盈。花因殘而後能再開。你就想不到嗎。而且你又曉得打胎。是非常危險。違背法律。那麼。我們醫生怎樣替你拿胎打下來呢。誠如你所說。打胎在法律上。是有罪名的。就叫做『墮胎罪』。（懷胎婦女。服藥或以他法墮胎者。處一年以下有期徒刑拘役。或三百元以下罰金）。我先說一條法律把你聽一聽。你就明白我們醫生的確不能替人打胎的。並不是不救你。你不要弄錯了。你那裏記不得去年「新聞報」「時報」「申報」上有轟動全世界主僕戀愛的一件事嗎。我說這個故事。是很有意味的。深望你去細細想想。莫作淸風過耳。昨天又看到一九七期報中。有編者對你談話。可算仁盡義至的。我是極表贊同的。

題沈仲圭先生玉照

（黃星樓）

領袖醫林騁進謀。春風絳帳屬名流。滿城桃李沾時雨。人鑑如公就與儔。
久切瞻韓愿未酬。而今幸得識荊州。鐘靈應是湖山秀。豐度翩翩似鄴侯。

中西合纂 百病指南（六）

（張治河）

咳嗽 此爲本症必有之病狀。因寒氣刺激氣管。氣管發炎故也。若發炎延至肺臟。則又現氣喘鼻煽。痰如拽鋸之聲。種種不可救藥之象矣。

（治法）此病初起。有惡寒現象者。宜發汗兼消肺炎。麻杏石甘湯主之。（此方又治肺癌初起。亦消炎之力也。）不惡寒者。宜清熱消炎。銀翹散主之。（銀翹二物。瘍科用於紅腫高大初起之外症。收效神速。其消炎之力。可想自也。）頭疼甚者。宜消腦部血管之炎。桑菊飲主之。（桑葉菊花肝陽特效藥也。古人所說之肝陽。即是腦部充血。此藥能消腦炎。可無疑義）。口大渴者。宜清熱生津。白虎湯主之。總之此症皮膚肺臟。兩處發炎。熱量之蓄積。較速於傷寒。故初起便宜清涼之劑。柴桂不可用也。若至後期。則與傷寒無異。當遵仲景法。按症施治可也。

（調攝）本症飲食起居之宜忌與傷寒相同

□感冒

（病原）本症之起。係爲寒氣刺激。或因天氣驟冷。而著衣單薄。或因天時驟暖。而脫衣過多。（未完）

介紹新書

書名	著者	價目	寄費	發行所
現代名醫驗案	葉勁秋	一角	半分	上海浙江路七八〇號衛生報館
仲景學說分析	葉勁秋	五角	二分	仝上
胎產病理學	王慎軒	全年十二冊	一角	蘇州吳趨坊一三七號國醫書社
中國藥學	季愛人	連郵費一元		蘇州裝駕橋巷中藥學會
藥理學	林春雄	四元	四角	日本東京神田區中猿樂町一五番地財團法人同仁會

□治湯火所傷皮膚潰爛

（步林屋）

生地榆爲末。和香油調敷。

□癩頭

（趙鼎山）

用蝸牛三十條。水三碗。煎湯洗之。二次全愈。

□生齒方

江都陳姓女。退齒越年未生。就余擬方。當用雌雄鷄糞（宜用烏鷄者佳）舊麻鞋底等分燒灰存性。研細末。加麝香少許。敷於齦上。一月而生。

□黃水瘡

毒水流於何處。即生大水泡瘡。手少動之。即破。此熱毒鬱於皮毛也。用（防風明雄黃）各

診斷 陽盛而傷陰。枯其津液。故時欲飲食以濟之。多食善飢。精微不榮肌肉。自汗。大便堅。小便數而甜。病屬中焦。謂之消中。易老所謂中消者胃也。渴而飲食多。小便赤黃也。

傳變 喻嘉言曰。消渴之患。常始於微而成於著。始於胃而極於肺腎。始如以水沃焦土。水入猶能消之。既而以水投石。水去而石自若。可知陽明過亢。雖不飲一溲二。而其死正速。內經有消癉脈實大病久可治之說。殊不能一例也。

用藥 宜下其熱。調胃承氣湯主之。所謂亢則害。承乃制也。然後以蘭香飲子和之。清中焦脾胃之熱。便燥難。畧參瀉法。與上消專用清養不同。

調理 病後不宜服膏粱芳草石藥之屬。石藥發癲。芳草發狂。芳草之氣美。石藥之氣悍。二者其氣急疾堅勁。非和平者不可服也。況消中內熱哉。當與玉泉散。

□下消

病因 下消者。肝腎爲病。內經謂溲頻數而膏濁不禁。肝腎主

五錢。水十碗。煎數沸。去渣。取汁。洗瘡上即愈。

□坐板瘡

亦是皮膚之病。用杏仁（去皮尖）十四粒。萊菔子三錢。擂盆五錢。梅片半分。研細和勻。以手擦瘡口上。一日即愈。（以上四則因屢試屢驗。故錄記之）。

□治鵝掌瘋及千層癬方 （石曉山）

生川草烏各二錢。白鮮皮三錢。甘杞子三錢。羌獨活各二錢。粉丹皮二錢。豬牙皂二錢。土貝母二錢。土槿皮三錢。浮萍草三錢。青防風二錢。白殭蠶二錢。右藥俱用生料配就。用醋二斤。清水二碗。先浸二宿。煎濃燻洗。一日二次。

之。又謂肝腎脈微小。皆爲消癉是也。坎之爲象。一陽居於二陰。腎陰久虧。孤陽無依。蒸爍肺金。肺被火爍。不能管束津液。上朝咽嗌。而反輸下矣。

診斷 煩躁引飲。飲水不多。隨即尿下。小便多而濁。腿膝枯細。骨節痠疼。病屬下焦。謂之腎消。易老所謂下消者腎也。小便濁淋如膏油之狀。面黑耳焦而形瘦也。

傳變 下消多由胃熱下傳。或男以石藥耗其眞。女勞竭其精。則陽強於外。陰不內守。腎者胃之關。關門不開。則水無輸泄而爲腫滿。關門不閉。則水無底止而爲消渴。漸成飲一斗溲一斗之證。危矣。

用藥 宜滋陰降火。人參茯苓散主之。六味地黃丸亦主之。飲一溲一者。金匱腎氣丸主之。下消主平肝腎。虛多實少。與中消之可用凉瀉者又異。

調理 下消西人謂之甜尿病。前度中醫學會討論會。有謂當與羊肉。僕謂終不若時服六味丸之爲佳也。識者有以何如。

長篇小說　軍醫生活記（六）

（余不平）

第二回　立志從戎情牽骨肉　爲親割股愧煞鬚眉

從來。我沒有一樁事。不是瘋瘋癲癲的。我自己既然拿定主義。當然可以立刻就走的。那知牽絆又來了。這天。正在那裏寫回信。預備寫好了。寄到徐州去。給席樂三一個答復。說我醫院一收。十天八日。就可以來的。信還沒有寫完。忽然走進了一個綠衣使者。送來一封信。我連忙停了筆。接過來一看。原來是我家中的來信。說我父親此次肝胃氣痛復發。業已多日不起。刻下又漸見沉重。飲食不消。命在旦夕。叫我回去的一派話。我一見這信。簡直是一盆冷水。從頭上直澆到脚後根。冷到我心坎的最深之層。這一個刺激。利害得萬分。簡直叫我倚在椅子上。發痴發呆的。半天不語。後來想了半天。絲毫沒有主意。說是走吧。我父親病重了。說是不走吧。我的環境。也太惡劣了。下次那裏還再有這個機會呢。最後再仔細一想。假使我一走。我父親有了長七短八。那麼我到那時。又怎樣對得起父親呢。祇好遲幾天再說吧。看我父親的毛病。有無轉機。再定行止。於是決定暫時不走。回家去看看我父親。諸位讀者。我並不敢說我是個孝子。我自已也要問我自已一句。你能於這弓上弦的時候。留住不發。這便算是你的孝順嗎。非也。這是父子之情的一念之牽罷了。（未完）

幸福報

愈儀署

第二〇七期

（民國十九年四月廿一日）

每份售洋二分

館址上海三馬路雲南路口

本期目錄

編輯者言

本期稿件擁擠。王一仁之虛勞病綱要。楊志一之人參再造丸研究。準第二〇九期發表。閱者注意。

經驗良方

解鴉片毒方（楊潛自）

（一）凡人素不吸煙。而吸之醉者。即將陳醬少許。鹽湯服下。即醒。

（二）誤吞鴉片者。輕者心中煩躁。急用活鴨血。或糞汁醬油。或冷水。或肥皂。煎湯灌之。無不愈者。

（按如多服毒重。則身冷氣絕。似乎已死。但肢體柔軟。則臟腑經絡之氣。仍然流通。速將安於陰冷之地。（惟不可照著日光）。撬開牙齒。用箸橫在屍口。

月經之變化

秦丙乙

一、倒經　倒經者。經水上逆。不由下泄。而往口鼻眼耳以出也。往往於經期之前一二日。驟然腹痛。吐衄不止。纖以成塊成堆。相隨而下。蓋由肝氣不順之故。治宜平肝順氣。養血歸經。

一、居經　居經者。經水三月一行也。良由氣盛陰虛所致。治宜抑氣補血。

一、暗經　暗經者。經水終身不行。而能受胎懷孕如常也。此症因體氣關係。並非屬於疾病。

一、避年　避年者。經水一年一行也。一說。甫來年止也。不必治之。

一、胎盛　婦人受孕後。仍月月行經。而能產育也。此胎中氣血。充盛有餘之象。求之不得。難能可貴。

一、漏胎　受孕後忽然經來。胎隨以俱下也。蓋由氣血俱虛所致。胎中有熱。下之不固。治宜於雙補氣血之中。佐以洩火清熱。

將金汁涼水頻頻灌之。再以冷水在胸前磨擦。將頭髮解散。浸在冷水盆內。自然漸活。卽七日之內。但身不僵硬者。切勿認爲已死而棺斂。至抱未死活埋之苦。

（又按）鴉片毒比鳩砒而尤甚。而以未煞之生土更甚。故吞生土之後。腹中絞痛不堪。呼號欲絕而亡　附解鶴頂鳩羽毒方。糯米煎粥。搗爛。過量服之效。生南瓜搗爛絞汁頻灌。甘草煎濃汁。候冷灌下。

□戒煙簡效方（楊清白）

一、室女閉經　室女渾全之人。氣血正旺。乃經水忽閉而不來。此由思想無窮。所欲不遂。致相火熾盛。陰血通涸。內經所謂二陽之病發心脾。有不得隱曲。爲女子不月是也。治宜益腎之陰。洩肝之火。

一、老婦行經　內經謂婦人七七以後。任脈虛。太衝脈衰少。天癸竭。地道不通。形壞而無子。乃當此時經仍如期而至。滴涓不絕。且無其他兼症。此爲氣血有餘。正不必治療。其有已絕之後。而又忽來。來時腹痛劇烈。此則氣鬱之故。或闢瘀血。亦未可知。治宜平肝散鬱。或消瘀退熱。隨症斟酌化裁之。

□杏仁之研究（王圭）

杏仁一名扁桃。有甜苦兩種。甜者名甜杏仁。Amygdala Dulcis 苦者名苦杏仁 Amygdala Amara 其味辛苦甘溫。內服潤劑。治咳嗽類病。又可作食物。近世之庸耳俗目。於溫病身熱不解。

幸福園

□幸福報寶塔詩（徐清和）

幸
福幸
報福幸
出在今朝
風行全國了
我們看幸福報
百病都可以自療
衛生方法也能知道
我們身體就能健康了
幸福報眞是有益的醫報

□醫界之障碍（陳乙蓮）

醫所以寄死生。非有學識不可以爲醫。非富經驗不可以爲醫。若女醫巫覡。絕無學識。絕無經驗。不過恃其胆力。藉其神道。鹵莽從事。僅將人家抄襲滯板方。或三四十味。或五六十味。多多益善。可以治風治驚。治虛治實。顛頭是道。成丸成散。自以爲一方可濟百病。間或以針刺風紋。以亂斷病情。百中倖中一二。卽爲妙手成春。鼓吹風行。而無知婦女。及半解市民。多爲其煽動。致性命死於無辜。不知幾凡。噫。女醫巫覡。爲醫界之障碍。政府若能從速取締。則黎民赤子。登仁壽域。不知增多幾萬萬矣。

本年二月同事沈君仲圭以玉照囑題謹賦俚句聊博一粲　金谷

溫文儒雅仰高人　容莊科頭豈負春
茜紗明窗添韵事　結想超塵養素心

百病指南（七）

中西合纂

（張治河）

（病灶）本症病灶。頗不一致。有因寒觸皮膚而毛竅閉塞者。有因寒觸皮膚。而末梢神經受累者。有因寒觸鼻腔咽喉氣管等處。而粘膜發炎者。有因寒觸腹部。而腸胃發炎者。

（病狀）惡寒發熱。腰背四肢痠疼。目眩頭痛。鼻塞涕多。時作噴嚏。音啞喉癢。口中多涎。時而作噁。不知食味。納穀減少。間有腸鳴腹痛。大便泄瀉。

（病理）惡寒發熱寒觸皮膚。刺激末梢神經。不能調節體溫。故而惡寒發熱。

目眩頭痛腰背四肢痠疼亦末梢神經受寒刺激之故也。

鼻塞多涕 鼻道粘膜發炎。分泌亢進。則鼻竅壅塞。清涕下流。

時作噴嚏 鼻道發炎。刺激嗅覺神經。神經興奮。則作噴嚏。

音啞喉癢 此喉頭聲帶。因寒刺激而發炎之故也。

口中多痰 口腔喉頭發炎。分泌亢進。故口中痰涎。唾之不盡。

不知食味。納穀減少 咽頭食道。發炎。味覺神經麻痺。則不知食味。而惡食矣。

（未完）

（一）將吸煙時。先舐食鹽於舌上。則雖吸之。不易成癮。即已成癮者。但分舐鹽而吸之。漸次減少煙量。一月可斷煙癮。毫無痛苦。並無後患。（煞當時試以食鹽攝入和之卽不成膏）

（二）甘草一味。煞成濃膏。調入煙內吸食。二三日卽漸不欲吸矣。方簡價賤。又不損人。且無後患。雖深極之癮。一月可戒。惟必須痛改前非。堅心致志。無不神效。

咳嗽胸痞氣窒時。用以開泄肺氣。每以勿研杏仁。爲至要之品。蓋恐一研則油汁搗出。進腸驟作泄瀉。傷其下元。反引邪內陷耳。殊不知肺氣之泄與不泄。全視杏仁之研與不研爲轉移。因研成細末。精質易於煎出。服之卻有去邪退病之效用。不研則整固成塊。雖煮之百沸。終不能吸其精華。而給細胞以營養料。且食物進消化器。經過幾個消化歷程後。即與其他物質混合。而成爲配不頓。Papton 及至十二指腸時。被吸入血液。由血液之循環。輸至全身。以維持各器官之生活。由上觀之。設或杏仁研成泥末。及至接觸胃液。即起化學作用。已變其原來之物質。而爲初化配不頓。何嘗有滑腸之作用耶。粗工不察。每於出疹痞之際。視杏仁泥若虎豹。趦趄不敢用。乃於病家面前。大吹法螺。說如何如何於疹痞不利。此等庸俗。不特自欺。亦且欺人。執筆至此。不禁爲之感嘆。且我未見患便閉症者。得杏人泥末而能驟作瀉也。雖五仁湯麻仁丸。有通腑潤腸之功。以其有郁李松子瓜蔞等佐之之力也。單味杏仁泥能滑腸。實不足憑信。

★ ★ ★ ★

腦膜炎與驚風（一）

（何雲鶴）

（釋名）流行性腦脊髓炎的名詞。的確。是從外國販來。流行性腦脊髓炎的病原。的確。不是從外國販來。在一千多年前。中國醫家對於這個病的原理。症狀治療。已有詳細的研究。這當然爲了這個病。在那時候已流行很廣很劇。所以値得當時醫家如此注意。但是鄙人却不主張。流行性腦炎病原是從中國販到外國去。

中醫治病。向來是辨症。專從病狀。治療。專重糾正人體生理。認定人體有病的變化。完全因爲人體生理先有了弱點受了環境影響所致。祇要把生理本能恢復。一切病原就立失適存的機會。就立受生理的抵抗和攻擊。自動地消滅逃亡。因此古人並不去研究。病后有沒有菌或虫。幷病狀的實景。稱這種病不叫流行性腦脊髓膜炎。通常叫痙痫。或叫驚風。痙痫是唐朝孫思邈定的。若是換用近代術語。就是說神經有反常動作的病。驚風是宋朝錢仲揚根據內經素問定的。若是換用近代術語。就是指小兒忽然有發熱。神經動作反常的病。鄙人的陋見。覺得驚風的定名比痙痫來得切當。不過在中醫術語沒有民衆化以前。風字的意義。恐怕了解的人太少。容易發生誤會。有人說中醫治病既不側重病狀檢察。何以見得流行性腦脊髓膜炎。就是痙痫驚風。（未完）

長篇小說　軍醫生活記（七）

（余不平）

第二回　立志從戎情牽骨肉　爲親割股愧煞鬚眉

我所以要走。是因爲環境不良。勢也。我終又不走。是一念之牽。情也。這且不談。當時我託了同事徐公瑞君。照料院務。我便收拾收拾。跨上我的自行車。出了街。渡過了射陽河。再跨上車子。風馳電掣的。飛奔家去。不過三個鐘頭。便到了我們家鄉熙沛鎮。雖隔了六十里路。但是上了自行車。也就如近在咫尺。到家看看我父親。果然毛病沉重。已不能多談了。躺在地榻上。見了我。流出淚來。我見此情形。一陣心酸。也止不住淚下如雨。惹得我那白髮龍鐘的母親。以及姊妹等。皆一齊痛哭。

我這時又恐我父親悲傷。勉強收了眼淚。侍俸在旁邊。再看看從前的藥方。都吃遍了。甚麼良方。都沒有用。並且我也用些相當的西藥。吃下去也無大用。而且我父親。也吃厭吃夠了。不肯進藥。只好聽其自然吧。後來不知怎的。一天一天。又漸見好了。眞是奇怪。也沒有吃藥。也沒有怎麼。這毛病狠沉重。怎會好起來呢。旣然日有起色。我們也當然歡喜。等到稍能進點飲食。稍能在床上坐起。我也放了一百二十四個心。就又告訴我父親。「城裏醫院之人。因爲生活問題的追促。不能久留。」我父親點一點頭。隨又輕聲說道。「你去吧。」我毛病大概無碍了。不要掛念」。　未完

幸福報

紹儀署 （印）

第二〇八期
（民國十九年四月念四日）
◀每份售洋二分▶
館址上海三馬路雲南路口

本期目錄

本報主筆

楊志一醫士
朱振聲醫士

診例

（甲）特號二元 （乙）門診一元 （丙）出診四元 （丁）膏丸方四元 （戊）急病隨請隨到

隨到隨診 貧病減半 路遠遞加 次日取件

時間 門診上午九時至下午四時 出診四時以後

診所 上海雲南路會樂里第一弄第一家

電話六三四九三

掛號處啓

□經驗良方

□戒煙簡效方（續）

（三）隨體氣之虛實。用藥方。（如虛體十全大補湯實體蘇合香丸之類）。以煙膏爲丸如菉豆大。如每次吸煙一錢者。但服丸藥之中。約有煙膏一分。即可過癮矣。逐次併數明丸藥若干粒。逐次減服一丸。減完癮斷極效。

（四）虛人用一味棗肉和煙膏杵丸。實人用製半夏陳皮二味研末。和煙膏杵丸煎炒。服法遞減如前。甚效。

（五）凡煙癮截斷之後。務必堅心緊守。切勿沾唇。以致

提倡葆精主義

楊舒榮

本報命名「幸福」之意義。且深且善。其宗旨供獻醫藥常識。指示健康途徑。換言之。免吾人疾病之痛苦。予吾人健康之幸福。證之楊朱二君之仁濟爲懷。可頌可感。舒不文。不揣寡陋。供獻一二。得附驥尾。何幸如之。

幸福反面是痛苦。痛苦之最難堪者。莫如身體衰弱。常常發生疾病。呻吟床第。嘗盡苦水。事業難以發展。環境窮困窘迫。種種痛苦之接踵而至。絡繹無盡期。殊堪悲憫。既痛苦產生於疾病。疾病由因於衰弱。要吾身之還復健康。或保全健康。其要圖維何。莫如提倡「葆精主義。」服膺「葆精主義。」

上古通天論曰。——恬澹虛無。眞氣從之。精神內守。病安從來。——所以年皆能度百歲。而動作不衰者。以其德全不危也。——夫疾病之感召。外因以六淫。內因以七情。假如吾人內

穫輸。一二年內。宜多食南瓜棗肉。或甘草湯砂糖湯。頻飲。永無後患。

明目奇方（謝永福）

凡人年近五旬。漸覺眼花。若服此方。至耄年不用眼鏡。三服爲度。川芎一兩。不落水羊肝一只。勿犯鐵器。以潔布拭去血水。用烏爛頭去渣同煮。死罐內以物攪動。不使肝焦。待熟。空心服之。靜養日力半月。忌辛辣之類。頗效。

痢疾驗方一束（楊野鶴）

1阿膠梅連丸 劉守眞定。治下痢。不拘新久赤白。陳阿膠炒。烏梅肉。黃連。黃柏。赤茯苓。當歸。赤芍。乾

修養生之道。外避賊害之邪。不爲物欲所蔽。淫邪所傷。精氣無虧。體力常盛。組織縝密。抵抗充足。何畏乎外侮內患哉。外侮卽使侵襲。可藉充足之抵抗力。不戰而自退。內患或起騷動。可憑縝密之組織。靜鎭而自退。防患於未然。消弭於無形。壯者氣行則已。弱者著而爲病。卽此之謂也。——腎者主水。受五臟六腑之精而藏之。故五臟盛。——如思慾動於中。心陽頻擾。搖吸腎眞。斯耗傷於無形。遂一時快感。竭其肉慾。忘泄腎精。斯斲喪於有形。腎失其藏。則五臟衰弱。機能停頓。精神萎疲。「精生於穀。」眞陽旣衰。不能腐蒸穀食。生化之源絕。焉望恢復本眞。何能禦六淫之外襲。防七情之內傷。疾病叢生。痛苦踵至。衰廢夭亡。何堪設想。臨深履薄，安不懼乎。近世文明愈進步。青年愈易墮落。如青年病。虛癆病之盛行及死亡率。可憫可痛。蓋因寶貴之精氣。輕易虛糜。爲禍之源，厲之階也。

血氣方剛。心志未定 故曰青年易以墮落。舒在未冠求學時代。混混噩噩。不知肉慾爲何物。所交非人。綽號浪漫博士。手淫大王。均爲莫逆。被彼等所抱泄精主義。引誘薰染。合污全

幸福園

取締搖鈴庸醫（陳乙蓮）

我國醫學。歷代來不經政府栽培。不受師長教授。惟有學問家。自行揣摩。漸進經驗。何有意理存焉。若不學無術。或一知半解。妄自尊大。視人命如草管。僅藉兩三複什秘方。一二抄襲手本。無論六氣之輕重。六經之虛實。遂濫投藥石。致輕者轉重。安者轉危。誠醫界前途之危機。欲除之不可勝除。不除則殘害生靈於無底止。若以後臨症用藥。遇有重大之症。須批病情脈理應用何方於單上。方有效力。則有志醫學者。定能極力研究醫理。而庸耳俗目。絕無棘習者。自取締於無形。是民生之幸福。醫界之光明也。

敬題沈君仲圭玉照（黃星樓）

領袖醫林驕進謀　春風絳帳屬名流
滿園桃李沾時雨　人鑑如公孰與儔
久切瞻韓慮未酬　而今幸得識荊州
鍾靈應是湖山秀　豐度翩翩似鄴侯

與老友時君逸人年餘未晤昨夜踏月湖濱作詩寄之（沈仲圭）

水天一色月清澄；湖畔低徊我友吟。
回首剪燭話桑麻，教人怎不暗消魂！

百病指南（八）

中西合纂

（張治河）

時而作嘔　胃膜發炎。胃肌痙攣所致也。

腸鳴腹痛大便泄瀉　此必先有宿食。蘊於腸胃。而後受寒刺激。或既受寒氣刺激。又食生冷油膩之物。醞釀發酵。刺激　胃粘膜。以致粘膜發炎。消化不良。而腸鳴腹痛。大便泄瀉作焉。

（治法）審係皮膚受寒刺激者。則投以發散之劑。如荊防柴葛蘇葉薄荷等藥。審係鼻腔咽喉氣管等處發炎者。則發汗劑中。宜加二陳甘桔牛蒡杏仁姜蠶蟬衣等藥。兼消該處之炎。審係神經發炎者。則加羌活白芷等藥以興奮之。審係腸胃發炎者。則加神曲枳殼麥芽焦查砂仁厚朴等藥以消導宿食。去其發酵之素。使腸胃無物刺激。炎自消矣。要之。發汗之藥。當為主體。蓋寒氣傷人。皮膚首當其衝。外感症未有不犯之者。

（調攝）罹本症者宜避免風寒刺激 戒食生冷葷腥等物。

中暑

（病原）本症病原。為強熱空氣。或旅行長途之中。或工作烈日之下。皆易得之。

（病灶）本症病灶。多在腦與心肺。

（未完）

姜各五錢共為末。水泛為丸。每服一錢。米飲送下。

2 海蛤玉粉散　劉守真定。治一切久痢。海蛤不拘多少。醋煅為末。用蜜少許和湯調服。

3 芍藥湯　治下痢膿血稠粘。腹痛後重。白芍一兩。歸尾。黃連各五錢。木香。檳榔。甘草各二錢。大黃三錢。肉桂一錢。

4 木香散。治久痢不止。木香。黃連各五錢。乳香去油三錢為末。每服二錢。開水沖服。

流。墮入迷途。如聊齋志。子不語。性書淫詞幾為求學之課本。徵逐歌場。流連艷窟。遇麗姝求之未遂。即驅五將軍以泄火。兼之堂上抱孫心切。早賦夭桃。（吾鄉惡習早婚。男子十四五歲即為娶妻。此非父母愛子。實為害子。）外採路花。內愛嬌枝。二三寒暑。泄精主義力行不替。嗟夫陷入自殺之陷阱。尚不自覺。貽害深矣。始則惟覺頭眩腰痠怔忡善忘。繼之淋濁陽萎。種種性病相尋而至。實盡痛苦。淹淹幾乏生氣。所幸稟賦尚盛。經三年多方調治修養。畧復原狀。經此病魔之棒喝。勇兮覺悟。毅然改行。而後即為嗣續計。夫妻行房。持而有節。（一月一次至夥二次）五載舉三子。因種子不實。萎其二。其存者。得補養之力。由虛弱而轉榮茂。現已卯哦書室。得免伯道之憂。亦云幸矣。然則舒之病根未絕。二年之前不時發生善忘怔忡。多勞則腰痠氣喘。且難耐冷熱。年方而立。未老先衰。勵行「葆精主義」之第二步驟。（不泄精）迨今得益殊多。諸恙悉除矣。其竭慾泄精之為害自身。及遺害子孫。有如是之烈。可不嘆哉。精液之寶貴。可想而知矣。連類推思及我國勢之衰。種族之弱。緣同胞間之多於縱慾。不無是一大原因（未完）

腦膜炎與驚風（二）

（何雲鶴）

這句話雖不錯。可是倘若吾們跑到南市閘北。一看衛生局的春季流行病佈告。流行性腦脊髓膜炎彷名驚風。覺得這個質問。是太多事了。

（病原病理）流行病發生。於時令氣候是有相依密切關係的。其中的原由。決不是解剖醫化所能解決的。內經素問對於這一路。是很擅長。因爲他的立場是生物觀察。不是死物觀察。吾們祇要觀察流行性腦脊髓膜炎。總在嚴寒方罷。溫煖風燥的春天流行。而且一到春末。炎炎初夏。不聞流行如何如何劇烈。不必進行衛生運動。也會自然消聲滅跡。吾們就相信嚴寒方罷。溫煖風燥的春令。是流行性腦脊髓膜炎病原。最宜適存生長的環境。也就是他的眞眞病原。沒有這樣的環境。就不會有這種流行病。

人類生理的適存。於氣候時令也有相依密切關係。換一句說。也是隨氣候時令而變遷。以能應付氣候時令爲歸宿。氣候溫煖風燥。人們生理上也起同樣的變化。形著於外。是煩熱火旺。口燥舌燥。所以古人說。人在空氣。等於魚在水。水質起變化。可以影響魚的生活。氣候起變化。可以影響人的生活。空氣的溫煖風燥。既可誘引人體起同樣傾向。於是適存在這種氣候時令的流行性腦脊髓炎病原。也就很願意地寄生到起如此生理變態的人類中。（未完）

長篇小說

軍醫生活記（六）

（余不平）

第二回 立志從戎情牽骨肉 爲親割股愧煞鬚眉

我也收拾收拾。乘了自行車。回到城裏去。這一說有了十多天了。那時徐州濟南一帶。戰事方酣。兩軍進退。時有所聞。後來聯軍一敗塗地。革命軍直驅天津。我後來雖有信到軍中友人席樂三。但是他沒有收到。仍舊將信退回。因爲出發的軍隊。行蹤無定。所以沒處投遞。我旣寄信寄不到他們。只好把走之一字。暫時擱起不提。時光易過。歲月如流。不覺又是五月天氣了。這一天。我因爲到家中有點小事。再看看我的父親母親。到家之後。我的大伯。忽然派人來喊我去。我以爲是大伯有甚麼要事。再到了那裏。我大伯一見面。便發出很悽慘而又震顫的聲音來說道。「侄兒呀。你大姊姊。眞是痴子。痴心得很。誠能格天。延了你父親的壽命。眞是我家的光榮呀。」我聽了這話。簡直是莫名其妙。我便很沉靜而動容的。問我大伯道。「老人家說甚麼呢。大姊姊怎樣呢。」大伯拿起茶壺。套壺嘴子上。吸了一口茶。呷了一呷嘴。很精神的說道。「你大姊姊。前次割股煮湯。把你父親吃的呀。」我聽了大伯一說。心房嚇得一跳。覺得我屁股上也忽然疼痛起來。原來這不是眞疼。是精神作用。我便又問我大伯道。「大姊她怎麼割的呢。又怎麼知道的呢」。（未完）

幸福報

紹儀署

第二〇九期

（民國十九年四月念七日）

每份售洋二分

館址上海三馬路雲南路口

廣告價目

每期每格（共計五方寸）五元均排於新聞之旁如嵌入新聞中長期面議

定報價目

每三日出一張五個月一元全年二元寄費在內本外埠一律國外加倍郵票代現九五計值

本期目錄

□介紹新書

醫士葉勁秋近編現代名醫驗案第一集。現已出版。內容頗多發明。不同人云亦云。每册大洋一角。本館均有代售。

本報主筆

楊志一醫士　朱振聲醫士

診例

（甲）特號二元
（乙）門診一元
（丙）出診四元
（丁）膏丸方四元
（戊）急病隨請隨到

隨到隨診　貧病減半　路遠遞加　次日取件

時間　門診上午九時至下午四時止　出診四時以後

診所　上海雲南路會樂里第一弄第一家

電語六三四三九

掛號處啓

□經驗良方

（沈仲圭輯）

□治陰虛火炎面赤如醉　以元參一味煎服即愈。屢用屢驗。（王孟英）

□玉芝丸（前人）

治胃氣虛弱。或消化遲緩。或胃納不旺。若常服此丸。令人肥健。猪肚一具。洗淨。以蓮子去心入肚內。水煎糜爛。收乾搗丸服之。

□金創簡治法（前人）

五倍子末。白礬末。上二味等分研和。置於瓶內。用時取少許敷之。

提倡葆精主義（續）

楊舒榮

因此「葆精主義」由弱行而及提倡矣。酒後茶餘。現身說法。宜傳「葆精主義」於友好間。請采良佳。確信無疑。茲當吮聲疾呼於親愛讀者之前。願讀者服膺「葆精主義。」宣傳「葆精主義。」強國強種。在斯舉歟。天賦性慾與人類。為蕃續人類計。泄精乃性慾之致果。如秘而不泄。則陽久遏致騰。水久畜致溢。亦有損吾人身體。且損蕃續人類天然。西人倡言割去青春腺。及注射青春腺。俱非完善治本辦法。幸讀者勿被所愚。至購服青春藥以助陽。則澤竭而魚。為害尤烈。幸勿輕以嘗試。惟「葆精主義」為至善。其目的在求不作無益之衰弱身體。避生疾病。危害蕃續之妄泄。或多泄。應須慎節。作種得佳果之有益泄精也。其服膺主義辦法。對外或妄泄可服骷髏散。（慾海廻狂篇——芙蓉白面。不過帶

按此二藥。能使破損之毛細管收縮。則血自止。且礬有殺菌之力。可免傷處釀膿。

保精湯（驗方新編）

遺久則玉關不閉。精盡而亡。世人往往用澀精之藥。所以不救。倘于未曾太甚之時。大用補精補氣。何至於此。芡實一兩。眞山藥一兩。蓮子五錢。茯神二錢。炒棗仁三錢。台黨參一錢。水煎服。先將藥湯飲之。後加白糖五錢。拌勻連渣同服。每日如此。不須十日。即止夢不遺矣。

（按）方中藥品。雖覺平淡無奇。而收功獨神。蓋芡實山藥。

肉骷髏。——縱對如花如玉之貌。常存若姊若妹之心。——）如麗姝姣姬當前。心為之或有所動。即思彼姝死後轉變骷髏之可怕。則狂念自弭耳。對內或多泄可服獨睡丸。或歸甯丹。避免易以接觸之機會。清心寡慾。多讀有益身心之書籍。屏絕淫書性書以淩亂神志。守之唯恆。定可奏凱成功。信仰「葆精主義。」服膺「葆精主義」之同志。同聲呼口號曰。

葆精主義是保全健康幸福的主義
葆精主義是免除疾病痛苦的主義
葆精主義是強國強種的主義
求子須葆精
打倒購服春藥的惡習
剷除剷去青春腺的邪說

人參再造丸之研究（上）（楊志一）

（功用）方書云專治一切中風。口眼歪斜。手足拘攣。言語不清。左癱右瘓。筋骨疼痛。半身不遂。步履艱難。小兒驚癎等。

幸福之門

答湖北黃星北君 問痞積（秦丙乙）

據述一切。大概因鬱怒傷肝。肝傳之脾。木失條達。土不健運所致。雖氣血痰食。互為其因。而氣實居多數。但觀所病時發時止。脹而可按。仰臥則甚。即其證也。至背心熱灼。乃虛火上炎之故。是陰虧而陽亦微矣。綜察病情。本虛標實。攻之不任。補之不勝。痃癖猶痰。難圖痊效。且苦脈如何。所關尤大。姑為懸擬一方。去實務輕。從王避霸。於調肝順氣之中。佐以溫中助陽。

上官桂六分　金鈴子二錢炒
仙半夏二錢　熟附片一錢
玄胡索錢半炙　青陳皮各錢半
淡吳萸六分　軟柴胡一錢
全瓜蔞三錢切　雲茯苓三錢
川鬱金一錢　福澤瀉三錢

問病新章

（一）近接讀者問病函件。日多一日。幾使本報同人。無從答復。故自本期起。另印問病紙一種。分送定戶。如非用此紙詢問者。概不答復。

（二）此種問病紙。每定戶各發一張。請勿隨意亂用。如再欲索取。每張收費半元。

（三）非本報定戶。而欲訊問疾病者。亦須用此種問病紙。可預先向本館購買。本埠每張半元。外埠每張一元。以示限制。

百病指南（九）

中西合纂

（張治河）

（病狀）本症病狀。可分中熱衰竭。中熱性熱兩種。（中熱衰竭者）先覺頭痛眩暈。惡心嘔吐。面色青白。肢冷自汗。脈搏小。心動弱。重者卒然昏倒。不省人事。（中熱性熱者）。頭痛眩暈。不耐炎熱。面目發赤。體温增高。呼吸艱深。有時似鼾。輾轉不甯。間或驚厥。脈速且洪。最後則心動增速而弱。呼吸增速而淺。昏迷漸重乃死。

（病理）頭痛眩暈　中熱衰竭者。係腦筋貧血。中熱性熱者。係腦筋充血。皆腦受日光射擊之反應也。

惡心嘔吐　胃中神經受影響也。

心動弱　心臟神經受影響也。

脈搏小　脈管血液發源於心。心動弱。則脈搏小。

面色青白。心動衰弱。血管貧血之故也

多汗膚冷　腦力失脫。體温隨汗而渙散也。

卒然昏倒　此係腦血管受烈日之射激。血液澎漲。而暴裂也。

呼吸艱深有時似鼾　體温增多。肺內氣體交換不良也。

輾轉不甯間或驚厥　體温升騰。（未完）

固精添髓。蓮子清心止夢。茯神棗仁。安神利水。得人參以運用於無爲。不必止精而夢自無。不必止夢而遺立斷。又何致玉關不閉。以至於亡哉。

■治陰虛遺精方

大淡菜酒洗。空心代點食。或蒸入雞蛋。作飯同食。甚效。（尹則卿外治法。袴帶繫緊大腿上。早晨解去。慮人遇交接及勞乏時。用之爲宜）。

■附遺精攝生法

（1）宜屈膝側睡（2）勿存淫念（3）避身心之過勞（4）臥具毋太暖（5）夜膳後勿多飲茶。中夜欲使。務宜排洩（6）禁食助陽之食品。

症。孕婦忌服。（藥品）人參。當歸。川芎。黃連。羌活。防風。玄參（酒炒）。藿香（炒）。白芷（炒）。茯苓（炒）。麻黃（炒）。天麻（炒）。萆薢（炒）。姜黃（炒）。甘草（炙）。肉桂（勿見火）。白豆蔻仁（勿見火）。何首烏（料豆水拌蒸九次）。琥珀（另研）。黃蓍（蜜炙）。大黃（酒蒸）。艸豆蔻仁（另研）。雄鼠糞。熟地。穿山甲。（前後四足各用五錢芝麻油浸炙）各二兩。水安息。蘄蛇。各四兩。乾全蝎。威靈仙（酒炒）。葛根。桑寄生。各二兩五錢。細辛。赤芍（炒）。烏藥（酒炒）。青皮（麩炒）。於朮（土炒）。姜蠶（洗炒）。乳香。沒藥（去油）。辰砂。骨碎補（酒炒）。香附（去皮毛酒炒）。天竺黃。白附子（切片製）。生龜版。（炙熬過者不用）沈香。母丁香。胆星。各一兩。紅花（酒浸）。犀角尖。各八錢。川厚朴。地龍（炙乾）。松香（煮九次）。各五錢。木香（勿見火）。四錢。梅花冰片。西牛黃。各二錢五分。血竭八分。虎脛骨。（炙酥）一對（製法）共五十八味。研爲末。煉蜜和丸。每丸重一錢。金箔爲衣。

（用法）每服一丸。小兒半粒。生薑湯送下。或用開水化服亦可。（未完）

腦膜炎與驚風（三）

（何雲鶴）

這就是在流行性腦脊髓膜炎流行時。何以並未發生這種病的人。在口腔中。有時也能檢出這種病原的緣故。並且從這一點病理。覺得治流行病。重殺菌。滅菌毒。很不妥當徹底。因爲在流行病流行時候。空氣中病原不知有多少。個個都有侵入。適乎生存的患者體內的優先權。而且個個都有不怕死的精神。吾們既知道流行病流行時候。病原雖然已經寄生到人體。未必就生這種病。自然地歸納病原和人體發生衝突。其中或需要一媒介導火線個沒有這個導火線。或始終在流行期內。不發生這種病。中醫的歷來觀察。成驚風。至少要有下列一種導火線。驚嚇。感冒。食積。

（症狀）把西醫的流行性腦脊髓膜炎。中醫的驚風痙瘛症狀。幷在一起比較。可使民衆更容易了解。病症是一樣。不過名稱不同而已。

▲流行性腦脊髓膜炎症狀　忽發高熱。頭痛。知覺過敏。身體各部常發強直。牙關緊閉。昏睡囈語。項部強直。反張如弓。嘔吐下痢。斜視。顏面神經痲痺。

▲驚風症狀　壯熱。驚悸。手足動搖。牙關緊。多睡。口流涎。頸項急。身反拆。強直目。上。視睛斜。吐痢。（錢仲揚）。昏睡。大熱不退。手足抽掣。神昏氣喘泄瀉。鼻孔煽動。頭搖睛泛。角弓反張。（莊在田）

（未完）

本報特聘

徐元誥大律師爲常年法律顧問　事務所北京路三十二號　電話一〇八四一號

羅家衡大律師爲常年法律顧問　事務所北京路六十四號　電話中央八九四六號

長篇小說　軍醫生活記（九）

（余不平）

第二回　立志從戎情牽骨肉　爲親割股愧煞鬚眉

大伯道。我們也不知道呀。是你外甥媳婦說的。我說。「她怎麼又知道的呢」。大伯道。「你的外甥媳婦。前天晚上。到你大姊房中。拿甚麼物件。媳婦到婆婆房裏去。不必要將上堂。聲必揚的了。她一進房門。便看見你大姊在床上敷藥。她看到她婆婆敷藥在股上。吃了一驚。連忙問道。老人家股上。怎麼會破的呢。」你大姊說。「你不知道。不要你問。」於是媳婦不敢再問了。但是心中疑惑。你外甥媳婦。以爲十幾日以來。我婆婆走路。好像有點跛足似的。先以爲是脚痛。今天見他上藥的情形。告知你父親。你父親一聽。大爲詫異。隨問你的外甥媳婦道。你眞見到他股上破處嗎。她說。看見的。你父親拍手歎道。痴孩子。痴孩子。我在病重時。她那天早上。送來一碗湯。勸我吃下去。我問是甚麼東西。他說是求的仙方。我吃吃也不是藥水。甚麼湯我也辨不出。問他又不說。我推一推手說。不要吃了。她立即滴下眼淚道。「好爸爸。我好容易求來仙方。就是毒藥。也請老人家吃下去吧」。你父親被她這一說。反而三兩口吃下去了。從此就一天一天的好了。若謂無神却有神。所以你父親。聽了你外甥媳婦的話。再想起那天吃藥的情形。料到一定是你大姊割的股肉。你看你的大姊。他痴不痴呢。孝不孝嘛。[illegible]你大姊果然是不錯。

幸福報

紉儀署 [圖章]

第二一〇期
（民國十九年四月三十日）
◀每份售洋二分▶
館址上海三馬路雲南路口

廣告價目 每期每格（共計五方寸）五元均排於新聞之旁如嵌入新聞中長期面議

定報價目 每三日出一張。五個月一元。全年二元。寄費在內。本外埠一律。國外加倍。郵票代現九五計值

本期目錄

□一件好消息

本報為方便讀者檢閱起見。自第一期起至百期止。特編總目錄一份。每份只售銅元十枚。讀者幸速購置。

□經驗良方

□錫類散（尤在涇）

治爛喉痧疹喉閉乳蛾。

牛黃五分。珠粉一錢。青黛六錢。象牙屑三錢。焙人指甲五分。炙脆壁蟢窠。（泥牆上者佳）。焙存性二百個。龍腦香五分。共研細末。磁罐密收。按回春錄凡例云。「至爛喉痧方。雖從金匱翼錄出。而孟英命其名曰錫類散。且聞授其方於莊芝階金愿谷兩中翰。修合濟人。救全不少。凡屬外淫為患。無不應手而瘳。不特爛喉痧稱為神丹也」。

□虛勞病綱要（上）（王一仁）

□陽虛

病因　經言精氣奪則虛。凡陽虛陰虛。不外精與氣而已。脾肺衛外而主氣。憂思鬱結。榮衛失和。脾肺虧損。則成陽虛之症。亦有腎中眞陽虛者。以腎有水火二藏也。

診斷　經曰。陽虛生外寒。凡怯寒少氣。自汗喘乏。食減無味。嘔脹飧泄。皆陽虛之症。脈見大而無力。金匱所謂脈大為勞。極虛亦為勞也。腎陽虛者。兼見精氣消冷。目眩肢痠。膝下清冷。水泛為痰等症。命門衰絕也。

傳變　陽虛者。宜益陽以配陰。所謂益火之源。以消陰翳。久而不復。則變成吸短偏臥。陽痿脈弱之症。陽虛之極也。而漸入勞損門矣。

用藥　宜甘溫之品。保元湯。建中湯。養營湯。歸脾湯。並主之。腎陽虛者。則當與益火。八味丸。右歸飲主之。久不復者。宜人參白朮當歸黃耆杞子山藥胡桃龍眼大棗蓯蓉補骨脂鹿茸羊肉人乳之屬大劑補之。（未完）

治熱痢及老人虛體便秘方（徐友丞）

脂麻油（即芝麻油）白糖各四兩。開水沖服。

痢疾香參丸（種德堂公選良方）

治痢極效。百發百中。廣木香四兩。苦參酒炒六兩爲末。將甘草一斤。煎膏和丸。如桐子大。每服三錢。按木香功能驅穢。苦參大殺細菌。甘草殺蟲扶正。本標兼顧。配合微妙。洵良方也。（痢症衛生）安臥靜養。食物宜流動性。如行斷食療法。尤佳。

風疹塊淺說（秦丙乙）

邇日天時不正。風疹塊異常盛行。患者苦之。因寫此篇。

原因　風疹塊之名稱。乃俗家所習用。方書則謂癮疹。症由天時關係。風邪客於肌膚。熱勝則疹赤色。濕勝則每色白。簡言之。則風熱或風濕之邪。互搏於肺脾之故。蓋肺主皮毛。而脾主肌肉也。

症候　肌膚起塊。纍纍阜突。宛爲蚊蟲所嚙囓。皮膚乾燥發炎。奇癢莫名。愈搔愈多。初僅發在面部。繼則手臂胸腹。遍體皆是。甚而發熱惡寒。頭痛口渴。煩悶不安。

治法　此症通治方劑如下。

紫浮萍三分　蟬衣八分　苦桔梗八分　赤苓三錢

薄　荷六分　製蠶一錢　象貝母三錢　梗通一錢

大力子錢半　桑葉錢半　生苡仁三錢

附記　此症雖係癬疥微疾。而亦不容漠視。宜及早服藥。毋蹉跎增病。此症有傳染性。患者宜忌口避風。慎毋大意。（未完）

愛情障碍

愛香惡臭……人之恆情　鼻流濁涕……腥臭異常　愛情破產……理所必然　挽救之策……其惟保腦

程君青心為本埠著名之小說家。平日用腦過度。致患腦漏。終日流涕。腥臭異常。其夫人惜春。深痛戀之。結婚未久。愛情破產。程君心彌憂之。遍求中西名醫。均無效驗。後無意中在友人處見幸福報上載有保腦丸可治腦漏。購服二盒。試之果效。不數日而宿疾頓愈。夫妻愛好如初云。

保腦丸專治腦漏有意想不到之效。每盒大洋五角不折不扣

風流小病（秋）

世上惟有少年人最快活。年紀既輕。面目又麗。水也掐得出的肌膚。再配上幾件時髦的衣服。逛逛馬路。白相堂子。其樂無窮。然而樂極每易生悲。因此有的患遺精。有的患白濁。時有所聞。本館代售的遺精散（專治遺精）白濁丸（專治白濁）都是對症的靈藥。

百病指南（十）

中西合纂

（張治河）

血中發生有毒產物、侵及腦筋。則發熱厥。

脈速而洪　心動增強。血行亢進。則脈速而洪。

最後心動增速而弱。呼吸增速而淺。昏迷惝重。乃心肺腦筋等處血管。由興奮漸轉癱瘓也。

（治法）中熱性熱者體溫升騰。血管充血。宜用白虎銀翹等清涼之劑。抑制燃燒作用。俾血液沉靜。如大便不通。可用承氣湯。作釜底抽薪之圖。至於中熱衰竭者。則宜眞武四逆等。興奮之劑。激腦強心。古人救急之法。係用道中熱土。安置臍中。更使聚溺其腹。並搗蒜汁注鼻。張石頑云。「此法最精。惜乎未經闡發。世都不解。此雖酷暑爲患。良由其人。眞元素虧。加以火亢極。鼓激命門之虛陽。欻然離根。非藉道途中之熱土。往來人之熱溺。不能衛護其陽。使之歸源。蒜汁注鼻孔者。取蒜以開竅。溫散其鬱閉之熱。所謂熱因熱用。溫能除大熱也。若與冷水濕之漬之。則氣隨焰息。而暴絕不返矣。間有元氣不大虛人眞火原未離根。不勝亢暵而倒者。用水灌漬。亦有得醒者。（未完）

□乳岩香附餅

種德堂公選良方

敷乳岩。即時消散。一切癰腫。皆可敷。香附一兩研末。麝香一分。蒲公英一兩。用燒酒二盃。煮蒲公英數沸。去渣取酒。加香附末作餅。將麝香置餅中。趁熱敷患處。外以布紮之。按江左時逸人醫士之母。曾患乳岩。內服藥外敷藥。調理年餘。症象如昔。後以此法根治之。「乳岩險症之第一良方」載醫藥衛生報。

□一切熱外症外敷內服奇効方

（時逸人）

製大黃四錢。芒硝二錢。白礬三錢。雄黃三錢。共研成細末。每用少許。清水調和。內服外敷。均有奇効。

□人參再造丸之研究（下）

楊志一

（按）此方組織。非常複雜。扼要言之。可分兩大綱（一）用香藥以開閉。如丁香水安息是也。（二）用蟲藥以弛緩神經。如全蝎姜蠶蘄蛇地龍是也。更用天竺黃膽星黃連以滌痰熱。用牛黃犀角以涼營分。大黃以通府氣。此爲小兒熱傳神經之急驚風而設者也。（二）用當歸川芎首烏龜版熟地元參之養陰。人參黃耆於朮之益氣。肉桂細辛烏藥附子之扶陽。天麻羌活防風白芷麻黃姜黃威靈仙之祛風。穿山甲桑寄生骨碎補虎脛骨之通絡健骨。琥珀鼠矢紅花血竭之祛瘀生新。此爲老年氣血兩虛偏枯中風而設者也。夫合寒涼滋膩。剛燥辛烈之品爲一劑。在製方者。剛柔相濟。欲神其效。然而小兒肝熱驚風。得剛燥辛烈之品。老年陽虛中風。得寒涼滋膩之藥。未有不殺人者也。余以爲此丸。與其瑜瑕互見。流弊滋多。不如重行改造之爲愈。改造之法。即將丸中藥品。其關於治驚風者。悉提出之。製爲驚風專藥。其關於治中風者。悉提出之。製爲中風專藥。所望醫藥界有力份子急切實行。則利人濟物。功莫大焉。近年來腦膜炎流行。（按腦膜炎即驚風詳見何雲鶴君篇）時賢惲鐵樵氏。發表特效方一則。內有回天丸一味。推爲主藥。惟未知此丸成分若何。容探究竟。再行發表。

腦膜炎與驚風（四）

（何雲鶴）

莊在田所說的是慢驚。慢驚和急驚並不是時間長短的不同。是患者身體強壯和虛弱的不同。所以今日說是急驚。明天可以變成慢驚的。

瘈瘲症狀 身熱。臥驚惕。手足動搖。弄舌搖頭。吐利。目上視。口噤。身強直。反張如弓。（孫思邈）

張元素說。痓與痙亦驚風之屬。陳藏器說。驚癇卽急驚。喻嘉言雖然不以驚風的定名爲然。但是他將痙症列入温病門。可見驚風在當時是流行病之一。幷且兒科家對於驚風。比較痧痘還重視。可見驚風是很普徧和劇烈的病。說到這裏。却有一句話要聲明。就是西醫的流行性腦脊髓膜炎病原症狀治療。雖可歸入驚風。却不能說。驚風專指流行性腦脊髓膜炎。祇可說。流行性腦脊髓膜炎屬於驚風一系。這個問題關係到中西醫學的立場。非有相當中西醫學常識。是不容易懂。但是可以拿中國的傷寒來做一個譬喻。說西醫的腸傷寒屬於中醫的傷寒是可以。說中醫傷寒僅等於腸傷寒是不可。因爲中醫傷寒是統指一切急性熱病。所以驚風一系。除上症外。尙包括化膿性。漿液性。假性。結核性腦膜痺。腦髓炎等症候。

長篇小說 軍醫生活記（十）

（余不平）

第二回 立志從戎情牽骨肉 爲親割股愧煞鬚眉

他割了股。你父親吃了湯。居然就好了。這是我家造化。也是我家的光榮了。」我聽了我大伯這一派話。把我說得心驚肉戰。也覺得我大姊心地雖愚。行爲至孝。也覺歎服不置。再想我是做兒子的。倒也想不到。做不到。我大姊是做女兒。牠反做到。界世上人家。又何必定喜歡生男。而不喜歡生女呢。再想想。我書比我大姊讀多些。比他明理些。所以我不發愚氣。她讀書不多。知識不廣。腦筋是很舊的。心地是很愚的。所以她會發愚氣。就敢把一把廚刀。放在自己的股上。一刀切下肉來。唉。怎麼叫讀書明理的人。怎麼叫不讀書的愚人。原來明理的事。反而是愚人做出來。可歎可歎。可愧可愧。讀者諸君。我大姊是一個甚麼樣的人呢。我再約畧告訴一下。我大姊今年有五十歲了。他在二十歲時。那時出嫁才有二年。我的大姊夫張鑫死了。遺有一子。就是我的外甥。乳名幹臣。我大姊因張門一敗塗地。又遭喪夫的大故。痛不欲生。徒以有個襁褓之兒。不得不爲張氏撫養成人。乃歸依我的父親。矢志守節撫孤。我父親也就百計安慰。我大姊所以一年一年過去。才將幹臣撫養成人。並且替他立業。到了十八歲。又帶幹臣討了個老婆。就是前面所說的外甥媳婦。

（未完）

腦膜炎與驚風（五）

（何雲鶴）

（治療）□實症　壯熱。不惡寒。頭痛驚惕而現痛苦狀。咬牙。搖頭。手足搐搦。口內涎。面赤引飲。二便黃赤。昏睡譫語。項強。角弓反張。胸腹滿。千金龍膽湯加減主之。

膽草四分、川連五分、黃芩八分、天麻二錢、蒺藜二錢、杭菊二錢、丹皮錢半、茜草二錢、生甘草八分、生石決八錢、鉤藤三錢、芍藥三錢、茯神三錢、全瓜蔞三錢、

□加減法　舌黃乾絳。加生地五錢。熱亟譫語。加犀角屑羚羊片各四分。痰甚加竹瀝一兩枳實一錢。苔黃厚不大便。加生大黃元明粉各錢半。胸滿有停水。加赤猪苓各三錢。木通八分。熱壯無汗。加淡豆豉三錢。薄荷一錢。甚者加麻黃六分。惟寒未罷。肢痛。加荊防各八分。秦艽三錢。手指尖時冷者。再加桂枝六分。項強。手足掣動。角弓反張亟者。加蠍尾五分。氣虛加西洋參一錢。泄瀉色黃。加葛根一錢赤猪苓各三錢。色淡黃。不甚臭。防轉虛症。熱雖壯。舌光絳。爪色殷紅不活。此熱亟津涸去膽草黃芩。連倍石決。

□虛症　大熱不退。唇裂出血。但氣促神昏。兩目無光。面色舌色乾枯不華。手足抽掣。頭搖睛紅。鼻孔煽動泄瀉。角弓反張。莊氏加味理中地黃湯主之

幸福報

鄒儀署

第二一一期

（民國十九年五月三日）

◀每份售洋二分▶

館址上海三馬路雲南路口

廣告價目　每期每格（共計五方寸）五元均排於新聞之旁如嵌入新聞中長期面議

定報價目　每三日出一張五個月一元全年二元寄費在內本外埠一律國外加倍郵票代現九五計值

本期目錄

經驗良方

□一件好消息

本報為方便讀者檢閱起見。自第一期起至百期止。特編總目錄一份。每份只售銅元十枚。讀者幸速購置。

□經驗良方

□六一散 （沈仲圭輯）

治一切痰症均效。兼腎陽不旺者。加半夏附子甚妙。（時逸人經驗方）

□治瘜肉方 （王肖舫家傳秘方）

用苦杏仁去皮搗爛。人乳調勻。塗患處。數次卽愈。

□治白喉方（程九家傳秘方）

用蒜瓣切破根鬚。塞入耳鼻。左患塞右。右患塞左。

□強身助力丸 （康仁山）

治男婦先天不足。後天失調。氣血虧損。陰陽遂和。飲食少

□虛勞病綱要（中） （王一仁）

□陰虛

病因 陰虛亦由精氣虧損。而肝腎爲之主。肝主藏血。腎主藏精。精血消耗。則精髓枯竭。君相火炎。而成陰虛。以肝腎皆陰藏也。亦有腎中眞陰虛者。經謂腎勞傷精。卽指此。

診斷 經曰。陰虛生內熱。凡怔忡盜汗。欬血吐衄。遺精崩漏。經閉骨蒸。皆陰虛之症。脈見數而無力。陰虛則弱。內熱則數也。腎陰虛者。兼見顴赤唇紅。五心煩熱。口乾不寐等症。陰虛于下。則陽浮於外也。

傳變 陰虛者。宜滋陰以配陽。所謂壯水之主。以鎮陽光。久而不復。則變咽瘡音啞。色悴肌羸之症。陰虛之極也。而亦漸入勞損門中矣。

用藥 宜甘潤之品。河車大造丸。固本湯。並主之。腎陰虛者。則當與補水。六味丸。左歸飲主之。久不復者。宜麥冬、五味子、杏仁、川貝、熟地、烏蓯蓉、燕窩、烏骨雞、阿膠、秋石、紫河車、龜膠、白蜜之屬大劑與之。

長篇小說 軍醫生活記（十二）

（余不平）

第二回 立志從戎情牽骨肉 爲親割股愧煞鬚眉

現在幹臣。也有兒女幾個了。所以我大姊在我那七旬的父母面前。是一做大女兒。在他張家這一門。她已是一個兒孫滿堂的窮福人了。我不敢自己宣揚我家大姊的美德。但當在道德淪亡。廉恥喪盡的今朝。實在也值得說一說。這且不必再提。再說我自從我父親毛病好了之後。仍然在城中營業了。但是心中不如意事常八九。處處都感覺到不滿、失意、難題無解決的一天。心中又氣、又恨、又惱、又急、又自傷、又自憐。但是無法能跳出我的環境。走之一字。仍然到腦筋裏來演影戲了。但是走又走到甚麼地方去呢。要走又沒有目的地。走倒容易。萬一不得其所。又怎麼說法呢。只好定定心。再等機會吧。那知時光易過。桐葉方殘。菊花又放。一天一天冷下來了。吃過重陽糕。又到十月朝。眞是光陰無情。留他不住。到了十月二十日。這一天。忽然又接一快信。還是席樂三來的。拆開一看。原來他們軍隊。開囘蚌埠。師部特務營內缺了一位軍醫。仍然請我去充任。我見了這信。喜不自勝。立卽拿定主義。正在預備收拾動身。忽然又接了一封快電。仍然是席樂之來的。恐我延遲不去。所以又來電催促。我接了快電。決定行期動身了。（未完）

中西合纂 百病指南（十一）

（張治河）

便以水灌。既灌不醒。雖扁鵲不能圖矣」。先哲論病。多以六氣爲主觀。傷寒則認爲寒氣在內。中暑則認爲暑氣在內。今見辛辣之蒜汁。溫熱之道士。能愈中暑之重症。乃想入幻境。曲爲解釋。曰熱因熱用。曰溫能除大熱也。殊不知。六氣傷人。純因人之體質而生反應。如充血體質。（卽古人所說之火體）無論受寒受暑刺激皆起充血變化，（卽古人所說之熱象）。貧血體質。（卽古人所說之寒體）無論受寒受暑刺激。皆起貧血變化。（卽古人所說之寒象）。大抵蒙此法而得生者。必係貧血體質之中熱衰竭症也。此法主力。純在蒜汁。刺激嗅覺神經。使腦筋興奮。熨臍之熱土。僅輔佐力耳。其他用水潠漬。而愈者。則又中熱性熱之症也。

（調攝）中暑之人。務須臥於空氣新鮮清靜之所。避免一切煩勞。中熱性熱者。多與瓜果食之。中熱衰竭者。與以姜椒韭蒜爲肴。惟葷腥油膩之品。務要禁絕。

霍亂

（病原）本症病原。爲食滯與細菌。或外受寒暑刺激。內因飲食雜進。腸胃運化失職。食物停滯於中。醞釀腐敗。化生細菌。

進。身體羸弱。男患失血遺精。女患崩帶漏下。一切虛勞精症。皆可轉弱爲强。並治陽物萎縮。久無子嗣。屢屢服之。定卜麟慶。牛骨髓一斤。虎脛骨二兩。白蜂蜜一斤。胡麻子（卽脂麻）一斤。雄黑豆（黑皮綠仁者佳）。一斤。檳榔片二兩。建神麯四兩。（按）上藥先將虎脛骨酥油炙透。晒乾剉末。麻子黑豆各微炒研末。檳榔神麯各生研末。再將牛骨髓熬化去渣。白蜂蜜煉熟。勿過度。將此二者。調合一處。同前藥末。傾入攪勻。乘熱爲丸。每丸五錢重。作丸時愈速愈妙。不然。恐骨髓與蜜冷凝。難以成

（調理）陰虛者責之肝腎。而肝爲腎子。肝虛雖由血不足。其原委絡屬腎水虧耗之故。宜尧海參淡菜時飲之。絕妙。所謂精不足者。補之以味。又謂虛勞日久。百脈空虛。非黏滯不能潤枯朽也。

（未完）

□兒科家宜注重虛虛之誡

（楊紓榮）

凡小兒墮地未久。其身體之一切構造。尙未完固。故發生疾病較易。知識未開。無七情六慾之萌。故夥感冒、傷熱、傷食之病。小兒開始第一慾是食。父母之愛與縱。有相互關係。故傷食更夥也。風寒散之。蘊熱清之。食滯消之。固所習知也。然邪實理宜攻邪。邪去卽當顧正。素問云。大毒治病。十去其六。——有邪可攻。中病卽止。過則傷正矣。壯年且宜謹。况嬌脆之孩提乎。所以兒科家愈宜注意虛虛之誡也。奈何其泥成之兒世之兒科專家之不悟乎。見寒則羌活防風。見熱則芩連石膏。餵藥（科專家自備藥末以餵病兒俗名拗藥）則山查麥芽。處方則焦粬雞肫。一診如是十診如是。前醫如是。更醫復如是。攻之。伐之。活剎剎地。將小性命送入枉死城中。方甘罷休。乃

丸矣。每日不論早晚。各服一丸。滾水送下久服此丸。百試百驗。妙難盡述。須忌一切煩惱及五辛等物。

(方義)方內用生骨髓虎脛骨者。取其塡補人之精髓。調養五藏。助筋强骨。以去寒濕也。助蜜蜂胡麻。取其補中潤腸。助腎益氣。以和營衛也。黑豆其形如腎。取其滋補眞陰。益腎鎭心。以安魂魄也。用檳榔以調氣寬中。用麯曲以消食和胃。同補藥爲佐。取其補而不滯。行而不峻。使無格拒之患也。

□急救誤吞自來火方

(郭志道)

藍礬。的列並底油。(又名松節油)以上二物。向西藥房購備。價不甚貴。服法先以藍礬研末。約每盒四分之數。用清水調服。越數分鐘。卽大嘔。嘔去毒質。再服的列並底油。每日服三次。每次服二匙。輕則可安。重則另服中藥。忌熱食一日。卽萬無一失。此法得後。已救活四拾餘人矣。(中藥方)浮萍草三錢。肥皂子三錢。玉桔梗三錢。細川連三錢。元明粉二錢冲服。蒲公英三錢。生山梔四錢。生甘草三錢。山豆根四錢。連翹殼四錢。番瀉葉四錢。金銀花五錢。生大黃五錢。黑大豆八錢。馬料豆八錢。綠豆殼八錢。川井水二升。麻油餡糖各四兩。煎濃冷飲。

數見不鮮。良可浩嘆。例如去夏至友祝君之男孩。患瀉。經兒科三診六劑。則大瀉。日計二三十行。甚至飲茶瀉茶。食果瀉果。頭汗身熱。昏昏沉眠。勢急而轉商於余。視其方。泥小兒夥傷食。且身有熱。以焦曲麥芽陳皮枳實之攻消。蟬衣鈎藤石斛黃芩之清涼。不知該孩肌柔體胖。苦色薄白。所傷乃寒濕。藥病相悖。攻消戕伐。脾胃大傷。無怪大瀉而特瀉。完穀爲洞泄矣。與祝君酌以煨姜朴花。溫煦寒濕。肉蔻尤草。炆養脾臟。一劑知。二劑稀。繼以桃花粥以闔陽明。則瀉止。調養得差。又王姓友之男孩。始則原屬傷食。身熱、蒂啼、吐瀉。兒科用清熱消食。藥固中病。漸告痊可。奈泥焦曲麥芽。爲治小兒病之無上妙品。善後之方。仍不脫神曲麥芽。再而再。則復泄瀉無度。不惜藥傷。反責食傷。神曲麥芽。再而再。(曾告誡王友因余非兒科專家不之信)伏維尙饗。還是焦曲麥芽。嗟夫。是兒之天。誰之咎歟。豈不寃而哀哉。竊思小兒爲將來之國家主人翁。所負將來之使命極大。莫非醫者憐其將來勞於國家使命。不如損送入永睡宮。爲安且益也乎。夫用藥如用兵。兵凶戰危。臨事而懼。醫者何獨不然乎。要之兒科有啞科之名。臨床須倍加審愼斟酌詳察表裏寒熱。邪正虛實。活潑潑地。應變制宜。毋泥成法。爲未來之國家主人翁。謀健康幸福。際此西醫虎視眈眈。國醫存亡之餘。奉同志益以加勉。毋自貽縛。賚西醫乘襲之機。是所厚望焉。

□風疹塊淺說(續)

(秦丙乙)

此症初起。不可服寒涼藥強遏。雖蟄伏一時。其害有不可勝言者。

此症之患者。宜忘其所患。若無所事。則症頗易愈。若念玆在玆。抓搔撫視。時刻存心。將愈多而愈痒。要之亦心理作用之關係耳。

此症色赤者多。色白者少。赤疹得熱則劇。得寒稍減。白疹遇晴恆消。遇雨轉甚。此傳之古老。頗亦有驗者也。

吳淞特別市第一民衆敎育館程笨伯君。前曾來函詢問。擴述一切。大槪亦屬本證。不至遽成春溫。可參閱此篇。　作者註。

腦膜炎與驚風（六）

（何雲鶴）

主之。

肉桂五分、炮姜一錢、故紙二錢、萸肉一錢、當歸三錢、白朮三錢、乾地五錢、枸杞二錢、黨參二錢、炙草一錢、附子八分、

□加減法　無泄瀉者去故紙萸肉。

全是壯熱昏睡反張的流行性腦膜炎症。爲了人體本能虛實的差異。用藥就大不相同。有的要用大寒的犀角羚羊膽草元粉。有的要用大溫的附子肉桂。這就是中醫治病側重糾正生理的證據。因此。這兩個相反的治療法子。是專誠介紹給有醫藥知識的讀者去研究。並不是[illegible]紹給無醫藥知識的讀者。傳到民間。當單方的。從經驗上說用第一法治療約佔十分之七八用第二法治療不過十分之二三。』

還有側重攻下法的。純粹食積成驚風的治療。側重發散的。純粹外感成驚風的治療。覺得不能算是流行性腦炎式的驚風。所以也不列入了。

兒科醫生治驚風。每歡喜用麝香類香藥。巴豆甘遂類攻藥。鄙人以爲可以不必。因爲腦炎症。血行神經已經較平常來得興奮再加攻下開竅剌戟。實在有點反生理自然。至於蠍尾等虫藥。在神經動作沒有過度反射。也是不用的好

讀者們拿學術的嚴密批評。是很歡迎。我的通訊處是閘北西寶興路逢源坊九號。

（完）

幸福報

紹儀署

第二一二期

（民國十九年五月六日）

每份售洋二分

館址上海三馬路雲南路口

本期目錄

經驗良方

小便頻數方 (振)

凡小便頻數者。大都屬命門火衰。不能鼓動膀胱。腸滋腎通關丸三錢吞服卽效。

去重舌方　曾天放

用竹園中老竹桑螵蛸。取下。置瓦上炙。研末。加冰片少許。吹入卽消。

吐血良方 (潘昂千)

竊維吐血之疾。苟非速治。患害非淺。輕則形容憔悴。重則或因戕身。皖南養性子。自吉林傳來。吐血一方。神效異常

虛勞病綱要（下）　(王一仁)

五勞

病因精氣內奪則虛。積虛成損。積損成勞。乃精與氣虛憊之極也。越人謂自上損下者。一損肺。二損心。三損胃。四損肝。五損腎。自下損上者。一損腎。二損肝。三損脾。四損心。五損肺。五藏俱損。故曰五勞。

診斷肺勞者。皮毛枯槁而欬嗆。心勞者。血脈不榮而盜汗。脾胃勞者。食少肌消而脹瀉。肝勞者。血虛筋緩而脇痛。腎勞者。腹腫足弱而遺泄。此皆五勞之現象。餘宜細酌陰虛陽虛二証而觸類旁通之。蓋勞固由虛來也。

傳變五勞既爲虛損之流。根株深。若更有增無減。勢必成六極七傷。而病益深矣。六極者。筋極骨極血極肉極精極氣極。七傷者陰寒陰痿裏急精漏精少精滑溺數也。

用藥宜保元湯以治其肺。八珍湯以治其心。四君子湯以治其脾胃。牛膝丸以治其肝。金剛丸以治其腎。此治五勞之正軌。若六極則宜白芍木瓜以治其筋。鹿角熟地以治其骨。人

長篇小說

軍醫生活記（十二）

(余不平)

第三回　射河濱涕別知己友　火車站瞻仰外交家

我此次決定去從軍。不比前番了。前次是因爲我父親病重。怯牽骨肉。不得動身。此次幸喜我父親舊病未發。所以要走就走。毫無留連。一方面將人欠欠人的種種手續。暗中辦管清楚。不令我的朋友知道。因爲他們知道。一定要挽留我的。一定要以我犧牲成業。爲可惜的。所以我嚴守秘密。無論那個朋友。一句不談。一方面僱了一隻船。着我的妹妹。將我兩個女兒。送回家去。到十月十六這一天。午後。我便帶了我兩個學生。吳家傑。季荐朋。和我的侄兒余琢如。一同上了輪船。此時有幾個知己的朋友。在碼頭上看到我上船。帶了好多行李。都很詫異的問我道。「你到甚麼地方去呢。」我這時心中非常難受。只得毅然決然的答他道。「我現在去當兵了。」甚麼時候再同你們見面。那可難於預料了。」我說到這話。止不住一陣心酸。那淚珠兒有如泉湧。不住流了出來。我的朋友又問道。「你到底到甚麼地方去呢。」我方才以實在情形告訴他道。「我是到安徽蚌埠軍隊中去當軍醫了」大家方才明白。但是他們有知道我環境的。也不免替我這傷心人。滴了幾點傷心之淚。我那骨碌碌的淚珠。也禁不住地跳出眶兒外。忽聽汽笛嗚嗚一聲。機輪軋軋。說道一聲開船了。

中西合纂

百病指南（十二）

（張治河）

或先因寒暑食滯之刺激。抵抗能力衰弱。復染外來細菌。從中繁殖。或先受他人傳染。細菌潛伏體中。復受寒暑飲食之傷。乘虛猖獗。

（病灶）本症病灶。多在腸胃。

（病狀）本症病狀先覺腹痛惡心。吐瀉交作。或單吐不瀉。或單瀉不吐。或不吐不瀉。心腹絞痛。吐瀉數次後。於卽目窩陷沒。顴鼻隆起。脣枯指癟。聲音嘶啞。腿筋抽痛。脈伏肢冷。最後則全身厥冷而死。

（病理）腹痛　腸膜受刺激也。

惡心　胃膜受刺激也。

吐瀉交作　腸胃肌肉痙攣蠕動亢進逼其食物外出故上吐下瀉。

單吐不瀉　病灶偏重於胃。

單瀉不吐　病灶偏重於腸。

不吐不瀉心腹絞痛　邪蘊胃中。（此邪係指食滯與細菌非寒暑也）縱橫肆虐。賁門幽門。因受刺激而鎖閉。故不吐不瀉。而心腹絞痛。

目窩陷沒　水分消失。眼球筋乾枯收縮故也。

顴鼻隆起　肌肉消而骨顯露。故覺顴高鼻聳。

。前見一友。痰內帶血。遍醫罔效。骨瘦如柴甚至病垂呼吸。一息奄奄旋服此方。得以全愈。不敢矜誇實有起死回生之功。茲因靈驗若斯。特此抄行方便。登諸報端。以爲吾人共知焉。

紫丹參三錢。廣木香八分。川鬱金二錢。全當歸三錢。淨紅花一錢。炙乳香二錢。炙沒藥二錢。大蘇梗三錢。桃仁泥一錢二分。炒青皮一錢五分。扶撫芎一錢三分。廣陳皮二錢。酒炒白芍藥三錢。淨炒棗仁二錢。參三七八分。紅棗三枚。藕節四個。

重者。用陳酒一盃煎服。輕者

參阿膠以治其血。白朮山藥以治其肉。熟地巴戟以治其精。麥冬人參以治其氣。七傷則併宜九龍丹主之。調理損其肺者益其氣。損其心者調其榮衞。損其脾者調其飲食。勞其寒溫。損其肝者緩其中。損其腎者益其精。此難經治五勞之大法。然調理之妙。皆在環中。服藥攝養。均當奉爲玉律。

◻雞血藤膠爲通經聖藥之佐證

（楊舒榮）

讀本報第一六六期載茹子因先生所撰「雞血藤膠爲通經聖藥」一篇。引起余曾用多量雞血藤膠治差血枯經閉之驗案。錄之以爲又一佐證可夫。

戊辰春。本埠全盛信局虞姓婦。薔寓就診。云年未卅。已產九孩。今又經停四月。恐又係胎孕。則身不勝其任。心不勝其煩。言下無限苦生育過繁之概。又云。但近來食慾銳減。精神萎靡。腹左有如風痼之狀。或是病。非是孕。則如所願。乞爲治

。減半。河水煎服。一帖即愈。連服三四帖。庶可復原。此方治暴吐爲宜。

□耳聾驗方 （傅用賓）

敝戚王菜。年二十餘歲時。忽患耳聾無聞。服生落花生（熟則無效）可愈。依服斤餘。果耳聾若失。又鄰左劉姓女。年八歲。亦患耳聾。食生落花生亦愈。

□眼疾驗方 （趙蒔庭）

治肺經實症白珠紅方。黃芩三錢。淡竹叶三錢。連翹二錢。陳皮二錢。蟬衣二錢。花粉二錢。桑白皮二錢。薄荷錢半。車前錢半。水煮飯後服。

之。云云。切其脈。左關署弦。餘均沉細。無滑疾浮動之象。尺脈亦無特徵。斷其爲血枯經閉之症。其食慾減却。因生育過多。耗血亦多。中氣因之虛。衝脈爲血海。隸於陽明胃腑。譬如樹之枝葉過伐。而幹本無不虛萎。其腹左如風攝。因土虛而內風起。肝爲剛臟。全賴腎水以涵之。血液以濡之。逐其條達之性。中土失培。血液失濡。則搖曳如攝。何一非貧血之爲階耶。疏方黨參、山藥、朮、草、以益胃健脾。萸肉、杞子、歸、芍、以養肝熄風。煎送雞血藤膠（培重）以潤補血液之虛。服至兩旬。食量復。腹攝息。月經通調矣。去冬又邀余診。云。初夏又產一孩。產後經行二次。淡而少。即復閉而不通矣。頭暈耳鳴。皮膚燥痒。兩手燥裂開坼。脈形細數。面㿠無華。貧血顯露。血虛生熱、生風、化燥。非轉乾血癆可憂。風痱亦可慮。處方製熟地、炒歸身。製首烏、黃菊、杞子、三角胡麻、小黑豆皮、川石斛、柏子仁、陳萸肉、生牡蠣、煎湯送重暈雞血藤膠。養血潤燥。補腎斂肝。進廿餘劑。諸恙差其泰半。繼易胃藥益穀海生化之源。仍佐雞血藤膠。又投廿餘劑。即經通健復。告誡以後須節制性慾。莫再罹貧血之厄。

治憂鬱之氣上攻方。竹茹二錢。厚樸三錢。桑皮三錢。川貝三錢。蘇子。薄荷。只殼。車前。各錢半水煮。飯後服。此症每由濟而起。可以驗之。

□癩痢頭油膏 （郭志道）

專治癩痢頭。乾濕瘋癬。黃水瘡等。無不立見奇效。

嫩苦參一兩。嫩硫黃四錢。蛇床子六錢。煨枯礬六錢。開口花椒六錢。老烟膏四錢。大蜈蚣六條。川黃柏四錢。茅蒼朮六錢。香白芷六錢。花檳榔六錢。生甘草三錢。以上共研細末。用猪油熬煎。濾下黑油。搽患處。

余草此文。要女同胞們設患貧血。知國藥中有簡便易服。純粹王道。補養血液聖品之雞血藤膠。毋庸購服西藥。使金錢外溢。提倡國藥。於國計不無小補。并告誡男女同胞。節制性慾。夫傳播種族。固屬吾人天職。如肉慾多縱。無特言精蟲薄弱。卵珠且易刺激創傷。故膝下尤虛之同胞。亟宜節性制慾。以保養健全之精蟲卵珠。一旦揣合。則夢熊定操左劵。如已兒女繞膝。亦宜節制性慾。以免食指過繁之累。（此指中下人家及我般窮措大而言也）且免男性貧精。女性貧血（虞姓婦即爲前車之鑒）之厄。（男性同胞！應體恤女性。毋向伶正網擾無休喲！哈哈！）此乃題外之寓意焉。

□白果止糖尿 （張壽生）

消渴最忌飲一溲二。値尿多時。可以白果蒸熟研粉。開水冲服一兩即效。但止後即須戒絕穀類糖物。徐圖調理。鄙人患此十年。中西醫俱謝絕不治。因自療而得此法。今已愈。故敢公開。 （却酬）

種痘指南（一）

（陳魯珍）

（一）種痘之歷史

種痘之法。始於宋朝。取痘兒之漿。收入棉花。納於鼻孔。男左女右。若不得漿。或以痘痂。或以痘兒新發之衣。與他兒服之。蓋當時人民。見已種者。不獨得症較輕。且能免天痘之危險。是以兒生數月。或數年。即依法種痘。我國創於前。印度繼於後。迨西歷一千七百二十一年。英國女子孟脫卡 Worhy Montgue 始傳此法於其國。在都市施行。然種後發症極重。與天痘無異。甚則有生命之虞。即幸而獲痊。面部已瘢痕點點。不復如昔時之溫潤如玉矣。

當牛痘未發明時。人民因痘症傳染神速。療治又難。故即不知醫者。亦莫不注意。社會上視爲極重要之問題。後有人見牛之乳頭。往往發生細瘤。漸漸擴大。且生漿收痂。與人痘無異。榨牛乳者。偶染其漿。亦發生同樣之症。後即遇天痘。亦無傳染之患。有二教員。名好爾司與潑來脫者。Holzsteinaplett於一千七百九十一年。取牛痘漿。爲三兒種之。預防天痘傳染也。至一千七百九十八年愛那氏 Jenar 積二十載之經驗。種牛痘法。始見實行。推行各國。種後發症輕微。從無危及生命者。與古時種痘之法相較。其優勝不可以道里計矣。

（未完）

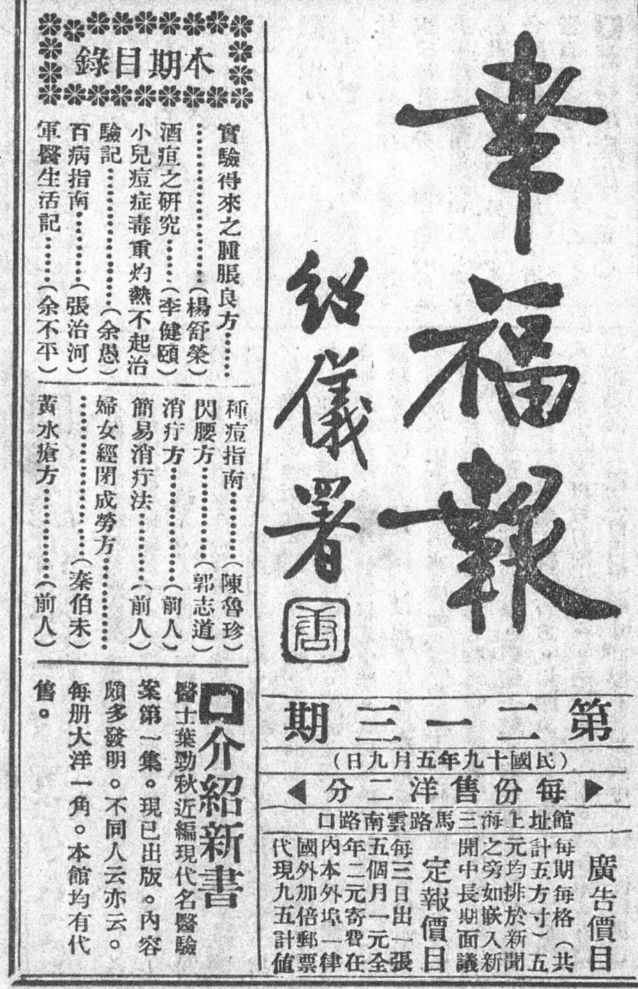

第二一三期

（民國十九年五月九日）

◀每份售洋二分▶

館址上海三馬路雲南路口

本期目錄

經驗良方

□閃腰方（郭志道）

西月石。白洋樟。各等分。研末。貯于臍上。用桂圓肉貼上。再用空膏藥蓋之。約二時即癒。

□消疔方（前人）

（無論如何危險均能奏效）

杜字麝香三厘。老式冰片二分。煅中白五分。上雄黃三厘。共研細末。用棉絮包藥。塞于鼻孔。男左女右。另服太乙紫金錠乙錢。葱頭湯送下。有百發百中之功。

□簡易消疔法（前人）

□實驗得來之腫脹良方（楊舒榮）

鄰居族嫂某氏。中年卒喪所天。幾慟之絕。嗟夫。彼蒼不仁。不數月伊聰敏肥碩之長子。又奪之去。悲痛哀傷。殆不欲生。厥經親族婉解。扶養幼子。希延一脈。寡婦弱子。勉討生活。纏擾無休。良可哀也。始則頭眩脘痛。嘔吐泛噁。是為木乘土。（俗名肝氣）輒起輒愈。屢發為常疾。由稀而勤。浸至跗腫腹脹。遷延相繼而起。雖經醫藥。病勢無減。脹滿及脘。腫延過膝。遍請中醫延診殆遍。或謂病由情志中來。投以逍遙散越鞠丸等。或謂脾受肝侮。土潰水溢。投以五皮飲疏鑿飲合四君等。舒肝之鬱。扶脾之困。理氣導水。餘如丹溪小溫中丸。禹餘糧丸。及金匱五苓散。己椒藶黃丸。厚樸七物三物湯等等。治腫治脹。治氣治水。嘗盡苦水。毫無効果。藥罏茶爐。結伴經年。沉疴難挽。生機幾絕。後經沈醫授一方。用鱧魚（俗名黑魚）一尾。（重約八兩）不去鱗。以竹刀剖去腸雜。納砂仁末一兩。線紮緊。外塗濘韌之泥。（泥取自田中）約寸許厚。置炭火中。煨至泥變黃色

長篇小說

軍醫生活記（十三）

（余不平）

第三回　射河濱涕別知己友　火車站瞻仰外交家

那送往迎來的輪船。載了我這飄流命的傷心人飄流去了。於是向大家強作鎮靜。點了一點首。返身鑽入艙中去。剛剛坐下。茶房送來一壺淡清茶來。倒了一杯。送到我面前。我便吃了一口茶。好像把鯁在我喉嚨中的怨氣。冲下了去。覺得好了許多。隨後又飲了幾口。自己心中暗想道。「眼淚是人體中的一種特種的水分。今天淌了這許多眼淚。吃了這幾口茶。能不能把剛才流去的水分。補償起來呢。假使能補償起來。那麼我的身體。還不至於受損。否則我的身體。不是就要壞了嗎。」這樣的想了一陣。

忽然好像有個指迷之神。在我面前指教我道。「你這個人是瘋子嗎。為甚麼吃了幾口茶。就會把流去的眼淚。補償起來呢。你是一個醫生。為什麼連生理作用。都不明白呢。男子漢大丈夫的眼淚。一滴之微。有千金的價值。你為什麼那地滴去了。你不同你環境去奮鬥。倒學上一般婦人女子的態度。你這頂天立地男子漢的招牌。不是空掛了嗎。」我想到這裏。如聽晨鐘。如聞喝棒。心地頓覺光明。再望好處一想道。「一個人有困難的問題。總會有解決的一天。天下無不解決的問題。只要我立定主張。把革命奮鬥的精神拿出來。矢志去求解決。總該有解決的一天。」想到這裏。（未完）

中西合纂 百病指南（十三）

（張治河）

膚枯指癟　水分消失。毛細血管乾枯也。

聲音嘶啞　亦水分消失。聲帶無潤澤之故也。

腿筋抽痛　肌肉痙攣。則腿筋抽痛。

脈伏厥冷　水分消失過多。血液濃厚。血行障碍。故脈搏停止。始而肢冷。繼而全體厥冷

（治法）方書對於本症治法。大要分爲熱症寒症。患者吐瀉之物。酸穢臭惡。目現紅絲。唇焦舌赤。生理發生充血變化者。（即古人所說著霍亂）宜用左金白虎竹葉石羔等湯。抑制燃燒。清利腸胃。如吐瀉之物。澄澈清冷。白睛發青。唇舌色白。生理發生貧血變化者。（即古人所說之寒霍亂）宜用理中四逆復脈冷香飲子等劑。以興奮神經。強壯心力。其他不吐不瀉之乾霍亂症。則先宜引吐胃中之邪。吐後再予香砂平胃藿香正氣等方。補助消化工作。

（調攝）充血變化之患者。宜食瓜果清涼之品。貧血變化之患者。宜食姜椒韭蒜辣味健胃之品。本症調攝。與中暑略同。（未完）

□代郵　治河先生台鑒。大稿現已告罄。見示請速將續稿寄下。爲盼。（編者）

疔乃外科迅速之症。朝發午死。午發暮死。往處鄉間。離鎮路遠。不及延醫而斃命者。多矣。

昔年家祖在姑蘇經商。得友傳簡便消疔法。相傳已四拾餘年。救活則不下千計。靈驗異常。

竈雞不拘只數炒炭用葱頭湯送下蓋被出汗即消

按竈雞狀如九香虫鄉間竈上均有究之甚易

□婦女經閉成勞方（秦伯未）

血道壅塞。周身瘀滯。不亟治。則成癆。四蟲丸主之。䗪蟲。孱弱者愼服。蝱蟲。䗪蟲。水蛭

。燥裂掰圻爲度。去泥（其魚之鱗與皮剝去）加砂仁。食魚肉。（須淡食切忌鹽醬）盡四尾。其病漸瘥。得慶更生。

醫學幼稚如余。於斯案殊費索解。前醫治肝治脾。治水治氣。治本治標。或肝脾水氣標本兼治。何嘗有悖。竟無効驗。至沈醫單方。亦不外治水氣。（醫心鏡鱧魚和冬瓜葱白作羹治十種水氣）祇四服。沉疴霍然而愈。厥因前諸法。不若單方專純而近功乎。或藥味苦而徒傷胃氣。不若單方鮮香而爲胃喜乎。癥結何在。確具研究價值。幸明達先進者。有以教我來。

□酒疸之研究

（李健頤）

原因　由飢時飲酒。或大醉後當風而臥。入水浸浴。致酒濕之毒。闖入皮膚。旋入靜脈管。脈絡爲風水所遏。不得宣發。蒸鬱日久。血中即變一種黃水。溢於肌膚之微絲血管。即爲黃疸。

症狀　金匱黃疸病脈篇云。「酒黃疸者。或無熱譫語。小腹滿。欲吐。鼻燥。其脈浮者。先吐之。沉弦者。先下之」。按酒黃疸之症狀。或見如腹水狀。心下懊憹而熱。不

蟲。大金牛幼蟲。

按蝱蟲如巨蠅。綠頭金眼。好飛。食牲畜血。可攻上部之瘀血。䗪蟲形如壁蝨而大。色赤。好吮牛馬血。可攻全身之瘀血。水蛭蟲生水中。若蚯蚓。色白透明。好吸人畜血液。可攻經絡之瘀血。大金牛幼蟲即牛蜂之未成者。生牛馬糞堆中。色淡白。肥大如指。尾際一片赤色。置地上。能以背行走。可攻下部之瘀血。四蟲除水蛭外。均焙乾。研細末。和以桃仁莪述三棱紅花細末。均等分。醋糊丸龍眼核大。陰乾收貯。每服一丸。黃酒下。以效為度。

治法　能食而欲吐。脛腫溺黃。面發赤斑。

此症治法最難。故宜小心診察。辨明虛實。庶不致悞矣。如實者宜梔子大黃湯。虛者。宜葛花解酲湯。加茵陳。心滿不食或心中懊憹。小便黃赤者。宜當歸白朮湯。（即白朮茯苓黃芩茵陳甘草半夏杏仁枳實前胡生薑）。如大便燥者。改用茵陳蒿湯。如變成腹脹。漸至身面俱黃腫者。急宜培土藿香扶脾丸。（即厚朴甘草半夏陳皮木香麥芽生薑大棗等為丸）飯湯送服。然酒疸之病。如不早圖治。日久月深。血中之毒質。隨毒氣以變黑色。為黑疸病。治法尤難。宜梔子大黃湯。合犀角地黃湯。解血中毒質。甚者加桃仁川山甲。入血分解毒。散瘀為妙

□小兒痘症毒重灼熱不起治驗記

（余愚）

小兒痘症毒重者。往往發高熱。如火之灼。煩躁不甯。大渴引飲。大便不通。小便黃赤。譫語神昏。如此者。至四五朝。痘粒隱於腐內。不得外出。乃由火毒熱甚。肌膚為熱所薰灼。血液受火毒之焦灼。皮膚閉塞。故火毒不得外洩。此候如不重用大劑涼下。通其腑氣。解其肌熱。則未有不致死者。治法如下

生石膏四兩。烏犀角一錢。（磨冲）羚羊元尖六分。（磨冲）。鮮生地一兩。鮮石斛一兩。上川連二錢。生黃芩三錢。生梔子五錢。生大黃三錢。（無食積。苔不黃膩者。減量。用一錢或二錢。）銀花一兩。連翹五錢。活水蘆芽五兩。（煮水煎藥）。鮮竹葉三十片。（為引）

此方服後。則必大瀉。所瀉之糞。有如黑膏惡臭觸鼻。一瀉之後。則高熱必退。肌膚不為熱毒所灼。痘瘡反而起發。以後再減大黃照服一二劑。其他各藥分量。至二三服可以酌減。惟生石膏。必至九朝後再減。防其熱勢後來。否則不救矣。而石膏必須用生者。熟者不獨無用。反致誤事。切記。

又按製水蛭法。采取後。生搗極勻。如膠焙乾。再研極細。微火炒透。再研。重羅篩過。因此蟲最難死。一星之微。能復活成一蟲也。此方見正襟齋筆記。似脫胎于抵當丸大黃䗪蟲丸。而配合之完密專一過之。屢試良驗。可寶也。

□黃水瘡方

（前人）

此瘡原因。不外溼熱毒。汁液所及。蔓延滋盛。雖不危害。殊屬厭惛。且易傳染。頑劣之候也。生豆腐　煆石膏

按以生豆腐切片。貼患處。乾即易之。七次之後。以煆石膏細末撒其上。三日後。僅撒石膏末。與汁液凝結成片。剝去再易新者。四五日即愈矣。

猜謎披露

（一）身必癢　（二）天麻
（三）朱丹溪　（四）甘草

猜中者已將贈品發出矣

種痘指南 (二)

（陳魯珍）

(二)痘苗之製法

牛體發生之痘。與人體所發者無異。惟症較輕耳。若取人體痘漿。種於小牛之體。則牛生痘於種處。再取牛體之痘漿。種於人體。則發痘甚輕。如再取牛體之痘漿。而種於他牛。將此牛之痘漿。種入人體。則發痘更輕。經牛愈多。毒性愈減。俾其毒甚微。始種於人體。不徒發痘輕微。且能免天痘及疫癘之傳染也。

欲製痘苗。先取無病之小牛。(約產後月餘)將其腹下之毛。剃去一片。先用肥皂後用鹽水(千分蒸水七分食鹽)洗滌之。乃以刀尖如爲人種痘之法。割裂數處。以人體之痘漿。按擦其上。然後飼之於極潔之牢。逾三四日。用鋼匙將[illegible]化厚漿之稀漿刮下。以甘油和之。置乳鉢中。棄鉢底之皮屑等。上面之液。即痘苗也。但毒性尚烈。須轉種牛體數次。所得之苗。又須經黴菌學家之試驗。(其法甚繁茲畧之)然後封入細玻璃管中。運往各地。以備種痘之用。

本報主筆

朱振聲醫士　楊志一醫士

診例

(甲)特號二元　隨到隨診
(乙)門診一元　貧病減半
(丙)出診四元　路遠遞加
(丁)膏丸方四元　次日取件
(戊)急病隨請隨到

時間　門診上午九時至下午四時止　出診以四時以後

診所　上海雲南路會樂里第一弄第一家　電話六三四九三

掛號處啓

幸福報

紉儀署

第二一四期

（民國十九年五月十二日）

每份售洋二分

館址上海三馬路雲南路口

廣告價目　每期每（格共計五方寸）五元均排於新聞之旁如欲入新聞中長期面議

定報價目　每三日出一張五個月一元全年二元寄費在內本外埠一律國外加倍郵票代現九五計值

本期目錄

一件好消息

本報為方便讀者檢閱起見。自第一期起至百期止。特編總目錄一份。每份只售銅元十枚。讀者幸速購置。

□經驗良方

□談談大蒜的功用

（福和）

大蒜這一東西。人人都厭他有一種臭味。但是很有功用。爲什麼山東人食了。便強壯異常。因爲牠殺微生物很利害。微生物一見牠來。就立刻死了。沒有地方逃去。如果南方仕女食牠非常有益。可以防肺病于未然。你雖知大蒜一到了腸胃裏面。就四處流行。由頭至腳。都有蒜味。倘若微生物匿在肺裏。見大蒜來殺他們。還有那處逃去。已經受敵人包圍。未有不死的。故大蒜是肺病的良藥。但不能食多。以少食爲宜。（朱蓋章）

□糖尿病秘方

李健頤

小兒三四歲時。小便色白如。

□穀疸之研究

（李健頤）

原因　風寒伏於脾胃。膽汁不足。脾濕胃熱。又加飲食過傷。濕熱內蒸。消化遲滯。膽汁不足。胃酸太多。乃流於膀胱。膀胱之氣不化。小便不利。濕熱又無出路。遂循太陽膀胱經脈以外出於肌表。卽爲發黃。

症狀　穀疸之爲病。寒熱不食。食畢卽頭眩心中怫鬱不安。遍身發黃。小便不利。食則腹滿。脈遲。或食不見飽。飽則發煩。頭眩。脈緊而數。此症因胃熱。熱善消穀。故名穀疸。

診斷　趺陽脈緊帶數。善飢腹滿。是胃熱脾寒。脈緊口不渴。身體盡黃。四肢冷凍。是風寒內盛。脈數有力。二便秘者。是胃熱甚。

治法　如膽汁不足。胃酸太多。脈見遲緩。食難用飽。飽卽頭眩。小便難。宜小柴胡湯。去參。加乾薑膽草白芍枳實苦酒茵蔯礬石。（酒製）胃熱脾寒。宜附子瀉心湯。加茵蔯赤小豆風寒內甚。宜麻黃連翹赤小豆湯。加茵蔯防風

長篇小說　軍醫生活記（十四）

（余不平）

第三回　射河濱涕別知已友　火車站瞻仰外交家

百般愁雲。立時消散。當下又和吳生他們。談談別的故事。過去的醫院生活。以及未來的軍人生活。都在談話之中。一直到晚間八九點的晨光。才到了鹽城。輪船泊在登瀛橋的碼頭上。我們一行人。忙照料行李。運到靠近碼頭的新大方旅社裏去。茶房忙來招待。於是開了房間。泡茶洗面吃點心。忙得不亦樂乎。停了一刻。茶房一陣忙過了。笑嬉嬉走進房來問道。「別的有事體吧。沒有事體。我們去睏了。」我說「別的沒有事體了。我來問你。南邊那個登瀛橋。又寬。又高。又長。……那茶房不等我說完。搶着說道。「我們鹽城的登瀛橋。遠近馳名。是一座仙橋。從前造橋的時候。將要成功。呂純陽大仙。從橋上走過。所以成了一座仙橋。不問日夜。橋上不脫有行人上下。就因得了一點仙氣。所以行人不脫。你看不是仙家走過。何能這樣呢。」我聽了他這一番高論。把我沒有消清的一點俗悶。一齊打胸腹的最深之層。泛上來。從喉嚨中升散去了。當下無話。收拾就睡。睡到第二天黎明的時候。忽然一陣汽笛聲。衝破了我的耳鼓。一驚醒來。接着茶房敲門道。「先生。早點起來。趕泰州班吧。」我聽了此話、立卽起身。同幾個學生一齊洗臉。

（未完）

精氣津液血新論

（李健頤）

人體雖由五臟六腑。及筋肉骨諸器官所構造而成。然非賴精氣津液血各液。所營養。安能成活動之人哉。夫精之生原根乎先天。存於睪丸。爲白色之黏液。中含蠕動之性質。即精蟲。爲生殖之要素。若精血相搏合而成形。所以男女搆精。萬物化生。惟精之氣。藏於腎。上通腦筋又貫於兩耳。故精脫者。兩耳必聾。然精之中。又有津液。津液乃人體之流質。在皮膚爲汗。在筋肉爲血。在腎爲精。在口爲涎。在目爲淚。經曰。「三焦出氣。以溫肌肉。充皮膚。謂之津。其流行者爲液」。是以津。常在皮膚之間。而液恆居腦髓骨脛之中。故津脫者。則腠理開。汗大泄。液脫者。則骨屈伸不利。色夭。腦髓消。脛痠。耳數鳴矣。顧精津液者。乃祖血之生支也。蓋血由中焦變化所生。經心臟排出。而灌注經脈之中。生精生液。津以營養身體各部。中分赤血球。白血球。二種。赤血球。色帶黃微紅者。形似小圓盤。兩面之中央凹陷。柔蠕有彈力。一立方密米血液中。男子約含五百萬個。女子約含四百伍萬個。白血無色黏稠柔軟。騐視如痰形。在血液中。最寶貴。若咳唾於外。傷身必甚。素問曰。「咳不止。而白出者死」。是知血液充郛。則筋肉骨脛強。關節清利矣。

米泔狀。此症。即醫書中所謂疳病。疳字之義。從疒甘。甘即五味中之甜質。故其尿如米泔。而味甘。西醫名爲糖尿病。考小兒之疳。有熱疳冷疳二種。如小便初出微赤。良久下白濁者。此熱疳也。初出黃白尿。良久下白濁者。此冷疳也。茲得李孝芳祖傳一方。治熱疳最靈。係用蓮子肉四兩。鱉甲一兩二錢。分作二劑。煮熟。去鱉甲。加白糖。頻服。一月餘。即可奏功。特錄登報。以公諸世。

瘰癧驗方

（吳去疾）

蕃梗。胃熱結二便祕者。宜茵陳蒿湯。審證用藥。即可奏效。

漏瘍治驗記

（楊舒榮）

春日融融。和風習習。艷陽花氣。薰人欲醉。去春上巳前夕友朋聚集。飛紅流觴。樂也奚如。酒後餘興未闌。復作竹林遊。息睡較晏。翌晨日上三竿。鐘鳴九下。黑甜尤酣。好夢方還。內子促之興。就診者或坐或臥。或躁躞室中。鵠候久矣。按序診治過半數。適摯友張君偕客絜一童子至。寒暄後。悉客姓許。係張君中表。新自武林來。愛子身患頑疾。踵寒求治。懇拔號援以妙手。云云。因碍友情頷之。解扣揎衣示患處。在第十四脊椎左旁一孔。小如豆而低陷。探其究竟。深約寸許。稠水淋漓。據述始起惟覺酸痛。皮色如恆。閱月餘潰膿。再月餘膿稀。而後或膿或稠。涓涓滴滴。如漏卮難塞。五載於茲。求治遍吳越。所費已不貲。詢年齡曰二九。正當蓬蓬勃勃發育之年。何則矮縮瘦小乃爾。原係漏瘍消耗。故蟄伏不茂耳。診脈不弦不數。細小無力。症係稟賦不足。寒濕抵隙深襲。致成腎

鄙人見親友中患瘰癧者甚多。因勤求古訓。博採衆方。歷年既久。深知此病多頑固難治。其能治者。又非旦夕所能愈。而世人患者。每抱一欲速之心。方藥雜投。醫家又喜輕用刀針。以致潰爛流膿。不能收口。輕者變重。重者致死。心竊憫之。曾編有瘰癧秘傳一書。印以行世。後又得一奇方。乃同鄉蔣君松岩傳余者。蔣君幼年患此。已破爛出膿水。痛苦不堪。自分必死。後得此方。服之有效。以試他人。無不應驗。惟其中多珍貴之藥。非普通人所能備。今願借貴刊登載。以廣傳其方。倘好善之家。以及各大藥店。能照方配合。以便應用。尤爲功德無量。其方列下。

珍珠四分。人中白三分。靈芝一錢半。製半夏一錢半。正木香一錢半。明石三錢。正梅片二分。白芨一錢半。陳南星二錢半。陳皮二錢半。陳血珀一錢。正牛黃六分。硃砂三錢。製香附二錢半。川貝一錢半。正熊膽二分。正龍涎香五分。正川射香二分。正猴子棗一錢。右藥共十九味研細末。每日早晨。用白粥水調服五分。重症一二料。輕症半料。即可全愈。惟病時及愈後須戒食生冷魚腥。及燥熱發物。橙橘萬不可食。房事尤忌

愈虛痰之重侯。所幸守恆每餐可進盂餘。已土不失健運。後天尤有依賴。或有斂愈之望。爲撰一方。製熟地、酒當歸、鹿角膠、塊附子、獨活。白芍、番簽草、潞黨參、炒白朮、豬苓、澤瀉、脾腎雙補。兼驅寒濕。外摻大升。囑服七劑再商。張許二君興辭而去。余則賡盡診務。逾一星期。許君又挈其愛子來。云。經服先生方藥。飲食較增。精神略振。惟也瘍無變動。依然膿稠肯流。診脈較有力。夫虛者不受補爲最可憂。既溫補安受。可徵藥症已吻合。更進一步、以血肉有情補有情。復方桂附八味丸加鹿角膠、精羊肉、豬脊髓。砂仁、膠丸。每晨淡鹽水送吞。瘍醫不外升降提弔。大升既無効。易以八將丹（家傳方）加班蝥末麝香。（防泄氣須磁瓶貯之）囑服是方如不見脘脹。可酌其量。再診。隔旬餘來云。換方後之旬內。膿稠滔滔。晝夜可吸棉絮觔許。近數日食量培增。精神奮發。非比前之枯澀。稠水漸少如淨。察症情有向斂之象。易以珍珠八寶丹以收功。內服仍主八味丸。經五日復來云。近忽增咳嗽鼻衄。漏瘍仍變稠膿。脈象右部帶浮弦。期乃溫熱助陽。兼春令陽升挾感有以致諸。竊思虛寒之漏瘍。固碍清涼。籌與分治法。上宜清肅。如川貝、丹皮、焦梔、桑葉、沙參、連翹、枇杷葉煎湯暮服。晨起仍主八味丸溫煖腎臟。以助氣血之流通。然外摻收功藥反變膿稠。殊費思索。診察再三。決係餘蘊未淨。易九龍下海丹（家傳方）倍麝香。約過一星期再診。則鼻衄咳嗽均已。膿毒稠稀。令停藥易美饌鮮羹。飲食以調之。外仍以九龍下海丹。且囑之曰。拔毒爲收口之基。毒淨則口自斂。是症毋須收功藥。特此定奏全功。許君欣諾之。時閱月餘。弁一額至。曰。著手回春。誠愧不敢當。然見許君愛子欣欣向榮。發育多多矣。是症固屬頑疾。治愈之法亦平庸無特殊處。至終藪拔毒藥合麝香以斂口。則增一經驗。爰書顚末。以留鴻爪。

舒又曰八將丹拔毒之成効。勝過升藥。九龍下海丹爲瘍症成漏神丹。二方均係家傳秘方。容錄登本報。公諸同好。

種痘指南（三）

（陳魯珍）

（三）種痘之宜慎

種痘卽將痘毒種入人體使發生極輕之痘瘡。如患他種急性傳染病。（喉痧紅痧重傷風之類）或其家中人。有患傳染病者。或小孩未滿五月者。或適在生齒期者。或身體衰弱。似患疾病者。或面黃形瘦。似患癆症者。均不宜種。否則發症甚重。是種時之不可不慎也。種痘雖係小技。然擇醫亦不可疏忽。如庸醫不解消毒防毒之法。種時不慎。將梅毒膿疹等毒菌傳入。使赤子死於非命。是擇醫之不可不慎也。種痘之處。大概右臂或左臂或踝上。並取陽面。斷不可種於腿上。慮其毒延入體內之淋巴腺。爲患非淺。甚則關係生命。是種處之不可不慎也。

（四）種痘之次數

種痘後能免疫八年。至十二年。此有限確實保護之時期也。若欲永久。則須復種。嬰兒生後十二月內種之。至十歲須復種。二十三十歲時再種。此指種有効者而言。若種者不知其理。取失效之苗。或類而不得其法。以致無效者。卽當復種。德國種痘自一千八百七十四年始定爲國家律令。

幸福報

[illegible]儀署

第二一五期

（民國十九年五月十五日）

每份售洋二分

館址上海三馬路雲南路口

廣告價目

每期每（格共計五方寸）五元均排於新聞之旁如欲入新聞中長期面議

定報價目

每三日出一張五個月一元全年二元寄費在內本外埠一律國外加倍郵票代現九五計值

本期目錄

一件好消息

本報爲方便讀者檢閱起見。自第一期起至百期止。特編總目錄一份。每份只售銅元十枚。讀者幸速購置。

□經驗良方

□簡驗金創及跌打生肌長肉散（錢選青）凡金創或跌打者。無論皮開肉綻。其血必流不止。當先照止血法止之。例如用瘦猪肉切厚片趁熱貼上。或用穿山甲片炒枯研末敷上。或用草紙燒灰候冷敷上。或用老薑燒枯存性研末敷上。其血自止。血止後。不問傷口大小深淺。以野菊根煎濃汁候冷。用舊羊毫筆洗淨。以精裝棉輕輕揩淨。即便用此散搽之。如有傷口旁邊驚痛。可用玉樹神油攤之。定見奇效。其方即用。白蠟。熟白松香各等

□談談心狹病

（徐相任）

心狹病。是嶄新一個新名詞。在我國報紙上。尙屬第一次創見。田中竟以此而死。并且死得甚快。在醫學上。當然大有研究價值。吾儕雖是舊醫。而不甘自安於舊。當局又諄諄以研究新學識爲訓。就將這個嶄新的心狹病。作吾儕初步的研究一下。先講生理方面。藏府大小。各有生成之限度。照生成的限度。不大不小。無生理作用以外之變化。謂之無病。出乎生理範圍以外。大一些。或小一些。就可以算是病態。所以然者。人體生理、以不違反、或變更其本象爲原則故也。心藏擴張。心藏麻痺。吾亦既聞之熟矣。顧一經研究。則所謂擴張者。非擴張也。弛縱不收而已。所謂麻痺者。心中氣血皆空無所有。已失去其循序、跳動、之能力而已（西醫但泥跡象。不能深求氣化。往往如是。）故所謂心藏擴張者。尙是心藏生理能力之不足。所謂心藏麻痺者。直是心臟生理能力之告絕。前者尙爲病候。後者則爲死候矣。若夫心狹之病。狹有狹小之意。當與擴張病爲對待。擴張病。

長篇小說 軍醫生活記（十五）

（余不平）

第三回 射河濱涕別知己友 火車站瞻仰外交家

茶房替我們打好行李。隨又雇人。將行李挑上泰州班的輪船。八時動身。下午三時。經過興化縣。直到夜間十一點鐘。才又到了泰州。立即叫了挑夫。把行李挑到客棧裏去。住了一宿。到二天早晨。仍然早起。預備趕仙女廟班。正在穿衣的時候。忽聽有很惹人討厭的烏鴉。連聲啼叫。我雖是一個明白人。向來不信甚麼鴉鳴鵲噪。分凶分吉。但是旅行的人。聽到這種可惡的聲音。似乎總覺得有點不快活。那也罷了。大凡未來的事。總是難於預料的。將來有甚麼禍福。都不去管他。這樣一想。也就定一定心。馬上收拾齊備。趕到仙女廟班。上了輪船。一直向南開去。下午一時。便到了仙女廟。又過壩。換乘鎮江班。上了鎮江班之後。我心中暗想道。鹽城有仙人橋。此地名叫仙女廟。究竟這仙女是誰呢。此地雖然走過幾次。但是都沒有到仙女廟內去瞻仰瞻仰。這個仙女的顏色。究竟能不能令人銷魂。都不得而知。未免空走幾趟。真是可惜」。再看岸上那許多木排。觸目皆是。綿亘數里。再想起兒童時代。每每聽人講那無稽的童話。現在想想。也覺好笑。說「仙女廟有最大木頭。人站在這一面。看不見那一面的半邊天。被一個大力士偸扛走了。後面有人追趕。

（未完）

精氣津液血新論（二）

李健頤

如赤白血球脫者。其人色白不澤。其脉空虛也。然則。血之關於人。固爲綦重。而且大矣。雖然。血爲人身之至寶。而非氣之佐。亦莫能其流動。故曰氣者。血之帥也。夫人之養氣吸入。炭氣呼出。新陳代謝。以養生身。養氣濟肺臟開發。若霧露之漑。所以薰膚充身澤毛者也。養氣。卽清陽之氣。炭氣。卽濁陰之氣。故清陽走上竅。濁陰歸下竅。陰陽不混。則身體強健矣。若氣脫者。則清陽之氣不升。濁陰之氣上干。致眼球無氣液之浸潤。所以目不明也。誠夫精津液血氣。爲人生長之寶。故修養家。專心修練此五氣者。故能絕穀不飢。介壽無窮矣。

藥物研究

蘿蔔之功效

（李健頤）

中國醫學辭典云。「萊菔。卽蘿蔔。有紅白二種」。平潭多栽白種。閩省各處多栽紅種。其子二種形皆相似。大如火麻仁。圓長不等。黃赤色。其功用則白蘿蔔比紅蘿蔔爲優。白者。有淸肺胃大腸之伏熱。及化痰利水之能。鄙人試驗所得。深知白蘿蔔根。於治喉痧有特長。如遇喉痧盛行時。可將白蘿蔔根。煮湯食之。能預防其症之傳染。眞所謂預防喉痧之食品也。至於紅蘿蔔根。只可供食品之用。而醫藥作用。恐不及白種者。故藥劑中。所用萊菔子。亦於白者爲宜。請同志。相資研究。爲盼。

分。共乳細末。過篩見再乳，乳至無聲爲度。甆瓶收貯。洵外科生肌散中之簡驗方也。

□癰疽消腫方

（楊舒棨）

鮮芙蓉葉搗塗。俟乾再換。極効。（舒按腸陽症紅腫者靈。）

□腸癰驗方

（前人）

全當歸三錢。紅花一錢。皂角刺三錢。桃仁泥錢半。赤芍錢半川羌活錢半。川牛膝三錢。青皮錢半。炙甲片三錢。製乳香三錢包。官桂一錢。製沒藥三錢包。煎服三劑。便秘加製紋三錢。

指寬縱下墜者而言。則心狹病。或卽指緊張縮小者而言耶。同一心也。何以能弛縱而大。又何以能緊張而小。此非心之形質問題。已爲心之精神問題。五藏六腑。有大氣包舉。然後累者。不覺其累贅。推之各藏府。亦必各有其大氣包舉。然後能不弛縱。故弛縱者。各個藏府之大氣。不能包舉故也。反之而緊張縮小。當是外來大邪之氣。猝暴侵入。不能容納。然後乃見緊張縮小之象。此與弛縱之病。又適成正比例可知矣。觀於田中之病。雖曰舊恙復發。然其來勢甚急。告危甚速。其見證面色慘白。胸部苦悶。脈搏幾無。呼吸極微弱。〔按緊張之極。氣不能伸。乃似微極。非眞微弱也。〕又按東西醫。忽畧自然見證。語焉不詳。一似無關緊要者。僨事往往在此。不知自然見證。實爲病理之忠實表示。生理之明確反應。病機之流露在是。診斷之是否正確在是。

（未完）

□盜汗之研究

（秦丙乙）

盜汗爲虛痨之根。其爲汗也。異乎常汗。既不因炎暑天熱。更不由持重努力。寤而汗出。著膚津津。醒而汗收。乾潤自若。

沿皮蛀方　（前人）

烟膠四錢。黃柏二兩。密陀僧三錢。枯礬九錢。蛇床子三錢。煅石膏二兩研末。用香油調搽數次。即愈。

消疔方　（前人）

白菊花一兩。生甘草四錢。煎濃得飲。重者兩服即消。

鼻衄効方　（前人）

活糞蛆卅個。新瓦上煅存性研末。用煑滾紹酒冲服。即止。

治瘰子頸方　（姚夢石）

用蠕蜞（俗呼黎壤團。水田中多有之。）不拘多寡。放瓦上炙炭。研細末。加氷片少許。如未潰者。取鐵針一只。火上燒紅。放白桐油一拖。再蘸上蠕蜞末。向患核中刺入三四分。即連針三五次。以散爲度。如潰爛者。內服參貝丸。外貼綠雲膏自愈。

膏方用嫩松香一塊。放石上搥碎。以色白爲止。加青黛少許。扯拽捻勻。臨症施治。

丸方用元參、土貝母、海藻、淨銀花、象牙屑、各等分。白蜜爲丸。此吳與朱延齡家傳秘方也。

風淚眼方　（楊舒榮）

迎風即流淚。可用蛾口繭不計多少。煅存性。研末。或人乳調點之。或煎湯洗之。俱有効驗。（方錄曲水潘氏家秘。）

盜汗方治

秦內乙

或身半以上。或僅及下部。其爲盜汗則一也。夫汗爲心液。在內爲血。在外爲汗。腎主五液。在內爲液。在外亦爲血。世每舉汗血而並稱之。其循環變化之理。固有此者。是以盜汗之汗與損血之血。初無二致。或且有加甚焉。考盜汗原因。不外陰虛血弱。心腎交虧。其所以必作於寐中者。以患者營氣空虛。當目瞑之時。腠理開豁。衛氣行陰。乘虛陷入。血氣不足以固護其表。而營中之火。蒸騰汗出。醒則衛氣行陽。復散於表。故其汗乃止也。用是本症發生。或在大病之後。或在新產之餘。換言之。本症之病魔。多寄生於陰虛血弱之人。及其旣患。亟宜療治使愈。一有蹉跎。將隄決不可收拾矣。患者其毋以皮毛小疾。而忽之也可。

前論盜汗。兼述原因所在。猶未及其方。茲並出之。

甲、普通方　通治盜汗本症。精神不足。或頭眩耳鳴。或遺精白帶。或肌熱骨蒸。或經期不準。

大白芍錢半　花龍骨三錢煅　左牡蠣四錢煅　綿黃耆二錢　白歸身三錢　肥知母錢半　製女貞二錢　滁菊花二錢　潼白蒺各二錢　淮小麥三錢　蒸桑葉二錢

乙、恙後或產後方　治恙後氣陰未復。或產後榮衛兩虧。盜汗津津。形神困憊。或骨蒸潮熱。或眩暈耳鳴。或驚恐不寐。或胃納不馨。

西洋參一錢　原金斛三錢二味先煎　大麥冬二錢去心　嫩綿耆二錢炙　淮山藥三錢焙　杭白芍錢半炒　白歸身二錢　料豆衣三錢　蒸桑葉錢半　浮小麥三錢　新會皮錢半鹽水炒

丙、日久不止方　治盜汗延久不愈。甚而稍動汗即自出。諸虛畢現。怯象百出。

西箭耆四錢蜜炙　川桂枝一錢　大白芍二錢土炒　西潞黨三錢　野於朮錢半　懷山藥三錢焙　山萸肉一錢炒　白歸身二錢炒　清炙草五分　馬料豆三錢　淮小麥四錢　大紅棗三枚

附註　右選三方。和平中正。純係王道。惟患者無論初起日久。恙後產後。倘有外感停滯。三方在所必忌。服之轉滋流弊。

種痘指南（四）

（陳魯珍）

「全國嬰孩生後十二月內。無醫生憑據。證其已患天痘者。必須種痘。又因牛痘力薄。故凡公私學校。（除夜館星期校外）之學生。年滿十二歲。而無醫生憑據。證其近五年內患天痘。或已種痘有效者。必須種痘。此外海陸新軍入伍時。及往國外者。亦須種痘。若痘疫流行時。則由該地方官出示。全城人民。必須復種。

初次種痘。七日至少發痘一顆。即爲有效。二次則祇現紅塊。或水泡。已爲有效。種而無效。須在年內復種。

痘漿乾後。即有免病之效。若未種者。與患痘者接近。立即種痘。尚能免其傳染也。

（五）種痘後之現象

初次種後二三日。種處焮紅高突。漸起水泡。至六七日。小兒必發寒熱。痘點漸漸起發。至八九日而化厚漿。痘四周紅腫。甚則連及腋下。幼孩及體弱者。發熱更甚。神疲納少。至十日。或十二日。痘漿漸乾。未幾痂落。其瘢先紅後白。種痘始終。約經三星期。若逾常態。而痘毒延及通體者。亦僅見也。二次或三次種痘。發症較輕。爲時更短。

本報主筆

楊志一醫士　朱振聲醫士

診例

（甲）特號二元
（乙）門診一元
（丙）出診四元
（丁）膏丸方四元
（戊）急病隨請隨到

隨到隨診　貧病減半　路遠遞加　次日取件

時間　門診上午九時至下午四時止　出診四時以後

診所　上海雲南路會樂里第一弄第一家

電話六三四九三

掛號處啟

幸福報

徐儀署

第二一六期

（民國十九年五月十八日）

◀每份售洋二分▶

館址上海三馬路雲南路口

廣告價目

每期每格（共計五方寸）五元均排於新聞之旁如嵌入新聞中長期面議

定報價目

每三日出一張五個月一元全年二元寄費在內本外埠一律國外加倍郵票代現九五計值

本期目錄

介紹新書

醫士葉勁秋近編現代名醫驗案第一集。現已出版。內容頗多發明。不同人云亦云。每册大洋一角。本館均有代售。

經驗良方

婦人病驗方一束

（楊舒榮錄）

（一）婦人慣半產。或三月或五月按期不移者。白朮一觔。去皮蘆。置糯米上蒸。牛枝香。晒乾研末。人參八兩。焙爲末。雲茯苓六兩生研。桑寄生六兩（以自收爲眞）爲末。川杜仲炒去絲爲末。以大棗一觔擘開。以水熬汁。和丸桐子大。晒乾退火氣密貯。早晚各服三錢。米湯送下。

（二）婦人陰癢或生濕瘡方

鯽魚切片。以稀軟布裹入陰戶

今年之痧子

秦丙乙

入春以來。痧子盛行。小兒之患者。迄於今曾未稍替。其勢之盛。廻非往昔之比。其間險夷參半。危亡者時有所聞。此其原因。實由今春天時不正。寒煖失勻。疫癘之氣。隨風四播。小兒肺臟嬌嫩。時氣由口鼻吸入。逕犯肺胃。與肺胃之蘊熱合併。交相爲患。遂致通身紅赤。如粟如米。隱隱煤煤於肌膚之間。所謂痧子是矣。當此之時。胸宇懊憹。莫名難過。而煩燥不安之狀。實非楮墨所足形容。其幸者痧子逐漸散見。光潤鮮明。三日後以次沒化。五六日而大巳。則病勢順利。堪告慶慰。不幸而稟質素虧。或誤治遷延。則變症蜂起。惡象頓呈。或喉痛鼻衄。或汗出不止。或乍出卽沒。絕無形影。或熱毒下陷。下利驚搐。蜀道崎嶇。挽回難望。更有飲食失節。起居不愼。釀成種種惡劣之環境。大概痧子一症。以小兒居多。固不可爲重。亦難以言輕。非調護得法。治療得宜。其禍之速。竟有出人意表者。誠大可畏矣。

（完）

軍醫生活記（十六）

長篇小說

（余不平）

第三回　射河濱涕別知已友　火車站瞻仰外交家

大力士走到江邊。忙把大木頭扔在江上。從木頭上走過江南。又把木頭扛了就走。追趕的人。趕到江邊。跳不過去。只氣得三屍神暴跳。急忙搬了一塊三百六十斤的大石頭。擲過江去。那知沒有擲到大力士。却巧擲在江南岸王裔子的粥碗內。王裔子還不知道。一口喝到嘴內。兩牙一嚼。不提防。把板牙碰掉一大塊。再把這大石頭吐出來看看。只氣得發昏章第十一。跑回家去。把他女兒一頓惡打。說你爲什麼煑粥不留心。把這樣大一個砂子都沒有淘掉。該打不該打。」這一段童話。同鏡花緣中大人國的一段奇談。可笑無獨有偶了。想到這裏。不禁一陣好笑。半天無話。到了晚間七點鐘。便到了鎮江。再看看江干燈火。十里通紅。金焦之勝。隱然在望。江流激湍。泌我胸襟。精神爲之一快。隨卽將行李運到孟淵旅社。仕下不提。第二天早晨。連忙又趕到車站。打票上車。不到兩個鐘點。便又到了那龍盤虎距的南京城。剛剛下了火車。向站前行去。迎面來了一行人。是上火車的。前面一人。精神奕奕。年在四十左右身着西裝。眼架一付托力克。後面隨從數人。走過之後。旁邊有人說道。那便是外交家王正廷氏。我心中方才明白。今天又看見一個當代的大人物。出了車站。

（未完）

藥物研究

□淡竹葉與苦竹葉相比較

（李健頤）

淡竹葉。與苦竹葉。功用相侔。中國本草各書。皆有明言。考淡竹。係原野自生。春生細莖。節有白粉。質靭密。高約二三尺。葉濶作箭簇形。色綠。長至四五寸。儼如小竹。夏月開綠色小花。成稀疎之長穗。其根一窠數十鬚。鬚上結子似麥冬而堅。其葉能淡滲下降。入心胃二經。兼行肌表滌熱。治上焦煩熱風邪。卓有殊功。苦竹葉功力比淡竹葉更強。蓋苦竹葉。有經霜佰露。含冰啣雪之質。故有辛寒散熱之力。如竹葉石膏湯之用苦竹葉者。乃假其辛寒以散陽明邪熱之意也。乃若銀翹散。則不宜用也。若悞用之。則有引邪入心之害。然銀翹散。專在辛涼輕清。解表透邪。故只宜淡竹葉之輕清辛涼也。雖然二竹葉功用相侔。而其性質略有不同。用者愼為選擇。庶不致悞矣。

□洋瀉葉之功用

中國醫學大辭典云。「洋瀉葉。係大黄苗。有清腸熱瀉大便之能」余觀其瀉葉之性質。與大黄不同。大黄功力宏著。多用能除腸中積聚。胃内瘀垢。以及陽明胃家實之症。少用有補胃之功。仲景用大黄。謂承氣。卽此之意也。化學實驗新本草一書。於大黄有微補之功。已詳論矣。鄙人研究瀉葉之性質。及其功用。約有年餘。先由試用。以後得於實驗者。蓋洋瀉葉性質輕清。氣味淡薄。只能清疎發瀉。追逐體中之水分。由大便以出。如有形食物積聚者。則彼不能為力也。且瀉葉逐水之力宏大。如身體有缺乏水分者。最忌。因恐水分過盡。卽有生命之危。用者故宜愼之。平潭醫生嗜好瀉葉。每用數兩之多。以致虛脫者。比比皆是。余親目之覩。前車之鑑。特錄于茲。以告于世。

。其蟲自出。以不癢蟲盡為度。再用蛇床子、朴硝、各五錢。煎湯洗拭乾。再用乳香、沒藥各錢半。枯礬六分。研末擦之。

(三)婦人小便不通方

杏仁七粒去皮尖。麵炒黃研末。水調三服。

(四)婦人前陰或後陰生白蟲方

蜂蜜煉二兩。甘草研末三兩。和勻敷患處。蟲自出。再以蛇床子朴硝各一兩煎湯洗。

(五)室女乾血癆方

啄木虫十數個。瓦焙存性為末每用五分。上好黃酒調服，不過十服而愈。

□眼病研究

姚夢石

□痘疹害目說

痘疹害眼。多因胎毒。或前或後。積熱蘊深。或餘毒攻侵。自臟達外。致成星翳瘴膜。宜分虛實。但以活血解毒而已。活血不致於熱。解毒不致於涼。俟壓後治之。雖有目翳。切不可用點藥。只宜活血解毒。俟五臟平和。翳當自去。若用點藥。則非徒無益。而反害之。卽用丸散。須小劑調服。如眼無光。過百日後。血氣完復。則目自明矣。海藏云。癍疹後。風熱毒結成翳膜瘴遮睛。以瀉青丸治之大效。初覺易治。

又西江月調曰。痘疹餘毒害眼。壬癸丁丙逆爭。二火熾盛反制生。五藏皆病可稱。

羚羊角飲——痘疹害目毒未清。羚羊錦紋決玄明。升防成著車前子。細量輕重保嬰孩。

消毒化癍湯——未滿二十化癍湯。餘治相同羚羊方。升麻麻黃光防主。柴葛芩連芎地當。莫萸甘陳翹蘇木。花粉二朮細相蒼。

（六）婦人乾血勞方

白鴿子壹隻。去肝腸淨。入血竭。病一年之內一兩。二年內二兩。以針線縫住。用無灰酒煮數沸。食鴿肉。瘀血卽行。如心中慌亂者。食白煮精肉一塊。卽止。

（七）婦人慣墮胎丹方

壞孕將近三月。用老母鷄煮湯。入紅殼黃米煮粥。食之。胎牟自固。

□又方以母鷄煮烏賊魚半斤食之。每月一次。亦保胎。

□燙傷神方（楊舒棨）

無論水湯火灼。致傷皮膚。而至潰爛。焮紅疼痛。用鮮活螺螄不拘多少。煅存性研末。入煅石膏末減半。梅片少許。研勻。用蔴油調敷。不過三四次。逐漸痛止肌生。神効無比。（按。此方試用多次。屢見効驗。）

□寒疝脹痛方（楊舒棨）

寒疝爲七疝之一。因寒邪深襲至陰。厥陰失疏。氣化不行。腎囊腫大。少腹脹痛。小便癃閉。用生附子二錢。麝香一分。獨蒜大蒜一枚。搗如泥。安臍中。紮緊。移時小便自通。脹寬痛澂（按。此方溫經逐寒。較得藥就近且速。急救甚宜。如水疝因於濕熱癃閉。勿可輕試。方錄曲水潘氏家秘。）

（1）濁害清和豁

濁害清和。重輕非一。或病於前。或病於後。有久閉而不開。有腫痛而赤爛。有積熱而內症昏朦。或乘虛而冲風淚溢。有陰邪結星而爲翳。有陽邪爍膏而成疾。當因症而詳源。毋偏泥而拘執。

狀見赤爛星瘴。此外症成也。有昏朦流淚。此內瘴成也。病由食發物之太過。懷藏太骽。慣投熱藥。且多甘酸。或病後之虛弱未復。恣食辛辣燥膩。竭視勞瞻。炙衣烘火。冲冒風沙烟瘴而然。（未完）

□談談心狹病（續）（徐相任）

治法之有無把握亦在是。故辨證爲國醫之特長。以其無可假借。全憑客觀也。舍其自然見證不辨。而施以無謂之種種人爲機械。幾何而不誣妄病也哉。）大似吾國所謂悶心痧脹之象。與心弛縱之必由漸而來者。恰恰相反。攻大邪猝閉。由口鼻而入。直走心肺。悶心痧脹之治。當用芳香開洩。利氣活血。將侵入之敵。一一戰而驅之境外。則眞氣復其流通之常。緊張者自不緊張。狹小者自不狹小矣。此吾國病理學治療學之積義也。乃不意號稱世界第二之日醫。竟將弛張縮小之病。遥用弛縱寬大治法之强心樟腦針。日皇且錫以葡萄酒一打。或亦田中之惡報已到。而爲此荒謬治法所誤歟。日本號稱有漢醫學根底者。竟迷於新療法。而不悟也。惜哉。

吾嘗論之。有新事實。而後需新學理。新方法。（舊方法不適用。亦當另求新方法。舊方法確有實效者。何事紛更爲。）明明舊事實。而必加以新名詞。如心擴張。心狹病之類。（徒令人如墜五里霧中。）舍舊方法不用。其結果則違反病理。絕人長命。錯謬不可勝計。是果何苦來耶。吾見世之誤用新病名。以誤生命者衆矣。又見心擴張。胃擴張。種種新病名之不正確者多矣。心弛縱。名心擴張。胃弛縱。名胃擴張。弛縱是無力。擴張是有力。以無力爲有力治法。安得不誤。骨梗五喉。早已吐之欲快。又見心狹病等之巧立名色。方日出而未已。吾國之士。於國藥學缺乏相當認識。又將大上其當。犧牲其寶貴之生命。而不悟。須知不聽此類新病名。倒還明白些。聽了此類新病名。謹防越發要糊塗了也。大家醒醒罷。（完）

種痘指南（五）

（陳魯珍）

（六）種痘後之保護法

嬰兒衣服。須寬大適宜。痘漿未乾。不可洗濯。種後發痘。乃自然之理。即人體之反應作用。非食羊肉鮮雞等所能發也。最要者乃保護種處之痘。襯衣須極潔淨。不可擦損。損則痘液延及他處。如浸入傷痕。即發痘子。若欲保護之。可預以潔淨油膏。Boric ointment塗於紗布蓋之。癢則可用絲草阻之。如有患傳染病丹毒等人。不可近之。防毒由種處侵入也。如不幸而痘毒潰爛。或發腋痰潰膿。須即延醫診治。

（七）種痘後免病之理由

無論何毒。一入人體。血內便生一種解化此毒之質。使毒溶化。排出體外。或使失其滋生蔓延之能力。因此受毒淺者。雖病即能痊愈。如受毒過深。血內不能驟生如許解毒之質。則病必甚劇。自危及生命之處矣。種痘者。預以痘毒（即痘苗）種入人體。使人發症於不病之先。其後能在八年或十二年內不患痘瘡者。因體內已有解毒之質也。吾人本此血液能生排毒質之理。而可以毒禦病。其道有二。略述如下。

一　取少許毒質。射入人體。使人不病之時。已有解毒之質。藏在體中。如駐防兵士。以備敵人之猝襲。此法用於痘瘡。名爲種痘。用於狂犬咬病。名爲湃司套氏Pasteur治法。（被咬後照法立行。猶能免病。

二　取毒射入動物體內。以其血清。（其中有相稱之解毒質）射入病人之體。如仇人猝至。人體內爲病之毒質。爲其攻擊。不待不解散。猶之國內之兵。不能禦敵。復借他國之兵以攻之也。此法用以療治白喉等症。邇來治傷寒症。亦已用之。夫戍守之兵。久則殘廢必多。不可不增添新兵。可見十年復種之舉。社會當注意而不可忽也。

幸福報

紹儀署

第二一七期

（民國十九年五月念一日）

◀每份售洋二分▶

館址上海三馬路雲南路口

本期目錄

經驗良方

□解砒毒方（陳卓華）

防風一兩。研末。用冷水調。服之立愈。

□下死胎方

芒硝五分。熟附子三分。童便陳酒半杯。同時冲服。其胎立下。

□治心氣痛方

用刺蝟心掛簷口風乾後。研末。用陳酒冲服極效。

□治風痰神方

知母。貝母。各一兩。爲末。每服一錢。用薑三片。二面蘸末。細嚼嚥下。即臥。其嗽立

□談談幾種可怕的難產

秦內乙

生產本婦人之常事。獨不幸而產難。則言之可驚。聞之足戒。小之身體多病。大之子母俱傷。天地間至可悲慘之事。孰逾於此哉。因將世俗所稱之難產。摭拾數則如下。

（一）瀝胞生　此症由孕婦氣血虛弱。衝任脈傷所致。每於臨產前胞衣先破。漿水下流。繼以漿露。淋漓不斷。致胎兒乾澀。不能即下。及胞水瀝盡。而母子去生遠矣。

（二）坐臀生　產時胎兒臀部先出。謂之坐臀生。方書謂之倒產。乃產母臨蓐時用力過早。兒身方轉。氣力未續。即爲一逼。臀遂下出。不亟設法。不上不下。母子交瘁。其禍尚忍言耶。

（二）討鹽生　產時兒手先出是也。此由氣血不足。重以用力過早之故。與坐臀生同屬一轍。而危險過之。蓋兒手伸出愈多。或爲時愈久。即青硬無可挽回矣。

（一）踏蓮生　踏蓮生兒足先出。其症亦分二原。一屬產母氣血

長篇小說

軍醫生活記（十八）

（余不平）

第三回　射河濱涕別知己友　火車站瞻仰外交家

雇了黃包車。拉到下關碼頭。隨即打過江小輪票。此時打票的地方。非常擁擠。好容易擠了上去。打了幾張票。上船渡到北岸浦口。趕到車站打票的地方。隨即向大衣袋中去探皮夾。取出鈔票。來打火車票。那知一摸衣袋。空空如也。那個皮夾。不翼而飛。不脛而走。只急得我滿頭是汗。無錢打票。怎麼得到蚌埠。中途遭此打擊。眞令我灰心極了。

第四回　平浦道中感命途乖舛　將軍府內傷金粉飄零

屋漏又遭連夜雨。行船又遇頂頭風。運氣乖舛到這步田地。眞令我急死了。灰心極了。一只皮夾掉了。倒不關緊。但是內中有六十五元的鈔票。也連帶失落了。你看心中急是不急。雖然金錢爲身外之物。但是在旅途中失落了金錢。還能行尺寸之路嗎。直急得我滿頭大汗。再看看那車站中的旅客。來來往往。紛紛到購票處購票。忙得一團糟。默想這途窮的我。今天不得到蚌埠了。忽然吳生向着季生道。「你身上還有錢嗎」。季生道。「有還有幾元。但是不多了」。我的侄兒琢如接着道。「我這裏也有幾元。你呢。」吳生說。「我也有幾元。快點大家拿出來湊湊。看看夠是不夠」。他們各人

女子乾血癆與血枯

（沈德潛）

常人恆以女子乾血癆與血枯爲同病。即爲醫者。亦往往如是。一見女子經閉。輒謂乾血。槪投補藥。其意以血液乾枯而經閉。必非補血不可也。殊不知乾血癆者。瘀血乾結而成也。血枯症者。營血枯竭而病也。其經閉雖似相同。而病原實屬大異。病狀亦有不同。則其治療之法。豈可同日而語哉。所謂乾血癆者。由瘀血內阻而起。如勞其力之所不及。憂其智之所不能。過勞則局部必致損傷。而瘀血停留。過憂則氣機必致鬱結。而營血凝滯。或飢飽失常。而胃絡損傷。或衝任受傷。而經血凝瘀。即金匱所謂勞傷、食傷、憂傷、飲傷、飢傷、經絡榮衛氣傷、是也。於是血液循環。發生阻礙。血脈旣有阻礙。則全身之給養不周。腸胃之運化失常。是以腹滿不能飲食。月事亦告停止。身體羸瘦。肌膚甲錯。兩目黯黑。此症雖似血枯。實由血瘀。必須攻其瘀而行其血。瘀血得去。新血得行。則全身之給養自足。腸胃之運化自健。不補其虛。而虛自復。不養其血。而血自足。此惟仲聖知之。故立大黃䗪蟲丸。以救後世焉。惟後世之人。不務其本。但求其末。觀其身體羸瘦。肌膚甲錯。認爲血虛之症。即投補血之藥。實其所實。得不反增其病乎。至若血枯之症。得之年少時。有所大脫血。氣竭肝傷。故月事衰少不來。肝失榮養。肝氣因而橫逆。肝葉因而膨脹。肝脈佈于脅肋。則爲胸脅支滿。且肝居胃旁。胃主納穀。肝葉旣脹。胃必受累。而爲妨于食矣。胃之經脈。起于鼻之迎香。香臭等氣。皆由迎香而入胃。肝氣犯胃。胃氣上逆。則爲未食而先聞腥臊臭。未

止。

□治痰中帶血絲方

用生野百合七瓣。搗爛。和入生雞卵白。每晨空心吞服。連服數晨。則效。

□治胃氣痛方

用猪膽一個。香附子三錢。共焙研細。分兩次開水冲服。便愈。

□治痢疾方

痢疾久滑不止者。用眞烏梅七枚煎水。紅白糖調服即效。

□治難產方

採春蘭之花。置不通氣之器皿內。遇難產時。煎湯服之。胎立下。

不足，胎兒無力運轉。一爲臨盆過早。用力下逼。兒身未順。遽令先下。與上二種初無二致。其危險亦然。

（一）盤腸生

此症由氣血本虛。重以努掙太過所致。其證或胎未下而腸先出。或胎旣下而腸隨之。駭人聞聽。手足無措。瀰誤片刻。莫可挽救。且一經重創。即幸安然無恙。而下次臨產。每有第二度之發生。尤爲可慮。

（一）浪臍生

此亦產母氣血虛弱所致。臨產之頃。胎兒轉身未正。無力運行。遂致踏破胞衣。臍帶先出。爲時稍久。不能復入。子母俱危矣。

（一）背胞生

胎兒爲臍腸纏繞。不能產下。謂之背胞生。亦由產母早臨盆。多用力之故。或臨產時見人多手雜。心常惴惴。營氣縮戾。釀成難產。爲時稍久。子母心力。俱將疲敝矣。

（完）

□治吐血良方

用桑樹根皮。去粗皮。（卽桑白皮）。燉精猪肉。淡食數次。卽效。

□治哮症方

取露水（夏秋間清晨可向池中荷葉上收取）和飴糖。（卽麥糖）常食。卽可斷根。此方極靈驗。閱報諸君。幸莫輕視之

□治初生胎毒方

可用花椒三錢。黃柏三錢。鉛粉二錢。共研成細末。痲油調擦患處。便愈

□治腎虛牙痛良方

破故紙二兩。青鹽五錢。炒研擦牙。神效。

□哮喘治療大要（一）

（王一仁）

□熱　哮

病原　哮者。氣爲痰阻。呼吸有聲。當暑月火盛之時。痰熱內鬱。留於肺絡。熱壅氣逆而致者。是爲熱哮。靈樞雜病篇云。中熱而哮是也。

診斷　喉若拽鋸。甚則喘咳。不能臥息。身熱口渴。脈滑數。一派痰熱之象。

傳變　哮之爲病。非朝夕所發。宿根積久。隨感隨起。雖無特殊傳變。然見胸突背駝。此爲肺絡敗。於法爲不治。

用藥　宜清疎。禁用熱劑。恐痰火更升也。桑白皮湯以清其肺。勢猛者。先以四磨飲逆而折之。

調理　熱喘善後。書多失略。卽病家亦置而勿問。殊非除惡務盡之旨。僕曾研製一方。用阿膠馬兜鈴杏仁三味時服。頗有效。

□治水入耳方

以薄荷汁點之。立效。

□治唇中腫大方

用生蒲黃二錢。川連。頂上梅花氷片各一錢。共爲細末。蔴油調敷卽愈。

□治吐血不止神方

用當歸二錢炒黑。花蕋四分煅爲末。杏仁一錢去皮尖。淮牛七三錢炒。茜草一錢。丹皮三錢。生地汁五錢。共煎湯和童便服之立止。

□治脚腫方

用紅棗一斤。去核。熟花生一斤。去殼。將二物同打爛。用吊鍋蒸露。每日服之。便愈。

□眼病研究

（姚夢[illegible]）

有餘邪蘊積蒸爍肝膽。熱鬱之極。清氣受傷。延及瞳神。而成凝脂。黃膜。花翳。蟹睛等。之重症。而目攏凸者。有餘邪流爲赤絲羞明。微量薄障之輕症者。各隨令所受。患亦不一。業是道者。宜愼思明辨。以免不用及而殺人。取罪冥冥。禍延子孫之報。當因驗其症。審其輕重。而投治之。

穀精草湯——濁害清和谷精湯。玄參芎藥桔牛蒡。龍膽荊菊青箱子。穀精連翹服之良。

望月丸——疹痘入眼生瘴翳。望月砂丸二決宜。谷精歸芎木賊草。荊防湯煎病可稀。

疎風湯——痘疹冒風色不紅。弦生白泡有微膿。歸防荊芍甘翹桔。白芷蒼蟬茯共羔。

加味地黃丸——卽六味加菊麥歸味。如火旺者加知柏。

犀角固本湯——治肝腎虛而有熱害目者用。卽六味丸加犀角。

痤痱

（李健頤）

定義　痱瘍之小者。爲一種皮脂線慢性炎病。

原因　久處潮濕之地。或沐浴受風。濕氣內伏於血管。或受風雨淫氣。風濕凝滯於皮膚。重者爲痤。輕者爲痱。

病理　身體血液之循環。如器機之樞運。樞轉流利。又藉皮膚呼吸之作用。即爲健康之人。反之。則毛竅內閉。肌肉外壅。皮膚之呼吸失其功能。又當夏季之時。汗應外出。乃反受風濕阻遏。而汗復收入。熱氣與汗質。憤鬱於皮肉之血管。遂釀成痱。熱甚毒重。發生較大。即成爲痤。素問生氣通天大論曰。「蒼天之氣。清淨順之。則陽氣固。陽氣者。欲如運樞。失之則內閉九竅。外壅肌肉。汗出見濕。乃生痤痱」。夫陽氣者。即夏天之熱氣。夏天毛竅多開。汗泄應多。如外受風濕所遏。致毛竅內閉。肌肉外壅。樞運失司。毒氣不由汗洩。血管栓塞。即成斯証也。

症狀　痤。常患於面部。面部最易受累者。爲額顳頰頦等處。劇者。全面部皆累之。初起必爲粉刺。大小不等。迨後有黑點圍繞粉刺頭處。深淺不等。

（未完）

幸福報

紹儀署

第二一八期

（民國十九年五月念四日）

◀每份售洋二分▶

館址上海三馬路雲南路口

本期目錄

經驗良方

□治痢初起神方（陳卓筆）

葛根一錢五分。陳皮一錢。査肉一錢。酒炒苦參八分。麥芽一錢。赤芍一錢。陳茶葉一撮。如係紅痢。則加小川連三五分。凡患者照此方服三四次。無不立愈。

□治耳聾方　（前人）

凡患耳聾者。可用生花仁。和黄糖煮之。日服數次。即愈。

□治疔方　（前人）

以家菊花搗爛之。取其汁。約碗許服之立效。

□七種難產之挽救法

秦丙乙

不佞曾草七種難產。刊載上期。惟於挽救之道。尚未詳述。用表出之。

（一）溼胞生　內治　亟用上好人參。煎服以助氣血。　外治　葱湯濃煎洗產戶。或酥藥塗產門。以利其輸轉。

（一）坐臀生　亟須老練穩婆。徐以手輕輕推送。使進。一方面令孕婦安臥靜養兼服芎歸散。（藥肆中有出售）

（一）討鹽生　一、手出不多。輕輕推入。　一、用鹽一撮。置兒手中。即可縮入。因鹽性濇斂也。一、用銀鍼刺兒手。痛即內縮　兼服補劑。毋斷兒手。兒手一斷。腹中攪亂。母子俱殆矣。

（一）踏蓮生　治同討鹽生。或用手指搔兒足心。並以鹽摩產母腹上。

（一）盤腸生　內治　亟服補氣升腸飲。（人參。黃芪。當歸。白朮。川芎。升麻。）

軍醫生活記（十八）

長篇小說　（余不平）

取出了洋錢。共有十元。我再向裏面衣袋內一摸。幸喜還有兩元。打票可算夠了。不覺轉憂爲喜。立即趕到車站。去打了四張票。分咐各人帶了行李。連忙上車。這時只聽火車業經放汽。快要開車。不問他長七短八。趕上車子再說。一個個爬上火車。還沒有坐定。那火車汽笛。又連響幾聲。車輪已經軋軋轉動了。這時心中才稍爲安靜一些。隨即又看了一個空的地方。同大家坐下。一刻兒。茶房送來一壺茶。我便吃了一杯。定了一定心。只得自寬自慰。後來忽然想起。在泰州客棧起身的時候。那可恨的烏鴉。連聲啼叫。當時心中不快活。現在破了財。眞是倒霉極了。怪不得一般人狠相信烏啼有禍。今天倒應在我這倒※人的身上。再一想。破財還是小事。金錢倒底是身外之物。已經失了。那有甚麼法子呢。幸喜人都平安。隨他去了。好在到軍隊中去當軍醫。正薪有八十元一月。外有辦公費廿元。此區區六十五元。也不過三個禮拜的辛苦錢。只當人家好賭錢。去輸了的吧。這樣一想。轉而胸襟頓闊。反憂爲喜。這也不提。一路上經過明光※州臨淮關等許多地方。這些地方。我雖然沒有游歷過。但是腦筋內。已久經有了印象了。因爲以前津地上。迭次作戰。各報上都有詳細紀載。甚麼路方戰事怎樣。甚麼地方形勢如何。甚麼地方損失若干。甚麼地方死亡最多。（未完）

女子乾血癆與血枯

（沈）德潛

化精微而爲吐出清液矣。此病既由于血虛。則必投以補血之劑。方爲得當。二者病理既異。症狀亦殊。烏可混同而不分哉。若以其病情類似。妄投藥石。未有不誤事者。故醫者於毫釐千里之間。不可不注意也。

經閉不可妄通

談元生

經者常也。按期而至。不失其常。是謂無病之徵。經期不調。往來無常。即爲有病之兆。甚或閉止而不來。尤屬病之重者矣。譬如鐘表之走動。依時而動。不失其常。是謂不壞之鐘表。時刻不準。走動無常。即爲已壞之鐘表。甚或停止而不走。尤屬壞之甚者矣。鐘表之走動停止。則機輪盡息。婦女之月經停止。則疾病叢生。豈可輕視哉。是以經閉之後。急宜醫治。庶不致輕病致重。重病致危。然必各求其本。分別施治。慎不可妄投通劑也。蓋月經不通者。有因脾虛而不能生血者。有因肝鬱而阻滯血液者。或胃火盛而陰血爍乾。或腎水虧而陰液涸竭。或寒凝血瘀。或氣升血逆。或心陰不足。或命陽衰微。皆足以致月經停止也。虛者宜補。鬱者宜解。寒者溫之。熱者清之。各隨其因。各治其本。何可偏執成見。而妄投通劑哉。且受孕之後。月經亦停。誤投攻下。必致動胎。輕則胎兒墮下。重則孕母亦亡。一藥而傷兩命。何異操刀而殺人乎。余謂凡遇月經停閉之症。宜先用理氣和中而調陰陽之劑。使其氣順血暢。陰平陽祕。則月經因病而閉者。病去而經自通。因孕而停者。病去而孕自安。萬不可妄用攻下。以誤人命也。余因近世之人。一聞經閉。急欲通之。庸醫從俗而誤人甚多。良醫從理而謗毀即來。積習成風。牢不可破。心竊憫之。故有此作焉。

治目中起星方（前人）

以橘葉包韮根。塞鼻孔便愈。左目塞左。右目塞右。

安眠法（前人）

取麵包切碎。和鮮牛乳調勻。復加糖少許。於臨寢時飲之。便能安眠。

預防時症方（前人）

時症流行時。以等分之新石灰皂礬二物拌勻。遍撒各處。以免傳染。

治胞衣不下方（前人）

產後胞衣不下。極危險。凡家人遇此。皆有束手无策之狀。應用荷葉一全張。煎湯令服。立刻即下。若煎時將荷扯葉成

外治　用淨盆或漆器。盛溫水。入香油少許。或入黃芪煎湯。將腸滌淨，務令溫煖滋潤。毋使微沾塵垢。或著乾物。然後用新汲水入醋。噀產婦之面。腸自上收。惟此法（噀法）須至不得已時。始可一用。庶免流弊。最好令產婦仰臥。自己吸氣上收。收生者徐徐推於下。惟手法切須精細。事後宜鄭重調理。培補氣血。俾免下胎再度之發生。

（一）浪臍生　急令穩婆理清。推送入內。一俟氣平。乘勢就其脚下。不可推轉久延。延則臍帶復出。不可收拾矣。

（一）背胞生　治同前條。（浪臍生）

（完）

哮喘治療大要（二）

（王一仁）

冷哮

病原貪涼露臥。風寒外束。膠痰與陽氣併於膈中。不得洩越而

數塊。則胞衣亦成數塊而下。務使產婦不受驚慌。此方極爲效驗。閱者勿輕視之。

□治痰喘神方

用半夏二錢。甘草(炙)皂角各一錢五分。生薑一錢。煎水服之。至愈乃止。

□治肛門腫痛方

用馬齒莧菜。三葉酸草各等分。水煎湯薰洗。一日二次。極有效。

□治舌血神方

木賊草煎湯漱之。即止。

□治小兒赤眼神方

將黃連爲末。用水調勻。敷於足心。即愈。

致者。是爲冷哮。書謂遇風寒而發者是也。

診斷冷哮有二。一則中外皆寒。現惡寒痰多脈沉細等象。俗所謂老痰風。一則外寒內熱。現惡寒口渴脈浮數等象。俗所謂寒包熱。

傳變冷哮皆由痰飲積於胸中。留而不去。一遇金風。即引動而發。久不已。恐變支飲懸飲之屬。益屬根深蒂固矣。

用藥宜辛散。禁用涼濟。恐風寒難解也。冷哮丸以刼寒痰。寒包熱者。越脾加半夏湯以散外而清內。

調理患冷哮者。必脾腎陽虛。往往老年人多患之。宜平時健脾攝腎。四君子湯腎氣丸主之。腎陽壯則津液化。脾陽健則痰不聚。

□腦疽治法之我見

(楊舒榮)

腦疽生於腦後項上。俗名對口疽。症有偏正之分。正屬督脈。偏屬膀胱經。乃瘍科中之一重症。設或醫治不得法。每至不救。其形初起如粟米。漸腫如覆盆。毒邪橫竄。黴點腐爛無休。世俗又名落頭疽。蓋形容其厲害也。燎盆之火。足可燎原。

□止牙痛方

敷以梧桐淚於患處。即愈。須購自大藥店方妙。

□治沙石入目方

以雞肝搗爛塗之。極效。

□小兒赤遊方 (楊舒榮)

赤遊丹紅雲成片。甚者色紫。蔓延不已。用活黃鱔數條。當時殺取鮮血。塗之即愈。

□黃疸方

方八廿個。蝦存性。川柏一錢。蝦石膏二錢。各研末爲散。開水冲服。三劑可愈。

□金瘡止血方

鰲血以陳石灰和勻。揉成團。除乾。臨用研末。摻上外墊棉花。用布紮緊。

極宜早治。切弗因循。如瘡頂高聳。根脚收束。一候(七日)內腐潰。爲順。平塌散漫。紫腫石硬。不腐不潰爲逆。方書分正輕偏重。以督脈爲純陽之經。陽經生陽症。易以腐潰。爲易治。膀胱爲寒水之臟。與腎相表裏。外陽而內陰。難以腐潰。爲難治。然癰疽潰腐之遲速。要視患者之正氣及其抵抗力也。故愚以爲無分偏正。如正氣實。易托毒邪爲輕。正氣虛。難禦毒邪爲重。少壯則症輕易治。老年則症重難治。體強爲輕爲易。體弱爲重爲難。至於治法。如執定內經——諸痛癢瘡。皆屬於心。——方書——癰疽必由火而生毒。——投以寒涼清解。每至潰局而不腐化。即見根束頂聳之順候。亦忌寒涼。如犀角地黃湯。(犀角地黃營熱宜。犀角生地芍丹皮)。黃連解毒湯。(黃連解毒治瘡瘍。黃柏芩連梔子良)。均在禁例。宜托裏排膿湯(托裏排膿治潰瘍。排膿退腫實稱強。四君陳桔歸芪芷。芍桂銀薯貝膝良)。夫貝母牛膝加皂角刺甲片之扶托。藥具速潰。如見頂陷根塌。漫腫紫硬脈弱之逆候。可放膽用十全大補湯(十全大補陰陽。固衛助營兩擅長。四物——芎歸芍地——四君參苓朮草——湯法內。黃耆肉桂又加營)。倍肉桂黃耆加角刺甲片溫補頂托。一劑則高起。二劑則潰膿。外治法署見瘡頂高起。即用披針開十字形。深至知痛爲度。安上腐蝕藥。以泄拔毒邪。毋嗣過令其毒邪內崇。即安全無虞矣。此乃歷施屢驗。敢錄之以實篇副。其餘治法。要在臨症之變化。故不多贅。

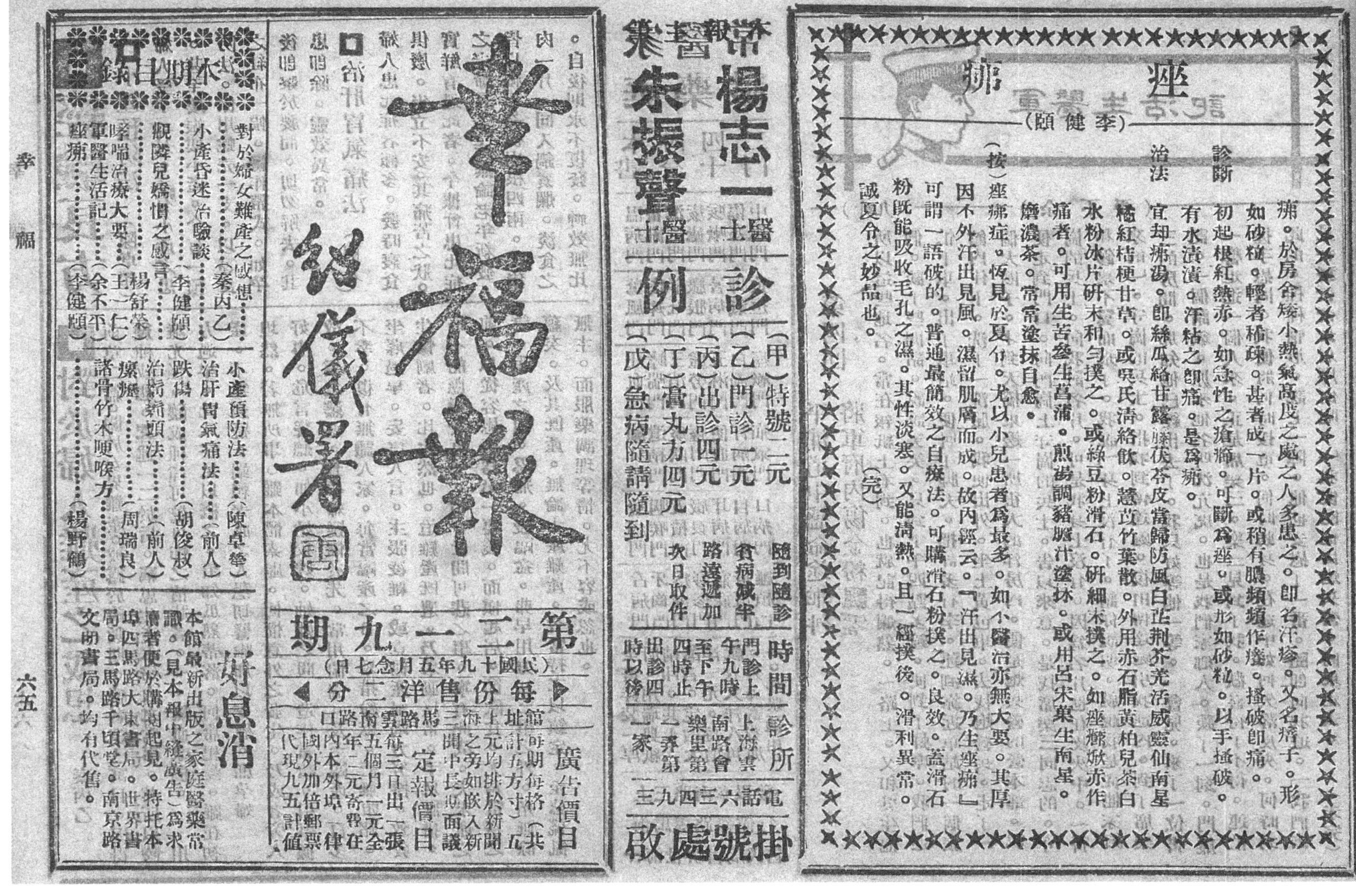

幸福 七二

痤疿

（李健頤）

診斷　疿。於房舍矮小熱氣高度之處之人多患之。即名汗疹。又名痱子。形如砂粒。輕者稀疎。甚者成一片。或稍有膿頭作癢。搔破即痛。初起根紅熱赤。如急性之瘡癤。可斷爲痤。或形如砂粒。以手搔破。有水清漬。汗粘之即痛。是爲疿。

治法　宜却疿湯。即絲瓜絡甘露藤茯苓皮當歸防風白芷荊芥羌活威靈仙南星穗紅梢桔梗甘草。或吳氏清絡飲。薏苡竹葉散。外用赤石脂黃柏兒茶白水粉冰片研末和勻撲之。或綠豆粉滑石。研細末撲之。如痤癤焮赤作痛者。可用生苦參生菖蒲。煎湯調豬膽汁塗抹。或用呂宋菓生南星。磨濃茶。常常塗抹自愈。

（按）痤疿症。恆見於夏令。尤以小兒患者爲最多。如小醫治亦無大要。其原因不外汗出見風。濕留肌腐而成。故內經云。「汗出見濕。乃生痤疿」。可謂一語破的。普通最簡效之自療法。可購滑石粉撲之。良效。蓋滑石粉既能吸收毛孔之濕。其性淡寒。又能清熱。且一經撲後。滑利異常。誠夏令之妙品也。（完）

幸福報

紹儀署

第二一九期

（民國十九年五月念七日）

◀每份售洋二分▶

館址上海三馬路雲南路口

廣告價目　每期每格（共計五方寸）五元均排於新聞之旁如嵌入新聞中長期面議

定報價目　每三日出一張五個月一元全年二元寄費在內本外埠一律國外加倍郵票代現九五計值

本期目錄

幸福 六五

經驗良方

□小產預防法 （陳卓舉）

婦人受孕三月。每有小產之患。甚至屢娠屢小產。今有一預防法。係用蛇殼一支。以等長之紅布一幅。縫作帶式。如孕後卽繫於腰間。切勿解去。其患卽除。靈效異常。

□治肝胃氣痛法 （前人）

婦人患此症者極多。發時寢食俱廢。坐立不安。其痛苦之狀。實鮮有過此者。今據曾患此症之老婦言。此症無論老年新發。皆以福建荔枝樹根四兩。及豬肉一片。同入鍋羮爛。淡食之。自後則永不復發。神效無比。

□對於婦人難產之感想

秦丙乙

前草二篇。關於女界難產。披露於前數期。讀者諒已寓目。因得幾種感想。畧述一二於后。竊思生產本婦人之常事。其所以陸離光怪。釀成種種可驚可怖之情狀者。一、氣血虛弱。一、用力過早。此八字足以概之。須知瓜熟蒂落。何庸杞憂。雖在初產。不無疑疑。端賴老成之人懇切譬喻加以安慰。庶孕婦心君坦然。若無所事。雖本體素虛。何懼意外之發生。乃或者旁人好事。危言聳聽。如小姑狡婢。妯娌之間。造作言語。引事據故。言之鑿鑿。致孕婦疑懼於先。常用惴惴。及至臨產。自多不幸。復有無識人家。每當臨產之日。舉措紛紜。茫無頭緒。坐蓐過早。妄信人言。主張凌雜。或竟勸產婦竭力努掙。致發生慘劇者。比比然也。迨難產既遭。乃舉動反常。手足無措。每不能應變於萬一。噫。世間可悲之事。寧有此哉。夫未產之前。以從容慰適爲第一要義。而愼起居。節飲食。尤爲當務之急。臨產之頃。忍痛。慢臨盆。弗早用力。三事之外。殆無餘蘊矣。及其既產。無論十產難產。皆當持之以鎭定。至忌慌亂無主。而服藥調理等情。尤不容或忽也。

軍醫生活記

（九十）——（平不余）

第四回　平浦道中感命途乖舛　將軍府內傷金粉飄零

所以這些地名。常在報紙上看到。也就記得爛熟。一路上。又和吳生他們。談了些閒話。說說笑笑。只到下午四點多鐘。便到了蚌埠。我們連忙下車。出了車站。便叫了脚夫。把許多行李。運到靠近車站的一個旅館內住下。洗了一洗臉。我便出外。坐上黃包車。去找炮營兵。走了一個大閤子。才到天橋東邊一所很大的洋房內。便是炮兵營的營本部。我便走到門口。向門崗上守崗的兵士。告以來意。是找席樂三同志的。守崗的兵士。向我討名片。可是我身上沒有。因爲名片也在皮夾中。一齊和鈔票不翼而飛了。我說「身上沒有了。請你說明。就說我是從他家鄉來的」。守崗的兵士。指我到傳達處。復由傳達處引我進內。到了席樂三的房間。那知他已經出去了。我只好等他一等。一會兒。來了一位書記。一個請教。原來他名叫沈亢虎。也是我們家鄉人。談了一刻。門簾一響走進一個人來。正是席樂三。樂三見到了我。歡喜得了不得。連忙握手慰問。我便將何時接電。何時動身。在途中如何失落皮夾。何時到此的。種種情形。說上一陣。他也安慰了一番。隨即向我道。「我們去見特務營營長居序衡吧。」我便隨他出炮兵營。向東走去。（未完）

哮喘治療大要(三)

(王一仁)

□實喘

病原　實喘者。肺感邪氣。氣道壅塞。升降出納失常。經云。邪入六府。則身熱不時臥。上爲喘呼。又云。不得臥。臥則喘者。水氣客之。此舉喘之實者也。

診斷　實喘之症。其來驟。其脈實。喘時胸脹氣粗。聲高息涌。不得臥。臥則甚。澎澎然若不能容。惟以呼出爲快。實在肺也。

傳變　實症易治。攻之卽愈。因循失察。則鬱化爲火。肺葉焦腐。釀成肺癰之候。若喘而腹滿。大便溏泄。則死矣。

用藥　輕者定喘湯。重者麻杏石甘湯。葶藶大棗瀉肺湯。漸成肺癰者。千金葦莖湯與之。

調理　實喘雖愈。以生熟苡米煎湯代飲。清熱理濕。而大氣清。地氣肅。可法也。

□虛喘

病原　虛喘者。腎元虧損。腎氣不納而上出於肺。肺爲氣衛。不能自主。經云。秋脈不及。令人喘。又云。勞則喘息。汗出。此明喘之虛者也。

診斷　虛喘之症。其來徐。其脈虛。喘時慌張氣怯。聲抵息短。惶惶然若氣欲斷。提之若不能升。吞之若不相及。勞動則甚。但得引長一息爲快。責在腎也。

傳變　虛喘而見火從臍下。逆衝而上。似喘非喘。吞若不及。爲元海根搖。虛而欲脫之象。急須峻補。鎮攝丹田。

用藥　虛喘七味都氣丸主之。欲脫者。前方加人參河車石英青鉛元武版主之。

調理　病後亦可時服七味都氣丸。每次三錢。早晚各一服。戒絕房事操勞受寒。庶不復發。(完)

□跌傷

(胡俊叔)

如遇跌傷皮肉黑腫未破。以高粱酒置於杯中。用火燒着。以手用力抹着傷處。照此數次。立效。

□治鬍鬚頭法

(前人)

先用米汁水洗淨後。以樟腦丸研末和蔴油抹之。數次後。自可見效。

□瘰癧

(周瑞良)

夫瘰癧之病原。大都痰滋風熱結毒凝聚而成。凡初起頸項結核。皮肉如常。(亦有紅腫者)可向藥肆購生南星正塊。以陳醋磨汁。時時搽敷於患部。卽可消散。

□小產昏迷治驗談

平潭李健頤

平潭湖頭村。有陳桂弟妻。與陳大髻之尾婦。素有挾衅。昨日於途中適相遇。髻之尾婦。乘其不覺。暗中毆打桂妻。桂妻被傷胎動。霎時腹痛。衆人急急舁回。越日竟爾墮胎。至雞鳴時。陡然牙關緊閉。昏迷不醒。四肢僵直。氣息奄奄。殆一日夜。衆人以爲其死。桂弟怒髮冲冠。率集百餘人。要將髻之尾婦綑縛亂打。以報其仇。人衆囂囂。莫當其酗。時有鄉老十餘人。雙方阻止。一面代爲延請李孝芳醫生診治。該醫老誠卓識。摳衣入室。抖擻精神。診脈察色。沉思良久。死生猶莫敢決。衆人問曰。先生脈理高明。其生其死。請爲一決。奚猶豫乎。該醫搆思再四。答曰。此係怒氣傷肝。肝主衝任。麗於子宮。衝任受損。故胎不固。且產後去血過多。血不養肝。肝動生風。風閉上竅。故牙關緊閉。昏迷不醒。卽醫書所謂產後發痙之証。與華陀愈風散。加塡魂養血之藥。頻頻灌服。至夜乃甦。衆人纔漸退息。至明日鷄鳴時。又復昏厥。又邀李醫。桂愴惶問曰。病已愈。何復作。究竟生命有無關係耶。李醫曰。其

（按）南星有燥濕化痰祛風消腫攻堅破結之功。苦酒（即醋）有散瘀解毒之能。尤為外科敷藥要品。二藥可謂對症良方。余屢試得效。爰特錄之。以公讀者之前。

諸骨竹木哽喉方

（楊野鶴）

鱖魚膽不拘多少。（取冬天者。懸掛陰乾。）每用一個。（大者半個亦可）精水煎。溫溫服下。少時嘔吐。骨即隨出。如尚未吐。再服溫酒。以吐為度。（酒隨量飲）若再未出。再飲魚膽服之。無不出者。如骨在腹內。日久刺疼黃瘦者。服之皆出。竹木哽喉者。服之亦效。草魚鯽魚膽亦可代用。

再昏厥者。是血養未足也。又問曰。然昏厥三次。俱在雞鳴時。諒必傷中適穴。血行不通故也。答曰。肝藏血。血屬陰。雞鳴時。為陽進陰退。陰陽交爭。故病為劇。不妨再用大劑當歸補血湯。加參桂。連投數服。果愈。余想此症之發生。在於人乘晴嘩之時。苟非該醫見識深邃。認證明白。用藥中肯。奏効之速。則前虎未退。後狼又進。禍之滋熾。豈不可懼哉。雖然。此證之奇。而治法亦奇。堪作研究醫學之一助云爾。

張治河先生之來函

敬啟者。昨接幸福報館來函。催編撰著百病指南。刻下因敝處腦膜炎症流行甚厲。鄙人診務多忙。難以按期投稿。務希閱報諸君。有以諒之。

益林張治河啓

觀鄰兒嬌慣之感言

（楊舒棠）

諺云「教子初胎」小兒本性。如純白素紙。染黑則黑。稽古聖賢。靡不由「胎教」及「家庭教育」而致者也。現今社會。奢侈淫佚。無罅不入。無纖不至。何能談及胎教。但當想其次。呀哦學語。嬉戲跳躍。知識漸開。欲性漸萌。及斯教之。猶未為晚。毋謊語以養誠。毋鮮衣以養樸。毋多予金錢以養儉。令學操作以養勤。宜節食物以養健全身軀。雖無希聖希賢。則成勤儉誠樸健全國民。期望幸福。焉有涯哉。「家庭教育為教育基礎」。誠哉斯言也。夫舐犢之愛。人皆有之。獨必冷熱。調節飲食。導以正義。教以常識。方謂真愛。如鄰某愛子。實為寵子縱子。適以害子。其生伯仲季三子。仲於去夏。不戒口腹。羅疾殤亡。季甫停乳。放能筋盂。又進糖果。小販叫賣。嘰停無遺。荸薺麵餅。時時快其朵頤。去秋患瀉。今春成癖。伯年未冠。食不美味而不食。衣不新裁而不衣。欲食予食。欲金予金。如索不遂。跳哭嘩號。不禁不懲。嘻臉以付之。百計羅致之。惟天空星月。苦無梯階以摘與。揮金以為能（完）

駝背

（李健頤）

定義 背僂也。又稱大僂。

原因 房勞過度。精氣大傷。復因風寒襲於肝腎。深入筋絡。寒氣固結所致。

病理 肝為將軍之官。有統血生筋之機能。腎為先天之本。有藏精長骨之作用。房勞傷腎。陽氣外損。陽氣即榮衛一氣。衛虛為開。故皮膚發泄。榮虛為闔。故玄府封閉。開闔失宜。風寒乘機而入於筋絡。風寒結固。因之脈絡中之生膠質蛋白質。硬固不柔。筋失所養。則筋絡拘攣。而成大僂。素問生氣通天論曰。「陽氣者。靜則養神。柔則養筋。開闔不得。寒氣得之。乃生大僂」。靈樞經曰「寒則筋急」。此其類也。

症狀 腰脊痠楚。腎俞彎痛。六脈沉濇主骨。舌苔潔白。胃氣不揚。食欲不振。日甚一日。甚至脊椎彎曲。督脈拘僂形如蝦彎。俯仰艱難。

診斷 如見脊椎筋急。即為大僂之端倪。遷延日久。不急療治。勢必成為畸形。

（未完）

幸福報

鈕儀署

第二二〇期

（民國十九年五月三十日）

◀每份售洋二分▶

館址上海三馬路雲南路口

本期目錄

好消息

本館最新出版之家庭醫藥常識。（見本報中縫廣告）為求讀者便於購閱起見。特托本埠四馬路大東書局。世界書局。三馬路千頃堂。南京路文明書局。均有代售。

廣告價目　每期每（格共計五方寸）五元均排於新聞之旁如嵌入新聞中長期面議

定報價目　每三日出一張五個月一元全年二元寄費在內本外埠一律國外加倍郵票代現九五計值

經驗良方

□陰莖受傷方（楊野鶴）

男子當初婚之時。不免性慾過度。以致陰莖受傷。出血疼痛。先以葱湯洗淨。隨用珍珠散加冰片摻之。腐皮漸乾。痛自漸止。余當臨診之時。見此症者。每用此方。輒效。

□陰莖腫痛方（前人）

威靈仙二兩。煎濃汁。泡洗即愈。若小兒陰莖誤被人繫住。龜頭。致氣閉腫大者。宜急抱坐冷水中。即刻縮小而愈。

□金瘡止血方（楊舒榮）

蛾花（即蠶蛾身上毛。取法用

□「黃梅時節家家雨」

秦丙乙

黃梅時節。地氣鬱蒸。陰雨霏霏。連月不開。人當此際。坐立俱感不快。體弱者且頭痛身重。舉止無力。精神困憊。胃納失馨。病魔乘間蠢動。滿佈自然界中。其進行之潛速。陰謀之惡毒。以視今日最流行之反動派。共產黨。亦無多讓焉。吾人起居飲食方面。一有不愼。輒易造成病機於剎那間。故諺有之云。枇杷黃。郎中忙。信而有徵。正非無稽之論也。不覩夫門戶牖壁。家常什物乎。當此期內。非日用之品。鮮有不黴霉重重者。蓋太陰溼土司令。其中人中物。有如此者。是宜飲清茹淡。節慾葆精。調其作息。適其寒溫。則黃梅時節。衞生之道。其庶幾乎。

□治腋臭驗方（佚名）

方用大蜘蛛一枚。以黃泥包裹。入赤石脂鹽各少許。包好煅研。加輕粉一分。臨睡時醋調敷腋下。次日登厠。必泄下黑水。

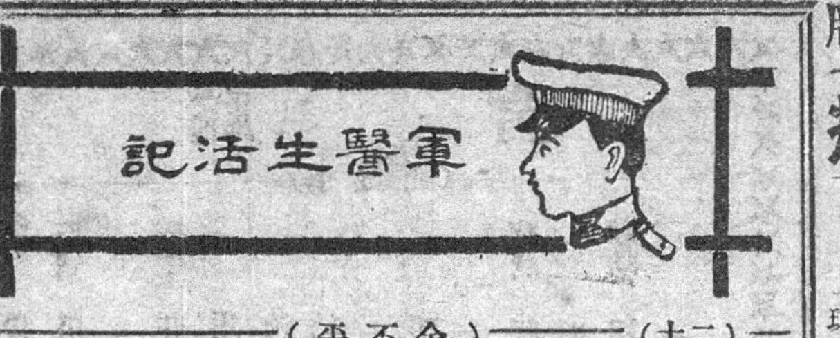

（十二）　余不平

回頭再向那炮兵營的住所看一看。房子倒也很好。可是住了兵。便好像糟蹋了。我便問席連長道。「這房子不是營房呀。是甚麼人家的房產呀。」席連長道。「這房子。提起了。真是大大有名人家的。就是以前任過安徽督軍倪嗣冲的房子。現在時過境遷。一個轟轟烈烈的督軍私邸。便做了我們當軍人的吃飯地了。」我聽了這話。不覺也興了黍油麥秀之感了。向東走了大半里路。便到了一個很大的衙門。房屋極其高大。而且有十幾道天井。由前門走到最後一層。倒有半里之遙。席樂三指着告我道。「這房子便是安徽督軍署呀。本地人又叫做老將軍府。是以前安徽督軍張文生造的。因為形勢險要。扼津浦路的南段。所以將督署。由安慶省城。遷到這裏。」我方才了然。說着。已到最後一層。他便將我帶上樓。却巧居營長在家。當下席連長先向居營長敬禮。又介紹我見了。居營長也現出和悅的顏色。同我談了好久。隨向席連長道。「明天帶他一同去見師長吧。請師長轉呈總司令部。委任他當軍醫吧。」席連長連聲說「好。」我倒覺得奇怪。原來一個小小的軍醫。也要師長轉呈總司令部委任。不像從前任用下級官。師旅團長可以直接做主的。當下又談了一刻。居營長約定第二天搬進營內去住。於是興辭而出。席連長便同我又到客棧。我又介紹幾個學生見了。當晚我們便在旅館中。住了一夜。（未完）

營出中焦衛出下焦之研究

平潭李健頤

中西匯通精義曰。「胸上膈膜爲上焦。中生板油爲中焦。下之網油膜爲下焦。其根出於腎系。」蓋上焦由兩腎中間油膜所生之板油。即三焦之焦原。貫於脊骨。連胸之膈。入心包絡。連肺系。其外出爲手背胸前之腠理。中焦從板油連及鷄冠油。著於小腸。其外出爲腰腹之腠理。下焦從板油。連及網油。後連大腸。前連膀胱。中爲胞室。其外出爲臀脛小腹之腠理。三焦於周身之臟腑經絡。均有連帶。腸胃中水液。由此輸送於膀胱。決瀆通快。則周身適矣。內經曰。營出於中焦。衛出於下焦。至哉言乎。夫營氣是由穀食入於胃腑。受中焦之潤和。及消化之作用。乃化爲液。從小腸而上奉於心。經心臟之收縮。即變爲血液。而出於周身之陽。爲營養軀體者也。雖然。營血從心排出。其實承中焦板油潤化穀液而生。故曰營出於中焦也。衛氣由營血循環而行至腎臟。及膀胱。經膀胱氣化。外出於皮膚四肢。是雖經膀胱氣化。其實藉下焦之網油膜所助。故曰衛出於下焦也。惟是膀胱出衛氣而外通於皮膚之汗腺是汗發原於膀胱也。明矣。故汗多者。必傷津液。仲景之治傷寒。專在調和營衛。及存膀胱之津液爲要着也。

格言

節食以去病。寡慾以延年。

氣氣成了病。笑笑活了命。

成千竄蛾。置磁盆內。上覆以磁盆。隔宿在覆盆上刮下）。不拘多少。按之即止。

□**發背搭手外敷方**

黃鼠狼（善捉鷄食）頭。煆存性。研末。入冰片少許。用香油調敷。屢試屢驗。

傷科方劑一束

（吳宏鼎）

（一）跌打閃挫

敖師白宇亮傳。用大鯽魚一尾。獨核肥皂一個。胡椒七粒。黃梔子九個。老薑一片。葱頭三個。野苧麻根一段。乾麵一撮。香糟一團。紹酒隨數用。

□治癲癇龍虎丸方

賈燮卿錄

西牛黃三分巴荳霜三分水飛硃砂一分白信三分酌加米粉爲丸。此方邵小村。中丞。爲仲方廉訪所傳送。專治陰癲陽狂。不省人事。登高棄衣。笑歌不寐等象。或神呆靜坐。語言不發。皆痰迷心竅之患。患此者輕則用藥二三丸。重則四五丸。遠年者須多服數丸即愈。以半溫開水送服。徐圖效驗。若不肯吃者。納丸於粉餅內食之。約半時許。非吐即瀉。間有不吐瀉而愈者。愈後宜忌食猪肉一二年。以免復發。孕婦忌服。體虛不忌。谷幼香曰。癲癇之疾。皆由瘀痰迷心竅之症。痰入心包絡。白信等能燥痰。以之爲君。巴荳霜辛熱破痰。導之下行。使白信之性。過而不留。以之爲臣。及反以牛黃之甘寒。通竅辟邪。清心解毒。制白信巴豆之猛烈。合硃砂爲鎮攝。故能奏效如神。眞聖藥也。或將白信減輕一分。便失製方本意。須照原方分兩配合。每料一百二十粒。每六粒爲一丸。願用此方者。勿以此藥猛烈爲疑。勿以吐瀉爲忌。庶沉痾可起。壽域同登。此病愈後。接服候氏黑神散方。使包絡痰不復生。尤妥。

同前藥合搗如泥。炒熱敷患處。外用布包紮緊。次日青出。即愈。

(二)撾打瘀血攻心

狀見腹滿氣短。及蹴拆骨痛。不可忍者。取黃麻根、及葉。搗汁服。皆效。無則以麻煑汁代之。(方出韋宙獨行。)

(三)將軍復戰丹

治跌打損傷。以山芝麻二十兩。童便浸四次。燒酒浸三次。略炒。乳香。沒藥。各炙去油。三兩。血竭煨二兩。爲極細末。燒酒送下四分。隨食白煮豬肉壓之。如持齋者食白荳腐。服藥後。切記避風。(方出張雲野瑣記。)

鼠疫治驗談

(李健頤)

鼠疫發生於熱帶之地爲最。屢生不絕。禍延之烈。實爲可懼。平潭叢爾小邑。地僅咫尺。人民稀少。年年皆有。不減其災。鄙人潛心研究。發明一方。即解毒活血湯之變相也。蓋解毒活血湯。有柴葛歸樸之辛散。即除之。而加荊芥。直入血分。鼓動血中毒質。變化爲汗。益以雄黃腦片。通絡殺菌。佐以桃仁紅花。散瘀血。生地銀花。清肌解熱。紫草皮。板蘭根。浙貝母。解毒散結。連翹甘草。和中退熱。即名之爲加減解毒活血湯。試驗多人。皆著奇功。茲將最近治驗二案。再錄於下。以證其實。乃始信余言之不謬也。

平潭務裏村。高仰倚妻。年四十歲。身懷六甲。於二月二日。感染鼠疫。神昏譫語。手顫眼吊。如胎氣上衝。即昏迷不醒。痰涎湧上。即四肢厥冷。脈象散亂。舌黑如煤。身熱如炙。口渴不止。急來邀余。投與加減解毒活血湯。減去桃紅。加犀角一錢。錦大黃五錢。石膏四兩。黃芩三錢。服後四點鐘。大便不下。熱勢不減。再加元參。麥冬各五錢。知母四錢。一日連服二劑。至次日熱減神色清爽。仍服一劑。後用增液白虎湯收功。

平潭青巖村。某嫗。年六十九歲。于二月十一日。得鼠疫重症。熱甚亂語。氣急呃逆。奄奄一息。危懸頃刻。舉家驚惶。莫衷一是。有侄宿臭姓者。頗具研究醫術之心。乃仿用加減解毒活血湯之法。加石膏三兩。犀角錢半。金汁二兩。知母五錢。連服五劑。而愈。此係臭君對余所述其大概也。

觀以上二症之效果。則愈信加減解毒活血湯靈驗矣。海內諸君。如遇有鼠疫發生。不妨照用。諒不至有悞也。(完)

風流小病

(秋)

世上惟有少年人最快活。年紀既輕。面目又麗。水也指得出的肌膚。再配上幾件時髦的衣服。逛逛馬路。白相堂子。其樂無窮。然而樂極每易生悲。因此有的患遺精。有的患白濁。時有所聞。本館代售的遺精散(專治遺精)白濁丸(專治白濁)都是對症的靈藥。

觀鄰兒嬌慣之感言(續)

(楊舒榮)

陵謊以爲巧。嬌其性。慣其習。吁。劣根性深栽莫拔矣。希冀成而謀幸福。實未敢必。幸不羸弱夭折。成年浪薄墮落。或爲鹽卜。斯谷誰歸。歸於爲父母者焉。試究世之腐敗子。爲父母嬌慣養成者。幾等恆河沙數。可痛可惜。我願天下之爲父母者。欲子成儉勤誠樸健全之國民。博將來爲社會。爲家庭。爲個人造幸福。須「愛子愛在心頭。」毋「愛子適足以害子」也。

慾海明燈

陰莖萎縮

（朱涼月）

陰莖萎縮者。即陽萎症也。人生不幸而患此。其痛苦爲墟設想。因此而態度消極者有之。夫妻反目者有之。要求離婚者有之。甚而至於服毒自盡者亦有之。嗚呼。世之青年。因此而犧牲者。不知幾許人也。雖然。斯病之起。由於自斲。苟非手淫過度。或女色太甚。決不致有若斯之病也。余嘗聞之。世之患陽萎者。每喜購服壯陽之品。以取快於一時。而不知火上加油。適足以自焚也。要知陰莖之所以萎縮。由於腎陽之不足。腎陽之所以不足。由於腎陰之虧竭。所以欲壯其陽。必滋其陰。徒恃壯陽無益也。設或不解。余更以事實以證明之。夫汽油燈之明且亮也。其要素有二。曰油。曰汽。油者即腎陰也。汽者即腎陽也。陽痿者。燈火不明之症也。考燈火之不明。油將竭也。今不加其油。（即不滋腎陰）而專打其氣。（即專壯腎陽）雖能見亮於一時。實促其油之早竭也。油竭則燈滅。當斯之時。汽亦失其效用矣。故陽痿一症。壯陽必先滋陰。愚意龜鹿二仙膠。治此症之要藥也。蓋龜爲滋陰之妙品。鹿爲補陽之要藥。陰陽並補。則此症或有痊愈之望也。然歟否歟。質諸高明。

幸福報

紹儀署

第二二一期

（民國十九年六月三日）

每份售洋二分

館址上海三馬路雲南路口

本期目錄

補報須知

本報爲優待讀者起見。自今日起。凡補二百以前各期。每分只收銅元兩枚。以答愛讀本報諸君之雅意。

■經驗良方

(四)墜撲傷損(吳宏鼎)

湖南。李從事。墜馬傷損。用稻稈燒灰。以新熟酒連糟。入鹽調和。取汁淋痛處。立瘥。

方出劉禹錫傳信。

(五)墜撲欲死

一切傷損。從高墜下。及木石所迮。落馬仆車。淤血凝滯。氣絕欲死者。用淨黃土五升。蒸熱。以布裹作二包。更互熨之。勿大熱。恐破肉。取痛止則已。神效之也方。方出孫眞人千金方。

■咯血瑣言

(秦丙乙)

咯血一症。較吐血嘔血為重。乃血證中之最重者。惟偶然一發。來勢不凶。故症雖危劇。每不為人所注意耳。

咯血之血。異乎常血。其色或紅或紫。鮮黯不一。惟喉間咯出血塊。間於痰內夾以血絲血點而已。

咯血大都爲色慾所損。乃陰虛火盛之故。火皆屬陽。獨咯血之火。屬陰。謂之龍雷之火。方其未動。潛伏陰中。安然無事也。必陰霾四合。然後一發不可收拾。惟陰柔之性。趨勢不凶。其來甚微。其證甚重也。

治咯血不易奏功。因治血之品。不外清火涼血。咯血之火。迥異常火。且陰已虛極。雖滋何益。治以常法。宜其不應矣。

或曰。桂附引火歸元。於諸治窮之血證。頗宜。不識亦宜於咯血乎。曰。桂附慓悍。非膽識兼有。決不敢貿然應用。卽用而認症不切。徒滋禍害耳。且引火歸元。可暫不可常。以治咯血。頗有商榷之餘地。

先哲喻嘉言氏治咯血。主張健脾之陽。以爲脾陽一旺。陰火潛

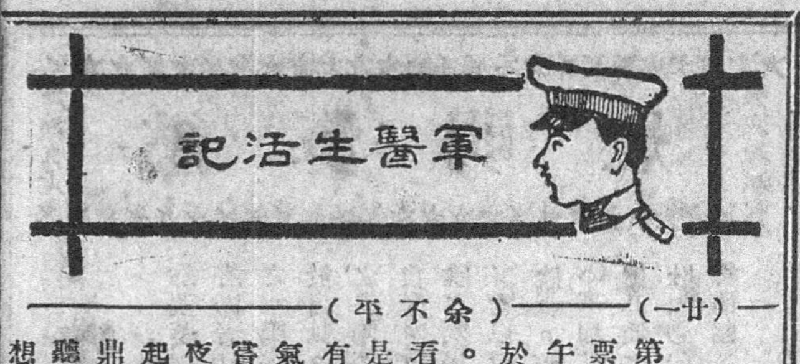

(廿一)——(余不平)

第四回 平浦道中感命途乖舛 將軍府內傷金粉飄零

第二天早晨。席連長打發一個勤務兵。送來一封信。我拆開一看。內有票洋十元。他是怕沒有錢用。所以送來十元。我心中十分感激。到了下午四點鐘的晨光。居營長又派兩個勤務兵。到旅館內來請我搬進營去。於是開了房錢。由勤務兵叫了幾部黃包車。一直拉到督軍署內營部裏去。在最後一層樓下東廂房內住下。內中畫棟雕樑彩紙糊的牆壁。十分好看。十分清雅。可惜住了兵。已經減色了。後來聽他們說。「這房間便是從前張督軍的姨太太的臥室。所以才這樣好看。而且清雅」這話大概有點聽頭。我不禁暗暗好笑。督軍姨太太的房間。我們也居然有這種福氣。來睡他幾夜。可惜六朝金粉。飄零淨盡。日月如流。今已非昔。未嘗不嘆樓空燕子了。沒有一刻。居營長也走進來看一看。談了一陣。當夜便安置妥當。收拾就睡。第二天早晨。天還沒有亮。只聽喇叭之聲四起。驚破了我的好夢。只聽一聲號令。集合排隊。要上操場了。於人聲鼎沸中。只聽一聲「立———正。」羣聲俱寂。接着又是幾聲口令。只聽得得———塔塔———一陣脚步聲。漸漸走出去了。原來是上早操的。我想當軍人。實在是苦呀。四點多鐘。天還沒有亮。就到操場上操(未完)

■黃疸之研究（上）（王一仁）

■陽黃疸

病因喻嘉言曰。夏月天氣之熱。與地氣之濕交蒸。人受二氣。內結不散。發爲黃疸。與盦醬無異。沈金鰲亦云脾胃濕熱鬱蒸。漸致身目如金。是黃疸之病。總不外濕熱所致。內經謂濕熱相交民病疸。足以蔽之。

診斷濕熱屬陽。故曰陽黃。後世所稱。所以別陰黃也。其症多見一身黃色。色明如橙。煩渴頭汗。消穀善飢。小水赤濇。大便秘結。脈必滑數。責在胃府濕熱滯越于上。故多與胃家實相彷彿。

傳變黃疸不去。濕熱留滯。而飽啖恣食。食積于中。或蟲起於下。則成黃胖症。身黃而腫。必吐黃水。毛髮皆直。大抵疸屬暴病。故仲景以十八日爲期。黃胖爲緩病。有久而不愈者。

用藥宜淸化濕熱。佐之以下。佐之以下。所以廓淸胃府。茵蔯蒿湯主之。輕者梔子柏皮湯主之。黃胖宜腿金丸與之。

調理陽黃屬胃。陰黃屬脾。脾宜溫。胃宜涼。脾宜運。胃宜通。病後時服佩蘭梗藿荳衣、生苡米、新會皮等。芳香化濁。靈巧無礙。佳品也

■駝背（續）（李健頤）

治法宜辛溫以補肝腎。即當歸、酒芍、乾地黃、（細辛共打）炒橘絡、威靈仙、骨碎補、巴戟天、南星、枸杞、肉桂等。如四肢逆冷寒甚入骨者。加附子吳萸。或用虎骨木瓜酒。史國君酒亦可。此症最忌寒藥。悞服即不救。（完）

（六）折傷筋骨

秘傳神效（散）。治跌撲傷損。骨折。骨碎。筋斷。痛不可忍。此藥極能理傷續斷。屢用屢效。用路上牆腳下。往來人便溺處。久碎瓦片一塊洗淨。火煅米醋淬五次。黃色爲度。刀刮細末。每服三錢。好酒調下。不可以輕易而賤之。誠神方也。

方出邵以正眞人經驗。

（七）損傷接骨

用無名異甜瓜子各一兩。乳香沒藥各一錢。爲末每服五錢。熱酒調服。小兒三錢。服畢。以黃米粥塗紙。摻左牡蠣末。

伏。且脾健則運化水穀。復生已竭之新血。其說頗超。後世宗之。

治咯血初起。可用白茇一兩。藕節五錢。研末。每服一錢。煎湯調服。

通治咯血方。

生野朮一錢。懷山藥二錢。白茯苓三錢。熟萸肉一錢。北五味四分炙。大白芍錢半。西綿芪三錢。大麥冬二錢。知貝母各錢半。甜光杏三錢。蜜炙甘草五分。

附註聞北烏鎭路敦厚里二號劉君璜。聞乃兄病盜汗兼咯血。吾作盜汗方治內第三方可否照服。査陳君果係咯血。名稱無誤。服該方尙無妨碍。但須去桂枝一味。然病原病狀。絲毫未曾細述。吾人又不得其詳。還以不服該方爲穩當耳。

■戒除煙癮有何難哉（幸福社社員楊舒棨）

嘗聞癮君子曰。汝等卜夜卜晝。一榻橫陳。吞雲吐霧。討生活於豆燈斗室之間。將有爲可寶身軀。消磨於毒素中。廢棄凡百事業。剝盡一生幸福。淪入黑籍。直等鬼魅。（日晡酣睡沉

裹之竹簍夾住。方出劉伯
温多能鄙事。

（八）跌撲

用野苧根一兩。搗碎。好酒煎服。盡量飲醉。方出百草鏡當歸湯。治跌打損傷未破口者。功能散瘀活血。雖已氣絕。打去一牙。灌之亦活。此少林寺敎師方也。當歸　澤瀉各五錢。川芎　紅花　桃仁　丹皮各三錢　好蘇木二錢酒水各一盌。煎六分服。頭傷加藁本一錢。手傷加桂枝一錢。腰傷加杜仲一錢。脇傷加白芥子一錢。脚傷加川牛膝一錢。

甜。午夜精神抖擻。）何樂而爲哉。尙不憬然而悟。翻然而返。何其愚耶。答曰。非未知烟毒厲害。實因烟癮老而且深。雖戒殊難也。余不禁爲之長太息。「有志者。事竟成。」如有堅忍之志。何畏乎難哉。厥曰難。不過心理作用耳。曾與友屢談一戒烟軼事。可說除癮非艱。心念維艱。且其方法毫無流弊。述其顚末。希仝癖者之采擇焉。

有淸末。震澤某富紳。生子一。年逾弱冠。中饋猶虛。俗見以爲富紳公子。何難覓偶。其如名媛淑女。畏之如虎。蓋因深染阿芙蓉癖。爲懼仝淪黑籍。陷人深坑耳。某紳喟望合偕。欲其戒除烟癮爲授室計。奈嬌養慣。不忍忤其意。（父恐忤其子。爲富家特色。）一旦奪其續命膏。恐妨生命。窮盡方法。徒呼負負。悲焉憂之。紳之至友名醫某。素以俠義聞。爲之惻然。婉商其女。並授戒烟妥法。女得其父成全之義。慨許而受聘焉。成禮後。女曲意侍奉。採得熬膠法操之自手。陰以甘草熬膠。替換鴦粟膠。逐漸增損。（甘草膠由分而錢而兩加入。替出罌粟膠仝等分量。）閱數月。甘草膠替盡罌粟膠。吸者毫不發覺痛苦。老（七八年資格）而且深（二兩餘烟癮）之烟癮。潛移入無何有之鄉矣。惟心念未除。（日吸甘草膠仍以爲芙蓉膠。因女之秘而不宣故。）不能一日無此君。日居月諸。體強而復矣。女因機會未過。姑猶諱之。至次年春。桑梓賽會。（競炫珠寶遐邇稱盛）鴛侶雙雙買棹觀賽。計程往返竟日。備携烟具。至達目的地。以耳目衆夥。譬緋綦繁。藏烟槍於棚。（蘆蒲爲屋）烟燈於艙。女預授計舟主。覷無意中將（船）一簸。烟槍隨蘆蒲入水。打撈無術。購辦無從。頹喪之至。女婉解之曰。「返家吸之不遲。且盡盛會之樂。」歸途中情話喁喁。逗其興趣。怡賞鄉村風景。破其枯寂。終朝不復興其烟念。及家女縷白潛移方法之經過。證明今日烟癮之有無。痛陳烟毒厲害。解說心理作用。始恍然悟。爲感嬌妻煞費苦心。誓志不踏覆轍。謀事業之發展。追今此融融洩洩之家庭。猶播贊於鄉里焉。

按染有烟癖者。無不脾胃虛而腸胃燥。甘草滋補脾胃。生佈精微。誠爲戒烟良藥。且吾友與某紳有葭莩親。言之鑿鑿。非無稽之談也。舒附識

風流小病

（秋）

世上惟有少年人最快活。年紀既輕。面目又麗。水也掐得出的肌膚。再配上幾件時髦的衣服。逛逛馬路。白相堂子。其樂無窮。然而樂極每易生悲。因此有的患遺精。有的患白濁。時有所聞。本館代售的遺精散（專治遺精）白濁丸（專治白濁）都是對症的靈藥。

慾海明燈

便通遺精

（朱涼月）

遺精上面加了便通二字。我知道有一部份的讀者。一定要莫明其妙。其實患這種遺精病的人。據我調查所得。也不在少數。不過有些人自己有了便通遺精的病。不知道便通遺精的名罷了。閒話少說。現在先把便通遺精的見症。說明一下。使患遺精病的人。知道自己患的。是不是便通遺精。大凡患遺精的人。在大便時候。有濃厚或稀薄的精液。無意之中。要流露出來的。這就叫做便通遺精。患此病者。其少年時必妄事手淫。娶妻後必定要發生二種問題。一。交接每致早洩。二。生育必致絕望。講到這病的原因。完全因為射精管口弛緩而起。治療的方法。應當分為二種。一種是打破不良習慣。如裸體畫。戀愛談等等。凡足以誘致情思者。一概不聞不見。以及一切烟、酒、姜、蒜、辣椒、胡椒等等。凡足以刺激神經者。一概不食不飲。一種是用藥物來補救。據我個人的見解。患這種病的人。最好天天（除熱天與黃梅天）吞服六味地黃丸。早上一次。晚上一次。用淡鹽湯送下。要知道這種病。並不是時症。能夠一二帖藥就見功效。因為病原既深。自然去之不易。至於什麼冷水摩擦。海水洗浴。電氣療法等等。鄙人絕對不敢贊成。試問健全的人。尚且有因為習慣不同而致病。何況有病的人呢。

幸福報

紹儀署 （印）

第二二二期

（民國十九年六月六日）

◀每份售洋二分▶

館址上海三馬路雲南路口

廣告價目

每期每格（共計五方寸）五元。均排於新聞之旁。如嵌入新聞中。長期面議

定報價目

每三日出一張。五個月一元。全年二元。寄費在內。本外埠一律。國外加倍。郵票代現。九五計值

本期目錄

■經驗良方

(九)撲打損傷(吳宏鼎)

四川提督吳英說。昔得撲打損傷秘方。雖重傷瀕死。但一絲未絕灌下立甦其方。以十一月。采野菊花。連枝葉陰乾。用時。取一兩。加童便無灰酒各一盌。同煎。熱服。

方出王阮亭居易錄。

(十)跌打損傷

用地蘇木五錢。 八角金盤根一錢。 接骨仙桃草五錢。 臭梧桐花三錢。 煎酒服。

方出救生苦海

■胃氣痛

(秦丙乙)

在今日疾病界中。除另女青年之性病而外。其最普偏者。固無如肝胃氣痛之爲病矣。無男女。無老幼。莫不疾首蹙頞曰。肝胃氣痛之可投也。我向患之而苦莫之能脫也。夫肝是肝而胃是胃。肝胃同稱。盖病家之俗名。衡之現狀。胃氣痛之患者。實多於肝氣之痛。爰先寫此篇。至肝氣痛之患。當另爲文以論之胃痛當心攻痛。與心痛相似。惟有脹悶之兼症。靈樞曰。中脘穴屬胃。隱隱痛者。胃脘痛也。俗稱胃氣痛。而方書曰胃脘痛。蓋以此也。考胃爲水穀之海。稟冲和之氣。其所以作痛者。乃納食不利消化。失其通降之權。或偏寒偏熱。積久成病。人無老幼。極易得之。病雖小恙。遷延失治。亦可致大。不容不慎也。因擬三方如右。

甲方治中脘疼痛。胸悶不舒。納食卽作。神疲肢軟。或嘔噁吞酸。或便艱胃呆。屬實者。仙半夏錢半。廣陳皮錢半。製香附三錢。范志麯三錢炒包。炒枳實一錢。括樓皮三錢。

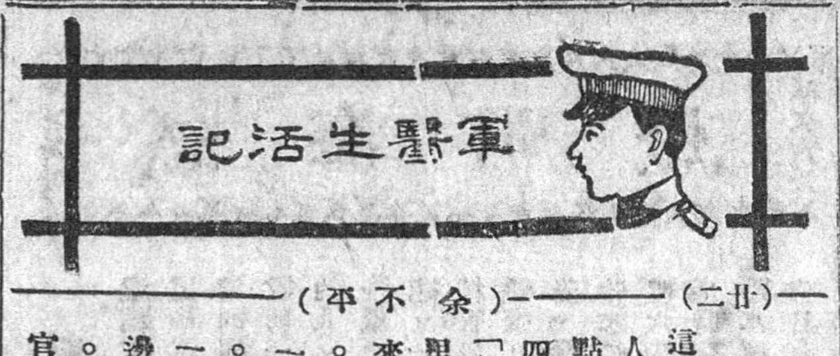

軍醫生活記

(二十)——(余不平)——

第四回 平浦道中感命途乖舛 將軍府內傷金粉飄零

這種冷天。上海人說話。「眞正苦來些」。直到五點半鐘。方才下操。這時人聲又嘈雜了。我們也睡不着了。隨卽起來。洗臉刷牙。忙了一陣。八點鐘才吃上午飯。原來軍隊中。一天只有兩頓飯。上午是八點。下午是四點半。吃了上午飯之後。居營長問我道。「我們去見師長吧」。我說「好」。隨卽同他一同往師司令部去了。穿過二馬路。一直向北。約有半里。便到一所很好的房子。進門向後走去。先到參謀處。居營長推開門來一看。並沒有人在內。隨又到副官處。却巧有人在內。見居營長到了。幾個副官。都很客氣的站了起來。居營長道。「我們營內現在請來了一位軍醫。昨天剛剛到。今天特來見師長的。請你進去對師長說一聲」。那位副官說。「好好。請你們少等一下」。他便的答的答走上樓去。一會兒下來說道。「師長招呼上去呢」。於是居營長在前邊走着。我在後邊跟着。一同走上樓去。到了師長房門口。居營長很恭敬的立在門簾外。說聲「報告」。只聽內面輕聲答道。「進來」。原來下級官去見上級官。都是要這樣的。居營長把簾子一掀。去了進去。我也跟着進去了

芡實與山藥

秦丙乙

近人好談滋補。顧一切補品。不無偏向。貿然服之。轉生禍害。本篇所述之芡實與山藥。實補品中之上選。不亢不卑。和平中正。誠佳品也。

山藥　山藥一名薯蕷。乃多年蔓草。屬菜類。有野生家種二種。以產於河南懷慶府者爲良。性味甘平。健脾是其主要之功能。陰陽氣血諸虛。均與相宜。非若他項補品之宜於此者。不宜於彼。宜於彼者。不宜於此也。醫聖張仲景金匱要畧。有薯蕷丸一方。常治虛勞諸不足。即其證也。皮黃肉白。甘淡可口。佐膳煮粥。皆足爲補虛之助。患遺精便溏者。更宜常服。惟忌與麵同食。

芡實　芡爲水草。生止水中。夏日開花結實。色白純潔。纍纍如大珠。以產於浙紹者爲上。性味甘平。與山藥同。而補益脾腎澁精健胃之功。亦無二致。惟相形之下。不免見絀。因本品補虛。不若山藥之面面俱到。攸往咸宜。且肉質堅韌。不易消化。性偏固澁。大小便不利者。不宜多食。（山藥亦具固澁之功。而和平不偏。）惟下元不固之人。最爲相宜。或煮粥晨餐。或作點充饑。宜常服而不宜暫。清醫沈芊綠氏訂芡實丸一方。治色慾傷而陰陽俱虛者。其功用蓋可知矣。

補品多不勝書。獨推崇此二物者。非有所厚之也。良以山藥與芡實。俱從王道之治。有利而無弊也。惟王道無近功。此則當爲服者所曲諒者也。

（十二）打技傷損閃朒骨節

用接骨草葉。搗爛罨之。立效。方出衛生易簡。

□神仙粥

（沈仲圭）

專治感冒風寒。暑濕頭痛。幷四時疫氣。流行等症。初得病三日。服之即解。糯米半合。河水兩碗。生薑五六片。於砂鍋內煮一二沸。次入帶鬚大葱約五七個。煮至米熟。再加米醋小半盃。入內和勻。乘熱呷粥。或但飲湯。即於無風處睡。以出汗爲度。（錄醫話叢存）

按本方以糯米補養爲君。葱薑發散爲臣。而又以酸

小青皮錢半炙。川玉金一錢切。白苓塊三錢。香穀芽三錢。春砂仁四分打後下。

□黃疸之研究（下）

（王一七）

□陰黃疸

病因　黃疸由濕熱釀成固矣。亦有不盡然者。漢張仲景云。傷寒汗已。身目爲黃。以寒濕在裏不解故也。則非但濕熱發黃。寒濕亦發黃。惟寒濕少而濕熱多。故多側重濕熱。

診斷　寒濕屬陰故曰陰黃。証亦身目爲黃。惟色如烟薰。而不若陽黃之鮮明。肢體重着。身寒胸痞腹滿踡臥。自汗自利。小便渾少。渴不欲飲。甚則嘔吐。一派寒濕之象。

傳變　寒濕傷脾。脾陽不運。則成腫脹。以陰黃多屬太陰。腹爲太陰之外廓。古人謂疸久不愈則補脾。即指此症而言。

用藥　宜運脾溫化。茵陳茯苓湯。茵陳四逆湯。酌其輕重與之。成腫脹者。茯苓滲濕湯主之。

調理　脾不健則濕不去。是欲除其濕。當先理脾。防濕之法亦然。宜時服香砂六君子湯。黃疸善後。以大麥代茶飲。頗佳

酷歛之。屢用屢驗非尋常發表之劑可比也。

洗痔方（折肱漫錄）

經霜冬瓜同皮硝煎湯洗之。極効。（如無冬瓜。白菜服代之。）

治肺癰（本草經疏）

用陳年芥菜滷久窨地中者。飲數匙立効。

治一切腫毒凡瘡腫作痛毒將發時即服此方無不內消（見折肱漫錄）

生黃耆（五錢）當歸梢（八錢）金銀花（五錢）黃柏（三錢）水酒各一鍾。煎一鍾服之。

女勞疸

病因 女勞無度。脾中之濁陰下趨入腎。脾腎之色外現。故身黃而額黑。仲景所謂以女勞得之。與陽黃之由濕熱。陰黃之由寒濕不同。或謂男子精動。則一身之血俱動。眞陽爲血所壅閉。血瘀不行所致云。

診斷 額上黑。微汗出。手足中熱。薄暮即發。膀胱急。小便自利。大便黑。爲女勞疸之的証。身亦黃。而仲景不言者。當有脫略。喻氏所謂女勞之疸。惟言額上黑。不言身黃。簡文也。

傳變 腹滿者難治。腹如水狀不治。誤下之則成黑疸。額黑。甚至身漸黑。足熱便黑。爲土敗水湮之象。最爲險惡。初起形神未槁。猶可施治。若病久肌膚消爍。眞元告匱。則難回榮於竭澤矣。

用藥 初起亟宜硝石礬石散與之。滌熱而不傷胃。最忌攻下。攻下而成黑疸者。黑疸湯與之。

調理 女勞疸由于自誤。黑疸由于人誤。質言之。皆人造之病。人造之病。厥惟攝生可療。愼食飲。禁房室。是所要耳。

診餘瑣談

幸福社社員楊舒榮

余治失血症善後。不以歸地之補血。每以朮草健運脾臟。以裏爲胃輸佈。人參麥冬補養胃汁。上奉心火而化赤血。濟其不足。畧佐橘皮之疏。藥雖平淡。奏効殊宏。

吾吳地卑多濕。霉雨未虐。瘟疹已夥濕症。濕有寒化熱化之分。其人色蒼肌堅而瘦。其體陽。易於熱化。其人色白肌柔而胖。其體陰。易於寒化。在苔有黃膩薄白之辨。在脈有濇緩濇數之異。治寒濕以苦辛溫。治濕熱以辛苦寒。穢濕必求芳香。濕火側重苦寒。概以淡滲佐之。精要在肺金清肅。膀胱化調。則濕自無餘蘊矣。

瘍科中之火毒症。如見舌苔紅絳。毋狃以苦寒。苦必從火化。必須滋液以救焚。輕則麥冬沙參花粉。重則五汁飲楓斛。

昨診一婦人。爲脾失健運。胃納欠佳。主以香砂六君子。處方竣。詢曰。儂月信無愆。且無暗疾。何則結縭六載。從無孕育。有醫治法乎。余曰。切女士脈。非虛冷之體。當無不孕之理。然則胚胎之原理。要在男女兩性雙方。且不孕之原因多端。恕余縷述。現今幸福報館出版之婦女病。及青年病。內載不孕之原因及補救法。詳分縷晰。不啻求孕指南。賢夫婦曷不購而讀之乎云云。

慾海明燈

青年與手淫（上）

（周頌堯）

吾人處此多難之秋。欲做偉大事業。須有十分精神。方能做得成功。苟不於年富力強之時。除去慾心。保守精神。則雖有絕大志願。往往形虛質損。神昏力倦。必至半途而廢。一無所成矣。如或在青年之時。誤犯手淫。無異以刃自殺。其害最為危險。今將其犯手淫之害。列舉於下。

1腦髓虧乏。耳鳴頭眩。2面白而瘦。目光無神。
3神經衰弱。夢遺滑精。4身體無力。行路蹣跚。
5飲食減少。夜不安寐。6寫字手軟。讀書易倦。
7咳嗽吐血。易成肺癆。8記憶力無。憂鬱多怒。
9小便淋漓。溺管刺痛。10手足發冷。易感風寒。
11言語遲鈍。精神疲頓。12動作做事。無忍耐力。

此外又有一種含羞之狀。怕與人們接談。如有以上諸症。從速戒除惡習。斷淫念。致意於正當事業。罕至男女混雜之處。禁閱愛情小說。莫看淫書影片。少食肉類。多食素菜。如能純素。其利更多。因葷腥素菜。多含維他命。不但強壯身體。且能減退慾念。除外如煙酒辣物。均不可吃。每日閑暇無事。或曠野散步。或種植花木。或朗誦聖言佛經。以正身心。久之自效。

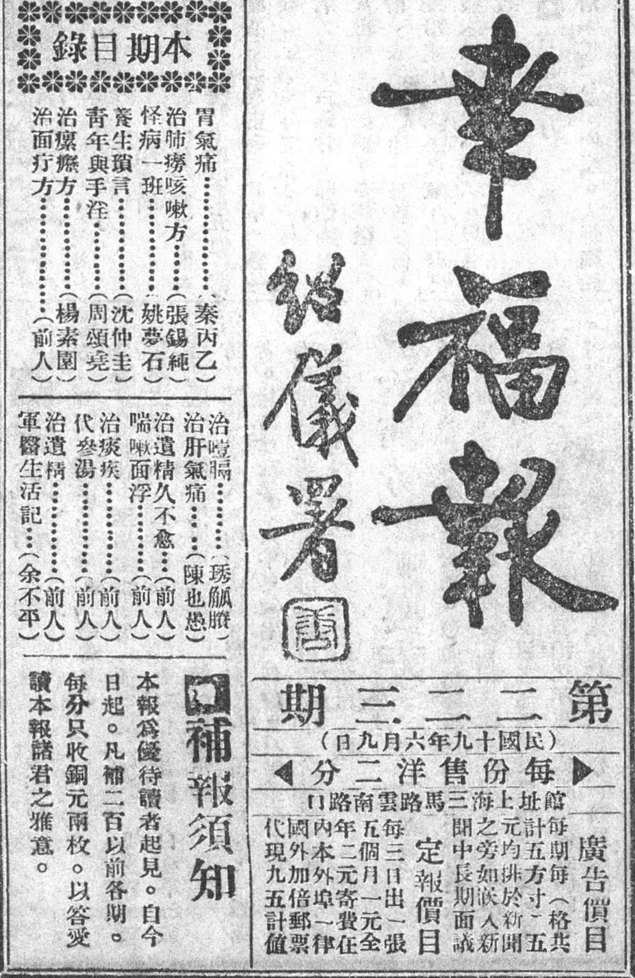

第二二三期

（民國十九年六月九日）

◀每份售洋二分▶

館址上海三馬路雲南路口

本期目錄

補報須知

本報為優待讀者起見。自今日起。凡補二百以前各期。每分只收銅元兩枚。以答愛讀本報諸君之雅意。

經驗良方

治瘰癧及乳岩方

（楊素園）

丹雄雞全骨（一付生取）千里奔（卽驢馬騾修下蹄甲也五錢）紫降香（五錢）當歸生甘草（各一錢）槐樹皮（三十寸）右六味。以雞骨入麻油鍋內微火煎枯。入後藥。亦用微火煎枯。去渣。二油一丹收成膏。浸冷水中。拔去火氣。不論已破未破。諒大小貼之。以愈爲度。

治面疔方

（前人）

活鯽魚一尾。杵爛。入研細辰

胃氣痛

（續）　（秦內乙）

乙方　治胃脘痛作息有時。屬熱者。

金鈴子二錢炒　延胡索錢半炙　仙半夏二錢　瓜蔞霜三錢

廣陳皮錢半炒　黑山梔錢半　火麻仁三錢研　白茯苓三錢

江枳殼一錢炒　梗通草八分　淡竹茹錢半炒

丙方　治胃疼日久。胸宇嘈雜。腹饑卽甚。得食稍減。屬虛者。焦白朮錢半　宋半夏錢半　新會皮錢半　雲茯苓三錢　杭白芍錢半炒　川楝子二錢炒　焦山枝錢半　括蔞仁二錢　香穀芽三錢　玫瑰露炒竹茹錢半　佛手柑一錢

（完）

治肺勞咳嗽要方

（張錫純）

肺勞欬嗽。最爲難治之證也。愚向治此證。恆用生懷山藥條（切片者皆經水泡過。不如用條）軋細過羅。每用兩許。煮作茶湯。少調以蔗白糖。令其適口。以之送服川貝母細末一錢。每日兩次。當點心服之。其有脾胃消化不良。或服後微覺滿悶者。可將黃色生雞內金。軋成細末。每用二三分。與貝母末同送

軍醫生活記

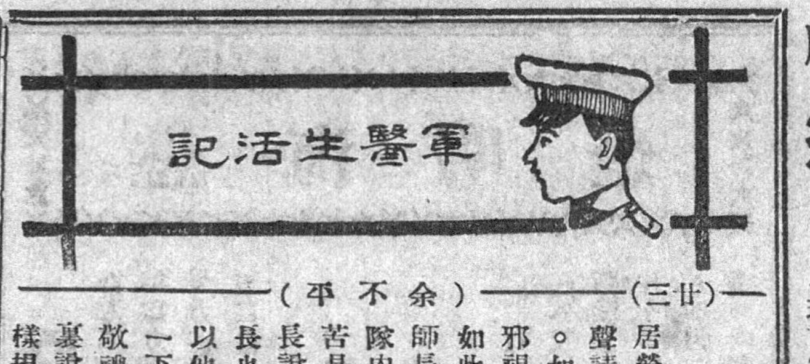

（廿三）　（余不平）

第五回　更武裝感憤發牢騷　檢藥笈立志圖整頓

居營長同我進了房間。立卽敬禮，我也鞠了一個躬。師長起一起身。說聲請坐。我便老實不客氣的坐在旁邊一把椅上。只見居營長站在那一旁。如同木人一般。動也不敢動。兩足並立。身體挺直。頭端鼻正。目不邪視。我瞥了他一眼。心中不住的要笑起來。原來他是不敢坐的。軍規如此。不得不然。這種情形。好像私塾館內。學生罰站的差不多。這時師長便問我家鄉居住。我便一一答復了。師長說。余同志。從前沒有軍隊內幹過吧。我說沒有。師長說。軍中是很苦的。我說。我們青年。吃苦是不怕的。當在這個時候。正應當跟着師長。去爲黨爲國出點力。師長說。將來努力做去。有志者。事竟成。後來又談些家鄉情形。因爲師長也是我們家鄉人。他住的佃湖鎮。離我們熙浦。只有五六十里路。所以他要問問家鄉情形。談了有二十分鐘。居營長還站在那裏。動也不動一下。我覺得他站得太苦了。我便立起來告辭。這時居營長才又向師長敬禮而退。師長送到門口。我們才下樓而去。我一頭走着。一頭想着心裏說。倒霉。下級官見了上級官。簡直老鼠兒子見了猫爸爸。也沒有這樣規矩。我現在還是初來。着的便服。所以師長客氣。假使三天兩日。

養生瑣言

（沈仲圭）

常習不唾地。有則含以嚥之。使人精氣常留。面目光彩。（孫思邈）（唾。津也。不唾者。不唾口中津液之謂。若肺中之痰。自以嗽出爲佳。不得混看。）

久飢不得飽食。飽食成癖病。（孫思邈）

飲以養陽。食以養陰。食宜常少。亦勿令虛。不飢強食則脾勞。不渴強飲則胃脹（延命錄）

養性有五難。名利不去爲一難。喜怒不除爲二難。聲色不去爲三難。滋味不絕爲四難。神慮精散爲五難。五者必存。雖心希難老。口誦至言。咀嚼英華。呼吸太陽。不能不廻其操。不夭其年也。（嵇康）

服藥千朝。不如獨宿一宵。飲酒百斛。不如飽餐一粥（尊生格言）

節食以去病。寡欲以延年。（同前）

養生之道。不憂爲先。次寡欲。次慎寒暑飲食勞逸。（吳詢逸語）

飲食有節。起居有常。不妄作勞。故能形與神俱。而盡終其天年。（內經）

久飲酒者。腐爛腸胃。漬髓蒸筋。傷神損壽。（孫思邈）

屈膝側臥。益人氣力。勝正偃臥。（同前）（此法治夢遺甚驗）

人身非金鉄鑄成之身。乃氣血團結之身。人於色慾。不能自制。初謂無碍偶爾任情。既而日損月傷。精髓虧。氣血敗。而人死也。（孫思邈）

砂拌勻。圓之。火即漸散。漸微漸小。其疔自拔。百試百中。

■治噎膈（琇觚賸載）

生鵝血。數飲之。可愈。

■治肝氣痛（陳也愚）

黑芝蔴（尺許）金橘餅（三錢）煎服

■治遺精久不愈

五倍子去蛀。炙乾研細。以唾津調糊。塡臍眼。外用舊膏藥封之。（按象皮膏亦可代用）

■喘嗽面浮

蛤蚧尾一對。約三五錢。酥炙。化蠟四兩。和作六餅。每用一餅。化糯米薄粥內。熱呷。（按此方治肺腎虛喘良效）

服。若覺熱時。可嚼服天冬一二錢。此方曾治愈肺勞作嗽者若干人。且可令人胖壯。能享大年。

又己巳孟夏。接湖北潛江紅十字分會。張港義務醫院。院長崔蘭亭來函。言丁卯仲夏。民國革命軍過境時。溫病流行。曾用衷中參西錄中清解湯。寒解湯。仙露飲。從龍湯。餾水石膏飲。有嘔者兼用代赭石。本此數方通變。救愈官長目兵三千餘人。共用生石膏一千餘斤。（石膏最宜生用。煅用則傷人）並未僨事。醫學衷中參西錄。誠爲世界救命之書也。後學又自搜求二方。亦甚奇異。一爲服食松脂方。後學向日曾患欬嗽。百藥不效。後每服松松乾末一錢。用冷茶送下。月餘欬嗽全愈。（按此方曾試用。失之於燥。南方氣化多濕。北方氣化多燥。此方殆宜於南。而不宜於北乎）又一方。家母年五十時患欬嗽。百藥不效。嚴冬時臥不安枕。一老醫傳授一方。係米殼四兩。北五味三錢。杏仁去皮炒熟五錢。枯礬二錢。共爲細末。煉蜜爲丸桐子大。每服二十丸。白糖水送下。吞服數日。病若失。永不復發。家母現年八十有六。貌若童顏。此丸不但止嗽。而且延年。以後用此丸藥。治欬嗽全愈者。筆難悉數。深望先生將

□治痰疾

胡桃三枚。薑二片。臥時嚼服。即飲湯。復嚼桃薑。靜臥必愈。(按此方治寒痰甚佳)

□代參湯

氣血雙補。功埒人參。黃耆。炙草。杞子。龍眼。按此方補而不膩。虛人最宜。

□治遺精

核桃仁(四兩搗爛)黃蠟(二兩化開)合丸。桐子大。每服一錢。滾水下。

□格言

行房忍精不泄。阻於中途。每致成疾。

二方。載於貴著。或兼登各處醫報。以公諸醫界。則幸甚矣。按此丸藥方。愚用之屢次皆效。間有服之見效。久服亦似覺其燥者。遂俾於服藥之後。亦嚼服天冬一二錢(天冬之多服少服。可自斟酌)即無斯弊。且較但服丸藥者。奏效更捷。以之治肺病至三期者。亦可見效。蓋所妙者。方中少用枯礬二錢。既善化痰。又善化腐生肌。且更加天冬。以滋肺清熱。是以用治肺病。亦有殊效也。

□怪病之一班

(姚夢石)

夜雨敲窗。擾人清夢。披衣枯坐。翻閱殘書。聊破岑寂。見怪數則。隨手摘出。並附治法。以餉讀者。雖非海上奇方。亦一廣見聞也。

一渾身虱出。血肉俱壞。每宿漸多。疼痛難狀。舌尖出血不止。身齒俱黑。唇動鼻開。飲鹽醋湯數十碗即安。

一毛竅節次。血出不出。皮即脹膨如鼓。須臾眼鼻口目俱脹。症名血溢。飲生薑汁合水各一二盞。

一皮內渾渾如波浪聲。癢不可忍。抓之血出不能解。謂之氣奔。用人參、苦杖、青鹽、各一兩。細辛二錢。水二碗煎十數沸分。次服盡。

一肉出如錐。痛癢不能飲食。此名血擁。不速治。潰而膿出。以赤皮葱燒灰淋洗。飲香豉湯。

一皮中有蟲。如蟹走。作聲如兒啼。乃筋肉爲化所化。用雷丸雄黃各一兩爲末。摻猪肉上炙食之。

一渾身黑斑。毛髮如銅鐵。眼赤鼻脹。大喘。是胃中熱毒。結於下焦也。白礬滑石各一兩爲末。作一服。水三碗煎減半。不住服盡。

一額上起一顆。紫色光亮。形似葡萄。倏爾周身亦起疙瘩。紫塊。名葡萄疔毒。一見鼻紅即死。紫草茸、茜草根等分。煎服。

一鼻流腥臭。水碗盛之。有鉄色蝦魚。如粳米大。走躍不住。旋化爲水。此肉壞也。日食雞肉二次。作饌月餘而愈。

一鼻中長毛。晝夜可長一二尺。漸粗如繩。痛不可忍。摘去復生。因食猪羊血過多所致。用乳香一兩硇砂五錢。爲末梧子大。空心臨臥。各服水下十粒。

(未完)

如皋醫學報五周彙選出版預告

本報出版以來。久爲海內醫林所推許。撰述諸公。盡係全國醫界名流。茲因前五年之報。逐期售罄。同人等恐日久散失。特將報內精粹之作。選彙成集。內分「生理」「學說」「尚論」「方案」「藥學」「雜說」「醫話」「衛生」評論」「文苑」十門。概以實用爲主。絕無空泛不精之說。並蒙當代名人題字。全國醫彥題序。編制新穎。印刷精良。洋裝一巨冊。定價大洋一元四角。淮於國歷六月內出版。凡在期前預約者。祇售大洋一元。外埠寄費加一。郵票代現。九五折算。特此預告。

發行處江蘇如皋南門醫學報社

慾海明燈

青年與手淫（中）

（周頌堯）

倘或戒至半月。或數月。身體內有一種反應。微覺不適。似有怪物在內撥弄。如夜間陽舉。小便痛痒等。正病體日見起色之佳兆也。此時務要努力。打倒惡魔。切莫開戒。或想婦女老時死時。齒落髮白。屍體臭爛。至親掩鼻。令人畏懼。或想自己經過病苦患難之事。或起床飲冷開水一小杯。待此念息去後。守過數日。經天然之夢遺。則慾念自淡矣。倘後再有不適。仍當再守。再有再守。自能達到亨通之日。從此身體漸漸恢復。諸恙漸漸退除。面榮有光。腦力充足。心思活潑。志氣高大。讀書寫字。俱有精采。恆思立身於世。以成非常事業。此係余親自經驗。故敢立言以告少年有志之士。假使絕慾之後。身體強壯。而夢中仍有遺洩。或一月一次。或數月一次。此則無妨元神。不必憂慮。

英國醫學博士吳爾森先生曰。夢遺所洩者。純為精囊中所貯之蛋白質。若夫手淫與房事所洩者。則此蛋白質之外。有數百萬新鮮精蟲。由睪丸而出。且有若干寶貴元神。與之俱洩。故二者實有天淵之別。凡我少年。不可不知。倘在中年之時。體力已覺漸衰。急宜隔房獨宿。絕慾三年。以保其精。而充其體。從此永無色事。自可得臻長壽。

（未完）

本報主筆

朱振聲醫士
楊志一醫士

診例

（甲）特號二元
（乙）門診一元
（丙）出診四元
（丁）膏丸方四元
（戊）急病隨請隨到

隨到隨診
貧病減半
路遠遞加
次日取件

時間　門診上午九時至下午四時止　出診四時以後

所診　上海雲南路會樂里第一弄第一家

電話六三四九三

掛號處啟

幸福報

紹儀署

第二二四期

（民國十九年六月十二日）

◀每份售洋二分▶

館址上海三馬路雲南路口

廣告價目　每期每格（共五方寸）計五元。均排於新聞之旁。如欲入新聞中。長期面議。

定報價目　每三日出一張。五個月一元。全年二元。寄費在內。本外埠一律。國外加倍。郵票代現九五計值。

本期目錄

經驗良方

寄瓢室驗方（孫秉公）

(1)耳痛以生胡桃油搽之即愈。

(2)爛脚用坑砂煅存性。和冰片少許摻之。發痒者。加枯研末少許。或加血竭少許尤妙。無論各種爛脚。均能治之。

(3)凡患瘧疾。日一發者。用煨草菓少許棉裹。於未發前二小時。塞鼻中。男左女右即止。

(4)凡各種心腹痛。用桂子二枚。（此物極少。惟我鄉楊家花園有老桂一株。其花有果。形如橄欖。剖之芬芳撲鼻。其味辛甘。）

肝氣痛

秦丙乙

前論胃脘痛。雖較肝氣痛爲多。而肝氣痛之勢。實甚於胃脘疼。夫肝爲血藏。主疏泄。婦女及勞心之人。血本不充。重以思慮過度。氣鬱失舒。久而久之。肝臟之氣。失其條達。胸脅之間。時時作痛。過變怒更甚。症屬沉纏。亟宜治愈。下述一方。通治肝氣痛之患。尚不失爲中正之治也。

通治肝氣痛方

左金丸五分包　大白芍錢半炒　川鬱金一錢切　旋覆花二錢包　金鈴子二錢炒　宋半夏錢半　小青皮一錢炙　橘葉絡各一錢　白伏苓三錢　製香附三錢　佛手八分　江枳殼一錢　全炒竹二青錢半

（完）

治肺病發熱欬吐膿血方

（張錫純）

愚在遜清時。曾撰有肺病論一篇。約五千餘言。曾登於瀋陽醫報。後醫界同人。用論中諸方。治愈肺病。恆馳書相告。因將其論。登於拙著衷中參西錄五期。後因屢治肺病。由經驗而又

軍醫生活記

（廿四）　（余不平）

第五回　更武裝感憤發牢騷　檢藥笈立志圖整頓

武裝套上我身。皮帶跨上我肩。以後再見師長。少不得也像居營長這樣必恭必敬的了。居營長對我說。我們到後邊去看看吧。後邊是花園。叫做棠園。這本來是此地紳士的私邸。師長借住這裏的。再到後邊一看。果然佈置幽雅。可惜時當冬月。無花可看。未免美中不足。巡視一周。才從東邊園門出來。回到將軍府營部。暫且不提。停了兩天。我的武裝也做好了。臂章符號。業已領下。我便卸了便服。穿了武裝。精神倒爲之一振。再想想。我本來是一弱書生。做夢也做不到來當軍醫。徒然爲環境所逼。來幹這番事。不禁百感交集。此時或者我的父母。已經料我在這裏着了武裝了。一陣感觸。不禁淚如雨下。牢騷滿腹。苦無發洩之處。隨即磨了一點墨。提起筆來。寫了一封家信。把我的父親母親。起頭一句便是「你老人家的兒子。已經做了一個軍人了……」這封信寫成寄回。家中接到之後。不知作若何感想。唉。我父親母親空知道我已作軍人。但是一個書生變的軍人。究竟是甚麼樣子。他一定還不知道。不如去拍上兩張照片。寄了回去。

□人人必具之急救常識

（徐祝三）

（縊死）自縊的人。如果四肢尚温。先抱住他的身體。然後慢慢的剪斷繩索。放下之後。要緊握他的頭髮。不可使頭低下。再輕輕撫他胸背肚腹及縊痕。然後施行人工呼吸法使他仰面臥下。稍高他的頭胸部。開口出舌。用布條轉舌。以防舌的縮入。口的閉合。施行的人。跪在他頭的兩旁。用兩手握他的兩肘。上提過頭使空氣入肺。約二秒鐘。放下他臂。緊壓於他胸脥。也約二秒鐘。反覆施行。使他蘇甦能自己呼吸爲止

（溺死）溺水的人。如果胸部還有些温暖。可以用布纏指。挖去嘴裏的泥土。然後把他平坐。俯置他的腹於膝上。用手支持他的額。頭稍反側。使他吐出腹中的水。再用羽毛等物。攪他咽喉。促他呼吸。便能蘇醒。如不見效。再用前法。施行人工呼吸法。

（吞金）誤吞金屬。可用生韭菜少許。搓做一團。囫圇吞下。約越數小時。吞下的韭菜。自能裹金從大便瀉出。或用韭菜牛片。煎鍋中。以軟爲度。取出後。用麻油調拌。把吞金吃下去。靜坐床上。不到一周時。韭菜亦能裹金。從大便裏瀉出。

（中毒）誤食毒物。還沒多時。可用毛羽等物。搔咽喉促他吐出。又可飲多量的微溫水。內加芥末。或食鹽少許。毒物自能吐出。

屬于寒者。加砂仁胡椒各一錢。屬火者。加梔子二錢。搗碎煎服即愈。萬試萬驗。

（5）凡跌破及金瘡出血不止者。用初生小鼠和陳石灰打爛。陰陽瓦上微煨。研細末。埋土中一晝夜。取出敷之即愈。此藥並治血積胃脘。致成噎嗝者。藥甚靈驗。祈同道採用。

□乳巖內消方

（崇明郭志道）

山茹菇乙兩切片胡桃肉五兩共研細末。日服四五次。每次約二三匙。服盡即消。試驗多人均效。

得一方。以治肺病發熱。欬吐膿血者極效。爲其方係散藥。色紅而涼。因名之爲離中丹。以離雖屬火。其中有眞陰也。今將其方詳細錄出。以補論中所未備。

離中丹 治肺病發熱。欬吐膿血。兼治暴發眼疾。紅腫作疼。頭疼齒疼。一切上焦實熱之證。

生石膏細末（二兩）粉甘草細末（六錢）硃砂細末（錢半）共和勻。每服一錢。日再服。熱甚者一次可服錢半。欬嗽甚者。方中加川貝母五錢。欬血多者。加廣三七四錢。大便不實者。將石膏減去一兩。加滑石一兩。用生懷山藥麵熬粥。送服此丹。若陰虛作喘者。亦宜熬山藥粥送服。至於用山藥麵熬粥。自五錢可至一兩。

□癲癇龍虎丸能治癲狂病之新解釋

（江惠民）

癲狂一症。古人有主痰。主火。主肝風。主陽明邪熱諸說。聚訟紛紜。莫衷一是。直至清王清任先生出。謂爲「腦氣與臟腑氣不接。」特立癲狂夢醒湯一方。以攻瘀爲主。著是重重魔障

□痔瘡外敷法

新鮮猫糞塗瘡上。一二日即消。（不論內外痔。效驗異常。）

□爛耳邊方

大力子末一錢紅胭脂粉錢半。梅花冰片二分。三味。共研勻。菜油調敷。二三次後即愈。

□爛皮水疔

此方專供本人皮膚不服膏藥者。于滲有百發百中之功。金頭大蜈蚣（不拘條數。）研極細末

□家犬咬碎方

杉木燒炭存性。加冰片少許。研末。菜油調敷。

。方得迎刃而解。按王先生此論。以今語釋之即循環障礙也。蓋由腦經受絕大刺激。全身靜脈管及頭部毛細血管鬱血所致。血行凝冱能致發狂。傷寒論早已論及。如「太陽病不解。……其人如狂。血自下。下者愈。……宜桃核承氣湯。」「太陽病。……而小便自利。其人如狂者。血證諦也。抵當湯主之。」餘如熱入血室。而致譫言。便血不盡。其人必小有異徵。瘀血之能令人發狂。昭然可見矣。今觀杭州廣濟醫刊阮其煜先生發表以癲癇龍虎丸方治愈癲狂病一則之價值。惜其方解。仍屬虛玄。爰本管見所及。命筆錄之。就正於碩彥。（阮先生原文請參廣濟醫刊。限於篇幅。故不備錄。附註。）

癲癇龍虎丸方

西牛黃三分　巴豆霜三分　水飛神砂一分　白信三分　酌加米粉為丸（此方須依其分量配合不可更動）

惠民按砒之為物在人視之。無不提心吊膽。防其入口。以劇毒故也。觀去歲申報載范鳳源君。所作啖砒記。自述日服亞砒酸鉀五六滴。不十日。容光煥發。精神振足。……惟過服則覺腦脹。且引一農女。因失戀憤而服砒。竟得面顏絳紅。……終為慕美性所驅。過服而殞。……於此片斷觀察。砒足促進血液循環明矣。蓋血液運行。血色素隨之奔集激血管中。設血液豐富。其面容自會絳紅。此理不可泯滅。然癲狂病之起因。由於頭部毛細血管及靜脈鬱血所致。故癲狂夢醒湯中桃仁。以攻瘀為主。故能取效。本方當以白砒為主。砒既能增進血液循環。而用之梅毒。且有清血作用。清血之說。即為疏瘀。所以功同桃仁。試觀乞兒於嚴冬。服砒禦寒。行其求乞之術。即了然矣。蓋血行速。則體溫亦隨之亢進。砒能促血行。故能服之禦寒也。試觀服砒過量之人。必七孔流血而死。緣白砒增進血液循環力頗強。多服血齊奔集入毛細血管。待至量小而血多時。則致頭暈腦脹。（范君曾謂過服則腦脹。）甚至血愈集愈多。血管漲至無可再漲時。血管當致暴裂。血隨外溢。因之七孔流血而亡。此足以證明砒能增加血液循環也。故此方。當以白砒為主。取其增進血液循環。以清解鬱血。輔之巴豆霜。促血下行。制之西牛黃。取其安撫神經。與夫制砒之燥烈。合之水飛神砂。取其鎮靜神經作用也。酌加米粉。恐傷胃氣耳。但此方分量。配合適中。寓不可隨加隨減。此則須注意焉。

慾海明燈

青年與手淫（下）

（周頌堯）

茲舉中外古今窒慾之事數則於下。

伊川先生曰。吾受氣甚薄。三十而浸盛。四十五十而後。今生七十二年矣。校其筋骨。與盛年無損也。又曰人待老而求保生。是猶貧而蓄積。雖勤亦無補矣。張思叔曰。先生豈以受氣之薄。而厚為保生耶。先生默然曰。吾以忘生狗欲為深恥。

蒲傳正知杭州。鄉老李覺來謁。年已百歲。色澤光潤。有問嬰兒。蒲公問攝養之術，李覺曰。某術李簡易。但絕慾早耳。

張翠九十餘。耳聰目明。尙能作畫。人問之。答曰。生平無他能。惟慾心淡。慾事節耳。包宏齋年八十八。拜登樞密。精神強健，首相某意其必有攝養之術。問之。包宏齋曰。予一服丸樂。乃不傳秘方。首某欣然叩之。答曰。幸喫了五十年獨睡丸。蓋三十八歲而即斷慾也。上海名醫丁福保先生曰。絕慾一法。苟能終日熱心於某種學問。或盡力於某項事業。則慾心自淡。若飽食煖衣。逸居無教。言不及義。則情慾之念熾矣。故吾人當以全副精神。專注於正當之學業。朝夕樂此不疲。慾既不生。不必言窒。不必言克制矣。憶余前在北京。教授算學。及生理學。幾及五年。終日忙追無暇。慾念不管一動。此其明證也。或謂禁止性慾。恐於生理有礙。有害身體者。此眞大可笑之言也。試觀古來高僧。終身不近女色。身體甚健。如近時之諦閑印光等。年均七十餘。講經演說。精神充足。又能作數萬字之言論。發表於各種佛教月刊。及週刊。又有中國古時之拳師。精力至老不衰。大都不近女色。近世之科學大家政治大家、有終身不近女色。以成其業。而揚其名者。如嘉富而。如愛迭生等。英國美術大家。戎弗拉氏。過李諸爾言。有與其妻割魚水之歡愛。勉藝術之進步。故吾人又可斷言。制慾與禁慾。實無害於身體也。（完）

本報主筆

楊志一醫士　朱振聲醫士

診例

（甲）特號二元
（乙）門診一元
（丙）出診四元
（丁）膏丸方四元
（戊）急病隨請隨到

隨到隨診　貧病減半　路遠遞加　次日取件

時間　門診上午九時至下午四時止　出診四時以後

診所　上海雲南路會樂里第一弄第一家

電話六三四三九三

掛號處啟

幸福報

鈕儀署

第二二五期

（民國十九年六月十五日）

每份售洋二分

館址上海三馬路雲南路口

廣告價目　每期每格（共計五方寸）五元。均排於新聞之旁。如嵌入新聞中。長期面議。

定報價目　每三日出一張。五個月一元。全年二元。寄費在內。本外埠一律。國外加倍。郵票代現。九五計值。

本期目錄

補報須知

本報為優待讀者起見。自今日起。凡補二百以前各期。每分只收銅元兩枚。以答愛讀本報諸君之雅意。

經驗良方

（郭志道）

□爛皮火丹

北赤豆二錢。綠豆二錢。麵麥粉三錢。川黃柏錢半。蚯蚓粉四錢。（在韭菜田則佳）冰片二分。共研末。香蕉根（俗名水芭蕉）打汁調敷。

□一把捉

此丹未成即消。已成即潰。潰後拔毒生肌。兼治足上一切雜症。奇驗異常。

粉五靈二錢　製乳香一錢　明沒藥一錢　靈磁石五分　蜈蚣一條　丁香三只　蜂房五分　龍衣五分　雄黃一錢　阿魏錢半　月黃錢半

警告——溼溫蠢動矣

（秦丙乙）

霉令已屆。地氣鬱蒸。太陰主令。溼土用事。兼之暑熱之氣。與溼互合。人身本有之溼。與自然界外邪交感。此溼溫症之所由來也。夫溼爲重濁有質之邪。溫乃氤氳無形之氣。溼而兼溫。深伏人體。宜所病之起伏靡定。纏綿可憎矣。古人於溼溫之治。喻以剝繭抽蕉。洵確論也。患者不亟治愈。少則一月。多至三四月不等。致變致危。輒易陷於絕境。其淹纏特性。不徒令病家疾首。即醫家對之。亦罔不厭憎也。

治小兒溫疹兼泄瀉方

（張錫純）

小兒溫疹之證。最忌泄瀉。誠以泄瀉不止。疹毒必內陷也。特是此等證。上焦必多燥熱。用補藥補其泄瀉。則上焦燥熱必益甚。用清藥清其燥熱。則下焦泄瀉必益甚。若欲於一劑之中。補其泄瀉。即以清其燥熱。此誠不易事也。愚臨證四十餘年。曾擬得一方。以治溫疹兼泄瀉者。皆能隨手奏效。至爲穩善。其方曾載於拙著衷中參西錄三期五卷。名曰滋陰宣解湯。今特將其方錄出。並詳錄治驗之案數則。以證明之。

軍醫生活記

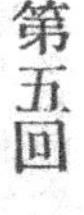

（廿五）

（余不平）

第五回　更武裝感憤發牢騷　檢藥笈立志圖整頓

於是馬上跑到二馬路留芳照相館。去拍了二寸半身的照片。停了兩天。取來一看。拍的倒還清爽。不過我那板板六十四的面孔。好像有人向我借晚飯米的差不多。不知道甚麼道理。人家照相。都有點笑容。爲什麼我的照片。張張都是苦氣望天的。一定是環境使得我這樣罷了。想到這裏。止不住牢騷又上心頭。立即提起筆來。在照片上。寫了四絕句。你道這四絕句是甚麼呢。請看下面。

□自題戎裝小影。

奔走風塵歷盡艱迄窮鮮束汁吞顏從今脫却書生氣吳把丟畯一例看

敎莫愁兮怎莫愁從戎志不在封侯祇緣幸福犧牲盡拚把頭顱換自由

窮時窮運又窮天生不逢辰只自憐誰是英雄誰是懦腰間愧少幾文錢

從戎此日駐淮干家國愁牽夢不安拚把頭顱濡熱血不敎胡馬渡陰山

我這幾首詩寫下之後。再自讀一遍。不禁骨涤涤的眼淚。成串而下。傷心人別有懷抱。大概傷心人的眼眶內。是淚的發行所。特別大減價。特別大放盤的。發行出來。不然。何以如此之不顧血本呢。閒話少說。此時既當了軍醫。要實行負起當軍醫的責任來。（未完）

眼病研究

（姚夢石）（沈仲圭）

淚多目昏說

岐伯曰。心者五臟六腑之主。目者宗脉之所聚也。上液之道。口鼻氣之門戶。故悲哀愁憂則心動。心動則五臟六腑皆搖。搖則宗脈感。宗脈感則液道開。液道開。故涕泣出也。液者所以灌精濡空竅者也。故上液之道則泣。泣不止則液竭。液竭則精不灌。精不灌則目無所見矣。又東垣云。水虧木橫上為溢眼。為眵。為淚。此皆肺之虛。而肝木橫于裏也。

一迎風冷淚

迎風冷淚。水木俱虛。血液不足。寒藥勿使。失治則重。宜早補之。

此症謂見風。則冷淚流。因血液不足。以致竅虛。見邪引邪之患。

河間當歸飲——迎風冷淚目昏沉。河間當歸用四君。官桂陳皮芎芍藥。乾薑歸身北細辛。

冷淚補肝湯——冷淚無醫病在肝。地黃木賊歸青鹽。或用四物防木賊。斟酌相當目始痊。

頭風冷淚芎朮湯——頭風冷淚莫補肝。芎朮白芷菊細煎。

一迎風熱淚

迎風熱泪出。肝虛欲火來。水中起伏沉。久則成內災。

此症不論何時何風。見之則流熱淚。乃肝胆腎水津液不足。故竅虛不密。而風邪引出淚也。中有伏火。

羚羊角飲——迎風熱淚悶懨懨。羚羊角散菊車前。梔子玄參苓羌活。細辛蔞仁胡黃連。

川芎茶調散——熱淚眼弦風濕爛。點用石膏清涼散。荊防薄羌芎甘菊。石决木賊石膏良。

冰片二分　射香一分　研細末聽用

癬瘡方　紅癬用紅糖。白癬用白糖。擦患處。屢試屢驗。

鼻癬方　柿子或柿餅常服可愈。因此物能清肺火之故。

急救冷痲痧法　冷痲痧症。危在旦夕。若治之無法。最易誤人性命。去夏永盛機廠。小工患此症。用此法救活多人。

生芋刮去皮　生食。味甘而美。是冷痲痧。食至味辣則症愈矣。

□瘧疾驗方　沈仲圭

嘗閱廣濟醫刊。載瘧疾方。用砒霜一錢。菉荳粉一兩。以麵糊和丸。如菉豆大。每服五丸至七丸。一次即愈。重者再服

滋陰宣解湯

生懷山藥（一兩）滑石（一兩）生杭芍（六錢）甘草（三錢）連翹（三錢）蟬退（二錢）煎湯一大盅。分三次徐徐溫飲下。

天津日租界張姓幼童。年六歲季春出疹三日。周身甚秘。心中煩燥喘息迫促。渴嗜飲水。手撫其胸。熱可烙手。脈象亦甚有力。大便則一日夜。滑瀉四五次。其小便則赤澀不利。投以滋陰宣解湯。俾其分數次徐徐溫飲下。翌日視之。大便滑瀉即止。而熱猶不退。遂於原方中加生石膏二兩。煎湯兩大盅。分多次徐徐溫飲下。一次止飲一大口。防寒凉侵下焦也。翌日又視之。大熱已退。診其脈仍有餘熱。其心中似有騷擾不安之意。遂又用玄參兩半。連翹蟬退各錢半。煎湯一大盅。分兩次服。每次送安宮牛黃丸半粒。遂全愈。

天津南門西。沈家臺楊姓幼子。年四歲。於孟夏中旬出疹。頭面前胸皆甚秘。周身灼熱異常。閉目昏昏。時作譫語。氣息頗粗。其唇乾裂紫黑。上多凝血。脈象數而有力。大便不實。每日溏瀉兩三次。投以滋陰宣解湯。加生石膏一兩。煎湯一大盅。分多次徐徐溫飲下。翌日視之。大熱已退。精神已復。自服

。無不瘳者。惟愈後宜忌米飲。據云其邑某富戶。施送此藥。迄今三世。名聞遐邇。濟人無算。　圭按砒石燥痰（丹溪云。無濕不成痰。無痰不成瘧。故治瘧首當祛痰。）截瘧。諸家本草。原有明文。惟性熱而毒。故佐以菉豆之甘寒解毒且菉豆之量。十倍於砒。每服又祇五七丸。自無中毒之虞。孜瘧之病源。係麻拉利亞原蟲。侵入血液。孳乳為害。惟砒與桂能殄滅之。故六〇六及金鷄納。為本病之特効藥。此丸以砒為主。猶西醫注射六〇六也。揆諸病理。既無扞格。施之臨牀。自顯殊功。

藥後。大便又溏瀉一次。惟不能穩睡。其心中似有難受之意。遂將方中滑石生石膏各減半。煎湯一大盅。分兩次服。每次送安宮牛黃丸半丸。遂全愈。天津南門外蜜家大橋。馬姓幼女。年四歲。於孟夏上旬出疹。喘息甚粗。鼻翅煽動。周身壯熱。渴嗜飲水。其唇乾裂出血。脈象洪滑異常。為開白虎湯。加連翹蟬退。方中生石膏用二兩。煎湯兩盅。分三次溫飲下。翌日視之。其熱不退。遂將方中生石膏改用三兩。煎湯兩大盅。俾分數次。徐徐溫飲下。又翌日視之。其熱已退強半。而大便自飲藥後。溏瀉兩次。診其脈仍有力。遂改用滋陰宣解湯。服一劑。溏瀉即愈。然仍有餘熱未淨。遂於原方中。再加生石膏六錢。煎服一劑。熱遂盡消。統觀右所載三案。醫界同人。必有譏愚好用生石膏者不知石膏原係硫養輕鈣化合。陰中有陽。凉而能散。故神農本經。謂其微寒。非多用不能奏効。所最忌者煅用耳。煅之則性同鹵水。可點豆腐且可作洋灰。用至六七錢。即可誤人性命。慎之慎之。

（楊舒榮）

試病法二則

（一）試疔瘡法

凡頭面突起硬塊。紅腫痠木。令嚼生黃荳。或飲荳油。如氣香味甘肥而不作嘔者。或捉蜘蛛一只置瘡上。如蜘蛛鉗咬不放而不逃避者。乃係真確火毒疔瘡。可按法施治。間有風熱竊襲皮膚。亦起硬塊。麻癢如疔。設不審確。貿然下弔。則藥重病輕。反致僨事。可不慎哉。

（舒按蜘蛛有毒。遇火毒之疔。如電吸般咬牢不放。（物理作用。）吸取毒邪。吸飽自墮。再換。以不咬為度。則疔自愈矣。（須揀捉大蜘蛛。則吸取力強。）此以毒攻毒亦屬療疔之妙法。可匹美壁虎之瘰毒瘰癧也。）

（二）試絞腸痧法

凡夏令之霍亂為害。令人有談虎色變之概。然則有吐有瀉之霍亂。定中州。分清濁。不難而瘥。且有一種乾霍亂。俗名絞腸痧。更厲害。上不得吐。下不得瀉。嘔噁煩寃。腹痛如絞。有二十四小內畢命之能性。極宜早治。如始見腹痛。令嚼刮白生芋艿。不厭生醒氣而味甘者是為絞腸痧可審其因而早治之。（其因有因寒因暑因穢邪因積滯急救莫如鹽湯探吐最妙外治刮法）

慾海明燈

婦女遺精

世人僅知男子有遺精病。不知女子亦有此病也。惟女子患此者。往往諱莫如深。隱忍不言。每致輕病轉重。重病轉危。凡婦女羸瘦虛竭者。多因患此所致也。嘗考金匱有曰。脈得諸芤動微緊。男子失精。女子夢交。此以夢交與失精同言。蓋即指女子夢中遺精之病也。余嘗診得女子之脈。有芤動微緊者。婉轉盤問。果患遺精。仿男子遺精之治法。投以三才封髓丹。滋陰降火湯等藥劑。則羸瘦者漸見豐肥。虛竭者漸見康強。不問而知其病已愈矣。惟世之婦女患此者。安得盡由我治。不治而危。予甚憫之。因思一法。每日清晨用帶心連皮之蓮子七粒。炒研為末。鹽湯送下。臨臥時用手摩擦左右足心各四十九次。屏絕一切思想。靜心側臥。日日如此行之。一月之後。自然病愈而身強矣。此法簡而有效。病者觀此。即可自療。俾不致失治而遺大患也。

（王慎軒）

幸福報

紹儀署

第二二六期

（民國十九年六月十八日）

◀每份售洋二分▶

館址上海三馬路雲南路口

定報價目

每三日出一張。五個月一元。全年二元。寄費在內。本外埠一律。國外加倍。郵票代現九五計值。

本期目錄

□經驗良方

□火燒水燙方（郭志道）

火燒。水燙。用之極有效驗。重傷亦不過三日內痊愈。即以赤砂糖瓦上煆。研末。菜油調敷。

□羊毛針痛

羊毛針痛。方書少見。胸腹板痛。難堪。此法驗過多人。原梁燒酒四兩。燈草七圓。以燒酒隔水燒熱。不令其冷。燈草置于酒內。先取一圓。放在胸腹痛處。用手圓轉。草冷更換。如此輪流酒盡痛止。其毛入燈草內。後後永不再痛。

□瘰癧方

□霍亂之中西治法

（李健頤）

人在氣交之中。日受暑氣。夜感寒冷。胃失倉廩之權。腸之收盛之職。寒熱之氣。擾亂中宮。中土不安。胃之神經受反應之感。遂爲吐瀉。王孟英治霍亂分寒熱二種。寒用理中爲主。熱用連芩爲君。然寒熱二症。用藥大相懸殊。苟有差錯。立致憤事。因之醫生遇有此症發生。愴惶之間。每每先受其亂。用藥多所不及者何也。蓋以無實驗之良方故也。余以是專心研究。兼以閱歷多年。深知霍亂一症是由寒暑二氣。擾亂其中。並非純熱純寒之症。用藥宜寒熱兼配。庶著捷效。鄙人發明用。半夏薑沙芩連乾薑吳萸蘆根天冬滑石竹茹薴瀉佩蘭葉黃土水淡鹽水各半合煎。如吐瀉甚者。用西藥沙羅Salol。單寧酸 Acidum Tannicum。次硝酸蒼鉛 Bismuthi Subnitras。各一厘。調和共均作六包。每服一包。服後再服前藥一杯。隔一分鐘再服。服至一點鐘。其吐卽止。如口渴甚者。宜與淡鹽湯。切不可服米湯。因恐米湯有助火之害。去年平潭霍亂盛行。余以此法救治多人。功著昭彰。特錄登醫報。以廣流傳。

軍醫生活記

（廿六）（余不平）

第五回 更武裝感憤發牢騷 檢藥笈立志圖整頓

便將前任醫官燕炳章留下藥笈和藥箱。打開來一看。我簡直大失所望。統共計算。藥品只有三十餘種。不過阿司必林。蘇打明片。鎂礦養石炭酸。碘酒等品。貴重藥品。一點都沒有。器械有多少呢。把你一嚇一個倒栽葱。一把外科刀。一把鉗子。一把剪子。兩根探針。而已矣。把我老爺弄昏了。這樣糊裏糊塗。就是有了一個極普通的搶彈傷。也沒有辦法了。這樣糊裏糊塗。軍醫的能事。就算畢了嗎。怪不得昨天聽到營黨部幹事高天祥說窮書記。窩軍需。郎不郎當是軍醫。」原來當軍醫。在軍隊中。是惹人看不起的。再想想軍醫這樣糊裏糊塗。怪不得去年我們在城內開醫院時。軍隊過境。有病都到我們那裏去醫治。唉。倒霉倒霉。我早曉得軍醫。是這樣當的。打死我三根。也不願意當。但是已經來了。難道還走了嗎。再想想。我把我的良心拿出來。整頓整頓。去到軍醫處處長那裏交涉交涉。把藥品器械增加一點。千不講究。萬不講究。都要把普通用的。備個大差不差。於是將此種情形。報告居營長。居營長說。你弄個呈文給處長。請他補發吧。我便弄了一個呈文。派傳令兵送過去。停了兩天。我再到軍醫處去問問。那位陳司藥說。處長到上海去購藥了。

眼病研究 （姚夢石）

三 無時冷淚

無時冷淚。水木俱傷。此幽陰之深患。其爲病也非常。然斯疾每出不意。非青盲兮即內障。

此症只是時常流出冷淚。久則昏渺。乃精血衰之人。及悲泣久鬱婦人。肝氣漸弱。腎水不足。幽陰已甚。

菊花丸——甘菊巴戟抱杞蓉。煉蜜如丸青鹽送。

清金飲——左歸飲——歸芪六君合生脈

四 無時熱淚

無時熱淚。其禍幽微。此損耗中有伏火。乃不足之有餘。服涼寒則傷汁損血。服熱藥則血瘀難舒。當以意中求取補益。當而消治。

此症只是熱淚。無時而常流也。蓋肝膽腎水耗。而陰精虧滋。及勞心竭力。過慮深思。動火傷汁。

當歸飲子——熱淚頻頻無時傾。緣因過慮與勞心。黃芩甘芍柴胡滑。錦紋人參當歸飲。

熱淚洗心湯——熱淚紅腫病在心。芩連夏蚿地梔荊。

治熱泪如糊。粘上下臉皮。有紅有腫。閉不見日。夜見燈花。泪即湧出。病在心也。

眵淚瀉肝湯——眵淚腎紅屬肺金。桑芎夏麥梔贼葶。

治眵淚如糊。粘兩眼弦。赤腫而疼。且生胬肉。病在肺也。

鮮地鱉蟲陳苋花（在屋上隔年則佳）苋上煆存性。與地鱉蟲搗爛。用膏藥貼上。未潰即消。已潰即斂。此方黃樹桂先生抄與宗伯。郭峻峨。峻峨係無錫國學專修館。畢業生。患瘰癧多年已潰。遍延名醫乏效。其師唐文治先生。勸入滬上著名某西醫院。醫治乏效。得此方後半月即愈。

□幼科驗方一束 楊野鶴

1.小兒鎖喉風方

用芙蓉葉搗汁。煮雞蛋。搗爛。貼顖門肚臍兩處。即愈。

2.小兒驚死方

（一）用韭菜搗汁灌鼻中。劇者灌兩耳。（二）伏龍肝爲末。吹鼻中。（三）皂角

□預防時疫佩帶驗方 （徐祝三）

上年秋間過旱。冬天太冷。雨雪又太多。天時不正。恐今年夏季。時疫必盛。此證初起。都惡寒身熱。旋即神識昏迷。或頭痛。或項強。種種不一。有一二日而死者。有五六日而死者。互相傳染。極爲可畏。鄙人悉心研究。已病者果有治法。未病者。思有以預防之。可以不致傳染。望各界照方合藥。人人佩帶。時時以此藥嗅之。則自無傳染之患。并希慎起居。節飲食。注意衛生之道爲要。附方

牙皂一錢 細辛一錢 辰砂一錢 公丁香一錢 麝香一分 山奈一錢 甘松一錢 貫仲一錢 天麻一錢 雄黃一錢 丹參一錢 虎頭骨一錢 廣木香一錢 降香一錢 蒼朮一錢 冰片五分

右藥研末。每人用藥二錢。裝於布袋內。佩帶身上。時時持身鼻間嗅之。孕婦則忌。

末如豆大。吹鼻中。嚏即醒。

3.小兒聲啞方

用甘草。薄荷。各五分。桔梗。麥冬。各一錢。清水煎服。或以蝦膜膽汁點舌上。

4.小兒遍身魚泡方

小兒初生。徧體狀如魚泡。碎則成水者。宜用密陀僧研細乾摻。內服蘇合香丸。

5.小兒遺溺方

此證多由胎中受寒所致。宜補骨脂砂研。臨臥時紅酒調服

（未完）

治下焦寒凉泄瀉及五更瀉方

（張錫純）

下焦寒涼泄瀉。及五更瀉者。皆係命門相火虛衰。確能補助相火之藥。莫如硫黃。且莫如生硫黃。因其爲石質之藥。沈重下達。且不經水煮火煉。則其熱力全也。（硫黃無毒。其毒即其熱。故可生用）然愚向用硫黃治寒瀉證。效者固多。間有服之瀉更甚者。因思本草。原謂其能使大便潤。小便長。豈以其能潤大便。即可作泄瀉乎。後閱西人藥性書。硫黃原列於輕瀉藥中。乃知其服後間作瀉者。無足怪也。且其所謂輕瀉者。與中說所謂大便潤者。原相通也。於斯再用硫黃時。遂於石質藥中。擇一性溫。且饒有收澀之力者佐之。即無斯弊。且但熱下焦。而性不僭上。勝於但知用桂附者遠矣。若於方中再少加辛香之品。引其溫煖之力。以入奇經。更可治女子血海虛寒不孕。因其善補助下焦相火。用之屢奏效。且治女子因寒不孕。亦屢次奏效。遂名之爲坎中丹。以坎雖屬水。而其中有眞陽也。爰錄其方於左。以備醫界採用。

（未完）

怪病之一斑

（姚夢石）

一腹中有物作聲。隨人語言。名應聲蟲。用板藍汁一盞。連服五次。或服雷丸亦效。

一腹內有聲。如蝦蟆。手按暫止。此驚風內襲。鎮驚硃砂丸。車前草湯下。

一腹中如鐵石。臍中水出。變如虫行。繞身匝喙。癢痛難忍。撥掃不盡。濃煎蒼朮湯浴之。仍以蒼朮末入麝香少許。水調服。

一小腹有塊。直衝胸膈。叫號厥三起二倒。氣平如故。止覺筋鞭。此名橫梁疝。女子患此最多。破故紙一斤黑芝麻二斤拌炒篩去。芝麻不用。單將故紙磨末酒丸。每服三錢開水下

一大腸頭出寸餘。痛楚不堪。退落又出。名截腸。腸盡不治。初截寸餘。即用芝麻油盛之。以臀坐之。自入。飲大麻子油數升

一大腸虫出不斷。斷則復生。行坐不得。鶴虱草爲末水調五錢服

（未完）

慾海明燈

答馬善徵君問

（朱涼月）

（問）時人辨別女子貞操之眼光。每以處女膜為標準。但深藏于隱。未能卒而即知。且每有手淫及運動擦損者。似未足為憑。又有以臀部澎大及狹小為標準者。然實驗之。亦有未足信者。又以眉毛之豎倒為驗。亦未足信。西醫用驗血之法。未知能辨別出否。尚祈先生一一示知為荷。定戶馬善徵上（住丹陽東河路）

（答）辨別女子之貞操。除『處女膜』『臀部』『眉毛』之外。西醫有驗血一法。可以辨別。然據一般為西醫者言。此法亦不能確實證明其有效。然則辨別女子貞操問題。將因時代的變遷。（如運動之類）而不能有確實之證明歟。是則女子更將肆無忌憚。而視桑間濮上如兒戲矣。嗚呼。此道德之所以日下。人心之所以不古也。今將可靠之辨別女子貞操法二則。介紹於後。俾世之蕩婦。亦稍可斂跡也。

（一）喉管放大　凡已破身之女子。其喉管必較未破身者略大。試驗時。可以線一根。圍其頸。如未破身時放長為一尺者。則破身後。必有一尺零五分。或二三分不等。因喉管與生殖器有連帶關係之故。此乃生理上之辨別法也。

（二）目珠下視　凡處女初次接觸。其目珠往往下視。此無他。羞恥故也。孟子曰。凡羞惡之心。人皆有之。而以女子為甚。以處女為尤甚。世未有處女初次接觸。不羞恥者也。否則處女亦不成處女矣。此乃羞恥上之辨別法也。

雖然。第二條所云。乃指舊派女子而論。若近日新派女子。未婚夫婦。朝夕共處。卿卿我我。恩愛非常。早無羞恥之可言。更無下視之必要。此所以不可一概而論也。

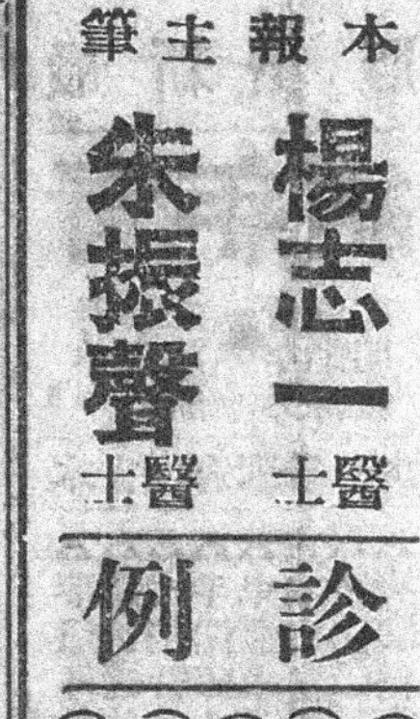

本報主筆

楊志一醫士

朱振聲醫士

診例

（甲）特號二元
（乙）門診一元
（丙）出診四元
（丁）膏丸方四元
（戊）急病隨請隨到

隨到隨診　貧病減半　路遠遞加　次日取件

時間　門診上午九時至下午四時止　出診四時以後

診所　上海雲南路會樂里第一弄第一家

電話六三四九三

掛號處啟

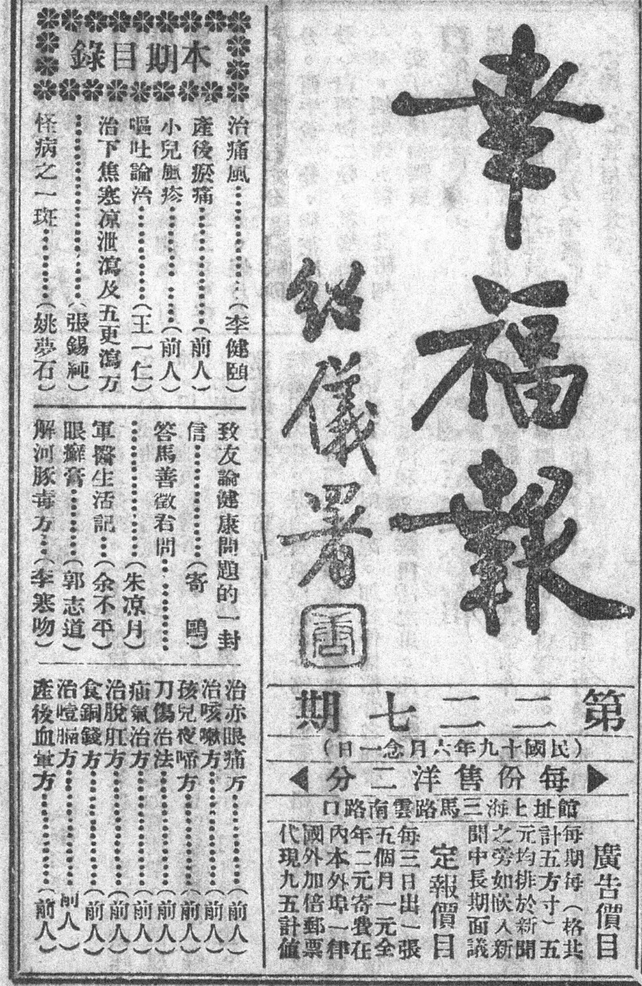

幸福報

紹儀署

第二二七期

（民國十九年六月念一日）

◀每份售洋二分▶

館址上海三馬路雲南路口

廣告價目　每期每格（共計五方寸）五元均排於新聞之旁如欲入新聞中長期面議

定報價目　每三日出一張五個月一元全年二元寄費在內本外埠一律國外加倍郵票代現九五計值

本期目錄

經驗良方

眼癬膏（郭志道）

眼癬一症。係眼皮紅爛也。用此膏斂于眼皮上。二三日可痊愈。方用熊胆凡三分。熊月石三分。製甘石六分。飛硃砂一分。西牛黃一分。梅花冰片一分。白薺粉二分。杜盛興麝香一分。蜈蚣頭九個。共研細末。雞子黃燒油調敷。

解河豚毒方（李寒吻）

悞食河豚者。宜急用蘆根一二斤。搗成汁服下。立見効。

治赤眼痛方（李寒吻）

患赤眼者。宜用生大黃三錢。

治痛風（李健頤）

痛風。古謂之痛痺。一名歷節風。症狀短氣自汗。頭汗。欲吐。手指攣曲。身體瘣瘰。其腫如脫。至推落如有所掣。不能屈伸。用生地黃黃耆各五錢。海風藤錢半。黑穭豆四錢。羌活一錢。北秦艽錢半。生杜仲二錢。另以猪脚蹄半斤。同前藥蒸食。連食四五次。其痛立止。

按痛風之症。是由於血液枯涸。筋失涵養。絡脈受風濕之刺戟。影响於神經。而作痛也。用生地黃耆穭豆。生液養筋。風藤羌活秦艽。疏風去濕。加杜仲補筋骨之靭帶。猪脚潤骨骼之枯濇。使其流利。而無阻滯之患。此方配製玄妙。功效最著。

產後瘀痛（李健頤）

用蒲黃靈脂。川芎當歸。乳香木香。元胡丹參。各等分。清水煎空心溫服。其瘀立消。其痛立止。

按此方。即芎歸失笑散。加乳木丹參。元胡。化瘀積而兼止痛也。

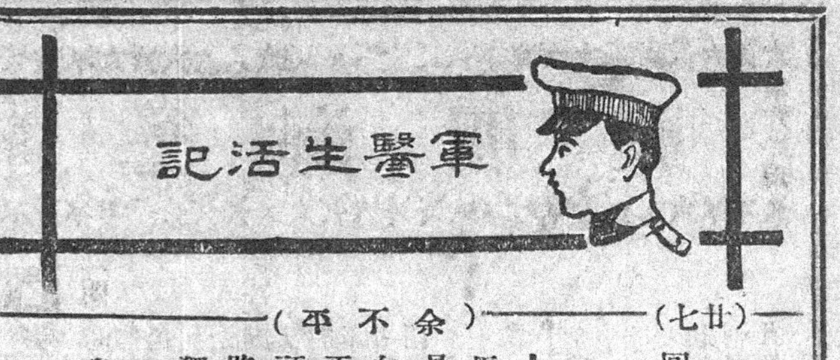

（廿七）　（余不平）

第五回　更武裝感憤發牢騷　檢藥笈立志圖整頓

回來定然照發。這話按下不認。第二天。那天天氣很好。居營長便打了一個電話。到砲兵營。請席連長來。不一刻席連長來了。居營長便約我一同去騎馬。便派勤務兵關囑馬夫背馬。我也很是高興。停了一刻。三人一同上馬。向西直去。拐灣由棠園東邊向北。正在小跑之時。我忽然馬失前蹄。幾乎墜馬。忙打鞍上跨下來。得馬牽起。復又騎上去。原來是天暖化凍的關係。地上太滑。所以馬失前蹄。一直頂到淮河邊。折而向西。走過淮河鐵橋下。再看那鐵橋。長有二里。上有火車軌道。便是平浦鐵路。工程浩大。壯麗無匹。不禁胸襟為之一擴。隨從鉄橋南橋頭下。穿過橋西。繞上岸去。由鉄路西。荒埆上。打馬向南。直奔二馬路而去。不到幾分鐘。已到二馬路。折而向東。三匹馬魚貫而下。得得獨獨。沿途守崗士兵和警察。都舉槍立正。以示敬禮。我們在馬上。也一一答禮。復又轉灣向大馬路將軍府營部裏去。到門口下馬。才進內休息。

★ ★ ★ ★ ★

致友論『健康問題』的一封信

健康問題

崇志女士……

昨日接着你的回信。展讀了又激破了我的話囊。診餘無俚。對於『健康問題』上談幾句話。不知你樂聞嗎？

欲解決『健康問題』須先解決衰弱的原因。及遘疾的緣來。進研古今人們的生理。總知現今人們個個免不了生病的機會。總知現今人們應求。『醫藥常識』的急要。具有『醫藥常識』纔能戰勝。驅除病魔。免了衰弱。那『健康問題』不難而解決了！如不厭煩瑣。聽我慢慢地道來：

上古時代的人們。居的是巢樹穴土。衣的是樹葉獸皮。食的是生果生肉。所做的工作是游獵。日出而起。日入而睡。清靜虛懷的休息。適值自然的生理。鍛鍊筋骨堅強。腠理緻密。臟腑安堵。抵禦疾病的機能完固無虧。所以上古的人們。健康的多。衰弱的少。修壽的多。短夭的少。自從過去了與獸戰時代以後。發明了宮室避風雨。衣裳禦寒冷。舟車代勞力。生食轉變火食。物質進化文明了。人們的七情六欲也進程了。固有的精力逐漸退化了。健康的勁敵—病魔。乘此遏虐了。人們的壽算統計逐漸低降了。降至現今二十世紀。

煎成濃汁服下。即愈。

□治咳嗽方（李寒吻）

患咳嗽者。宜用枇杷露代茶。有奇效。

□孩兒夜啼方（李寒吻）

凡有孩之家。小孩夜啼不止者。宜用直犀黃硃砂五厘研和塗于小孩舌上。可止。

□刀傷治法（李寒吻）

慢中刀傷。因而出血者。急用桂圓肉研末塗傷處立止。

□疝氣治方（李寒吻）

患疝氣者。可用荔枝核研爲末。每服二錢。和以黃酒服下。數次即愈。

□小兒風疹（李健頤）

小兒患風疹。肢膚烘熱。口渴面赤。一二日後。皮膚即發紅點。如蚊咬。閩人以形如蚊迹。因名出蚊。宜用銀花連翹杭甘菊蟬退葛根麥冬枇杷葉杏仁紫草等煎湯常服。自可奏功。按銀翹麥冬。清熱解毒。葛根蟬退。透表解毒。枇杷葉杏仁。清肺。紫草涼血。此爲托表解毒涼血之聖藥。故治風疹最有神效也。

□嘔吐論治（一）（王一仁）

□熱嘔吐

病因 陽明有熱。火勢炎上。胃氣不能下降。每多嘔吐。或因肝胆有火。風陽上亢。金不能平木所致。

診斷 凡嘔吐者。食入則吐。不能傾刻停留。發熱口渴。苦黃脈滑數。即胃熱之嘔。若吞酸嘔嘈。口苦咽乾。頭目昏眩。脈弦數。此爲肝陽上亢之嘔。

傳變 胃熱氣升而不愈。煩躁不眠。口臭氣粗。漸至昏厥。肝

治脫肛方（李寒吻）

患脫肛者。用蟬衣焙黃爲末。搽之立愈。

食銅錢方（李寒吻）

偶有不愼。將銅錢吞下。宜用荸薺一斤食下。（連皮吃）一日後卽可與大便同下。

治噎膈方（李寒吻）

患噎膈者。宜用生鷄血飲之。數次卽癒。

產後血暈方（李寒吻）

婦人產後血暈者。急用半夏研末。吹入鼻孔內。立効。

用藥　熱嘔苦。心煩太息。臥驚。溲熱赤。嘔本氣逆。忌下。唯食不能入食入卽吐者。宜大黃甘草湯。瀉火緩中。若肝陽上亢。吞酸而嘔者。宜白芍金鈴延胡青黛烏梅竹茹。香附及左金丸等。

調理　胃熱服前藥嘔止後。宜養胃陰。如川石斛花粉麥冬沙參蘆根之類。肝陽亢者。宜潛陽鎮風。如石決玳瑁片白芍桑菊之類。

治下焦寒涼泄瀉及五更瀉方（張錫純）

坎中丹　治腎經虛寒。相火衰微。大便常作泄瀉。或每日五更時泄瀉。幷治一切下焦虛寒之證。至女子血海虛寒不孕。用之亦有殊效。

硫黃純黃色者研細（一兩）赤石脂研細（一兩）二末和勻。每服五分。食前服。一日服兩次。不知則漸漸加多。以服後移時。微覺溫煖爲度。若治女子血海虛寒不孕者。宜於方中。加炒熟小茴香末二錢。

或問五更瀉證。雖一日大便止此一次。久則身體必然虛損。其故何也。答曰。人身之氣化。與天地同。一日之陽氣生於子。是以人當夜半之時。身中之陽氣。卽由腎徐徐上升。至五更寅時。乃三陽出土之時。腎中上升之陽。已達於中焦。乃因陽微力弱。不能透過中焦。遂復轉而下降。以成五更泄瀉。夫人身之氣化。原當朝升暮降。以隨天地氣化之自然。而後臟腑調和無病。非然者則臟腑中之氣化。上下不能相濟。其人將何以堪乎。是則五更瀉證。原爲緊要之證。而不可不急爲治愈也。

本報特聘

徐元誥大律師爲常年法律顧問　事務所北京路三十二號　電話一〇八四一號

羅家衡大律師爲常年法律顧問　事務所北京路六十四號　電話中央八九四六號

風流小病（秋）

世上惟有少年人最快活。年紀既輕。面目又麗。水也搯得出的肌膚。再配上幾件時髦的衣服。逛逛馬路。白相堂子。其樂無窮。然而樂極每易生悲。因此有的患遺精。有的患白濁。時有所聞。本館代售的遺精敵（專治遺精）白濁丸（專治白濁）都是對症的靈藥。

怪病之一斑（姚夢石）

一　少腹脹滿如孕。面色青黃。飲食如故。發則如癲。蓋蛟龍游於水邊菜上。誤食而病。以寒食餳五合。服之數劑。當吐出似蛟龍狀物。

一　好喫生米成癖。不得米則吐清水。得卽止。久能斃人。白米五合。雞屎一升炒焦爲末。水一升。頓服。取吐米汁或白沫。

一　頭腦鳴響。狀如虫蛀。名天白蟻。以茶子爲末吹鼻。

一　耳內忽大痛。如有虫在內奔走。或血水流出。痛不可忍。蛇蛻皮燒存性爲末吹耳。

一　胸間二旁。生紅白瘰癧。浸淫疹痒。每處日長一條。連生十餘箇。名曰籠珠倒掛。久則殺人。取簷口端午日所掛之刀茅。連根葉切碎。煅末香油調搽五六次。

一　灸後痂落。瘡內肉片。形如蝶形。痛不可忍。是血肉俱熱。大黃朴硝各半兩爲末。飛水調微利愈。

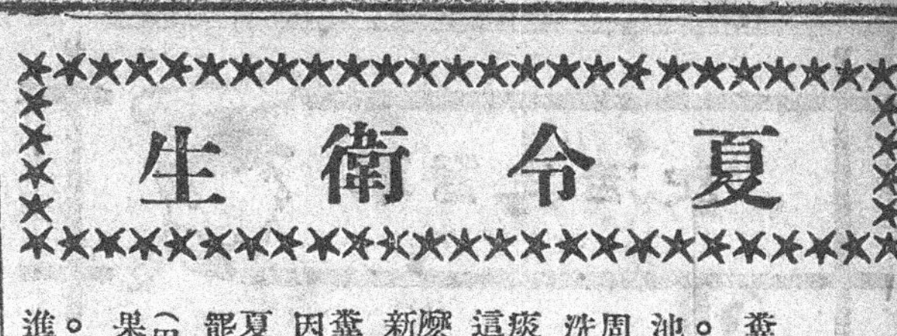

夏令衛生

夏令衛生法

（王庚）

（一）夏令的飲食物

糞便到井中或河中的機會。可謂多極了。我們吃了這種水。（指沒有沸過的
。）那麼水中的糞便。也就順便到我們胃腸中。
池塘的水。因爲不流通。比較河水井水。更爲危險！作者時常看見一池塘的
周圍。同時有四五個人。利用那裏面水；有人在那裏洗糞便桶。有人在那裏
洗米洗菜。有人在那裏洗。幾十年沒有用過。污穢不堪的器具。有人在那裏洗
痰盂。還有人在那裏取水以爲飲料。這類情形。我們在鄉間時常看見。唉！
這是再危險沒有了。鄉間患起流行病來。動輒一村的人。死亡殆盡。這是什
麼緣故？諸君諒可猜想而知了。

新鮮的蔬菜。都是用糞便做肥料的。所以無論那一種蔬菜裏面都含有少許的糞便。苟洗滌不潔或烹煮不熟。裏面的病菌。仍然活著。吃入胃腸內。疾病因之發生。

夏季的果實類。是很盛的。可以說無論那一個人。都要吃的。不過多少之別罷了。但是苟不留心。吃果實所得的益處。萬不敵他的害處。舉例以證之；

（甲）賣果實的人。是沒有衛生智識的。是不懂什麼傳染病的。他把採下來的果實。用水洗一下。這是極平常的事。但是他洗的水決不是可靠的清潔的水。這是可斷言的。我們吃他的果實。苟不留心。則不清潔的水。也必順便吃進去。爲各種疾病的媒介。

本報主筆

朱振聲醫士

楊志一醫士

診例

（甲）特號二元
（乙）門診一元
（丙）出診四元
（丁）膏丸方四元
（戊）急病隨請隨到

隨到隨診 貧病減半 路遠遞加 次日取件

時間：門診上午九時至下午四時止 出診下午四時以後

所診：上海雲南路會樂里第一弄第一家

電話六三四九三

掛號處啓

幸福報

鈕儀署

第二二八期

（民國十九年六月念四日）

◀每份售洋二分▶

館址上海三馬路雲南路口

廣告價目：每期每格（共五方寸）計五元。均排於新聞之中。如嵌於新聞之旁。長期而入議

定報價目：每三日出一張。全年五個月一元。在本埠寄費一律二元。外國外加一倍。郵票代現九五計值

本期目錄

征忡之研究……（謝彬如）
睪丸偏腫……（李健頤）
腹中塞痛……（前人）
湯火燙爛……（前人）
嘔吐論治……（王一仁）
怪病之一斑……（姚夢石）
夏令衛生法……（王庚）
軍醫生活記……（余不平）
致友論健康問題的一封信……（寄鷗）
鵝掌瘋……（楊培賢）
咽喉腫痛……（前人）
腋下狐臭……（前人）
體弱遺精……（前人）
胃氣痛……（況洪貴）
肺癰……（吳去疾）

百病祕方

本書專載古今來不傳祕方。名貴非常。每冊定價五角。特價四角。如聲明由本報介紹者。減收大洋三角二分。以示優待。

幸福 五七

□經驗良方

□鵝掌瘋　（楊培賢）

余病此五年。百藥罔效。後經友人告以糠油治法。兼去皮膚堅梗。試用極驗。半月而愈。將（取糠油法）用大碗一隻。將紙緊糊碗口。取針於紙上刺孔。刺後舖以細糠。約二三寸厚。再取燒燃炭火。於糠面緩緩燃之。即有糠油。滲入碗內。但炭火離紙須有二三分光景。不可將紙燒破。取此糠油。時時擦手。有特效云。

□咽喉腫痛　（楊培賢）

用燕子窩泥。加雄黃少許。同

□怔忡之研究

（謝彬如）

怔忡者。心跳震動。驚恐怵惕是也。蓋心爲一身之主。又爲生血之藏。七情六慾。無不由於心。五臟六腑無不係乎心。景岳血症論曰。心生血。肝藏血。脾統血。心臟之血最不可傷也。一有所傷。則心不下交於腎。濁火亂其神明。腎不上交於心。精氣伏而不用。火居上則因而爲痰。水居下則因而生躁。甯靜之本質。反爲紛擾所驅使。心陽不藏。心神不守。怔忡心悸。所自來矣。然怔忡心悸。其病雖雜。其原則一。或由思慮鬱結而神傷。或因喜樂太過而神散。或因驚恐失常而神怯。或因意志煩躁而神不甯。此皆未事而先意將迎。既去而尚多留戀。無時不在憂慮之中。而此心無復有坦蕩之日。心無血養。安得甯靜。譬之如魚失水則躍。心之跳動不安。彷彿似之。其思慮鬱結者。逍遙散主之。或歸脾湯。喜樂大過者。養心湯。或定志丸。驚恐失常者。天王補心丹。或安神丸。或七福飲。其意志煩躁者。清心丸。或洋參麥冬湯。至于心腎不交而不臥。神明不充而健忘。與汗吐下後。正氣虛而心悸不得臥者。皆爲心血不

軍醫生活記

（廿八）　（余不平）

第六回　冒朔風走馬過南山　循鐵路偕侶游東嶺

當下我便回到醫務所內。想想也覺好笑。不會騎馬。幾乎在稠人廣衆之中。弄了一個昭君和番。被別人看見。眞要笑煞了。這樣程度幼稚。也不配我去騎馬。再想想。從前武人俠士。有空手入白刃的奇技。也是一天一天練習出來的。區區騎馬的一點技能。那有學不上的呢。滿洲在未入關以前。不論男女。都要會騎馬射箭。到了入關以後。安富尊榮。養成習慣。再到了失國的時候。多少做官的。連馬都不能騎。所以應當亡國。像我這樣不會騎馬。但是還是青年。自信我很有决心。沒有學不好的。所以這樣一想。非要學上不可。決定每天學他一點鐘。以期鍛鍊體魄。從此以後。每天有了空閒的時候。都要騎馬一二小時。久而久之。也就有了進步了。過了兩天。席連長和營黨部高幹事天祥。約我騎馬去到南山大操場。我也欣然隨了他們。跨上了馬。一直向西。走過天橋。折而向南。直奔蚌山東脚下。一穿而過。那座蚌山。雖然不甚高大。但登臨其上。也可俯視蚌埠全市。不過是一座荒山。無風景可言。未免掃興。再向南去。不到一刻。便是南山大操場。一望皆爲平原。時當冬令。枯草滿地。作金黃色。那天濶風正大。寒冷刺骨。兩手幾於凍硬。

健康問題

致友論『健康問題』的一封信（二）

物質愈進化了。社會愈文明了。俗尙愈奢華了。情欲愈大張了。擾擾攘攘。爭名逐利。晝夜倒置。掘心挖肺。固有的元氣。併日的斵傷。人體禦病的機能幾幾消磨盡了。病魔因此猖獗了。十八九衰。十八九病。『東亞病夫』之譏。不爲無因哩！

況且吾人的身體。是用月和骨來構造的。氣和血來充養的。外界有了六氣的侵襲。內裏有了七情六欲的自戕。人體究非鐵咧。石咧。何能抵禦如許底健康的勁敵喲？可以斷然的說一句『誰人能夠一生不爲發生疾病呢』？而且個個的人們。刻刻的時間。有發生疾病的機會哩！

既說病痛爲吾人一生所免不了的事。那末有了病痛。必須要請醫生療治的。假如本人不懂得『醫藥常識』。難免的爲庸手所悞。亂藥雜投。輕病致重。重病致危。種種弊害很可慮的。就用本地風光來比喻。如盛澤擺綢機的機戶。自己有了經驗。懂了經緯。那怕職工們的掉搶花呢？沒有經驗。不知個綢底經的多少？緯的多少？往往喫了職工們玩弄的虧。還不覺着哩！所以說『醫藥常識人人應具有的』喲！

研細末。入燒酒調勻。敷痛處外面。立吊腫出外。即去敷藥。稍延腫消自愈。

□腋下狐臭　（楊培賢）

用石綠三錢。輕紛一錢。古銅錢（火煆醋炙）二錢。共研細末。先用生姜擦患處。後用米醋調藥末搽之。十餘次可愈。

□體弱遺精　（楊培賢）

用蓮子心二錢。硃砂一分同研。開水冲服而愈。

□胃氣痛　（倪洪賓）

用荔枝核煆灰七分。廣木香三分。同研末。燒酒調服。立刻止痛。

足之症。與怔忡同其治療。以上諸症。其左寸脈象必細弱。須壯水養血。清熱化痰。定驚悸。安心神爲主旨。如硃砂安神丸。歸脾丸。溫膽湯。寧志膏。十補丸等。均可隨症論治。總之心爲中央之主宰。中央不甯。則臟腑皆受其累。猶之軍閥肆擾。而人民不甯。須賴撥亂反正。而天下昇平。皆受其福。怔忡一症。亦猶是也。吾人作爲比例觀可耳。

（李健頤）

□睪丸偏腫

睪丸偏腫。大如鵝卵。上衝小腹。刺痛莫當者。可用橘核川楝厚朴枳實元胡海藻昆布木香木通桂枝車前等。煎湯空心溫服。最有著效。

按此方卽橘核丸之變化。橘核木香元胡。行氣化濕。車前木通。滲濕利水。厚樸枳實。燥濕散結。海藻昆布。行水軟堅。桂枝入膀胱。以化氣。盖化濕消氣利水。卽所以消散腫核也。

（李健頤）

□腹中寒痛

寒氣結聚胸腹。刺痛難忍者。宜用洋芥子末五錢。（西藥房均

肺癰　（吳去疾）

肺癰一症。發熱。咳嗽。略痰臭。胸隔隱隱作痛。仲景金匱。謂膿未成者可治。膿已成者不可治。此特道其常耳。苟得良方服之。亦有能治愈者。鄉人王某。昔年在南京患此症。咳嗽如膿。服藥無效。自謂已絕望矣。有人教取陳芥菜滷一瓶。逐日用開水少許冲服。後竟不藥而愈。晤余時極稱道之。余謂此乃古方。折肱漫錄。醫學廣筆記。外科全生集。均有載之。人多忽視。殊不知其奇如此。古來良方之湮沒失傳。類此者正多。本報出版吐血與肺癆一書。搜羅此類良方極富。誠可貴也。

有出售）飛麵粉一兩。調雞蛋清。作成藥膏。攤於布上。貼痛處。病者自覺皮膚漸漸燒熱。其痛立止。速即將膏揭起。否則皮膚發起腫泡。此法試驗頗多。惟熱痛實痛。則無效也

按洋芥末。與中國白芥子同有麻醉止痛之性。但性帶辛熱。故熱痛實痛不宜用。

湯火燙爛　李健頤

皮膚肌肉。若被湯火燙燒。腫痛潰爛。膿血狼藉。宜用舊船桐油灰。和冰片研末。調桐油抹患處。即可止痛消腫。而愈。

按桐油灰。有去瘀生肉。且易於收口。眞治火燒湯燙之妙藥。請試用之。始信余言之不謬也。

嘔吐論治（二）　（王一仁）

寒嘔吐

病原　脾胃虛寒。清陽不佈。濁氣不能下降。乃上逆而爲嘔。亦有肝經虛寒。厥氣犯胃而吐者。

診斷　嘔吐之屬于寒者。口鼻氣清。吐多稀涎寒飲。口不渴。舌白。脈沉細或緩滑。厥陰嘔吐。頭眩多涎沫。脈沉細者是。

傳變　中寒嘔吐不止。胃愈虛而吐愈劇。漸至乾嘔。無涎唾。疲甚。不能納穀。此胃虛也。

用藥　宜用溫運脾陽。芳香化濁法。輕則藿香正氣。重則兼用附子理中。厥陰頭痛嘔吐。宜吳茱萸湯。胃虛當用香砂六君湯。

調理　嘔吐愈後。切忌冷飲冷食。誤犯必復發。若至呃逆。多難治。

怪病之一斑　（姚夢石）

一口內生肉毬。臭惡有根線。長五寸餘。如釵股。吐毬出。方可飲食。以手輕捏。痛徹於心。水調生射香一錢。服數日驗。

一舌大硬腫。咽喉壅閉。即時氣絕。名曰翣舌。急用皂礬煆紅色。放地上候冷。研細。拗開牙關。頻擦舌上。又酒送百艸霜三錢。（完）

幸福報

紹儀署

第二二九期
（民國十九年六月念七日）
每份售洋二分
館址上海三馬路雲南路口

定報價目
每三日出一張。五個月一元。全年二元。寄費在內。本外埠一律。國外加倍。郵票代現九五計值

本期目錄

本報主筆

朱振聲 醫士
楊志一 醫士

診例

（甲）特號二元
（乙）門診一元
（丙）出診四元
（丁）膏丸方四元
（戊）急病隨請隨到

隨到隨診　貧病減半　路遠遞加　次日取件

時間　門診上午九時至下午四時止　出診四時以後

所診　上海雲南路會樂里第一弄第一家

電話六三四三九

掛號處啓

夏令衛生

□夏令衛生法（二）

（王庚）

（乙）有幾種果實。要用刀剖開才可吃的。（如西瓜等）本來是很清潔。沒有什麼危險。但是所用的刀。因爲剖過之後。有甜汁粘於刀上。蒼蠅隨之而來。在刀上吃汁。順便把他脚上口上無數的病菌。黏落於刀上。我們再用這刀剖瓜。把刀上所附的病菌。又黏於瓜上。我們雖然吃的是很新鮮的瓜。但是仍有性命的危險。

（丙）有幾種果實。結在樹上的時候。蒼蠅就早已在上面做休息地。做飲食所了。譬如桃子。就是一個很易察出的例子。桃子的外面。往往附有膠質形的分泌物。蒼蠅很歡喜這個東西。所以有幾種果實。表面看起來。雖然是極新鮮。但是早已有病菌附於其上。吃了之後仍難免不發生疾病。

（丁）夏季多露天食物店。他們所賣的果實。可說最危險最汚穢了。他們所用的水是極汚穢的。他們所用的刀。是有無數的病菌附在上面的。他們已經剖開的瓜。任蒼蠅隨意在面上吃食。他們是不管的。他的衣服和手是不大洗的。所以夏季最危險的。就是買露天食物店的東西吃。

甜的東西。如糖食之類。蒼蠅最喜聚集在上面。所以凡是甜的食品。苟是露在外面的。均不可食。

（未完）

□經驗良方

□治鼻流血不止方　佚名

人遇內熱時。氣血上升。鼻中就有血流出。不止者。可用竹青三錢。細茶三錢。共煎水飲之即止。百發百中。

□治腋臭良方　（佚名）

（一）凡有人。患有腋臭者。人人皆要嘔吐。現在有一良方可以除去。即用撒里矢爾酸三分。澱粉三分。研和。撒在腋窩裏就好。

（二）或用燒明礬五分。滑石五分。撒在布上。貼在患處。二三日就好。

□睡眠常識

（邱元熙）

我人日間做事。全在運用腦力和體力。腦力充足。體力強健。則作事不易疲倦。但不宜過于煩劇。須藉休息以調劑之。入夜睡眠。就是長時休息。倘睡眠不得其法。則易引起腦部諸恙。有碍于作事前途甚大。特將睡眠之常識。畧述如下。

（一）睡眠時間。不宜過長。尤不宜過短。睡眠固為調劑精神。惟過長則精神萎靡易致懶惰。過短則體力未復。大非所宜。成人以八小時為度。兒童以十小時為度。

（二）睡時頭部不宜過低。身體不宜仰臥。頭部過低。易引血液冲入腦際。致成頭暈疾苦。身體仰臥。易起遺泄。宜將身子蜷側。使精氣凝聚。寢毋如尸。古人誠不我欺也。

（三）睡時不宜點燈。因燈火易吸氧氣。大不利于呼吸。且燈光常明。又不易於入睡。經濟精神。兩受其損。吾人睡室宜靜。尤宜注意于空氣。一入眠鄉。正無須于燈光也。

（四）睡時不宜將手壓住胸部。以免呼吸不暢。氣悶恍惚。且又容易引起魘夢。遂致驚惕恐怖之患。

軍醫生活記

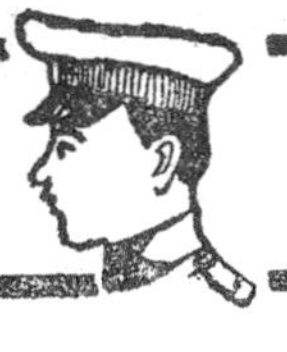

——（余不平）——（廿九）——

第十六回

循鐵路偕任遊東嶺

冒朔風走馬過南山

見那白茫黃沙。看到操場。料到戰場。再回想到一篇弔古戰場文。不禁毛骨悚然。覺得兵是一類凶器。軍人是一類凶人。為什麼我也來做一個凶人呢。隨他們在操場跑了一轉。身上倒不覺怎樣。就是兩耳兩手。似乎完全凍抖了。策馬跑到南山脚下。後又回頭。折而向東。約有三里。經過一座觀音庵。房屋也很整齊。我想蚌埠扼平浦路南段的樞鈕。兵家必爭之地。所以迭次作戰。蚌埠都有犧牲。這一位救苦救難的大士。倒不能大發慈悲。普渡衆生。消災弭難。這位大士。既然無靈。也該把他打倒了。走過觀音庵。拐灣向北。穿過鐵路。循大道直到將軍府門口。下馬入內休息。兜了這一個大圈子。倒有十多里路。覺得兩腿疲倦。便在床上睏睏。沒有一刻。軍醫處打來一個電話。說請余醫官接電話。我馬上跑去接來一聽。原來不是別的。說是處長辦藥。業已回來。請我去領藥。我便帶了一個勤務兵。去到軍醫處領藥。再到了那裏。只見忙得一團糟。各團各營的軍醫。都在那裏領藥。看看這位軍醫。要了一箱走了。看看那位軍醫。領了一包去了。輪到我時。再檢點檢點。還是甚麼阿司必林。蘇打明片。

（未完）

健康問題

致友論『健康問題』的一封信（三）

常常遇到。看見一種病家。醫生叮囑了服幾帖藥。轉幾張方。這病纔可告差哩…他們爲了沒有『醫藥常識』不知病的程序。藥的步驟。性急的欲病癒。朝請了張醫生。暮服了李醫師。倘遇着沒有醫德。嫉妒性成的醫生。『吹毛求疵。抹煞前議。爲了要顯自己的異能。另出奇兵。不計藥和病的悖道。將人的性命玩弄著。或竟送掉了。還有一種病家。不知『調養』可輔藥餌的不及。不聽醫生『忌口』的告誡。胃氣稍醒。就肥甘咧。腥膩咧…的沓進。而且在病之將癒未癒的時候。勞力。勞神。弄得病體反覆。醫治再三。僥倖的免了生命危險。而力體因此難免衰弱了。再說沒有「醫藥常識」的人。陡然發生了有危險性—中風。中惡。痧病。霍亂…—的急病。不知某病有某術可醫療。某症有某藥可挽救。就手足失措。萬分的驚慌。一見讝語。發狂。之可怖的現象。就會疑神疑鬼。求籤咧。問卜咧。巫覡咧。道士咧。請三牲。送七殺。鐃鈸聲。爆竹聲。鬧了個烏烟瘴氣。結果是延悞了。莫可挽救了。以上不過說說沒有「醫藥常識」的弊害。犖犖較大的。彰彰較著的幾端。其他……沒有「醫藥常識」的弊害。「罄竹難書」。眞個說不盡哩！

（三）最簡便者。到西藥房中。買歇貌拉氏軟膏。常貼患處。三四日。可無臭矣。

□足病驗方一束（孫仲元）

（一）足生雞眼　眞烏梅肉搗爛。加入醋少許。以鹽水調勻。貼之自消。又方取活蜈蚣用香麻油泡一二日。取出搗爛。敷之。過夜即愈。且不再發。

（二）足上生繭　荸薺半個。貼患處。過夜。連貼五六次即愈。切忌用刀。

（三）足生疹瘩臁脛骨痛　獨頭蒜切片。鋪患處。每蒜一片。用艾灸二下。去蒜。再換再灸。痛自愈。

（五）睡時不宜蒙首。天氣嚴寒。此人每喜蒙首被中。殊不知空氣窒塞。肺部受損。溫度與被外相差特甚。庶必釀成感冒。切宜禁戒爲是。

□嘔吐論治（三）（王一仁）

□乾嘔

病原　內無寒飲熱積。祇由清濁之氣。升降失常。阻拒于胸膈之間。清曠失司。故現此症。

診斷　嘔吐多有痰涎及食積。隨聲而出。乾嘔則有聲而無物。其聲甚厲。有時亦有甚低微者。

傳變　乾嘔不止。內實無物。必至中州脾胃之正氣。隨嘔逆而俱受。不飢不納。漸至羸瘦。故必于其初起時。即宜治之。

用藥　不可用消痰化積峻劑。以其內無實蘊。徒傷耗中氣。無益也。其用藥如藿香佩蘭陳皮蘇梗雲苓等類。總之以不攻破爲佳。

調理　勿食過冷過熱之品。節其寒溫。更須遠避穢濁之氣。勿使近鼻。則清濁升降自調。而氣自無阻拒矣。

(四)脚丫奇痒難忍　以硫磺擦之。擦後再用硫磺厚敷。布包。一日一換。數日斷根。切不可用手抓擦。

(五)脚丫爛瘡　用陳火腿骨。米泔水漂盡鹽味。燒枯研末。敷立效。

(六)脚根作痛　柳葉一把。杏仁三粒。枯礬二錢。共搗爛。敷極效。

疔瘡走黃

（沈仲圭）

芭蕉根搗汁。一宮盌。灌之。即腫消而痊。方出（冷廬醫話）

按此方不惟治疔瘡走黃。凡熱毒甚盛之外瘍。皆克療之。

腎虛腰痛

（古人）

羊脊骨一具。搥碎。熬取濃汁和鹽食。

診餘隨筆（一）

（楊志一）

金神父路陳姓小孩。生甫十個月。患痧子一星期。醫者不為清透。熱勢轉甚。延余往診。見其熱熾氣急。喉中痰鳴。牙關緊閉。不啼不乳。兩目模糊多眵。不能啓視。脈象滑數。口渴唇焦。府氣不行。手足有時抽動。余曰此肝風煽動。挾痰熱上擾。痧毒乘勢攻目也。幸未見鼻煽便溏等逆象。病勢尚可有為。遂開羚羊片三分。鮮生地四錢。生白芍錢半。粉丹皮錢半。天竺黃錢半。陳胆星八分。生石決明八錢。紫貝齒三錢。滁菊花三錢。龍胆艸八分。竹瀝一兩。（沖）囑灌服一劑。次日復診。熱象大減。氣急痰鳴均輕。牙關亦開。溲便均有。惟目眵仍多。遂將原方去羚羊石決貝齒。加川連三分。黑山梔錢半。囑再服兩劑。并囑用菊花桑葉煎湯洗目。越二日。復來改方。已熱退目清。如常吮乳矣。

（按　症屬痧毒夾驚。極為危險。今覺服藥二劑而愈。良以未見便溏。非內陷也。未見鼻煽。非肺炎也。病之可治。全繫於此。至於內陷不治之原理。以及急救之方法。均詳見四季傳染病書中。（此書由本館發行。即將出版。）

郵務總局職員劉君。患咳嗽痰血甚劇。來余寓診之。其證為脈弦滑有力。苔薄質紅。咳則氣急而頭眩。大便燥結。胸膺不舒。余斷為肝火擾肺。肺絡受傷。痰瘀膠結。清肅不行所致。遂開清燥救肺湯加黛蛤散、白芍、丹皮、鬱金、旋覆花、側柏炭、瓜蔞皮、之屬。二劑後。咳嗽痰紅胸膺不舒雖減。尚未盡止。氣急脇肋牽痛特甚。再於方中加入參三七以祛瘀。瓊玉膏以養陰。服二劑。痰紅止。咳嗽氣急大減。惟脇痛依然。余思脇乃肝之部分。痰瘀流入脇絡為患。非用肝經引藥。無由祛之。所謂不入虎穴。焉得虎子也。因再將前方去瓊玉膏側柏之屬。加柴胡引藥直達病所。加遠志以通竅化痰。盡二劑脇肋漸見舒適。似此加減進服。凡四十餘劑。始得全愈。亦可見治虛癆病不易速效。須視病家任醫專一。始可有辦法也。

夏令衛生

□夏令衛生法（三）

（王庚）

夏季的天氣很熱。所以各種食品。無論生的或熟的。都很容易發酵。起腐敗作用。人苟誤食之。必起中毒作用。利害者也有性命之憂。在夏令期內。還有一件事情。人多不注意。而實際上是很危險的。就是刷牙齒所用的水。普通人以爲刷牙水。沒有什麼多大的關係。那知道其關係是很重大的。霍亂。傷寒。時常藉這漱口水以傳染。常人所用的人。都是生水。我們知道生水。是和毒藥一樣的。看起來雖然是極清潔。但是用顯微鏡看一下。則發見無數的小虫和微生物。我們用這種水刷牙。必有入胃腸的機會。所以用生水刷牙。不如不刷的好。（按最宜用冷開水）

（二）夏令的衣服

我先說夏令的「赤膊」——上體不穿衣服之謂。——這是極普通的事情。有許多人最反對「赤膊」的。因爲是不雅觀。但是這句話應當分兩層說。

（甲）外界的溫度比身體的溫度過高的時候。或在極強烈的日光下運動。這時候極應當穿一件白色的衣服。抵禦光熱之射人。還有蚊蠅等多的地方。也應當穿一件衣服。以爲保護作用。至於那商界等裏面的人。要和一切人接洽賣買的。當然也要穿一件衣服。

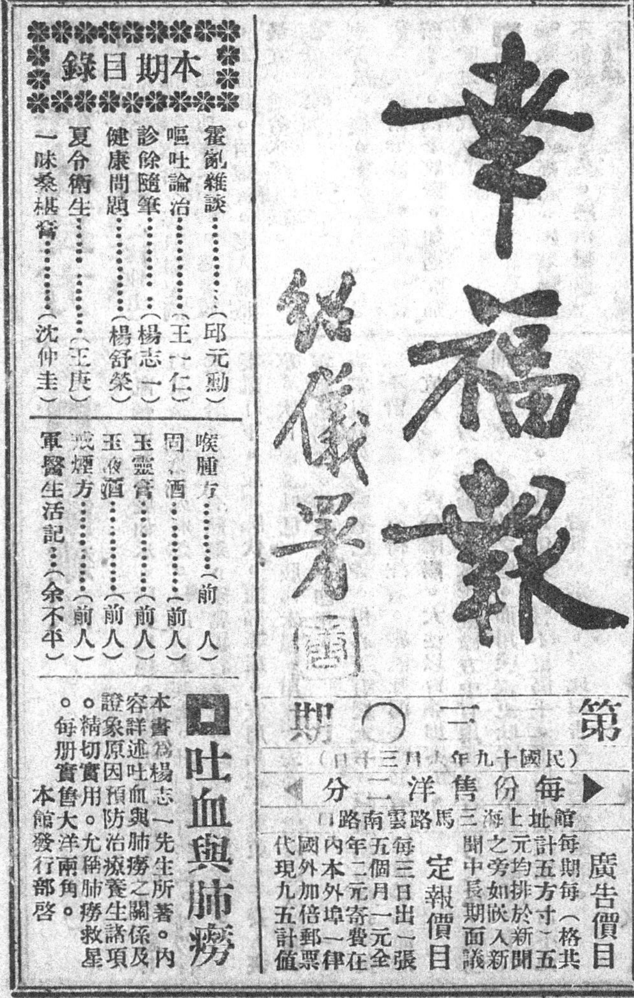

幸福報

鐵僧署

第二〇期

（民國十九年六月三十日）

每份售洋二分

館址上海三馬路雲南路口

定報價目　每三日出一張。五個月一元。全年二元。寄費在內。本外埠一律。國外加倍。郵票代現九五計值。

廣告價目　每期每（格共五方寸）計五元。均排於新聞之旁。如欲入新聞中。長期面議。

本期目錄

經驗良方

□一味桑椹膏（沈仲圭）

熟桑椹磁器熬膏。每日白湯調服一匙。功能長精神。健步履。息虛風。清虛火。老人虛體最宜。兼治水腫瘰癧。

□喉腫方

老黃瓜一條。上開一小孔。去瓤。入芒硝令滿。懸陰處。待硝透出。刮下收藏。如遇喉痛。吹之甚效。

□固春酒

治風寒濕襲入經絡。四肢痠痛不舒。不論新久。歷治輒效。（前人）

霍亂雜談

（邱元勳）

霍亂轉筋。四肢如氷。脉伏幾絕。用葱搗爛。置于臍內。葱上以艾灸之。艾火將熄。以蛊複蓋其上。肚內覺有熱氣。可勿行灸。若不覺其有熱氣。須當再行。真可回生。非空說也。

霍亂吐下。肢厥脉伏。腹痛等症。宜用川連。吳萸。干姜。炙草。次日瀉止吐已。肢尚未溫。用原方去姜。宗四逆散加減。

霍亂忌粥食。雖米飲下卽死。

乾霍亂欲死。神氣已昏。但心下有煖氣者。以鹽塡滿臍孔。灸之不計壯數。多有得生者。霍亂吐瀉多轉筋者。津液暴傷而然。宜以渴與不渴分陰陽。大法以胃苓加木瓜。

附霍亂方淡豉辨王孟英霍亂論方中有用淡豉者此乃大悞。夫吐則傷中宮。今既吐之後。而用淡豉更吐之。不其大謬乎。中宮既受微傷。更吐以傷之。得不更傷乎。王氏用藥謹慎。尚不免有此千慮一失。況其下者哉。附此以告今之治霍亂者。

✱　✱　✱　✱　✱

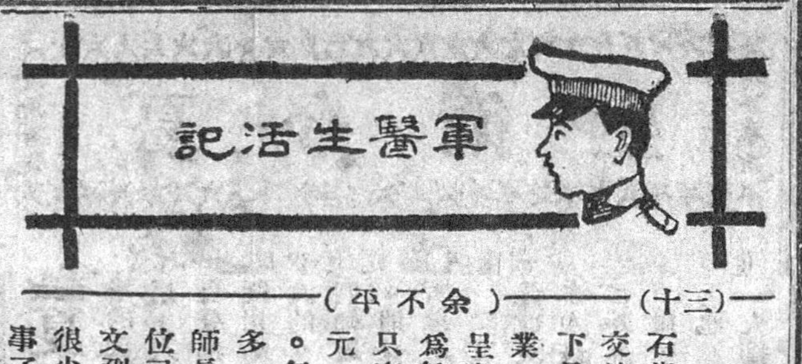

（十三）　（余不平）

第六回　冒朔風走馬過南山　循鐵路偕任游東嶺

石炭酸。鋏猛養。錳礦養。等等。我看了真是掃興。再向處內人員交涉。他們說。已經支配好了。不能添補。不能更換。只好麻麻胡胡。下月再說罷。我也沒法。只好領了回去。原來麻麻胡胡。便是軍醫的事業。他說的也不覺其醜。我聽的也甚爲好笑。想來想去。不如上了一個呈文到師長。請師長將軍醫處的積弊整頓整頓。爲什麼說是積弊呢。因爲每營每月的醫藥費。應有六十元之譜。而我們此次所領的一月藥品。只有廿元左右罷了。這樣看來。每營一月的醫藥費。軍醫處要剋扣四十元。一營四十元。一師約三十營。則三四壹千二百元。做一個軍醫處長。每月薪金只有二百六十元。但是每月倒要剋扣醫藥費至一千二百元之多。一年下來。一個軍醫處長。倒也小康了。所以決定上了一個呈文到師長。請師長整頓整頓。過了幾天。這一天在馬路上。碰着軍醫處內一位司藥。名叫蕭元。相見的時候。一番客氣。蕭元忽然問我道。你有呈文到師長的嗎。我說有的。我因爲軍醫的責任很重。而應用的藥品器械很少。所以上了一個呈文。蕭元說。已經批到處內來了。有人說你太多事了。這樣一來。處長一定不快活。反而要恨你。

健康問題

致友論「健康問題」的一封信（四）

醫界時賢。有鑒於此。所以各種醫報。風起雲湧一般的應潮流出世了。他們的宗旨。研求眞理。發揚國學。何等的光明！。他們的志願。爲社會供獻醫藥常識爲人羣指示健康途徑。何等的宏大。凡我同胞無論醫家非醫家。應瞭解他們的宗旨。接受他們的志願。人人手持一篇。非特可解決了吾人「健康問題」。就是「東亞病夫」的譏誚。也不難因此而洗除了喲！

聽我再說醫報中如幸福報的內容。「經驗良方」對症發藥。實驗簡効的方劑。一一的公開。「家庭醫藥常識」對於百病的原因。病狀。診斷。治療。藥劑。傳變。調養：詳細的載出無遺。「時病報告」說明天時氣候的變遷，四季應時發生或流行的病症。—春季—春溫。風溫。喉症。痧子。痙病：夏季—暑溫。濕溫。霍亂。痢症：秋季。伏暑。痎瘧。燥症：冬季—傷寒。冬溫。喉症：—一時有一時的詳細報告。並且有預防法。治療法。攝生。修養：其他如青年病。婦女病：無所不載。無不實用。總而言之。醫家讀了。得了臨症的參考書。非醫家讀了。比如請了一位醫藥顧問。得了「醫藥常識」。或有不幸的時候。發生了病症。輕的小的。可按症索方自療。重的大的。延醫診治。自己比如有了指南針。不致惧事了。就是發生危險性的急病。家人們也可有了把握鎮定。—（未完）

鮮軟桑枝　大豆黃卷（或用黑大豆亦可）　生米仁　樞木子（即十大功勞紅子。黑者名樞木子亦可用。如無用葉或用南天燭子亦可各四兩）　金銀花　五加皮　木瓜　蠶砂（各二兩）　川黃柏　松子仁（各一兩）

右十味。絹袋盛而縫之。以好燒酒十斤。生白蜜四兩。其裝罎內。將口封固紮緊。水鍋內蒸三炷香。取起。置泥地上七日。即可飲矣。每日量飲一二杯。病淺者一二斤即愈。

□玉靈膏

大補氣血力勝參芪（前人）自剝好龍眼肉。盛竹筒式瓷盌內。每肉一兩。入白洋糖一錢

□嘔吐論治（四）

（三二七）

□吐蚘

病原　蚘之所由生。良由傷飢過飽。喜啖生冷腥膾甜膩肥甘等類。脾胃欠運。濕熱之氣。得肝經風木之化。逢人臟腑之虛。則侵蝕于中。

診斷　凡患蟲者。其心當嘈雜。面色痿黃。唇口時紅時白。復中痛。脈不沉弦而反洪大。是有蛔蟲。熱則生蟲。故脈洪大。

傳變　厥陰吐蚘。病勢甚爲劇烈。蚘之長者有尺許。每至嘔吐不止。衝氣亦隨而上逆。久久不愈。必眩暈而厥。

用藥　吐蚘屬厥陰病。此經陰盡陽生。多寒熱錯雜之邪。宜烏梅丸。安蚘丸。或加蕪荑雷丸檳榔。酸苦可以殺蟲。切忌甘草蜜類。

調理　蟲雖因濕熱生。畢竟屬于脾虛欠運。苦寒之味。不宜多進。應用溫燥運脾之藥。脾氣運。濕熱無自而生。

。素體多火者。再入西洋蔘片如糖數。盌口冪以絲綿一層。日日於飯鍋上蒸之。蒸至百次。凡衰羸老弱。每日以開水冲服一匙。最能滋補。孕婦臨盆。服之尤佳。

玉液酒

此酒溫潤補肺。澤肌膚。美毛髮。老年久嗽。飲之極效。（前人）

生猪脂（半斤） 生白蜜（六兩）

燒酒（十斤） 浸半月。每晚隨量飲之。

戒煙方

鮮松毛數斤。略杵。井水熬稀膏。每晨開水冲服一二錢。或每土一斤。用松樹皮半片。煎湯熬煙。如常吸之。癮亦漸斷。蓋物性相制。此物專制鴉片之毒。故能斷根而無他患也。

風流小病（秋）

世上惟有少年人最快活。年紀既輕。面目又麗。水也掐得出的肌膚。再配上幾件時髦的衣服。逛逛馬路。白相堂子。其樂無窮。然而樂極每易生悲。因此有的患遺精。有的患白濁。時有所聞。本館代售的遺精散（專治遺精）白濁丸（專治白濁）都是對症的靈藥。

診餘隨筆（二）

（楊志一）

江西同鄉劉君之夫人。近舉一男。產後甫七日。即患寒熱症。邀余往診。視其病狀。午後先寒後熱。若有定時。熱多寒少。咳嗽口乾。咯痰不爽。小溲頻數。兩乳不通。乳房作脹。兩腋結核頗大。皮色不變。按寒熱往來者。邪伏少陽半表半裏也。咳嗽者。肺氣不宣也。肺為水之上源。通調水道。下輸膀胱。肺氣不宣。通調失司。氣化不及州都。則小溲頻數。乳房為貯乳之器。肺藏為造乳之所。肺氣不開。乳腺壅塞。則乳汁不通。乳汁因無去路。則橫竄絡道。結聚成核。因用小柴胡湯加前胡、牛蒡、桔梗、以開肺。車前、赤苓、通艸、以利水。漏蘆、山甲、王不留行、以通乳。服一劑。寒熱十去八九。小溲亦通。乳行漸暢。惟腋核未消。咳嗽頗劇。特將前方去小柴胡湯。再加川貝、杏仁、犀黃醒消丸。霍然而愈。綜此以觀。用藥以對症為貴。若狃於產後忌涼之說。必至無從下手。安有愈病之望乎。

商務印書館職員王君。久患咳嗽。食肉則更劇。氣逆形瘦。余斷為肺腎兩虛之症也。初用南北沙參、海蛤粉、桑葉、杏仁、瓜蔞、貝母、枇杷葉、等品。稍效。繼用八仙長壽丸。調理漸愈。日前王君復來余寓。稱乃兄罹肺病甚劇。擬服先生手著之「吐血與肺癆」書中肺癆特效藥白鳳膏一方。惟不知方中叅苓平胃散。是否對症。及分量若何。請為指示云云。據其所述。見咳嗽、氣急、咯血、潮熱、神疲、納少等狀。余曰。執果溯因。似屬肺脾同病。白鳳膏可稱對症良藥。方中平胃散。似嫌於燥。因蛻化一方與之。方用西洋叅三錢。雲伏苓一兩。生白朮一兩。炙甘草一錢。淮山藥一兩。白芨三錢。川貝三錢。共四兩研末。（製法詳見吐血與肺癆）按白鳳膏一方。遠近病家。來函要求開示分量者。凡百餘起。余身羈診務。無暇一一置答。爰誌于此。以作一總答復焉。

攝生短歌

張罔初

魚生火。肉生痰。青菜豆腐保平安。要得身無病。烟酒嫖賭不要近。要得身體安。常帶三分飢和寒。一夜不睡覺。精神萎靡血氣耗。早眠又早起。延年益壽常歡喜。冬不可極熱。夏不可極寒。操作不可少。食色不可貪。臨睡上牀洗洗足。勝於日間吃塊肉。包你一夜到明睡個足。

夏令衛生

□夏令衛生法（四）

（王庚）

（乙）在家中。以及其他一切適宜的地方。可以實行「赤搏。」使皮膚達於強壯的地步。所謂「空氣浴」「日光浴」者。亦不過這種意思能了。赤搏」事。並不是絕對不可行的事。看前面很可明白。所以實行衛生主義的人。竟可大膽放心的實行。所宜注意者。宜擇相當的機會能了。

夏令的衣服。夜間實占重要的位置。普通人以爲天氣炎熱。穿衣服是很難受的。所以都裸體而眠。這種情形。對於衛生上。實有極大的妨碍。

（甲）夜半的溫度。往往減爲很低。因之身體中多量的血液。多向內臟集注。而尤以腸子爲最受影響。因爲他能吸收血液內的水分。此時血液內的水分減少。所以容貌變爲消瘦。腸中驟然吸收多量的水分。大大的妨礙他的消化和吸收作用。（指吸收營養分而言。）於是就患瀉症。——俗語所謂水瀉。——這是我們時常看見的。

（乙）夜間受寒。胃腸最易受其患。已述於前。其外還有一極大之危險 就是引起危險的傳染病是也。胃腸衰弱。各種傳染性病菌。很容易侵入。還有一種情形。就是普通健康人的胃腸中間。時常存有霍亂傷寒等病菌。但因抵抗力強的緣故。並不發爲疾病。一到胃腸衰弱的時候。（未完）

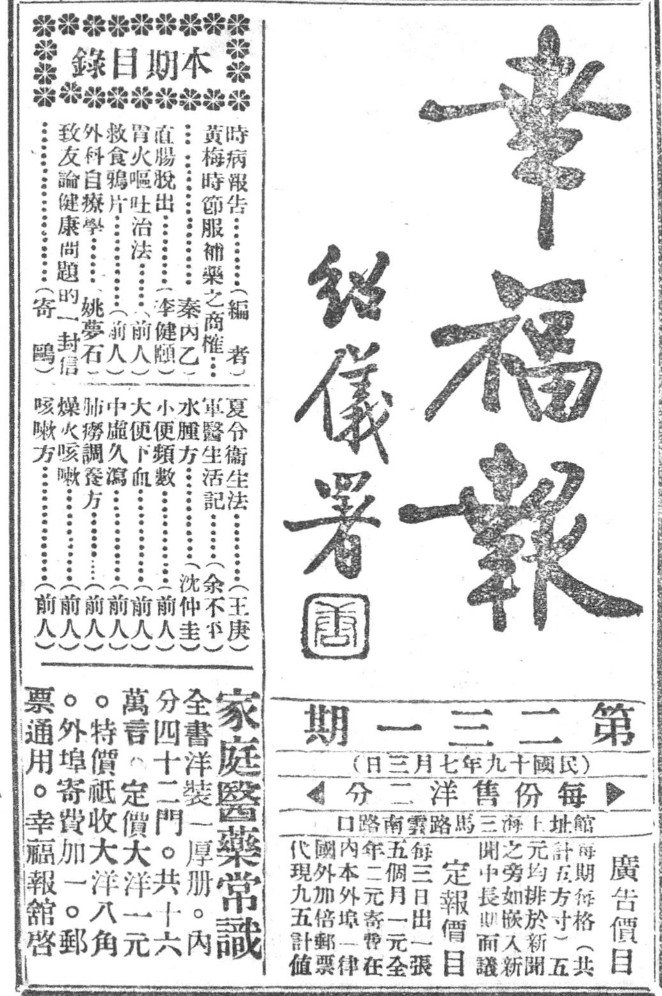

幸福報

紹儀署

第二三一期

（民國十九年七月三日）

◀每份售洋二分▶

館址上海三馬路雲南路口

廣告價目

每期每格（共計五方寸）五元均排於新聞之旁如嵌入新聞中長期面議

定報價目

每三日出一張五個月一元全年二元寄費在內本外埠一律國外加倍郵票代現九五計值

本期目錄

時病報告

語云大兵之後。必有凶年。方今南北鏖戰。死亡枕藉。勢必釀成毒氣。發爲瘟疫。苟不注重衛生。嚴加預防。則猖獗所至。不堪設想矣。近一週間。眞性霍亂(卽虎烈拉)雖尚未發現。而類似霍亂症之濕熱吐瀉。(卽胃腸炎)亦漸見流行。加以霪雨連日。濕氣蒸騰。復以恣飲水菓冷品。而致釀成腹瀉及濕温症者。亦復不少云。

黃梅時節服補藥之商榷

(秦丙乙)

▲服補不得當不如不服

▲服補於黃梅時卽謂之養癰貽患

近人習尚滋補。恩以爲在此黃梅時節。不論何項補物。皆宜暫停弗服。蓋霉令淫邪爲虐。人身之淫。與天地間淫氣。互結不化。正盡其頑冥纏綿之能事。藥餌中帶補性者。率爲質性厚膩黏滯之物。服之於霉令。正如助桀爲虐。濟淫邪之陰柔叵測。惟恐淫之不長而長之。是未見其功。且遭其害矣。苟以病體關係。不得不進滋補。則至早須俟大暑。大暑之際。轉可恣服無忌。因彼時天氣轉正。淫邪漸化。補物直達病所。無蒙蔽姑息之弊。故雖在盛夏。胃強者儘堪受補也。

軍醫生活記

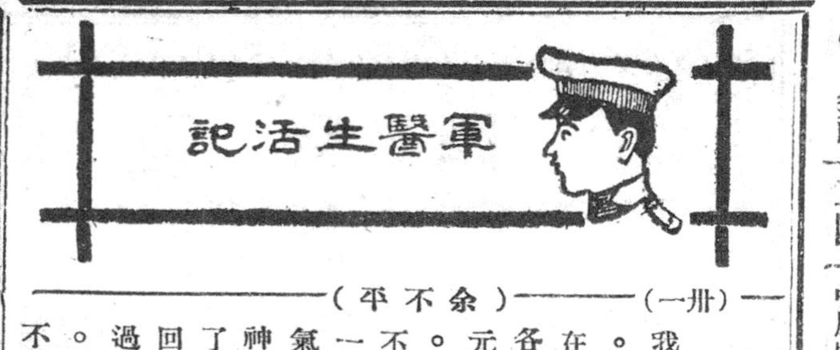

(一卅)　(余不平)

第六回　冒朔風走馬過南山　循鐵路偕侄游東嶺

我們大家在外邊。還不是飯碗問題要緊。只要混一碗吃吃。管他娘的蛋。何必同處長作仇呢。我聽了此言。笑了一笑道。這話不對。我們既然在革命軍裏。站在革命的戰線上。應當事事革命。想處長以下。及各團各營當軍醫的。都這樣糊糊胡胡這數萬健兒生命。豈不當頑意嗎。蕭元說。話雖如此說。實因這種積弊已深。不問何人都辦不了。說也無益。我說雖是無益。但是我們既然知道不能不說。說得來便罷。說不來。不當這個軍醫罷了。相與感嘆而別。和蕭元分頭之後。便到馬路上跑了一個圈子。又到炮兵營會了席梁三。談了一回天。這才回來。第二天天氣很好。和暖得了不得。早上在西廂房樓上。四面看去。空氣絕佳。精神很爲舒適。再看那東面有一座山。高也不甚高。大約相離三四里路罷了。不過這山天天看見。沒有上去過。今天這種好天氣。何妨去要他一回。於是決定過了診病時間。去跑一回。直到了十二點鐘以後。病也診過了。其他也沒有事了。便帶了我侄兒琢如。一同出了營門。向東行去。行不里許。便上了鐵路。再看那鐵路北。相去不遠。有一座破廟。也不知是甚麼廟。心中一想。決定先去游山。回頭來再看此廟吧。(未完)

健康問題

致友論『健康問題』的一封信（五）

照以上看來。讀醫書醫報。對於「健康問題」上何等重要哩?!要解決「健康問題」唯一的法門。須讀醫書醫報。醫書醫報乃吾人「健康問題」上的「枕中秘」「座右銘」。人人應買幾部醫書定幾份醫報。備着工作的餘暇。研討「健康問題」上的材料。得益殊非淺鮮哩。非特自己應購了讀。還應對於親戚友朋…也勸他們購了讀了。更可達到「健康大同」的目的哩！

昨日接着頒來的回信⸺前承勸讀醫報。已由友人借看⸺俗語說。「借來衣。暖不來身。借來米。飽不了肚。」爲的是終有還的日子。那末如此廣大淵深的醫學。衛生學。任憑天資怎樣的聰明？記憶力怎樣的強？區區的腦海中。那能容納得下這許多呢？那能看過了一番。就可絲絲無紊的妙手拈來。以應不時的需要哟？。「開卷有益」多翻翻。多讀讀。纔能得到其中的甘味。你們非比寒酸之家。何以吝惜區區的幾個番餅。不買幾部醫書。定讀幾份醫報呢？

再進一步的說。你們這位慈母。常常燒香點燭。爲的無非修因致果。固是美事。但終屬渺茫的。勿及得燒香點燭的錢。挪來定幾份醫報。贈給貧乏的人。使他們讀了。也得到「醫藥常識」。享「健康幸福」。那末種了爲善的因。何等的深切哩?!

經驗良方

□水腫方（沈仲圭）

煮冬瓜食之。並飲其汁。若孕婦常進。安胎化毒。令兒無病。

□小便頻數

胡桃肉臥時嚼之。溫酒下。

□大便下血

搗地栗汁一盃。和好酒半盃。空心溫服。

□中虛久瀉

猪肚一枚。入蒜煮爛。搗爛爲丸。如梧子大。每服三十丸。米飲下。

□肺癆調養方

□直腸脫出

（李健頤）

用龜頭骨一個。燒灰研末。調茶油塗抹。緩緩用手將直腸托入。身臥榻上。再與升麻西黨參煎湯溫服。三四句鐘後。即可縮。自不再墮。惟切忌勞動。以防復發。按龜頭骨。有收斂之能。燒灰則功力愈大。平譚人多用此法收。皆有奇效。

□胃火嘔吐治法

（李健頤）

胃火之甚。食後常見嘔吐者。是因食物入胃。胃受熱氣刺激。影響胃神經。遂起嘈雜悶痛嘔吐等症。宜用石膏半夏枳實竹茹各味。清水煎濃。冲薑汁二滴。溫服。即可立效。此方專治胃熱嘔吐之症。若胃寒者。切勿悞用。至爲叮嚀。按嘔吐之屬熱屬寒。當辨諸脉與舌。若脉有力者屬熱。無力者屬寒。舌苦乾燥。或不乾燥而現黃色者。屬熱。白膩者屬寒。又於吐時有酸味冲鼻者。其爲胃熱無疑。

每日清晨。服豆漿一盌。晚間服清炙枇杷膏二錢。（開水冲服）至愈爲度。

按豆漿富含蛋白質。爲補身妙品。枇杷膏降火化痰。乃止咳良藥。方雖平淡。功實奇特。

□燥火咳嗽

梨一枚。剜去心。實以川貝末。飯鍋蒸熟。頓食之。

□咳嗽方

麥冬　橘紅　煎服

（按）麥冬甘寒潤肺。橘紅辛溫解表。一潤一散。組合爲劑。有止咳之効。無留邪之患。

□救食鴉片

（李健頤）

硃砂二錢。膽礬二錢。明礬二錢。硼砂錢半。滾水冲化。用盌二隻。互相揚換。至冷爲度。頻頻灌下。二三分鐘後。其鴉片盡可吐出乃愈。若服砒霜。亦可照法救療。

按凡一切毒藥。多有熱性。一入腹中。即發熱起炎。腐蝕腸胃。硃砂膽凡等。其性寒涼。有退熱解毒之效。

□外科自療學

（姚夢石）

□發背與搭手

□部位及形狀

背之正脊。分上中下三發。俱屬督脈經。上發在天柱骨下。是火毒傷肺。其形橫廣如肚。中發在背心。正對心窩。是火毒傷肝。其形中闊。兩頭有尖如瓜。下發在腰中。正對前臍。是火毒傷腎。其形平漫如龜。

上搭手在肩下肺俞穴。中搭手在脊旁膏肓穴。下搭手在腰旁肓門穴。三者皆屬膀胱經

□風流小病

（秋）

世上惟有少年人最快活。年紀既輕。面目又麗。水也掐得出的肌膚。再配上幾件時髦的衣服。逛逛馬路。自稱堂子。其樂無窮。然而樂極每易生悲。因此有的患遺精。有的患白濁。時有所聞。本齋代售的遺精敵（專治遺精）白濁丸（專治白濁）都是對症的靈藥。

□診斷及用藥

發背初起時。無論上中下三處。形如粟米。焮痛麻痒。如寒熱拘急。用隔蒜灸法。以知痛爲止。其毒氣隨火而散。有表症者。寒熱無汗。荊防敗毒散汗之。有裏症者。發熱便閉。內疏黃連湯下之。有兼表裏症者。神授衛生湯雙解之。以減瘡勢。其紅腫痛甚。脈洪數有力。熱毒症也。易治。如漫腫赤疹。色黯作瀉。脈洪數無力。陰虛症也。難治。如不腫不痛。或漫腫色黯。脈微細者。氣虛症也。尤屬難治。如瘡頂發一頭。或二頭。紅腫高突者爲癰。宜清涼消毒，如焮痛發熱脈數者。內消托裏之類。如腿硬疼痛脈實者。活命飲五香連翹湯之類。如初起一頭如粟。不腫不赤。悶痛煩燥。渴飲便秘。四五日間。瘡頭不計其數。瘡口各含如粟狀。形若蓮蓬。積日不潰。數日後。瘡頭迸出。通結一衣。揭去又結。色紫黯者爲疽。慎毋涼藥。服涼劑。貼涼膏。定然毒攻內臟而不救。未可忽之。宜溫補托裏。當用黃耆角刺之類。迨膿肉將盡。即去芪刺。加根生地花粉石斛之類。如氣血兩虧。往來寒熱者。托裏當歸湯。或不能起發。不能腐潰。托裏溫營湯。

（未完）

夏令衛生

夏令衛生法（五）

（王庚）

可立刻變爲危險的疾病。所以患水瀉之後。轉患霍亂者極多。就是這個緣故。作者敢斷言曰。『夏日之胃腸衰弱。爲致命之根源。』照前面兩點看來。夏令天氣雖熱。却不可不穿衣服而眠。而腹部之保護。尤爲重要。

（三）夏令的睡眠問題。

現在所講的睡眠。並不是夜間的睡眠。是專講日間之睡眠也。夏令因天氣太熱。精神不爽。往往容易犯日間睡眠的毛病。俗語上有『夏日炎炎正好眠』這一句話。就是形容夏令日間睡眠者衆多的意思。

今之衛生專家。都實行飯後睡眠主義。俾消化作用佳良。但時間至多以二十分鐘或半小時爲限。這種方法。是普通人所不易實行的。因爲睡了之後。決不是二三十分鐘就可起來。恐怕要繼續數小時之久。所以不是一個可靠的方法。所以我很贊成改爲假眠。因爲假寐的效力與睡眠同。而不能繼續數小時之長久。

青年學子。在夏間往往不能專用心於功課。因爲稍稍努力。則睡意就來了。這種情形。是個個青年覺得痛苦的。是不能不設法預防。其法如左。（未完）

幸福報

紹儀署

第二三二期

（民國十九年七月六日）

每份售洋二分

館址上海三馬路雲南路口

廣告價目

每期每（格共計五方寸）五元均排於新聞之旁如嵌入新開中長期面議

定報價目

每三日出一張五個月一元全年二元寄費在內本外埠一律國外加倍郵票代現九五計值

本期目錄

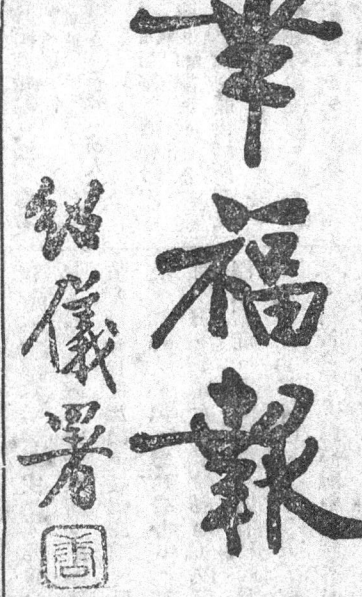

經驗良方

下疳方　（沈仲圭）

先以鮮小薊鮮地骨皮煎濃湯。洗滌患處。更用黃柏黃芩宮粉珠粉冰片研末敷之。無不愈者。

梅毒方　（前人）

三月間採桃花瓣。晒乾研末。磁瓶收藏。如遇梅毒。令以濃粥湯送服一錢。服後約瀉四五次。翌晨再服一錢。毒便盡矣。（按）此藥并治便祕。每服二分。粥湯送下。其應如響。惟虛祕忌用。

溼溫病症證治談

秦丙乙

溼溫治法。厥分四期。初起一二日。惡寒無汗。身重頭痛。此邪在表分。宜藿香。蘇梗、川朴、蒼朮、薄荷、牛蒡、佩蘭、滑石等宣化之。此屬第一期。其次三四日之後。兼見關節疼痛。發熱脈細。此邪在肌肉之分。宜芳香淡滲。以通上下。豆卷茯苓六一三仁湯等參主之。此爲第二步治法。第三期則壯熱口渴。自汗悶塞。神昏譫語。此邪阻上中二焦。太陰陽明交病。宜梔豉合白虎加減。至第四期。壯熱煩躁。發痙發厥。譫語妄笑。此邪入心包。熱灼營分。（按亦有濕熱瀰漫而神昏者。不可不辨。）宜大劑犀羚斛地。佐以平肝開泄。凡此四期。均爲溼溫常症。至如變證。則有初起四五日。大汗狂渴。肢冷脈微欲絕。此由多汗亡陽。治以五苓散合眞武湯加減。亦有嘔吐清水。口苦發熱。此邪戀中焦。木火上升。治以溫膽湯加減。更有胸脘悶滿。知飢不食。此濕盛壅於上焦。宜藿香佩蘭鮮荷。

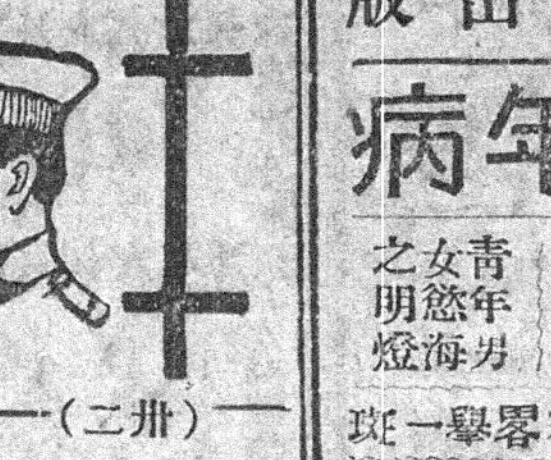

軍醫生活記

（卅二）　（余不平）

第六回　冒朔風走馬過南山　循鐵路偕侄游東嶺

便順着鐵道。向東行去。走了半天。過了一個大山窪。。當過這山窪的時候。暖得周身出汗。因爲山窪裏。連一絲風都沒有。走過山窪。上了崗子。這才風凉一些。再回頭一看。離蚌埠大得有五六里了。再向東看看那山。還有三四里的樣子。心中說。今天吃了苦頭了。俗語說。望見山。跑倒馬。眞是不錯。看他不遠。走來却很遠。不管他三七廿一。索性跑到山去。又走了半天。這才到了山脚。順着山路。一步一步走了上去。那知由下而上。非常吃力。由山下爬到山頂。歇了有六七次。只爬得周身大汗。虧得山上風大。只聽呼呼西南風。好像比平地的風。高了三四倍。便同琢如坐在石上。歇了一歇。再看看那附近村落。如同棋子一樣。東一個。西一個。向西看看蚌埠。瞭如指掌。淮河鐵橋。如短短一個一字差不多。淮河如一條白帶。蜿蜒而東。這樣看去。我這愁悶的胸襟。爲之一擴。琢如也指天畫地。說上一陣。看看北邊。還有一個最高的山峯。怪石嶙峋。索性再爬了上去。所謂欲窮千里目。更上一層樓。一口氣。爬上去。又高了十數丈。再看看四周圍。更加清楚。不過這座山。也是一個荒山。並沒有甚麽風景。也如蚌埠南山差不多。未免美中不足。

健康問題

致友論「健康問題」的一封信(六)

哈哈。我爲了同胞們的「健康問題」。東拉西扯。嘮哩嘮嘛。說了這樣的一大篇。但不知你的學意。對於以上的管見然與不然哩?!罍也竭了。神也疲了。不說了。再會吧！

舜湖上的寄鷗、一九，五，二四，

醫林軼聞

□趙長虹（潯谿漁人）

長虹與予有葭莩誼。居絳巖山下之堰北村。世業岐黃。有名鄉里間。傳至孫某。技尤精。能察病者氣色。卜其死生。語多奇驗。故一時有半仙之號。鄰村有惡少。嘗往求醫。而來問津者。踵相接也。心恨焉。思有以謗之。而毀其聲譽。一日乃約同輩三數人。己飾僞而病者。至趙室。久待。乃得診。趙觀其色。撫其脈。突然起曰。君色已沮。脈已浮。不可爲矣。其速返。同來者以趙言爲不信。羣揶揄之。而趙夷然置不顧。僉相與爲謔笑。繼而惡少倒於椅。喪然失常度。數人掖之起。不能作步趨。羣始知有變。急肩之返。不過時。果奄然逝矣。初惡少僞病往診。欲飾之似也。乃多衣棉。時適盛暑。汗下涔涔然。及至趙所。而求醫者方衆。診須依次上。候於門次。熱益劇。且急欲遺溺。閉不使洩。遂得急痧。至不可救云。

□火瘡丸（郭志道）

大黃末錢半 槐花錢半 川連末二錢 少盆末五分 黃升五分 麵糊爲丸。

□又末藥方

上壽粉一錢 明腰黃六分 上甘石二錢 大枚片二分 共研細末

□龜頭上硬粒方（前人）

玄明粉七分 腰黃六分 大枚片三分 蘆會四分 共研細末 。用萊菔汁調敷。

□火瘡輕症煎藥方（前人）

川黃連二錢 麥冬肉三錢 白蘚皮三錢 撫川芎一錢 細生地三錢 肥皂子三錢 山豆根

苡仁。等以輕清宣化之。總之病有常變。治此症要着。在察其所苦所勝。祝於畸輕畸重。而定用藥之權衡。不可過表。不可太涼。心領神會。逐漸設法。毋貪近功。毋走捷徑。毋泥古法。毋執成方。膠柱鼓瑟。利少弊多。離經背古。厥罪惟均耳。

□心理療病談（李健頤）

傳聞有一丁姓者。性愚。善觀小說。一日讀西施女之花容柳姿。纖媚妖嬈。愛不釋手。頓起妄想，意馬心猿。如狂若癲。諸醫束手。時有名醫某者。聞丁姓之病。忽想一法。卽邀一老嫗。乘夜鼓病者之臥房。佯曰。我卽西施。因君著念。故來訪尚。病者聞聲蹶起。一觀老嫗。凝立不語。少頃。乃曰。何老若耶。嫗曰。千餘年以來。如何不老。君忘之乎。丁某憬然悟。而病遂瘳。

□食桃中毒治驗（李健頤）

有薛婦。性癡憨。一日用桃仁半升。炒熟。與小兒食之。該兒

三錢　赤芍藥三錢　黃芩三錢　蜈蚣四條　上黃黃二分（研末沖服）

□治疔內服丸藥方（前人）

犀牛黃二分　淡馬勃五分　木香三分　丁香廿只　冰片二分　天花粉四錢　班猫十六只　綠豆衣八錢　北沙參四錢　雄黃二錢　辰砂五分　地鼈虫四只　枯凡八錢　共研細末。如桐子大。雄黃爲衣。每服三四丸。切勿過多。恐其麻木昏迷。

□濕脚癬方（前人）

白蘚皮一兩　硫黃一兩　松香五錢　研末用火紙捲好點火薰之

遂大嗽一盞。初無甚苦。至夜半。陡覺腹痛口吐涎沫。不省人事。四肢僵硬。氣息奄奄。余急用綠豆四兩。烏豆四兩。甘草二兩。煎濃沖麝香二分。隨煎隨灌。天明而甦。後又有嚴姓者。因溫病初愈。食桃一斤。俄頃火熱熾甚。心神散亂。余亦用前方而救愈。考桃仁有小毒。能散瘀逐血。且能使血液弛張。障礙心房。投與烏豆養血。以安心臟。綠豆甘草。解毒。麝香。通經入絡。連試兩次。皆著奇功。

□外科自療學（姚夢石）

如將潰時脚根走散不收束者。四圍敷子鉄箍散。如潰後腐肉不去者。外貼化腐膏。如潰後仍痛。宜兼消托者。內服托裏消解散。如膿稀不稠。或膿成不潰。腐肉遲化者。用托裏散加參芪肉桂。如顏色不明而散漫者。氣血兩虛也。或不痛而平塌者。痰毒凝結也。非麻黃。不能開其腠理。非肉桂炮薑。不能解其凝結。此三味雖酷烈。尚難缺一也。腠理一開。凝結一解。氣血能行。其凝結之毒自消。如陽和湯。小金丹。犀黃丸之類均為陰症要劑。

如惡寒形寒。或不收歛者。屬氣分虛也。十全大補最宜。如脯熱內熱或不收斂者。屬血分虛也。四物加參朮。如作嘔噦。或不收斂者屬胃氣虛也。六君加炮姜。如食少體倦。或不收斂者。屬脾氣虛也。補中加茯苓半夏。如小溲頻數。煩操作渴者。屬腎氣虛也。加減八味丸

上搭手屬膀胱經。偏左屬肝。偏右屬肺。係氣鬱痰熱。凝結而成。初宜神授衛生湯。次以逍遙散清之。中搭手多由怒火而生。三香連翹飲散之。次用清氣飲消之。如氣血虛不即潰腐者。參耆托裏散補之。下搭手係腎虧熱爍所致。初宜活命飲。次服托毒黃耆及滋陰地黃之類。外治同前。大凡癰疽潰後。用補宜輕。如病人元氣虧耗。一用大補。未免有胃虛呃逆。所謂虛不受補也。

又有生脊背及兩肋者。形似蓮蓬。名蓮子發。屬胆與膀胱經。生肩後及脊旁者。形似蜂房。名蜂窩發。屬脾經。如高腫平背。疽頭向上者。屬心火熱極。防毒內攻。如形長尺許。根橫滿背者。名竟體疽。急服黃蓮消毒飲以清之

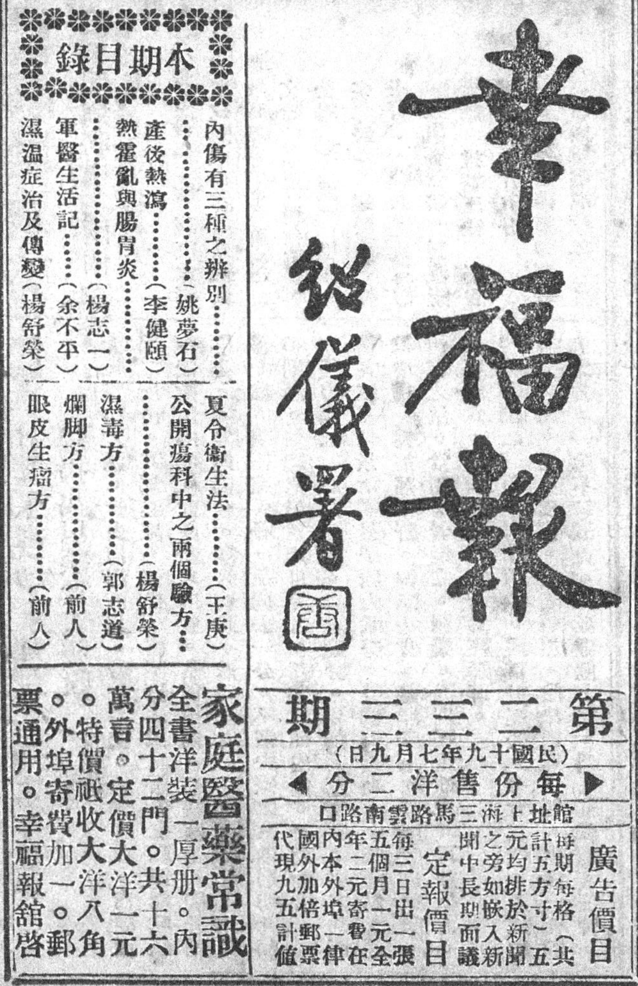

□夏令衛生法（六）　（王庚）

（甲）以心理學講來。我們要取消某件事情。先要取消和某種事物有關係的神經路。想睡眠的神經路是和牀有相互的關係的。所以讀書研究室宜設法離開牀。

（乙）到不可受的時候。可實行假寐一刻鐘。以恢復疲勞。修養腦力。

（丙）稍做運動。很可驅除睡意。因睡意的發生。大致因腦中貧血。頭腦疲勞。稍事運動。使血液循環增進。則睡意可立刻打消。

（丁）要睡眠的時候。可開口大笑數次。則睡意即驅除。此法很有效力。並又合於衛生。宜勉力爲之。

（戊）飲茶亦可驅除睡意。因茶中含有「單寧」成分。飲之能興奮人的精神。但多飲有害於身體。所以非至萬不得已時。可不必應用此法！

（巳）應用心理學。變更學科。如半小時溫習數學。半小時溫習英文。如此亦可預防睡意發生。

（庚）飽食後切勿讀書。因飽食後血液行消化作用。腦中血液極少。若讀書必發生睡意。諸君不見各校下午第一課教室中睡眠的人數。特別加多麼？

本報主筆

朱振聲醫士
楊志一醫士

診例

（甲）特號二元
（乙）門診一元
（丙）出診四元
（丁）膏丸方四元
（戊）急病隨請隨到

隨到隨診
貧病減半
路遠遞加
次日取件

時間
門診上午九時
至下午四時止
出診四時以後

所診
上海雲南路會樂里第一弄第一家

電話六三四三九三

掛號處啓

幸福報

紹儀署

第二三三期

（民國十九年七月九日）

每份售洋二分

館址上海三馬路雲南路口

廣告價目

每期每格（共計五方寸）五元均排於新聞之旁如嵌入新聞中長期面議

定報價目

每三日出一張五個月一元全年二元寄費在內本外埠一律國外加倍郵票代現九五計値

本期目錄

幸福

一七

□經驗良方

□公開瘍科中之兩個驗方 （揚舒棨）

(一)八寶烏雲散 治 瘡疽大毒 去腐拔膿成効奪過升藥且免汞毒之患(即八將丹)

文蛤(一兩六錢焙研) 全蝎(炒二錢) 甲片(炙二錢) 蜈蚣(七條炙研) 蟬衣(一錢烘) 製乳香三錢 製沒藥三錢 雄黃三錢 麝香五分 冰片五分 各爲淨末稱準和勻再研極細磁瓶貯之

□內傷有勞心力色三種之辨別 （姚夢石）

□揭出以振世人聾聵

大凡百病之源。皆由內傷而起。若無內傷。必無外感。內經謂邪之所湊。其氣必虛。確係千古不磨之說。吾人之精津涕唾氣血液七般陰物。人身藉以內養。陰能招陽。交紐而生。陽升則陰長。陰盛則陽強。靜而勿動。形周無病。否則心火內亢。耗散眞陰。眞陰虛一分。眞陽去一分。不觀夫燈之有油則明。油盡則滅。斯理昭彰。無可諱言。茲將三種內傷。分列如后

『勞力傷』 肩荷負重。奔走勤勞。以傷其氣。脈來必大。而或見弦。仲景所謂男子脈大爲勞。勞傷中氣也。中氣旣傷。運輸少權。爲痠痛不舒。倦怠少食。熱浮于上。甚至吐紅欬嗽。治之之法。當用勞者溫之。諸藥。分別輕重補之。再加休息。自可就愈。此內傷之傷氣者爲輕焉耳。

『勞心傷』 由于卷牘煩劇。或百計經營。多方謀慮。心旌無片刻之甯。君火內沸。勢若燎原。陰津因斯日耗。但藉一夜靜息之安。一陰不敵五火。以致虛陽上亢。爲吐紅欬嗽。怔忡。

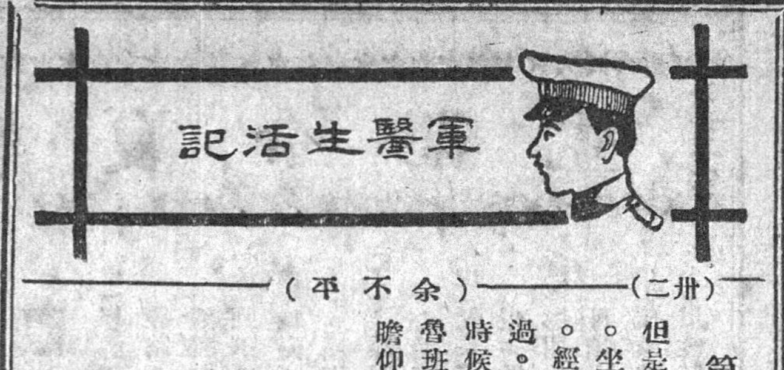

軍醫生活記

（二卅）（余不平）

第六回 冒朔風走馬過南山 循鐵路偕伍游東嶺

但是登高一呼。也可以聲聞於天。恰我情。悅我性。今天總不虛此一行。坐了好久。身上漸漸涼了。便偕同琢如。由北面下山而去。行不里許。經過一道小溪。流水潺潺。水亦不深。水上放幾塊石頭。以便行人通過。我們也從石上躍步而過。曲曲折折。經過多少村落。便又到了來的時候經過的那個破廟。從廟後繞到廟前。再一看。不是別的廟宇。乃是魯班廟。我心中倒覺歡喜。原來魯班大師。木匠的祖師在此。便走進去瞻仰一番。(第六回完)

(編者按)余不平先生所作之小說。久已膾炙人口。前爲本報作醫海燃犀記一篇。風行海內外。莫不有口皆碑。今又蒙作軍醫生活記。至今亦已第六回矣。昨晤余君。向之索稿。據云。近有要事。須北上一行。約一月返申。故軍醫生活記一稿。祇得暫停。容返申後再行繼續披露。恐勞讀者錦注。故特附識於此。

濕溫症治及傳變

楊舒榮

濕遏衛陽　濕爲陰邪。其性氤氳粘膩。初起阻遏衛陽之表。畏寒。無汗。身重。腰疼。胸痞。宜苦辛溫微取汗以驅濕。

蒼朮　枳殼　神麴　葛根　陳皮　苓皮（間有頭痛乃兼挾風邪加羌活）

濕傷肌表　濕鬱而化熱。濕熱歸陽明。陽明之表受傷。則機關不利。營衛不固。關節疼痛。自汗。惡熱。宜苦辛微寒佐淡滲。

泔製蒼朮　陳皮　滑石　豆卷　茯苓　汗少惡寒加葛根

濕阻膜原　身熱仍兼畏寒。似瘧非瘧。乃邪入膜原。以膜原外近肌肉。內近胃腑。爲三焦之門戶。即陽明之半表半裏。濕邪阻遏。營衛分爭。宜上下分解。

陳皮　半夏　茯苓　甘草　枳實　竹茹　生姜　大棗

濕蒙清陽　如粘膩之邪。留戀內伏。清陽被蒙則胸痞。胃液不升則口渴。宜芳香之品開泄上焦。

蔻仁　藿香　桔梗　枳殼　鬱金　佩蘭　石菖蒲　六一散

濕伏中焦　上焦不解。陷伏中焦。太陰之濕與陽明之熱相併。舌轉黃。汗出。口渴。面赤。讝語如夢囈。宜運脾逐濕。涼泄熱邪。

滑石　豆卷　連翹　陳皮　神麴　豬苓　萆薢　竹茹　蘆根

（二）九龍下海丹　治癰疽潰後拔毒呼膿雖已成漏可取効如神

蟹螯（一兩用糯米一升同炒至米黃色爲度去米）　乳香製一錢　沒藥製一錢　血竭五分　白螺螄殼五分　陳石灰五分　犀黃一錢　麝香二錢　冰片五分

各爲末共研細貯宜密毋泄氣（螺螄殼及石灰末取自鄉郵間之陳久泥土墻上）

□濕毒方（郭志道）

銀花炭三錢　生軍末一錢　天花粉二錢　川柏末五分　焦白芷一錢　方八炭一錢　花龍骨

驚悸。盜汗。蒸熱。虛煩少寐。遺精。白濁。諸症。脈必濇數。或兼浮大而搏。蓋搏濇之脈。係陰虛化剛之象。治之必當怡情靜養。寡慾生精。再以育陰填補諸品。培補血液。多有得生。但勞心不但傷神。且能傷精。較之傷力。病深而重也。

『勞色傷』必先勩心以傷心。再以極力勞形以傷氣。縱情妄洩傷其精。一旦精氣神三者均喪。得病百無一生。見症亦如前象。種種不一。必多顴紅氣短。音啞羸瘦諸症。脈必數而且疾。指下剛勁細濇之類。陰液大虧。孤陽上亢。下虛上盛。先後天漸離而死。區區藥石。安能見效。苟趁先天未絕。用返還上。由精化氣。氣化神。神化虛。先天虛心以復。一息尚存。或可復命也。世人能屏除妄念。恬然自怡。神與氣交。百脈自通。採先天無涯之元氣。續我有限之形軀。虛其心致。虛極守靜篤吾。超出五行之外。不爲造化觀弄。老子心法。洵不謬也。惟今世之人。經營于名利之場。出入于烟花之途。斲喪元神。莫此爲甚。而海上係色情之的。沉迷此途者比比。迨至形與神離。而身已危矣。爰草斯篇。以作青年士女之當頭棒喝。

煆一錢半　生南星五分　以上共研細末。馬蘭頭打汁同鷄子清調敷。

□爛脚方

黃白占各一錢　金生一錢　製甘石一錢　銅綠一錢　五味研末。敷患處。

□全身潰爛方

煆石羔一錢　黑輕粉六分　炒黃柏一錢　黑青黛八分　青果炭一錢　甘中黃一錢　人中白五分　梅花冰片三分　共研細末摻之。

□眼皮生瘤方

櫻桃核磨水擦之。其瘤漸漸自消。志道前患此症。在左眼上皮。亦用此方治驗。

□產後熱瀉

（李健頤）

鄭妻產後患瀉。小腹熱痛。裏急後重。寒熱往來。煩渴不寐。初服五苓湯無效。改與却風兼補濇藥。亦罔效。延余診視。六脈沉實有力。小腹如有一塊。硬塞作痛。認為瘀熱。伏於大小腸。即與桃仁承氣湯。服後連下數次。忽覺心神快愉。照原劑加川連白芍。至次日反見不安。鄭某因之疑為產後多瀉。氣血兩虛。不敢再服承氣。改用洋參。龍眼肉。未見有害。益信為虛。連日服參數兩。至第三日。舊症復發。比前加重。甚至大便閉急作痛。身熱口渴。急來延余。診脈勢更急於前。大為可疑。鄭某初意將服參情節。隱諱不說。見余懷疑。遂以實告。仍照原方大黃加倍。再投一劑。霍然而瘳。余自治鄭妻之後始知醫生治病之難。匪特診斷用藥之難。即病者不知小心。亂投藥石。致變他病。不肯實告。使醫無所方針。是更難矣。今鄭妻自知服參之悞。實情告余。使余有所把握也。復用承氣。即奏奇功。否則余烏知其因悞服參湯所害。亦無不疑承氣之不靈。改用他藥。未免遷延日期。或者反至於悞。亦未可知。甚矣醫之難為也。

□風流小病

（秋）

世上惟有少年人最快活。年紀既輕。面目又麗。水也掐得出的肌膚。再配上幾件時髦的衣服。逛逛馬路。白相堂子。其樂無窮。然而樂極每易生悲。因此有的患遺精。有的患白濁。時有所聞。本館代售的遺精散（專治遺精）白濁丸（專治白濁）都是對症的靈藥。

熱霍亂與胃腸炎

（楊志一）

（四季傳染病內容一斑）

原因

明清以後醫籍所載之暑霍亂。濕霍亂。熱霍亂。即夏秋間之急性腸胃炎。其原因為中蘊積滯。重傷暑濕。清濁相干。亂於腸胃。而為吐瀉。與眞性霍亂由虎烈拉菌從口而入者。截然不同。故其傳染性亦甚微。

病狀與診斷

症狀雖與寒霍亂同一吐瀉交作。但所吐為酸苦物。所瀉為穢濁腥氣之物。非若寒霍亂下如米甘之狀。此其一。雖肢冷脈伏。但口渴必引飲。小溲必赤。苔必黃膩。與寒霍亂苔白渴不欲飲者不同。此其二。據此兩端。可知肢冷脈伏。實為熱深厥深（即內愈熱。則肢愈冷。此等處最宜精密診察。）之象。非若寒霍亂眞陽外脫之候也。（未完）

夏令衛生

夏令衛生法（七）

（王庚）

（四）夏令的沐浴

夏令的沐浴是不可不勤。這句話我想稍具衛生常識的人。都知道並且實行。所以作者不願再和讀者詳加討論。現在所要討論。即關於沐浴之注意點是也。畧述於左。

（甲）沐浴的時間。有研究的價值。沐浴是一種激烈的運動。所以最好在晚飯後二三小時。睡眠前一二小時實行沐浴。第一這時候多運動對於精神毫無妨碍。因爲這時候都停止工作了。第二睡眠前實行沐浴。容易入睡並可預防失眠症。

（乙）沐浴前後宜多飲水分。——白開水——因夏季沐浴。排泄極盛。體內水分。若過於缺乏。對於健康。很有影響。故不得不用飲水以補足之。

（丙）若爲鍛鍊身體起見。可實行温浴。然後再實行冷水浴。因實行冷水浴必從夏季起始。

（丁）練習游泳。亦必從夏天起始。但須注意水之清潔。污穢之河水或池塘中。往往含有霍亂及傷寒等病菌。在內游泳。極爲危險。是不可不特別注意。

幸福報

鈕儀署

第二三四期

（民國十九年七月十二日）

◀每份售洋二分▶

館址上海三馬路雲南路口

本期目錄

經驗良方

（王象涵）

喉風吹藥

火硝　硼砂各三分　膽凡　青黛各二分　礦鹽五分　冰片一分（老式）　研極細末。吹之。

縮舌方

雷枯箕草一把。熏腦後。汗出舌亦出。

舌長數寸

番木別四兩去毛切片　川連四錢　水二碗。煎一碗。將舌浸良久。即收。

脚上濕癬

水楊樹草葉貼之。可愈。（道按）水楊樹即鱧腸草。又名墨

霍亂急救法

（楊志一）

四季傳染病內容之一斑

（一）眞性霍亂吐瀉初起。未至四肢厥冷者。即用生姜搗汁灌之。簡便有效。

（二）乾霍亂。腹痛脘悶。以得吐爲先。得吐則生。不吐則死。法飲鹽湯一二碗。用鵝羽探喉令吐。使宿食盡。不吐再服。吐訖復飲。數吐即愈。

（三）乾霍亂用白礬二錢。研末。用溫開水冲服（孕婦不忌。）若味可口。而覺有甜味者。必是霍亂無疑。再服礬水。總以覺礬之苦味爲止。雖重症亦能見效。

（四）眞性霍亂。上吐下瀉。肢冷脈伏。腹痛如絞。煩躁欲死者。乃元陽瀕亡之象也。以食鹽炒熱。塡臍中。用艾置其上灸之。不計壯數。以肢溫痛止爲度。眞有起死回生之功。

（下略）

幸福園

五日三餐之老翁

（子予）

同事沈君。紹之柯鎮人。昨談其鄰村倪阿七減食事。頗奇特。且雋永。因爲錄之如下。

倪阿七。福年村人。世業農。稍積資財。壯時。嘗聞閭巷耆老。聚談神仙辟穀。心竊慕之。自此每日減食。雖逢宴饗。亦維常態。其四十歲時。已減至每日頓飯。每飯二盂矣。清瘦之容。迂緩之步。有似病夫。人皆笑其愚妄焉。嗣後體益弱。志彌堅。每日頓飯。寢假而五日三餐。其食有定時。自第一日日升時進膳後。至第二日中夜。始再小食。第四日日沒時。又正式食飯。舍此以外。果餌之類。不入於口。蓋未嘗見其呼餓也。且每飯僅淡飯二盂。禁絕佐飯之品。尤爲罕覯。迄今年已六十許。五日三餐。已五十餘年於茲。而精神反見矍鑠。沈君嘗遇諸途。目擊其白髮傴僂。健步如飛云。

不過七翁每日拂曉。必枵腹鋤圃。並大聲俚歌。若甚賣力。則數十年如一日。未稍間斷。不知其老而益壯。究係減食淡飯之效。抑每晨勞動之功。愧予識薄。未獲一下斷語耳。

詩

志一　振聲　二君道鑒

志道依仁復藝游
振揚不亞三都賦
二天頌德豈今時
道學源流安忍沒

一言貫徹理明優
聲價增隆五大洲
君等謀猷實可師
鑒觀外侮樹旂旗

贛東鵝西徐宗岐敬頌

濕溫症治及傳變

楊舒榮

濕注自利　濕滯中焦而不解。或誤用辛溫。轉燥胃津。而助熱邪。則濕注下焦而自利。氣化失司而溺澁。脾不輸津而口渴胸悶。宜淡滲分利。

神粬　陳皮　猪苓　腹皮　佛手　茯苓　車前草

脾濕挾胃熱　自汗。身重。胸痞。脉洪大而長者。此太陰之濕。與湯明之熱相合。宜蒼朮白虎湯。以清熱散濕。然此乃濕少熱多之候也。

蒼朮　石膏　知母　甘草

熱結胃腑　但昏而不瘂。笑妄撮空。舌苔黃刺乾澁。脉沉數。大便閉。爲熱邪內結。陽明實熱顯然矣。宜假承氣以通地道。雖知承氣之用硝黃。以逐陽明燥火實熱。原非濕熱內滯所宜。然胃熱極盛。胃津告竭。濕火轉成燥火。故用承氣以攻下。承氣者。承一綫未亡之一陰氣也。

厚朴　芒硝　生軍　枳實

熱灼心胞　濕溫化熱。熱極走竄胞絡。迫入營陰。引動木火。昏瘂。讝語。喜笑。在所不免。以三焦與肝胆全司相火。熱盛於裏。少火悉成壯火。火動則風生而筋攣脉急。風煽則火熾而識亂神迷。身中之氣隨風火上炎。有升無降。常度盡失。由是形若尸厥。內經所謂。血之與氣併走於上。則爲暴厥者是也。外竄筋經則成瘛。內併胆中則爲厥。內外瀰淪。瘛厥並見。亟宜清營。熄風。芳香開竅。

連翹　犀角　羚羊　鮮生地　元參　鈎藤　菖蒲　至寶丹

旱蓮。

■**解燒酒醉**　冬青樹皮　搗爛絞汁灌入口內。

■**千盃不醉方**　葛根　陳細茶　橄欖各一兩　研末。滾茶送下。

■**喉癬方**　雞肫皮陰干爲末　加冰片少許　吹入即愈。再加蟢壁錢五分。青黛五分。更妙。

■**行房受風方**　煨巴豈一粒　黑棗一枚去核　將巴豆嵌入黑棗肉。煨後。研細末。開水冲服。應驗如神。

■**赤遊丹**

■溼溫談片

（秦丙乙）

溼溫者。暑與溼深入脾胃。相搏而成溫也。或先傷溼而後感暑。或既感暑而復傷溼。或暑少溼多。成溼輕暑重。總之。不脫乎暑與溼二者。夫暑溼同爲六氣之一。夏月相火行令。太陰主土。歲土太過。溼乃大作。人在氣交之中。邪從內生。或由外感。悉與脾胃相應。蓋脾胃亦屬土也。

溼溫症纏綿難愈。多延時日。爲醫家所厭惡。病家所恐懼。自始至終。每需一月有奇。因溼爲重濁之邪。溫乃氤氳之氣。表既不可透。裏又不可攻。溫涼清燥。咸須斟酌。有如陰柔小人。輙軟硬硬。乍輕乍重。病家一生燥急。多致危疑叢起。

溼溫症既爲氣交關係。其所以或病或不病者。因人之脾胃有強弱也。苟脾胃素強。即感時邪。或從汗泄。或由便解。出路極便。無患久延也。惟脾胃薄弱之人。則蘊伏於中。瀰漫三焦。而病成矣。此其所以異也。

千脚泥研末　馬蘭頭汁調敷之。

治喉珠方

鮮土牛膝根搗汁以好醋二三匙。和勻。滴入鼻中。三四次。立效。喉絲斷珠破吐出瘀血。立效。喉珠一症。係腦門生一紅絲。如髮。懸一黑泡。大如櫻子。掛至咽門。如用刀刺。即死。切忌。

海龍散

（楊道南）

海漂蛸一錢　枯礬一錢　胭脂綿五分　蛇壳灰二分　西月石三分　燈芯灰三分　龍骨一錢　蚊蛤一錢　蝦炭　冰片三分　射香一分

眼疾簡單方

（李健頤）

眼生赤肉。及發翳膜壓痛各症。諸藥罔效。可用桑葉煎湯冲朴硝少許。以棉花醮湯洗之。再用生地冰片硃砂硼砂冬蜜搗練爲膏。臨睡之時。貼於眼眶。半月後。自可收功。蓋桑葉朴硝有清肝火。退紅腫之能。生地冬蜜能消炎止痛。硃砂硼砂冰片。去瘀退翳。最妙。眞簡單之方。著有效驗。

小兒疳積

（李健頤）

小兒疳積。多由飲食不節。腸胃虛弱。消化力不足。則腸胃多有積聚不消之物。日久遂成發酵性。乃生蚘蟲。而疳疾成矣。或用單篤𡨧殺之。惜其性最烈。有碍胃氣。惟有用蓮子淮山芡實茯苓使子肉檳榔鷄虱炒麥芽鷄內金粳米等味。共爲散。飯熟。和冰糖。用開水冲服。非僅殺蟲補脾。兼助消化之功。而無碍胃。且小兒亦可以當小點。眞治疳之妙方。嬰兒之補品。勝過單篤甯多矣。請試用之。

糖尿病之經驗談

（張壽生）

糖尿病。西人病名也。中醫則謂消渴。謂糖尿者。據症言。謂消渴者。據狀言。實即古之飲一溲二證也。特未明言尿中有糖耳。然古書均謂爲必死證。即西醫亦公認爲尙無治法。可知此確爲不治之證也。余患此十年。初用中醫。無效。繼延西醫。有小效。而旋止旋生。終無良法以竟其功。荏苒六年。中西醫皆自謝技窮。日者溺復大至。無法制止。聞家人言。白菓極止尿。盡試之。令即治以進。服後四點餘鐘果止。於是拍床而起曰。踏破鐵鞋無處覓。得來全不費工夫。遂萌自療之念。初涉獵本草。繼翻譯書。經數月。茫無頭緒。以所閱書均無道及此病者。然而心中已畧有所悟矣。爰將所服之中西藥。一一研究之。復將得病之由來。次第追溯之。如是學與思併者。已有年餘。是時余將七十。不憚竭力勤求者。良以得病之由。始終是腦。曷以知之。初由不寐。再則鼻淵。總成糖尿。終腦充血。而成半身不遂。無非腦病也。自不寐至此已十五年。因終年臥榻。無可與商。乃得潛心研究。歷歷思之。（未完）

夏令衛生

□夏令衛生法（八）

（五）蚊和蠅的危險

蚊和蠅是夏令衛生中一個最大的問題。欲解決夏令衛生問題。先要解決蚊蠅驅逐問題。作者對於本節言之稍詳。就是這個緣故。

蚊子有兩種。一名普通蚊。一名瘧疾蚊。兩種蚊傳染的疾病。大不相同。其形態亦各有異。最要之區別法如左。

（甲）普通蚊之特點：

（一）普通蚊停止於壁上。腹部下端和壁面相近。換言之卽蚊之體與壁面平行。沒有多大的角度。

（二）普通蚊的卵子幾百個排列成一船形。浮於水面。

（三）普通蚊的孑孓。（蚊子幼虫）浮到水面吸氣的時候。頭部下垂。尾上的吸氣管很長。透出水面的時候。與水面成四十九度角。

（乙）瘧疾蚊之特點

（一）瘧疾蚊停止於壁上的時候。腹部遠離壁面。成倒立之姿勢。與壁面成四十五至八十度角。

（二）瘧疾蚊的卵子大致都是各相分散。不相黏住。

（王庚）

本報主筆

楊志一醫士
朱振聲醫士

診例

（甲）特號二元　隨到隨診
（乙）門診一元　貧病減半
（丙）出診四元　路遠遞加
（丁）膏丸方四元　次日取件
（戊）急病隨請隨到

時間　門診上午九時至下午四時止　出診四時以後

診所　上海雲南路會樂里第一弄第一家

電話六三四九三

掛號處啟

幸福報

鈕儀署

第二三五期

（民國十九年七月十五日）

◀每份售洋二分▶

館址上海三馬路雲南路口

廣告價目　每期每格（共計五方寸）五元均排於新聞之旁如欲入新聞中長期面議

定報價目　每三日出一張五個月一元全年二元寄費在內本外埠一律國外加倍郵票代現九五計值

本期目錄

時疫報告

記者

據近一週間調查。廣東黃阿三。於前晚八時。至法界寶裕里新新大方棧開十八號房間。即外出。至深夜二時。始偕少婦張氏回棧睡眠。不料睡至昨晨天將黎明。張氏忽患時疫腹瀉急病。延至五時竟氣絕身死。此外工人患急痧而倒斃者。亦復不少。時疫殺人。如此其烈。夏令衛生。可不講乎。

青年之流行病——便艱

（秦丙乙）

便艱半成乎不良之習慣

便艱足以釀成痔瘡

便艱引起不消化之疾病

青年男女。每有便艱之患。上厠費時。更衣用力。鞭結[illegible]。痛苦萬狀。尤其如炎暑之日。汗流滿面。臭氣溢聞。大解一次。動需半小時之久。此雖小節。所關實大。夫便艱之發生。半固由於血液之不充。腸胃之乾燥。半每因乎不良之習慣。怠慢之劣性。因青年每於上厠之際。實行其利用之經濟。閱報觀書以消遣。久而久之。漸致便艱。習慣成自然。便艱之患。時間之損失。無論矣。而衛生上身體上。尤有所窒碍焉。例如久患便艱。則肛門常陷。宿垢留戀不清。每易釀痔瘡之苦。又便艱既久。所納多於所出。勢將引起不消化之狀態。如腹痛胃痛脹悶納呆之類。是以患便艱者。一方面固當服藥調治。以清內熱。而滋血液。一方尤宜從事於習慣之改良。以助藥餌之進步。慎毋以爲區區末疾。而不置可否也。

幸福園

葉香巖

（濤谿漁人）

一嫗。家巨富。早寡。有遺腹女一。愛若掌珠。因之嬌養性成。動輒稚啼焉。一日偶欠伸。用力過猛。臂骨節脫。雙手撐天。不可復下。嫗急爲之請傷科醫之。而女終緊固峻拒。不令身近。雖百方慫哄。皆不之聽。嫗憂甚。既而聞叶天士有神術。即馳往求治。天士聞之。即就嫗耳語曰。如此。如此。即可療治。嫗頷之歸。翌日。即邀子侄輩。飲於東軒。軒後有園。時值夏日。碧荷盛放。景色甚佳。嫗詭約女入園游散。而暗縮活結於女腰。行經東軒。子侄輩者起立。嫗乘女不備。遽抽其帶。女急欲護下衣。雙手齊下。竟忘其所以云。由是天士之名大噪。某甲。性嗜羊肉。一日三餐。非此不足以下咽。久之體大胖。稱之可三百餘斤。而氣喘痰多。精神萎頓。幾有奄奄待斃之勢。倩羣醫治之。咸束手無策。聞天士名。即就診焉。天士曰。速購燈草如干斤。堆一屋中。汝則坐臥其上。庶可痊焉。某甲歸。依法行之。月餘。果浮肉盡消。病若失。而燈草之上。則羶氣觸鼻。不可嚮邇云。

雌鴨變雄之異聞

（清癯）

引翔鄉王姓。余之姻戚也。日前來嘉。爲余述及雌鴨變雄之可異。援筆誌之。以質世之博物君子一致焉。其家豢有雞鴨等畜。以備不時烹宰之需。而間有一鴨。生卵最多。故伺養之亦是最久。不覺已踰十年。（未完）

濕溫症治及傳變

（三） 楊舒棨

熱斥三焦　若神昏再見■疹。上爲胸痞。下挾熱利。乃熱甚充斥三焦。陰陽俱困。而猶以清陽明之熱。救陽明之液爲急務。

營熱瘀塞　犀角　生地　元參　連翹　羚羊　丹皮　紫草　菖蒲

默默不語。神昏不知所苦。與飲食亦不却。二便自通。諸藥罔效。此邪在手厥陰營分。凝瘀絡脉。堵塞神明。非辛香氣藥所能開泄。宜用直入厥陰之藥。破瘀通滯。斯絡通而邪可解也。

酒醉地鼈虫　醋炙鼈甲　炒甲片　柴胡　桃仁泥

肝風上逆　汗出而熱不除。或痙。頭痛。乃濕熱傷營。肝風上逆。血不榮筋而作痙。上升巔頂則頭痛。熱勢雖緩。木氣猶張。熄風爲標。養營爲本。

羚羊角　蔓荆子　鈎屯　元參　生地　白芍

濕飲動膽火　身熱口苦。嘔吐清水。或痰涎。此乃宿飲挾濕熱。動膽火上逆。宜溫膽湯加黃連碧玉散。一以滌飲。一以降逆爲治。

廣皮　半夏　茯苓　枳實　甘草　黃連　碧玉散

液刼火升　嘔悶大渴。脉細數。舌光如鏡。此營陰素虧。胃液被刼。胆火上衝。宜救陽明之液。平少陽之邪。

西爪白　鮮生地（以上絞汁）鬱金　烏藥　木香　香附（以上磨汁）溫服

經驗良方

（楊道南）

■圍疔散

治疔毒初起。以野菊花葉。或絲瓜葉。打汁調敷。其功甚效。

活靈磁石四錢　射香一分　藤黃三錢　太乙丹二錠　蟾酥一錢　腰黃三粒　梅花點舌丹二粒　萬應丹五粒　生大黃末三錢　芙蓉花末三錢　海金沙二錢　冰片三分　尿浸甘草四分　青黛錢半　兒茶二錢　共爲細末。收瓶聽用。

■玉榆散

治水火燙方　地榆炭五錢　大黃末三錢　寒水石五錢　煅熟

熱霍亂與胃腸炎

四季傳染病內容一斑

（楊志一）（續）

治療　審係濕滯中阻。脾胃升降失司者。藿香正氣散主治。方用藿蘇梗各錢半。仙半夏二錢。赤猪苓各三錢。江枳殼一錢。苦桔梗一錢。大腹皮三錢。厚朴花錢半。炒苡仁三錢。鮮荷葉一角。

審係熱深厥深。暑邪內伏。亂於腸胃者。黃連解毒湯加減主治。方用上川連八分淡吳萸四分。枳實一錢。炒白芍錢半。仙半夏錢半。黃芩錢半。赤苓三錢。玉樞丹四分。（吞）

■痘瘡熱證治驗談

（李健頤）

平潭東庠村。蕭某之妹。年二十八歲。素體強壯。肌肉肥胖。於本月廿六日。忽大熱口渴。坐臥不寧。善嘔體倦。至廿八早。見有紅點。隱隱皮膚間。服升麻葛根湯二劑。其點漸次加多。旋即紅赤稠密。形如蚊咬。繁瑣成片。次日忽乾焦紫黑煩躁悶亂。舉家惶惶。莫衷一是。急來延余。診六脉沉數。重按有

石蒜五錢　共研細末。陳茶油調搽。

□胡連丸　（嶽楊圃）

治痔瘡痔漏

胡黃連（淨末一兩）　煅石決明（五錢）　穿山甲（香油炒黃五錢）　槐花（微炒五錢）　羌蠶（炒黃六十條）共研細末煉蜜爲丸　每日早晚用參煎湯送服一錢

□縮肛散

治痔瘡脫肛並內痔落下

鱉頭（一个煅）　五倍子（煅等分）　研末加冰片少許研末麻油調敷

力。大便不通。顯係火毒太重。熱甚內攻。將成危證。急與涼膈散。加白虎化斑湯。連進二劑。熱減大半。痘苗轉潤。根腳紅滯。勃然湧起。再與化斑合犀角地黃。加紫草天葵紅花當歸等。清涼活血。（此是遵翁仲仁用清涼灌漿之法）。服後漿變佳。陸續收靨。惟喉中隱痛。聲啞咳嗆未愈。按痘當灌漿。見喉痛聲啞咳嗆者。是痘出肺竅。內亦成膿。毒壅肺管。聲帶阻塞也。今已收靨。其聲當清。其痛當止。然其聲所以不清。痛不止。而兼咳嗆者。肺有餘毒。火灼津傷故也。即與甘露飲。加桔梗款冬花杏仁兜鈴。服二劑。諸恙霍然。後因留連月餘。痂殼未落。復加面青浮腫。此因痘前服涼過多。損傷脾肺。氣血羸弱。元陽不足所致也。改茯苓導水湯。加西洋參橘紅黃耆。而收功。考痲疹之症。設當時不用大涼解毒下便等藥。乃仍用升麻葛根湯。則火毒愈熾。痘必加甚。以肌肉爲戰場。熱毒與升發之藥。對壘交鋒。人體之皮膚臟腑。盡受其害。猶二虎相鬥。而窠穴受災。危何待焉。由此觀之。痘疹一症。宜活法變通。應熱濕涼。審證用藥。臨時斟酌。古云。「走馬醫風寒。回頭治痘疹」。誠哉斯言也。

□東鱗西爪（一）　（沈仲圭）

胃痛有一單方甚佳。即以蚌殼燒灰服之。可立止痛。因患是病之人。必鹽酸過多。蚌殼內含炭酸石灰。能中和鹽酸。故奏效甚捷。

苦味酒係用味苦之中藥。浸酒而成。手續甚簡。可以自製。用橙皮、龍膽草、各五分。小荳蔻粗末二分。酒精百分。共入瓶中。浸五日。取出藥品。將酒濾清。即成。用量。約爲二克。分三次服。（一日量）功能補助消化。通常多與他藥合用。單用者鮮。本品爲健胃劑之一。凡健胃劑皆不宜久服。蓋恐胃腸養成依賴性。反減少固有之消化力也。

海藻功能軟堅消熱。爲療瘰癧癭症要藥。以本品二兩。昆布二兩。夏枯草（炒）四兩。連翹二兩。炒牛蒡二兩。萆麻仁（去殼焙）一兩。製成散劑。以治瘰癧。不論新久。未潰已潰。皆效。服法。一次三錢。陳酒送下。至其化學成分。爲石灰質七、二七。碘質〇、三三九。鐵質〇、九三三。矽質〇、五六。（皆百分中含量）

夏令衛生

□夏令衛生法（九）

（王庚）

（三）瘧疾蚊的子孑。沒有吸氣管。僅在尾口生一吸口。所以浮到水面吸氣的時候。身體和水面成平行線的。

瘧疾蚊與普通蚊之特點。很多。上述之點。特其最主要的罷了。

蚊子的生卵。一定要在水中。卵在水中。三天就可變成孑孑。既成孑孑即游於水中。更過二三天。又變成蛹。再過二三天。就出來成蚊。幼蚊離殼不到幾秒鐘。就能飛在空中。吸我們的血液了。每一個蚊。在夏令的時候。須生六七代。有時竟可到十餘代。每次生卵凡數百。其數令人可驚。

常人以為被普通蚊咬了之後。沒有什麼妨礙。這是大錯了。不過他的害。不及瘧疾蚊來得猛烈罷了。試看由普通蚊所傳染來的疾病。就可知其利害了。

（甲）有二種絲虫病。是從普通蚊。被他咬了之後。傳染來的。他的病狀是。腿部發腫。行路不便。乞丐和鄉間土人。夜間睡眠。不備帳子。所以這種大腿病的很多。

（乙）有一種瘧熱症。也是由普通蚊子傳染的。這種病的現象。非常猛烈。病發生的時候。忽然發寒發熱。骨節酸痛。面紅頭昏。並且容易傳染。患者在發生後僅一二日。身體就變成衰弱狀態。

本報主筆

朱振聲 醫士
楊志一 醫士

診例

（甲）特號二元
（乙）門診一元
（丙）出診四元
（丁）膏丸方四元
（戊）急病隨請隨到

隨到隨診 貧病減半 路遠遞加 次日取件

時間 門診上午九時至下午四時止 出診午後四時以後

所診 上海雲南路會樂里第一弄第一家

電話三六三四九三

掛號處啓

幸福報

鈕儀署

第二三六期

（民國十九年七月十八日）

◀每份售洋二分▶

館址上海三馬路雲南路口

廣告價目 每期每格（共計五方寸）五元均排於新聞之旁如欲入新聞中長期面議

定報價目 每三日出一張五個月一元全年二元寄費在內本外埠一律國外加倍郵票代現九五計值

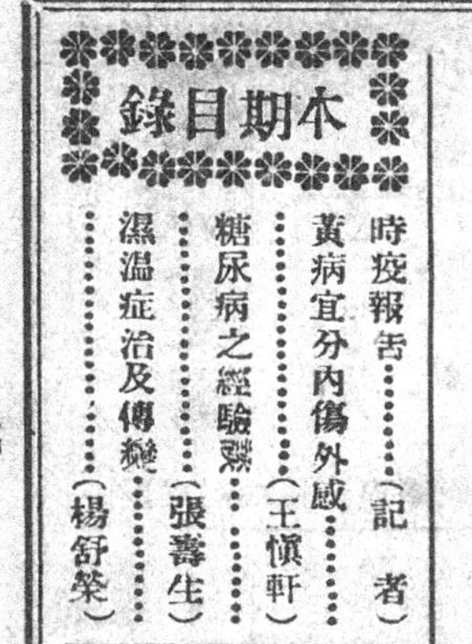

本期目錄

時疫報告

記者

近一週間。適值黃霉之後。源暑逼人。氣候不正。以致霍亂一症。漸見流行。按該症爲吐瀉腹痛。有數小時畢命之可能性。殺人之烈。甚洪水猛獸。吾人大可注意也。

黃病宜分內傷外感

（王愼軒）

凡病皆有內傷外感之分。黃病豈獨不然。傷寒濕家之發黃。因於內傷也。仲師于傷寒論中。旣立傷寒濕家發黃之證治。復于金匱列黃癉病一篇。誠以黃病有內傷外感之分。不宜混治也。奈何今之治黃病者。不求所因。惟知色鮮明者爲陽黃。屬熱。色暗晦者爲陰黃。屬寒。然則女勞之額黑。酒癉所變之黑疸。豈以其黑。遂謂陰黃。可用乾姜附子乎。又或每遇黃病。輒曰此屬濕熱。淸之利之。而不愈。技已窮矣。庸詎知黃之爲病。外而六淫。內而七情。以及房勞飲食勞役所傷。皆足致之。安得執一端而不深思哉。內經曰。濕熱相交。民多病癉。又曰。脾風發癉。傷寒論曰。傷寒瘀熱在裏。身必發黃。又曰。濕家之爲病。身色如熏黃。此皆外感之發黃也。內經曰。脾足太陰之脈。是主脾所生病者。溏瘕泄水閉黃癉。又曰。腎足少陰之脈。是主腎所生病者。口熱咽乾煩心黃癉。金匱曰。尺脈浮爲傷腎。趺陽脈緊爲傷脾。曰穀疸。曰酒癉。曰女勞癉。此皆內傷之黃癉。外感之所以成黃者。表邪失汗。遏鬱肌膚。邪氣留

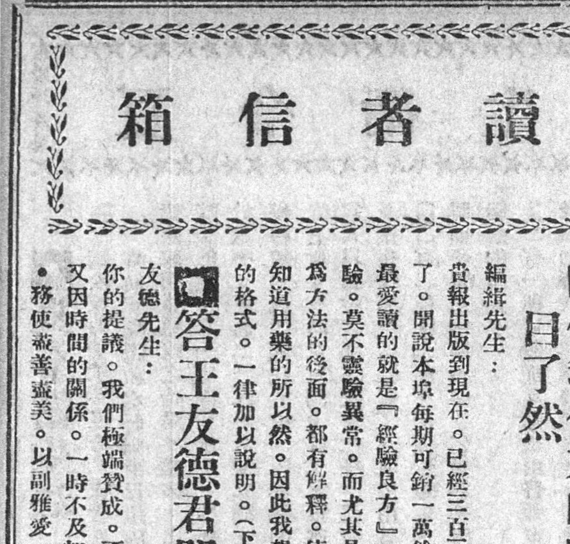

讀者信箱

使我們不明瞭醫學的人亦可以一目了然

編緝先生：

貴報出版到現在。已經三百三十餘期。在上海醫報界中。可稱資格最老了。聞說本埠每期可銷一萬餘份。足見社會之歡迎。已達極點。鄙人所最愛讀的就是『經驗良方』一欄。因爲他內中所載的方法。鄙人常常試驗。莫不靈驗異常。而尤其是二百〇一期與二百〇二期所載的最好。因爲方法的後面。都有解釋。使我們不明瞭醫學的人。亦可以一目了然。知道用藥的所以然。因此我想以後的『經驗良方』可否仿照二百〇一期的格式。一律加以說明。（下略）

王友德謹啓

答王友德君問

友德先生：

你的提議。我們極端贊成。不過有的稿件。因爲作者並未解釋。而我們又因時間的關係。一時不及加入。請 先生原諒。以後我們當盡力改良。務使盡善盡美。以副雅愛。（編者）

濕溫症治及傳變（四）

楊舒榮

濕遺陰傷 如大勢已退。惟渴汗。筋痛。小溲赤澁。津液已傷。餘濕留滯經絡。此時救液則助濕。燥濕則劫液。宗仲景麻沸湯之法。取氣不取味。走陽不走陰。妙在養陰逐濕。兩擅其長。

元米泔漬於朮絞汁

濕滯下痢 濕滯延久變痢。胸痞。腹痛。下墜窘迫。膿血稠粘。裏急後重。脈軟數者。是濕熱內滯。阻遏氣機。太陰失健運。少陽失疏達。熱鬱濕蒸。傳道失其常度。蒸爲敗濁膿血。傷氣則下白。傷血則下赤。氣血兩傷。赤白兼下。濕熱極盛。痢成五色。宜理氣導滯。

製川朴　檳榔　黃芩　木香　神麯　葛根　柴胡

色赤加銀花炭荊芥炭　熱甚加黃連　實痛加大黃

痢久傷陽 痢久傷陽。脈虛。滑脫。痢雖脾疾。久必傷腎。以腎爲胃關。司下焦而開竅於二陰。火爲土母。欲溫中土。必補命門之火。

人參　白朮　甘草　當歸　白芍　木香　肉桂　訶子　肉荳蔻

罌粟殼　虛寒甚者加附子

痢久傷陰 虛坐努圊者。乃痢久傷陰也。凡裏急屬火居多。火性傳變至速。鬱於大腸。窘迫欲便。而便仍不舒。故痢疾門中。每以苓連清火。

經驗良方

（戴橘圃）

□**痔漏丹** 治痔瘡成漏。流膿淌水。此方能退管除漏。

屋內蛇衣（不見天日不經女手者炙）　人指甲（焙）　鵝毛管炙　紅昇　各等分研細末。加冰片少許。乳和深者。作撚插之。淺者末摻膏蓋。

□**偸糞鼠方** 鹽鹹（一塊）。以童便煆九次。窨七日。再煆紅取出。硃砂拌勻。約洞多大。即研多碎。早晚塞之。外用白古封口。如流毒水。用水洗之。俟管自出。再用收功之藥收功。

蒸而發也。內傷之所以成黃者。飢飽悄慾。脾腎失和。水精泆濁而發也。蓋肌腠者。衛氣往來之所也。邪鬱肌腠。衛氣不通。久則衛之悍者。鬱而爲熱。一如酒麴之蒸盦。故發黃也。脾腎者。水精輸布之主也。脾腎受傷。水精不調。久則水之清者悉化爲濁。一如穢濁之溝渠。故成黃癉也。兩者之病。雖皆皮色變黃。究其成黃之理。實相懸殊。苟不詳細辨明。爲害實甚。故醫門法律曰。黃病得之外者。誤用補法。是謂實實。醫之罪也。又曰黃疸得之內者。誤用攻法。是謂虛虛。醫之罪也。雖內傷間有宜攻者。然內傷外感之治法。斷不可混。乃千古不易之。熱定法也。且夫外感之發黃。表實者汗之。裏實者下之盛者清之。小便不利者利之。雖皆爲病求去路。又當隨其所宜而施之。未可執一也。內傷之發黃。表虛則實衛。裏虛則建中。因于酒者分消之。因于穀者利導之。瘀者破之。勞者溫之。雖皆調其所傷。亦當求其所宜。而施之不可執一也。而況內傷外感之大相懸殊者。安可不分哉。

□坐板瘡方

西瓜翠衣曬干研末濕則乾摻乾則唾津調敷數次即愈

□濕毒膏

麻油(十一兩八)　當歸(二錢)　白芷(一錢)　獨活(一錢)　山甲(二片)　蜈蚣(一條)　亂髮(一團)　熬枯去渣入　血丹(二兩)　杭粉(二兩)　輕粉五分　銅綠二分　白占一錢五分(研)共末收膏

□濕熱膏

麻油(八兩)　熬滾入黃占(二錢五分)　化開次入松香(一兩)化開傾入鉢中再下黃丹(一兩)　銅綠(二錢)　輕粉(一錢)　製乳沒各(三錢)　共末攪勻成膏

□糖尿病之經驗談（續）

（張壽生）

證之以書。叅之以臆。此病纔由延腦失職。乏容氣。無運動。積濕熱而致消化不良。不良則血無由生。髓于何有。血虛則出熱。血行周身。血熱則無處不受其熱。至是而病成矣。西醫實驗。則病由于膵臟之自點。自點不消。則糖尿必源源而來。然百計攻之不能破。遂不得不告術窮。究之此自點。不知雖何歲月。積漸而生。要皆由積濕熱而礙消化之路者也。古人治消認。多主人叅白虎湯。與西醫之用水楊酸鈉。(解熱。)同一用意。而均屬治標。未能絕其根株也。至中醫之淺嘗者。見病輒以腎虧。用破故紙、覆盆子、固腎縮小便藥。以益其熱。鮮有不誤大事者。是蓋不知此爲全身病。斷非指一部份可已者也。其不明生理病理。不分內腎外腎。不識尿爲何物。自何而來。即此可知矣。余五年以來。專事自療。知此病根深蒂固。決不能旦夕期功。于是執定食沙梨主愈之法。(沙梨下消可食。糖尿則不宜)服丹梔等藥數十劑。至內涼、大便不秘。病始有轉機。後則服六味。或八珍。重加黃芪。始終嚴戒飯及小粉等。(未完)

□古今名醫驗案

清代名醫金子久先生驗案

先生諱有恆。字子久。浙江德清縣之大麻鎮人。以醫名江浙間。及門子弟達二百餘人。予從遊數載。雖見先生活人無算。愧不能述先生之道于一二。爰錄其治驗方案數則。以應本報之徵

▲暑熱

吳興大塘兜、陸姓芸夫人、丙辰夏、帶孕患暑熱、勢頗重險、連日診視、逐漸告痊、共計二十餘方依次列後、以存全豹、

首方　孕已九旬、病經八日、當此酷炎之令、吸受暑熱之邪、古訓有云、暑必兼濕、暑乃天之陽氣、濕爲地之陰邪、陰陽相搏、已從熱化、上焦邪鬱而瘖生、下流熱閉而便澀、濁蒙清竅、頭痛耳鳴、邪擾清靈、煩躁難寐、口渴喜飲、知津液之漸傷、舌白不潤、乃氣分之被擾、左脈滑數、數主熱深、右脈濇濡、濡爲濕鬱、病正在猖獗、藥毋礙胎孕、羚羊清肺以解肌、石斛濡胃而泄熱、降火則無非寒苦、祛風乃不外辛涼、

羚羊角　池菊花　薄荷

蘆根　鮮石斛　絲瓜絡

連翹　苡仁

山梔　銀花

杏仁　子芩

★　★　★　★

夏令衛生

夏令衛生法（十）

（王庚）

瘧疾蚊能傳染瘧疾。（Maruria）已爲醫學家實驗得明明白白。按從前沒有發見本病以前。有人說卑濕的地方。草木腐爛之後。化成瘴氣。吸入肺中。就成功瘧疾。故從前有『空氣說』（DieLuftheorie）之理想。又有人說汚穢的水。飲之能令人患本病。故有『飲水說』之理想。（DieTrinkwassertheorie）到了一千八百八十年。始有法國軍醫名Lavaran者。發見瘧疾胞子蟲。此蟲一入人體內赤血球。即發本病。但當時還不知道由蚊子爲媒介。到印度的Ross先生。再證明瘧疾確由瘧疾蚊做媒介。他有一天試驗一個蚊子。見他胃中有十二個圓形細胞。他後來把他分散於蚊蟲唾腺中。此蚊若再咬人。則被咬的人就發生瘧疾病。照此看來。瘧疾的傳染。是必由蚊子做媒介的。我現在把瘧疾的大概。分述於左。

瘧疾的症侯

瘧疾的胞子虫。分爲三種。這三種胞子虫。在紅血輪中。生長之期。各有不同。有的入血輪內。二十四小時即成熟者。有的須四十八小時成熟者。有的須七十二小時始成熟者。故瘧疾有每日發病的。有隔日發病的。有四日一發病的。發寒發熱爲本病主要之徵據。在發病之初。不久則全身發汗。

幸福報

紹儀署 [印]

第二三七期

（民國十九年七月廿一日）

◀每份售洋二分▶

館址上海三馬路雲南路口

廣告價目
每期每（格共計五方寸）五元均排於新聞之旁如嵌入新開中長期面議

定報價目
每三日出一張。五個月一元。全年二元。寄費在內。本外埠一律。國外加倍。郵票代現。九五計值。

本期目錄

發痧之研究

易上逵

痧之一症。不但古人未有論及。考字典亦無此字。古書雖有中惡青筋絞腸之說。仍略而不詳。康熙癸未秋。北平時疫大作。患者胸腹脹疼生白毛數莖日死幾千。有海昌明經李君見之曰。痧也。宜用針挑出毛。再刺出血。緩則難救。於是患者皆隨手而應。由此則有痧症之稱矣。夫痧之一字。從疒從沙。沙者少水也。卽言腎水不足之人。中疫則爲痧也。胸腹脹疼。是疫與氣搏。攻擊臟腑故也。白毛乃人身之維脈。維脈者。維持於周身。所在皆有。其細如髮。如蜘蛛網。維於陽分者陽維。維於陰分者陰維。疫氣攻破維脈。由毛孔而入是也。世有小兒挑疳。在手卽中挑白毛者。有胸腹中挑出羊毛疔者。有背上挑出鬃根白毛者。皆維脈也。凡腎水少者中疫。傳變多端。難以枚舉。故今人有七十二痧之說。如頭痛喉閉痧絞腸痧霍亂痧。亦不過因症命名而已。不拘各種暴症。初起時用白礬一錢。開水送下。使濁者下降。而清者自然上升矣。是第一要着。

幸福園

雌鴨變雄之異聞

（耀清）

而此鴨猶肥碩如故。顧其行動蹣跚。較遜常物耳。詎前年秋間其毛羽忽呈異采。蓋其色本如麻栗者。而漸變若錦雞然。亦羽豐滿。熠耀人目。蓋已化雌爲雄。驟觀之。幾不識爲固有之家禽矣。莫不詫爲罕見。而其鄉年老者。則謂此鴨大有用處。以鴨卵無胚珠者。俗謂之無雄蛋。必不能生雛。苟以此鴨遠囑其卵。然後以母雞孵伏。或以暖火烘之。皆能成雛。其說確否。無能證實。今其鴨尚在。不知亦曾有斯試驗乎。余家有女傭范婦。嘉定北鄉人。聞此。亦言前傭於徐姓家。其戚在方泰鎮。亦畜有一鴨。其變象與上述正同。唯不知因何呈此怪異。故余幷及之。以見物理之無窮。冀令人研尋無由也。

慧心錄

幸福社社員 李寒吻

△遇事不肯浮游。逢人不肯辜負。說話不肯自欺。方謂忠信。

△胸中不平要鳴。胸中有得要說。只是無量以容。

△君子而貧賤。命也。使其爲小人焉。昏夜乞哀。猶然貧賤也。其幸而爲君子。則其自取也。小人而富貴。命也。使其爲君子焉。進禮退義。猶然富貴也。其不幸而爲小人。則亦其自取也。

△習勞苦爲辦事之本。引用一班能耐勞苦之正人。日久自有大効。

△當大任如登高竿。膽欲大。心欲細。膽不大則墜。心不細亦墜。

△大智興邦。不過集衆思。大愚誤國。不過好自用。武侯王安石足以視矣。

△以理聽言。則中有主。以道窒欲。則心自淸。

△天道福謙而忌盈。聖人隱惡而揚善。

△內要伶俐。外要痴呆。聰明逞盡。惹禍招災。

濕溫症治及傳變（五）

楊舒榮

甚以大黃逐熱。若痢久血虛生熱。亦迫急欲便。但久坐而不得便耳。此熱由虛生。治法以補血爲主。

熟地炭　炒當歸　炒白芍　炙甘草　陳皮

（附註）凡裏急與後重不仝。裏急者。急迫欲便。後重者。肛門重墜。裏急有虛實之分。實爲火邪有餘。虛爲營陰不足。後重亦有虛實之分。實爲邪實下墜。虛爲氣虛下陷。是以治裏急有清熱養陰之異。治後重有行氣升補之殊。虛實之辨。不可不明。

熱入厥陰血痢　下痢復痛後重。時或瀉血。肛門熱痛。脉沉弦者。熱邪傳入厥陰。內耗血液。宗仲景白頭翁湯。清濕熱而利水火之鬱。涼血散邪。無過於此。

白頭翁　黃連　黃柏　北秦皮

（完）

養生小言

少慾之人恆多子。且易育。氣固而精凝也。

多慾之人恆少子。且易夭。氣洩而精薄也。

經驗良方

治無名腫毒神效方

（曹以孚）

製爐甘石一錢八分　氷片三分　寒水石一錢八分　漂東丹六分　鉛粉六分　熟石膏二錢半　紅升丹（潔淨陳而好者）六分　輕粉六分　煅研潔淨龍骨一錢　白蠟一錢八分

上藥和勻。研極細末。候其穿口後摻上。靈效異常。此乃休甯漢程氏祖傳經驗秘方。治癒者不計其數。請君幸勿忽視。

臁瘡方

（戴橘園）

麻油（一兩）　入亂髮（四兩）　熬化入杉木皮（三兩燒灰末）

東鱗西爪（二）

（沈仲圭）

鼻瘜又名鼻痔。係肺藏濕熱。上蒸於腦所致。治法不一。山東王育舫同志。謂以苦杏仁去皮搗爛。用人乳調勻。塗於患處。數次卽愈。

胎死不下之治法。方書所載甚多。其簡單有效者。莫如用牛膝三錢。葵子五錢。水煎服。胎死腹中。中醫有擁靈之方。曰平胃散。蒼朮（米泔炒）厚朴（姜汁炒）陳皮各三錢。酒水各一盅。煎耗其半。加朴硝末五錢。再煎三五沸。去渣溫服。死胎卽下。

糖尿病之經驗談（續）

（張壽生）

絕其生糖之源。逐日檢尿。以測病之輕重。食物之可否。如是者二年。雖不敢謂病愈。業已不治而治。渙然忘之矣。蓋不飢不渴。晚間能熟睡五六小時。每日大便一次。且三餐之飯。約用米兩半。不敢多食者。恐其病復返也。所怯者多尿。而服白果粉一錢卽止。老人得此。慶幸不已。或曰此病萬變。因人而殊。不能一律論。然余之治法。萬變不離其宗者也。總之。此

原寸（五分末） 白占（二兩）
共入攪勻以千張紙將油收盡。臨時貼於患上。三日再反貼之。一方用人脚上剔下老皮。焙枯研末。麻油調敷。

□隔紙膏

治臁瘡

金陀僧（一錢） 白占（一錢）
黃占（一錢） 胆凡（分）
共末麻油調隔紙膏貼

□夾紙膏

治爛腿

銅綠（一兩） 枯凡（二兩）
黃丹（三兩） 鉛粉（二兩）
共研細末用麻油八兩熬煎數沸離火入藥和勻再熬一沸攤夾紙膏貼之

病貴自攝養。而不在醫藥。攝養之法。除禁殺顛葷芋。及一切小粉外。尤當愛惜精神。如久坐久談。作文寫字。凡勞神工業。俱宜禁止。否則必復。此余十年之經驗。敢觀縷以告同病相憐者。

□除病八法

（何嘉濟）

一、靜坐觀心。萬念俱釋。此除病之一法也。
二、煩惱現前。以死譬之。此除病之二法也。
三、家室和睦。言語謙遜。此除病之三法也。
四、常抱樂觀。毫無憂鬱。此除病之四法也。
五、風寒暑濕。謹愼避防。此除病之五法也。
六、飲食嗜慾。格外淡薄。此除病之六法也。
七、起居衣服。務求適宜。此除病之七法也。
八、遊山玩水。蒔花觀魚。此除病之八法也。

□古今名醫驗案

清代名醫 金子久先生驗案

二方 前產未越一年。今孕又將三月。血虛營熱。概可知矣。旬日以來。吸受暑熱。由肺犯胃。阻氣入營。濕自外而蒸騰。發爲疹瘖。熱踞中而鬱遏。遂覺煩寃。耳官之鳴嚮如蟬。巔頂之脹疼如裹。溱溱汗泄。表邪得外泄之機。漉漉腸鳴。腑氣失暢流之象。口淡無味。舌白少苦。右脈滑濇。左脈滑流。治宜輕清甘淡。藉宜肺胃熱邪。

羚羊角 蘆根 連翹 杏仁
子芩 佩蘭葉 鮮石斛 苡仁
銀花 蔞皮 青蒿 絲瓜絡

三方 昨宵身熱復加。頃刻略形稍退。呻吟輾轉。寤寐維艱。氣逆上升。脘宇滿悶。大便木恙先閉。小溲行而不多。胸膺疹瘖。于今更密。少腹疼痛。忽又見端。左脈依然滑大。熱勢逗遛。右脈仍覺滯濡。濕邪鬱伏。蔓延六腑。阻窒三焦。設或腹痛遷延。難免半產之虞耳。

羚羊角 蘆根 子芩 連翹
杏仁 鮮荷梗 鮮石斛 竹葉
佩蘭 銀花 蔞仁 絲瓜絡

四方 暑氣薰蒸。濕性重濁。以肺胃淸肅之府。爲暑濕盤踞之場。昨宵稍覺退涼。頃晨忽又壯熱。頭蒙如裹。耳鳴不聽。少腹之脹痛既差。肢節之痠楚愈甚。輸瀉無權。傳導失職。

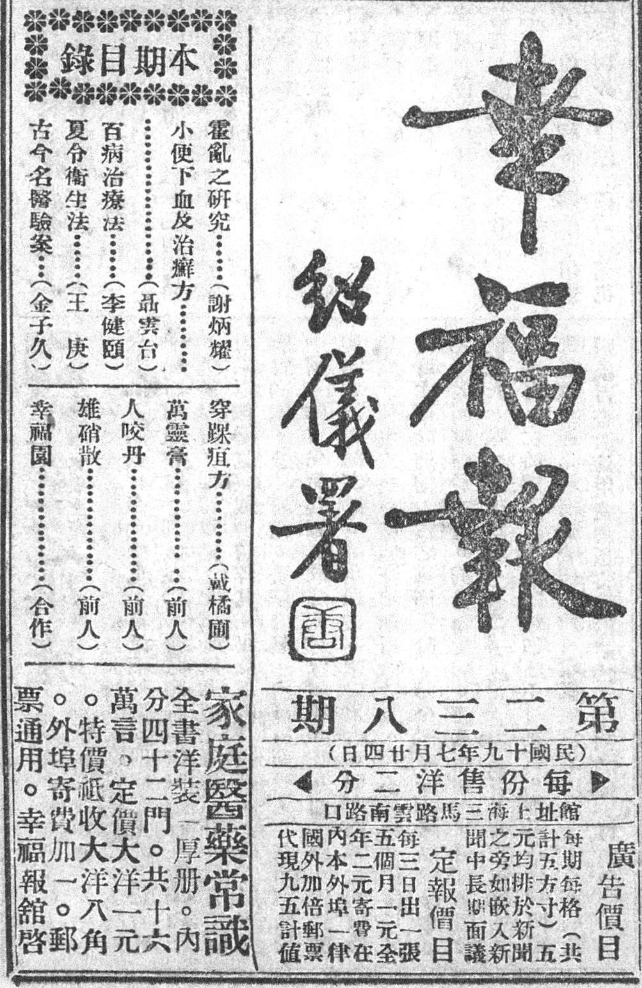

夏令衛生

夏令衛生法（十一）

（王庚）

平均經過。約二三小時。但重者有痛苦六七小時。或氣悶而殞命者有之。

瘧疾的預防及治療

本病根本的預防法。是要滅蚊。後面另講。消極的預防法。就是預服『金鷄納霜』。每隔七日服十六釐。或四日服八釐。十歲以下的兒童減半。這是意大利慣用的法子。效力很大。意大利在沒有服『金鷄納霜』以前。每年死於該病的。有一萬四千四十八人。自從預服『金鷄納霜』以後。九年中間。死的人尚不到三千八百五十三名。意大利軍人。從前患該病的。有百分之二十之衆。自從預服『金鷄納霜』之後。患該病的祇有百分之五。這五個還是早已得瘧未治愈的人。中國對於本病的死亡率。沒有統計。若是有一個專家。調查一個統計。死亡率之大。必令人大吃一驚。

既患本病之後。其治療法也以服『金鷄納霜』爲最好。但他的服法。却大有研究的價値。應當鄭重從事。否則非但沒有效驗且使病日漸難治。那是很危險的。起初每日服二分七釐。發熱前五小時服九釐。發熱前四小時服九釐。發熱前三小時再服九釐。——病勢重每次可服一分三釐——如此服五天至七天。以後還要每隔五天服九釐。服十次爲止。普通人知道『金雞納霜』能治瘧。

幸福報

鈕儀署

第二三八期

（民國十九年七月廿四日）

◀每份售洋二分▶

館址上海三馬路雲南路口

本期目錄

經驗良方

□穿踝疽方（戴橘圃）

活鯽魚（一尾）放尿桶內俟魚將尿吃足瓦上炙枯研末酒服睡蓋出汗汗出即愈

□萬靈膏

治瘰癧腫毒疔瘡一切大毒勞傷風痛雜症　川芎　白朮　赤芍　薄荷　升麻　良姜　茅蒼朮　陳皮　猪苓　澤瀉　桔梗　半夏　青皮　江枳壳　天麻　苦參　連翹　柴胡　甘草　遠志　懷山藥　防風　地榆　羌活　前胡　細辛　熟地　川續斷　荊芥　白斂　獨活　芫花

霍亂之研究

（謝炳耀）

夫霍亂急症也。亦危症也。霍亂而轉筋。則症之尤危尤急者也。經曰清氣在陰。濁氣在陽。營氣順行。衛氣逆行。清濁相干。亂於腸胃。則爲霍亂。此言厥氣上逆。清濁不分。飲食不節。而爲揮霍變亂。起於倉猝也。犯此者因日經暑熱。夜受風寒。腸胃閉塞。食不清潔。暑穢之氣。由口鼻而吸入。寒邪結聚於中州。肺胃先受其毒。故邪入於胃則吐。吐甚則亡陽。傳於脾則瀉。瀉甚則亡陰。脾主四肢。陽陰俱亡。則肉削神奪。肢冷足麻。肺主皮毛。虛則汗出如雨而欲脫。若不早治。內傳於肝。肝主筋故筋縮。古之轉筋霍亂。即今俗名弔脚痧癟螺痧者是也。若再深傳於心腎。則舌卷囊縮。而萬無生理。更有氣虛身弱之人。寒邪直中三陰。一發即腹痛吐瀉轉筋者。其危險更速。往往有一二時間不及延醫服藥即已不可挽救。霍亂在夏秋間症重勢驟。過此則症輕勢緩。此言霍亂症象之大概也。茲將病情脈象舌苔治法用藥與預防分治諸法。統列於後。以備參考。

楊志一編　四季傳染病

本書說明

本書由全國名醫精心合撰而成。內容包括四季流行痧子。天花。腦膜炎。急痧。霍亂。瘧痢。白喉。喉痧。猩紅熱。傷寒。溫病。肺炎之急性傳染病。旬論一病。必說明「原因」「證象」「診斷」「治療」「急救」「預防」「善後」「衛生法」。每列一方。必開明「方義」「分量」「服法」「加減法」。淺顯明瞭。精切實用。確能灌輸讀者以防疫常識。與急救方法。同時并予醫者以近世傳染病特效療法。誠人人必備之活人新書也。

凡本埠購本書一冊者。贈送痧藥水一瓶

洋裝一厚冊。實售洋六角。外埠寄費加一

上海三馬路雲南路幸福報館發行

幸福園

□醫術治療罪惡之新發明

（格雷）

一國之中。不能無罪犯。而懲治罪犯之法。惟有繩以法律。所謂去害羣之馬。藉維社會之秩序者是也。從不聞有以外科手術。加以治療。可以化莠爲良者。有之。則自美國雷諾爾博士始。博士舊金山人。從事於斯。已歷多年。並得司坦萊博士之助。以聖崑丁監獄爲試驗地。近始大功告成。發表其驚人之成績。據博士研究所得。以爲犯罪之徒。實因生理上驟起變化。由此變化乃至思想反常。行爲乖謬。卒至身罹法網。猶未覺悟。其最大原因。實因某種惡腺。隱伏於其體內。漸久漸大。分泌特種黏液。導入血管。徧布全身。漸至其人受此不可思議之惡影響。而爲非作歹。以自絕於社會。以故所謂罪犯。實係受特種病態之驅使。而爲人類中至不幸之犧牲品。自來國家對待罪犯。幽囚殺戮。不求其因。祇治其表。實亦爲至殘酷之舉動。而大背於人道者也。博士發明此惡腺以後。繼續研求。始知惡腺不止一種。大都犯殺人者其腺爲橢圓形。生於頸之前部。約在喉頭以下。犯錢債或詐欺罪者。其腺如梨形。大如豌豆。生於腦部之末。又犯姦案及淫亂罪者。則此種惡腺附着於其生殖器管。凡此種種。均經反覆試驗。並非鑿空之談。經此發明以後。直接施以外科手術。將此等惡腺根本割除。結果。則施術以後。頓覺洗心革面。仍爲清白良民。乃知科學昌明之世。即罪惡亦可治療。外科醫生之力。其化民成俗之功。遠出警吏之上。誠人類之福音也。博士近又研究醫治頑童及低能兒童之法。並闡發惡腺遺傳之理。將打破從來心理學家之一應謬說。而別闢蹊徑云。

百病治療法

□痿厥

李健頤

定義 痿病與厥病相雜合病。

原因 濕熱傷腎。筋骨熱極。則痿。血液寒甚。則厥。

病理 痿爲骨節柔軟。厥爲四肢逆冷。痿厥兼病。故病爲重。此症是由肥貴之人。膏粱之質。包慾過度。腎氣虛弱。適于六七月。濕令大行時。濕熱之氣。乘腎虛而傳裏。腎主骨髓。濕熱燒灼。骨爲乾枯。髓爲空虛。纖維神經司運動者。被火所灼。卽失所司。是爲痿病。內經云。「熱甚則痿」。厥爲寒冷之氣。伏於體中。體溫爲之減低。而不能薰溫肌膚。是爲厥病。內經云。「寒甚則厥」然痿與厥。合病。卽是寒熱相合以成爲病。素問四氣調大論云。「冬三月。此謂閉藏。逆則傷腎。春爲痿厥。奉生者少。」又曰。「逆冬氣。則少陰不藏。腎氣獨沉。」痿論云。「腎氣熱。則腰脊不舉。骨枯髓減。發爲骨痿。可見此症之原因。是由冬月伏寒。寒化濕熱。熱鬱傷腎也。

症狀 此病屬慢性。初起脚氣浮腫。繼則四肢冷痺。卽爲痿厥之漸。素問陰陽別論云。「三陽爲病發寒熱。下爲癰腫。及痿厥腨䐐。」日久月深。脚腫雖消。而腰尻皆冷。厥氣上逆。骨痿不能起榻。嗜臥多驚。腰膝消瘦無力。

元參 大黃 知貝母 麻黃 香附 牛膝 黃連 黃柏 黃芩 巴豆仁 白芷 杜仲 藁本 當歸 梔子 烏藥 川草烏 生地 茵陳 木通 三七 姜蠶 南星 金銀花 桃仁 杏仁 山甲 茄皮 靈仙 五倍 青風藤 桑皮 首烏 白附子 益母 蒼耳 草麻 紫背天葵 白蘚皮（各一兩） 大蜈蚣（廿條） 槐枝 柳枝 桑枝 楡枝 棟枝 （各卅寸） 眞麻油（十二斤） 將前藥浸入油內春五夏三秋七冬十日再入鍋內以文武火熬至極枯黑色濾去復入鍋再熬至滴水成珠再入炒撫丹（六兩）滴入水中拭看

△霍亂之病情 是症之輕重以吐瀉辨之。祇吐不瀉者輕。祇瀉不吐者亦輕。吐者輕。瀉者重。先吐後瀉者重。先瀉後吐者亦重。吐瀉數次後。手足醞和。脈尙分明者輕。吐瀉數次後。手足厥冷。脈漸沉細者重。吐瀉並作。腹痛轉筋者重。吐瀉腹痛。轉筋冷汗爲陽亡將脫。更重。先吐瀉而心腹絞痛者。病由邪穢觸發而起。先心腹絞痛而吐瀉者。病由著濕結聚爲多。夫以脾之濕甚而滯其升降之機。則濁反厥逆於上。淸反抑陷於下。寒邪盤踞中焦。不使正氣出入。而症殊棘手矣。此論病情輕重之情形也。

△霍亂之脈象與舌色 是症之脈。必沉遲或沉細。按脈遲爲寒。細爲虛。沉伏爲欲脫。右關脾胃之脈。尤爲主要。中央脾胃之土失職。則爲嘔吐泄瀉。霍亂爲寒濕傷於脾胃之症。故作吐瀉。倘吐瀉後六脉雖細。猶屬分明者。施治倘易。若吐瀉後病象雖未增加。而六脈如絲。細弱不堪者。必致轉重。一見吐瀉六脉盡伏。尤爲最忌。此時病者外象。必肢冷如冰。汗出如雨。肉削神脫。非用大劑溫補回陽。實難挽救。但脉復後。亦須吐瀉漸止。手足轉溫。方有生機。

（未完）

老嫩得宜以不粘手爲度取起收貯時再入細料末藥　冰片（五錢）　射香（五錢）　乳香　沒藥　輕粉　血竭　龍骨　赤石脂　海螵蛸（各一兩）　各研合乳俟前膏溫入內之

□人咬丹

治人咬破人屎（二錢）　黃升丹（五分）　川黃連（一錢）　石膏（三錢）　冰片（一分）　共末摻

□雄硝散

治土虺蛇咬咬後兩眼都是金光明雄黃（一錢）　火硝（一錢）　冰片（五厘）　射香（五厘）　末之點於眼角咬處貼無藥膏藥以便流出毒水

□小便下血及治癬方

岳雲臺

前梁任公患溺血二年餘。至春則更劇。後入北京協和醫院治之。聚德法醫十許人診視。以爲左內腎已壞。須割治。遂割去腰子一枚。幾死。平復後。半年復發。更甚。時任公在白藏河。唐君天如在長辛店。電約往診。曰。尒泌膽經司之。今脈象左關澀。左尺弱。左寸浮大。以心不能收攝。而膽失分泌功能也。擬方服一劑。病年半矣。兩劑全愈。知友咸以爲奇。方春間未割時。任公曾函約唐君往診。未克往。致遭剖割。不知此腰子如何呼寃也。西人醫術不講病源。誤事多矣。茲述其事。幷錄其方。

阿膠錢半　澤瀉錢半　當歸錢半　白茅根三錢　小茴香錢半
肉桂二分　苦楝子二錢　焦黃連一錢　浮小麥三錢　黑蒲黃一錢

西人治癬之藥亦無效。天如患頸癬。以日本藥店及科發藥房癬藥治之。愈而輒發。發輒益大。李君伯猶之女亦患頸癬。初僅如錢。以西藥治之。不能斷根。漸及全頸。延西醫經再三治。蔓及胸背臂腕矣。天如偶用陳修園治癬方自治其癬。有效，告李君伯猶。以治其女。半月而痊。茲幷錄方於下。（未完）

□古今名醫驗案

清代名醫　金子久先生驗案

小溲欠夥。大便未通。見證頗多變幻。用藥良費躊躇。

羚羊角　石膏　連翹　山梔
薄荷　鮮荷梗　鮮石斛　知母
銀花　子芩　杏仁　絲瓜絡

五方　暑濕氤氳。如烟如霧。往來潮熱。無減無增。上焦不通。下流亦窒。曖氣頻升而不爽。脘宇常覺懊憹。白痦彌漫而未清。熱勢依然留戀。姑從前旨。略更一二。

照前方去薄荷加廣鬱金

六方　暑乃無形之氣。迷漫三焦。濕爲有質之邪。阻窒六府。鬱而化火。發現丹疹。汗泄頻仍。難保營陰無害。唇口乾燥。乃知津液已傷。連日煩寃。少食少寐。中宵潮熱。乍起乍平。養氣分之津。無非參斛。清營陰之熱。端賴地黃。白虎解肌。乃透疹之要劑。銀翹清火。亦解毒之良方。

西洋參　鮮生地　石膏　竹葉
連翹　鬱金　鮮石斛　白茅根
知母　山梔　銀花　蔞仁

夏令衛生

□夏令衛生法（十二）

（王庚）

。但是服一二次後。瘧疾已愈。即不繼續服下去了。這實在是極危險的。因為不繼續服下去。瘧疾胞子虫。有時不能完全除掉。他在血輪內經過一番鍛鍊。變為十分強固。甚至『金雞納霜』對於他不發生影響。那怕你再服多少『金雞納霜』他都不怕。那就有「束手待斃」之勢了。

病人有時昏迷或胃腸不行發生嘔吐。或因胃傷過重。不能吸收。不能服『金雞納霜』者。則靜脈注射。分量之多少。不得不請教醫生了。

普通人的見解。以為瘧疾在初起的時候。不可加以治療。恐治療之後。要發生其他的疾病。所以須待他發三四次後。始可治療。抱這種見解的人。最為可憐。因為他對於醫學的常識。絲毫沒有。他們不知道發一次瘧疾。要消耗多少有用的血液。他們不知道血液缺乏的危險。唉！這真是可憐！

預防上還有幾個重要的方法。無論何人在夏季均宜實行；

（1）夜間睡眠。必用帳子。

（2）窗門等處。張以鐵網。

（3）黑暗多蚊的地方。少到為是。

幸福報

紹儀署 （印）

第二三九期

（民國十九年七月廿七日）

◀每份售洋二分▶

館址上海三馬路雲南路口

本期目錄

風流小病

（秋）

世上惟有少年人最快活。年紀既輕。面目又麗。水也掐得出的肌膚。再配上幾件時髦的衣服。逛逛馬路。白相堂子。其樂無窮。然而樂極每易生悲。因此有的患遺精。有的患白濁。時有所聞。本館代售的遺精散（專治遺精）白濁丸（專治白濁）都是對症的靈藥。

種因得果

（秦丙乙）

夏日炎炎。流金爍火。飲食起居。最易搆禍。造其因矣。必收其果。爰艸此篇。敢云煩瑣。恣意冷飲。瓜果任情。冰淇漣。嗬囒水。以至桃李橘杏菱藕荔梅。在在爲消夏所需。少食有節。確乎有益。饕餮於此。即爲泄瀉之根。珍饈厚味。脂膩肉食。蚊蠅遺毒。茶酒失序。在平日固足暢饜口腹。而夏令實爲秋痢之根。兜風馳掣。樂矣陶矣。毛孔納邪。鬱伏肺胃。即爲欬嗽之漸。重傷風延久不愈。肺癆的是堪驚。（未完）

小便下血及治癬方（續）

聶雲臺

斑蝥三十個　蟾酥三錢　土槿皮五錢　白附子三錢　膽礬三錢　密陀僧三錢

右研極細末。以好燒酒固塞。浸之。三月後。以新筆蘸塗三遍至七遍。日夜三四塗。覺微辣癢。五七日斷根。或起泡出水。則愈更速。不損皮膚也。此方亦載瘍科大全中。

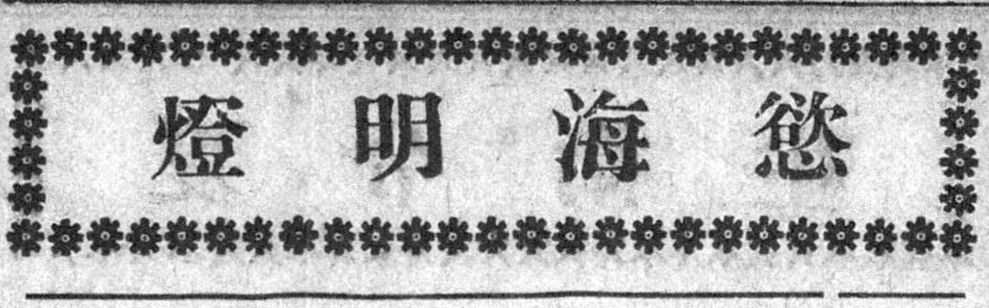

漏精

（黃寶峯）

鄙人現年二十歲。新婚僅四個月。不意在交媾方濃時。突受巨大震驚。以致釀成漏精。交則精液梗流中道。不能暢射。現雖無極大痛苦。但恐久而不治。病根愈深。（下略）

答黃寶峯君問

（涼月）

考男子陰莖。中有二管。一通精竅。一通尿竅。精竅開則尿竅閉。尿竅開則精竅閉。今足下慾與方濃。突受巨驚。以致括約筋失其收縮之權。此漏精之所由起也。因之不能暢射而梗流中道矣。治法宜收縮括約筋。使其恢復常態。則漏精自愈。漏精愈則自能暢射。目下一方宜節制性慾。一方宜服金鎖固精丸。（每服三錢。空心時淡鹽湯吞。）數月後。即能復元。否則。精液梗流中道。恐有成濁之虞。慎之慎之。

百病治療法

□瘆厥（續）

李健頤

此卽瘆厥兼病。為醫者。宜小心研究。仔細揣摩。庶不致悮。

診斷

一辨舌 舌苔之厚薄。舌體之色素。與病之寒熱虛實大有關係。故辨舌一法。最為綦重。為醫者。不可不研究也。如舌苔厚滑帶黃。為濕甚夾熱也。舌質白膩多潤。為寒甚夾濕也。紅赤口渴。瘆厥不舉。熱甚傷陰也。

二觀形 目昏耳聾。為腎臟虛寒。面赤氣急。為熱甚於濕。體倦骨寒。為寒甚于濕。

三切脈 此症為腎臟傷耗。濕熱兼寒冷之氣。伏之其臟。腎脈主沉。加之寒邪內甚。故脈遲。濕熱鬱閉。故脈數。所以脈見沉遲帶數。

治法

總宜用補腎清濕。除熱却寒為主。卽熟地。白芍。骨碎補。羌獨活。當歸。半夏。桔皮。吳萸。地骨皮等。以及安腎丸。健步丹。加味虎潛丸之屬。細審其病之屬寒屬熱屬濕。以權衡加減。如寒重者。加附子肉桂。熱甚者。加生脈散。或加知母黃柏。濕甚者。加防己薏苡仁海桐皮。

□寒疫

定義 當夏暑時。本病宜熱。而變為寒。

□經驗良方

（戴橘園）

□雄砯丹

治蛇咬

雄精（三分） 砯砂（三分） 月石（三分） 製乳沒（各二錢） 枯凡（二分） 甘草（二分） 梅片（一分） 原寸（五厘）

共末點眼大角修合此方須齋戒沐浴僻淨之處勿令人見

□成毒丹

治犬咬

番木鱉 陰陽瓦焙研末收敷二三日收功

□清涼膏

治湯潑火燒之良方也見者幸毋忽諸

□外科自療學（三）

（姚夢石）

瘰癧與癭瘤

部位及形狀

耳之前後及項腋間。屬於肝胆二經之部分。始起小塊。漸大如桃核。皮色不變。大者為癧。小者為瘰。有痰筋氣之別。有馬刀。馬鈴。蟹箝。重臺。貫珠。蛇盤。蜂窩。等名。卽俗呼鼠瘡者是

癭分有五。如筋血肉氣石之類。多生在肩項之間。而瘤則隨處皆有。亦當辨筋血骨肉膿脂石氣等形，初似梅李。皮嫩而光。漸如盃卵。

診斷及用藥

瘰癧初起時。與結核相似。由一小塊。漸漸而大。如銀杏。或類桃核。皮色如常。有推之移動、有板滯者。有連串不一。惟單窩者難治。宜乎小犀角丸。有遍繞頸項者為蛇蟠癧。用消毒化堅湯。有外起一皰。中裹十數核塊者為蓮子癧。以內消丸琥珀散治之。初止單窠。後乃壘出為重臺癧。（未完）

新石灰（宜多不宜少）　凉水化開次日水面上結一層如薄冰樣取起以眞桐油和入調濃敷之立刻淸涼止痛日敷三次

□扁柏膏

火燙塗之立可止痛

麻油（一兩）　入扁柏葉（八兩）熬枯去渣待至半冷入黃白占（各一兩）　入土埋藏愈陳愈好

又方　黃秋葵花（去蒂心）　麻油浸塗

□楊梅瘡散

羊角　核桃殼　二味俱燒灰存性等分研每日早晚各用一錢好酒調服四五日後毒從大便而出如血如膿漸減每日一服半月毒盡之後量人虛實服八珍以補之

□霍亂病之研究（續）

（謝炳耀）

至其舌色。是症之舌苔必多白膩。因寒邪結於中焦。故現白苔。白苔之症爲泄瀉。爲受濕。爲脾無火力。爲虛甚欲脫。固宜用陽藥以救急。然單用陽藥如姜附桂不用歸芍草以配合。則陽雖回而陰已傷。往往有舌現紅滑之色而仍雜白膩之苔。胃之寒邪未盡。腎之眞陰已亡。是尤不可不愼。尙有格陽症。爲假熱眞寒。其人必口渴煩躁。六脈如絲。必用重劑以回陽。否則不能直達中下焦。適助浮陽。無益也。再有一症。欲吐不吐。欲瀉不瀉。心腹脹滿絞痛。但四肢不冷。此名乾霍亂。俗名絞腸痧。係觸穢與暑濕互阻。用芳香開通絡脈。宣達三焦。其病即愈。然此症脈必洪大而數。舌必紅色黃膩。與寒霍亂之脈遲細舌白色不同也。

△霍亂之治法與用藥　是症之治法。因其病起三陰。須用溫經通絡。以化寒邪。急救回陽。以歸陰火。霍亂症以吐瀉爲閉。治閉先須助氣。助氣首在溫陽也。至於用藥遵方。以理中湯。附子理中湯。四逆湯。加猪膽汁方。眞武湯。吳茱萸湯。（未完）

□古今名醫驗案

金子久先生驗案　清代名醫

七方　胸膺之紅疹。若有若無。頭面之丹痧。倏多倏少，邪本先侵肺胃，玆已傳入營陰。潮熱則夜劇晝輕。口渴則喜涼惡熱。昨日身涼片刻。神倦欲眠。中宵邪熱復升。心煩多躁。口甜而膩。乃濕濁之上蒸。脘泛欲嘔。厥氣機之不降。大便旬餘未下。傳導無權。小溲晝夜一行。州都失職。夫府氣一天不暢。即熱邪一日不平。左脈搏指而洪。右脈細弦而數。舌尖白淨。中央灰黃。甘涼淸氣以養津。鹹寒滋陰而生液。目前治法。捨此奚求。

西洋參　鮮生地　石膏　連翹
鬱金　瓜蔞仁　鮮石斛　玄參心
知母　銀花　子芩　霍香露

八方　抱病以來。屈指半月。更衣未度。已及兩旬。潮熱先起於中宵。今朝又見於寅卯。腹疹已減。胎元幸未受傷。頭痛類仍。風木何堪上擾。面部之丹疹猶在。胸間之白痦復多。陰液氣津。兩受戕害。濕邪暑熱。互相盤踞。細揣病情。狀如瘧疾。復遵前旨。再進一籌。

西洋參　鮮生地　石膏　苗葉
玄參　瓜蔞　鮮石斛　粉丹皮
竹葉　銀花　子芩　青蒿

夏令衛生

□夏令衛生法（十三）

（王庚）

(4)有患本病者和他隔離。以防蚊虫媒介。

(5)遇不得已時可穿厚襪厚袴。使蚊蟲無從下口。

(6)再至必不得已時。則點可靠之蚊香。

消滅蚊虫法

蚊虫對於人們健康上之障礙。已詳述於前。故消滅蚊虫。實爲最重要的事！述其大概如左；

(1)蚊子的發生。一定要在水裏面的。所以沒有相當的水。供給把他生卵。他就沒有方法繁殖了。所以填池通溝、水缸加蓋。均爲滅蚊的要法。

(2)池塘陰溝中。每星期澆石油一次。因爲孑孓時常要到水面吸氣。水上浮了石油。空氣同水隔絕。不到一刻鐘。池塘中無萬數的孑孓。必同歸於盡。

(3)池塘中澆石油若不能辦到可養魚蝦之類。因爲這些動物。最喜食他。西印度巴巴多境。獨沒有瘧疾蚊。所以也沒有瘧疾。蓋其地有一種小魚繁衍極盛。蚊之幼虫。都被食盡。據醫者調查。凡魚多之地。很少瘧蚊。又池塘中的水草。應當除去。以防蚊之幼虫躲藏在裏面。就是有魚類也無法可想。仍是生生不已。

幸福報

紹儀署 ［印］

第二〇四期

（民國十九年七月十三日）

◀每份售洋二分▶

館址上海三馬路雲南路口

本期目錄

愛情障碍

愛香惡臭⋮人之恆情　鼻流濁涕⋮腥臭異常　愛情破產⋮理所必然　挽救之策⋮其惟保腦

程君青心爲本埠著名之小說家。平日用腦過度。致患腦漏。終日流涕。腥臭異常。其夫人惜春。深痛惡之。結婚未久。愛情破產。程君心竊憂之。遍求中西名醫。均無效驗。後無意中在友人處見幸福報上載有保腦丸可治腦漏。購服二盒。試之果效。不數日而宿疾頓愈。夫妻愛好如初云。

保腦丸專治腦漏。有意想不到之效。每盒大洋五角。不折不扣

夏令病之危機

（秦丙乙）

一　兜風

兜風之習。始自伎院。遐舉逐之豪。爲納涼之雅。綠蔭深處。郊野廣原。騁馳徹旦。其樂陶陶。乃樂極生悲。古有明訓。循環之理。形影響應。覆車之禍。事屬非常。「衞生之乖。斷難逃遁。良以更深夜闌。速率倍增。涼風習習。沁入心脾。雖飄飄欲僊。馮虛羽化。而腠理大開。重門盡啓。汗液閉不得泄。汗腺弛而莫闔。風邪內侵。甯有底止。一宵乍過。百無聊賴。強者工作勞働。汗洩暢透。外邪隨之俱出。竟免於所苦。弱者風閉於內。欲洩無能。潛伏蠢動。百脉緊張、因成疾病。間有種因一旦。不遽發作。舊邪醞釀於內。新邪蘊感乎中。涼秋旣至。雷發電隨。挨歷原始。無非一念之豪奢。片刻之快美而已。雖然。花開堪折直須折。莫待無花空折枝。少年黃金之時代。人生行樂耳。以君所言。寒酸老朽。是甘爲落伍之濤矣。予曰。唯唯否否。螳臂當車。漆園吏笑之。彼自問力弱。體有所不勝於兜風。而不知量力。以自貽伊戚者。又予之所笑也。

編輯者言

本報對於格式及編輯方面。無時不思革新。故自二百〇一期起。改爲書本式。迄今亦已四十期矣。其宗旨固在乎免讀者之散佚也。無如讀者之意見紛歧。有願訂册者。有不願訂册者。因此又改爲甲乙兩組。訂與不訂。各隨尊便。仝人等苦心孤詣。以迎合讀者之心理爲前提。可謂至焉。盡矣

豈知近有少數讀者。竟指本報之訂册。爲節省寄費計。大加責難。仝人等蒙此不白。故自下期起。（卽二百四十一期）决計改變格式。按期寄上。以免種種麻煩。並向諸位要求訂册者道歉。尙希原諒爲幸。

再者。本報自下期起。加聘張沙波君共同合作。（張君現已向醫藥常識報館辭去主筆之職。以後將永爲本報效勞矣。）故嗣後本報內容。當益見豐富。諒必讀者所樂聞也。

百病治療法

原因病理

寒邪傷肝。厥陰不闔。乃隨寒氣而變爲寒症。
春生之氣。萬物茂盛。人體隨春氣以生長。苟人不知調和天氣。衛生身體
。則體中之抗毒素衰弱。而春陽發育之毒氣。隨時而發。肝臟應春氣以舒
暢。如肝氣失養。肝臟大傷。毒菌乘虛闖入。隱伏體中。至夏時毒氣煥發
。應當發爲暑溫。乃因素體本寒。寒甚於熱。熱氣不得專權。遂變爲寒症
。素問四氣調神大論云。「春三月此謂發陳。逆之則傷肝。夏爲寒變。奉
長者少。」又曰。「逆春氣。則少陽不生。肝氣內變。」金匱真言曰。「
長夏善病洞泄。寒中。」此皆述夏熱變寒之原因也。如王孟英所謂寒霍亂
。亦是寒變之一症也。讀者可以參考之。

症狀

寒變之症。即夏暑之寒病也。其頭暈體倦。善嘔胸滿者。寒伏于太陰也。
其筋節懈弛不任。藏寒殉風。食不消化者。寒伏于厥陰也。其霍亂轉筋。逆
冷至節者。寒氣滲亂于中宮也。其洞泄寒中者。寒氣內傳于腸胃也。然各
症皆是寒病。宜用溫藥。即可中肯。如以炎暑。誤認爲熱。投以凉藥。禍
之接踵。悔之憤之。

診斷

此症爲暑中之寒病。肝傷之見症也。暑脈濡大。肝脈獨弦。緊爲寒甚。故
脈見濡大兼弦。蓋緊弦之脈。與浮數二脈。頗相髣髴。浮大爲表熱。弦緊
是肝寒。有毫厘千里之謬。古云。傷寒誤作傷暑醫。即此之故也。診斷之
時。宜小心分析。審證辨脈。孜孜研究。庶可耳。

□經驗良方

□大麻風丸（戴橘岡）

大楓子仁（一兩水煮七天） 苦
參（一兩） 大胡麻（一兩） 首
烏（一兩） 西黨參（一斤半）
生地（二兩） 夏枯草（八兩）
豨薟草（酒製八兩）
白蒺藜（八兩） 土茯苓（八
兩） 當歸 乾浮萍（各六兩） 甘
菊花 荊芥 山枝 威靈仙
功勞葉 黃芩 防己 苡仁
蒼朮 烏稍蛇 丹參 皂角針
白蘚皮 槐花 元參 旱蓮
草（各四兩） 防風 甘杞子
海風藤 全蠍 天麻 海桐
皮 連翹 丹皮 赤芍 蘄蛇

二 露宿

貧者枕藉乎階沿巷尾。富者高臥於敞院涼台。其爲露宿則一也
。按露宿一舉。其害實大。人當睡眠之際。毛孔大開。善養生
者。夜寐必扃其窗戶。即偶啓一二。亦必垂其羅帳。職是故也
。西方人以體質之不同。其舉動一與我相反。我人正不必效颦
於彼。而犧牲乎已也。夏夜露宿。因涼爽而易入睡鄉。因黑甜
而易招風露。睡愈酣而腠理愈開。汗彌閉而水寒彌著。相爲因果
。寖釀疾苦。人非鐵石之軀。體上之組織有序。御邪之能力有
限。危樓聳立。孤樹凌雲。風吹雨漏。尚不勝飄颻之慨。乃以
血肉凡軀。通宵徹旦。任聽風露之摧殘。水寒凄滄。蘊感既深
。一時快感。終不敵久後之痛苦。是直以疾病爲嘗試。生命爲
兒戲。若貧者室小容膝。迫於環境。出此下策。可恨亦復可憐
。吾何責焉。乃以中上級人。智識非淺。而亦貪取片刻之快。
終貽莫大之憾。衛生之道。忽焉不講。明知之而明犯之。其愚
之甚。洵令人百思而不解焉。

金銀花　牛蒡子　蒼耳子　蟬衣　車前子（各三兩）　羌獨活　紫荊皮　蔓荊子　木瓜　白芷　左秦艽　萆薢　川芎　知母　蛇床子　姜蠶　兔絲一兩　桔梗　白附子　五加皮　淫羊藿　鵝毛灰（各二兩）　甲片（一兩五錢）　川牛膝（一兩二錢）　黑芝麻（二兩）　地龍（二十條去泥）　胡黃連（一兩）　麻黃（六錢）　紅花（一兩）　藁本（一兩）　將藥晒乾研末另將大楓子仁元參生地搗溶蜜水各半爲丸如桐子大每日早晚開水各下三錢小兒減半輕者一料卽愈者二三料終保漸愈

□霍亂病之研究（續）

（謝炳耀）

左金丸。理中安蚘丸。大小建中湯。十四味大建中湯。和胃飲等。皆爲治霍亂之要藥。然必合衆方以參酌。方無偏勝之弊。若但溫而不補。恐虛陽雖回。正氣不復。仍歸虛脫。傷虛旣固。陰陽宜防。用藥宜適中。不宜過分。倘吐瀉已止四肢已溫。卽宜參以陰分之藥爲用。如轉筋者兼風木。建中加木瓜柴胡湯。厥冷唇青兼寒氣。建中加附子干姜湯。寒濕傷胃。和胃飲。與理中安蚘丸。轉筋逆冷。吳茱萸湯或通脉四逆湯。以此數方。爲主體而變化用之。隨症施治。師古而不泥古。庶乎近之。此症常有不能受藥。隨飲隨吐者。因其寒邪格陽。可用辛熱之藥。微溫帶冷服之。冷味可去浮陽。熱性可去陰寒。仲景四逆湯加豬膽汁。卽此意也。

△霍亂之預防與治療　暑時宜飲食清潔。少食油葷。不可冷食。不可過飽。最忌恣意酒肉。蓋臟腑淸冽。卽感外邪無從倚傍。惟醇酒厚味恣啖冰瓜。實爲召病之媒介。食物宜防蠅集。冷露不可久侵。茶宜飲熱。勿飲涼。切勿貪涼露宿。（未完）

□古今名醫驗案

清代名醫　金子久先生驗案

九方　痧痦之風波逐減。肌膚之癬痿異常。潮熱未平。陰陽不濟。或甚于傍晚。或劇于黎明。熱增則煩燥呻吟。熱退則神疲而欲睡。舌苔乾絳。白膩無多。脈象滑弦。滑濡已退。暑濕盡化爲火。津液俱被戕傷。大便不通。依然如故。小溲欠利。未見轉機。若論下不嫌遲。果有昔賢明訓。然而薪炊釜底。無非更助邪威。

西洋參　石膏　青蒿　玄參
酒芩　風化硝　鮮生地　知母
甘草　苗葉　銀花　蜂蜜

十方　熱盛之時、派來數大、熱平之際、轉覺細柔、細柔屬正弱而陰虛、數大乃陽亢而邪熾、渴多涼飲。氣津之被灼何疑。舌見絳紅。陰液之已傷可決。脘悶欲泛。口淡而甜。氣機之升降不司。濁痰之逗遛未撤。治瘴瘧。賴白虎之辛涼。養氣陰。惟甘寒之參地。

西洋參　石膏　苗葉　銀花
風化硝　廣橘紅　大生地　玄參
花粉　佩蘭　炙枳殼　枇杷葉

十一方　潮熱日漸退舍。疹痦已見盡回。胃納加餐。肌膚癬痿。久病則形容消瘦。自是常情。終宵惟寤寐安甯。晷堪告慰。左脈依然滑大。右關更覺細虛。四月珠胎。幸無殃及。兩旬大便。依舊未通。舌不紫不紅。不潤不燥。口或甜或苦。或膩或乾。陰分爲壯熱而戕傷。氣分有餘邪而未盡。六府窒滯。難以滋填。九竅不和。皆爲胃病。